“十二五”国家重点图书出版规划项目

国家科学技术学术著作出版基金资助项目

骨科植入物工程学

（上册）

王成焘　　葛世荣

靳忠民　　樊　铂　　等著

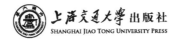

上海交通大学出版社

SHANGHAI JIAO TONG UNIVERSITY PRESS

内容提要

骨科植入物是骨外科治疗中广泛使用的医疗器械,它的品质对治疗效果具有重要的作用。在骨科学与工程学长期交叉融合的基础上,骨科植入物的设计制造已形成完整的知识体系。本书分上、下册,由四篇组成:在第 1 篇基础理论中,阐述了人体骨肌系统生物力学与生物摩擦学;在第 2 篇生物材料学中,阐述了骨科植入物所用传统材料谱系和新材料的特点及应用前景;在第 3 篇植入物设计中,阐述了创伤、脊柱、关节三大类植入物的设计原理及相关数据资料;在第 4 篇植入物制造工艺学中,分别阐述了金属与高分子材料加工以及特有的后处理技术。全书由王成焘教授带领他的团队,并邀请行业内专家共同撰写,其中有关植入物产品检测的内容,由长期主管该领域质量监控检测的相关专家执笔。希望本书对推进我国骨科植入物产品自主开发与创新有所贡献。

图书在版编目(CIP)数据

骨科植入物工程学:全 2 册 / 王成焘等著. —上海:
上海交通大学出版社, 2016
ISBN 978 - 7 - 313 - 14079 - 1

Ⅰ. ①骨⋯　Ⅱ. ①王⋯　Ⅲ. ①骨疾病−外科手术−植入术　Ⅳ. ①R687.3

中国版本图书馆 CIP 数据核字(2016)第 278960 号

骨科植入物工程学(上册)

著　　者:王成焘等
出版发行:上海交通大学出版社
邮政编码:200030
出 版 人:郑益慧
印　　制:苏州越洋印刷有限公司
开　　本:710 mm×1000 mm　1/16
总 字 数:1192 千字
版　　次:2016 年 10 月第 1 版
书　　号:ISBN 978 - 7 - 313 - 14079 - 1/R
定价(全 2 册):398.00 元

地　　址:上海市番禺路 951 号
电　　话:021 - 64071208
经　　销:全国新华书店
总 印 张:64
印　　次:2016 年 10 月第 1 次印刷

序 一

人类经过近百年的努力,终于在 20 世纪 60 年代,由英国医生 Charnley 实现了用人工关节修复病损关节的梦想,并在临床获得推广应用。20 世纪 70 年代末期,国内尚较难引进国外产品。我们通过分析认为,中国的医学界及工程界通力合作、联合攻关,完全有能力把它制造出来,于是,我们和北京 621 所、北京钢铁研究总院、有色金属研究院的工程师们通力合作,通过不断的试验和改进,最终研制成功了我国第一个具有珍珠面的生物固定型人工关节,获得了国家科技进步奖一等奖。面对今天我国市场上琳琅满目的国产人工关节,回忆当年,不禁感慨万千。

我认识王成焘教授是在 20 世纪 80 年代末,当时他从德国进修回国,开始从事人工关节摩擦学的研究,在中国机械工程学会摩擦学分会发起成立了"生物摩擦学与植入物工程"专业委员会。我被聘请为该专业委员会的医学顾问,应邀参加了中国第一次人工关节工程学学术会议,后来又多次参加了该专业委员会的年会。在此之前,中华骨科学会也成立了人工关节学组,王成焘教授作为为数不多的工程界成员,几乎参加了所有的年会。他在会议上的学术报告给我们带来了很多工程研究的信息,受到医生们的欢迎,成为大家熟悉的工程界朋友。后来,他和戴尅戎院士合作从事个体化人工关节 CAD/CAM 技术和临床应用研究,获得 2004 年国家科技进步奖二等奖,我是评委之一,对他们的工作成绩给予了充分的肯定。

据我所知,王成焘教授在这二十多年中不仅带领他的团队开展工作,还在我国骨科植入物工程界开展了广泛的合作。今天,他把自己二十多年来的研究成果,以及他工程界同事们的工作成果集成,撰写了《骨科植入物工程学》一书,并获得国家科学技术学术著作出版基金的资助,我再次为他的工作成绩感到高兴。我非常支持这本专著的出版。中国骨科植入物工程界二十多年来在国家自然科学基金和各种省、部委科技基金的资助下,开展了大量的工作,确实应该把这些成果做一阶段性的总结。我相信这本著作的出版在我国骨科植入物工程界将会产生一种继往开来的作用。

很高兴接受王成焘教授的邀请为这本专著作序，衷心希望我国骨科植入物技术不仅在医学领域，而且在工程技术领域取得蓬勃的发展。

中国工程院院士

2016 年 3 月 11 日

序 二

　　人工关节自 20 世纪 80 年代引进我国骨科临床后,至今已有 30 多年的历史。这项技术不仅有力地推动了骨科临床技术的发展,同时也带动了全世界骨科植入物产业的迅猛发展,形成一个包括关节、脊柱与创伤三大类产品的医疗器械产业,并逐渐形成一个完整的技术体系,"骨科植入物工程学"这一名词应该是对这一体系的概括。

　　1987 年的烟台人工关节年会上,王成焘教授介绍了他所领导的上海交通大学团队在人工关节摩擦学和生物力学方面的研究成果,给我留下了深刻的印象,并由此建立了近 30 年的医工交叉合作。我们的合作范围几乎涉及彼此所感兴趣的各个内容,其中投入精力最多的是个体化人工关节的 CAD/CAM 与临床应用技术。这项合作不仅获得了国家和上海市科技进步奖项,还实现了产业化。王成焘教授在这二十多年里将他的研究进一步深入到骨科植入物工程领域的许多方面,和我国骨科植入物界广大学者和工程师们建立了密切的联系,这是他得以组织撰写这部专著的基础。

　　我国骨科植入物产业经历了早期起步的艰苦发展历程,今天已步入规模化、现代化、自主创新的新时期。在这一背景下,由王成焘教授组织中国的学者和工程师们撰写这本专著,是非常必要,也是非常及时的。我全力支持这本专著的出版,希望它能对我国骨科植入物产业的发展和创新技术人才的培养发挥积极的推动作用。同时,这本专著也将为骨科医学界的广大医务工作者提供参考。

中国工程院院士

2015 年 7 月 28 日

前　　言

　　20 世纪中期,人工关节的诞生成为骨科学发展的巨大推力。由关节、脊柱、创伤三大类器械构成的骨科植入物产品链与现代骨外科临床技术相辅相成,将骨科学提升到一个全新的层面。为此,联合国世界卫生组织将 21 世纪第一个十年定为"骨与关节十年",成为全世界骨科领域的大事。

　　骨科植入物的设计与制造融合了当今人体生物力学、人体生物摩擦学、生物材料和数字制造各领域的理论与技术研究成果,形成了完整的理论与技术体系。随着国外骨科新技术的引入,中国骨科临床医学也取得了巨大的进步,并带动了中国骨科植入物产业的迅速发展。据统计,中国目前拥有骨科植入物企业 60 余家,2015 年总产值近 70 亿元人民币,成为我国医疗器械产业的一支重要的力量。可是,多年来我国企业的产品大多引用国外过期的专利,技术水平与国外相比存在很大差距,导致国内大城市的三甲医院基本上都采用国外进口产品。但大多数国外著名品牌植入物,特别是人工关节,主要根据欧美白色人种的解剖特征设计,满足特定地区人民的生活行为需求,与我国民众需求存在着一定的差异。随着我国经济的飞速发展和人民生活水平的提高,人民大众对健康的需求也不断提高,继衣食住行之后,医已经成为人民生活的第五大要素。13 亿人口的需求,将使中国在 21 世纪成为世界上最大的医疗市场,而且提出了开发适合中国患者特点产品的强烈需求。今天,世界上几乎所有著名厂商都已经进入中国。在这种形势面前,一部分中国企业走上了与国外合资或被国外大公司兼并的道路,也有一部分企业选择自主开发适合中国市场的新产品,通过提升科技水平谋求企业发展的道路,形成了一批具有一定规模和较高水平的、具有中国自主品牌的企业,这些企业在我国骨科植入物产业进步中已经并将进一步发挥重要的作用。

　　长期以来,我国自然科学基金、863 计划,以及各省、部委科学基金都非常支持骨科植入物基础理论和产品创新方面的研究工作。1984 年,我作为访问学者从德国 Karlsluhe 大学进修摩擦学回国,向当时中国科学院研究基金(自然科学基金的前身)申报了"人工关节摩擦学机理研究"课题并获得批准,从此开始了近 30 年的骨科植入物研究生涯。我非常感谢国家自然科学基金从 1984 年起直到我退休,对我和我的团队在人工关节领域研究工作从未间断的项目支持,如"非圆人工髋关节的设计理论和应用"、"人工关节计算机辅助设计"、"人工关节的计算机辅助制造关键技术研究"、"个性化人工关节的 CAD/CAM 技术和临床工程系统"等项目,特别是我主持的"中国力学虚拟人"国家自然科学基金重点项目(2006—2009 年)和"亚洲人种髋、膝关节特性研究和人工髋、膝关节基本设计"国家自然科学基金重大国际合作项目(2009—2011 年),使我们团队在理论与设计方面形成了比较完整的体系。

正是在这些项目的推动下,我们与医学界建立了广泛的医工合作,特别是与上海交通大学医学院附属第九人民医院戴尅戎院士开展了近 30 年的有关人工关节的合作研究,科研成果"个性化工人关节 CAD/CAM 技术和计算机辅助临床工程系统"先后获得上海市科技进步奖一等奖(2001 年)和国家科技进步奖二等奖(2004 年)。这些成果进一步被医学界引用,成果也进一步获 8 项省部级科学奖项和 18 项国家授权发明专利。这些成果通过产业化,建立了与产业界的密切合作。这里还应该感谢中国机械工程学会摩擦学分会,于 2000 年批准成立了下属的"生物摩擦学与植入物工程"专业委员会,并委托我主持了长达 12 年的工作,进一步加强了我国骨科植入物研究力量和企业专家的联系和交流合作。2013 年,我组织该专业委员会专家共同撰写的《人体生物摩擦学》专著,荣获中国机械工业科学技术奖二等奖。作为一个长期获得国家科研基金资助的学者,我觉得自己有责任把我们研究团队、合作企业专家所积累的科研成果集成,做一次系统的、阶段性的总结,撰写一本专著,留给后来的年轻学者及工程技术人员,为培养我国植入物自主创新人才作出贡献。

本书内容主要来自我们团队及合作专家的科研和产品研发成果,补充了一定的基本知识,使全书具有完整性。第 1 章总论主要由王成焘教授主持撰写,提出骨科植入物工程学由 5 大支撑学科和 4 大部分组成,并构成全书的体系。其中,植入物种类及其在临床中应用的适应证,邀请与我们长期合作的国内著名医院医学专家撰写,他们是:上海市第一人民医院王秋根教授、汪方副教授(1.2.1 节);上海市长征医院袁文教授、陈华江教授(1.2.2 节);上海交通大学医学院附属第九人民医院王友教授、严孟宁副教授(1.2.3 节);广州军区广州总医院张余教授、马立敏工程师(1.2.4 节);上海市华山医院陈世益教授、高凯副教授(1.2.5 节)。

基础理论部分由国家千人计划学者、英国利兹大学靳忠民教授主持撰写,并且由他为该部分撰写了结束语。其中,第 2 章与第 3 章生物力学部分由上海交通大学王冬梅副教授撰写。第 4 章生物摩擦学部分由靳忠民教授和他的国内外华人研究团队撰写,他们的工作被公认为处于国际领先地位,并与我们至今保持紧密的合作。

　　生物材料学部分由天津医疗器械质量监督检验中心(以下简称"中心")教授级高级工程师齐宝芬、樊铂主持撰写,并为该部分撰写了结束语。其中,第 5 章由中心张鹏工程师撰写;第 6 章由中国科学院沈阳金属研究所杨柯教授和中心董双鹏工程师撰写;第 7、8、10 章由中心董双鹏、张述工程师撰写,其中,生物陶瓷材料部分由中国科学院上海硅酸盐研究所常江教授及其团队撰写;第 9 章由中国矿业大学罗勇副教授和上海交通大学李祥副教授合作撰写。

　　骨科植入物设计部分由王成焘教授主持撰写,并为该部分撰写了结束语。其中,第 11 章由上海交通大学陈晓军副教授、林艳萍博士和王成焘教授撰写;第 12、14、17 章由王成焘教授和上海大学华子恺副教授撰写,上海晟实医疗器械科技有限公司、江苏常州华森医疗器械有限公司提供了宝贵的资料;第 13 章最初由原常州奥斯迈医疗器械科技有限公司、长期从事人工膝关节设计的程鸿远高级工程师负责,后由上海交通大学王建平博士在他工作的基础上完成全章的撰写,后者在博士生期间从事人工膝关节的研究工作;第 15 章的 15.1 节～15.5 节由宋勇博士和齐继宗高级工程师撰写,前者长期在美国骨科植入物领域从事脊柱植入物设计研究,现应聘回国领导博能华医疗器械(上海)有限公司的产品研发工作,后者为该公司研发部经理。15.6 节和 15.7 节由深圳清华大学研究院刘伟强教授团队的王松博士、廖振华博士(高级工程师)、柯昌保工程师撰写,该团队出色完成了国家 863 有关人工椎间盘的研究项目,并实现了产业化。15.8 节由上海交通大学李祥副教授撰写。在我国医学 3D 打印领域做出卓越成绩的北京大学第三医院骨科刘忠军教授、蔡宏副主任医师为本书撰写了 15.9 节。第 16 章由董双鹏工程师撰写,他在攻读硕士学位期间师从王成焘教授,从事创伤植入物力学研究。

　　植入物制造部分由中国矿业大学葛世荣教授主持撰写,并为该部分撰写了结束语。为反映我国骨科植入物制造的现状与水平,该部分邀请了长期工作在制造第一线的专家根据自己的实践进行撰写。第 18 章由外科植入物行业协会副理事长孙建文负责,他曾在我国第一个人工关节企业北京京航生物科技有限公司任总经理,其中 18.3 节和 18.4 节由他邀请北京昌航精铸技术有限公司谢文偕高级工程师、袁渊和谢雄伟工程师撰写;19.1 节、19.3.1 节和 20.1 节由黄孝敏工程师撰写,他曾就读于上海交通大学,本科与硕士期间师从王成焘教授,从事人工关节的研究,后自主创业,成为骨科植入物行业企业家;19.2 节由福斯润滑油(中国)有限公司产品管理部高嵩总监撰写;19.3.2节～19.3.3节,21.4节由山高刀具(上海)有限公司大中华区高级技术培训经理(前技术总监)王玮和技术总监苏国江撰写;19.4节由托纳斯贸易(上海)有限公司总经理孙为民博士撰写。这些公司是我国骨科植入物行业切削液、刀具和回转体加工解决方案的重要提供单位。20.2节由上海交通大学李祥副教授撰写;20.3节由江苏常州华森医疗器械有限公司刘忙仔工程师撰写;第21章主要由跨骏塑胶贸易(上海)有限公司杨秀云高级工程师撰写,她是业内熟知的高分子材料专家;第22章由天津医疗器械质量监督检验中心樊铂教授级高级工程师和焦永哲工程师撰写,国内所有骨科植入物目前主要交由该部门检测。

我们希望通过这本专著的撰写,充分反映我国骨科植入物的科学技术水平,进一步加强国内学术界与产业界的交流与合作,凝聚我国骨科植入物设计制造的专家群体,为中国骨科植入物事业的发展作出贡献。

最后,对两位前辈,北京301医院卢世璧院士和上海交通大学医学院附属第九人民医院戴尅戎院士致以崇高的敬意和真诚的感谢。他们不仅在骨科植入物临床医学,而且在植入物设计与产品研发方面是同行公认的领军学者,对本书的撰写给予了热情的支持。

受作者水平的局限,诚恳希望海内外的同行对本书提出批评和指正。

王成焘

2016年5月1日于上海

目　　录

第1篇　骨科植入物基础理论

第1篇结束语　骨科植入物基础理论的展望

第2篇　骨科植入物材料学

第1篇
骨科植入物基础理论

骨肌系统生物力学与生物摩擦学是骨科植入物设计的理论基础。

植入物设计的目的是重建病损骨肌系统的功能,因此,必须了解正常系统的解剖结构和功能,特别是力学功能,包括人体的行为运动、作用于关节与骨骼中的载荷、骨骼内部的应力应变状态,发生在肌肉与肌腱中的力等,如此才能为设计树立明确的目标。植入物通过外科手术进入人体后,将改变人体天然骨肌系统中的力学状态,组成一个不同的生物力学系统,引发宿主骨组织的变异,对这种潜在风险的评估是植入物设计的重要指标。

天然与人工关节摩擦学的研究成果促成了 Charnley 髋关节假体的成功,至今始终指导着人工关节的技术发展。

本书第1篇阐述了骨科植入物工程学的支撑学科及其组成部分。重点阐述人体骨肌系统生物力学的基本原理与研究方法;人体躯干与四肢解剖学中的生物力学问题;以及与关节假体设计相关的天然与人工关节摩擦学研究成果。

第 1 章　总论

　　骨科学又称矫形外科学(Orthopedics)，是医学的一个专业学科，主要研究人体骨骼肌肉系统的解剖、生理与病理学，运用药物、手术或物理方法对系统的疾病和损伤进行治疗，以恢复系统的正常形态与功能。骨科进一步分为骨内科与骨外科，后者主要通过外科手术进行治疗，骨科植入物是治疗中广泛使用的医疗器械，它的品质对治疗效果具有重要的作用。在骨科学与工程学长期交叉融合的基础上，骨科植入物的设计制造已形成完整的知识体系，并伴随医学与数字技术的发展，与时俱进地向前发展。

1.1　人体骨肌系统

　　人体骨肌系统由骨骼、关节、关节软骨、肌肉、肌腱与韧带等软、硬组织共同构成，英文为"musculoskeletal system"，中文直译为"肌骨系统"，本书按人体"以骨为干，附之以肌"的观点，将该系统定名为骨肌系统，如图 1.1 所示[1]。

1.1.1　骨骼系统

　　人体全身骨骼系统由 206 块骨组成。按骨所在人体部位归为 4 类，即颅骨、躯干骨、上肢骨和下肢骨。按骨的几何形态分为 4 类，即长骨，如肱骨、股骨[见图 1.2(a)]；扁骨，如颅骨、肩胛骨[见图 1.2(b)]；粒状骨，如髌骨[见图 1.2(c)]；不规则骨，如椎骨[见图 1.2(d)]。

1. 骨骼的功能

骨骼具有如下 4 个主要功能：

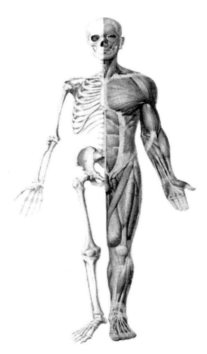

图 1.1　人体骨肌系统[1]

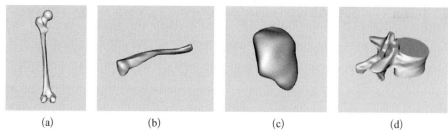

图 1.2　人体骨骼按形态分类

（1）为人体塑形，对人体组织和器官提供支持与保护，是外力的主要承受者。

（2）与肌肉等组织结合，在大脑与神经系统支配下，形成人体行为运动，产生人体对外界的作用力。

（3）在某些骨骼的红骨髓内生成不同类型的血细胞，是人体内部的造血机构。

（4）是人体钙、磷等矿物质的储存点，在人体缺少这些元素时，骨骼将及时予以释放补充，但长期过多的消耗将导致人体缺钙和磷，引发骨质疏松，必须通过外界补充加以恢复。

2. 骨骼的构造

骨骼由骨膜、骨质和骨髓三部分构成，在带关节面的骨骼中，还包括关节软骨〔见图 1.3(a)〕：

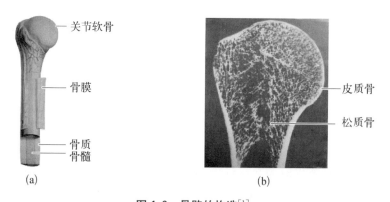

图 1.3　骨骼的构造[1]

（1）骨膜。骨膜覆盖在骨的表面，内含血管和神经，有骨外膜和骨内膜之分。骨膜具有成骨的功能，对骨的营养、生长和再生有重要作用，是骨疼痛的感生部位。在植入物（如接骨板）设计中，骨膜是需要特别关注和保护的对象。

（2）骨质。骨质是由骨组织构成的骨骼本体，有骨密质和骨松质两种生长形态。骨密质形成所有骨骼表层坚硬外壳和长骨的骨干，构成皮质骨。骨松质存在于皮质骨构成的空间中，骨组织长成一根根小梁骨形态，构成空间骨小梁架构的网格结构,网孔中充满骨髓[见图 1.3(b)]。皮质骨和松质骨共同组成骨骼既轻又有承载功能的力学构造。

(3)骨髓。骨髓分为黄骨髓和红骨髓两种,是人体最大的造血器官。红骨髓分布在松质骨中,造血功能活跃。黄骨髓处于骨髓腔内,仅有少量血细胞,保持造血的潜能,当肌体需要时随时可以转变为红骨髓进行造血。

3. 骨组织的构造

皮质骨、松质骨中的小梁骨都由骨组织构成。骨组织由骨细胞、成骨细胞、破骨细胞、骨原细胞等四种细胞和细胞外骨基质组成。细胞构成骨的生命活性,细胞外骨基质构成骨的结构形态和力学性能。成熟骨组织的基本构造为骨基质组成的骨板和生长在其中的骨细胞。只有骨细胞存在于骨板内或骨板的夹层中,其他三种细胞均位于骨板的边缘[见图 1.4(a)]。

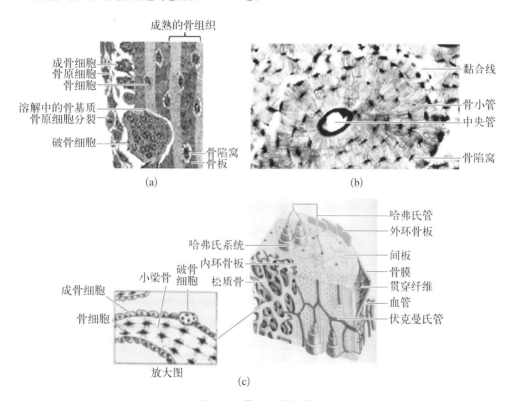

图 1.4　骨组织的构造

1)骨细胞与骨基质

骨细胞是维持成熟骨新陈代谢的主要细胞,胞体较小,呈扁椭球形,向外伸出许多细长突起,与相邻的骨细胞突起相连,共同生长于细胞外骨基质构成的环境中。骨基质形成的椭球形小腔,称为骨陷窝,容纳骨细胞胞体。相邻的骨陷窝借骨小管彼此连通，成为骨细胞突起相连的通道［见图 1.4(b)］。骨陷窝和骨小管内含组织液，可营养骨细胞和输送代谢产物。骨基质由有机成分和无机成分两部分组成。有机成分包括大量胶原纤维和无定形纤维间基质：胶原纤维的主要成分是 I 型胶原蛋白；无定形纤维间基质呈凝胶状，其主要成分是蛋白多糖及其复合物，具有黏合纤维的作用。有机成分使骨具有韧性。无机成分又称骨盐，以钙、磷元素为主，也包含其他多种元素。骨盐的存在形式主要为羟磷灰石结晶，呈细针状，长为 $10\sim20$ nm，沿胶原纤维长轴规则排列并与之紧密结合。骨盐有序的排列沉积过程称为钙化。骨基质在最初形成时并无骨盐沉积，此时称为类骨质，类骨质经钙化后才转变为坚硬的骨基质，是骨组织成熟的标志。有机成分和无机成分的这种结合使骨质既坚硬又有韧性。成熟骨组织的骨基质均以骨板的形式存在，层层相叠，骨细胞夹在相邻两层骨板间或分散排列于骨板内。同层骨板内的纤维相互平行，相邻骨板的纤维则相互垂直，这种结构形式有效地增强了骨的强度。骨板与骨细胞在长骨骨干、扁骨等各种骨的表层构成皮质骨；在松质骨中构成小梁骨。

2）成骨细胞

成骨细胞是具有细小突起的细胞，其突起常伸入至骨质表层的骨小管内，与表层骨细胞的突起形成连接。成骨细胞向周围分泌胶原纤维和纤维间基质，将自身包埋于其中，形成类骨质，同时向类骨质中释放一种含钙和羟磷灰石结晶的基质小泡，使类骨质钙化。当新骨基质钙化后，成骨细胞被包埋在其中，合成活动停止，成骨细胞转化为成熟的骨细胞，一层新的成熟骨板就此形成。

3）破骨细胞

破骨细胞主要分布在骨组织表面，数量较少。破骨细胞是一种多核大细胞，直径约为 $100\ \mu m$，含有 $2\sim50$ 个核，其细胞膜紧贴于骨基质表面，形成一道环形胞质围墙，使所包围的区域成为封闭的微环境区。破骨细胞功能活跃时，向此区释放多种酶及酸，在其作用下骨基质溶解。破骨细胞与成骨细胞的协同作用是骨生长改建和重建的重要机制。

4）骨原细胞

骨原细胞又称骨祖细胞，是骨组织中的干细胞，位于骨外膜及骨内膜，贴近骨侧。当骨组织生长或改建时，骨原细胞分裂，分化为成骨细胞。

4. 皮质骨与松质骨的构造

1）皮质骨

以长干骨为典型［见图 1.4(c)］，骨干的外层和内层分别是多层骨板组成的外环骨板和内环骨板。骨板基质中的胶原纤维沿骨干轴向呈螺旋状排列，相邻两层骨板之间的纤维方向相互正交。外环骨板较厚，与骨膜结合的界面中分布有成骨细胞，通过它转化为骨细胞和新骨板层，使骨干生长增粗，即所谓的骨膜成骨机制。

内环骨板较薄,表面分布有破骨细胞,可吸收骨基质使骨的髓腔扩大,与外周骨板骨膜成骨机制配合,形成骨的径向生长。在内、外两层骨板间充满沿骨干轴向生长的哈弗氏管,其内为一根毛细血管,周围包绕着多层骨板,构成哈弗氏系统,亦称骨单元。单元内每层骨板内的骨细胞突起通过骨小管相连,最后与中央微血管连通,形成骨细胞的生命通道。每圈骨板内的胶原纤维同样呈螺旋走向,相邻层纤维彼此正交。哈弗氏管中的微血管通过福克曼氏管与外界连通,形成骨的完整供血系统。在内、外周骨板和哈弗氏系统之间的空隙中由一种间质骨板填满,其实际上是一种未完成转化的中间成分。

2) 松质骨

其基本结构单元是针状或片状小梁骨,它可视为是皮质骨的延伸部分,构成多孔网架结构。每一根小梁骨由数层平行排列的骨板和骨细胞构成[见图1.4(c)放大图],厚度一般为0.1~0.4 mm。表层骨板的骨小管开口于骨髓腔,骨细胞从中获得营养并排出代谢产物。小梁骨表面分布着成骨细胞和破骨细胞,通过两者之间的协调保持松质骨的稳定状态。当破骨细胞作用增强时,松质骨的密度则降低,从而导致骨质疏松。人工关节柄、接骨板螺钉等主要是与松质骨接触。

1.1.2 关节与骨连接

人体各块骨骼通过连接构成完整的骨骼系统。

在解剖学中,把骨与骨之间的连接部位统称关节,它们进一步可分为运动关节、局部活动关节、微动关节与固定关节4类[2]。

1. 运动关节

运动关节的活动度大,通过它可实现人体的行为运动。

为定义关节运动,特建立如图1.5所示的正面标准站立相为基准的人体运动参考坐标系,包括:冠状面(又称额状面)、矢状面、横截面3个基准面;冠状轴(或额状轴)X、矢状轴Y、垂直轴Z3个坐标轴。

人体的运动可定义为如下4类,如图1.6所示:

(1)屈伸运动。肢体或躯干在运动中两正面(或观察面)相互接近、角度变小时称为屈,相反为伸;如低头为屈,抬头为伸;手部正(掌)面弯向前臂正面为屈,相反为伸。下肢大、小腿以

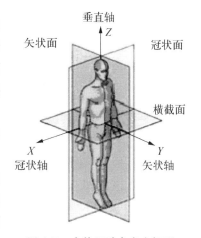

图1.5 人体运动参考坐标系

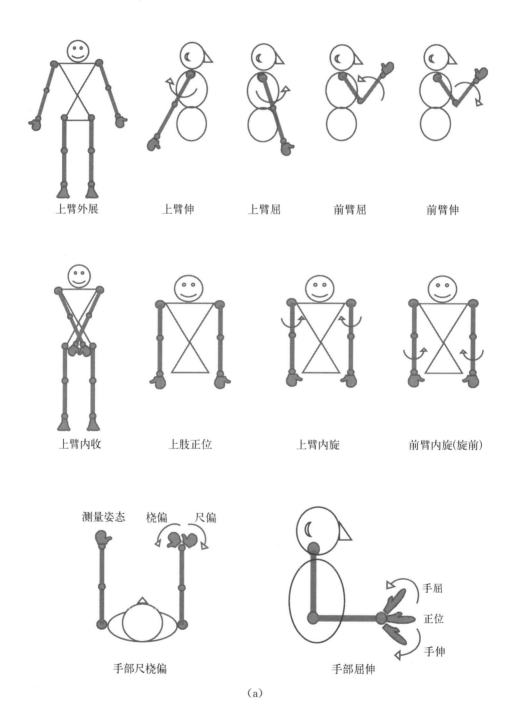

上臂外展　　　上臂伸　　　上臂屈　　　前臂屈　　　前臂伸

上臂内收　　　上肢正位　　　上臂内旋　　　前臂内旋(旋前)

测量姿态　　桡偏　尺偏

手部尺桡偏

手屈
正位
手伸

手部屈伸

（a）

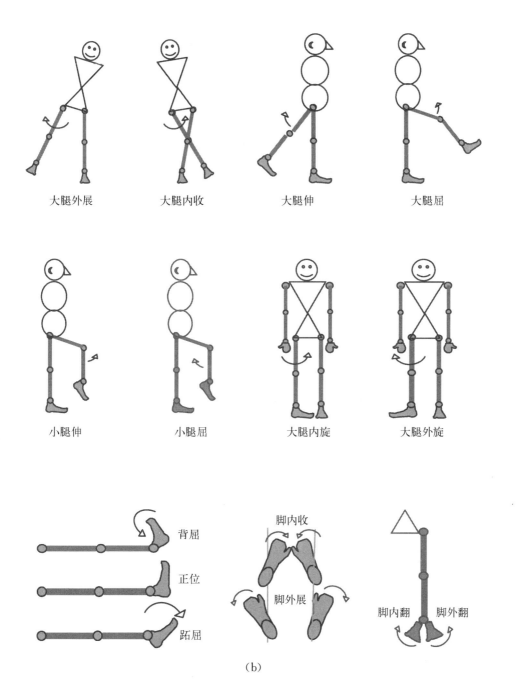

大腿外展　　　　大腿内收　　　　大腿伸　　　　大腿屈

小腿伸　　　　小腿屈　　　　大腿内旋　　　　大腿外旋

背屈

正位

跖屈

脚内收

脚外展

脚内翻　　脚外翻

（b）

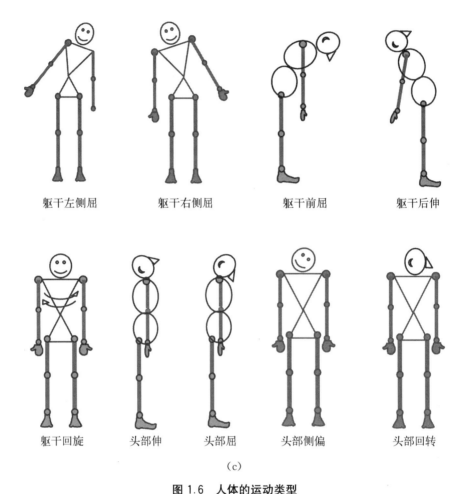

躯干左侧屈　　躯干右侧屈　　躯干前屈　　躯干后伸

躯干回旋　　头部伸　　头部屈　　头部侧偏　　头部回转

(c)

图 1.6　人体的运动类型

(a) 上肢与手；(b) 下肢与脚；(c) 躯干与头部

背面为运动观察面,相互接近为屈,相反为伸。足部具有自己的专业术语,即背屈(脚背与小腿正面间的角度小于 90°)与跖屈(脚背与小腿正面间的角度大于 90°)。

(2) 收展运动。肢体绕 Y 轴运动时,向正中矢状面接近为内收,相反为外展;躯干则分为左侧弯与右侧弯。手部有自己专业术语:手掌与前臂正面贴于桌面,手掌向人体内侧偏转称为挠偏,向外偏转称为尺偏。

(3) 内外旋运动。肢体沿自身的轴线转动,运动中肢体的正面转向人体内侧为旋内,相反为旋外。对于前臂来说,旋内又称旋前,旋外又称旋后;躯干则分为左旋与右旋。

(4) 环转运动。关节在原位转动,骨的远端做圆周运动,实际为屈伸、收展和内外旋运动的综合运动。

图 1.6 给出本书的人体运动定义图,适用于全书各章。

由两块骨配副组成的运动关节称为单关节。由两块以上骨骼、多个关节副组成的关节称为复合关节。人体共有 84 个单关节运动副,分布在如下 3 个部分中,如图 1.7 所示。

1) 头颈部运动关节

(1) 颞下颌关节。由颞骨下部关节结节和下颌骨的下颌头配副组成,中间被一个具有良好润滑性能的软骨关节盘隔离[见图 1.7(b)]。下颌骨左右两侧各有一副颞下颌关节,是人体中唯一的联动关节,形成下颌复杂的咀嚼与语言运动。

(2) 寰枕关节。由颈椎第一节寰椎与颅骨中的枕骨组成,可使头部做屈伸运动[见图 1.7(c)]。

(3) 寰枢关节。由颈椎第二节枢椎与上部寰椎组成,可使头和寰椎作为一个整体左右旋转运动[见图 1.7(c)]。

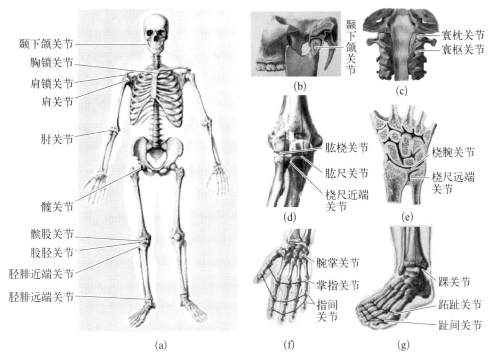

图 1.7　人体运动关节[2]

2) 上肢运动关节

(1) 肩关节。由肱骨头与肩胛骨的关节盂组成,构成上臂的屈伸、收展、旋转与环转运动。

(2) 肘关节。为一个复合关节[见图 1.7(d)],由肱骨分别与尺骨、桡骨组成肱尺与肱桡两个关节副,而桡骨与尺骨彼此形成桡尺近端关节副。前两个关节副形成肘关节的屈伸运动,桡尺近端关节副则参与前臂的旋前和旋后运动。

(3) 桡腕关节[见图 1.7(e)]。即腕关节,是由桡骨与三块联为一体的腕骨形成的一个关节副,使手掌做屈伸、收展运动。同时,桡骨与尺骨彼此形成桡尺远端关节副,满足前臂的旋前和旋后运动。这两者的组合,构成了人的手掌灵活运动。

(4) 掌指关节[见图 1.7(f)]。5 根指骨与 5 根掌骨共同构成 5 个掌指关节,形成手指的屈伸、收展与环转运动。

(5) 指间关节[见图 1.7(f)]。每一个手有 14 根指骨。其中,拇指仅有 2 根指骨,构成 1 个指间关节;其余 4 指各具 3 根指骨,每指构成远端与近端 2 个指间关节;每一只手共有 9 个指间关节,形成指骨间的屈伸运动。

(6) 拇指腕掌关节[见图 1.7(f)]。与拇指相连的掌骨与腕骨组成的腕掌关节,可以进行屈伸、收展与环转运动。与其余 4 指相连的掌骨,其构成的腕掌关节只能做微量平面运动,属微动关节。

3) 下肢运动关节

(1) 髋关节。由股骨头与骨盆处髋臼组成,形成股骨的屈伸、收展、旋转与环转运动,是人体的重要承载关节。

(2) 膝关节。为一个复合关节,由股骨分别与胫骨、髌骨组成股胫与髌股两个关节副,同时腓骨与胫骨形成仅发生微动的胫腓近端关节。膝关节为体内最大、最复杂的关节,可形成人体大腿与小腿间的屈伸,以及少量的滑动与旋转运动。

(3) 踝关节。由胫、腓骨和距骨滑车构成胫距和腓距两个关节副,同时胫骨与腓骨之间形成只做微动的胫腓远端关节。踝关节形成背屈和跖屈运动。

(4) 跖趾关节[见图 1.7(g)]。由 5 根跖骨与 5 根趾骨配对构成 5 个跖趾关节,可做屈伸和微小的收展运动。

(5) 趾间关节[见图 1.7(g)]。与手指类似,每一只足共 9 个趾间关节,其中拇趾仅 1 个趾间关节。

2. 局部活动关节

除运动关节外,骨与骨之间还形成了一些只做小范围活动的关节,它们主要位于人体躯干部位。

脊柱是由脊椎骨相连组成的贯穿背部的骨骼链,如图 1.8(a)所示,其包括:7 块颈椎、12 块胸椎、5 块腰椎、5 块骶椎和 4 块尾椎。其中,5 块骶椎和 4 块尾椎通过骨性结合融为一体,之间没有运动,构成骶骨和尾骨。颈、胸、腰椎是人体躯干活动的主要部分,共有 24 块可活动椎骨,它们之间依靠 23 块(成人)椎间盘隔离,每一椎间盘都和上、下两块椎骨表面的软骨层形成关节面,躯干的活动正是由椎间盘

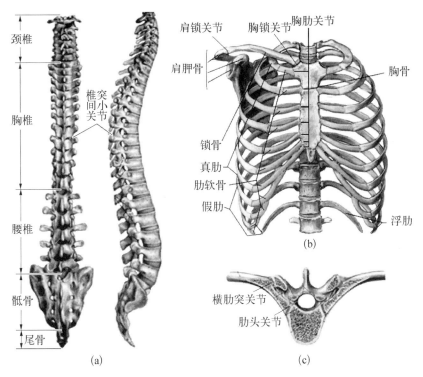

图 1.8　人体中的局部活动关节和微动关节[1,2]

的变形和这些关节面的局部运动共同实现。脊柱背部有椎突间小关节,分成左右对称两列,每列包括腰骶骨在内共 24 对,它们在脊柱的活动过程中发生少量的滑移,并承担约 20％的脊柱载荷。

胸锁关节和肩锁关节[见图 1.8(b)]是锁骨与肩胛骨、胸骨直接形成的具有小活动能力的关节面,它们在人体肩部的上下运动中起到重要的作用,同时也是人体上肢运动的综合组成部分。

3. 微动关节与固定关节

12 对肋骨后方与 12 个胸椎连接,前方通过软骨统一连接在一根胸骨上,构成胸廓。在与胸骨的连接部位存在着胸肋关节[见图 1.8(b)],在与胸椎的连接部位存在着肋头关节和横肋突关节[见图 1.8(c)],都是一种微动关节,借助它们之间的运动形成胸部的扩张和收缩呼吸运动。

如图 1.7 所示,在手腕部有 8 块粒状骨,它们与 5 根掌骨通过韧带连为一体,形成手掌;足部有 7 块粒状骨,它们与 5 根跖骨通过韧带连为一体,形成脚掌。除拇指腕掌关节外,这些骨连接体各关节面虽然不能做大运动,但通过骨与骨之间平面关节的微动,可形成手掌和脚掌的韧性。

5 块骶椎和 4 块尾椎则通过固定关节连接成为整体骶骨和尾骨。

1.1.3 关节软骨

组成活动关节的两个表面通过关节软骨相互接触。关节软骨表面光滑,能减少相邻两骨的摩擦,缓冲运动时产生的冲击震动。

1. 软骨的分类

软骨是软骨细胞和细胞外基质组成的结缔组织。根据细胞外基质的不同,软骨分为:弹性软骨、纤维软骨和透明软骨。弹性软骨中有弹性纤维,是会厌、耳郭等部位的软骨组织。纤维软骨中含有大量粗大、分层排列的胶原纤维,外观粗糙,是膝关节半月板和脊柱椎间盘中纤维环处的软骨组织。透明软骨是最常见的软骨,因含水量较高而呈半透明状,表面光滑。关节表面的软骨即属于透明软骨。由于基质分子结构方面的差异,3 种软骨具有不同的生物力学特性。

2. 关节软骨的组织结构

人体不同部位的关节软骨厚度不一,约为 2～7 mm。

关节软骨由软骨细胞和细胞外基质组成。基质中的胶原纤维构成拱形框架,其根部紧附于软骨下骨,使软骨层紧紧与下骨结合。软骨细胞维持关节软骨的正常代谢,软骨内没有血管和神经组织,细胞的代谢作用通过软骨中的滑液实现。

软骨具有明显的分层结构,如图 1.9(a)所示。

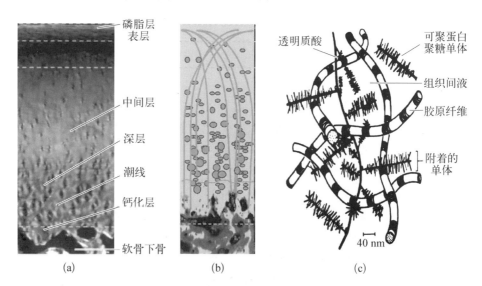

图 1.9 关节软骨组织结构及其分层

软骨细胞数量较少,散布在软骨基质内。表层细胞扁平,在表面平行排列。深层细胞为椭圆状,体积较大,呈垂直柱状排列。中间层细胞略小,排列方向不定,如图 1.9(b)所示。

软骨基质由胶原纤维网络、蛋白多糖等生物大分子的聚集体,以及 80% 左右的水组成。软骨细胞分泌胶原纤维,并形成胶原纤维束,在深层垂直于软骨表面,接近中层时转弯,最后与表层平行。除了较粗的胶原纤维束,还有许多细小的胶原纤维分布在软骨中。蛋白多糖等先与透明质酸链形成大分子聚集体,然后挂靠在胶原纤维束上[见图 1.9(c)]。这些亲水的生物大分子聚集体具有吸水膨胀的特性,但受到稠密胶原纤维网络的束缚,就像是被压紧的弹簧不能充分膨胀,从而形成了软骨的弹性,主要承担软骨的压缩载荷。胶原纤维网络本身主要承受拉伸载荷。

在软骨最表层附着有表面活性的磷脂及蛋白脂,由关节滑膜细胞分泌。磷脂在蛋白脂的帮助下铺展并牢固吸附在软骨表面上,构成磷脂层,在关节面发生摩擦时通过自身的水合作用形成水合层,扮演着边界润滑剂的角色。

3. 关节软骨的双相性与工作机理

关节软骨没有血管,其营养成分从关节液中取得,其代谢废物也通过关节液排出,这种营养代谢行为必须通过关节运动实现,所以关节运动对于维持关节软骨的健康结构具有重要的作用。

长期以来,将软骨视为弹性体或黏弹性体进行研究。20 世纪 80 年代,Mow 等将关节软骨视为由液体与固体两部分组成的两相多孔材料,提出两相模型理论,从根本上解释了软骨中出现的各种现象[3]。

图 1.10 展示了物体(如人工髌骨)从软骨表面滑过时接触区的变化,以及液体从物体前、后部流入与流出的仿真计算结果。此时将产生一种流体动压力,软骨的载荷将由固体基质部分接触反力和流体动压力共同分担。流体动压力减少了软骨的固相直接接触反力,形成了关节在活动中的低摩擦因数。

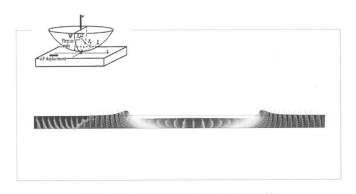

图 1.10　关节软骨内部流动仿真计算

在半髋关节置换中,保留髋臼软骨。在膝关节置换中,是保留还是置换天然髌骨,至今在临床上还没有形成一致意见。很多问题有待于对软骨工作机理进行研究,其成果对关节假体的设计具有重要的作用。

1.1.4 肌肉

骨肌系统依靠肌肉的约束力保持稳定,依靠肌肉的驱动力形成行为运动。

1. 肌肉的分类

人体肌肉占人体体重的 40%～45%,分为骨骼肌、平滑肌和心肌 3 种类型,如图 1.11 所示。

骨骼肌在人体中共约 75 对,分布在人体的左右,在人的意识控制下驱动骨肌系统运动,或是形成人体对外的作用力,因此称为随意肌。

平滑肌构成人体空腔脏器,如肠、胃、肺等内壁,能做呼吸、蠕动等缓慢运动,可不受意识控制,称为不随意肌。

心肌构成心脏,是一块伴随人的一生进行不停舒张和收缩的肌肉。

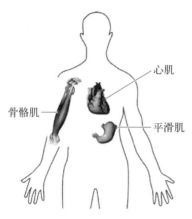

图 1.11 人体肌肉的类型

在人体生物力学中关注的是骨骼肌。在驱动骨骼运动时,骨骼肌各肌肉可以按照协作肌或对抗肌(拮抗肌)两种状态组合。如图 1.12 所示,人体上肢的肱二头肌与肱三头肌即为对抗肌组合:肱二头肌收缩使肘关节屈曲,此时肱三头肌松弛,两者保持平衡;肱三头肌收缩使肘关节伸展,肱二头肌松弛,两者保持平衡。图中肱挠肌与旋前肌即为典型协作肌,两者收缩,协同产生前臂旋前动作。

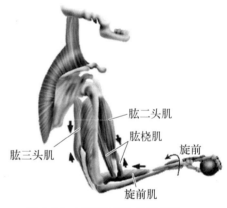

图 1.12 对抗肌与协作肌案例

图 1.13 列出了骨骼肌主要的几何形态[4],可分为:梭形肌(单头、二头、多头)、半羽状肌、羽状肌、多羽状肌、二腹肌、多腹肌、扁形肌、轮箍肌等。由于肌纤维以不同的翼角附在肌腱上,肌纤维力与肌力不一致。

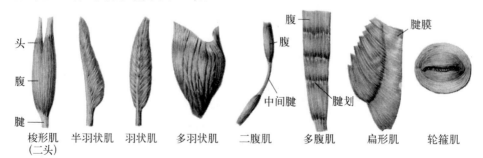

图 1.13 骨骼肌的几何形态[5]

2. 骨骼肌的构造

骨骼肌由肌腹和肌腱组成。肌腹是骨骼肌的主体部分,是肌肉收缩力的动力源。它通过两端的肌腱与骨连接,有些肌腱很短,以至肌肉几乎直接附于骨上。

图 1.14 为骨骼肌内部的解剖结构[5],具有明显的层次性。每块肌肉的肌腹都由许多肌束组成,外面包裹一层肌外膜[见图 1.14(a)]。肌束由许多肌纤维组成,外面包裹一层肌束(间)膜。肌纤维由若干肌原纤维构成,外面包裹一层肌内膜[见图 1.14(b)]。

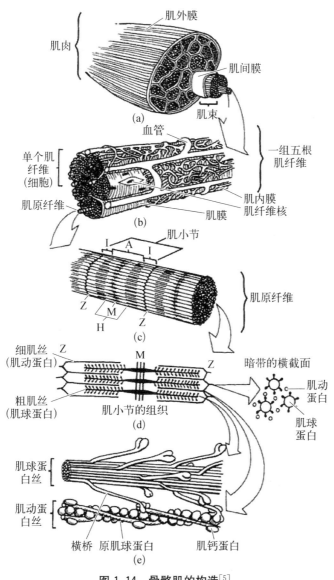

图 1.14　骨骼肌的构造[5]

肌纤维是骨骼肌的基本结构单位,其直径约为 $10 \sim 100 \ \mu m$,长度为 $1 \sim 30 \ cm$,它与肌肉的长轴平行。每根肌纤维都是一个肌肉细胞,由数百乃至数千根沿纵向排列的肌原纤维、裹挟在纤维束中的数百个细胞核,以及纤维束外层的细胞膜(肌膜)组成,并由肌内膜包裹保护。肌原纤维由粗肌丝和围绕其周围的细肌丝通过镶嵌串接而成,具有明显的周期结构。粗肌丝出发部称为 M 线,细肌丝出发部称为 Z 线,交叉部形成暗区,两个 Z 线之间为一个肌小节,是肌原纤维的一个周期结构单元[见图 1.14(c)(d)]。粗肌丝的成分是肌球蛋白(也称肌凝蛋白),细肌丝的主要成分是肌动蛋白(也称肌纤蛋白),辅以原肌球蛋白(也称原肌凝蛋白)和肌钙蛋白(也称肌宁蛋白)。肌球蛋白和肌动蛋白与肌肉收缩有直接关系,称为收缩蛋白。原肌球蛋白和肌钙蛋白可影响和控制收缩蛋白之间的相互作用,故称它们为调节蛋白。在大脑神经控制下,肌纤维周边的肌浆膜分泌 Ca 等离子,粗肌丝上的横桥与其起化学反应,产生屈曲变形,在细肌丝上划动,将化学能转化为机械能,形成肌肉的收缩力,如图 1.14(e)所示。

1.1.5 肌腱与韧带

肌腱是肌肉与骨的连接要素,韧带是骨与骨之间的连接要素,两者在组织结构上有着共同之处。

肌腱与韧带是由少量成纤维细胞和细胞外基质组成的结缔组织,基质中含有大量平行紧密排列的胶原纤维束,以及少量的弹力蛋白。在四肢的肌腱中,胶原纤维束可高达 99% 干重。

肌腱和韧带与骨的附着区称为附丽部,有直接和间接两种附丽方式。直接方式:分 4 层过渡至骨,即肌腱或韧带本体区、纤维软骨区、钙化纤维软骨区和骨区。间接附丽方式形态比较复杂,韧带与肌腱的表层纤维与骨膜相连,深层纤维直接与骨相连。附丽区将来自肌腱和韧带的拉力分散传递到骨上,降低骨区的应力。

肌腱传递拉力于骨,带动关节运动或保持人体的姿态。韧带主要位于关节周围,关节囊内外,它们或是独立的组织,或是肌腱的延伸,也可能是关节囊的局部增厚部分。韧带维持关节的稳定,引导关节面之间的相对运动,以防止关节过度屈伸。肌肉与韧带的协同作用使关节既运动又时刻保持稳定。

图 1.15 为膝关节的韧带结构,其中前交叉韧带限制胫骨的前移;后交叉韧带限制胫骨的后移;胫、腓侧副韧带具有维持膝关节在冠状面平衡的功能。交叉韧带与半月板之间,内、外侧半月板相互之间同样也有韧带紧密相连,形成膝关节韧带与关节囊整体系统,共同维持膝关节在三个基准面的运动稳定,既限制其超越生理范围的活动,又引导膝关节依照一定的规律进行运动。韧带的限制作

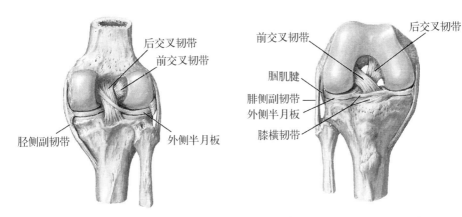

图 1.15　膝关节韧带[1]

用是协同的,既有韧带组合之间的相互协同,又有与肌肉的协同。韧带内部的神经纤维将运动时韧带受到的张力感觉传入大脑,反射性地引起相应肌肉的收缩,以限制膝关节的活动,协同保持关节的稳定,称为韧带肌肉反射。如果肌肉控制失效,关节将只存在韧带的机械性限制作用。

1.1.6　人体骨肌系统

　　人体骨肌系统是上述各组成要素的有机合成。在人体骨肌生物力学研究中,通常将肌肉转化为一系列力线,如图 1.16 所示。它的起止点按相关肌肉在骨骼上的起止位置确定,像肌肉一样跟随骨骼运动。力线的方向反映肌肉力的方向。力线本身是一个力学单元,随骨骼运动的同时对骨骼施加作用力。力学单元的性质可以是简单线性或非线性,它的建模水平和质量在很大程度上影响着骨肌系统生物力学仿真计算的结果。

1.2　骨科手术与植入物

　　外科手术是骨科对骨肌系统疾病和损伤进行治疗的主要手段,其中,大量的手术需要借助骨科植入物完成。

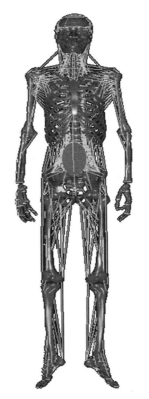

图 1.16　人体骨肌系统生物力学仿真模型

1.2.1 创伤手术与创伤类植入物

创伤手术针对各类骨折。骨折治疗的传统方法是骨折部位的长期制动和休息,但是长时间的制动限制了肌肉活动、关节功能和负重,导致"骨折病"的发生。现代的骨折治疗理念已从早期单纯追求骨折的愈合,发展到尽可能地恢复骨折前的肢体功能[6]。金属植入物可以对骨折提供良好的保护和支持,而不影响骨折的愈合和塑形,因而已经成功地应用于骨折的固定。植入物的主要目的是重建骨结构连续性,使患肢的功能迅速并尽可能得到完全的恢复,从而使患者尽快康复。然而,使用植入物的手术需要切开皮肤或扩大创口,导致骨膜、骨皮质或骨髓内血运的部分缺失,一定程度上会增加骨不连和感染的可能性。污染伤口内的植入物可刺激金属周围产生生物膜,阻挡抗生素和机体防御对细菌的作用,从而促发和延迟慢性的感染过程[7]。因此,创伤类植入物的科学设计、按适应证正确选用与临床手术的正确施行成为保证治疗成功的三大要素。

1. 骨折治疗的常用植入器械

骨折治疗过程是一个生物学和生物力学共同作用的过程。骨折愈合必须要有足够的力学稳定环境。当评价某一种骨折治疗方法时,应该把愈合骨和骨折治疗装置看作是一个力学系统,两者对骨折愈合的生物力学过程都有作用。最符合生物力学要求的植入物应该是能够使骨折块承受压力负荷而使器械本身承受张力负荷[8]。需要注意的是,骨折的固定仅是暂时性地重建骨的刚度,而骨折的愈合才能永久性地重建骨的刚度,因此,不要过度追求植入物的强度和刚度的最大化,否则,应力遮挡效应往往会导致相反的结果。

1) 螺钉

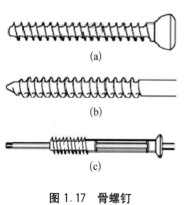

图 1.17　骨螺钉
(a) 皮质骨螺钉;(b) 松质骨螺钉;
(c) 空心螺钉

螺钉是骨创伤治疗中最为常用的植入物之一,根据螺钉的螺距、螺纹芯和螺杆等的不同,其又分为很多类型(见图 1.17)。皮质骨螺钉的螺纹较浅,螺距小,螺芯直径较大,可以增加螺钉的强度[见图 1.17(a)]。松质骨螺钉螺纹深,螺距大,螺芯直径较小,可以增加螺钉对骨骼的抓持力[见图 1.17(b)]。空心钉的钉芯呈中空状,可在导针引导下植入,与具有相同外径的皮质骨螺钉和松质骨螺钉相比,空心钉的螺纹浅,螺芯直径大,这是空心钉抗拔出力量较低的原因[见图 1.17(c)]。

2) 钢板

通过螺钉可以为骨折提供无活动度的刚性固定,但是这种固定只能对抗很小的应力,如图 1.18(a)、(b)所示。钢板是创伤植入物的主要器材,它与拉力螺钉组合应用可以为骨折愈合提供更可靠的固定。按其所发挥的生物力学作用可分为中和钢板、支撑钢板、加压钢板、桥接钢板等。中和钢板通常用在拉力螺钉固定的骨折块,以保护螺钉不被外力折断,如图 1.18(c)所示。支持钢板用来分担骨折轴向施加负荷时所产生的弯曲应力、压缩力和剪切应力(见图 1.19)。加压钢板用于单靠应用拉力螺钉不足以固定的横行骨折或短斜行骨折。使用桥接钢板的目的是为了维持粉碎骨折的骨骼长度(见图 1.20)。为了适用于不同的功能需要和生物力学条件,各种特殊的钢板设计不断推出,如加压钢板、管型钢板、重建钢板、动力加压型钢板,以及各种特殊设计的锁定型解剖钢板等。应用钢板时,要尽量减少软组织和骨膜的剥离,钢板最好被血运良好的软组织覆盖,如肌肉组织。

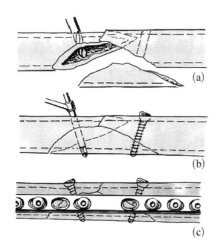

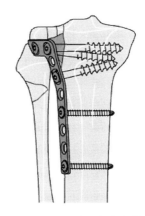

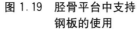

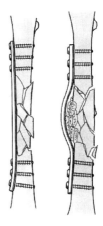

图 1.18　中和钢板的使用　　　　图 1.19　胫骨平台中支持　　图 1.20　桥接钢板
　　　　　　　　　　　　　　　　　　　　　钢板的使用　　　　　　　的使用

3) 锁定钢板系统

传统钢板主要通过骨与钢板界面的摩擦力达到钢板对骨的加压,为此需要对钢板进行预弯以适合骨表面形态,操作时还需对骨进行较充分的暴露,这些措施可能导致骨表面血供的破坏,存在钢板下骨质疏松的可能。锁定钢板上带有螺纹孔或其他锁定装置,螺钉拧入后,钉头与钢板合为一体,成为一种框架式固定装置。钢板上可同时具有锁定和非锁定孔,以供不同螺钉拧入(见图 1.21)。锁定钢板的固定并不依靠骨摩擦力来实现,而是完全依靠钢板-螺钉系统自身的框架结构来实现,而且无需像传统钢板一样进行充分塑形。钢板与骨头表面可以留有一定间隙,消除钢板与骨重压接触的不良作用,极大改善血运和骨膜的生长和恢复。鉴于锁定钢板的"内固定支架"特性,在载荷存在的情况下,骨折块间会有应力刺激,这种刺激有利于骨痂形成,也有利于骨折愈合。

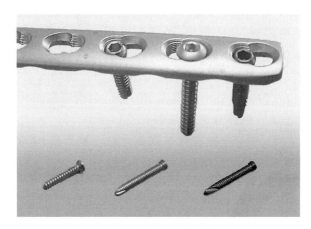

图 1.21　AO锁定加压钢板和螺钉

4) 髓内钉

髓内钉是为桥接长管状骨(股骨、胫骨和肱骨)而设计的内固定装置。相对钢板和螺钉而言,钢板置放在皮质骨上,而髓内钉置放在松质骨和骨髓腔内。早期的髓内钉为非带锁型,主要通过自身的外形与骨髓腔间的差异,以及与干骺端的松质骨形成三点固定(见图 1.22),其作为髓腔植入物并不坚强稳定。带锁髓内钉和扩髓技术的发展,使适合骨干解剖形态和生物力学特点的新型髓内钉不断被研发和应用,机械性框架、电磁导航等远端交锁辅助装置的发展,也大大扩展了髓内钉的临床应用(见图 1.23)。

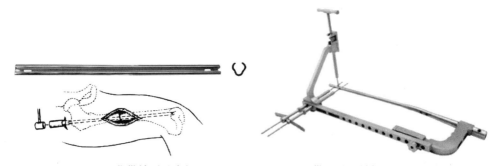

图 1.22　非带锁型髓内钉　　　图 1.23　带远端机械框架瞄准装置的髓内钉

2. 创伤类植入物的基本使用形式

创伤类植入物有三种基本使用形式:骨折块间加压作用、夹板作用、桥接作用。植入物固定在骨骼上时的力学特性取决于骨的密度、骨折的部位和类型、植入物的特性及使用的方式。这种最终建立的机械稳定性的优势应与复位骨折、置入植入物所带来的外科创伤相平衡。保持损伤软组织和骨的充足血运,对于避免感染、加速愈合进程是非常重要的。进行内固定后,必须达到理想的解剖学重建才能进行充分的活动,以减少疼痛。

1) 骨折块间加压

在骨折块间加压时,骨折块被保持在其解剖位置,通过金属植入物的加压作用使其成为一体(见图1.24)。这种加压作用增加了对外界干扰的适应力,增加了骨折内面的摩擦力,使骨-植入物结构最终能够抵抗功能锻炼产生的形变力。静力加压源于植入物本身的作用,动力加压则源于正常生理负荷时作用于骨骼上的力。植入物也可以同时应用动力、静力加压作用。

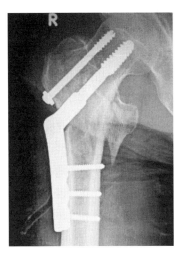

图1.24 结合应用动力和加压原理治疗股骨粗隆间骨折

2) 夹板作用

与骨折块间加压获得的相对坚强固定相反,标准非锁定髓内钉通过夹板作用提供固定。夹板可定义为能(允许)在骨与植入物之间出现滑动的(力学)结构。在治疗简单轻度粉碎的股骨、胫骨干部骨折时,运用标准的非带锁髓内钉进行闭合穿钉,可取得非常好的效果(见图1.25)。此时骨折部位将通过骨痂生成达到愈合,骨与植入物间分担负荷,使愈合处十分坚固,术后此处几乎不再出现骨折。

3) 桥接作用

对于严重粉碎性骨折,要达到所有骨折块都复位,这从机械学上来讲是不可能实现的,从生物学角度来说也是没有益处的。这些骨折多是由于大量能量作用于受创的骨骼,并迅速消散而引起的。骨折呈爆裂状,有大量骨片进入周围软组织。桥接固定技术是通过将植入物插入,并跨越骨折和软组织受损带,最后与骨折远、近端主要骨折块固定来实现(见图1.20);也可通过闭合插入带锁髓内钉来实现,还可通过使用间接复位技术由钢板来实现。

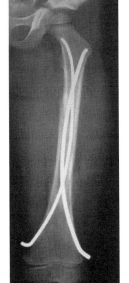

图1.25 弹性髓内钉治疗儿童股骨骨折

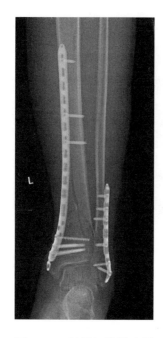

图 1.26 胫骨远端粉碎骨折的间接复位桥接固定

4）间接复位和桥接钢板

累及关节面或干骺端的粉碎性骨折通常不适于带锁髓内钉固定。对这些病例，要实现关节部骨折块的固定通常靠使用骨折块间加压的拉力钉和贴覆在骨折块上跨越骨折区延伸至骨干部的钢板来固定（见图 1.26）。

目前骨创伤手术治疗方式存在很多的选择，但不论在手术技术还是器械和植入物设计方面都具有很大的发展前景，通过简单并且性价比高的技术可使骨折达到可靠的愈合，从而使患者尽早地恢复全部的功能。治疗技术必须质量可靠、安全、简便，并且易于学习和掌握，适合于各种水平的医生应用。由于创伤患者的个体差异很大，具体的临床情况千差万别，对于创伤类植入物的研发提出了很高的要求，系列化、型号化产品和个体化植入物均存在一定的应用空间，这需要临床与基础研究更加密切地交流与合作。

1.2.2 脊柱手术与脊柱类植入物

近半个世纪以来，随着对脊柱本身生物力学特性的深入了解，以及材料学、工程学等技术的不断进步，国内、外脊柱内固定技术发展迅速，脊柱植入物的应用领域不断拓宽，促进现代脊柱外科治疗理念和方式发生了巨大进步。应用脊柱植入物有效地重建即刻脊柱稳定性、恢复脊柱生理排列、保护神经系统功能，并进行早期功能训练已成为广泛接受的治疗原则。目前用于脊柱手术中的植入物可分为两大类：一类为脊柱融合类内固定植入物，包括椎间融合器、接骨板、固定棒、螺钉、钩和钛缆等单独或组合而成的各类内固定系统。经过长期的临床应用与不断改进，这类植入物已日益完善，并广泛应用；另一类为脊柱非融合植入物，包括人工椎间盘、动态内固定及动态植入物等。这类植入物立足于保留病变节段脊柱活动性、减少相邻节段退变的理念，虽然出现时间短，但近年来发展迅速，新型非融合植入装置不断出现。两类脊柱植入物的出现及相应技术的完善对于脊柱外科发展的影响是巨大的，甚至可以说是现代脊柱外科学的重要基石。然而，与此同时，不恰当甚至是错误选择、使用植入物所导致的并发症也在世界范围内被广泛重视。因此，应该充分认识每一类植入物的设计功能、适应证及临床使用原则，将并发症的潜在危险减小到最低。

1. 颈椎手术及其植入物系统

1）后路钢丝固定技术

后路钢丝内固定技术具有代表性的为 Gallie 手术及 Brooks 手术（见图 1.27）。适应证有：① 齿突骨折伴前脱位；② C2 横韧带断裂；③ 先天齿突畸形。

该固定技术有以下优点：① 手术技术比较容易掌握；② 神经和血管损伤的风险小。缺点为：① 与其他寰枢椎固定技术相比，其固定强度较小，因而术后需要外固定；② 伴 C1～C2 椎弓骨折者不适用；③ 不能用于 C1 向后方移位者；④ 在

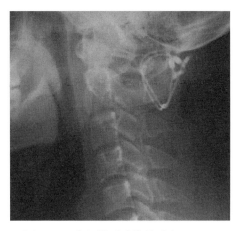

图 1.27　寰枢椎后路植骨融合 Brooks 术式内固定

齿突骨折手术中，钢丝过度收紧时可能引起反向移位或力线不良[9]。

2）椎板夹固定技术

寰枢椎椎板钩内固定装置（如 Apofix 系统）在上颈椎固定中得到了广泛的应用。该方法适用于可复位的寰枢椎脱位和失稳，包括齿状突骨折（含陈旧性齿状突骨折）。该装置操作简单、固定牢靠，抗寰枢椎轴向扭转与抗平移强度均优于 Gallie 方法，防止了钢丝损伤脊髓以及拧紧的钢丝切断植骨块及椎板的可能。生物力学研究表明，椎板夹固定技术和 Brooks 法较 Gallie 法在限制寰枢椎旋转和移位方面更具有优越性，但椎板钩固定的前提是必须保持寰椎后弓及枢椎椎弓的完整。

3）经关节突关节螺钉固定技术

后路经关节突关节螺钉固定技术，并行后路钢丝固定加"H"形植骨的手术方法目前临床应用广泛。该术式实现即刻脊柱稳定，融合率高；但枢椎峡部或寰椎侧块骨质破坏患者、严重的骨质疏松患者、存在局部解剖畸形不适于螺钉固定者、类风湿关节炎所致的 C1 半脱位等不适合此固定技术。

4）寰枢椎椎弓根或侧块螺钉内固定术

适用于寰枢椎不稳或脱位病例。该技术通过在寰椎植入椎弓根螺钉或侧块螺钉，在枢椎植入椎弓根螺钉，使寰枢椎之间通过钉棒系统连接，如图 1.28 所示。该技术与后路钛缆内固定技术、椎板钩内固定装置相比能提供在生物力学上的更大的稳定性，使融合率更高[10]。近年来随着技术的推广，应用越来越广泛，但术前应通过 CT、MRI 对寰椎侧块或椎弓根结构进行评估，以确定寰椎钉道是否适合螺钉植入。枢椎峡部或寰椎侧块骨质破坏患者、严重的骨质疏松患者及存在局部严重解剖畸形者不适合此固定技术。术中尤其应注意避免椎动脉损伤。

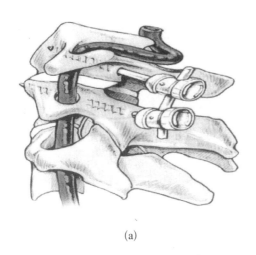
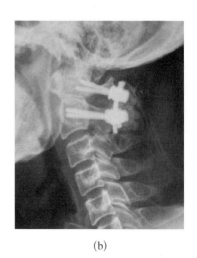

(a)　　　　　　　　　　　　　　　　(b)

图 1.28　寰枢椎椎弓根螺钉内固定术

（a）寰枢椎椎弓根螺钉植入；（b）寰枢椎后路植骨融合椎弓根螺钉内固定术

5）枕颈固定融合术

当寰枢关节不稳定同时又伴有寰椎枕化畸形或者寰椎不能使用椎弓根螺钉时，可行枕颈固定融合术。该技术能够达到术后即刻稳定，能明显降低枕颈融合不愈合率，解除患者长期使用头颈胸石膏固定的痛苦。图 1.29 为 Cervifix 系统枕颈融合术的术前塑形和术后 X 光显影。

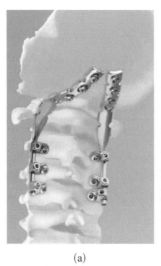
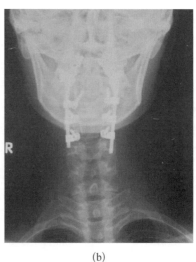

(a)　　　　　　　　　　　　　　　　(b)

图 1.29　枕颈固定融合术

（a）Cervifix 系统枕颈融合术；（b）Cervifix 系统枕颈融合术后 X 光显影

6）前路螺钉固定治疗齿状突骨折

在齿状突骨折的急性期多建议行前路齿突螺钉固定。对于大幅度移位的Ⅱ型骨折尤其应早期固定，以便增加骨折的愈合率，促使患者的功能恢复。该技术保留了C1～C2 椎体间的活动，然而这种方法技术难度高，操作不当会出现严重并发症。

7）C1 椎弓根（侧块）螺钉和 C2 椎弓根螺钉＋棒或板固定术

C1 椎弓根（侧块）螺钉和 C2 椎弓根螺钉固定跨越了整个椎体的前中后柱，可以提供足够的稳定性，不依赖后弓或任何移植骨块的完整性。众多研究显示该技术不损坏 C1 和 C2 关节面，对上颈椎不稳的治疗效果良好。

8）颈前路椎间盘切除融合术

颈椎前路钢板内固定系统目前应用非常广泛，可用于椎体切除后、骨折、脊柱强直、肿瘤或感染者的脊柱重建（见图 1.30）。椎间盘切除后椎体间融合器融合加前路钢板内固定已成为目前颈椎前路的主流术式。该术式能够经单一入路达到足够的强度，也可联合后路手术达到 360°融合。操作上，前路手术入路复杂，但较后路手术有出血少、手术时间短、创伤小等优点。常用的钛板内固定器械包括：Slimlock 系统、PEAK 系统、Reflex 系统和 Vectra 系统等。

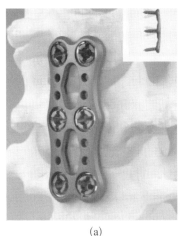
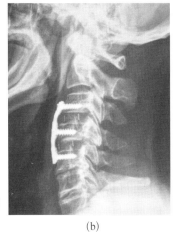
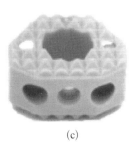

(a)   (b)   (c)

图 1.30　颈前路钉板内固定术

（a）颈椎前路钉板内固定系；（b）颈前路钉板内固定术；（c）椎间融合器

9）颈后路椎板切除术

该术式以"揭盖式椎板切除术"为代表。椎板完全切除后，脊柱达到充分的减压，手术疗效好。后路螺钉-钢板固定强度高于钢丝，尤其在伸展和扭转时优势明显。但椎板切除术存在很多缺点，如椎管狭窄病例因其缓冲间隙小、椎管内压力高，当采用各种咬骨钳切除椎板时，咬骨钳反复冲击脊髓易造成脊髓的直接损伤；

术后出现脊柱不稳、后期鹅颈畸形和收缩性的广泛瘢痕,导致椎管前后径又逐渐缩小,症状复发或加重。

10) 颈后路椎板成形术

该术式通过颈后路椎板开门将狭窄的椎管充分减压,给脊髓造成一个宽松的环境,解除脊髓及神经受压,改善血循环,同时在不稳定的颈椎节段处(门轴侧)植骨或采用关节突侧块钢板固定,予以稳定。应用 Arch 微型钛板的颈后路椎管扩大成形术是一种新型术式(见图 1.31),适用于椎管狭窄导致的各种脊髓型颈椎病,如多节段先天性椎管狭窄,或颈椎退变、后纵韧带骨化等原因导致的椎管狭窄等[11]。该术式在生物力学上优于椎板切除减压,能够减少术后颈椎后凸畸形、颈 5 神经根病等并发症的发生。

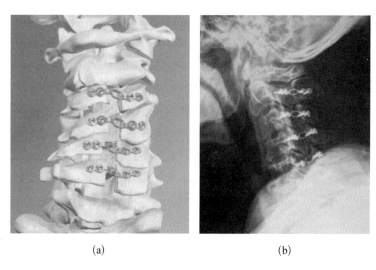

(a)　　　　　　　　　　　　(b)

图 1.31　颈后路椎板成形术

(a) 颈后路椎板成形术(Arch 微型钛板);(b) 颈后路椎板成形术(Arch 微型钛板)术后侧位片

11) 颈椎非融合技术

人工椎间盘置换术(cervical disc arthroplasty,CDA)试图通过模拟正常人体椎间盘来避免椎间融合的消极影响,如图 1.32 所示。颈椎人工椎间盘种类较多,临床上常用的有金属-聚合体类、金属-金属类等。然而,目前人们对于治疗椎间盘退行性疾病,从效果及安全性观点出发,是采用人工椎间盘置换还是采用椎间融合术,仍有较大分歧[12]。

2. 胸腰椎手术及其植入物系统

1) 胸腰椎后路融合内固定术

该术式在所有脊柱手术中开展最早,应用最为广泛。胸腰椎外伤后骨折脱位及进行退行性改变、胸腰椎结核及肿瘤造成不稳、先天性胸腰椎畸形等都可采用该

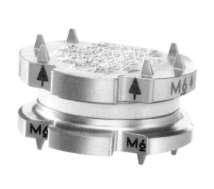
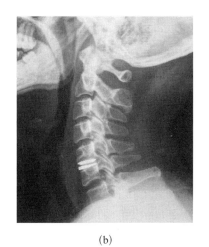

(a)   (b)

图 1.32　人工椎间盘置换术

(a) 颈椎人工椎间盘(discover)；(b) 颈人工椎间置换术后(discover 侧位片)

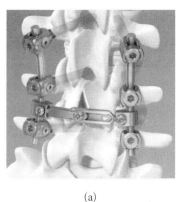
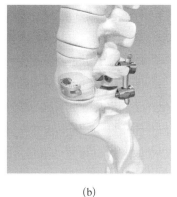
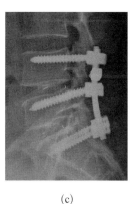

(a)   (b)   (c)

图 1.33　胸腰椎后路融合内固定术

(a)(b) 腰椎后路内固定系统(MATRIX 系统)；(c) 腰椎后路减压椎间植骨融合术

术式进行治疗[13]。其手术方法很多，如图 1.33 所示，主要有以下几种：胸腰椎后路单纯植骨融合术；胸腰椎后路自体植骨＋后路内固定系统固定融合术；以及腰椎后路辅以特殊结构植骨＋后路内固定系统固定融合术等。目前临床上应用较多的后路内固定系统都是椎弓根系统，如 MATRIX 后路内固定系统、USS 后路内固定系统、ISOLA 后路内固定系统、Moss Miami 后路内固定系统、CD - Horizon 后路内固定系统等。腰椎目前应用最多的是腰后路椎体间融合技术(posterior lumbar interbody fusion，PLIF)，其中常用的椎间融合器(cage)有多种，如 TFC、SPINETEC、BAK、SPFAMOR DANKE 的 NOVUS 等。

2）胸腰椎前路融合内固定术

胸腰椎前路融合内固定术适用于胸腰椎前方不稳、肿瘤、创伤、椎间盘退变及脊柱后路融合手术失败后翻修等。其术式包括：胸腰椎前路单纯植骨融合术；胸腰椎前路植骨＋前路内固定系统内固定术；以及胸腰椎前路辅以特殊结构植骨＋前路内固定系统内固定术等。在过去的几十年内，前路固定技术有了很大的进展，主要的固定方式包括金属棒-螺钉系统、钢板-螺钉系统等。金属棒-螺钉系统可牢固地固定脊柱节段，而且可在损伤节段施加压力和拉力。然而这些系统体积相对较大，若放置不当，可致血管损伤。钢板-螺钉系统的剖面高度较小，与金属棒-螺钉固定的牢固性相当，Z形钢板和University钢板则可施加压力或拉力。目前临床较常用的前路内固定系统有 Kaneda 系统、Zielke 系统、ISOLA 系统、VENTROFix 系统和 Synthes TAC 系统（见图 1.34）等。

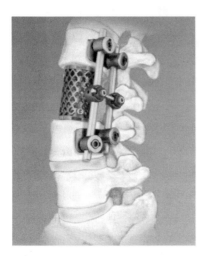

图 1.34　胸腰椎前路固定系统
（Synthes TAC system）

3）腰椎非融合技术

腰椎椎间盘置换术的应用保留了手术节段的活动度，以期对邻近节段进行保护，但其效果还有待于深入研究和探讨，临床应用宜持谨慎态度。临床上常用的腰椎人工椎间盘包括 CHARITER Ⅲ［见图 1.35（a）］、ProDisc - L［见图 1.35（b）］、Maverick［见图 1.35（c）］、FlexiCore 等。

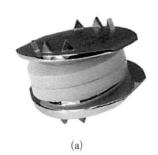 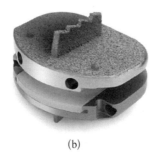 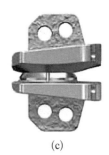

(a)　　　　　　　　　　(b)　　　　　　　　　　(c)

图 1.35　腰椎人工椎间盘
（a）CHARITER Ⅲ；（b）ProDisc - L；（c）Maverick

在不植骨融合的情况下，腰椎动态固定系统是一种帮助脊柱运动节段的运动和改变负荷传递的内固定系统，其目的是改变运动节段承载负荷的方式，控制节段间的异常活动，并通过控制异常活动允许更多的生理性负荷传递，缓解疼痛和预防邻近节段退变。动态固定装置是近年来出现的,而且有许多种类,如 Graf 韧带、Dynesys 系统(见图 1.36)、FASS、DSS 系统等,但其手术适应证、手术技巧及手术效果还有待于深入研究和探讨。

聚醚醚酮(PEEK)棒椎弓根螺钉内固定系统的设计由钛合金材料的椎弓根螺钉及 PEEK 固定棒组成,该系统较传统后路融合术降低了后方内固定棒的刚度,不仅能够为脊柱提供足够的稳定性,而且同时改善了手术节段的应力传导,给予前柱适当的应力刺激,以促进植骨融合。生物力学研究显示,PEEK 棒的应用还可以减轻螺钉的应力集中现象,在一定程度上减少相邻节段的应力。

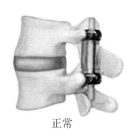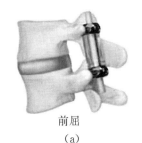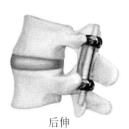

正常　　　　　　　　　前屈　　　　　　　　　后伸

(a)

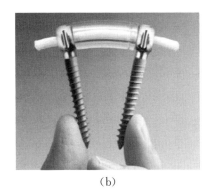

(b)

图 1.36　腰椎动态固定系统

1.2.3　关节手术与人工关节

在人工关节置换术中,人工髋关节与膝关节置换术数量占前两位。

1. 人工髋关节置换术

20 世纪 60 年代,Charnley 研发出由金属股骨头与超高分子量聚乙烯髋臼组成的低摩擦人工髋关节,并引用假体在宿主骨中的骨水泥固定技术,临床应用取得成功,如图 1.37 所示[14]。从此,人工髋关节置换术被广泛使用,五十多年来,其在假体设计与临床技术上取得很大的发展,已成为治疗多种髋关节疾病终末期最普遍、最有效的方法[15]。

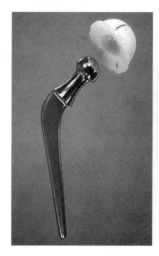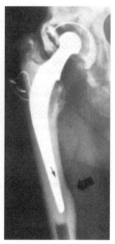

图 1.37　Charnley 人工髋关节与全髋关节置换术

根据置换手术范围的不同,人工髋关节置换术可分为全髋关节置换术、股骨头置换术和表面置换术。

1) 全髋关节置换术

置换范围包括股骨头侧和髋臼侧。

根据假体固定方式的不同,全髋关节置换术分为以下几种:

(1) 骨水泥固定。关节股骨柄和髋臼杯均通过骨水泥固定于宿主骨。骨水泥材料学名为甲基丙烯酸甲酯(PMMA),本身不具备黏结性能,是一种填充材料,依靠它作为中间体,通过与假体和宿主骨表面的机械镶嵌作用将两者结合。Charnley 型人工髋关节是其中的典型(见图 1.37)。

(2) 非骨水泥固定。通过假体柄部楔形设计,以及在股骨柄和髋臼杯表面制备具有良好骨结合能力的多孔、钛丝或沟槽等结构[见图 1.38(a)]或 HA 涂层[见图1.38(b)],以提高假体与宿主骨的接触面积和骨愈合能力。假体的初始稳定性依赖其与骨形态的压力匹配,远期则通过假体与骨的整合作用形成一种长期的生物学固定。

(3) 混合式固定。髋臼侧采用具有生物型固定表面的非骨水泥固定技术,股骨侧采用骨水泥固定技术。

根据摩擦副配对材料的不同,人工全髋关节分为金属对聚乙烯(见图 1.37)、陶瓷对陶瓷[见图 1.39(a)]和金属对金属[见图 1.39(b)]三大类。近年又发展出陶瓷对聚乙烯、陶瓷对金属的假体。

根据假体股骨柄设计和长度的不同,可分为无柄假体、短柄假体、标准柄假体和长柄假体。

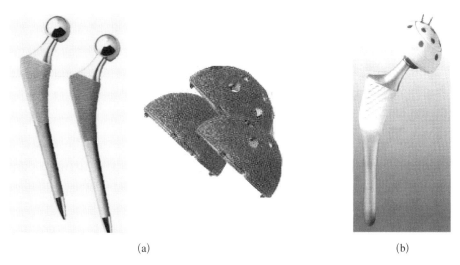

(a)   (b)

图 1.38 非骨水泥固定人工全髋关节

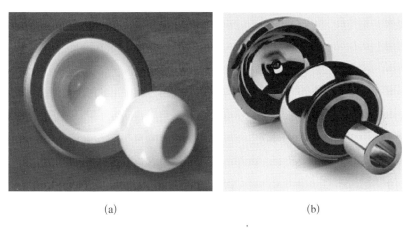

(a)   (b)

图 1.39 两种人工全髋关节

(a) 陶瓷对陶瓷;(b) 金属对金属

全髋关节置换术适应证包括:① 原发与继发性骨关节炎晚期;② 股骨头缺血性坏死 Ficat 3、4 期;③ 髋臼发育不良继发骨关节炎;④ 强直性脊柱炎或类风湿关节炎;⑤ 有移位的老年股骨颈头下型或 Garden 4 型骨折,或病人在内固定术后不能合作保持不负重活动或部分负重活动者;⑥ 股骨颈骨折骨不连;⑦ 股骨近段肿瘤或髋臼肿瘤;⑧ 化脓性或结核性髋关节炎静止期;⑨ 髋关节强直,特别是强直于非功能位时,或髋关节融合术失败者。以上任何一种疾病,会导致疼痛、功能障碍而明显影响生活质量则为全髋关节置换术的最佳适应证。虽有以上疾病,但疼痛与功能障碍较轻、对生活与工作能力影响尚不严重,特别是患者年龄较轻,一般均不属人工髋关节置换指征[16]。

全髋关节置换术的绝对禁忌证包括：髋关节或其他部位存在活动性感染以及全身状况差或有严重伴发病，难以耐受较大手术者；全身或局部严重骨质疏松或进行性骨量丢失疾病；神经营养性关节病(Charcot 关节病)；髋外展肌肌力不足或丧失；曾有髋关节化脓性感染或结核病史；没有足够的随访依据证实病变已静止一年以上；无法配合术后功能康复，如帕金森病、脑瘫、智力障碍等。

2) 股骨头置换术

采用金属的人工股骨头置换病变的股骨头部分，髋臼侧保留自然的关节面，形成

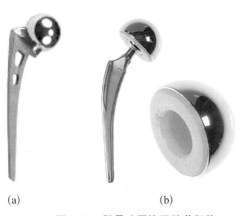

(a)   (b)

图 1.40　股骨头置换用关节假体

金属股骨头与自然髋臼软骨组成的关节副，又称半髋关节置换术。根据股骨头假体活动设计的不同分为单动股骨头假体[见图 1.40(a)]和双动股骨头假体[见图 1.40(b)]。双动股骨头由内层金属股骨头、聚乙烯内衬和外层金属杯构成，外层金属杯和髋臼之间存在活动，内层金属股骨头和聚乙烯内衬间存在活动，从而加大关节整体的活动度。

传统上股骨头置换术主要用于髋臼状况尚好的下列情况：年龄大于 60岁的老年股骨颈 Garden Ⅲ、Ⅳ型骨折，伤前无骨关节炎症状；单纯股骨头或股骨颈粉碎性骨折；陈旧性股骨颈骨折骨不连；以及股骨头颈部良性肿瘤影响关节面者。股骨头置换术的适应证比较窄，随着全髋关节置换术的技术发展，目前股骨头置换术主要用于 75 岁以上、活动量较少的高龄老年患者。

股骨头置换术的禁忌证同全髋关节置换术，股骨颈骨折同时有髋臼明显退变的骨关节炎患者不适于股骨头置换术。

3) 髋关节表面置换术

与全髋关节置换切除股骨头和股骨颈相比，髋关节表面置换术仅对股骨头进行表面修切，大部分的股骨头和股骨颈完整保留，如图 1.41 所示。假体特点包括：大直径的股骨头、高硬度耐磨损的金属对金属摩擦副、髋臼侧非骨水泥和股骨侧骨水泥的杂交式固定等[17]。由于髋关节表面置换术仅置换病变部分骨质，较好地保存了股骨颈骨量，而且基本保持了关节原有的解剖形态，使力的分布和传导更符合正常生物力学模式，有效降低了全髋关节置换术中出现的股骨近端应力遮挡(见第 2 章)。大直径的股骨头还提供了接近正常的髋关节活动度，基本消除了假体关节脱位问题。因此，表面置换术具有治疗理念上的先进性，在解决了假体设计和加工

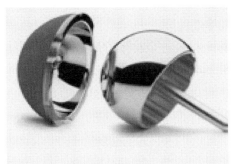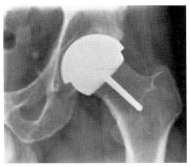

图 1.41 髋关节表面置换假体与表面置换术

工艺后,在 21 世纪得到了很大的发展。但近几年来,随着金属对金属摩擦副引起严重骨溶解、金属过敏等问题的暴露,髋关节表面置换术面临需要重新认识和评估的局面[18]。

目前表面置换术适应证较窄,主要用于年龄小于 55 岁、较小面积的股骨头缺血性坏死、畸形较轻的骨关节炎、DDH(Ⅰ、Ⅱ型)等。其禁忌证除与全髋关节置换术禁忌证相同外,还包括：① 骨质量差;② 股骨头缺血坏死区 Kerboule 角大于 200°或囊性病灶大于 1 cm;③ 股骨头变形,股骨颈增宽,头颈比例缩小等。

2. 膝关节置换术

膝关节置换术临床效果较好、假体使用寿命较长、病人满意度较高,已成为目前治疗严重毁损膝关节的有效手术方式之一。成功的膝关节置换术可在相当长的时间内(平均 10 年以上)显著缓解患者膝关节疼痛、改善膝关节功能,保证下肢站立与行走稳定性和日常生活所需的关节功能活动。然而,诸多因素影响着膝关节置换术的手术疗效,包括患者年龄与体重、活动量、疾病性质、术前膝关节毁损程度、手术方案、手术技术、假体类型选择、术后康复、术后生活方式等。其中,决定膝关节置换术能否长期成功的 3 个关键因素为正确的病人选择、正确的假体选择和正确的手术技术选择。

目前常用的膝关节置换术按置换范围可分为：部分置换,如单髁置换、髌股关节表面置换;全膝关节置换;带有一部分骨干的膝假体置换(如肿瘤膝关节假体置换)等。

1) 单髁置换术(unicondylar knee arthroplasty,UKA)

单髁置换术仅置换一侧股胫关节间室。股骨侧假体为金属部件,不包括滑车。胫骨侧假体有两种设计：一种为全聚乙烯假体、另一种为胫骨金属底座＋聚乙烯衬垫(见图 1.42)。按聚乙烯衬垫的活动方式又分为固定衬垫假体和活动衬垫假体。由于单髁置换仅涉及病损的间室,保留了前后叉韧带和其他相对结构正常的

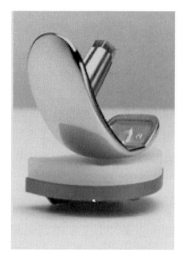

图 1.42　Accuris 单髁假体

间室,因此与全膝关节置换相比,术后关节的运动学更接近自然关节,具有一定的理论优越性。

单髁置换术主要针对的是累及股胫关节单个间室的非炎症性骨关节炎、创伤性关节炎(如外侧平台骨折后)以及股骨内髁骨坏死的病人。病人的临床症状局限于单个间室疼痛,伴有轻度畸形(内翻畸形小于 10°、外翻畸形小于 5°~7°)和关节活动度正常或轻度活动受限(被动伸直受限小于 15°)。中年人(特别是女性)以及 80 岁以上的高龄老人最为适合。

单髁置换的禁忌证包括炎症性骨关节炎、急性滑膜炎、痛风或假性痛风。对于屈曲挛缩大于 15°、内外翻畸形大于 15°、病人体重大、活动量大(特别是男性)、影像学中两个以上关节间室受累、前交叉韧带断裂或缺如、伴有侧副韧带松弛的患者,均不适合单髁置换术。

2) 髌股关节表面置换术(patellofemoral replacement,PFA)

孤立性的髌股关节炎有一定的发生率,尤其是亚洲人种。近年来,随着对髌股关节病变机制的认识加深和假体设计的进步,髌股关节置换术得到了较大的发展。现代的髌股关节假体包括股骨滑车的金属部件和髌骨侧的聚乙烯部件[见图 1.43(a)]。髌骨聚乙烯假体与常规全膝关节置换的髌骨假体一样,而股骨滑车假体的设计与常规全膝假体则完全不同[19][见图 1.43(b)]。

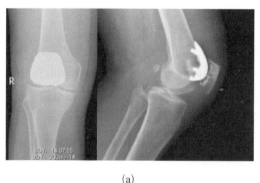

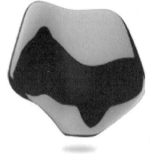

(a)　　　　　　　　　　　　　　(b)

图 1.43　髌股关节表面置换

髌股关节置换术适合于孤立性的髌股关节骨关节炎和创伤性关节炎,以及严重的髌骨软骨软化(Outerbridge 软骨分级为 IV 级),同时关节内的半月板、交叉韧带和侧副韧带结构完整且功能正常的病人,其临床表现为单纯的髌周或髌后疼痛伴有功能受限,走楼梯、坡路、半蹲或久坐时症状明显加重。若关节退变进一步发展,将会影响到股胫关节。目前主要针对的病人年龄群体为 50 岁左右或大于 80 岁。

炎症性关节炎,如类风湿关节炎等,以及软骨钙化性病变为髌股关节置换的禁忌证。股胫关节软骨软化或退化超过 3°以上者为手术禁忌证。下肢力线畸形大于 3°的病人,即使无股胫关节症状,也属于相对手术证。膝关节屈曲畸形大于 10°的属于相对手术证。髂前上棘到髌骨中点连线代表股四头肌牵拉力线,Q 角为从髌骨中点到胫骨结节连线与股四头肌牵拉力线之交角,正常男性为 14°,女性为 17°,如果男性>15°、女性>20°即为过大,凡 Q 角过大及严重的髌股关节轨迹不良的病人需谨慎选择。

3) 全膝关节置换术(total knee arthroplasty,TKA)

全膝关节置换范围包括股胫关节和(或)髌股关节。股骨侧假体为金属部件,包括股骨髁和滑车部分,胫骨侧假体为金属平台+聚乙烯衬垫。在置换术中是否应同时置换髌骨在骨科界意见尚不统一,目前临床中置换人工髌骨和保留天然髌骨两种术式并存。图 1.44 为典型的带有人工髌骨的全膝关节假体。

术后的关节活动度、稳定性和使用寿命是医生、患者和制造商的共同关注。假体活动度与稳定性在假体设计中是一对相互矛盾的要求,稳定性好的假体活动度通常受到限制,反之亦然。因此厂商们制造出具有不同运动性能和稳定性的假体产品,

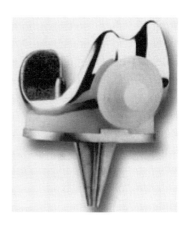

图 1.44 人工全膝关节

供医生根据患者情况选用。依照医生从适应证出发的思维方式,膝关节假体可按术中软组织保留状态和术后运动性能进行分类。

在人工全膝关节置换中,前交叉韧带将被切除。按是否保留后交叉韧带,膝关节假体可分为:

(1) 后交叉韧带保留型假体(CR)。

(2) 后交叉韧带替代型假体,也称后方稳定型假体(PS)。

膝关节具有屈曲、外展和内收、内外旋及前后方向 4 种运动能力。所有假体设计都必须保证足够的屈曲活动度,而在其他方向按运动限制程度高低分为:

(1) 低限制假体[CR 型,见图 1.45(a)]。通常为后交叉韧带保留型假体。其金属股骨髁与聚乙烯衬垫在矢状面及冠状面的曲率半径相差较大,大曲率半径的人工胫骨关节表面可满足假体在各方向的运动需求,但接触应力较大,磨损严重。

通过关节曲面的设计,可降低接触应力,并对假体的运动做必要的限制。借助聚乙烯衬垫与金属平台间可相对运动的活动平台设计,可进一步增大假体的内外旋运动功能。

(2) 中等限制假体[PS 型,见图 1.45(b)]。通常为后交叉韧带去除型假体。股胫关节表面具有一定的活动度,通过胫骨假体塑料衬垫中间的凸柱与股骨髁假体中部的凹槽配合(Post/Cam 机制),替代原有后交叉韧带的后方稳定作用,是一种自身具有后方稳定性的假体。由于凸柱-凹槽的存在,假体屈曲以外的运动受到较大的限制,常通过胫骨假体活动平台设计加以改善。

(3) 高限制假体[见图 1.45(c)]。在后交叉韧带去除型假体设计的基础上,其金属股骨髁与聚乙烯衬垫在矢状面及冠状面的曲率吻合匹配,凸柱-凹槽尺寸增大,故关节稳定性能好,表面的接触应力减小,磨损寿命较长,但运动限制增大。借助胫骨假体的活动平台设计可形成一定的内外旋功能。

(4) 限制型假体[见图 1.45(d)]。通常指铰链式假体,除屈曲运动外对其他运动全部限制,具有很高的稳定性,不需要膝关节周边的韧带组织辅助,是最早的膝关节假体设计。因和人体的生理性运动需求不相适应,早期这种假体因严重的松

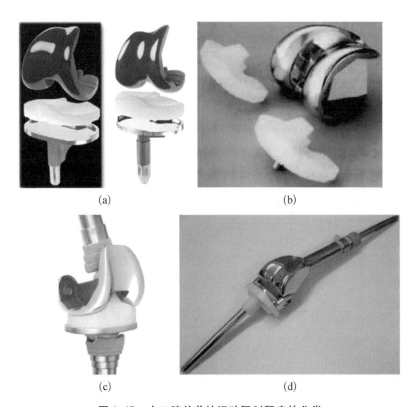

(a)　　　　　　　　　(b)

(c)　　　　　　　　　(d)

图 1.45　人工膝关节按运动限制程度的分类

动与磨损而被淘汰。现代的限制型假体可在保持高稳定性的同时,通过胫骨假体活动平台等设计措施,实现有限的内外旋等运动。

按膝关节假体可达到的最大屈曲程度,分为常规屈曲度假体(约 120°)和高屈曲度假体(约 150°),后者是近年来为满足东南亚民族生活行为需求而研发的。

虽然各种假体各有其相对的适应证,但全膝关节置换术的基本指征还是一致的。

总体来说,全膝关节置换术主要用于膝关节软骨结构严重破坏,并由此导致关节疼痛、功能受限,明显影响到日常生活的病人。其具体病变包括骨性关节炎、类风湿关节炎或其他炎性关节病、创伤性关节炎、骨坏死及肿瘤。患者年龄并非决定性的因素,对于单膝病损,尤其是骨关节炎病人,最佳患者应当是 55 岁以上且保守治疗无效者;而对于有双膝病损或多关节病变,尤其是炎症性关节病如类风湿关节炎、强直性脊柱炎的患者,则以年龄 30 岁以上、保守治疗无效者较为合适。

全膝关节置换术的绝对禁忌证包括:活动的或潜在的感染;Charcot 膝关节病;关节周围无足够的健康皮肤覆盖;缺乏肌肉控制和术后不能配合功能康复者。

后交叉韧带对膝关节的稳定性具有重要作用,是限制胫骨相对于股骨后移的主要力量,随着膝关节屈曲张力增大,在膝关节屈曲时引导股胫关节后滚(rollback),从而增加膝关节活动范围及增加股四头肌力臂。因此,从理论上说,保留后交叉韧带的 CR 型假体具有更大的优越性,适用于 PCL 韧带功能正常的病例。而 PS 假体因切除后交叉韧带,通过假体的 Post/Cam 机制替代后交叉韧带功能,从手术技术上更容易掌握。

1.2.4　骨缺损修复术与骨修复体

由于先天性疾病、创伤、骨肿瘤、感染和(或)缺血等因素所造成的一定程度的骨质丢失,形成较大的间隙,称为骨缺损[20]。骨缺损是临床常见病,结合 X 射线检查,即可明确诊断。在人工关节置换等手术中也会出现骨缺损问题。

骨缺损类型有:按照病因,可分为先天性、创伤性、感染性、肿瘤性及病医源性等;按照缺损范围和长度比例,可分为腔隙性、间隙性和节段性缺损等。而对于特殊部位,如人工关节置换术中所涉及的骨缺损,则分为结构性缺损和非结构性缺损、包容性或非包容性缺损,并按不同程度分级。

较小的骨缺损(通常指 8 mm 以下),对于一个健康的非吸烟者来说,有可能自行愈合。如骨缺损过大,则很难完全愈合。自 19 世纪以来,骨科医生一直致力于大范围骨缺损的治疗,以恢复肢体功能。骨移植替代治疗已成为临床上仅次于输血的最常见组织移植术[21],可以在缺损的当时进行,也可以隔一段时间使需要进行骨替代的部位得到充分准备后进行。

根据骨缺损发生部位和致病病因的不同,须采用不同的治疗手段和修复材料。

1. 骨缺损类型和相应的治疗方法

（1）先天性长骨等缺如。其为一种罕见病，一侧多发，双侧同发极罕见。治疗方法颇多，主要取决于病人的年龄、缺如的类型和病变严重程度。目前常用的缺如治疗方法为：先天性桡骨缺如可用带血管腓骨小头骨骺移植治疗[22]；先天性尺骨缺如可选用半环槽外固定架治疗[23]（见图 1.46）；先天性腓骨缺如为最常见的类

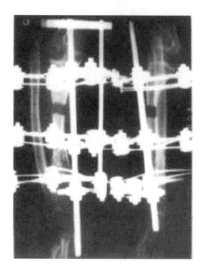

型，可致胫骨远端骨骺发育不良，进而致踝关节不稳和胫骨短缩，甚至马蹄内翻足畸形，可用骨痂延长法治疗[24]；先天性胫骨缺如可以采用胫腓端融合、腓距屈曲 0°位融合或骨痂延长法，不主张足截肢术[25]；而先天性胫骨假关节需在切除病变的基础上，行一期带血管游离腓骨移植加钢板内固定[26]或加 Ilizarov 外固定器治疗，其他用钢板结合异体骨板法也有成功治疗胫骨假关节的报道[27]；此外还有先天性髌骨缺如[28]、腕骨缺如[29]、掌骨缺如[30]、跗跖趾骨缺如[31]。另外近年来由先天性半椎体导致的脊柱侧凸畸形越来越多见，可选用后路原位融合联合或不联合器械矫形、前后路融合、凸侧骨骺阻滞、半椎体切除、截骨术、非融合技术等[32]。

图 1.46　半环槽外固定架治疗先天性尺骨缺如畸形[23]

（2）全膝关节翻修术中骨缺损。可以采用骨水泥填充、螺钉加骨水泥填充、组配型金属填充块、颗粒同种异体骨嵌压式植骨、大块同种异体骨结构性植骨、多孔钽的干骺端充填物[见图 1.47(a)]或替代骨的旋转铰链式巨大膝关节假体[33][见图 1.47(b)]。

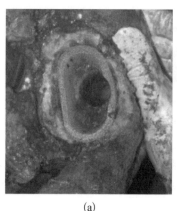
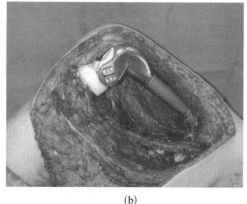

(a)　　　　　　　　　　　(b)

图 1.47　带骨缺损的膝关节重建

（3）全髋关节置换术中骨缺损。髋臼骨缺损[34]可以采用高位髋关节中心翻修法、超大髋臼假体、Oblong 及 Bilobed 假体、髋臼翻修环(髋臼加强环或髋臼防突网罩)、髋臼骨缺损的植骨修复(结构性骨移植、全髋臼移植、颗粒骨打压植骨与骨水泥假体)。股骨近端骨缺损分为包容性缺损和非包容性缺损,前者可采用常规股骨假体(骨水泥型柄、非骨水泥近端表面多孔柄及非骨水泥广泛表面多孔柄),后者若小于 3 cm,可用带股骨距或长颈假体,而更长的缺损可用颗粒嵌压植骨或钛网重建加结构性异体骨支撑植骨,使股骨近端结构由非包容性骨缺损变成包容性骨缺损,并配合常规假体或用肿瘤假体、定制假体及 S - ROM 假体(股骨距替代假体),而不用移植骨恢复骨量[35]。

（4）感染性骨缺损。应在彻底清创的基础上进行骨重建。对于无短缩的缺损,可用皮质骨剥离-自体骨松质移植术[36]。对于 2~3 cm 的缺损,可采用开放植骨术。对于长达 10~20 cm 的缺损,可采用带细的张力钢丝的 Ilizarov 环形外固定架[见图 1.48(a)]或带 Schanz 螺钉的 Orthofix 重建外固定架[见图 1.48(b)],施行骨痂延长法[37]治疗。对于超过 10 cm 的缺损,可采用带血管的腓骨或髂骨,施行吻合血管的游离骨移植术。如骨缺损位于前臂或肱骨,则需考虑带血管的骨移植;而下肢如果缺损超过 6 cm,带血管的骨移植与骨痂延长疗法则各有千秋[38]。

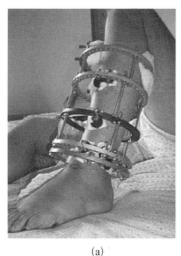
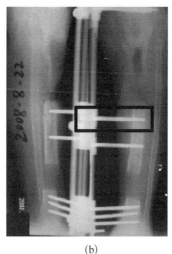

(a)   (b)

图 1.48　骨痂延长法

2. 骨缺损修复材料与修复体

1) 基于骨移植的骨缺损修复材料

（1）自体骨。自体移植就是从患者身体的其他部位取健康骨(松质骨、皮质骨＋松质骨和皮质骨)进行移植,可以是游离骨块独立移植或带血管骨移植,这种方法能够提供成骨细胞和骨修复再生所需要的骨再生诱导因子,一直以来被作为骨缺损治疗的"金标准"。虽然自体骨移植效果优于其他替代物,但其又存在着来源有限和供区功能缺失的问题,增加了患者的痛苦[39]。为了能最大限度地利用自体松质骨,移植骨可用不同类型的可吸收膜进行保护[40]。

(2)异体骨。异体移植即从供体身体中取健康骨,用于骨缺损部位的移植。异体骨组织又包括同种异体和异种异体骨组织。异体骨组织是将天然骨材料去除细胞成分,使其基本消除了抗原性,但仍完全或部分保存原来组织的结构和部分生理活性。虽然供体更容易得到,却有着疾病传染、免疫反应、抗感染能力、价格昂贵等缺点,致使其应用广泛的同时又受到一定限制。

(3)冻干骨。同种异体冻干骨材料的制作使用要经过低温脱水和使用前再水化这两个过程。其间不可避免会造成显微骨折而使其生物力学性能发生不同程度的改变。

(4)脱钙骨基质(demineralized bone matrix,DBM)材料。1973年,Urist制成了具有恒定骨诱导作用的骨基质明胶[41],1975年又在脱钙骨的基础上制成了去抗原自溶同种骨植片(AAA骨)[42],其抗压强度小,不能单独作为承重部位骨缺损修复的框架。

(5)脱蛋白骨材料。脱蛋白骨主要有洁净骨、无机骨(anorganicbone)、Oswestry骨、Bio‐Oss骨、Kiel骨等。它们更像是无活性的填充物,仅能诱导有限的骨形成。

(6)煅烧骨材料。煅烧骨是指将牛骨经1 000℃以上高温煅烧而制备的陶瓷化骨或人工骨,其结构脆弱且难以被降解吸收,只能起单纯支架作用。

2)金属骨修复体

金属替代物,如钛合金、医用不锈钢、钴铬钼合金等,可以用来制造具有一定体积尺寸的骨修复体。节段性肿瘤假体是一种不同于肿瘤型关节假体(主要用于修复骨端部位肿瘤切除后骨缺损)的特殊装置。国外有报道,应用该类型假体治疗骨干部位恶性肿瘤(包括骨转移癌)的临床疗效让人满意。它能够对缺损部位提供及时的机械支撑。缺点是与缺损区组织的整合性较差,重量大,并且会因为感染或疲劳破坏而导致失败。图1.49是用于修复长干骨的修复体。

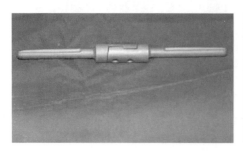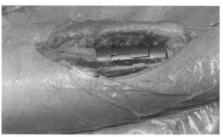

图1.49　长骨干假体

伴随金属3D打印技术的出现，多孔钛骨修复体在临床中的应用将日益广泛。它可以满足假体各种孔隙度的需求，还可以实现孔隙度的梯度分布，并制造成所需要的解剖形态，与骨缺损部位匹配，如图1.50所示。表面涂层技术将为这种骨修复体生物学性能的提高开辟广阔的技术前景。

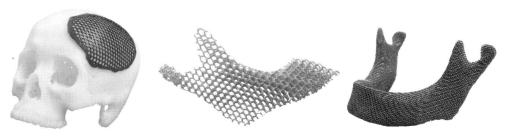

图1.50 金属3D打印骨缺损修复体

3）用于骨缺损的人工填充材料

用于填充骨缺损的人工材料必须具有一定的机械强度；对骨折愈合的干扰小；有骨传导和（或）骨诱导作用；吸收的过程不影响骨折愈合；不会降低局部的抗感染能力。目前主要有以下几种：

（1）骨水泥。磷酸钙骨水泥是一种新型的骨修复材料，具有较好的组织相容性，也是较好的抗生素载体，可以植入感染性骨缺损处持续发挥抗感染的作用。但其机械强度较低，不能用于负重骨的修复。丙烯酸酯类骨水泥能够及时塑形，具有较好的力学性能，但生物相容性较差，缺乏骨传导性，聚合过程会发热引起周围骨坏死，在骨与骨水泥界面形成纤维组织，既不利于吸收，也不利于骨组织的长入。

（2）以羟基磷灰石（hydroxyapatite，HA）为代表的表面活性陶瓷。将羟基磷灰石制备成不同密度、不同大小的颗粒，或制成各种形状的人造骨，植入人体后，可在很短的时间内与人体硬组织形成紧密的生物结合，进而成为一个整体，显示出极好的生物相容性和生物活性[43,44]。但羟基磷灰石的力学性能不够理想，强度较低，脆性较大，其吸收时间常达数十年，因此被认为是不可吸收的。

（3）以磷酸三钙（beta tricalcium phosphate，β-TCP）为代表的生物降解性陶瓷。组织学研究发现，多孔β-TCP在体内生物降解得较快，降解成分（如Ca^{2+}、PO_4^{3-}等）能参与新骨的形成，加速骨组织生长，并逐渐被新骨替代。但可降解生物陶瓷的降解和吸收受众多因素影响，要制备一种能实现生物降解和吸收与新骨替换同步进行的可降解生物陶瓷是相当困难的。羟基磷灰石/β-TCP复合物（双相磷酸钙，BCP）的生物活性介于HA和β-TCP之间，其降解的速度取决于两者的比例，随着β-TCP成分的增加，其速度加快。同样，这种陶瓷的拉伸强度很低，脆性大，不能够耐受大的扭转、弯曲和剪切力。

（4）注射性骨替代品。如磷酸钙（CaP）水泥，具有很好的操作性，其机械性能稳定，而且多孔疏松。但由于其平均孔径小，导致细胞无法移行到材料内部。此外，CaP水泥的吸收是一层一层的而非均匀的。

（5）珊瑚羟基磷灰石。它们在组成、结构上与天然骨盐大体一致。有很好的生物相容性、骨传导性和与骨结合的能力，加上无毒无副作用，被广泛用作硬组织修复材料和骨填充材料的生理支架。缺点是脆性大、塑形困难，愈合不完全，且其本身抗压强度与人体骨抗压强度相差较大，故不适用于承重部位的骨修复。

4）用于组织工程骨支架的多聚体材料

组织工程骨是发展中的骨缺损修复治疗技术。支架是种植和培养骨组织的基材。

多聚体是将许多低分子量的单体聚合在一起而形成的，含有许多重复的单体结构。目前可用做成骨细胞种植基材的聚合物主要有：聚乳酸（polylactic acid，PLA）、聚乙醇酸（polyglycolic acid，PGA）、聚偶磷氮（polyphophazenes）、聚原酸酯（polyorthoester，POE）、聚己内酯（polycaprolactone，PCL）、聚酯尿烷（polyesterurethane）、聚酸酐亚胺共聚物（polyanhydride-co-imides）、聚羟基丁酸酯（polyhydroxyrate，PHB）及其共聚物等。

尽管目前PLA、PGA及其共聚物是应用最为广泛的组织工程细胞外基质材料，但仍存在不少缺点：如亲水性差、细胞吸附力较弱、会引起无菌性炎症[45]、机械强度不足等。PLA、PGA及其共聚物还存在其他一些问题，如聚合物中残留的有机溶剂导致的细胞毒作用、可能引起的纤维化、与周围组织的免疫反应等。

5）复合骨修复体材料[46]

根据复合材料的成分不同，大致可以分为3类：

（1）金属/HA骨代用材料。医用金属材料具有高机械强度和抗疲劳性能，是临床应用最广泛的承力植入材料，但耐腐蚀性、生物相容性差。由于其表面的生物相容性不理想，常用喷涂等方法将HA涂覆于金属材料的表面。

（2）HA/有机合成高分子复合材料。有机合成高分子材料包括生物惰性聚乙烯、聚甲基丙烯酸甲酯和生物可降解吸收性聚乳酸、聚羟基丁酸等增韧材料。其中，生物惰性材料在体内不能降解，降低了HA与骨的结合力，有逐渐被淘汰的趋势。而可降解高分子材料越来越受到临床的重视。尤其是PLA和PLGA家族的高分子材料更是研究的焦点。

（3）HA/天然生物高分子复合材料。研究表明，由胶原提供的骨生长支架，很少产生毒副作用。胶原是骨组织中的主要有机成分，与羟基磷灰石复合后，其与天然骨的成分和分级结构都很接近，因此与人体组织有极好的生物相容性。对HA/胶原复合物的研究结果表明，在成骨过程中，胶原对间质细胞具有趋化作用和促分化作用。HA 起到晶核、支架的作用并参与基质钙化、促进新骨生成。

1.2.5 韧带损伤修复术与人工韧带

1. 韧带损伤的手术修复

交叉韧带重建是治疗膝关节前交叉韧带(anterior cruciate ligament，ACL)和后交叉韧带(posterior cruciate ligament，PCL)损伤的主要方法。目前，临床上应用的交叉韧带重建材料包括自体移植物(见图 1.51)、异体移植物和人工韧带[47-51]。

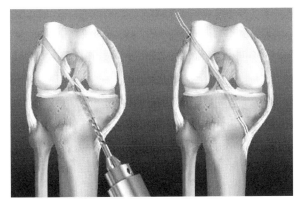

图 1.51 用自体移植物修复损伤的膝关节韧带

自体移植物的优点在于无免疫排斥反应，缺点为取材有限，存在供区病损——"拆东墙补西墙"。自体半腱肌腱、股薄肌腱以及自体骨-髌腱-骨移植是目前最常用的两种自体移植。自体骨-髌腱-骨移植曾被认为是 ACL 重建手术的"金标准"，但有术后股四头肌肌力减弱、髌股关节疼痛和髌腱炎的缺点，并且术后远期膝关节骨关节炎的发生率较高。因此，近年来国内外较多采用自体四股半腱肌腱和股薄肌腱移植重建 ACL，因为其供区的并发症比自体骨-髌腱-骨移植少。但是最近研究发现，切取半腱肌腱和股薄肌腱导致术后屈膝肌力降低和胫骨内旋肌力降低。半腱肌和股薄肌具有协同 ACL 防止胫骨前移的作用，屈膝肌力降低使这种协同作用减弱，可能会增加 ACL 移植物损伤的风险。

同种异体移植物存在来源有限、免疫排斥反应、愈合延迟、感染以及费用昂贵等问题。在世界部分国家和地区，由于法律和宗教的制约，无法获得和使用异体组织。人工韧带能避免自体移植物和异体移植物的弊端。人工韧带来源不受限制，手术操作简化，无自体移植物和异体移植物术后早期强度明显降低的过程，病人可在早期恢复运动。

自 20 世纪 60 年代重建 ACL 用于临床开始，人工韧带经历了戏剧性变化。20 世纪 80—90 年代，各种材料制造的人工韧带如雨后春笋般涌现，如碳纤维、聚四氟乙烯、聚酯人工韧带等，以欧美和日本应用最多。这些早期的人工韧带术后两年疗效尚可，但部分研究者报告术后 4 年的失败率高达 60%，因此，人工韧带逐渐退出了美国市场。早期人工韧带失败的主要原因是材料的生物相容性差、整体结构设计不合理、力学强度差导致韧带疲劳断裂、滑膜炎、骨隧道扩大和骨溶解。此后，人工韧带沉寂了多年。

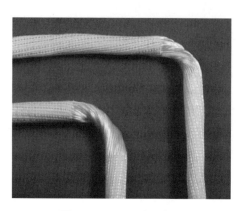

图 1.52 LARS 人工韧带

由于自体移植物和异体移植物都存在固有的缺陷，研究者始终没有放弃对人工韧带的研究。在吸取早期人工韧带失败经验教训的基础上，经过形态仿生设计、编织工艺的改良，以 LARS 人工韧带为代表的新型支架型人工韧带在力学和组织相容性等相关指标上已逐步满足 ACL 重建条件，如图 1.52 所示。最近 15 年来，新型支架型人工韧带的临床应用逐渐增多，国内外临床研究表明，新型支架型人工韧带重建 ACL、PCL 的短中期临床疗效良好，与自体和异体移植物相当，目前已经成为临床中 ACL、PCL 重建的一种可行选择[47-50]。但是人工韧带的远期效果如何？高昂的费用和腱-骨愈合缓慢，依然成为有待解决的问题。

2. LARS 人工韧带重建交叉韧带手术适应证

交叉韧带重建的手术适应证有：ACL 损伤或 PCL 损伤，有明显膝关节不稳或疼痛，或伴有半月板损伤者。

对以下 ACL 或 PCL 损伤的病人可应用 LARS 人工韧带重建交叉韧带：

（1）ACL 损伤并有韧带残端保留。

（2）自体腘绳肌腱移植物太短或太细：LARS 人工韧带加强自体移植物，将自体腘绳肌腱移植物与 LARS 人工韧带编织缝合重建 ACL。

（3）PCL 损伤并有韧带残端保留。

（4）同时发生 ACL 损伤、PCL 损伤等多发韧带损伤。

（5）年轻病人、急性期损伤，尤其是运动员希望尽快返回运动场者。

（6）老年病人，希望恢复运动能力者。

（7）职业运动员慢性损伤，要求继续运动生涯者。

（8）自体或异体材料移植手术失败者。

（9）经济能力许可，要求快速恢复并享受良好生活质量者。

3. 人工韧带的分类

1）按人工韧带的作用分类

人工韧带按其作用可以分为 3 种类型：假体型、加强型和支架型，代表了不同发展阶段人们对于人工韧带的不同认识。最初应用于临床的是假体型人工韧带,特点是抗拉伸强度高,但抗弯曲、抗扭转的力学性能很差,自体组织不能长入。研究者认识到只依赖人工韧带自身的抗拉强度不可能维持长久疗效。因此,又发明了加强型人工韧带,即韧带加强装置,和自体移植物联合使用,以分担负荷,为自体移植物韧带化和重塑形提供保护,但是并没有达到预期效果。此后,支架型人工韧带被寄予厚望,期望自体组织长入人工韧带支架内,提高韧带使用寿命和远期疗效。

2) 按人工韧带的材料分类

(1) 碳纤维人工韧带。属假体型韧带,短期疗效尚可。但很快发现:碳纤维的生物相容性差,自体组织不能长入碳纤维人工韧带内;人工韧带易磨损、断裂、引起严重的膝关节滑膜炎。有研究者用筋膜组织包裹碳纤维制成人工韧带,但疗效并未明显提高,碳纤维人工韧带很快被临床淘汰。

(2) 聚四氟乙烯人工韧带。属假体型韧带,以 Gore - Tex 人工韧带为代表。其抗拉伸强度达 5 000 N。但是韧带形态、编制工艺、固定方式均不合理,抗弯曲和扭转的力学性能差,材料的生物相容性较差,没有自体组织长入 Gore - Tex 人工韧带内,导致移植物疲劳断裂、磨损、骨隧道扩大、骨溶解和移植物松动,术后 4 年的失败率超过 50%,因此,也已被临床淘汰。

(3) PET 人工韧带。包括 LARS 人工韧带、Leeds - Keio 人工韧带、Dacron 人工韧带等。对苯二甲酸乙二醇酯(polyethylene terephthalate, PET),又称聚酯,材料的生物相容性较好,同时也是制作人工血管的材料。早期的 PET 人工韧带属于假体型人工韧带,如 Dacron 人工韧带,由于韧带整体结构设计不合理,自体组织难以长入人工韧带内,使 Dacron 人工韧带的中期临床疗效仍然不佳。研究者认识到 PET 人工韧带的生物相容性虽然优于其他人工韧带材料,但是必须有自体组织长入 PET 人工韧带内,并且 PET 人工韧带同时应当具有良好的抗拉伸、抗弯曲和抗扭转的力学性能,才能获得较好的中期和远期临床疗效。目前临床上广泛应用的 LARS 人工韧带即属于新型支架型 PET 人工韧带。

4. PET 人工韧带重建 ACL 的研究现状

1) LARS 人工韧带

LARS 人工韧带由法国医师 Laboureau 应用高韧性的聚酯纤维(PET),模仿人体交叉韧带的解剖结构设计而成。其关节内段为平行纵向排列的游离纤维,预先外旋扭转(见图 1.52)。这种设计有利于自体组织长入人工韧带关节内段,并且减少人工韧带纤维之间的磨损。

LARS 人工韧带的特性:

(1) 力学性能。LARS 人工韧带抗拉伸、抗弯曲和抗扭转的力学性能良好。

扭转 0°时，LARS 人工韧带的抗拉极限强度为 3 968 N；扭转 130°时，抗拉极限强度达 5 186 N。作为自体交叉韧带修复体，4 股腘绳肌腱和骨-髌腱-骨移植物的最大负荷强度分别为 ACL 的 2.3 倍和 1.1 倍，而 LARS 人工韧带的最大负荷强度达 ACL 的 2.7 倍。所以 LARS 人工韧带作为 ACL 重建的移植物具有足够的初始强度。

（2）生物相容性。于绍斌等用 LARS 人工韧带重建兔的 ACL，研究手术后的组织学和超微结构。切除 ACL 残端组，术后 6 个月时，仍未见有自体组织覆盖和长入 LARS 人工韧带关节内段。保留 ACL 残端组，术后 3 个月时，LARS 人工韧带被自体组织完全覆盖。组织学和超微结构显示：长入 LARS 人工韧带的胶原纤维排列紊乱，缺乏沿应力分布的胶原纤维，纤维组织和人工韧带纤维之间存在明显空隙。这些长入人工韧带关节内段的自体组织有一定意义：它把人工韧带的纤维束分隔开，减少人工韧带内部纤维之间和人工韧带与骨隧道关节内口之间的磨损，一定程度上延长了人工韧带的使用寿命。因此，临床上采用 LARS 人工韧带重建 ACL 时必须保留 ACL 残端。

近来，有不少学者建议，人工韧带与自体或异体肌腱合并使用（Hybrid）重建交叉韧带的方法[49]，既可使病人早期重返运动，又可以解决韧带爬行替代重塑形的问题，这是一个比较理想的发展方向。

人工韧带已经在加拿大、澳大利亚、欧洲、亚洲的一些国家和地区临床应用。在国内，自 2004 年 8 月第一条 LARS 人工韧带在华山医院成功使用之后，至今已经有超过 1 万例的使用经验。近年国内外应用 LARS 人工韧带重建交叉韧带的比例逐渐增多。国内外报道 LARS 人工韧带重建 ACL 的短期和中期临床疗效良好[47-50]，它之所以被认为是迄今为止临床疗效最好的人工韧带，得到专家的推荐，其理由如下：

（1）LARS 人工韧带的使用至今已有 15 年的历史，关节滑膜炎和韧带疲劳断裂的报道极少。

（2）LARS 人工韧带可避免取材部位的并发症，且具有关节镜下手术操作方便、手术时间短、创伤小的优势。

（3）LARS 人工韧带力学性能良好，术中就可以得到足够的抗拉强度，术后能早期活动、康复较快，可以符合特殊人群的需求。

2010 年，陈世益等在国际上首次报道了 LARS 人工韧带重建 ACL 的中期临床疗效[47]，他们对 159 例使用 LARS 人工韧带重建 ACL 的患者进行了回顾性研究，患者均保留 ACL 残端，对他们平均随访 3～5 年，结果显示有 3 例韧带断裂，3 例松动，4 例骨道挤压螺钉松动滑出，优良率达 93％以上。而韧带松动和螺钉滑出与人工韧带在骨道界面愈合缓慢与手术定位技术错误有关，目前尚不清楚术后远期是否会发生骨隧道溶解并导致移植物松动失败的情况。

2）Leeds－Keio 人工韧带

Leeds－Keio 人工韧带由英国 Leeds 大学和日本 Keio 大学合作开发，目前日本和英国仍在临床应用。Leeds－Keio 人工韧带为开放编织结构，包括纵向和横向编织纤维（见图 1.53）。Leeds－Keio 人工韧带的固定方式独特：把钻骨隧道时取出的骨块嵌入韧带两端固定。自体组织长入 Leeds－Keio 人工韧带内后，韧带抗拉强度由 870 N 增加到 2 000 N。

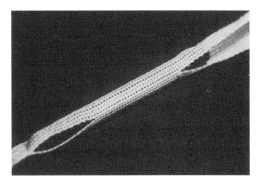

图 1.53　Leeds－Keio 人工韧带

Leeds－Keio 人工韧带的临床疗效有一定争议，多数研究报道 Leeds－Keio 人工韧带长期失败率较高，但也有文献报道曾取得了满意的长期疗效[51]。近 10 年的国内外文献报道，Leeds－Keio 人工韧带术后 10 年的失败率为 12%～80%。联合应用自体移植物或保留 ACL 残端有助于提高长期疗效。

2008 年，Zaffagnini 等报道 1 例进行 Leeds－Keio 人工韧带重建 ACL 术后 20 年的患者再次手术。术中可见当年的 Leeds－Keio 人工韧带移植物仍完好。取出移植物活检，进行组织学和超微结构检查，则发现人工韧带被成纤维细胞和胶原组织完全包裹，胶原纤维按 ACL 受力方向有序排列，与天然 ACL 的胶原纤维非常相似。这表明 PET 人工韧带作为不可降解的支架，在一定条件下，能诱导宿主成纤维细胞长入和胶原组织再生，在承受应力的生理环境下重塑形，形成具有良好功能的新韧带，从而提供优良的远期疗效。这在一定程度上符合组织工程韧带的理念。此研究也提示，长入人工韧带支架内的自体组织的质量对远期疗效有重要的作用。

目前临床应用的支架型 PET 人工韧带还存在一定缺陷。人工韧带两端与骨隧道的愈合不够牢固、愈合缓慢。要避免 PET 人工韧带的长期失效，必须进一步改良 PET 人工韧带，提高材料的生物相容性。纳米羟基磷灰石在骨修复上有很好的临床应用前景，应用这些材料对人工韧带的骨隧道端进行纳米修饰，可能会带来全新的人工韧带，使人工韧带重建 ACL 技术获得优良的远期疗效。

1.3　骨科植入物工程学的背景学科与知识体系

骨科植入物工程学是骨科学中的骨外科学与工程学交叉形成的专业学科，是以骨科植入器械为中心，集设计、制造与临床使用为一体的专业知识体系。这些知识主要来源于人体生物力学、人体生物摩擦学、生物材料学、数字制造技术及生物工程技术 5 大背景学科。

1.3.1 人体生物力学

生物力学(Biomechanics)是应用力学的原理和方法研究生物体中力学现象的学科，生物体可以是植物、动物和人，是力学与生物学交叉融合的新学科。生物力学的分类有多种不同的原则。按照研究对象物态特点不同可分为固体生物力学、流体生物力学等；依据研究对象的尺度可分为微观生物力学和宏观生物力学，以及介于两者之间的细观(介观)生物力学；根据实际应用领域可分为仿生生物力学、临床生物力学、运动生物力学等。仿生是生物力学研究的重要目标，其成果在工程领域已经应用并继续发挥着重要的作用。如将植物茎秆的力学性能研究成果用于建筑与航空器轻型结构的设计；将马四肢行走与奔跑的动力学研究成果用于四足运动机器人的设计等。

人体生物力学研究人体中的生物力学问题，是生物力学的研究重点，研究内容按核心的力学方法可分为如下 3 大类：

(1) 研究人体中的固体力学问题。主要研究人体骨肌系统中的生物力学问题，如人体的运动与平衡、骨骼组织的力学特性、关节与韧带中的作用力、肌肉力与肌肉做功、骨骼中的应力与应变等，其研究成果被广泛用于所有涉及人体骨肌系统的外科医学领域，进一步形成运动生物力学、康复生物力学、口腔生物力学、关节生物力学等众多专门的学科分支。这方面的研究也构成骨科植入物工程学的重要基础。

(2) 研究人体中的流体力学问题。如血液在血管中的流动、空气在呼吸系统中的流动，以及食物浆体在消化系统中的运动。人体心血管系统生物力学是当前的研究重点与热点，以流体力学为主，当考虑到心脏与血管的脉动时，必须与血管变形的固体力学计算相融合。相关的研究成果已成为心血管系统临床医学和病理学分析的重要理论基础。有关软骨中的两相流研究已成为关节软骨研究的力学基础。

(3) 研究人体中的力学生物学问题。20 世纪 90 年代以来，生物力学研究深入到细胞水平，逐渐形成一个新兴的交叉学科"力学生物学"。与传统研究相比，力学生物学将研究重心从力学移到生物学。研究的问题包括：外力或肌力如何传导至组织内、细胞如何感受力学信号刺激、力学信号如何刺激细胞的表达与分化。这里的细胞可以是肌细胞、骨和软骨细胞等。

人体骨肌生物力学是以固体力学方法为主的人体生物力学的一个分支。它研

究人体"骨骼-肌肉-韧带-软骨"组成的骨肌系统中各种力学现象,主要研究和解答人体中的如下力学问题:

（1）人体姿态与静力学问题。包括各种人体姿态下与骨肌系统相关的静力学问题;姿态平衡的力学-控制学机理;姿态保持与体能消耗等。

（2）人体行为与运动学问题。包括人体各部位典型行为运动;相关的运动学参数,如位移、速度、加速度、关节角位移、角速度、角加速度;运动的可视化;运动分析与优化等。

（3）人体运动中的动力学问题。包括各种行为运动中外部作用力、冲击力的测量,如足底力的测量;人体各肢段质量、惯性与惯性矩的确定;关节力与关节力矩的计算;肌肉的激活状态与肌肉力计算;行为运动中的功与体能;人体各部位在运动中的协调与平衡等。

（4）骨的受力、损伤与功能重建中的力学问题。包括骨的应力与应变;骨组织损伤与修复的力学机理;骨吸收、塑形与重建的宏观、细观与微观生物力学机理等。

（5）软组织损伤与功能重建中的力学问题。包括韧带与肌腱的物理、生理特性与受力;肌肉力学功能的发生机理;肌肉等软组织损伤的力学机理与后果;软组织重建中的力学问题等。

（6）运动关节受力、损伤与功能重建中的力学问题。包括关节的力学功能解剖学;各种行为运动中关节内部的接触力、接触应力与相对位移;关节损伤与修复的力学机理等。

（7）骨肌系统的总体力学性能。包括骨肌系统力学性能与性别、年龄、人种的关系;骨肌系统与人体各系统的功能耦合;人体在体的骨肌组织物理性能测试方法与手段等。

（8）基础性研究。包括应力与骨细胞生长关系;微重与失重状态下骨肌系统的生理学与力学性能变化等。应力与生长特性的关系最早是在骨骼中发现的,骨骼的生长与其所处的应力环境密切相关,深入研究细胞、分子生物力学,探讨应力水平和应变规律对细胞生长和凋亡特性的影响,是生物力学领域中十分前沿的课题。

作为一门年轻的学科,更多的科学问题在不断产生中。

人体骨肌生物力学的知识被大量运用于骨科植入物设计中,成为骨科植入物设计的理论基础。具体应用内容包括:

（1）通过建立人体全身或局部的生物力学仿真模型,将设计的植入物植入人体模型,全面观察设计效果,进行力学分析。

（2）通过对国人样本的骨肌系统几何建模与测量统计分析,建立相关解剖学数据库,它将成为针对国人植入物设计的解剖学依据。通过运动学测量分析获得人体各部位的运动数据,建立运动学数据库,是人工关节活动度设计的依据。作者研究表明,国人关节假体设计的重要特点反映在活动度满足国人行为学要求方面。

(3) 通过动力学分析,获得人体关节力、关节力矩和相关肌肉的肌肉力等。它们是植入物设计时重要的加载依据。

(4) 通过建立骨骼的有限元模型,可以计算分析骨骼中的应力与应变状态,以此为据,开展骨骼的骨折机理研究。

(5) 通过植入物-宿主骨系统有限元分析,给出骨骼和植入物中的应力状态,用以考核植入物的强度、刚度及其与人体组织的力学匹配;分析植入物对骨强度的影响;对植入物的应力遮挡效应进行预测;分析植入物-宿主骨结合界面的固定与微动,以及松动机理;对界面固定设计进行评估。

(6) 人体环境下植入物力学性能评估。骨科植入物在研发和产品送交检测部门时,机械性能检测是必定的项目。对不同植入物具有不同的试验装置和试验方法,其试验原理基本上是对植入物在人体内的工作状态和环境进行仿真,如人工关节模拟试验机的运动、加载和润滑就是仿照人体步行时的关节运动、关节力与周边的工作环境。

骨肌生物力学还与骨科疾病研究具有密切的关系:运用骨肌生物力学知识,深入探讨骨科疾病与损伤的发生、发展机制,可以创造最为合理的保护和治疗方法,减少创伤与疾病的发生,加速愈合过程。骨肌系统康复生物力学研究对促进康复医学的发展也具有重要的作用。

1.3.2 人体生物摩擦学

长期以来,科学家与工程师们对工程领域出现的摩擦、磨损、润滑现象开展了系统的研究,大量研究成果成功地应用到实践中。1966 年,英国乔斯特(Jost P.)提出应将摩擦、磨损与润滑三个相互独立的研究领域融合为一个新的学科,得到普遍的认可,于是产生了一门新的学科"摩擦学(Tribology)",并被定义为是"研究彼此相互作用并做相对运动两表面的相关理论与实践的科学技术"。现代摩擦学的研究内容已拓展到由摩擦引发的当今各种复杂现象,包括热力学、声学、电学、化学和材料学反应等。摩擦学设计已成为产品设计的重要组成部分。

今天,人们进一步研究摩擦带来的生物学反应,形成生物摩擦学这一跨工程、生物与医学三大领域全新的交叉学科。它研究与生物系统相关的摩擦学问题。这里的生物系统包括植物、动物和人。例如:人们研究甲壳虫、荷叶等动植物表面自洁净机理,将其转化为机械零件和手术器械表面的自洁净功能,减少工作中的表面污染;研究某些鱼类在水中游动时表皮和水流间的低摩擦机理,将其用于潜艇、水下发射物、泳衣等表面的低摩擦设计等。

　　人体生物摩擦学研究的是与人体相关的摩擦学问题,是生物摩擦学研究的重点领域,包含如下 4 个研究对象:

　　1) 人体中生命体与生命体构成的摩擦副

　　如人体关节中两关节面、天然牙列和天然牙列、天然角膜与眼睑、脏器与脏器、肌肉与肌肉、肌肉与骨骼等构成的摩擦表面。主要研究其摩擦学机理,特别是其优良的摩擦学性能,通过摩擦学仿生设计与制造,做出具有同样性质的人工摩擦副,用于修补或重建病损的组织或器官。例如:研究天然软骨的低摩擦机理,制造出多孔仿生人工软骨,用于修复病损软骨;研究天然角膜与眼睑之间的摩擦学机理,用于人工角膜表面的设计;研究人体关节的摩擦学机理,用于人工关节的仿生设计等。

　　2) 人体组织与人造物体构成的摩擦副

　　这里是指人体中生命体与植入的非生命体构成的摩擦副。如天然齿与义齿、眼睑与人工角膜、血管壁与支架输送导管、食道内表面与胃镜、尿道与膀胱镜及导尿管等。这些人造物在摩擦过程中可能伤害人体组织,导致细胞与组织的变异、增生或凋亡,或表层组织的损伤,如手与工具摩擦导致表皮起泡、生茧或破损;上颌植入物与面部肌肉长期摩擦导致组织变薄、植入物破露。其中,半髋关节中金属股骨头与髋臼软骨、人工膝关节的金属股骨髁与天然髌骨软骨面、假肢接受腔与残肢皮肤是这种摩擦副的典型。

　　3) 在人体环境中工作的人工摩擦副

　　这里组成摩擦副的双方都是人工材料,但因在充满人体组织器官和体液的环境中工作,形成特有的人体生物摩擦学问题。如用金属与超高分子量聚乙烯配副组成的人工关节、人工心脏中的轴承、机械式人工心脏瓣膜等。这些摩擦副将在介质构成的电化学和腐蚀环境中工作,产生腐蚀磨损。同时,工作中向人体内部释放摩擦热、金属离子与磨粒,对人体产生重要的影响。金属对金属人工髋关节的离子释放,超高分子量聚乙烯关节磨粒的骨溶解效应是典型的案例。

　　4) 天然或人造器官表面与人体内部流动介质构成的摩擦副

　　人体中的流动介质包括液体(如关节滑液)、固液两相流体(如血浆和血细胞)、固液两相混合浆体(如口腔和肠胃中的食物浆体)等。这里需要研究的是界面摩擦对介质流动的影响,以及介质流动带来的植入物固体界面磨损等问题。在机械式人工心脏瓣膜和天然软骨表面,人们已经发现血液或滑液流动造成的冲蚀磨损痕迹。在心血管植入物系统中,血液流动与界面凝血效应的关系已成为研究的热点。

　　人体生物摩擦学知识在骨科植入物中目前主要用于下列几种情况:

　　1) 天然关节的摩擦学

　　主要研究内容有:滑液的组成与性能;关节表面润滑膜形成的流体动力学机

理、关节解剖形态与滑膜存在的关联；软骨与软骨摩擦学，包括软骨中的两相流动理论、滑液流动与软骨细胞生存的关联、软骨损伤的摩擦学机理等。研究成果直接指导人工滑液研发、关节表面形态的设计，以及保留软骨的关节假体研发等。

2）人工关节副的摩擦学

主要研究内容有：人工关节的润滑与摩擦状态；关节材料的磨损机理；为提高关节的耐磨性能，研究各种材料配副，以及高交联聚乙烯、耐磨涂层等抗磨工艺。

3）植入物与宿主骨间的摩擦学

主要研究内容有：人工关节柄、髋臼假体等与宿主骨固定界面间的微动磨损；植入螺钉与宿主骨界面间的微动磨损；人工韧带与隧道间的微动磨损。

4）植入物构件间的微动与微动磨损

植入物构件之间的接触表面在受力时通常会发生微动磨损，如人工髋关节球头与颈部椎面配合之间、金属髋臼杯与聚乙烯髋臼之间、金属髋臼杯与固定螺钉头部之间、锁定螺钉头部与钉孔之间、脊柱椎弓根钉头部与棒之间、髓内钉与横向锁定螺钉之间等。长期微动磨损的结果将导致连接松动，磨损颗粒通常是附近骨组织溶解的根源。

5）磨粒的细胞反应

磨粒的细胞反应是医学界和工程界共同关心和研究的重点。研究内容包括：巨噬细胞等吞噬磨粒后的生物反应链，以及通过药物截断反应链的方法；不同材料磨粒的骨溶解毒性；磨粒尺寸、形态、聚集浓度的影响；磨粒源、磨粒流动路径与假体设计关系等。

6）植入物的腐蚀磨损

与腐蚀不同，腐蚀磨损是磨损与腐蚀综合作用的结果。所有关节表面和微动磨损表面都可能发生腐蚀磨损。在具有不同电动势的两种金属间的电腐蚀作用下，腐蚀磨损尤为严重。这也是植入物设计中同一部位慎用两种不同金属的重要原因。

7）植入物摩擦学性能仿真试验

所有的人工关节产品都必须抽取一定的样品，在模拟人体关节运动、受力和环境的关节模拟器中进行磨损性能测试。国际标准化组织（ISO）和我国都已制定出人工髋关节与膝关节相关的标准，对试验方法进行了标准化规定。针对更多关节假体的关节模拟器正在不断研发。人工椎间盘仿生模拟试验机也已开发并使用。

1.3.3　生物材料学

1. 生物材料的定义

国际标准化组织（ISO）在 1987 年对生物材料（biomaterial）的定义是："以医疗

为目的,用于与活组织接触以形成功能的无生命材料"。这一定义把生物材料明确划定为必须与人体和医疗两事物相关,它包括一切植入人体和在体外与人体组织接触的医用材料,如用于植入物的材料、手术器械材料、体外循环装置中与人体组织直接或间接接触的器件材料、医用纱布、胶带和棉花等。但普通衣料,尽管其与人体表皮组织接触,材质或漂染处理同样存在引起人体皮肤的过敏问题,但因为是用于非医疗目的,所以不是生物材料。这一定义也与通过 3D 打印技术、以细胞为材料制造有生命的人体器官无关,因为细胞是有生命材料。

2. 生物材料与医疗器械

根据 GB/T16886.1—2011 与 ISO10993-1:2009 的规定,生物材料及其构成的器械按照与人体接触部位和接触时间进行分类。

1) 按接触部位分类

(1) 表面接触类。仅与人体表面接触,包括皮肤表面(如与残肢接触的假肢受腔)、黏膜表面(如与口腔黏膜接触的义齿)和损伤表面(如与伤口接触的敷料)等。

(2) 外部接触类。仅从外部与人体组织器官接触,包括与血路接触(如输液器)、与组织/骨/牙本质接触(如腹腔镜、关节内窥镜、牙科充填材料)、与循环血液短暂接触(如血管导管)等。

(3) 植入类。通过手术植入体内与人体组织接触,包括与骨接触(如人工关节、骨假体、骨水泥)、与器官组织和组织液接触(如起搏器、结扎夹和宫内器械)、与血液接触(如人工心脏瓣膜、人工血管)等。

2) 按接触时间分类

(1) 短期接触(小于 24 h)。

(2) 长期接触(大于 24 h,至 30 d)。

(3) 持久接触(30 d 以上)。

按照我国医药行业标准(YY),植入物(implantable medical devices)是放置于外科操作造成的或者生理存在的体腔中、留存时间大于 30 d 的可植入型生物材料制品。如人工关节、内固定器械、人工骨与韧带等骨科植入物;血管支架、人造血管、人工心脏瓣膜、人工心脏等心血管系统植入物;人工角膜、人工听骨、人工耳蜗等人体视听系统植入物;人造气管与食管;人造皮肤等。

3. 生物材料的种类与特性

生物材料的研究始终紧贴医疗器械,特别是外科植入器械发展的需求。

生物材料包括天然材料和人工材料。天然材料取自:植物,如医用织物用植物纤维;动物,如制作人工骨的甲壳素、珊瑚和动物骨骼、蛛丝等动物纤维;人体,如经冷冻处理的人体骨。人工材料包括:医用金属材料,如医用不锈钢、钛基、钴基、镁基医用金属和贵金属;非金属无机材料,如生物陶瓷、生物玻璃、碳素材料;有机高分子材料,如聚乙烯族、聚乳酸族、聚酰胺族高分子材料;复合材料,如人工骨颗粒与骨胶的复合体、金属材料与各种功能材料涂层复合体等。

与工程材料不同,在生物材料的研发中,除关注材料的机械性能、工艺性能以外,还必须关注生物材料自身的特殊要求,包括生物相容性、生物活性、生物学稳定性、生物降解性、抗菌性、可消毒性,以及生物力学与摩擦学性能等。很多要求相互矛盾,须根据植入物功能需求协调处理。

1) 生物相容性

材料与人体接触后,相互间可能产生各种物理、化学和生物学反应,生物相容性是指人体对这些反应的忍受程度,通常归纳为组织相容性与血液相容性两大类。组织相容性系人体组织对材料的反应,包括细胞吸附性、细胞负面作用激活性、抗细胞原生质转化性、抗类症性、无抑制细胞生长性、无抗原性、无诱变性、无致癌性、无致畸性等;血液相容性系血液对材料的反应,包括抗血小板血栓形成、抗凝血性、抗溶血性、抗白血细胞减少性、抗补体系统亢进性、抗血浆蛋白吸附性和抗细胞因子吸附性等。材料的生物相容性直接关系到患者的生命安全,是评价新材料必须考虑的问题,须通过严格的生物学评价,并实行国家统一的注册审批制度。

"相容性(compatibility)"的含义是:两种或两种以上物质共处时,不产生相斥分离现象的能力。因此,也有人把生物相容性定义为双向相容性,即人体对外来生物材料的相容性和生物材料对人体环境的相容性,包括在人体环境中的抗腐蚀、降解、结构破坏和性能蜕变的能力。

2) 生物活性

早期的生物材料属于生物惰性材料。生物活性是指材料通过与人体组织的接触,能在分子水平上刺激细胞产生特殊应答反应,增进界面组织生长,并与材料形成生物化学键合的能力。在很多场合,生物活性成为生物材料的一种重要性能。骨科植入物与人体骨、心血管植入物与心肌或血管壁、种植牙与牙槽骨、人造皮肤与皮下组织等界面间的生物化学键合,是保证植入物与宿主组织长期稳定结合的理想形式。

3) 生物学稳定性

材料的生物学稳定性是指材料在复杂的人体生理环境中保持自身性能稳定不变的能力,如抗老化、降解、裂解、离断和再交联等。材料植入人体后引起生物体组织产生的诸多负面反应也将反作用于材料,使材料的性能产生异变。

4) 可降解性

可降解性是与生物学稳定性相反的性能要求。生物材料在人体中的存在状态有3种:永久存在,伴随患者终身;一定时间后手术取出;在体内随时间自行降解。作为异物,生物材料长期驻留人体实非医学的理想,但手术取出就意味着患者须经历二次手术,是患者所不希望的。材料可随时间在体内降解,是克服上述缺点的一种途径,成为生物材料研发的热点。目前已研发出可降解聚乳酸等高分子材料。生物可降解金属以镁基合金和铁基合金为代表,巧妙地利用镁和铁在人体环境中可发生腐蚀(降解)的特性,以可控方式实现逐渐降解。可降解生物材料已在骨科植入物、心血管支架、药物缓释载体与组织工程支架等领域获得有效应用。在满足材料机械性能的前提下,生物降解材料研发的重点在降解周期的控制及其与人体组织功能恢复的同步性;降解材料在人体内的安全性。

5) 电化学效应

金属材料进入人体后,与人体组织液相互作用会产生电化学反应。因此传统上产生一个规定,不同金属材料不允许在人体同一部位使用,以避免产生电池腐蚀效应。但对这方面的评估应该从金属电位的本质上进行分析,如钴铬钼合金与钛合金经分析,结论是可以置于同一人工关节中使用的,形成了今天钴铬钼合金球头——钛合金柄的标准人工髋关节结构,并获得美国 FDA 的批准。

6) 抗菌性

抗菌性是与生物活性相反的性能要求。主要是通过阻止细菌黏附达到抗菌效果,或通过干扰细菌细胞的组成以取得杀菌效果。通常采用在材料表层添加银、铜等元素,或采用抗菌涂层等手段实现上述功能。至今已有多种抗菌生物材料或涂层被用来防治植入物引起的感染,将材料作为可持续释放抗菌系统的研究也已成为各类抗菌生物材料共同的研究方向。在植入物设计中,必须在材料的生物活性与抗菌性之间做出选择。对于手术工具,抗菌性是重要的性能。

7) 可消毒性

可消毒性是所有医用生物材料必须具备的性能。对该性能的要求取决于消毒方法,包括酒精消毒、高压煮沸、环氧乙烷气体消毒、紫外线或 γ 射线灭菌等。超高分子量聚乙烯在 γ 射线消毒时会产生分子长链的截断,导致机械性能的下降。

8) 机械与摩擦学性能

生物材料常用于制造受力复杂的结构件,承受拉、压、扭转、剪切和疲劳应力的作用,因此要求假体材料必须具有足够的强度、硬度、韧性、塑性等机械力学性能。作为植入物材料,其弹性模量常为人们关注,越接近宿主骨的弹性模量,越容易避免植入后的应力遮挡效应。

作为生物摩擦材料,在生物材料的基础上,还需具备良好的表面摩擦学性能,如低摩擦因数、高耐磨性、良好的表面润湿性,以及耐腐蚀磨损等化学特性。近来,由于磨粒细胞反应的发现,人们还关注材料磨粒的性质,如大小、形态和诱发骨溶解的性能。

4. 骨科植入物中的生物材料

历经数十年的发展,骨科植入物已形成自身的生物材料谱系。

1）结构材料谱系

目前形成了由医用不锈钢、钛与钛合金、钴铬钼合金 3 大类金属材料组成的、比较成熟的结构材料谱系，成为制造骨科植入物首选的结构材料。在骨科植入物设计中，通常根据需求在其中进行选择。

（1）生物相容性。在这个方面，钛基材料的性能最好，钴铬钼合金的性能最差。虽然 3 种材料的磨粒都能被骨组织中的巨噬细胞等吞噬，但钴铬钼合金磨粒的危害居首位。

（2）力学匹配性。骨科植入物与人体骨骼在使用中将组成一个力学系统，由于是两种不同的材料，在受到外载荷作用时将发生不同的变形，导致结合界面之间发生微动磨损，不利于界面的长合。同时，大量的应力流将从刚度大的金属植入物中通过，在宿主骨中产生应力遮挡效应，从而引发骨吸收。钛基材料的弹性模量在 3 种材料中最低，其力学匹配性最好。既具有良好的机械强度、弹性模量又接近骨组织的低弹性模量钛合金目前成为研究的热点。

（3）生物活性。研究表明钛与骨组织之间能够实现键合，并具有良好的骨诱导性。本书作者将多孔状钛试样植入动物的肌肉中，经 3 个月培养，取出后发现孔隙中出现骨组织，表明钛能分化诱导肌肉中的细胞向骨细胞转化。

聚醚醚酮（PEEK）材料的出现，使非金属材料制造植入物结构件成为可能。

2）生物摩擦材料谱系

人工关节是骨科植入物中的重要角色，导致摩擦材料成为骨科植入物材料研究与发展的重点，并形成钴铬钼/超高分子量聚乙烯；钴铬钼/钴铬钼；陶瓷/陶瓷三大摩擦配副材料体系。

（1）钴铬钼/超高分子量聚乙烯（UHMWPE）配副。此配副是 Charnley 最早提出并沿用至今，是最为成熟的摩擦配副。UHMWPE 作为软相，具有优异的自润滑特性，保证了人工关节的低摩擦性能。为进一步提高 UHMWPE 的耐磨性，发展了高交联技术，更多的 UHMWPE 充填改性技术也在研究中。近来，聚醚醚酮（PEEK）的出现对 UHMWPE 的地位提出了挑战，但其摩擦因数较大。钴铬钼作为硬相，目前是主要应用材料，但陶瓷球头近年来取得了推广应用。

（2）钴铬钼/钴铬钼配副。此配副具有高耐磨性。在人工髋关节中，可实现髋臼壁厚度小、球头大的结构设计，增加髋关节假体的活动度，一度取得了迅速的推广。但根据摩擦学基本原理，同一种材料不宜组成摩擦副，钴铬钼/钴铬钼这种配副是违反摩擦学设计原则的。近来，临床发现大量的金属离子析出到人体中，从而造成各种危害，已暂停使用。

（3）陶瓷/陶瓷配副。陶瓷是生物稳定性和耐磨性最好的材料，缺点是高脆性、易崩裂。随着这一缺点的克服，陶瓷/陶瓷配副在人工髋关节中获得推广使用。

陶瓷磨粒引发的骨溶解效应最小。

在骨科植入物中,超高分子量聚乙烯和陶瓷通常作为摩擦材料出现在植入物构件中。

3) 充填材料谱系

(1) 骨水泥(PMMA)。骨水泥是固定关节假体的重要充填材料,各种填充增强物质或抗生素的骨水泥产品得到研发,其临床使用技术至今在不断发展中。

(2) 人工骨。人工骨是修补骨缺损的主要材料。缺损可能因为创伤、肿瘤切除、畸形造成,也可能是人工关节手术等因素造成。通常由无机材料骨粒与有机材料复合组成。无机材料包括羟基磷灰石(HA)、磷酸三钙(TCP)、生物活性玻璃(BG、BGC)、硫酸钙(Osteo set)等生物陶瓷以及珊瑚等天然材料,一些纳米级的无机材料也已开发并取得积极的效果。有机材料包括骨水泥(PMMA)、增强高密度聚乙烯(HDPE)、聚酰胺(PA)、聚乳酸(PLA)、聚乙醇酸(PGA)、聚乳酸和聚乙醇酸共聚物(PLGA)等高分子材料,胶原与纤维蛋白胶和壳聚糖等。它们以各种方式组成复合骨修复材料,满足塑形、成形和诱导成骨的需求。

4) 功能结构材料谱系

功能结构材料谱系可用于满足特殊的植入物结构的需求。

(1) 形状记忆合金。目前主要是镍钛合金,它具有高弹性和形状记忆功能。在骨科中主要用其形状记忆功能,如聚膑器、聚齿臂怀抱器、锁式接骨器等。在骨折定位手术中,首先在冰水中用工具撑开爪部,置于患骨位置,在术中体温下爪部恢复原有形状,借此将骨折区包容固定。在脊柱内固定系统中,可在冰水中按患者侧弯形状将记忆合金棒弯曲成形和植入,利用体温下恢复伸直原形的功能将脊柱校直。但由于镍的存在,它的应用在医学界尚有争议。

(2) 可降解材料。可降解材料分为高分子材料和金属材料两大类。上述人工骨中的有机材料大多数都具有可降解性能,其中一些材料其降解速度能做到与骨生长速度匹配。部分材料可制成螺钉,降低传统接骨板的应力遮挡效应。金属材料目前主要是镁基可降解材料谱系,如镁钙系、镁锌系、镁铝系合金等,用于骨折内固定系统,不仅可克服传统不锈钢等植入物的应力遮挡效应,而且可通过降解免除患者二次手术。在心血管支架中同样获得应用。

(3) 抗菌生物材料。抗菌性成为近来植入物研发中的一个目标,为此根据不同的抗菌机制,产生各种具有抗菌功能的材料或抗菌涂层。

5) 功能涂层与表层材料谱系

(1) 抗磨涂层与改性表层。目前在骨科植入物中研究的有氮化钛表层、金属陶瓷表层、金刚石涂层和类金刚石涂层。提高钛合金的耐磨性是人们的追求目标。

(2) 活性涂层与改性表层。目前应用于骨科植入物表面的生物活性涂层主要有等离子喷涂的羟基磷灰石涂层、仿生矿化形成的类骨磷灰石涂层，以及其他物理化学方法形成的生物陶瓷材料涂层。提高植入物表面的生物活性可以促进植入物与宿主骨的整合。

1.3.4　数字制造技术

1. 数字技术与数字计算机

中国的算盘是世界上最早的数字型计算器。早期的计算机依靠齿轮等机械机构完成加、减、乘、除等运算，称为手摇计算机。20 世纪 50 年代，人们通过模拟电路，利用电量进行数学计算，制成了模拟电子计算机。今天的数字技术与数字电子计算机是相伴相生的科学技术，其核心是基于"0"和"1"的二进制计算，将晶体管的高电平状态用"1"表示，低电平状态用"0"表示，组成最简单的二进制数，相当于形成每档只有两颗算珠、"逢二进一"的算盘，所有模拟量都可转化为一组二进制表达量参与运算。由于它可以用简单的晶体管开关元件来实现，使它们的数学运算和数据存储在电子技术上简单易行。这项功能由数字电子计算机中的核心部件——中央处理器（central processing unit，CPU）完成。今天，普通的 PC 机中，一般 3 GHz 的 CPU 每秒运算次数可达 30 亿次，我国天河 2 号超级计算机每秒可达 33.86 万亿次浮点运算。由于所有物理量之间的运算在数字计算机中都转换为开关信息次数的数字量运算，所以今天的计算机称为数字计算机，一切基于数字计算机发展的技术都冠以"数字"前缀，如数字媒体、数字通信等。

2. 数字制造技术

数字制造是数字计算机技术与制造技术的融合。由于数字信息技术和网络技术取得的巨大发展，这种融合已从产品的设计加工延伸到包括产品生产、物流的整个流程，并与管理科学融合，延伸到企业的生产管理过程。因此，今天的数字制造技术涵盖 3 个层面，即以设计为中心的数字制造技术、以数控加工为中心的数字制造技术和以管理为中心的数字制造技术。

3. 数字设计技术在骨科植入物中的应用

1）计算机辅助设计（computer aided design，CAD）

计算机辅助设计早期是一种计算机绘图技术，用计算机绘图代替手工绘图。随着数字建模和显示技术的发展，今天的 CAD 软件已具备良好的交互和图形变换功能，成为在计算机上创建、修改、分析和进行优化的完美设计工具。实体造型技术（solid modeling）能生成可视的三维图形，使设计结果更加具有真实感。网络技术和并行处理技术在 CAD 中的应用，极大地提高了 CAD 系统的性能。人工智能和专家系统技术的引入，使 CAD 系统的求解问题能力大为增强。

在骨科植入物设计中，人体骨肌系统的解剖数字模型是设计必不可少的依据。

标准人体数字模型,特别是中国国人的标准骨肌系统统计数据和数字模型是重要的设计依据。对于个体化植入物,设计者必须直接使用患者的 CT 或 MRI 数据,使用医学图像处理和建模软件,建立个体患者的解剖数字模型,并和植入物数字设计模型融为一体。

2) 计算机辅助工程(computer aided engineering,CAE)

计算机辅助工程是数字设计技术的重要组成部分。当产品的几何设计完成后,使用专业软件对设计进行相关的分析。在工程中通常指有限元分析和机构的运动学及动力学分析,前者包括力学分析(线性、非线性、静态、动态)、场分析(热场、电场、磁场等)、模态分析和结构优化等;后者完成机构内零部件的位移、速度、加速度和力的计算,机构的运动模拟及机构参数的优化等。

在骨科植入物设计中,通常需要对宿主骨与植入物组成的力学系统进行有限元分析,观察植入物和宿主骨双方的应力分布,前者用以确定植入物的强度,后者是判断应力遮挡和骨吸收的依据。两者连接界面的微动分析则用来判断界面的固定性能和微动磨损。

3) 逆向工程技术(reverse engineering,RE)

又称为反求技术,是测量技术、数据处理技术、图形处理技术和数字加工技术的综合。在没有设计图纸,或设计图纸不完整,以及没有 CAD 模型的情况下,可以使用三坐标测量机或激光扫描仪对零件实物原型进行测量,得到零件表面离散点的几何数据,称为点云数据。进一步使用专业的软件对点云数据进行处理,建立实物零件的三维数字模型,以此为依据利用数字制造设备制造出相同零件,是模仿、剖析成熟产品,开发新产品的有力工具。

通常对市场产品通过反求技术建立数据库,将其纳入骨科植入手术规划软件中,用于手术前植入物及其尺寸规格的选择。通过产品反求建立的几何模型可进一步用来建立有限元计算模型,进行力学分析。

4. 数字加工技术在骨科植入物中的应用

1) 计算机辅助制造(computer aided manufacture,CAM)

计算机辅助制造有狭义的和广义的两个概念。CAM 的狭义概念仅限于根据 CAD 模型采用专业的 CAM 软件自动生成零件加工的数控代码(NC 编程);对加工过程进行动态模拟、做加工时的干涉和碰撞检查,然后输入数控设备进行加工。CAM 的广义概念除上述狭义定义所包含的所有内容外,还包括制造活动中的所有过程,如计算机辅助工艺规划的制订;工时定额计算;生产计划的制订;资源需求计划的制订;产品所有零件的加工、检验、存储、输送、装配物流过程的计算机辅助控制和管理等。随着 CAM 技术的发展,后者的内容已发展成为进一步的 CAPP 和 ERP 技术。

2）计算机辅助工艺规划（computer aided process planning，CAPP）

CAPP 是通过向计算机输入被加工零件的原始数据、加工条件和加工要求，由计算机自动地进行编码、编程直至最后输出经过优化的工艺规程卡片的过程。主要内容有毛坯的选择及毛坯图的生成；定位基准与夹紧方案的选择；加工方法的选择；加工顺序的安排；通用机床、刀具、夹具、量具等工艺装备的选择；工艺参数的计算；专用机床、刀具、夹具、量具等工艺装备设计方案的提出；工艺文件的输出。

CAPP 系统基本的构成包括控制模块，用以控制协调各模块运行；零件信息输入模块，当零件信息不能从 CAD 系统直接获取时，用此模块实现零件信息的输入；工艺过程设计模块，进行加工工艺流程的决策，产生工艺过程卡；工序决策模块，生成工序卡，对工序间尺寸进行计算，生成工序图；工步决策模块，对工步内容进行设计，确定切削用量，提供形成 NC 加工控制指令所需的刀位文件；NC加工指令生成模块，依据工步决策模块所提供的刀位文件，调用 NC 指令代码系统，产生 NC 加工控制指令；输出模块，可输出工艺流程卡、工序卡、工步卡、工序图及其他文档；加工过程动态仿真模块，对所产生的加工过程进行模拟，检查工艺的正确性。

当个体化植入物的订单丰满时，这一过程的计算机化将是最重要的手段。

3）成组技术（group technology，GT）

成组技术是把尺寸、形状、工艺相近似的零件组成一个个零件族，按零件族制订工艺进行生产制造，从而减少了品种，扩大了批量，为多品种、小批量生产提高经济效益开辟了途径。

零件在几何形状、尺寸、功能要素、精度、材料等方面的相似性称为基本相似性。以基本相似性为基础，在制造、装配、生产、经营、管理等方面所导出的相似性，称为二次相似性或派生相似性。成组技术就是揭示和利用基本相似性和二次相似性，将相似零件组织在一起进行生产。

在植入物制造中，产品的标准化与个体化是一对矛盾，前者满足大规模、经济化生产的要求，后者能很好地满足患者治疗的需求，成组技术是解决这一矛盾的重要途径。肿瘤型关节假体、个体化半骨盆、长干骨缺损修复体等植入物都可采用成组技术，通过一定数量标准构件的组合，满足临床个体化的需求。

4）数控加工技术

计算机数字控制（computer number control，CNC），简称数控（NC），是用数字量及字符作为工作的指令，实现自动控制的技术。核心是用计算机来对输入的指令进行存储、译码、计算、逻辑运算，并将处理的信息转换为相应的脉冲数字信号，控制驱动元件，并在计算机控制下使多个驱动元件协同工作，实现编程人员设定的运动功能，如使机器人完成某一行为运动、使数控机床按某一轨迹来加工。每一个驱动元件形成一个自由度,从而产生不同自由度的机器人或加工机床。

数控加工泛指在数控机床上进行零件加工的工艺过程。数控机床是一种用计算机控制的机床,其运动和辅助动作均受控于数控系统发出的指令,它可以由 CAM 编程软件或 CAPP 软件生成。采用数控技术的机床品种有车床、铣床、镗床、钻床、磨床、线切割和电火花加工机床等。此外还有能自动换刀、一次装夹进行多工序加工的铣加工中心、车加工中心等。

在骨科植入物生产中,数控设备是主要生产设备。膝关节假体的空间三维股骨髁曲面主要采用 5 轴联动数控铣床完成;聚乙烯髋臼大多采用数控车床加工;骨科植入螺钉则采用数控车加工专用机床加工;数控线切割设备是加工具有复杂二维曲线平板零件的首选设备。

5) 3D 打印技术

早期称为快速成型(rapid prototyping, RP)技术,目前制造业又将其定义为增材制造技术,是 20 世纪 80 年代末发展起来的、被认为是近年来制造技术领域的一次重大突破的制造技术。它把计算机中设计的零件三维数字模型层层分割为一系列的薄片,然后用各种手段(见本书 11.3 节)打印出这些薄片,通过层层叠加制作出三维实体物件。早期的 3D 打印设备虽然只能制作高分子材料的物体,但在骨科手术中发挥了重要的作用。通过 CT/MRI 图像处理在计算机中建立患者骨骼三维模型,然后用打印设备制作出实体模型,成为医生诊断和制订手术规划的重要依据。这是继 X 射线、CT 发明之后骨科影像技术发展的又一里程碑,并且是"量体裁衣,度身定做"个体化植入物的解剖学依据。利用 3D 打印技术制作的个体化手术导板成为实现精准手术的重要工具。近 10 年开发出的金属 3D 打印设备,采用医用不锈钢、钛与钛合金、钴铬钼合金粉末通过激光或电子束分层熔融,可以直接制作出带有多孔表面的各种植入物,将带来骨科植入物制造技术的革命。

1.3.5 生物医学制造技术

1. 生物制造与生物医学制造

生物制造(biofabrication, bio-manufacturing)是近年来制造技术发展的新方向,是生命科学、材料科学、生物技术与制造技术的融合,其核心是在制造过程中融入生物机制,包含利用生物的机能进行目标物品的制造,或是制造具有生物活性的物体,乃至生物体。前者包括基因工程、细胞工程、发酵工程、酶工程和生物反应器工程,形成当今的酿酒(及酒精燃料)工业、食品工业、生物制药工业等。今天,利用细胞吞噬材料功能进行微刻蚀的微制造技术,开辟了将细胞生物机能用于机械加工的生物制造新方向。生物医学制造则是利用生物学机制制造植入物活性表面和具有生命的组织修复体,如血管、皮肤、骨骼、软骨等。最终的努力目标是制作人体器官,置换病损器官,解决当今器官移植术供体紧缺的矛盾。在医学领域,形成生物医学制造崭新的研究领域。

2. 生物医学制造研究内容

1) 组织工程

用各种可降解高分子材料(如聚乳酸)制造仿人体组织器官形态的多孔支架。将人体中获取的干细胞定向诱导分化为所需要的目标细胞,植入支架中,同时注入细胞生长因子,在具有营养液、模仿人体环境的生物反应器中激活,植入人体相应部位。在人体内,支架不断降解,细胞不断繁殖生长,最终达到重建或修复缺损组织或器官的目的。

2) 细胞3D打印技术

同样将人体中获取的干细胞定向诱导分化为所需要的目标细胞,然后利用3D打印技术,将细胞、细胞间充质等就像打印彩色图案那样打印到指定区域,从而打印出器官组织(如人体肝、血管等)的断面,如此层层堆积成三维组织,植入人体组织缺损部位,使组织再生修复。

3) 骨科植入物的生物活性表面

通过多孔表面与宿主骨长合实现植入物在宿主中的固定,是目前普遍采用的设计。研究的目标是表面具有优良的骨传导性和骨诱导性,使界面形成具有生命活性的骨性结合。

(1) 骨传导性。是指构筑三维空间支架,吸引血管和骨组织长入的能力。研究内容包括最佳孔隙度及其沿深度方向的梯度分布;材料的骨形成蛋白和骨细胞黏附性;提高骨传导性的表面涂层;表面能与表面质量的影响;界面微动对组织长入的影响等。

(2) 骨诱导性。指材料刺激宿主组织细胞生长、分化而形成骨细胞的能力。研究表明钛与钛合金能与骨组织形成生物化学键合。许多生物陶瓷与高分子材料具有很强的骨诱导性,可通过涂层或复合材料的模式用于植入物。最新研发的多孔钛结构不仅能诱导骨组织生长,还显示出与肌腱等软组织长合的能力,甚至诱导周边肌肉中的细胞向骨细胞转化,是骨科植入物进一步发展的目标。

4) 生物材料与骨组织组合型植入物

大块人工材料作为异物植入人体终究不是人类的理想。在目前没有能力完全用人体自身组织修复病损组织的阶段,用最少的生物材料和具有生命的人体组织组合,构建"半死半活"组合式植入物是最有望进入临床的新一代植入物设计理念。研究内容包括:植入物与生命体组合的方式,其中的生命组织可取自自体骨、同种异体骨或组织工程骨;力学支架的设计与金属3D打印制作工艺;生物活性涂层与表面修饰技术;细胞诱导、分化与组装技术;组合结构的力学设计,既能满足患者早期承载的需求,又可使骨组织生存于良好的力学刺激环境中。

1.3.6 骨科植入物工程学的四个组成部分

骨科植入物工程学以上述骨科临床医学和工程领域学科为背景,由相互有机联系的四个部分组成。

1. 骨科植入物基础理论

骨科植入物基础理论是指导设计、考核设计和植入物失效分析的理论基础。内容包括骨肌系统力学解剖学、骨肌系统生物力学和生物摩擦学。中国人的解剖学和行为力学研究成果和测量统计数据是研发中国骨科植入物的重要理论依据。

2. 骨科植入物材料学

骨科植入物材料学是植入物设计中关于材料选择与正确使用的科学。内容包括植入物材料谱系中各种材料的组成结构、特性与设计选材准则、医用生物材料国内外标准、检测要求与方法等。新材料、新工艺的研究成果更是植入物技术发展的推动力。生物活性材料及技术将开辟新一代植入物的研究方向。

3. 骨科植入物设计学

骨科植入物设计学是各类植入物设计的专业理论与方法。内容包括创伤、脊柱、关节等植入物医学设计理念及其发展;生物力学设计原理;结构设计与材料选择;临床失效分析与改进方向;相关手术器械的设计;植入物的细分设计与个体化设计等。临床医学的进一步需求将推动新设计理念和方法的发展。

4. 骨科植入物制造与检测技术

骨科植入物制造是传统制造技术、现代数字制造技术与植入物技术的融合,内容包括植入物金属材料热加工工艺和机械加工工艺;金属材料表面处理和多孔表面制备工艺;金属植入物制品的后续处理;高分子材料植入物制造工艺;骨科植入物产品检测与质量控制等。一切新工艺与新装备的出现都将带来植入物技术的提升或革命性变化。

1.4 骨科临床中的数字技术

精准化、个体化、微创化、远程化是 21 世纪外科医学发展的四大方向,数字技术是实现四大发展方向的技术支撑,骨科是数字技术应用发展最快的领域之一,骨科植入物设计必须迎合骨科发展的技术潮流。

1.4.1 骨科临床数字技术的组成与体系

根据 20 余年对医工合作开展骨科临床数字技术研究的体会,我们认为,在硬组织外科中临床数字技术已形成一个完整的体系,如图 1.54 所示。它适用于和骨组织相关的各个医学领域,如骨科、整形外科、口腔科、五官科等。

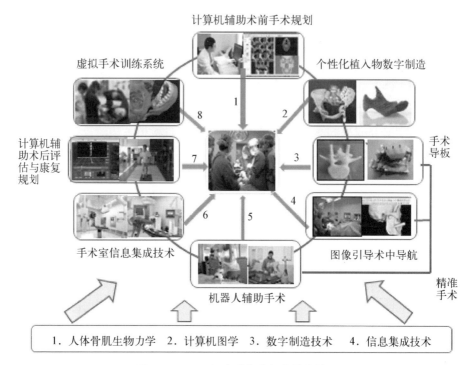

计算机辅助术前手术规划

虚拟手术训练系统　　　　　　　个性化植入物数字制造

计算机辅助术后评估与康复规划　　　　　　　手术导板

手术室信息集成技术　　　　　　　图像引导术中导航

机器人辅助手术　　　　精准手术

1. 人体骨肌生物力学　2. 计算机图学　3. 数字制造技术　4. 信息集成技术

图 1.54　硬组织外科临床数字技术体系

该体系的知识来源于四大学科,即人体骨肌生物力学、计算机图学、数字制造技术和信息集成技术。

该体系具体包括 8 个组成部分,它们是:

(1) 计算机辅助手术规划。包括使用专业软件和三维打印模型进行规划。

(2) 个体化植入物数字制造技术。用来实现规划中生成的个体化植入物的设计与制造。

(3) 手术导板技术。通过三维打印导板,精准实现手术规划制订的手术操作和个体化植入物的定位。

(4) 手术导航技术。通过空间定位系统,精确确定手术工具和患者的空间位置,在屏幕图像引导下,按规划精准地施行手术。

(5) 手术机器人。机器人以辅助手术方式发挥功能,帮助医生实现手术工具的精准定位、切割路径的准确实现,避免医生持握工具的手颤抖,精准地实施手术规划。

(6) 手术室数字集成技术。通过信息集成,实现手术中医学影像数据、手术规划内容在手术室主屏幕上及时调阅;手术室视频、音频信息的即时编辑与传送;手术室医疗器械相关信息的集成显示和反馈控制,保证手术规划在术中的顺利完成。

(7)计算机辅助手术评定及康复规划。包括通过相关软件,对手术效果进行评分;通过运动和力的测试系统对患者术后状态进行定量的测量和科学的分析;以此为依据做出科学的术后康复规划。

(8)虚拟手术训练系统。为克服尸体样本日益缺少的困境,利用虚拟现实技术建立各种手术的虚拟训练系统,实现对医生手术的培训,特别是一些高难度手术的培训。对于高难度手术,必要时通过虚拟现实系统对手术规划方案进行事先模拟演练和审核。

随着数字技术的发展,这一体系的结构和组成还会不断发展。骨科植入物设计者必须了解这些技术,并将其融入产品的设计和后续技术服务体系。

1.4.2　计算机辅助术前手术规划

传统的骨科诊断依据是 X 光片或 CT 胶片,依靠大脑的抽象思维制订手术规划。

计算机辅助手术规划是指根据术前获取的医学图像建立患体三维模型,利用计算机技术进行手术方案的思考和仿真,形象、定量地制订手术规划。医生的工作大体包括以下几点:

(1)利用医院普遍建立 PACS、HIS 系统,从该系统获取医学影像资料,如 CT影像数据。

(2)使用专业软件做图像处理,建立患者相关部位三维解剖模型。

(3)利用专业软件中的操作功能进行手术规划和手术仿真,如对三维模型旋转、放大,仔细观察;对模型做镜像处理;在模型上进行尺寸、面积和体积测量;确定手术路径、组织的切割与移位;确定组织间、组织与植入器械间位置关系;做接触分析与碰撞检测;模拟和显示软组织术中变形等,从而制订手术方案。同时可以从数据库中选取植入物的数字模型,进行型号选择与匹配。

(4)通过三维打印制作患者手术部位的实体模型,可以从中获得更为直观的、丰富的信息。在需要时,还可以用模型进行术前演练。

(5)对于特殊的病例,往往在手术规划的同时,形成个体化植入物的设计方案。

(6)一个好的手术规划软件,通常带有丰富的数据库,医生从中可获取各种植入物的资料、手术案例,以及相关的知识,支撑手术规划的制订。

手术规划软件是医生进行手术规划的必需工具。一个完好的手术软件,通常包含上述所有功能。目前市场上提供的著名手术规划软件有比利时 Materialise

公司的 Mimics、SurgiCase 等；美国哈佛大学的 3DSlicer；德国 ZIB 公司的 Amira、汉堡大学的 VOXEL‐MAN Dental、TempoSurg、SinuSurg，以及 BrainLab 公司的 iPlan 等。

手术规划软件的发展趋势是进一步专业化。图 1.55 是上海交通大学建立的手术规划软件开发平台。在这一平台基础上，可以根据医生的需求，开发出各种专业化的手术规划软件。如专用于脊柱椎弓根钉植入规划软件；髋、膝关节置换手术规划软件等。

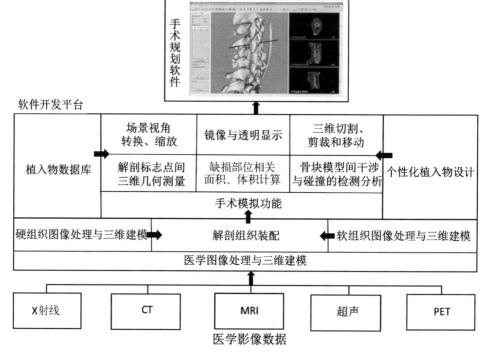

图 1.55 手术规划软件的开发平台

图 1.56 给出一个手术规划典型案例。一位 19 岁女性患者，左腿先天性畸形，自幼脚尖从未着地，依靠右腿跳跃行动，如图 1.56(a)所示。2011 年在上海交通大学医学院附属第九人民医院就医。通过 CT 设备，获得了左腿患病骨骼的三维模型［见图1.56(b)］。但由于组织缺损和畸形情况过于复杂，依据 CT 显示模型无法准确地确定手术方案。中国工程院院士戴尅戎利用三维打印模型［见图1.56(c)］，清晰地看到膝关节完全没有发育成型，胫腓骨呈三维空间扭曲状态。由于三维打印模型提供了直观的信息，从而制订出完整的手术规划，并亲自主刀完成了手术［见图(d)］。图(e)是该女青年三年后的状态，可以不依靠拐杖自由行走和上下楼梯，生命质量获得极大的提高。

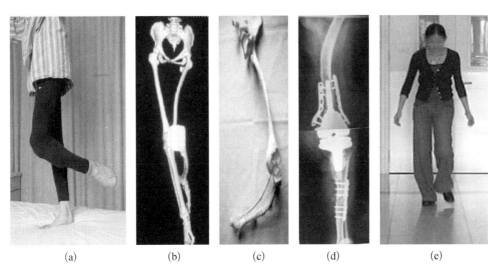

(a)　　　　　(b)　　　　　(c)　　　　　(d)　　　　　(e)

图 1.56　依据 3D 打印模型制订手术规划的成功案例

1.4.3　个体化植入物数字制造

　　人的骨骼结构存在着很大的个体差异,标准化的人工关节、接骨板等骨科植入物不能适用于所有的病人。计算机辅助手术规划使治疗方案更细致和个体化,通常会引发出对个体化植入物的需求。它们可能是对市场上现有植入物的局部结构延伸,也可能是根据手术方案的需要,完全个体定制的产品。这种情况通常发生在肿瘤、畸形、翻修等关节置换术患者。对于骨缺损患者,由于损伤的随机性,修复体通常是个体化的。总的说来,按病损骨解剖形态和力学功能重建要求进行个体化植入物设计、施行个体化手术治疗是骨科临床技术的发展方向。过去由于制造技术的限制,制造业普遍采用大批量、流水线生产模式,一个产品只有大量生产方能盈利。今天,数字制造技术的发展,制造设备已柔性化,完全根据输入数据加工,满足产品的个体化和快速供应需求。在这一技术背景下,植入物的个体化、低成本生产已成为可能。

　　自 1985 年起,上海交通大学医学院附属第九人民医院骨科戴尅戎院士和上海交通大学王成焘教授合作,开展个体化人工关节和骨科植入物 CAD/CAM 技术与临床手术研究,构建了完整的技术系统,通过产业化完成了一批个体化人工关节和植入物置换手术,成果获 2004 年国家科技进步奖二等奖。通过产业化,建立了持产品注册证、专业生产个体化骨科植入物的产业。图 1.57 是标准系列产品结构延伸型个体化髋臼,其上方在术中植骨后需要用一耳状结构遮挡固定,由于耳部尺寸、方位因人而异,只能按个体化要求定制生产。图 1.58 是针对一肩胛骨和肩关节完全损伤的患者设计制作的植入物系统,此时不仅需要考虑解剖形态,而且需要对生物力学功能恢复做出周密的考虑,属完全根据医生个体化手术治疗要求定制的植入物。

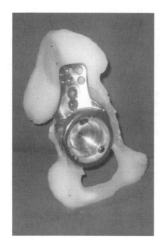

图 1.57　个体化髋臼

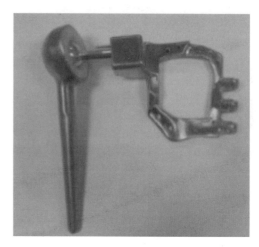

图 1.58　个体化肩胛骨和肩关节修复系统

在国外，英国的 J. Hua 等长期从事个体化人工髋关节的定制服务[52]，已为全世界提供了数千例个体化人工髋关节，在国际骨科学界具有很高的知名度。意大利 Marco Vicecontia 等也建立了一个工作平台[53]，提供个体化髋假体设计服务。

目前，国内外个体化骨科手术流程基本相同。首先，医生确定该患者必须采用个体化植入物进行手术；然后建立手术部位三维数字模型，确定手术规划及植入物的概念设计；由工程师与医生合作在计算机中完成技术设计（CAD）；利用数控加工设备进行制作（CAM）；对植入物做后续处理，交付临床使用。个体化植入物数字制造的详细流程在本书第 17 章专门阐述。金属直接三维打印技术的出现为硬组织外科植入物的快速制作提供了革命性的技术支撑，将有力推进个体化植入物的临床应用。

1.4.4　实现精准手术的导板、导航和手术机器人技术

1. 手术导板

三维打印技术的出现，使个体化手术导板的快速制作和临床应用成为可能。目前，手术导板大体分为两类：

1）结构与使用目标定型的导板

图 1.59 是昆明军区总医院陆声医生提出的脊柱椎弓根钉植入用导板[54]。在建立了脊柱相关节段的三维模型后，通过手术规划确定入钉点、钉道方位与深度［见图 1.59（a）］，导板的结构与定位面设计经研究基本定型［见图 1.59（b）］，然后通过三维打印设备快速制作手术导板，供临床使用［见图 1.59（c）］。

图 1.60 所示是人工膝关节置换导板。对患者 CT 图像进行处理建立下肢三

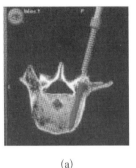
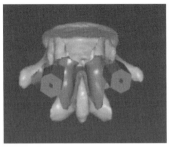
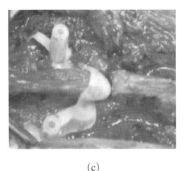

(a)   (b)   (c)

图 1.59 椎弓根钉植入导板[54]

维模型后,通过手术规划确定力线。选定关节假体产品,在计算机中按力线放置到位,从而确定第一切割基准面。根据假体产品和第一基准面切割模板的结构,确定引导切割模板的克氏针入钉点位置与方位,据此设计手术导板并打印,如图1.60所示。目前,世界各人工膝关节厂商都在自己产品的售后服务中提供相应的个体化导板服务,是国内厂商必须关注的动向。

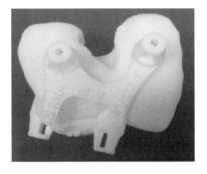

图 1.60 人工膝关节置换导板

2) 结构完全根据个体手术需求的导板

图 1.61(a)是广州军区广州总医院丁焕文医生案例[54]。对一骨盆肿瘤患者,通过三维建模和手术规划,决定对肿瘤部位大范围切除,然后从志愿者捐献的同种异体骨上截取轮廓相同的骨块镶补,使用上海晟实医疗器械科技有限公司提供的个体化植入物连接固定[见图 1.61(a)]。为了

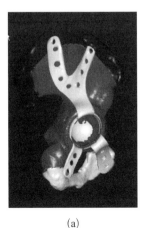
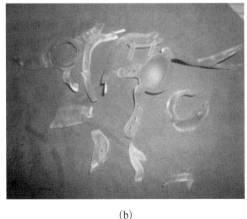

(a)   (b)

图 1.61 根据手术规划而特殊设计的切割导板[54]

保证镶补的接缝密切贴合,这项手术只有通过医生自行设计的一系列导板[见图 1.61(b)]方能完成。

2. 手术导航

基于患体图像引导的手术导航技术是实现手术精确化的重要手段。手术导航系统的主要功能是将术中患体和手术器械的位置准确、实时地显示到计算机屏幕上,医生通过观看屏幕中的患体和器械,按照规划制定的路径方位施行手术,如图 1.62 所示。

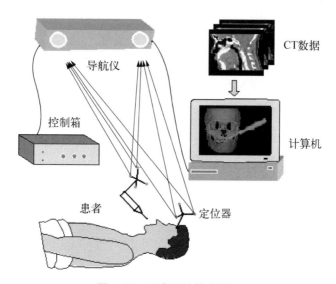

图 1.62　手术导航基本原理

手术导航技术的优点:

(1) 利用计算机图形的丰富功能,使医生得以看到通常肉眼不能直接看到的患体深层解剖结构,或被遮挡的手术部位,提高了手术操作的主动性和安全可靠性。

(2) 使医生得以掌握手中工具的术中位置以及与周边组织的位置关系,得以按照术前规划的、通常标明在患体上的路径或方位操作,保证手术按规划精确地执行。

(3) 由于具备上述两项功能,使很多手术得以实现微创化。

图 1.63(a)所示是史赛克公司推出的手术导航设备。图 1.63(b)是上海交通大学与江苏常州久信医疗器械公司合作开发的手术导航设备。它们都由红外光学定位器、计算机和显示屏幕组成。

患体和手术器械空间精确定位是该技术的核心,目前有红外光学定位、电磁定位和超声定位三种。红外光学定位技术采用立体视觉原理,用两个呈一定角度设

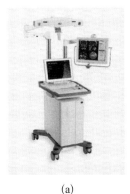
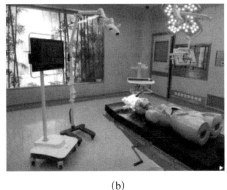

(a)   (b)

图 1.63 手术导航设备

置的红外摄像机捕捉空间一个红外光点的位置坐标,该光点可以是红外发光二极管,也可以是在外界红外光源照射下反射红外光的小球,据此分为主动型和被动型红外光学定位系统两类。这种系统只认知红外光,不受室内其他光线的干扰,是目前使用最广泛的定位技术,但必须保证使用中的红外光线不受遮挡。电磁定位是在手术床区域设置 X、Y、Z 三个定向电磁感应线圈,用于确定空间的一个铁磁体的位置坐标,其优点是没有光线遮挡问题,可以深入到人体内部,缺点是容易受到周边电磁场的干扰。超声定位技术主要利用手术室超声系统能够在术中成像的优点,实现患体的术中建模与定位,但成像质量较差,目前全世界还处于研究阶段。

在手术中,对显示在计算机屏幕上的患体有三种不同类型的需求,从而形成不同的临床导航技术:

(1)只需要患体上的某些特征点。这种导航技术用在人工膝关节置换术等术中开放较大的骨外科手术中,医生在术中用定位探针点取若干解剖特征点的空间坐标,并将其注册到计算机屏幕中,通过同样被注册到屏幕中的手术器械,相互参照引导摆锯切割。

(2)需要患体的三维数字模型。这是目前使用最多的图像引导手术导航技术。术前在影像科摄取患体 CT、MRI 影像,通过图像处理建立患体三维模型输入计算机中。术中通过现场患体和计算机中的患体模型配准技术,将现场患体注册到计算机中实现导航。当手术对象为三维骨组织时主要使用这类技术,如颅颌骨整形手术、颧骨种植手术等。

(3)需要患体的术中 X 射线、CT 或 MIR 影像。利用术中 C 型臂 X 射线机摄取患体术中 X 射线影像,利用 C 形臂上带有空间定位标志点的定位校正靶获取该影像的空间位置并注册到计算机屏幕上,以此为依据引导手术工具。这种方法目前用于椎弓根钉植入、髓内钉植入等手术中。目前,数字化、一体化 CT、MRI 手术室是最先进的导航手术室,通过手术室现场摄取 CT、MRI 影像数据和建模,用导航系统对模型的空间位置定位,并将其注册到计算机屏幕上,可以实现手术现场 CT、MRI 影像导航,避免患者手术部位在影像科摄取时和手术现场置于手术床上时引起的各种差异,以及术中软组织变形引起的导航误差。

目前,德国、日本、美国等一些国家的医疗器械著名厂商,如德国 Brainlab 公司开发出的各种手术导航设备,主要应用在骨科、颌面外科、耳鼻喉科、神经外科、脑肿瘤、肝脏等一些手术中。

手术导航技术在国内外传统骨科手术中的推广应用并不顺利,因国外初期推出的导航技术,如人工髋关节、膝关节置换导航手术所带来的临床优点并不十分显著。但在神经外科、口腔科、五官科、整形外科中,术中导航成为重要的临床数字技术,是医生实现精确、微创外科手术创新开发的重要手段。

这里通过上海交通大学医学院附属第九人民医院开展的导航手术案例,说明导航的临床意义。

(1) 提高手术可靠性案例。一女性做下颌角美容修整手术[见图 1.64(a)]。利用手术规划软件完成切除规划[见图 1.64(b)]。尽管该手术通过口腔进行,但在导航设备屏幕中可以清楚看到手术工具与规划路径的位置关系[见图 1.64(c)],从而大大提高手术可靠性。图中同时给出手术现场与患者术后效果。

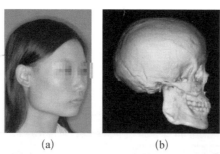

(a)　　　　　　　　　　　(b)

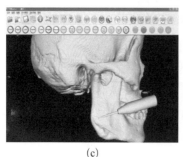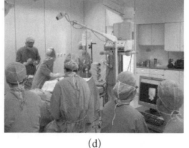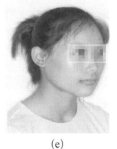

(c)　　　　　　　　　　(d)　　　　　　　　　(e)

图 1.64　下颌角整容导航手术案例

（2）提高手术精度案例。在规划中确定固定上颌骨修复体的颧骨种植钉方位［见图1.65(a)］，利用导航技术实现了术中种植钉的精准植入［见图1.65(b)］，这项手术无导航很难进行。

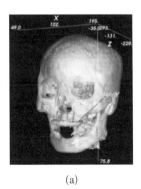 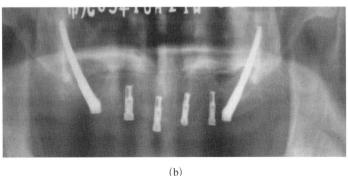

(a)   (b)

图1.65　上颌颧种植导航手术

（3）微创手术案例。在图1.66所示部位长期留存一金属异物，导致患者老年时疼痛就医。研究发现因异物已被软组织包埋，开放手术很难发现，所以决定使用导航技术。在导航屏幕中异物位置清晰展现［见图1.66(a)］，通过导航定位探针指示，用内窥镜取出，实现微创手术［见图1.66(b)］。

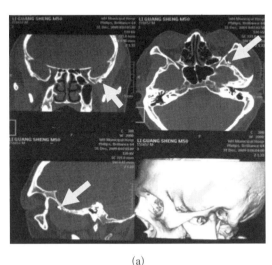 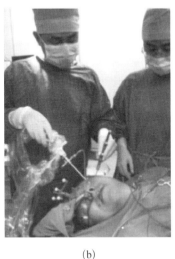

(a)   (b)

图1.66　微创异物取出导航手术

目前，中国骨科医师正结合自身的临床实践，把导航技术应用到手术创新中，相信它必然会按事物螺旋发展的规律，以新的技术内容重新回到骨科中来。

3. 手术机器人

医用机器人分为手术机器人、护理机器人和康复机器人三种。外科手术机器人将帮助医生完成人手难以直接完成的手术操作。

第一个骨科手术机器人商用系统是 Integrated Surgery Systems 公司开发的"ROBODOC"髋关节手术机器人，后来又开发出用于膝关节置换手术的"ROBODOC"系统[见图 1.67(a)]，并于 2000 年 3 月在德国进行了首例机器人辅助膝关节置换手术。"ROBODOC"的每根轴和腕部都装上了力传感器。机器人手臂的末端安装了高速回转的铣刀，能对股骨和胫骨进行精确的切割成形。系统配备一套独立的术前规划制订系统，称为"ORTHODOC"，它可以基于一系列 CT 扫描数据完成病损关节与骨的三维造型，然后与假体的数字模型在计算机中进行装配，对假体的位置和方向进行调整，直到医生满意为止。根据最后得到的安装位置，系统自动生成机器人的运动顺序与路径。术中患者腿部固定在机器人基座的固定支架上，若腿部相对于机器人有超过 2 mm 的运动，系统就会自动停止手术。在使用中，医生打开膝关节，与普通手术一样完成膝关节切除准备。随后，机器人末端的高速旋转铣刀按术前计划切出与假体表面相配合的形状，并通过计算机实时显示操作的全过程。ROBODOC 存在着几个待解决的关键问题：首先，采用基于机器人的装夹形式，术中患者的腿无法根据手术要求进行位置的随意更换，医生只能在不熟悉的姿态下进行工作；其次，这种装夹造成了系统实时性下降，在术中患者腿部会有几次调整，视觉系统需采集患者与机器人工具新的相对位置，对机器人的位置做相应调整，系统必须暂停调整后才能继续手术；最后，当患者腿部发生意外移动，系统便会报警、暂停。这一现象在手术中的频繁出现造成了手术时间加长，患者失血量增加。为此上海交通大学计算机系开发了可实时跟踪患者体位的膝关节手术机器人系统[见图 1.67(b)]。

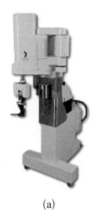

(a)

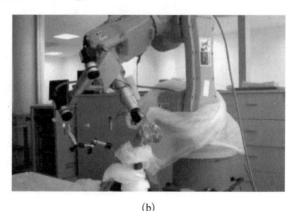

(b)

图 1.67　膝关节置换手术机器人

瑞士 PI 公司于 2001 年推出了命名为 Galileo 的系统，用于辅助膝关节置换手术（见图 1.68）。该系统与术中导航系统联合使用，首创了将小巧的机器人固定在股骨上的定位方式，使机器人与患体在同一牵连坐标系中运动，彻底解决了由于术中人腿移动造成系统重新校准的问题。同时，由于系统中机器人不承担切割功能，仅仅引导医生摆锯对病骨进行切割运动，从而大大提高了系统控制响应速度。

目前，研发骨科机器人的还有：伦敦 Imperial College 开发的 ACROBOT 膝关节手术系统；香港中文大学研发的手术导航机械臂，用于骨盆骨折的髂骨经皮螺钉固定、骶骨螺钉固定、股骨颈空心螺钉及髓内钉远端交锁等手术；

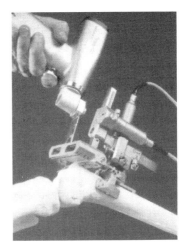

图 1.68 瑞士 PI 公司的 Galileo 膝关节置换手术机器人系统

Mazor 公司于 2001 年推出的小型并联脊柱外科机器人 Spine Assist，其高度约 70 mm，质量仅约 200 g，可直接安装在骨骼上，显著提高了脊柱手术中的椎弓根钉与椎板关节突螺钉安置的定位精度和稳定性，该系统已经获得了 FDA 认证。

自 2005 年 5 月起至 2006 年 3 月，北京积水潭医院利用自主研发、基于 ASDL/ISDN 网络平台的主从式远程外科机器人，在经过严格训练和成功完成模型骨、尸体模拟实验的基础上，选取了 7 例闭合胫腓骨骨折患者开展北京与石家庄、北京与延安之间的异地远程胫骨骨折闭合复位、带锁髓内钉内固定手术。结果显示，自主研发的远程骨科机器人手术系统安全有效，为远程外科机器人在创伤骨科中的应用搭建了实用、安全的技术平台。

在普通外科领域，机器人辅助手术获得了很大的发展，如目前在全世界广泛推广应用的美国达·芬奇机器人手术系统，获得 FDA 批准，在 2000 年应用于临床。相信该领域的推广应用，今后会反馈到骨科，进一步推进骨科手术机器人的发展。

1.4.5 手术室信息集成技术

手术室是医生实施手术规划的工作室，所有临床数字技术大多将在手术室付诸实现。在数字时代，医生对手术室的信息化提出更高的需求：

（1）希望在手术中随时调用患者的 PACS、HIS 和手术规划信息。

（2）希望在手术中随时与外界进行视频、音频信息交互，包括针对学员或远方专家的通讯。

（3）希望手术室所有设备实现可编辑的集成显示，并按医生的愿望实现反馈控制。

（4）由于现代化手术设备大量进入手术现场，医生希望有一个设备与手术室整合为一体的、人机界面简捷、易掌控的手术环境。

今天，所有这些都可以在数字化手术室实现。国外著名手术器械公司纷纷推出数字化、一体化手术室。国内企业同样开发出同类产品。图1.69为江苏常州久信医疗科技有限公司与上海交通大学合作开发并推入市场的数字化手术室，现取得良好的销售业绩。

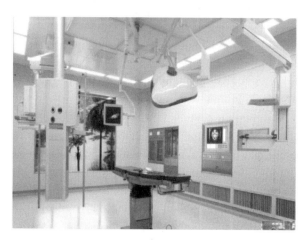

图1.69　久信医疗器械公司的数字化手术室

目前，数字化手术室正在进一步发展：

（1）融导航与机器人于手术室一体，图1.70为史赛克医疗器械有限公司的导航手术室，导航设备置于手术室吊臂，融入一体化手术室，共用统一的显示与控制系统。我国多家医院装备了这种手术室，用于椎弓根钉植入等骨科手术。

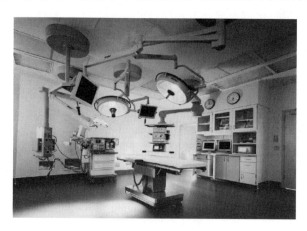

图1.70　史赛克导航一体化手术室

（2）实现 CT 或 MRI 一体化。如图 1.71 所示为美敦力公司推出的融入 CT 或 MRI 设备的一体化手术室,实现患者现场 CT/MRI 成像和建模,克服了患者影像科拍摄体位与手术现场体位不一致、从而需要进行复杂配准的缺点。

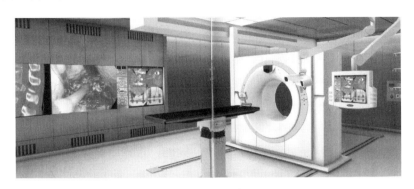

图 1.71 国外 CT/MRI 一体化导航手术室

1.4.6 计算机辅助术后评估与康复规划

计算机辅助技术在术后康复治疗领域获得越来越广泛的应用,包括利用专业手术评定软件对手术效果进行评估;在人体生物力学理论和测量技术的基础上,利用计算机技术确定患者术后功能恢复程度;辅助医生制订科学的康复规划,特别是和康复机器人一体化的康复训练计划;定量检测康复治疗效果,使患者得到有效的康复。

1. 生物力学手段的应用

根据运动测量数据和进一步的生物力学分析,可以制订科学的康复规划:

（1）将测量所得关节运动与正常人体运动数据进行对比,找出之间的差异,从而发现哪一个关节、哪一个方向的运动没有到位,并分析其原因。

（2）在关节置换手术之前对患者进行运动测量,术后再进行一次测量,对比两次测量数据,可以对手术效果做出定量评定,并据此考虑康复措施。

（3）应用运动测量、足底力测量、肌电信号测量等数据,进行人体动力学分析,根据关节力、肌肉力数据,判断导致患者运动偏离正常,或运动失稳的肌肉力因素,制订指向性的康复训练方案。在这种情况下,康复机器人将发挥重要的作用。

（4）定期进行测量,通过数据对比,对康复治疗效果做出评估。

图 1.72 所示为上海交通大学工作案例。通过对患者进行步态运动测量［见图 1.72(a)］,获得其关节角度和脚底力变化曲线。通过和数据库中正常人典型步态运动关节角度［见图 1.72(b)］、脚底力曲线进行对比［见图 1.72(c)］,可以发现患者安装假肢后步态与正常人步态之间的差距,从而制订相应的康复规划。

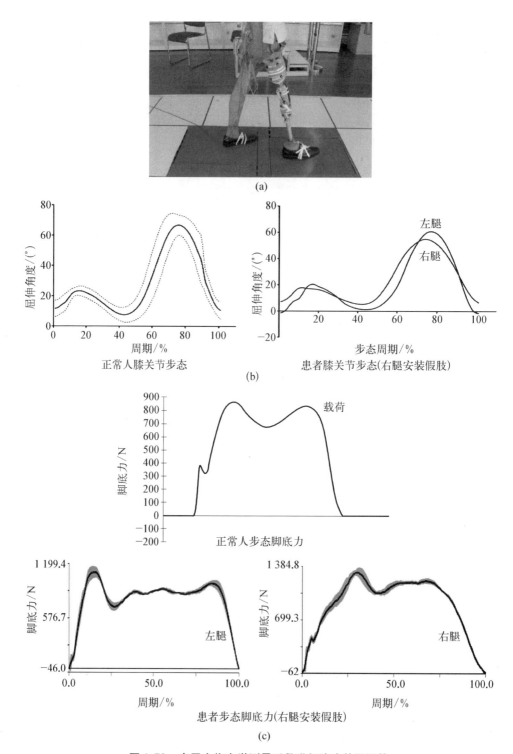

图 1.72 应用生物力学测量手段进行治疗效果评估

2. 康复、护理机器人的临床应用

机器人在康复领域同样具有重要的作用,特别是辅助患者完成自身或护理人员难以持久进行的护理行为。近年来,治疗型康复机器人的研究取得了重要进展,如辅助神经肌肉康复训练的各种机器人和脑神经康复机器人等,它们可以按照医生制订的康复规划,准确地、持久地帮助患者完成康复动作,定向进行人体某一部分、某些功能、某组肌肉的康复训练。护理机器人一般用来辅助护士完成相关的护理工作,如在手术室和病房之间搬运患者;协助患者保持术后的姿势;帮助患者翻身、入浴、如厕;传送和投递食物、药品或医疗器械等。

国外开展康复机器人的研究已有相当长的时间,如 20 世纪 60 年代初期出现的第一台康复机器人 CASE;早期法国 CEA 公司开发的 MASTER 系统;美国 Tolfa Corporation 开发的 DEVAR 系统;英国 Oxford Intelligent Machines 开发的 RAID 系统;日本东京大学 S. Tachi 教授在 MIT 日本实验室开发的移动式康复机器人 MELDOG 等。

1.4.7 虚拟手术训练系统

随着医疗事业的发展,医学教育与手术培训的规模日益扩大,但在现代伦理学的监管下,可供学员手术训练的尸体来源日益紧张,因此基于虚拟现实技术(Virtual Reality, VR)的医学虚拟手术训练系统应运而生,成为数字医学领域的一个研究热点,并成为临床数字医学技术体系中的重要一环。

目前,基于虚拟现实的手术培训系统的应用范围主要集中在腹腔镜、胃镜、气管镜、关节镜等内窥镜手术,以及心血管疾病导管介入手术等微创手术。理想中的虚拟手术培训系统应实现如下功能:

(1)医生通过系统中的三维显示,可以看到如同真实一般的患者和患体组织。

(2)通过手持器械与屏幕中虚拟器械之间的联动,可以对虚拟患体施行手术操作。

(3)通过力反馈系统,医生可以感受到如同真实手术中的触觉和操作力度。

(4)作为今后发展,还希望系统能仿真流血、气味等真实手术环境,给医生完美的身临其境的感觉。

这里关键技术包括以下两点:

(1)高仿真度组织器官物理模型的建模。通过参数设置,包括黏弹性、各向异性、非线性等,真实反映器官组织在外力作用下产生的物理反应(如变形),从而达到现象模拟的真实感。

(2)基于几何模型和物理模型的手术仿真。包括基于几何模型的碰撞;基于物理模型的器官组织形变、破裂仿真;基于物理模型的力学仿真与反馈力;以及基于几何模型的虚拟场景绘制等。

国外目前涌现出一批虚拟手术训练系统生产厂商,如 Fifth Dimension Technologies (5DT);Virtalis (formerly Virtual Presence Ltd.)等。

笔者对口腔颌面外科虚拟手术进行了研究,并取得初步成果。图 1.73 所示为所研发的系统,它可以让学员按课件要求模拟口腔外科中的颌骨切割和钻孔操作。该系统进一步被脊柱外科专家用于开发高难度颈椎手术的培训系统研发中。

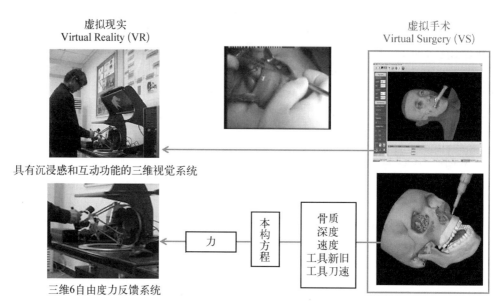

图 1.73　上海交通大学研发的虚拟手术系统

虚拟手术技术在骨科具有广阔的发展前途。未来,对于一些高难度、高复杂性的个体化手术,有望首先在虚拟环境中进行详细的演练分析,优化后实施于临床。

参考文献

[1]　郭光文,王序.人体解剖彩色图谱[M].北京:人民卫生出版社,1986.

[2]　王成焘.人体生物摩擦学[M].北京:科学出版社,2008.

[3]　Mow V C, Kuei S C, Lai W M, et al. Biphasic creep and stress relaxation of articular cartilage in compression: theory and experiments [J]. Journal of Biomechanical Engineering, 1980, 102: 73 - 84.

[4]　Hansen J T. 奈特人体解剖图卡[M].胡海涛,李月英译.北京:人民卫生出版社,2004.

[5]　Nordin M, Franked V H. 肌肉骨骼系统基础生物力学[M].邝适存,郭霞译,北京:人民卫生出版社,2008.

[6]　Rüedi T P, Buckley R E, Moran C G. AO principles of fracture management[M]. 2nd ed. Stuttgant: Thieme, 2007.

[7] Browner B D，Levine A M，Jupiter J B，et al. Skeletal trauma：basic science，management，and reconstruction[M]. 3rd ed. Amsterdam：Elsevier Science，2003.

[8] Canale T S，Beaty J H. Campbell's Operative Orthopaedics[M]. 12th ed. Amsterdam：Elsevier Mosby，2013.

[9] Moon M S，Choi W T，Moon Y W，et al. Brooks' posterior stabilisation surgery for atlantoaxial instability：review of 54 cases[J]. Journal of Orthopaedic Surgery，2002，10(2)：160 - 164.

[10] Claybrooks R，Kayanja M，Milks R，et al. Atlantoaxial fusion：a biomechanical analysis of two C1 - C2 fusion techniques[J]. The Spine Journal，2007，7(6)：682 - 688.

[11] Ratliff J K，Cooper P R. Cervical laminoplasty：a critical review[J]. Journal of Neurosurgery：Spine，2003，98(3)：230 - 238.

[12] Zindrick M，Harris M B，Humphreys S C，et al. Cervical disc arthroplasty[J]. Journal of the American Academy of Orthopaedic Surgeons，2010，18(10)：631 - 637.

[13] DiPaola C P，Molinari R W. Posterior lumbar interbodyfusion[J]. Journal of the American Academy of Orthopaedic Surgeons，2008，16(3)：130 - 139.

[14] Schulte K R，Callaghan J J，Kelley S S，et al. The outcome of Charnley total hip arthroplasty with cement after a minimum twenty-year follow-up. The results of one surgeon[J]. J Bone Joint Surg (Am)，1993，75：961 - 975.

[15] 戴尅戎. 现代关节外科学[M].北京：科学出版社，2007.

[16] 邱贵兴，戴尅戎.骨科手术学[M].第三版.北京：人民卫生出版社，2005.

[17] Amstutz H C，Le Duff M J. Hip resurfacing：a 40-year perspective[J]. HSS J. 2012，8(3)：275 - 282.

[18] Wiley K F，Ding K，Stoner J A，et al. Incidence of pseudotumor and acute lymphocytic vasculitis associated lesion (ALVAL) reactions in metal-on-metal hip articulations：a meta-analysis[J]. J. Arthroplasty，2013，28(7)：1238 - 1245.

[19] Leadbetter W B. Patellofemoralarthroplasty in the treatment of patellofemoral arthritis：rationale and outcomes in younger patients[J]. Orthop. Clin. North Am.，2008，39(3)：363 - 380.

[20] 何一成，周勇.骨缺损的治疗进展[J].医学信息，2000，13(6)：345 - 346.

[21] 胡志琦，杨兴海，肖建如.骨移植材料研究进展[J].国际骨科学杂志，2012，33(3)：189 - 191.

[22] 王新卫，张俊，王志伟，等.带血管腓骨小头骨骺移植治疗先天性桡骨缺如 15 例报告[J].中国矫形外科杂志，2000，7(11)：1126 - 1127.

[23] 陈光兴，周仲安.半环槽外固定架治疗先天性尺骨缺如畸形 1 例[J].中国矫形外科杂志，2003，11(17)：1220 - 1221.

[24] 张湘生，刘春峰，黎志宏，等.骨痂延长术治疗先天性腓骨缺如附 7 例报告[J].中国现代医学杂志，2004，14(12)：105 - 107.

[25] 孙殿章，张连德，胡鹏飞.先天性胫骨大部缺失治疗一例[J].中华小儿外科杂志，2006，27(7)：

391 - 392.

[26] 王祝民,马秉珺,江龙河.带血管游离腓骨移植加钢板内固定治疗先天性胫骨假关节[J].中医正骨,2012,24(10):46 - 48.

[27] 丁真奇,高俊,康两奇,等.钢板结合异体骨板治疗先天性胫骨假关节5例随访[J].中国矫形外科杂志,2007,15(1):32 - 33.

[28] 姬亚锋.先天性双侧髌骨缺如1例[J].浙江临床医学,2008,(1):30.

[29] 崔惠军.先天性手裂伴部分腕骨缺如1例[J].包头医学院学报,2000,16(14):382 - 383

[30] 齐树青,陈渊辉,陈明源.罕见先天性第1掌骨缺如并重复拇指畸形1例[J].中国临床解剖杂志,2011,29(2):196.

[31] 刘军,陈志刚,强永乾.先天性腓骨跗骨跖趾骨缺如和胫骨发育不全1例[J].中国医学影像学杂志,1998,6(4):298.

[32] 赵玉娟,仉建国.先天性脊柱侧后凸畸形的治疗现状[J].中国骨与关节外科,2012,5(2):179 - 184.

[33] 束志勇,查振刚,刘宁,等.全膝关节翻修术中骨缺损的治疗进展[J].中国矫形外科杂志,2008,16(24):1879 - 1882.

[34] 俞广,王继芳.人工全髋关节置换术后髋臼缺损的治疗进展[J].军医进修学院学报,2006,27(1):77 - 79.

[35] Gross A E, Hutchison C R, Alexeeff M, et al. Proximal femoral allografts for reconstruction of bone stock in revision arthroplasty of the hip[J]. Clin Orthop Relat Res, 1995, 319:151 - 158.

[36] Toh C L, Jupiter J B. The infected nonunion of the tibia[J]. Clin Orthop Relat. Res. , 1995, 315:176 - 191.

[37] 秦泗河,李刚. Ilizarov 理论与技术的起源、发展与传播史[J].中国骨与关节外科,2010,3(5):417 - 423.

[38] Keating J F, Simpson A H, Robinson C M. The management of fractures with bone loss [J]. J Bone Joint Surg. Br. , 2005;87(2):142 - 150.

[39] Rose F R, Oreffo R O. Bone tissue engineering: hope vs hype[J]. Biochemical and Biophysical Research Communications, 2002, 292(1):1 - 7.

[40] Gerber A, Gogolewski S. Reconstruction of large segmental defects in the sheep tibia using polylactide membrances: A clinical and radiographic report[J]. Injury. 2002, 33(2):43 - 57.

[41] Urist M R, Iwata H, Ceccotti P L. Bone morphogenesis in implants of insoluble bone gelatin[J]. Proceedings of the National Academy of Sciences of the United States of America, 1973, 70(12):3511 - 3515.

[42] Urist M R, Mikulski A, Boyd S D. A chemosterilized antigen-extracted autodigested alloimplant for bone banks[J]. Archives of Surgery, 1975, 110(4):416 - 428.

[43] Brook I M, Hatton P V. Glass-ionomers: bioactive implant materials[J]. Biomaterials,

1998，19(6)：565 - 571.

[44] Brook I，Craig G T，Hatton P N，et al. Bone cell interactions with a granular glass-ionomer bone substitute material：in vivo and in vitro culture models[J]. Biomaterials，1992，13(10)：721 - 725.

[45] 丁珊，李立华，周长忍. 新型组织工程支架材料[J]. 生物医学工程学杂志，2002，19(1)：122 - 126.

[46] Peppas N A，Langer R. New challenges in biomaterials[J]. Science，1994，263(5154)：1715 - 1720.

[47] Gao K，Chen S Y，Wang L D. Anterior cruciate ligament reconstruction with LARS artificial ligment，A multicenter study with 3-to 5-year follow-up[J]. Arthroscopy，2010，26(4)：515 - 523.

[48] 陈世益，洪国威，戈允申，等. LARS 人工韧带与自体腘绳肌腱重建前交叉韧带早期临床疗效比较[J]. 中国运动医学杂志，2007，26(5)：530 - 533.

[49] Hamido F，Misfer A K，Harran H Al，et al. The use of the LARS artificial ligament to augment a short or undersized ACL hamstrings tendon graft[J]. The Knee，2011，18(6)：373 - 378.

[50] Parchi P D，Gianluca C，Dolfi L，et al. Anterior cruciate ligament reconstruction with LARS artificial ligament results at a mean follow-up of eight years[J]. Int Orthop. 2013，37(8)：1567 - 1574.

[51] Ghalayini S R，Helm A T，Bonshahi A Y. Arthroscopic anterior cruciate ligament surgery：results of autogenous patellar tendon graft versus the leeds-keio synthetic graft five year follow-up of a prospective randomised controlled trial[J]. Knee，2010，17：334 - 339.

[52] Hua J，Lguchi H，Walker P S. Accuracy of prediction of 3-D femoral canal shape from plain X-ray[J]. J Bone Joint Surg，OrthopProc，1992，74 - B (Suppl. Ⅱ)：183.

[53] Vicecontia M，Testiab D，Goria R，et al. HIDE：a new hybrid environment for the design of custom-made hip prosthesis [J]. Computer Methods and Programs in Biomedicine Journal，2001，2：137 - 144.

[54] 尹庆水，章莹，王成焘，等. 临床数字骨科学——创新理论体系与临床应用[M]. 北京：人民军医出版社，2011.

第 2 章　人体骨肌生物力学基本原理与方法

人体骨肌系统生物力学在本书中简称为人体骨肌生物力学。在总论中已对人体骨肌生物力学做了概述。本章将重点阐述与骨科植入物设计相关的人体骨肌系统运动学、动力学基础理论和研究方法。

2.1　人体骨肌系统运动学与动力学基础

人体运动是神经系统控制肌肉有节律收缩、驱动骨骼绕关节协同动作的结果，不仅可完成高度复杂的行为运动，而且具有很好的协调性。

人体运动信息是人体骨肌运动系统和神经控制系统等多方面综合功能的宏观反映，人体不同的运动功能障碍、疾病和康复水平在运动信息中都有所反映。对人体运动学的研究一直是机器人设计与智能控制、人机工程、虚拟仿真、康复工程、生物力学等多个学科领域研究的热点。

人体运动学的研究结果为人体动力学研究奠定了数据基础。人体行为运动过程中的关节力与关节力矩、各肌肉束中的肌肉力是各个领域研究者普遍关注的内容，它将由人体动力学加以解决。

本节重点阐述人体骨肌系统的运动学、动力学数值仿真分析方法及肌肉力预测算法。

2.1.1　人体骨肌系统的生物力学仿真建模

人体骨肌系统运动学和动力学仿真分析模型是进行运动学和动力学分析的基础，它可以用来进行各种行为运动的仿真分析；研究各种行为运动过程（如步态、跑、蹲、跪、上下楼梯等）中肌肉的协调作用；可以分析患者及运动异常人群与正常人骨肌系统肌肉受力的不同；分析临床外科手术如关节置换术对人体骨肌系统运动及动力学的影响等。

1. 骨骼几何模型的建立

人体骨肌系统几何建模的解剖数据主要来自冷冻切片[1-3]、X 射线断层扫描图像（computed tomography，CT）和磁共振成像（magnetic resonance imaging，MRI）等医学影像数据。通过图像处理技术，对 CT、MRI 和冷冻切片等图像数据进行坐标定义、分割、轮廓提取等操作，从二维医学图像数据中精确提取出目标组织轮廓线，在这些二维曲线数据基础上，进一步进行目标组织的三维几何建模。图 2.1 为图像处理与三维建模技术路线。

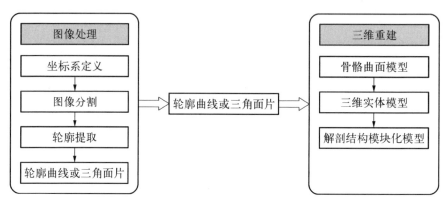

图2.1　人体骨肌系统解剖图像处理与三维建模技术路线

所建骨骼的三维几何模型如图 2.2 所示。骨骼模型可用于运动学和动力学分析的可视化显示，亦可用于骨骼三维有限元模型的建立、关节置换的几何仿真、关节置换术后的运动学分析等。

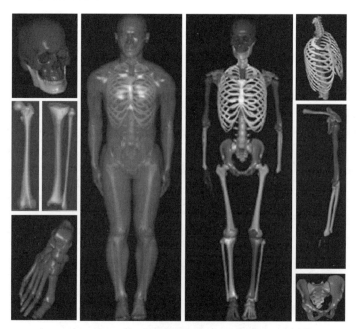

图2.2　人体骨骼三维几何模型

2. 肌肉线模型的建立

用人体肌肉系统几何模型直接参与力学计算过于复杂,在生物力学研究中通常将肌肉依据肌纤维在骨骼上的附着点建立肌肉力学虚拟线,通过这些肌肉力学虚拟线来替代实际的肌肉力的作用,如图 2.3 所示。

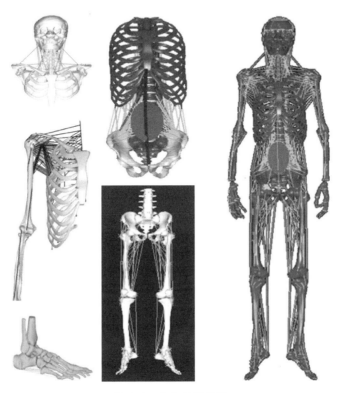

图 2.3　人体骨肌模型

肌肉力线的建模方法包括以下 4 种:① 直接在肌肉的起、止点间建立直线模型;② 根据环绕型肌肉的解剖特性在起点和止点之间建立一个固定的中间点作为代起止点,使肌肉的线模型通过起点、中间代起止点和止点,在人体运动过程中,肌肉通过代起止点伸缩;③ MPP 肌肉模型[4];④ 缠绕型的肌肉,这种缠绕型的肌肉需要预先定义如球面或圆柱面之类的曲面,并且肌肉在人体运动过程中能够一直缠绕在预先定义的曲面上[5]。

根据人体解剖学,在医生的指导下,结合文献对人体全身骨骼肌功能模型的起止点和代起止点定义[6],对起止点及路径上的经过点进行标记,建立肌肉线模型。由于肌肉大小、形态、肌纤维走向及附着点几何形状有着很大差异,在标记肌肉附着点时,不同形态特点的肌肉采用不同的原则和方法进行标记:

(1)肌肉路径由多少条曲线进行模拟主要是根据肌肉的力学作用和肌束的形

态特征。

(2) 某些肌肉的肌束形态特征比较明显且力学特性比较单一,如肱二头肌和肱三头肌。肱二头肌分别由长头和短头组成;肱三头肌包括外侧头、中头和内侧头。这种肌肉的路径划分基本没有争议。

(3) 某些肌肉覆盖面积比较大,力学特征比较复杂,肌肉的路径曲线有多种划分。如三角肌,主要分为前、中和后,有些文献用一根、四根或六根曲线表示,也有文献曾研究过当曲线数目达到某个值时,再增加曲线就没有意义了。

(4) 对于有宽大附着区(附丽面)的肌肉,若在其附着区范围内,无论标记在何处都不会明显影响肌拉力线的位置,则该肌附着点标记于附丽面的几何中心(如髂腰肌起点等)。

(5) 对于有宽大附着区的肌肉,若其附着点的标记会明显影响肌拉力线的位置,则该肌附着点应根据具体情况,用两个或三个点进行标记,以便说明肌肉不同部分肌纤维的各自功能(如臀大肌起、止点,臀中、小肌起点等)。

(6) 肌肉附着区较局限,肌肉纵轴走向为直线的肌肉,其附着点标记于附着区的几何中心(如长收肌等)。

(7) 若肌肉从起点到止点的走向为曲线,一般在肌肉路径上采取设置代起止点的方法进行标记,如髂腰肌、闭孔内肌、小腿前群肌、小腿后群深层肌等。必要时设置缠绕曲面。

根据以上基本原则,可以获得全身人体肌肉的力线表示,构成图 2.3 所示人体骨肌生物力学仿真模型。

3. 关节坐标系的构建

在对人体运动进行运动学或者动力学分析的时候,通常需要对各关节建立局部坐标系。目前,国际上有学者给出了推荐使用的、标准的人体各部位局部坐标系定义方法[7]。但是,该方法主要针对临床研究和应用,过于强调专业的解剖学知识。对于正常人体的运动学和动力学研究,这里给出一种更简单实用的局部坐标系定义方法,首先定义上肢和下肢的主要解剖学特征点,并通过这些特征点按照特定的原则构建主要关节的坐标系。

主要解剖特征点的相关定义和术语如图 2.4(a)所示,其中解剖学特征点的定义和术语参考相关的解剖学文献,并且按从活体和标准人体骨肌模型中容易提取的解剖特征点制订[8-10]。除 AC 点外,其他特征点命名规则为:前一个字母 L 取自英文单词 Lateral(代表外侧),字母 M 取自英文单词 Medial(代表内侧);后一个字母取自特征点所在关节英文名称的头一个字母。所有这些解剖特征点都很容易在活体和标准人体骨肌模型上辨认,而且是确定的很小区域中的点。图 2.4(b)为上肢手、前臂、上臂和肩,图 2.4(c)为下肢足、小腿和股骨的特征点。

骨骼	特征点	定　义
肩胛骨	AC	肩锁关节点
肱骨	LE	外上髁
肱骨	ME	内上髁
前臂	LW	桡骨茎突
前臂	MW	尺骨茎突
手	LH	第二掌骨外侧末梢
手	MH	第五掌骨内侧末梢
股骨	GT	大转子
股骨	LK	外上髁
股骨	MK	内上髁
小腿	LA	外踝
小腿	MA	内踝
足	LF	第二趾骨外侧末梢
足	MF	第五趾骨内侧末梢

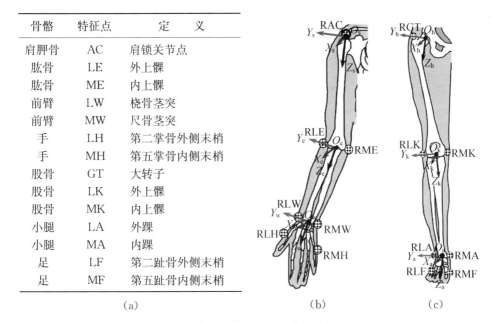

(a)　　　　　　　　(b)　　　　　　　　(c)

图 2.4　右侧肢体特征点及关节坐标系

(a) 特征点；(b) 上肢关节坐标系；(c) 下肢关节坐标系

(特征点的第一字母 R 表示右侧)

关节坐标系及相关术语定义见表 2.1[10]。

表 2.1　关节坐标系及相关术语

关节部位	肩关节坐标系 X_s,Y_s,Z_s	肘关节坐标系 X_e,Y_e,Z_e	腕关节坐标系 X_w,Y_w,Z_w	髋关节坐标系 X_h,Y_h,Z_h	膝关节坐标系 X_k,Y_k,Z_k	踝关节坐标系 X_a,Y_a,Z_a
坐标原点	O_s：与过 AC 的下垂线重合，确定方法不一	O_e：与 LE 与 ME 连线的中点重合	O_w：与 LW 和 MW 连线的中点重合	O_h：与左右 GT 连线重合，确定方法不一	O_k：与 LK 和 MK 连线的中点重合	O_a：与 LA 和 MA 的中线重合
X	X_s：由 LE、ME 和 AC 三点构成的平面的法线，方向指向前向	X_e：由 LW、MW 和 O_e 三点构成的平面的法线，方向指向前向	X_w：由 LH、MH 和 O_w 三点构成的平面的法线，方向指向前向	X_h：由 LK、MK 和 GT 三点构成的平面的法线，方向指向前向	X_k：由 LA、MA 和 O_k 三点构成的平面的法线，方向指向前向	X_a：由 LF、MF 和 O_a 三点构成的平面的法线，方向指向前向
Y	Y_s：由 Z_s 轴和 X_s 轴构成的平面的法线，方向指向右向	Y_e：由 Z_e 轴和 X_e 轴构成的平面的法线，方向指向右向	Y_w：由 Z_w 轴和 X_w 轴构成的平面的法线，方向指向右向	Y_h：由 Z_h 轴和 X_h 构成的平面的法线，方向指向右向	Y_k：由 Z_k 轴和 X_k 轴构成的平面的法线，方向指向右向	Y_a：由 Z_a 轴 X_a 轴构成的平面的法线，方向指向右向

（续表）

关节 部位	肩关节坐标系 X_s, Y_s, Z_s	肘关节坐标系 X_e, Y_e, Z_e	腕关节坐标系 X_w, Y_w, Z_w	髋关节坐标系 X_h, Y_h, Z_h	膝关节坐标系 X_k, Y_k, Z_k	踝关节坐标系 X_a, Y_a, Z_a
Z	Z_s： AC 与 O_e 的连线，方向指向 O_e	Z_e： O_e 与 O_w 的连线，方向指向 O_w	Z_w： O_w 与 O_m（LH 和 MH 连线的中点）的连线，方向指向 O_m	Z_h： GT 与 O_k 的连线，方向指向 O_k	Z_k： O_k 与 O_a 的连线，方向指向 O_a	Z_a： O_a 与 O_m（LF 和 MF 连线的中点）的连线，方向指向 O_m
轴线	上臂轴线： AC 与 O_e 的连线，即 Z_s 轴	前臂轴线： O_e 与 O_w 的连线，即 Z_e 轴	手轴线： O_w 与 O_m 的连线，即 Z_w 轴	股骨轴线： GT 与 O_k 的连线，即 Z_h 轴	小腿轴线： O_k 与 O_a 的连线，即 Z_k 轴	足轴线： O_a 与 O_m 的连线，即 Z_a 轴
长度	上臂长度： AC 与 O_e 的距离	前臂长度： O_e 与 O_w 的距离	手长度： O_w 与 O_m 的距离	股骨长度： GT 与 O_k 的距离	小腿长度： O_k 与 O_a 的距离	足长度： O_a 与 O_m 的距离

在国内外研究中，肩关节和髋关节坐标系原点的选择原则各家有所不同。

肩关节的坐标系原点主要选择在肩关节中心（shoulder center，SC）、盂肱旋转中心（glenohumeral rotation center，GH）或者肱骨头中心（humeral head center，HC）。从概念上讲，SC 的位置是作为肩关节坐标系原点最合理的位置，但肩部运动是一个多关节的复合运动，所以这点的位置很难确定。有学者从视觉上估测，通过 AC 点的空间坐标沿重力方向向下偏移 7 cm 来确定 SC 点的空间坐标[11]，显然偏移量及偏移方向的误差都会对 SC 点空间坐标的估测带来误差。作者在 CAD 软件上对一个标准模型 AC 点到盂下结节的空间距离度量的时候，发现 AC 点到盂下结节的空间距离不超过 5 cm。

髋关节的局部坐标系原点主要选择在髋关节旋转中心，而一般认为髋关节旋转中心在髋臼中心（亦称 AC）或者股骨头中心（FH）点。有学者采用 FH 点作为局部坐标系原点[12]，也有学者认为，一般情况下，髋臼中心和 FH 两点位置一样。

髋关节旋转中心的位置确定一般有以下 3 种方法：

（1）功能法[13,14]。认为股骨是绕髋关节回转中心作环转运动。因此在获得足够的股骨环转运动范围数据的情况下，可计算获得髋关节中心位置。这种方法是比较精确的，但是如果没有足够的运动数据，这种方法就很可能失效。

（2）预测法[15-17]。是通过分析活体盆骨的 CT、MRI 图像或者尸体盆骨样本，提取一些独立的几何参数构建回归方程来计算髋关节旋转中心的一种方法。这种方法在一定误差范围内使用还是很有意义的。

（3）触诊法。根据骨骼形态学，采用离 AC 或者 FH 很近且便于确定的虚拟标记点对旋转中心进行估测,有利于个性化参数测量,但无论是对活体还是模型而言,虚拟标记点本身位置的确定就存在误差,所以该方法的精度不高。

简单的确定髋关节旋转中心也可以根据大转子(GT)在冠状面方向偏离一定距离或者髂前上棘在横截面方向偏离一定距离来获得髋关节旋转中心的位置,但是误差无法控制。

无论是对活体还是模型而言,肩关节 SC、GH 和 HC 点空间位置的确定都是非常困难的,而髋关节旋转中心本身也是因为生物力学研究的需要假设为球窝铰链的中心。学者们深入研究,得出了定义人体局部坐标系的基本原则:

(1) 尽量是关节运动中心。

(2) 采用空间相对位置不变的三点构建局部坐标系。

4. 肌肉生理横截面积

肌肉生理横截面积(physiological cross-section area,PCSA)指横切某一块肌肉时所有肌纤维横截面面积的总和。它与最大肌肉力成正比。Fick 最早阐述了肌肉的最大收缩力与肌肉的生理横截面积之间具有一定的线性关系[18],即单位平方厘米的肌肉生理横截面积可以产生的肌肉力为 6~10 kgf,约为 50~100 N/cm²。此后 Morris 和 Ikai 对这一值进行了进一步的研究和修正[19,20],但总体数值范围仍在 40~100 N/cm² 中。正由于最大肌肉力与肌肉生理横截面面积之间的正比关系,因此获得肌肉生理横截面积将是肌肉力预测中的一个重要环节。在活体上很难测定肌肉的生理横截面,一般通过解剖测量或从医学图像获取生理横截面积。在实际使用中,通常计算肌肉的体积,然后除以肌肉的长度(不算肌腱的长度)得出肌肉的 PCSA 值,这是一种平均的肌肉生理横截面积的计算方法。

这里以标准人体冷冻切片图像数据为例讨论肌肉截面积的一种计算方法。首先根据冷冻切片图像计算肌肉的体积和长度,进而计算肌肉生理横截面积,计算公式如下:

$$PCSA_i = \frac{\cos \varphi_i \sum_{k=1}^{m} S_i^k h}{L_i} \tag{2.1}$$

式中,φ_i 为肌纤维角(下标 i 表示肌肉编号),取值为 15°[21],m 为冷冻切片数,S_i^k 为肌肉第 k 层切片的横截面面积,h 为切片厚度,L_i 为肌肉长度,如图 2.5 所示[22]。

对于不同个体,肌肉生理参数值往往相差较大,根据上述方法计算得到的标准人体骨肌系统生理横截面积不能直接用于实验对象的肌肉力预测。对于上肢来说,实验研究对象的肌肉生理横截面积必须根据人体测量学数据对标准人体肌肉生理参数进行缩放获得[23],其缩放因子为实验对象与标准人体骨肌系统臂围的比值。

要完成 PCSA 这项测量工作需要投入巨大的人力和消耗大量的时间。Stokes

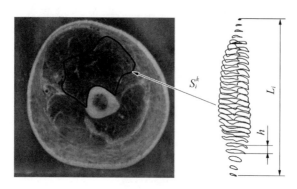

图 2.5 肱肌横截面外轮廓线

ⅠA 等对人体腹部肌肉的 PCSA 计算进行了研究[24]，分析比较他们的研究结果不难发现，PCSA 值的差异源于样本的身高和体重上的差别。目前国内还缺乏完整的人体胸腰部肌肉 PCSA 计算的研究，我国人体胸腹部肌肉的 PCSA 值可以根据 Stokes ⅠA 的研究值乘以 0.8 得到，这与两者研究样本的体重比基本相当。

目前广泛应用在下肢骨肌系统模型中的 PCSA 值主要基于 1983 年和 1990 年两篇文献中 5 个尸体样本的直接测量值[25,26]，但这一数据样本少，同时数据本身缺少样本自身信息，如年龄、性别、重量等，这使得我们无法利用这一数据对不同个体肌肉生理参数进行缩放，进而影响了肌肉力的准确预测。Ward 等对 21 个尸体样本中的下肢肌肉的肌纤维长度和生理横截面积进行了测量[27]，给出了更为翔实的下肢肌肉结构数据，为后续下肢模型中肌肉 PCSA 值的确定提供了重要参考。

5. 人体骨肌系统动力学仿真计算模型

人体骨肌系统动力学仿真计算模型分为无肌肉力元素的棍棒模型和含肌肉力元素的骨肌系统生物力学仿真模型两种。

1) 人体多刚体动力学棍棒模型

Hanavan 于 1964 年提出了一个 15 个刚体的人体模型[28]，该模型把人体分为头、上躯干、下躯干、大腿、小腿、足、上臂、前臂、手等共 15 个密度相同的实心刚体[见图 2.6(a)]。南非的 Hatze 于 1980 年设计了一种更为具体的人体模型[见图 2.6(b)][29]，他建立的人体模型是人体骨骼、肌肉、神经系统的综合模型。其中，对肌肉的功能、神经系统的传递等均建立了合适的力学模型，并以数学形式进行了描述。这样的模型在理论上的完整性、严密性显然优于普通的多刚体模型，且更接近于真实的人体特征。

通常一个多刚体系统有构件、约束、力和运动激励 4 个要素。构件可以是质点、质点系或刚体。约束通常指的是机构学中的运动副，典型的约束铰链有球铰链、万向节和转动副等。相邻刚体间还有一种连接方式，即使用弹簧、阻尼等无质

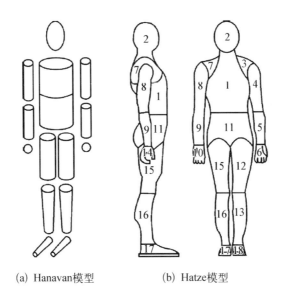

(a) Hanavan模型　　　　(b) Hatze模型

图 2.6　人体多刚体动力学棍棒模型

量力元件的连接(又称"力元")。力(矩)有外界作用在刚体上的力(矩),也有两个相邻刚体之间的内力(矩),如铰链约束反力(矩),有时还要考虑摩擦力。主动力可以是外力,也可以是内力。运动激励作用在运动副上,使它所连接的机构产生一定的运动。人在运动时受到外力和内力的综合作用,如地面摩擦力、器械或地面支撑力等,也有人体各部分的重力、关节两端的肌肉力等,根据仿真的实际目的,一般只需考虑部分的作用力。

　　基于人体多刚体力学仿真分析原理,人体模型可以简化为人体棍棒模型,如图 2.7 所示。棍棒模型是最简单的人体结构表示方法,它由点和线段组成,分别表示关节点和人体体段的中轴线。棍棒模型可用来指导对图像特征的拟合,如骨骼或体段的拟合,以获得人体姿态。通过运动捕捉系统采集受试者身上特征点位置所粘贴的标记点三维坐标,在运动分析软件中,可驱动棍棒模型分析人体运动信息(见图 2.8),也可以驱动人体骨骼模型或驱动角色模型,进行三维动画制作、虚拟仿真等。

　　2) 骨肌系统生物力学仿真模型

　　对肌肉力做理论分析的首要步骤是建立包含肌肉力元素的骨肌系统动力学模型[30]。

　　人们对交互式骨肌建模系统的研究始于 20 世

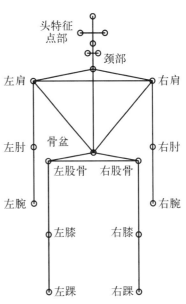

图 2.7　人体棍棒模型

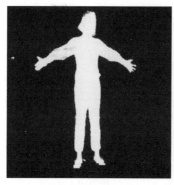 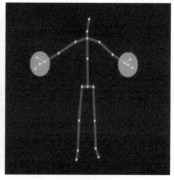

人体动作　　　　　　　　　　棍棒模型仿真

图 2.8　用棍棒模型显示人体运动

纪 90 年代初,现已形成了许多商业化的骨肌仿真建模软件,如 Anybody、SIMM。其中,SIMM 的全称为交互式骨肌建模软件(software for interactive musculoskeletal modeling),由斯坦福大学 NMBL 实验室等联合开发[31]。通过 SIMM,用户可以建立由骨骼、关节、肌肉、韧带等组成的骨肌模型,并对它进行各种分析。如计算力臂、肌肉和肌腱长度、肌肉力以及关节力矩等。用户还可以交互设定骨肌几何形状、关节运动学等参数,分析由此给其他参数和运动仿真等带来的影响。通过 Dynamics Pipeline 模块,以及 SD/FAST 软件,可以进行骨肌模型的动力学仿真。

国际生物力学学会(ISB)标准化委员会分别于 2002 年和 2005 年提出了一套关于人体骨肌系统坐标定义的标准[7]。这项标准包含了人体关节局部坐标系统和人体骨肌系统总体坐标系统的定义,目前已被国际生物力学界广泛使用。通过对人体踝关节、膝关节、髋关节、肩关节、肘关节等部分的局部坐标和相对运动关系的定义,通过坐标系统的变换以及人体结构的复杂变换和变形,从而实现人体关节的仿真建模与全身肢体部分模型的组装。

3) 标准模型的参数转换

尽管人体标准骨肌系统模型越来越完善,但如何将人体标准骨肌系统模型通过参数转换准确应用于活体进行动态分析,是运动学和动力学仿真分析需要解决的问题。

在实际工作中,按棍棒模型的规定在实验者皮肤表面贴上主动发光式刚体标记点。由红外摄像头捕捉到刚体、标记点的瞬时空间坐标后,仿真分析软件将根据实际标记点与标准棍棒模型标记点之间的对应关系,以及实际标记点之间的距离,自动将标准棍棒模型尺寸转化为实验者的实际尺寸,从而建立起针对受试者的棍棒模型。

在具有力线的骨肌系统生物力学仿真模型中,须将标准模型中力线附着点坐标转化为活体模型中的附着点坐标。人体运动过程中,骨骼和体段均是刚体,肌肉附着点在骨骼上的相对空间坐标值是不变的,即肌肉附着点在关节坐标系下的坐标不变。为了获得关节运动过程中,肌肉附着点随骨骼运动的空间位置变化,需要将肌肉附着点在标准模型世界坐标系 A 下的坐标值变换为其关节坐标系下的坐标值。然后根据骨肌模型上的关节坐标系与活体上的关节坐标系的 一对应的关系,最终将模型上关节坐标系下的附着点坐标值变换到活体世界坐标系 B 中任一时刻的坐标值。最后通过肌肉附着点随骨骼运动的空间位置变化分析运动过程中肌肉力线的变化状况[32]。

2.1.2　人体运动测量与运动学仿真分析

人体运动测量技术是随着摄影技术的出现而兴起的。人类起初用影像技术记录人体运动。1885 年,法国摄影师 Marey 采用连续照相技术,记录了跑步运动。随着计算机、传感等技术的飞速发展,出现了各种运动测量设备,如角度计(goniometers)、加速计(accelerometers)以及运动捕捉(motion capture)系统等。人体的运动除空间的三维位移以外,各关节还伴随着伸/屈,内旋/外旋,内收/外展三种旋转运动,这些基本参数今天可通过运动捕捉系统测量获得。

1. 运动捕捉系统

目前,世界上许多公司或研究机构开发了商业化的运动捕捉系统,并且在工业、科学研究和动漫制作等领域得到了广泛应用。根据运动捕捉原理的不同,通常将运动捕捉系统分为 3 类：机械式、电磁式和光学式。如 Animazoo 公司的 gypsy 机械式系统、Ascension 公司的 MotionStar Wireless 2 电磁式系统、Motion Analysis 公司的 HiRes 被动发光光学式系统和 NDI OPTOTRAKCERTUS 主动发光光学式系统。

机械式、电磁式和光学式这三种类型的运动捕捉系统都有各自的缺点：机械式系统由于电缆线和装备的沉重,影响了测试者的运动;电磁式系统容易受测试环境中的电波、铁磁性物质等干扰;光学式系统对光线敏感,常会采集到一些“伪”标记光点,从而产生噪声。同时标记光点容易被遮挡,造成数据丢失。

用运动捕捉系统可以测量物体在空间中的位置和运动方向,其被测对象可以大至人体运动小至面部表情。运动捕捉系统捕捉对象表面关键点(如解剖学标记点)的运动信息,用便于计算机处理的数据格式记录测量数据,经过实时或后期处理后,得到描述被测对象的运动参数。

2. 人体运动的测量内容

运动学参数包括：时间参数、空间参数、时空参数。它们有些通过直接测量,有些通过间接计算获得。

1) 时间参数

描述运动何时发生,整个运动所消耗的时间或循环运动的周期。时间特征包括时刻和时间两个量。

（1）时刻是人体运动过程中，人体或器械空间位置的时间量度，是时间上的一个点，它用于运动的开始、结束和运动过程中许多重要位相的瞬时。例如对正常步态周期，特征时刻分为：① 首次着地；② 负荷反应期（承重期）——双支撑期；③ 站立中期；④ 站立末期；⑤ 迈步前期——双支撑期；⑥ 迈步初期；⑦ 迈步中期；⑧ 迈步末期。

（2）时间是运动结束时刻与开始时刻之差值，运动持续时间是运动始末两个时刻之间的时间间隔，例如一个完整步态周期的时间。频率是人体动作重复度的度量，为单位时间重复进行的动作次数，例如步频。

2）空间参数

描述人体运动中的空间位置及运动范围。

（1）质点坐标：质点的坐标值，较多采用直角坐标系坐标值(x, y, z)。通常把黏着于人体上的标记点、人体或器械的重心点看作为质点。

（2）轨迹：即质点运动的路径，是坐标空间内质点位置的连线。

（3）路程：指质点从一个位置移到另一个位置的实际运动轨迹长度。

（4）位移：指质点运动的起始点到终止点的直线距离。它是一个矢量，既有大小又有方向，严格地表明人体在某方向上位置的变化情况。

（5）角位移：人体运动过程中，关节或刚体起始位到终止位的角度变化。例如髋关节在三个坐标平面中的内外展、内外旋、伸/屈角位移。

3）时空参数

描述人体运动时空间位置变化与时间历程的关系，表现出人体运动中的时空特征。

（1）速度：质点运动的线速度$(\dot{x}, \dot{y}, \dot{z})$。

（2）加速度：质点运动的线加速度$(\ddot{x}, \ddot{y}, \ddot{z})$。

（3）角速度：关节或刚体回转角速度$(\omega_{xy}, \omega_{yz}, \omega_{xz})$。

（4）角加速度：关节或刚体回转角加速度a_{xy}, a_{yz}, a_{xz}。

要完整描述人体某部位的运动，一般需要上述 18 个参数。

3. 运动测量与数据处理

当前主流的运动捕捉系统依靠标记点作为识别标志和捕捉对象。通过使用该运动捕捉系统，可以捕捉到粘贴于被测者体表的标记点随时间变化的坐标，即标记点的空间运动轨迹。其后需要对原始数据进行包括标记点识别、去除杂点、插值处理、滤波、一阶/二阶平滑等数据处理过程，从而得到可用数据。采用不同的运动捕捉系统需要进行的数据处理步骤也不相同。

运动学分析模型的构建与体表标记粘贴方法息息相关，不同运动捕捉系统都提供了建议的标记点粘贴方案，归纳所有方案大致分为两种：基于关节特征点的标记点粘贴方案和基于刚体的标记粘贴方案[33]。图 2.9 中给出了指导粘贴标记点的关节特征点,图中的方块为设置了四个标记点的刚体[22]。

4. 人体骨肌系统运动仿真与可视化

运动捕捉系统采集的运动原始数据为粘贴于被测者或表演者体表的标记点的空间运动轨迹,经过数据处理获得可用的标记点随时间变化的坐标变化曲线。要想获得人体各环节的质心运动轨迹、位移、速度、加速度和各关节的角位移、角速度、角加速度等运动学参数,需要用标记点坐标随时间变化的曲线驱动图 2.9 人体棍棒模型,实现人体骨肌系统运动仿真。进一步可以用骨骼模型代替棍棒模型,以增加可视化效果,如图 2.10 所示。

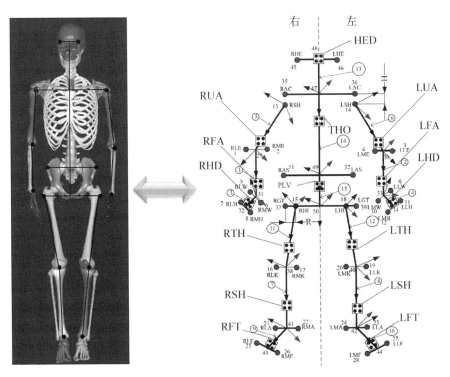

图 2.9　人体骨骼模型、棍棒模型及标记点粘贴

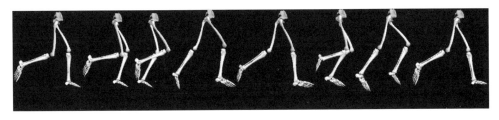

图 2.10　用骨骼模型显示的人体运动

5. 人体骨肌系统运动学计算分析

在计算运动学参数前，首先根据关节中心和解剖学标记点定义人体局部坐标系。关节角定义为形成关节的相连两部分局部坐标系间的相对转动。如图 2.11 所示，关节坐标系 $X^i Y^i Z^i$、$X^{i+1} Y^{i+1} Z^{i+1}$ 和 $X^{i+2} Y^{i+2} Z^{i+2}$ 分别为空间运动刚体在连续时刻 t_i、t_{i+1} 和 t_{i+2} 在世界坐标系 XYZ 下所处的空间位置。坐标 $O^i(x_0^i, y_0^i, z_0^i)$、$O^{i+1}(x_0^{i+1}, y_0^{i+1}, z_0^{i+1})$ 和 $O^{i+2}(x_0^{i+2}, y_0^{i+2}, z_0^{i+2})$ 分别为关节坐标系 $X^i Y^i Z^i$、$X^{i+1} Y^{i+1} Z^{i+1}$ 和 $X^{i+2} Y^{i+2} Z^{i+2}$ 在世界坐标系 XYZ 下的坐标。分别描述关节坐标系 $X^i Y^i Z^i$、$X^{i+1} Y^{i+1} Z^{i+1}$ 和 $X^{i+2} Y^{i+2} Z^{i+2}$ 的单位向量 $[v_x^i, v_y^i, v_z^i]^T$、$[v_x^{i+1}, v_y^{i+1}, v_z^{i+1}]^T$ 和 $[v_x^{i+2}, v_y^{i+2}, v_z^{i+2}]^T$ 为世界坐标系 XYZ 下的空间向量。

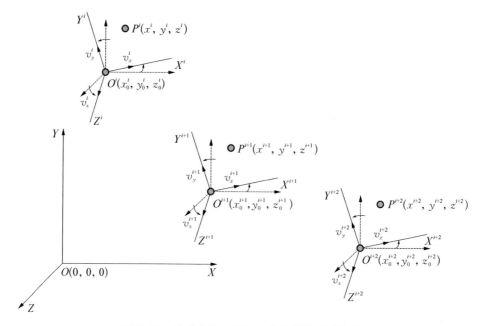

图 2.11　关节坐标系空间 3 个连续的瞬时状态

设关节坐标系 $X^i Y^i Z^i$ 的原点在世界坐标系 XYZ 中的坐标为 $O^i(x_0^i, y_0^i, z_0^i)$，相对世界坐标系其单位坐标矢量为 $\boldsymbol{v}_x^i = (v_{x1}^i, v_{x2}^i, v_{x3}^i)$，$\boldsymbol{v}_y^i = (v_{y1}^i, v_{y2}^i, v_{y3}^i)$，$\boldsymbol{v}_z^i = (v_{z1}^i, v_{z2}^i, v_{z3}^i)$。

将世界坐标系 XYZ 下的坐标值转换成局部坐标系 $X^i Y^i Z^i$ 的坐标值的坐标变换矩阵为 $\boldsymbol{T} \cdot \boldsymbol{R}$，其中

$$\text{平移矩阵 } \boldsymbol{T}^i = \begin{bmatrix} 1 & 0 & 0 & 0 \\ 0 & 1 & 0 & 0 \\ 0 & 0 & 1 & 0 \\ -x_0^i & -y_0^i & -z_0^i & 1 \end{bmatrix}; \text{旋转矩阵 } \boldsymbol{R}^i = \begin{bmatrix} v_{x1}^i & v_{y1}^i & v_{z1}^i & 0 \\ v_{x2}^i & v_{y2}^i & v_{z2}^i & 0 \\ v_{x3}^i & v_{y3}^i & v_{z3}^i & 0 \\ 0 & 0 & 0 & 1 \end{bmatrix}$$

从 $X^i Y^i Z^i$ 到 $X^{i+1} Y^{i+1} Z^{i+1}$ 的平移矩阵为 $(\boldsymbol{T}^{i+2})^{-1} \cdot \boldsymbol{T}^i$，旋转矩阵为 $\boldsymbol{R}^i \cdot (\boldsymbol{R}^{i+1})^{-1}$。

　　理论上，两坐标系间的旋转变换可按照 12 种不同顺序进行，运动生物力学上常用的是 Cardan 顺序[34]，即 $x-y-z$。关节角运动的标准解剖学定义规定[35]，屈曲/伸展是发生在矢状面内的运动，内收/外展是靠近/远离矢状面的运动，轴转动是人体某部分绕纵轴的转动。Cardan 旋转变换代表屈曲/伸展—内收/外展—轴转动的顺序，所以我们将旋转矩阵用刚体的旋转角 α，β 和 γ 表示，可得旋转变换单位矩阵：

$$\begin{bmatrix} 1 & 0 & 0 & 0 \\ 0 & 1 & 0 & 0 \\ 0 & 0 & 1 & 0 \\ 0 & 0 & 0 & 1 \end{bmatrix}，绕哪个坐标轴旋转，则该轴坐标的一列元素不变。$$

对于任意的 $(x' y' z')$ 及对应的 $(x\ y\ z)$ 有以下关系式：

$$(x\ y\ z\ 1)\begin{bmatrix} 1 & 0 & 0 & 0 \\ 0 & \cos\alpha & \sin\alpha & 0 \\ 0 & -\sin\alpha & \cos\alpha & 0 \\ 0 & 0 & 0 & 1 \end{bmatrix} \cdot \begin{bmatrix} \cos\beta & 0 & -\sin\beta & 0 \\ 0 & 1 & 0 & 0 \\ \sin\beta & 0 & \cos\beta & 0 \\ 0 & 0 & 0 & 1 \end{bmatrix} \cdot$$

$$\begin{bmatrix} \cos\gamma & \sin\gamma & 0 & 0 \\ -\sin\gamma & \cos\gamma & 0 & 0 \\ 0 & 0 & 1 & 0 \\ 0 & 0 & 0 & 1 \end{bmatrix} - (x\ y\ z\ 1)\begin{bmatrix} v_{x1}^i & v_{y1}^i & v_{z1}^i & 0 \\ v_{x2}^i & v_{y2}^i & v_{z2}^i & 0 \\ v_{x3}^i & v_{y3}^i & v_{z3}^i & 0 \\ 0 & 0 & 0 & 1 \end{bmatrix} = 0 \qquad (2.2)$$

取任意 $(x\ y\ z)$，可获得刚体的旋转角 α、β 和 γ 的值。

　　根据由平移矩阵式，可求得刚体质心的瞬时位移：

$$\begin{aligned} \mathrm{d}s^i &= (x_0^{i+1} - x_0^i,\ y_0^{i+1} - y_0^i,\ z_0^{i+1} - z_0^i), \\ \mathrm{d}s^{i+1} &= (x_0^{i+2} - x_0^{i+1},\ y_0^{i+2} - y_0^{i+1},\ z_0^{i+2} - z_0^{i+1}) \end{aligned} \qquad (2.3)$$

　　同理可以计算质心的角位移，且通过求导计算可以得到质心的速度、加速度、角速度和角加速度等参数。

6. 人体运动学仿真分析软件

　　目前应用较多的运动学仿真分析商业软件为 C - Motion 公司开发的 Visual3D。该软件的标准输入文件为 C3D 格式的，也可以输入和输出 ASCII 码文件和 Matlab 的 .mat 文件。利用 Visual3D 分析运动捕捉数据有 6 个基本步骤：① 构建研究模型，定义光标点与模型链接；② 关联运动数据与所建的模型；③ 信号与事件处理；④ 定义基于模型的生物力学计算，如目标运动的位移、速度、加速度、角位移、角速度、角加速度等；⑤ 生成需要的运动学、动力学报告；⑥ 如需要，可对输出数据进行统计学分析。

另外，AnyBody Technology A/S Denmark 公司推出的商业软件 Anybody 也可以实现运动学模型的建立和仿真分析。

7. 人体运动测量分析主要结果

人体运动测量的数据可支撑内容丰富的生物力学分析内容，其中包括：关节的运动、运动特征的分析、关节力的计算、肌肉力的计算等。其中关节运动的角度变化是最基本的数据，如图 2.12 所示。其中负值表示伸展、外展和外旋（或旋前）。

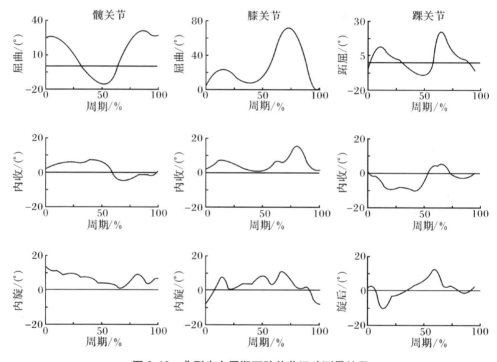

图 2.12　典型步态周期下肢关节运动测量结果

8. 人体运动测量技术展望

人体运动测量技术包括设备与数据处理软件两大部分，它的进步成为今天人体力学研究的重要支撑。它的不足成为该领域研究者的困扰，也成为人们对它进一步发展的殷切期望。

（1）现在的测量设备在测量范围、精度、抗干扰几个方面各有所长，但还做不到同时兼备。人体在受测时有一定的心理和生理影响，不能做到完全自如。对于复杂的运动，采样点数据常常会丢失。一个活动范围不受限制、运动数据不丢失、具有高测量精度的运动捕捉系统是开展人体运动研究的迫切需求。

（2）现在的测量都基于在人体表面设置标记点，因此不能排除肌肉变形带来的误差,有时这种误差是不能被接受的,迫使人们将标记点与骨直接连接,从而对人体造成伤害。

（3）对运动测量数据处理的实时性。运动显示的进一步仿真,特别是对人体外形随运动的变形做到科学仿真,是人们对软件发展的进一步需求。

2.1.3　人体动力学仿真分析

人体运动学的研究结果为人体动力学研究奠定了数据基础。人体行为运动过程中的关节力与关节力矩,各肌肉束中的肌肉力是很多领域的研究者普遍关注的参数,它将通过人体动力学仿真分析获得。

1. 人体骨肌动力学仿真计算原理

人体骨肌动力学仿真计算的目的是求取人体行为运动中的关节力和肌肉力。其基本原理是将人体转化为多刚体动力学模型,按照多刚体动力学理论建立方程和求解。为了求解肌肉力,在多刚体动力学基础上进一步产生反向动力学和正向动力学两种不同的计算原理和方法。

人体多刚体动力学是根据解剖学原理将人体肢体的各体段分为若干个独立的刚体,每个刚体具有质量、质心和转动惯量等物理量,相邻刚体之间通过铰链(关节)连接在一起,在连接点处施加弹簧-阻尼器,以模拟软组织的作用以及相邻刚体间相对运动的某些限制。这样,人体就被简化成为具有有限个自由度的多刚体系统,构成一个空间机构,用其确定肢体的位置、姿态和运动,进而进行人体动力学仿真分析[7]。

针对该多刚体模型,需要进一步建立包含所关心未知量的动力学方程和约束方程。动力学方程是指力与运动间关系的方程,可按矢量力学方法和分析力学方法建立。约束方程是指针对各种关节约束模型(如球铰模型)列出的对肢体位置及姿态的限制方程。

如图 2.13 所示,点 P_1、P_2 和 P_3 分别为体段 1、2 和 3 的质心位置。$\ddot{\alpha}_1$、$\ddot{\beta}_1$ 和 $\ddot{\gamma}_1$ 分别为体段 1 绕 X、Y 和 Z 轴转动的角加速度,$\ddot{\alpha}_2$、$\ddot{\beta}_2$ 和 $\ddot{\gamma}_2$ 分别为体段 2 绕 X、Y 和 Z 轴转动的角加速度,$\ddot{\alpha}_3$、$\ddot{\beta}_3$ 和 $\ddot{\gamma}_3$ 分别为体段 3 绕 X、Y 和 Z 轴转动的角加速度。$\ddot{s}_1$、$\ddot{s}_2$ 和 $\ddot{s}_3$ 分别为体段 1、2 和 3 在空间的平移加速度。F_1^p 和 M_1^p 分别为体段 1 近端所受的关节力和关节力矩,F_1^d 和 M_1^d 分别为体段 1 远端所受的关节力和关节力矩;F_2^p 和 M_2^p 分别为体段 2 近端所受的关节力和关节力矩,F_2^d 和 M_2^d 分别为体段 2 远端所受的关节力和关节力矩;F_3^p 和 M_3^p 分别为体段 3 近端所受的关节力和关节力矩,F_3^e 和 M_3^e 分别为施加在体段 3 上的外力和外力矩,力的作用点为 P_3^e。G_1、G_2 和 G_3 分别为体段 1、2 和 3 所受的重力(对航天员而言此处为微重),方向均沿 Y 轴负方向。

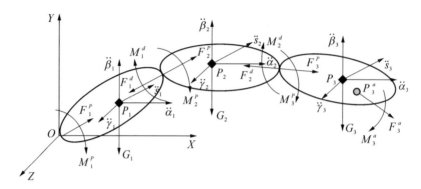

图 2.13 体段受力分析

若要求解三个体段上的关节力和关节力矩，我们需要首先对体段 3 进行分析，然后通过牛顿第三定律逆推分析体段 2 和体段 1。以体段 3 为研究对象，设体段 3 质量为 m_3，I_{3x}、I_{3y} 和 I_{3z} 分别是体段 3 绕 X、Y 和 Z 轴的转动惯量，M_{I3x}、M_{I3y} 和 M_{I3z} 分别为使体段 3 绕 X、Y 和 Z 轴产生转动角加速度的惯性力矩，F_{3s} 为体段 3 产生平移时的惯性力，则

$$\left.\begin{aligned} F_{3x}^P &= -F_{3sx} - F_{3x}^e \\ F_{3y}^P &= -F_{3sy} + |\,G_3\,| - F_{3y}^e \\ F_{3z}^P &= -F_{3sz} - F_{3z}^e \end{aligned}\right\} \tag{2.4}$$

$$\left.\begin{aligned} M_{3x}^P &= -(M_{I3x} + M_{3x}^e + Y_{P3}F_{3sz} - Z_{P3}F_{3sy} + Z_{P3}\,|\,G_3\,| + \\ &\quad Y_{P3}^e F_{3z}^e - Z_{P3}^e F_{3y}^e + Y_{P3}F_{3z}^P - Z_{P3}F_{3y}^P) \\ M_{3y}^P &= -(M_{I3y} + M_{3y}^e + Z_{P3}F_{3sx} - X_{P3}F_{3sz} + Z_{P3}^e F_{3x}^e - \\ &\quad X_{P3}^e F_{3z}^e + Z_{P3}F_{3x}^P - X_{P3}F_{3z}^P) \\ M_{3z}^P &= -(M_{I3z} + M_{3z}^e + X_{P3}F_{3sy} - Y_{P3}F_{3sx} - X_{P3}\,|\,G_3\,| + \\ &\quad X_{P3}^e F_{3y}^e - Y_{P3}^e F_{3x}^e + X_{P3}F_{3y}^P - Y_{P3}F_{3x}^P) \end{aligned}\right\} \tag{2.5}$$

同理，分别顺序以体段 2、1 为研究对象可求得其关节力和力矩。

通常情况下，先通过运动捕捉系统获得各肢体的空间位置信息，以及三维测力台等测力系统获得的外载荷，将其代入上述力及力矩平衡方程，可以直接求解人体关节力和关节力矩。

2. 肌肉力的理论计算

关节力矩系由肌肉的作用产生，当上述动力学方程中的关节力矩计入肌肉的作用力时，由于所构建的平衡方程的数量通常小于关节及肌肉力未知数的数量，所以基于反向动力学求解关节接触力（力矩）及肌肉束力（力矩）时，通常需附加优化计算内容，增加方程数。例如针对人体行为运动，增加促成肢体运动的所有肌肉束力的总和或能量的总和为最小值等,以此来分配各肌肉力束的贡献。

反向动力学计算方法其步骤如图 2.14 所示。首先根据试验测得关节运动学参数,通过反向动力学计算出关节力矩 T_{MT}。然后,对于某一瞬时,优化分配肌肉力。优化目标函数为 $J(F_{MT})$,其具体形式有肌肉力和、能量和等,优化目标是寻找最佳肌肉力组合,使得 $J(F_{MT})$ 最小,并且满足 $R(q)F_{MT} = T_{MT}$, $0 \leqslant F_{MT} \leqslant F_{max}$ 等限制条件,其中, $R(q)F_{MT}$ 表示肌肉力矩和, $R(q)$ 为肌肉力臂。

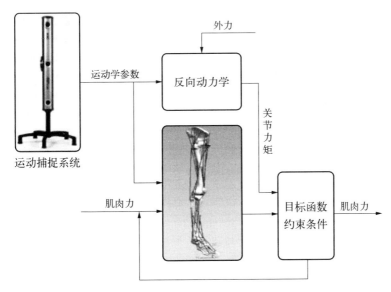

图 2.14　反向动力学计算方法

基于反向动力学的肌肉力静态优化算法认为肌肉的收缩是一个准静态的过程,在每一个时间段的收缩状态是独立的,肌肉力仅由当前肌肉刺激信号决定,在每一个运动时刻独立地进行肌力计算。1973 年,Seireg 首先建立了基于最小肌肉力的线性优化目标函数[36],如式 2.6 所示:

$$J = \sum_{i=1}^{n} (F_i)^p,\ p > 0 \tag{2.6}$$

Crowninshield 建立的基于 PCSA 值的最小肌肉力的优化目标函数,如式 2.7[37]（其中, $p = 3$）:

$$J = \sum_{i=1}^{n} \left(\frac{F_i}{A_i} \right)^p,\ p > 0 \tag{2.7}$$

式中, J 为目标函数; F_i 为第 i 块肌肉力; n 为肌肉数; A_i 为第 i 块肌肉的 PCSA 值。

约束条件为

$$\sum_{i=1}^{n}(\boldsymbol{R}_i \times \boldsymbol{F}_i) = \boldsymbol{M}_{\text{ext}}, \; 0 \leqslant F_i \leqslant \sigma_i \times PCSA_i \tag{2.8}$$

式中，F_i 表示未知肌肉力；$PCSA_i$ 为肌肉生理横切面积；n 为未知肌肉力数目；$\boldsymbol{M}_{\text{ext}}$ 为肌肉作用在各关节的总力矩；R_i 为肌肉相对各关节转动轴的力臂；σ_i 为肌肉极限张力。

除了以上基于反向动力学的静态优化方法预测肌肉力之外，常用的肌肉力预测方法还包括数据跟踪法优化算法和优化控制法算法、基于肌电信号的肌肉力算法[38]和混合的前向-反向算法[39]。

3. 人体动力学实验测试

外界加于人体骨肌系统的载荷是求解人体多刚体动力学方程的重要条件。现代技术已能对人体行为运动中各种外力进行测量，所测结果将作为已知量代入方程。

1) 足底力测量

人体在做站立、步行、奔跑等动作时，足底会受到地面的作用力（ground reaction force，GRF），它可用三维测力平台测量[40]，如图 2.15 所示。人足作用力 $\overline{F}$ 作用于平台某点 O_F，它被分解为 F_x、F_y、F_z、M_x、M_y 和 M_z 6 个参量，由平台测得［见图 2.15(a)］。如图 2.15(b)所示人体正常步态的足底力，测量结果见图 2.15

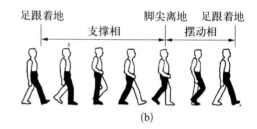

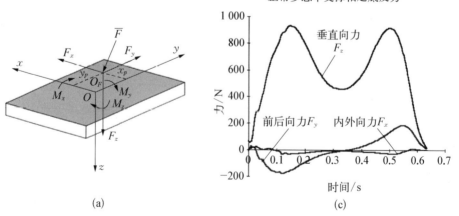

图 2.15　测力平台原理及正常步态下的足底力测量计算结果

（c）。由于传感器与计算机相连，通过数据的采集和计算，就可以得出上述参数随时间的变化曲线。

2）肢体力测量

肢体力是指人的上、下肢对外界的作用力，它来自人的肌力，并在关节上产生关节反力。后者是设计人工关节的重要依据。

肌力（muscle strength）是肌肉收缩的力量，虽然本章后面将介绍肌肉力的计算方法，但其仍属一种发展中的理论。肌电测量与肌力测量将和理论分析一起，成为获取肢体力学数据的重要手段。肌力测量的目的包含两个方面：一方面是为了科学研究的需要；另一方面是用于体育界运动员的科学训练。为此，世界上很多公司推出了相关的产品，如 Cybex6000、Biodex2AP、Kin-Com、KINITECH、IKARUS 等。Biodex2AP 可以实现 7 种关节的运动测量：肩关节内外旋、肩关节外展、肘关节屈伸、腕关节屈伸、髋关节屈伸、膝关节屈伸、踝关节内外翻，并能测出在各种速度下各关节角度所对应的最大力量、不同等速状态下出现的峰力矩值所对应的关节角度、不同等速状态和不同重复次数下的功率以及做的总功、不同等速状态下的力量耐力、不同等速状态下的离心力和肌力最大值等。德国BFMC 公司的 IKARUS 产品则是一种专门用于肩关节的力学测量系统，可对人体肩关节进行三维测量和运动模拟，并给出每个几何平面上任一测量位置的做功变化。

大量的研究表明，等速肌力测试具有很好的精确性和可重复性，如果将等速运动中肌肉收缩过程的诸多参数进行采集并用于计算机进行处理，可以得到力矩曲线和多项反映肌肉功能的参数，对临床中各种运动系统伤病的康复训练都具有重要意义，所以被广泛应用至今。

3）足底压力分布测量

随着生物医学的发展，人们开始越来越多地关心足底压力的分布情况。例如，将足底压力分布测量用于人工关节置换前后功能和疗效的评定；通过足底压力的分析，为假肢和人工关节设计提供理论基础等，由此，多传感器的测力台应运而生。这种测力台安装有几十到几千个传感器，并且通过计算机对数据进行采集和分析。

常用的足底压力分布测量系统有：图 2.16（a）所示美国 Tekscan 研发的 F-Scan 系统；图 2.16（b）所示为德国 Novel 的 Pedar 系统和 emed 系统；图 2.16（c）所示为比利时的 RS-Scan 系统。这些系统都可以实现足底压力分布的实时采集、可视、数据分析及结果输出。

4）表面肌电测量

表面肌电（surface electromyography，sEMG）信号测量对于运动能力评估、肌肉力预测和验证具有重要的意义。

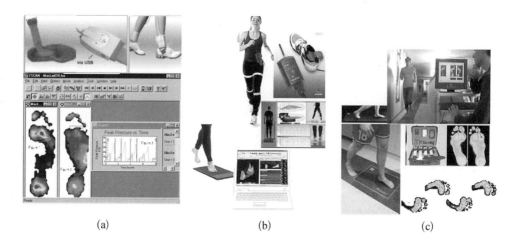

(a) (b) (c)

图 2.16 足底压力分布测量系统

按照信号传输的方式,表面肌电仪可以分为有线传输系统和无线传输系统两类:有线传输肌电仪系统主要由电极、信号处理器和计算机组成;无线传输肌电仪系统主要由电极、信号发射器、信号接收器、信号处理器和计算机组成。

为了减少干扰,在进行表面肌电测量前,必须对人体皮肤做清洁处理。测量中,测量电极粘贴在人体皮肤表面肌肉中心处,与肌肉纤维走向平行,并且远离肌腱和神经分布区。如图 2.17 所示,肌肉不同部位测得的 EMG 信号是不同的,由图可知,肌腹中心处测得的 EMG 信号幅度最大,受干扰最小。

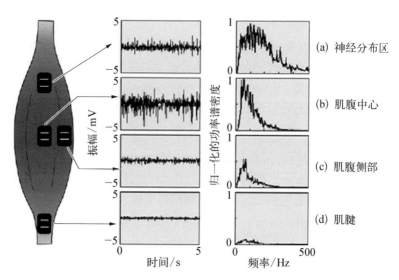

图 2.17 肌肉不同部位的 EMG 信号

　　肌电信号是一种微弱的电信号（幅度在 100～5 000 μV），这就要求测量系统的灵敏度很高，但高的灵敏度势必会导致仪器的抗干扰性降低。所以通常原始肌电信号需要通过放大、整流、滤波等信号处理手段来降低各种干扰的影响，如图 2.18 所示。

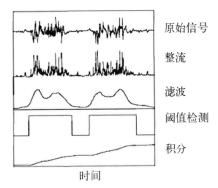

原始信号

整流

滤波

阈值检测

积分

时间

图 2.18　EMG 信号处理

　　表面肌电信号的分析方法有频域法、时域法、幅频联合分析法和小波分析法。频域分析方法常用以下两种指标进行分析，即平均功率频率（mean power frequency，MPF）和中位频率（median frequency，MF）；时域分析是将肌电信号看作时间的函数，用来刻画时间序列信号的振幅特征，主要包括积分肌电值（IEMG）、均方根值（RMS）、平均振幅（MA）等；幅频联合分析（joint analysis of EMG spectrum and application，JASA）是一种同时考虑 EMG 振幅和频谱变化的、新的用于疲劳测定的方法；小波分析法是一种把时域和频域结合起来的分析方法，具有可变的时域和频域分析窗口，为信号的实时处理提供了一条可靠的途径。

　　目前 EMG 信号分析主要用于以下几个方面：测定肌肉应激激活状态的起始时间；估计肌肉力的大小；通过 EMG 信号的频谱分析，对肌肉的疲劳状态进行估计。

4. 人体动力学仿真分析

1）多刚体动力学仿真计算软件

　　目前主流动力学仿真分析商业软件有美国 MDI 公司开发的 ADAMS、美国 Biomechanics Research Group 公司开发的专业生物力学仿真软件 LifeMOD、C-Motion 公司开发的专业人体运动学和动力学仿真分析软件 Visual 3D、丹麦的人体建模仿真系统即计算机辅助人机工程学和生物力学分析软件 ANYBODY，以及美国 MusculoGraphics 公司开发的交互式骨骼肌肉建模仿真软件 SIMM。

2）关节力与关节力矩

　　利用运动捕捉系统及足底力测量系统对下肢行为运动进行测量，并利用反向动力学方法，可获取运动过程中下肢髋、膝和踝关节的关节力和关节力矩，图 2.19 和图 2.20 为计算结果案例，它们可为研究人体运动规律及关节假体设计提供科学、有效的依据。作为案例，图 2.19 纵坐标直接给出力值，图 2.20 则给出单位人体重量的力矩值，是两种常用的表示方法。

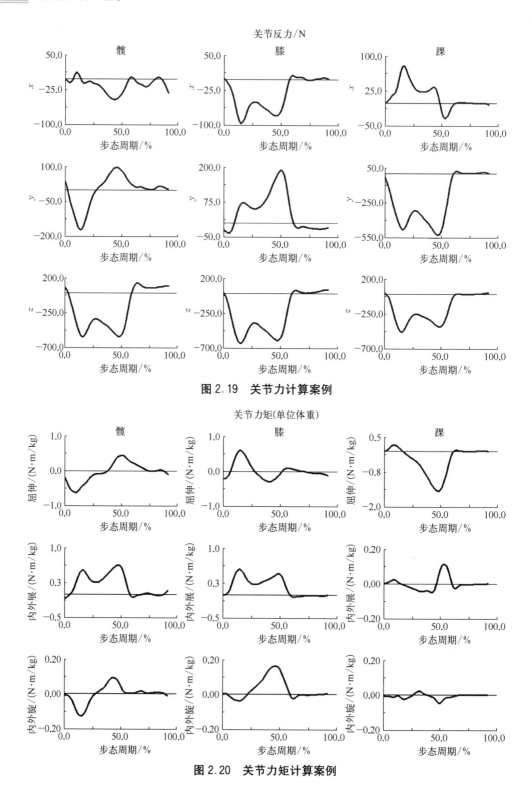

图 2.19　关节力计算案例

图 2.20　关节力矩计算案例

2.1.4　关节力与关节接触力

用多刚体动力学方程计算所得的关节力是完成行为运动时受到的来自关节的支点反力,并不代表关节表面的实际接触力,因为关节力矩是由肌肉群来实现的,在整个下肢肌肉束的收缩构成关节力矩时,还会形成一个附加力作用在关节上,是一种内力。关节表面接触力应是上述两种力的叠加。

由于目前尚无法通过理论计算准确地获得肌肉力,因此关节接触力也很难获得,人们通常采用两种确定方法。

(1) 理论计算法。

通过反向动力学计算获得关节力。然后,继续进行肌肉力计算,将计算所得结果叠加到关节力上,形成关节接触力。

(2) 直接测量法。

国外有学者努力通过实际测试获取髋关节中的接触力。由于伦理学的限制,这项测试工作很难进行。目前,最宝贵的一项试验由柏林自由大学完成。他们通过一位人工髋关节置换患者的志愿行为,在他的人工髋关节内部装置压力传感器,利用无线传输的方式将测得的压力信号传输至体外,测试得到步行、上/下楼梯、下蹲时髋关节接触力测试结果[41],图2.21是其中正常步态时的测量结果。必须指出的是,因该测量结果是来自一位装了人工关节的患者,与正常人的运动相比有一定差距,特别是上、下楼梯。把活体测量得到的关节计算

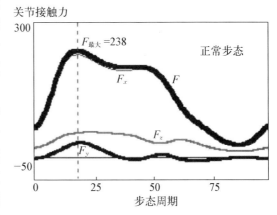

图 2.21　髋关节接触力的实测结果

力结果与图 2.19 中计算所得关节力的值进行对比分析,可以发现,关节力随时间的变化曲线和实际测量得到的关节接触力变化曲线是一致的,这很好地证明了关节力计算结果的正确性,其变化规律可以代表关节内部接触力的变化规律。但关节力计算数值与关节接触力不同。

作者对正常步态下关节力和肌肉力进行了完整的计算,通过叠加得到了髋关节接触力。表 2.2 所示为步态中三个典型相位计算所得关节力和关节接触力数值,从表中可见,关节接触力约为关节力的 2.5~3.0 倍。

表 2.2　理论计算获得的步态条件下髋关节力和接触力　单位：N(体重为 45 kg)

相　位	计算所得关节接触力	计算所得关节力	比　例
足底触地	1 916	650	2.947
行进间	813	346	2.350
足底离地	1 623	630	2.576

　　将柏林自由大学的实测结果和作者的计算结果列于表 2.3 进行比对，可以发现，在常速步行足底触地的瞬间，作者计算所得和上述测得的数值十分接近。此外，在常速走、上楼梯、下楼梯与下蹲动作时，实测接触力和作者计算得到的关节力比值基本都在 2.3～3.3 之间，说明作者对于关节接触力计算的理论和方法是可靠的，而且可以用将计算所得关节力放大 2.5～3.0 倍的方法估算接触力。

表 2.3　髋关节接触力测量数据与关节力计算结果比较　单位：N(体重 85 kg)

行为动作	国外测量 所得关节接触力	作者计算 所得关节力	比　例
常速走(足底触地)	2 015.8	885	2.276
上楼梯	2 125.9	637.5	3.335
下楼梯	2 202.2	952	2.313
下　蹲	1 211.2	400	3.028

2.2　"骨-植入物系统"有限元分析方法

　　有限元分析方法是一种采用计算机求解结构静、动态特性等问题的数值解法，于 20 世纪 40 年代初被首次提出，之后其理论得到迅速发展。1956 年，Turner 等首次把有限元方法成功应用于航空航天工业结构的静、动态分析中[42]。此后，随着计算机科学的发展和计算能力的不断提升，有限元分析法已逐步发展成为工程中广泛应用的数值分析方法。1969 年，Friedenberg 等首次将其应用于医学领域[43]，70 年代起开始广泛应用于口腔科[44]、骨科[45]等领域的生物力学研究中，并且成为骨科植入物设计的重要手段。由于这项技术的高度专业性，凡从事新产品开发的企业应培养专门从事这项计算的人才，或与高等院校、科研院所合作。这里阐述其基本的使用概念。

2.2.1　骨肌系统有限元计算模型的建立

　　有限元计算的第一步是建立有限元计算模型。基于骨肌系统功能解剖特性分析，建立解剖相似性高的人体骨肌系统有限元模型，利用各种骨骼、韧带、肌腱材料本构关系、受力和约束条件，可以对骨骼的应力、应变、位移等参数进行数值分析和可视化显示。

1. 骨骼有限元模型的建立

有限元模型包括四大要素：在几何模型基础上的网络化模型、单元的物理性能定义、结束条件和外加载荷。

用于应力分析的骨骼模型有以下几种类型：规则形状拼接的简化模型、基于表面扫描或成像技术建立的模型、基于 CT、MRI 数据建立的模型、基于冷冻切片数据建立的模型。采用规则形状拼接建立人体骨组织三维几何模型和三维有限元模型，该方法敏捷、简单、能够较好反映人体骨骼在载荷下的受力状态，但几何相似性较差；对于外形复杂、建模精度要求较高、注重表面信息的模型需求常采用激光扫描、投影光栅、立体摄像等方法建立骨组织的三维几何模型，该方法对模型或人体无任何伤害、建模快速、精度很高，但需要配准，扫描过程繁琐，且无法得到活体内的骨组织几何形态；CT 和 MR 断层扫描技术为三维有限元模型的建立提供了数据保证，两种扫描数据的融合不仅可以提供骨组织的几何信息，还可以提供软组织的三维几何信息，使得三维有限元模型的几何相似性、边界约束、载荷的相似性都进一步得到提升。继美国通过冷冻切片技术得到虚拟人片层数据后，中国亦开展了该领域的研究工作，建立了人体冷冻切片数据库，结合 CT 和 MRI 数据为三维有限元模型的建立提供了更为丰富的几何信息数据和物理信息数据。

2. 模型建立常用的软件

在用 CT 和 MR 扫描数据进行肌肉骨骼几何信息提取时，常用的商品软件有 Simpleware、Mimics 等；在几何重建方面，常用软件有 UG、Pro/E、Imageware、Geomagic、Solidwork 等；在网格模型建立方面，有 HyperMesh、Turegrid、Ansys 前处理等。

目前国际上通用的有限元软件主要有 MSCNASTRAN、ANSYS、ABAQUS、MARC、ALGOR 等，各个软件的算法基本相同，但各有优缺点。MSCNASTRAN 和 ANSYS 总体功能强大，模块齐全，在我国的市场占有量也最大。ABAQUS 是近几年进入中国的，它在非线性问题处理方面具有很大的优势。MARC 软件在处理高度非线性问题时具有明显优势，尤其是模拟橡胶等高分子材料时可以取得较好的结果，如轮胎非线性分析。ALGOR 在国内则较少使用。最初使用有限元分析的目的是为了验证和观察某些实验的结果，但是经过几十年的逐步发展并随着电脑技术的不断升级，现在有限元分析已经单独作为骨科生物力学研究的有效方法和手段之一。

3. 生物材料本构关系

由有限元分析的基础理论可知，材料的力学性能参数直接影响刚度矩阵，因此确定材料的本构关系对于正确进行有限元分析至关重要。生物组织一般分为硬组织、软组织和流体组织三大类，从材料的观点来看，它们都是复合材料，但又不同于工程中一般的复合材料。生物组织是有活性的,这对其力学特性的试验测试和理论研究带来很大挑战。

1) 骨骼

骨较硬,其应力应变关系与常用的工程材料很相似,因此,常用的工程有限元计算方法可直接用于骨的应力分析。其力学性质可以用一般的材料实验机进行研究,技术上的关键在于实验条件的设定和试样的制备。干骨较脆,当应变为 0.4% 时即可破坏,而新鲜骨的最大应变可达到 1.2%,可以用 Cauchy 应变描述[46]:

$$\varepsilon_{ij} = \frac{1}{2}\left(\frac{\partial u_i}{\partial x_j} + \frac{\partial u_j}{\partial x_i}\right) \quad (i,j = 1, 2, 3) \tag{2.9}$$

式中,x_1、x_2、x_3 为直角坐标;u_1、u_2、u_3 为位移在 x_1、x_2、x_3 上的分量;ε_{ij} 为应变分量。在一定的应变范围内,可以应用胡克定律。单向受载时,在比例极限下,应力 σ 和应变 ε 的关系为 $\sigma = E\varepsilon$,E 即弹性模量,是有限元计算中直接赋予单元的重要参数。当采用 CT 数据建模时,常使用 CT 灰度值与 E 的本构方程赋于单元的 E 值,使模型的物理仿真性能大为提高。

2) 软骨

软骨单元的物理性能具有黏弹性特点。

软骨的黏弹特性通常用准线性黏弹性理论进行描述,假定应力松弛函数 Φ 与应力、应变两者都有关系,可写成[46]

$$\Phi = \Phi[E(t), t] = G(t) S^e[E(t)] \tag{2.10}$$

式中,S^e 为弹性响应;$G(t)$ 是归一化松弛函数。应力-应变的关系取积分形式为

$$S(t) = \int_{-\infty}^{t} G(t-\tau) S^e(\tau)\mathrm{d}\tau$$

$$= S^e[E(t)] - \int_0^t \frac{\partial G(t-\tau)}{\partial \tau} S^\theta(\tau)\mathrm{d}t \tag{2.11}$$

式中,S 为 Kirchhoff 应力;E 为 Green 应变。

$$G(t) = \{1 + c[E_1(t/\tau_2) - E_1(t/\tau_1)]\}/[1 + c\log(\tau_2/\tau_1)] \tag{2.12}$$

式中,c、τ_1、τ_2 为材料常数,可以根据应力松弛的实验结果用最小二乘法确定;E_1 为一种指数积分函数:

$$E_1(z) = \int_z^{\infty} \frac{\mathrm{e}^{-t}}{t}\mathrm{d}t \qquad (|\arg z| < \pi) \tag{2.13}$$

假定 S^e 为一个 E 的幂级数,即

$$S^e = S^e\{E\} = \sum_{i=1}^{n} a_i E^i \tag{2.14}$$

式中，n 为阶数；a_i 为系数。把式 2.12 和式 2.14 代入式 2.11 中，则产生一线性方程组，解之得常数 a_i，最终建立软骨的黏弹性本构方程。

分析表明，关节软骨在很短的时间内迅速松弛是由于组织第一次承受应力时，液体由组织中流出而造成的。

除以上黏弹性本构关系外，对于基于软骨微结构、有关物理、化学过程建立的两相性力学模型，其临床研究亦具有重要的意义[47]。

3) 韧带、肌腱的力学性能

骨骼系统周围的胶原纤维组织（韧带、肌腱、皮肤等）是被动结构，自身不会产生主动运动。实验研究表明，韧带和肌腱具有黏弹性特性，其本构方程同样可以用准线性黏弹性理论进行描述。

4) 皮肤和皮下软组织的力学性能

皮下软组织又称为"皮下脂肪组织"。皮下脂肪组织是一层比较疏松的组织，它是一个天然的缓冲垫，能缓冲外来压力，同时它还是热的绝缘体，能够储存能量。

真实的软组织材料具有十分复杂的结构，它本身具有不可压缩性（体积模量超过剪切模量的 1 000 倍）、非线性、黏弹性、非均质和各向异性的特点。目前只能针对其部分力学特性进行研究（如非线性、黏弹性），且只能通过简化的材料模型进行仿真模拟，其模拟结果并不能完全反映其真实的物理过程。

在有限元分析中，大多采用超弹性本构方程描述皮肤及皮下软组织的材料力学特性，忽略其黏弹性行为。最早出现的本构模型多为多项式形式模型和 Ogden 形式模型，均基于连续介质力学理论，后发展为基于热力学统计理论的模型，即未承受载荷时，分子结构是无序的；拉伸时，熵随着弹力的增大而减少。超弹性材料由于应力-应变关系复杂，所以产生了种类繁多、解析式复杂的本构关系。可以根据问题的具体要求，选择相应的本构模型来模拟材料的力学性能，尽可能用参数少、结构简单的模型得到相对精确的力学行为描述。

4. 载荷与边界条件

在有限元分析中，所施加的载荷分为 6 类：自由度约束、集中力载荷、表面载荷、体积载荷、惯性力及耦合场载荷。大多数载荷可以施加于实体模型（关键点、线或面）上，也可以施加于有限元模型的节点和单元上。在开始求解时，有限元计算分析软件会把所有加载在实体模型上的载荷转换到有限元模型的节点和单元上。

5. 人体骨肌系统的有限元模型

图 2.22 为作者建立的人体各部分骨骼或骨骼系统的有限元模型，其中，膝关节、足踝系统不仅具有骨骼，还包含韧带、肌肉等软组织，在脊柱模型中包含椎间盘与韧带，这些都是根据骨科植入物设计的需求而建立。

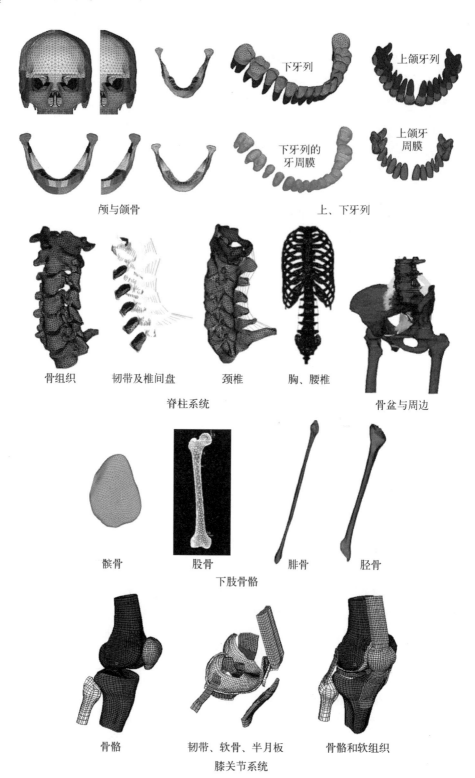

颅与颌骨　　　　　　　　　　　　　　　上、下牙列

下牙列　　上颌牙列

下牙列的牙周膜　　上颌牙周膜

骨组织　　韧带及椎间盘　　颈椎　　胸、腰椎　　骨盆与周边

脊柱系统

髌骨　　股骨　　腓骨　　胫骨

下肢骨骼

骨骼　　韧带、软骨、半月板　　骨骼和软组织

膝关节系统

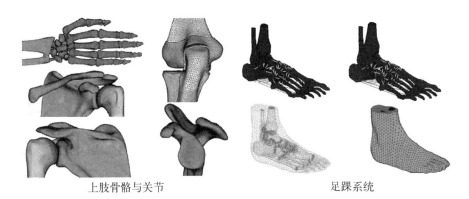

上肢骨骼与关节　　　　　　　　　　　　足踝系统

图 2.22　人体骨肌系统三维有限元模型

2.2.2　有限元计算中的非线性问题

非线性问题是力学发展的前沿课题。在工程领域的有限元模拟和分析中存在三种非线性问题,即材料非线性、几何非线性和接触非线性。人体力学分析中同样包含这三种非线性问题。几何非线性是指当位移(挠度)大到足以使结构的几何形状发生显著的改变,以致平衡方程必须按照变形后的位置来建立的状态,它反映在应变-位移关系式中。本节只介绍在骨-植入物分析计算中应用较多的材料非线性和接触非线性。

1. 材料非线性问题

人体组织的力学性能严格来说,均属于非线性的。

1) 骨骼材料的弹-塑性

骨骼在低应变时,具有很好的线性应力应变关系;高应变时,会发生屈服,此时材料的响应成为非线性且不可恢复。如图 2.23 所示,弹性变形区和塑性变形区由屈服点分开,偏置线形象地表示了屈服点的确定。由应力-应变曲线可得到弹性模量、屈服强度和屈服应变、极限应力等。

屈服是指应力不增加而应变却显著增加的现象。骨组织拉压时不呈现明显的屈服,这时屈服点推荐按工程常用的偏移方法来定义,即在 0.2% 应变点处做一条平行于弹性模量定义线的斜线,斜线与曲线的交点即为屈服点。

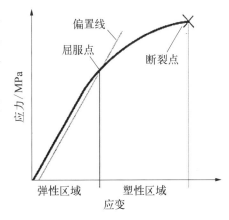

图 2.23　骨骼骨组织试样典型应力-应变曲线

通常弹性模量定义为曲线初始线性段的斜率，可用最小二乘法拟合得出。但当初始段的非线性较强时，弹性模量定义的误差能放大传递到屈服强度的定义中；为使定义屈服点的误差最小，宜用二次方程来拟合应力-应变曲线的0～0.2%应变部分，并取原点处的切线斜率为弹性模量。

塑性变形的不可压缩性质限制了可应用于弹-塑性模拟的单元类型，这是因为模拟不可压缩材料性质将增加对单元的运动学约束。在这种情况下，这个限制要求在单元积分点处的体积保持常数。在某些单元类型中，这些附加的不可压缩约束使单元产生了过约束。在骨科植入物设计中遇到此类问题建议交由力学专家合作解决。

2）皮肤、皮下、血管等软组织的超弹性

在有限元分析中，皮肤、皮下组织和血管通常用一种非线性、可恢复（弹性）相应的材料来近似，即用超弹性材料模拟，其应力-应变曲线如图2.24所示。

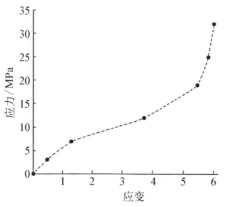

图2.24　超弹性材料的应力-应变曲线

3）韧带的非承压性

韧带在实际结构中只能承受拉力而不承受弯矩和压力。有限元中一般用非实体索单元模拟韧带的力学行为，索单元材料赋值根据韧带的截面积及刚度系数确定。足踝模型和膝关节模型中，多使用超弹性材料模拟。

2. 接触非线性问题

人体中的关节、牙齿、和人体与外界之间的相互作用都存在接触问题。接触是一种很普遍的非线性行为。接触问题求解，需要较大的计算资源。

接触问题存在两大难点：在求解问题之前，不知道接触区域，接触面之间或接触或分开，会突然变化。接触状态随载荷、材料、边界条件和其他因素而变化；大多数接触问题需要计算摩擦，摩擦和接触模型都是非线性的，使问题收敛变得困难。接触问题包含两类，即刚性体-柔性体接触、柔性体-柔性体接触。接触方式有点-点、点-面、面-面等。每种接触方式应使用适用的接触单元求解。

1）点-点接触分析

点-点接触单元主要用于模拟点-点的接触行为，为了使用点-点的接触单元，需要预先知道接触位置，这类接触问题只能适用于接触面之间有较小相对滑动的情况（即使在几何非线性情况下）。

如果两个接触面上节点一一对应，相对滑动可以忽略不计，两个面挠度保持小量,可以用点-点接触单元求解面-面接触问题,如植入的关节假体与骨骼接触、接骨板与骨骼接触、固位钉与骨骼的接触等都可定义为点-点接触。

2)点-面接触分析

点-面接触单元主要用于点-面接触行为建模。面可以是柔性体也可以是刚性体。使用这类接触单元,不需要预先知道确切的接触位置,接触面之间也不需要保持一致的网格,并且允许有大的变形和大的相对滑动速度。血管支架和血管之间的接触可以定义为点-面接触。

3)面-面接触分析

面-面接触指刚性体-柔性体的面面接触、柔性体-柔性体的面-面接触。刚度较大者定义为目标面,另一侧则定义为接触面,分别用目标单元和接触单元模拟,称为一个"接触对"。与点-面接触单元相比,面-面接触单元的优点表现为支持低阶和高阶单元;支持有大滑动和摩擦的大变形;分析结果包含法向压力和摩擦应力;没有刚体表面形状的限制。但与点-面接触单元相比,需要的接触单元较多,因而需要较多的磁盘空间和 CPU 处理时间。面-面接触可以模拟关节面(自然和人工)的接触、人体碰撞接触问题。

2.2.3 "骨-植入物"系统的有限元分析

有限元法目前被广泛地应用于"骨-植入物"系统力学问题的研究中。

1. "骨-植入物"系统三维有限元模型的建立

首先构建人体天然骨、关节三维几何模型,在几何模型上完成骨骼切除的手术仿真,完成"骨-植入物"系统三维几何模型的建立。然后对模型进行网格划分及力学参数的定义,建立"骨-植入物"系统三维有限元模型,如图 2.25 所示。

2. 载荷及边界条件

通常情况下,假设假体植入前、后关节力和肌肉力不发生变化。这样可以应用正常人实验测试数据和相应的算法获得在不同运动状态下作用于髋、膝关节等"骨-植入物"系统的载荷大小和方向,以及通过肌肉力预测算法获得肌肉力的大小和方向[48]。将这些数据按时间离散,应用于"骨-植入物"系统有限元计算模型,按不同载荷步进行有限元分析。无论关节力与肌肉力,在加载时,均采用局部坐标下节点加载。髋关节分析通常约束股骨远端,在近端加载;膝关节分析则约束胫骨、腓骨远端,在股骨端施加载荷。

3. "骨-植入物"界面

"骨-植入物"系统中必然存在骨和植入物的界面(见图 2.26),在进行有限元分析中必须考虑界面问题。假体金属与涂层之间是一种黏附关系,在假体变形时,遵循位移连续,在模型中可定义为共面。在涂层和骨之间,当不用骨水泥固位时,假

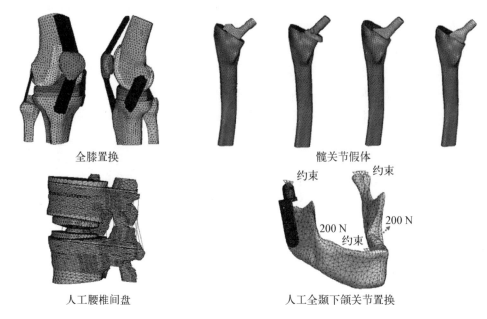

全膝置换   髋关节假体

约束   约束

200 N   200 N

约束

人工腰椎间盘   人工全颞下颌关节置换

图2.25 "骨-植入物"系统三维有限元模型

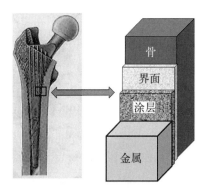

骨

界面

涂层

金属

图2.26 假体置换及界面层

体植入早期,骨和假体涂层界面应定义为接触,在受力状态下,存在微动。在假体植入远期,视骨和假体整合良好程度,做受力分析时,可将界面作共面处理。当用骨水泥固位时,宿主骨与骨水泥、骨水泥与假体界面均可作共面处理,若专题研究骨水泥层与假体间的微动,则后者应定义为接触。

4. "骨-植入物"系统应力仿真分析

通过有限元应力仿真分析,可以获得"骨-植入物"系统的整体应力状态,对计算结果数据处理后可以了解界面骨-植入物微动情况、应力遮挡情况,预测假体植入对骨骼的远期影响,同时还可以根据假体的应力水平评估其承载能力。

1)应力状态分析

通过把正常骨骼和植入物置入后骨骼的应力状态进行对比分析,讨论手术前后骨骼上最大应力值及其出现部位的变化;应力分布规律的变化;假体上的应力水平及最大应力出现的位置,评估假体的力学相容性及远期效果,预测植入物可能发生断裂的部位,进一步指导优化设计。

2）微动分析

非骨水泥人工髋关节置换术是目前治疗髋关节疾患的一种有效手术方法。在非骨水泥人工髋关节置换术中,获得良好的初期稳定性对于确保手术的短期和长期效果起着极其重要的作用[49]。初期稳定性的不足将会导致病人大腿疼痛并最终导致假体的松动。初期稳定性,通常用术后髋关节在生理载荷下骨与假体界面间的相对微动量来衡量[50]。对非骨水泥固定的"骨-植入物"进行接触非线性有限元计算分析后,分别在假体接触界面和骨接触界面上取接触对应的节点位移数据,计算假体和骨之间的相对移动量,即微动值,根据假体微动量判定初期的稳定性。研究表明[51],植入初期的微动量小于 28 μm 时,不影响界面的整合。因此在术前对非骨水泥假体所能达到的初期稳定性进行有限元分析评估有着非常重要的意义。

3）应力遮挡分析

应力遮挡是指当不同弹性模量的植入物与宿主骨并联承担载荷时,较高弹性模量的成分承担较多的载荷,即对低弹性模量成分起到应力、应变遮挡作用[52]。应力遮挡作用大小以应力遮挡率表示,计算公式为 $\eta = (1 - \sigma_{后} / \sigma_{前}) \times 100\%$[53],其中,$\eta$ 为应力遮挡率,$\sigma_{前}$ 为置换前的骨应力,$\sigma_{后}$ 为置换后的骨应力。

利用骨折固定前后的有限元模型或关节置换前后的有限元模型分别计算出同样载荷和边界条件下完好的骨骼应力分布和骨折固定后的骨骼应力分布;完好的关节位骨的应力分布及置换后关节宿主骨的应力分布,可以进而计算出骨折固定或关节置换的 η 值。无论骨折固定还是关节置换,应力遮挡效应都是不可避免的,尽可能减少应力遮挡,有利于骨折愈合和关节置换初期的骨整合。

2.2.4　基于 Micro - CT 的有限元细观建模与应力分析

1973 年,Hounsfield 等首次报告 CT 的临床应用[54],开创了临床诊断革命性的变化。目前医学 CT 影像的空间分辨率已由第一代 CT 的厘米数量级,进展为第五代高分辨 CT 的亚毫米数量级(0.35 mm),CT 的空间分辨率已提高约 2 个数量级。近年来,由于研究工作的深入,人们对医学 CT 的分辨率要求越来越高,在这种前提下,空间分辨率可达到 5 μm 的 Micro - CT 技术得到了长足的发展。不仅用于骨小梁微结构参数分析,而且广泛应用于微观结构的建模和力学分析。

1. 基于 Micro - CT 的骨骼微有限元建模

Micro - CT 扫描可提供更高分辨率的图像,并以 Dicom 格式输出扫描数据,如图 2.27 所示,图像可以高分辨展示内部组织信息,清晰显示复合结构的边界。

Mimics、Simpleware等医学图像处理软件实现图像分割、边界提取及表面点云模型建立,利用 Geomagic 等逆向工程软件实现三维面模型和体模型的建立,利用 Hypermesh 或有限元软件前处理进行网格的剖分、材料参数赋值及边界确定和约束。

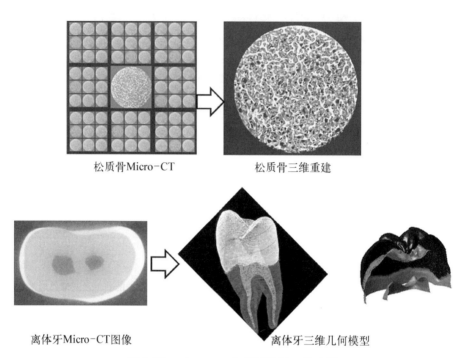

松质骨Micro-CT　　　　　　　　松质骨三维重建

离体牙Micro-CT图像　　　　　　离体牙三维几何模型

图 2.27　Micro‑CT 扫描图像及三维建模

2. 骨骼微有限元应力分析与应用

微有限元应力分析是指在基于 Micro‑CT 数据建立的微米尺度网格模型上进行的应力计算和分析,主要用于微结构的应力分析和复合结构的应力分析。

如图 2.28 所示,樊向利等利用 Micro‑CT 图像建立了股骨近端不同部位松质骨的三维几何模型和三位有限元模型[55],并基于应力分析研究了不同部位主要受力方向上的力学性能差异。研究表明,股骨近端不同区域的松质骨的显微结构及生物力学性能存在明显差异性,为股骨近端植入物的设计提供了参考数据。

Ausiello 等基于 Micro‑CT 图像建立了后磨牙牙冠的三维几何模型和三维有限元模型[56],并且分析了嵌体修复 MOD(远中秴)窝洞的生物力学效果,如图 2.29 所示。

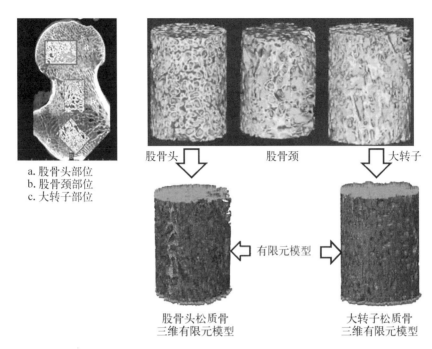

a. 股骨头部位
b. 股骨颈部位
c. 大转子部位

股骨头　　股骨颈　　大转子

有限元模型

股骨头松质骨
三维有限元模型

大转子松质骨
三维有限元模型

图 2.28　基于 Micro－CT 图像的股骨近端松质骨三维几何模型和有限元模型

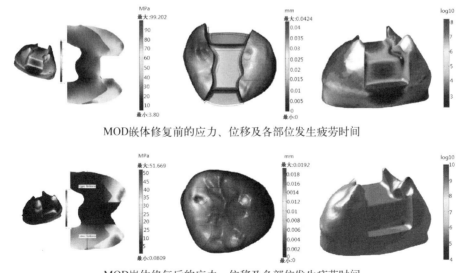

MOD嵌体修复前的应力、位移及各部位发生疲劳时间

MOD嵌体修复后的应力、位移及各部位发生疲劳时间

图 2.29　基于 Micro－CT 的嵌体修复窝洞的有限元分析

2.3　应力与骨生长

骨重建过程实际上是一个相当复杂的生理过程,不仅受到遗传、各种激素、细胞及生长因子、内环境及局部微环境因素等生物学因素的影响,而且在生长、发育和退化过程中,骨的重建不断受到力学因素的影响与调控。其中,应力或应变对骨生长、重建及骨愈合有直接的影响,骨骼的变化通常是适应性的,并产生骨弹性模量、内部结构、强度或密度的改变。自 20 世纪 70 年代以来,骨重建仿真成为国内外生物力学工作者和医务工作者研究的前沿课题。早在 19 世纪末,Wolff 就提出骨骼在机械应力和骨组织生长之间通常处于一种生理平衡状态,在一定的应力范围内,骨质的增生和吸收是相互平衡的,而且是一种动平衡。这一观点的提出为人们探索和研究骨生长、重建及愈合的内在关系揭开了序幕,并为临床治疗提供了宏观的依据。在近 20 年来,人们开发了各种数学模型来仿真骨应力重建过程。

利用数学方法可以在计算机上模拟出骨重建过程和结果,重建率方程与骨受力作用(或称刺激)后其骨组织的沉积率或吸收率相关。所开展的临床矫治理论与方法研究涉及骨的延长、牙齿的矫正、畸形颌骨矫治、侧凸脊柱的矫形、足的矫形等典型临床矫治技术。此外还对假体的松动、骨折愈合、固定螺钉的失效、接骨板的应力遮挡等临床问题所包含的骨重建过程进行广泛研究。

2.3.1　Wolff 定律与骨重建

1. Wolff 定律

Wolff 定律的提出是定量分析骨应力重建的里程碑,但是 Julius Wolff(1836—1902 年)本人并不是第一个发现骨适应性重建的人,Wolff 也从来没有提出一个数学公式来仿真骨应力重建,今天所说的 Wolff 定律是很多人研究的结晶。但是他是第一个公开骨适应性重建思想的人,并在 1892 年将其写在了著作《Das Gesetz der Transforamtion der Knochen》中[57]。

早年就有三个重要的概念被提出来表达这个定律,分别为:考虑重量的骨强度优化概念;骨小梁走向与主应力线分布一致概念;骨对应力刺激的自适应反馈作用概念。其中,第二个概念是由 Wolff 本人在 1892 年的著作中提出,书中指出功能适应性分布的小梁骨生长走向和主应力线方向一致,如图 2.30 所示。

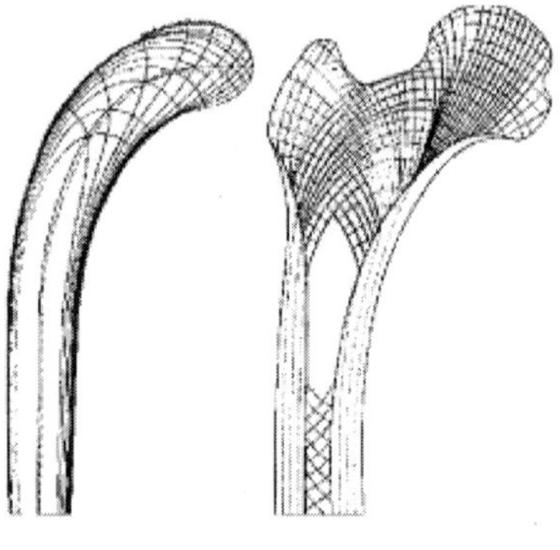

Wolff 定律所包含的内容有:骨力求达到一

图 2.30　股骨的主应力线分布

种最佳结构,即骨骼的形态与骨质受个体活动水平的调控,使之足够承担力学负载,但并不增加代谢转运的负担;骨骼是活的东西,有其自身变化的规律,骨骼的生长会受到力学刺激影响而改变其结构,用之则强,废用则弱;骨功能的每一互变,都有与数学法则一致的、确定的内部结构和外部形态的变化。

2. Wolff 定律对骨态的影响

机械应力可刺激骨形成,废用则引起骨丢失。宇航员在太空飞行 25 周后,其小梁骨体积可降低 33%,宇航员以何种形式的锻炼以及锻炼强度与骨量的关系仍需探讨。身体某部强烈运动能增加该部的骨体积及骨密度(bone mineral density, BMD),抗重力运动可增加更多骨矿含量。妇女长期剧烈运动可伴有雌激素水平低下,甚至出现停经,导致骨质疏松。

有人曾经应用 X 射线拍片对运动员和非运动员的骨进行了对比性研究,发现运动员随着运动负荷增加,出现相应骨的皮质明显增厚、骨直径增大、骨髓腔减小,这必然会伴随着骨矿含量的增加。有人把老年运动员和年龄相仿的一般老年人的腰椎骨骨密度进行比较,发现老年长跑运动者的骨密度非常显著地高于一般老年人的骨密度。对老年人来说,尤其是绝经后妇女,运动可预防和少患骨质疏松症,减少老年人骨折发生率。但必须注意的是,在老年或绝经后骨质疏松的病人,骨骼对力学信号的感受性明显降低,此时尽管经过大量锻炼,骨量并不会增加,而且会有脆弱的骨小梁被折断的危险。因此,运动只能预防骨质疏松,而不能作为骨质疏松的治疗方法。

2.3.2 "骨-植入物"系统中的应力遮挡与骨吸收

对于骨折,不论是施行内固定、还是外固定手术,均可恢复一定的骨内部功能性应变,但植入物同时也承担了部分功能性载荷,产生应力遮挡效应。实验及临床均证明外固定会引起明显的骨机械性能降低及骨萎缩、骨质疏松等。

临床资料显示,髋关节置换术后,股骨存在骨改建和骨量丢失现象,尤其是股骨近端。学者们发现在众多的相关因素中,机械力学因素是造成假体松动的原因之一。Silva 等用复合小梁理论(composite beam theory)结合尸体髋标本分析认为,47%～59% 的骨质丢失源于应力遮挡,并提出应力遮挡率达 30% 以上则易于出现严重的骨质损失[58]。

严世贵等研究了 Elite 骨水泥型全髋置换前后股骨应力分布的变化,发现 Elite 假体植入后没有改变股骨总体的应力模式,但降低了股骨近端假体周围骨质应力水平,尤以股骨距、股骨近端内侧及大粗隆最明显,产生了应力遮挡,而假体末端出现应力增高现现象[59]。张玉朵等研究了人工髋关节置换前后股骨及假体的应力分布以及假体设计参数对应力的影响[60],同样得出置换后股骨受力总体模式不变,近端应力遮挡显著;发现完整股骨中上部内侧受压应力,外侧受张应力,中下部外侧受压应力,内侧受张应力,股骨应力峰值位于中下部;随着颈干角增加,假体及股骨应力水平降低;柄长对假体应力影响不大,股骨上的应力随柄长增大略有增加。在骨水泥型假体的改进研究中,Gross 等认为中空锥形的骨水泥柄比传统的骨水泥型假体能增加15%～32%的骨质应力,而不会引起骨水泥层的过度应力[61]。Edidin 等提出近半段骨水泥固定假体柄,假体近端周围皮质应力有所增加,6 年随访结果没有发现明显的应力遮挡迹象[62]。郑立等对新设计的多段式股骨植入物进行三维有限元分析[63],分析周围的骨应力,研究结果表明相比于一段式植入体,新型植入体植入后应力屏蔽和应力集中的程度得到了有效减轻,且与自然骨的应力较为接近,而且还能保持其在体内的稳定性,是比较理想的设计。林凤飞等对不同材料的人工髋关节假体及股骨的应力进行分析[64],得出各种假体植入后均在股骨距处形成较高的应力遮挡,而若用弹性模量较低的 CFR/PSF 作为柄,其股骨相应区域的应力遮挡率较低,但股骨相应界面应力较大,其中界面应力过大是产生假体微动的主要因素。

因此,研究人工髋关节置换术后股骨产生的应力遮挡效应对减少假体松动具有重要意义。而相对于临床研究,基于有限元仿真为应力遮挡研究提供了一种高效、快速、经济的方法。

1. 置换术后股骨有限元模型的建立

作者将 2.2 节已建好的股骨模型和假体模型导入三维建模软件中,假体的类型是 SL‑PLUS。根据临床医学和医生的指导对股骨进行截骨,然后将股骨和假体柄进行匹配安装,其安装原则为假体柄轴线与股骨干近端轴线重合一致,假体柄干部尽量与髓腔匹配;假体颈轴线与股骨颈轴重合;假体颈部轴线通过股骨头中心。将匹配好的模型以 IGS 格式导入到 Hypermesh 10.0 中进行三维网格的划分,网格同样采用 C3D10M,得到股骨-假体三维有限元网格模型,如图 2.31 所示。材料参数赋值和边界条件设定参照文献[65],施加步态和爬楼梯股骨所受的载荷,包括关节接触力和肌肉力。

2. 完整股骨的应力分析

图 2.32(a)所示是步态下(最大负荷时)完整股骨应力图,可以看出,在股骨头下方、股骨内侧出现较大的应力,应力值达到 94.4 MPa;股骨的前侧承受拉应力,应力值在 40～70 MPa 之间;股骨的后侧承受压应力,应力值在 5～30 MPa 之间,因此股骨前侧承受的应力要比后侧承受的应力大,这主要是由于关节力在股骨上产生的弯矩效应引起的;同时发现股骨的应力主要集中在骨干部分,在股骨的近端和远端承受的应力值较小。图 2.32(b)所示为爬楼梯状态下(最大负荷时)完整股骨应力图,与完整股骨在步态下承受的应力相似,但是爬楼梯时股骨承受的应力要

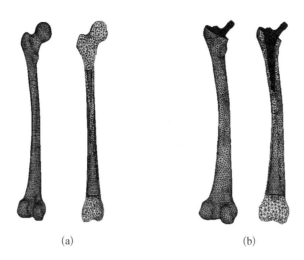

图 2.31　股骨-假体三维有限元模型

(a) 正常股骨模型;(b) 髋关节置换后股骨-假体模型

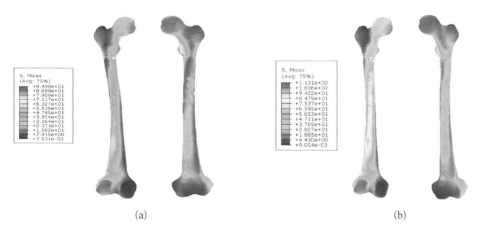

图 2.32　正常股骨的应力分布

(a) 步态载荷;(b) 上楼梯载荷

比步态下股骨承受的应力值大,最大的应力值达到 113.1 MPa。

　　计算结果发现股骨颈处存在应力集中现象,表明股骨颈是股骨的薄弱环节,在极限应力状况下容易发生颈型骨折。

　　股骨根据人体功能的需要,在长期进化中形成了两端粗大、中间纤细并向前外凸的特有形状。股骨远端较粗大,松质骨以朝向关节面的骨小梁拱形支架状结构为特征,称之为松质骨的桁架结构。此结构将股骨髁接受的应力向上传导,并迅速在股骨远端集中,因此,远端应力集中区形成了应力骨折的好发部位。

3. 置换术后股骨的应力分布

对置换后的股骨有限元模型施加与完整股骨一样的载荷,在股骨的远端同样进行全约束固定,并进行有限元计算。图2.33(a)所示是步态下置换术后的股骨应力图,图2.33(b)所示是在爬楼梯状态下置换术后的股骨应力图。从图中可以看出,在步态下和爬楼梯状况下,股骨的受力模式与完整股骨类似;但是置换术后假体承受了较大的应力,而股骨上的应力与完整股骨相比有所减小,这是因为假体的弹性模量大于股骨的弹性模量,因此应力在股骨和假体之间进行了重新分配,这就是应力遮挡效应。

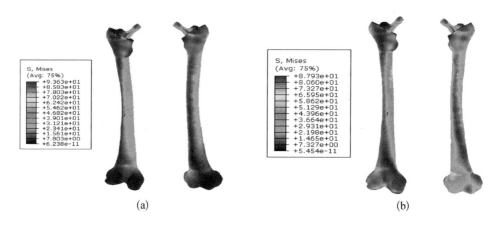

(a)　　　　　　　　　　　　　　　(b)

图 2.33　股骨-假体的应力分布

(a) 步态载荷;(b) 上楼梯载荷

4. 置换术后股骨的应力遮挡效应

分析结果表明,在步态下,股骨的内侧近端出现较大的应力遮挡,遮挡率(见2.2.3节)达到35%～50%。内侧的中段和远端没有出现应力遮挡现象,这是因为在中、远端股骨内侧最大应力区向外侧偏转,导致股骨在中段和远端受到的应力较小;而股骨在置换手术之后由于假体的安装等原因导致股骨内侧所受到的最大应力并没有出现明显的向外侧偏转现象,此时的股骨中段和远端所受应力较之完整股骨大,这与匡光志等[66]人的研究结果类似,他们通过实验测量了置换后股骨上的应力水平,结果表明,股骨近端及中部应力下降,远端应力升高。股骨外侧路径的应力遮挡效应较小,其应力遮挡率为9.5%～15%;股骨前侧的应力遮挡效应在近端和中段达到65%～75%;在股骨的远端较小,只有10%左右;股骨后侧的应力遮挡率在20%～45%之间。在爬楼梯状态下,股骨内侧和外侧路径下受到的应力遮挡效应与步态下类似,股骨前侧和后侧受到的应力遮挡效应在65%～85%之间,这说明在爬楼梯状态下,股骨前后侧路径受到的应力遮挡更加严重。

2.3.3 "骨-植入物"系统中骨重建的预测

人体骨骼是有生命的活组织,其结构和形态在不断地发生着变化。骨骼的形态结构在很大程度上受到力学因素的影响和调控,以便用最优的结构形式承载,即以最优的结构材料获得最大的结构强度,并产生骨组织成分、弹性模量、强度或密度的变化,骨的这种性能称为功能适应性,这种自适应调整过程称为骨重建。研究骨骼的重建机理,掌握各种骨骼系统在外力作用下的行为和变化规律,对矫形外科、骨伤治疗、人工假体的优化和个体化设计、防护和辅助器具的设计以及运动康复等有着重要的临床应用价值。

早期人们对骨重建的研究是基于 Wolff 定律的定性分析,并进行了大量的动物和人体实验来证明骨重建理论的可行性。然而,实验研究方法有一定的局限性,如实验周期长、过程复杂、损伤较大等。20 世纪 80 年代以来,随着计算机技术的升级和计算能力的提升,研究者提出了多种数学模型,试图用量化的方法研究骨重建过程,并预测骨的结构和形态。所有这些骨功能适应性重建模型可分为两类[67]:力学模型(mechanical model)和生理模型(physiological model)。最早的骨重建模型都是力学模型,发展到现在已经较为成熟,并且被广泛应用。近年来多用于模拟植入体(髋关节、下颚骨、股骨、肩关节等)附近骨组织在应力环境发生变化时的适应性重建,从而改善植入体的设计以及提高长期的治疗效果。

1. 骨重建力学模型

基于力学方法的骨重建模型都是基于一个力学环境和骨结构关系的方程,这个方程根据骨结构力学状态描述骨结构的变化。方程的一般形式为 $\rho_{t+\Delta} = f(\rho_t, \sigma_t, \varepsilon_t)$,其中,$\rho$ 是度量骨结构的指标量,一般采用骨密度、孔隙度、体积分数等;σ_t、ε_t 分别是 t 时刻骨的应力和应变。骨重建力学模型不涉及骨功能适应性的生物学本质,而仅假设骨的重建结果是力学激励的一个函数。骨密度的增量表达式为[68]:

$$\frac{\mathrm{d}\rho}{\mathrm{d}t} = B[S - k(1 \pm \omega)], \quad 0 < \rho < \rho_{\mathrm{cb}} \tag{2.15}$$

式中,ρ 为表观密度,用以表征骨内部结构特性;S 为力学激励;k 为参考值;B 为重建率系数;ω 为死区;ρ_{cb} 为最大骨密度。式 2.15 为骨密度增量表达式,进一步通过迭代计算不断更新骨的物理性质与力学状态,最终得到新的骨骼结构。

在具体的数值计算中,应力或应变张量、等效应力或应变、应变能密度等都认为可能是引发骨重建的激励 S。Schmitz 等分别采用多种不同激励形式进行模拟计算[69],结果都表明采用应变能密度的效果较好。激励参考值 k 在某一特定骨重建时期内设为固定,但实际上当激励值与参考值的差值在一个较小范围内时,骨重建并不会发生。

力学专家们认为骨的表观密度和矿物质含量等宏观量是影响骨力学性质的主要因素。密度与弹性模量的关系可以表示成 $E = C \times \rho^r$。人体在一般情况下,取 $0.001 < \rho < 1.74 \, \text{g/cm}^3$,$C$ 取值 $2\,000 \sim 3\,000$,C 的值取自均匀化计算模拟结果或者由试验测得。

朱兴华等在此基础上进一步发展了密度与弹性模量之间关系[70],他根据松质骨的微观胞元模型,提出用分段函数表达弹性模量与表观密度的分段函数关系,如式 2.16 所示,并用于股骨近端结构的数值模拟,得到了较为理想的结果:

$$E = \begin{cases} 1\,007 \times \rho^2, & \rho \leqslant 0.25 \\ 255 \times \rho, & 0.25 < \rho \leqslant 0.4 \\ 2\,972\rho^2 - 933\rho, & 0.4 < \rho \leqslant 1.2 \\ 1\,763\rho^{3.25}, & \rho > 1.2 \end{cases} \tag{2.16}$$

同时骨的泊松比也分段考虑,如式 2.17 所示:

$$\upsilon = \upsilon(\rho) = \begin{cases} 0.2, & \rho \leqslant 1.2 \, \text{g/cm}^3 \\ 0.32, & \rho > 1.2 \, \text{g/cm}^3 \end{cases} \tag{2.17}$$

这里应力的单位是 MPa。另一个方法是来源于 Hazelwood 模型,在重建仿真中,Hazelwood 提出了一个孔隙度的独立变量,杨氏模量受孔隙度 p 的控制,方程如下:

$$\begin{aligned} E &= E(\rho) \\ &= 8.83 \times 10^2 p^6 - 2.99 \times 10^3 p^5 + 3.99 \times 10^3 p^4 - 2.64 \times 10^3 p^3 + \\ &\quad 9.08 \times 10^2 p^2 - 1.68 \times 10^2 p + 23.7 \end{aligned} \tag{2.18}$$

对人体骨来说,尚没有成功的方法来确定其应力-应变关系,因此切下的骨组织是骨的应力-应变知识的唯一来源。而骨组织试件的制作、储存及实验,对其力学性质有显著的影响。骨在力学性能方面既是各向异性的又是非线性的,但在一定的应力水平下,骨可看作弹性材料。

2. 有限元方法的运用

将骨重建方程和有限元计算相结合,可以模拟重建过程。从 20 世纪 60 年代开始,人们在这个领域做了大量的工作,取得了巨大的成就。运用有限元计算获得的应力、应变场数据,通过骨重建方程可获得某时间段后骨密度的变化,进而导致骨质机械性能的变化和应力场的变化。如此迭代,可以模拟长期的工作过程,比如人体植入假体之后,通过仿真给出整个骨密度重建过程。

3. 骨应力重建仿真程序

算法模型是仿真程序的核心部分,以有限元单元的应变能为骨重建控制变量,应用欧拉前项迭代的方法反复计算新生成的骨密度,以此得到骨应力重建最终的结果。Ansys 具有强大的有限元分析能力,并提供 APDL 的二次开发接口,程亮使用其作为骨密度重建仿真的软件,通过反复的调试,最终实现了二维股骨以及三维颅颌面骨在常规边界条件下的迭代运算[71],实验的最终结果接近真实的骨内部密度分布。

在仿真计算中,有限元分析软件先读取当前状态下每个骨单元的状态,包括骨密度、骨弹性模量、骨泊松比、骨应变能密度;通过初始设定的一些计算变量如重建系数、权重比、每天循环次数等,经过算法的计算,得到新的骨密度。由前面所介绍的骨重建理论的阐述可知,对于特定的单元,只有当其应变能的变化达到一定的阈值时,其密度及其骨量的分布变化才能发生。引起应变能变化的原因很多,长时间活动量的下降及其所承受载荷的变化等都可能致使其产生骨重建行为。股骨重建行为有可能在完好无损的股骨上发生,这种情况一般是由于活动量的减少或增加所致;股骨重建行为也有可能在进行全髋置换手术后的股骨上发生,这种情况多是由于股骨在植入假体后,其受力状况发生了变化。不论哪种原因,或者说不论哪种自适应重建行为,在仿真其重建过程时都考虑了迭代过程中的死区效应。

4. 全髋关节置换术后股骨重建分析

分析内容包括:预测股骨在假体植入后的生长行为;同一形状不同材料的假体对股骨的生长影响;同种材料不同形状的假体对股骨生长的影响,其目的是预测患者在植入假体后的股骨密度重建行为。

Doblaré 等建立了髋关节植入后的股骨-假体三维有限元模型[72],模型与假体界面定义接触关系,对模型施加步态载荷。图 2.34 是重建迭代 100、200、300 天的密度分布情况。由图 2.34 可以看出,皮质骨层有轻微的变厚,特别是远端部位,股骨截面 A 上的骨密度分布对比更为直观地显示了假体植入对股骨远端密度变化的影响,如图 2.35 所示,这与临床观察到的结果一致。研究显示,在假体近端有明显的骨吸收,在大转子和小转子部位都有一定程度的骨吸收,这也与临床研究结果相一致。

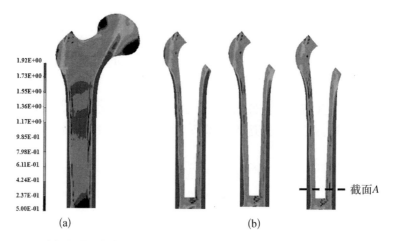

图 2.34　完好股骨和假体植入(100、200、300 天)后股骨同一截面上的骨密度分布

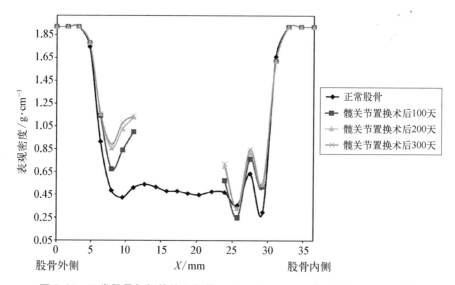

图 2.35　正常股骨与假体植入股骨 100、200、300 天后截面 A 的骨密度分布

参考文献

[1] Ackerman M J, Spitzer V M, Scherzinger A L, et al. The visible human dataset: an image resource for anatomical visualization[J]. Medinfo., 1995, 8(2): 1195 – 1198.

[2] Ackerman M J. The visible human project: a resource for education[J]. Acad. Med., 1999, 74(6): 667 – 670.

[3] Tang L, Yuan L, Huang W H, et al. Data collecting technology on Virtual Chinese human[J]. Chinese J. Clin. Anat., 2002, 20(5): 324 – 327.

［4］　Tang G，Wang C T. A muscle-path-plane method for representing muscle contraction during joint movement［J］. Computer Methods in Biomechanics and Biomedical Engineering，2010，13(6)：723 - 729.

［5］　Garner B A，Pandy M G. The obstacle-set method for representing muscle paths in musculoskeletal models［J］. Computer methods in Biomechanics and Biomedical Engineering，2000，3 (1)：1 - 30.

［6］　单大卯.人体下肢肌肉功能模型及其应用的研究[D].上海：上海体育学院，2003.

［7］　Wu G，Siegler S，Allard P，et al. ISB recommendation on definitions of joint coordinate system of various joints for the reporting of human joint motion — part I：ankle，hip，and spine［J］. Journal of Biomcchanics，2002，35(4)：543 - 548.

［8］　van Sint J S. Color atlas of skeletal landmark definitions-Guidelines for reproducible manual and virtual palpations［M］. New York：Churchill Livingstone Elsevier，2007.

［9］　高士濂.实用解剖图谱(上肢分册)［M］.上海：上海科学技术出版社，2004.

［10］　唐刚，魏高峰，聂文忠，等.人体下肢关节坐标系的一种简单定义方法[J].北京生物医学工程，2009，28(6)：606 - 609.

［11］　Schmidt R，Disselhorst - Klug C，Silny J，et al. A marker-based measurement procedure for unconstrained wrist and elbow motions［J］. Journal of Biomechanics，1999，32(6)：615 - 621.

［12］　Cappozzo A，Catani F，Croce U D，et al. Position and orientation in space of bones during movement：anatomical frame definition and determination［J］. Clinical Biomechanics，1995，10(4)：171 - 178.

［13］　Cappozzo A. Gait analysis methodology［J］. Human Movement Science，1984，3：27 - 50.

［14］　Leardini A，Cappozzo A，Catani F，et al. Validation of a functional method for the estimation of hip joint centre location［J］. Journal of Biomechanics，1999，32(1)：99 - 103.

［15］　Bell A L，Pedersen D R，Brand R A. A comparison of the accuracy of several hip center location prediction methods［J］. Journal of Biomechanics，1990，23(6)：617 - 621.

［16］　Davis Ⅲ R B，Õunpuu S，Tyburski D，et al. A gait analysis data collection and reduction technique［J］. Hum. Mov. Sci.，1991，10(5)：575 - 587.

［17］　Seidel G K，Marchinda D M，Dijkers M，et al. Hip joint center location from palpable bony landmarks — a cadaver study［J］. Journal of Biomechanics，1995，28(8)：995 - 998.

［18］　Fick R A，Bardeleben K. Handbuch der anatomie des menschen［M］. Berlin：S. Fischer，1896.

［19］　Morris C B. The measurement of the strength of muscle relative to the cross section［J］. Research Quarterly，1948，19(4)：295 - 303.

［20］　Ikai M，Fukunaga T. Calculation of muscle strength per unit cross-sectional area of human muscle by means of ultrasonic measurement［J］. European Journal of Applied Physiology and Occupational Physiology，1968，26(1)：26 - 32.

［21］　Cutts A，Seedhom B B. Validity of cadaveric data for muscle physiological cross-sectional area ratios：a comparative study of cadaveric and in-vivo data in human thigh muscles[J]. Clinical Biomechanics，1993，8(3)：156 - 162.

[22] 唐刚. 人体典型运动生物力学仿真分析[D]. 上海：上海交通大学，2011.

[23] Winby C R, Lloyd D G, Kirk T B. Evaluation of different analytical methods for subject-specific scaling of musculotendon parameters[J]. Journal of Biomechanics, 2008, 41(8)：1682 - 1688.

[24] Stokes I A, Gardner - Morse M. Quantitative anatomy of the lumbar musculature[J]. Journal of Biomechanics, 1999, 32(3)：311 - 316.

[25] Wickiewicz T, Roy R R, Powell P L, et al. Muscle architecture of the human lower limb [J]. Clinical Orthopaedics and Related Research，1983，179，275 - 283.

[26] Friederich J, Brand R. Muscle fiber architecture in the human lower limb[J]. Journal of Biomechanics, 1990, 23(1)：91 - 95.

[27] Ward S R, Eng C M, Smallwood L H, et al. Are current measurements of lower extremity muscle architecture accurate? [J]. Clinical Orthopaedics and Related Research (R), 2009, 467(4)：1074 - 1082.

[28] Hanavan Jr E P. Mathematics model of the Human body[R]. Wright-Patterson Air Force Base, OH us Air Force, 1964.

[29] Hatze H. A mathematical model for the computational determination of parameter values of anthropomorphic segments[J]. Journal of Biomechanics, 1980, 13(10)：833 - 843.

[30] Garner B A, Pandy M G. A kinematic model of the upper limb based on the visible human project (VHP) image dataset[J]. Comput Methods Biomech Biomed. Engin, 1999, 2(2)：107 - 124.

[31] Delp S L, Loan J P. A computational framework for simulating and analyzing human and animal movement[J]. Computing in Science & Engineering, 2000, 2(5)：46 - 55.

[32] 唐刚,季文婷,李元超,等. 基于关节坐标系的肌肉骨骼间附着点坐标转换方法[J]. 医用生物力学,2010,25(1)：40 - 44.

[33] van Andel C J, Wolterbeek N, Doorenbosch C A, et al. Complete 3D Kinematics of upper extremity functional tasks[J]. Gait Posture, 2008, 27(1)：120 - 127.

[34] Winter D A. Biomechanics and Motor Control of Human Movement [M]. 3rd ed. Hoboken：John Wiley & Sons, Inc. , 2005.

[35] Cole G K, Nigg B M, Ronsky J L, et al. Application of the joint coordinate system to three-dimensional joint attitude and movement representation：a standardization proposal [J]. Journal of Biomechanical Engineering, 1993, 115(4A)：344 - 349.

[36] Seireg A, Arvikar R J. A mathematical model for evaluation of forces in lower extremeties of the musculo skeletal system[J]. Journal of Biomechanics. 1973, 6(3)：313 - 326.

[37] Crowninshield R D, Brand R A. A physiologically based criterion of muscle force prediction in locomotion. Journal of Biomechanics[J]. 1981, 14(11)：793 - 801.

[38] Erdemir A，McLean S，Herzog W，et al. Model-based estimation of muscle forces exerted during movements[J]. Clinical Biomechanics，2007，22(2)：131 - 154.

[39] Buchanan T S，Lloyd D G，Manal K，et al. Estimation of muscle forces and joint moments using a forward-inverse dynamics model[J]. Medicine & Science in Sports & Exercise 2005，37(11)：1911 - 1916.

[40] 郑秀瑗. 现代运动生物力学[M]. 北京：国防工业出版社，2002.

[41] Bergmann G，Deuretzbacher G，Heller M，et al. Duda Hip contact forces and gait patterns from routine activities[J]. Journal of Biomechanics，2001，34：859 - 871.

[42] Turner M J，Clough R W，Martin H C，et al. Stiffness and deflection analysis of complex structure[J]. Journal of the Aeronautical Sciences，1956，23(9)：805 - 823.

[43] Friedenberg R. "Direct analysis" or "finite element analysis" in biology：a new computer approach[J]. Currents in Modern Biology，1969，3(2)：89 - 94.

[44] Thresher R W，Saito G E. The stress analysis of human teeth[J]. Journal of Biomechanics，1973，6(5)：443 - 449.

[45] Liu Y K，Ray G，Hirsch C. The resistance of the lumber spine to direct shear[J]. Orthopedic Clinics of North America，1975，6(1)：33 - 49.

[46] 冯元桢. 生物力学[M]. 北京：科学出版社，1983.

[47] Wu L J. Nonlinear finite element analysis for musculoskeletal biomechanics of medial and lateral plantar longitudinal arch of Virtual Chinese Human after plantar ligamentous structure failures[J]. Clinical Biomechanics，2007，22(2)：221 - 229.

[48] 尚鹏. 完整步态下自然股骨与人工髋关节的力学特性研究[C]. 上海：上海交通大学，2003.

[49] Abdul - Kadir M R，Hansen U，Klabunde R，et al. Finite element modelling of primary hip stem stability：the effect of interference fit[J]. Journal of Biomechanics，2008，41(3)：587 - 594.

[50] 刘锋，范卫明，陶松年. 微动与人工关节松动[J]. 江苏医药杂志，2008，26(8)：636 - 637.

[51] Pillar R M，Lee J M，Maniatopoulos C. Observation on the effect of movement on bone ingrowth into porous-surfaced implants[J]. Clin Prthop. Relat Res，1986，20(8)：108 - 113.

[52] 戴尅戎. 骨折内固定与应力遮挡效应[C]. 第六届全国生物力学学术会议论文专辑，2000，15(2)：69 - 70.

[53] 程杰，过邦辅. 股骨-接骨板系统对外荷载反应的力学分析[J]. 生物医学工程学杂志，1986，3(2)：86 - 93.

[54] 许宋锋，王臻. Micro - CT 在骨科的应用和进展[J]. 中国骨肿瘤骨病，2004，3(4)：236 - 241.

[55] 樊向利，郭征，宫赫，等. 正常人股骨近端生物力学性能的区域性分析[J]. 中国骨与关节损伤杂志，2011，26(7)：601 - 603.

[56] Ausiello P，Franciosa P，Martorelli M，et al. Numerical fatigue 3D - FE modeling of

indirect composite-restored posterior teeth[J]. Dental materials, 2011, 27(5): 423 - 430.

[57] Wolff J. Das Gesetz der Transformation der Knochen[M]. Berlin: Hirschwald, 1892.

[58] Silva M J, Reed K L, Robertson D D, et al. Reduced bone stress as predicted by composite beam theory correlates with cortical bone loss following cemented total hip arthroplasty[J]. J Orthop Res., 1999, 17: 525 - 531.

[59] 严世贵,何荣新,陈维善,等.全髋关节置换前后股骨应力变化的有限元分析[J].中华骨科杂志,2004,24(9): 561 - 565.

[60] 张玉朵,张伟,王玉林,等.人工髋关节置换前后股骨及假体的生物力学分析[J].中国临床解剖学杂志,2007,25(5): 579 - 582.

[61] Gross S, Abel E W. A finite element analysis of hollow stemmed hip prostheses as a means of reducing stress shielding of the femur[J]. J Biomech., 2001, 34: 995 - 1003.

[62] Edidin A A, Merritt P O, Hack B H, et al. A ported, proximally-cemented femoral stem for total hip arthroplasty[J]. Development and Clinical Application[J]. J Bone Joint Surg (Br), 1998, 80: 869 - 875.

[63] 郑立,罗教明,包崇云,等.新型多段式股骨植入体周围骨应力分布的三维有限元分析[J].西南民族大学学报(自然科学版),2004,30(4): 470 - 475.

[64] 林凤飞,郑明,林朝晖,等.人工髋关节不同材料假体对骨界面的应力分布研究[J].中国矫形外科杂志,2008,16(7): 540 - 550.

[65] 刘石磊.人体髋关节柄-宿主骨系统生物力学研究[D].上海:上海交通大学,2012.

[66] 匡光志,余楠生,自波.全髋置换前后假体周围骨的应力变化[J].现代临床医学生物工程学杂志,2002,8(4): 266 - 271.

[67] 程亮,王冬梅,王成焘.骨重建数值仿真中的控制方程[J].医用生物力学,2007,22(4): 417 - 422.

[68] Weinans H, Huiskes R, Grootenboer H J. The behavior of adaptive bone-remodeling simulation models [J]. Journal of biomechanics, 1992, 25(12): 1425 - 1441.

[69] Schmitz M J, Clift S E, Taylor W R, et al. Investigating the effect of remodelling signal type on the finite element based predictions of bone remodelling around the thrust plate prosthesis: A patient-specific comparison [J]. Proceedings of the Institution of Mechanical Engineers, Part H: Journal of Engineering in Medicine, 2004, 218(6): 417 - 424.

[70] 朱兴华,宫赫,白雪飞,等.弹性模量与表观密度的分段函数关系用于股骨近端的结构模拟[J].中国生物医学工程学报,2003,22(3): 250 - 257.

[71] 程亮.骨应力重建仿真研究[D].上海:上海交通大学,2008.

[72] Doblaré M, García J M. Application of an anisotropic bone-remodellingmodel based on a damage-repair theory to the analysis of the proximal femur before and after total hip replacement[J]. Journal of Biomechanics 2001, 34: 1157 - 1170.

第3章 人体骨肌系统解剖结构与力学分析

　　人体骨骼、肌肉、关节是运动的直接执行器官,其运动能力、运动范围、运动损伤机理、功能重建效果等都是骨肌系统生物力学研究的重要课题。本章将在骨肌生物力学研究的基础上系统阐述人体脊柱、上肢、下肢、髋关节、膝关节、踝关节的解剖结构和生物力学行为特性。它将成为这些部位植入物设计的直接理论基础。

3.1　人体脊柱解剖结构与生物力学分析

　　人体脊柱的主要功能是保护脊髓、支撑人体、传递载荷。脊柱生物力学分析是探讨其结构与功能关系、相关发病机理、功能重建的重要手段,对于脊柱畸形矫正方案制定、节段融合固定系统和人工椎间盘设计等具有重要的推动作用。

3.1.1　脊柱解剖结构与生物力学功能

　　脊柱位于背部中央,构成人体的中轴。本书图1.8给出了其总体结构,包括24个椎骨(颈椎7个、胸椎12个、腰椎5个)和1个骶骨,1个尾骨,借助韧带、关节盘及椎间关节连接。椎骨由前方的椎体与后方的椎弓两部分组成。椎体与椎弓组成椎孔,全部椎骨的椎孔共同连成椎管,内部容纳脊髓及其被膜等。脊柱上端承托颅颌,胸段与肋、胸骨连接构成骨性胸廓,骶尾段与下肢带骨共同围成骨盆。因此,脊柱的功能为容纳脊髓,保护胸、腹、盆腔内脏器,支持体重和满足身躯的运动。

　　脊柱从侧面观有4个弯曲的弧度,颈腰部前凸、胸骶部后凸,这种结构有利于双足站立的姿势。尽管脊柱的弧度是有利于分散脊柱应力的圆滑过渡,但由于脊柱各关节间的强度不同,各区域的生理结构和功能各不相同,故脊柱损伤经常发生在弧度交界的节段。脊柱各组织材料均具有不同程度的黏弹性和各向异性,在进行力学建模和分析时,应按照非线性材料定义其力学参数。

　　脊柱的生物力学单元常指一个功能单位或一个运动节段。功能单位包括两个相邻的椎体及之间的椎间盘和韧带。韧带包含前纵、后纵、横、棘间、棘上和关节囊韧带。不同节段在形状、体积、椎间盘韧带结构、关节突的序列和结构上都存在差异，以适应不同功能的要求。

1. 颈椎系统

颈椎椎体较小，构造精细。主要功能是支撑头颅；吸收大脑震荡；传递头部重量和屈曲运动；保护进出颅骨的脑干、脊髓及各种神经血管结构。

如图 3.1 所示[1]，颈椎有 7 个椎体。两个头侧的椎体为寰椎（C1）和枢椎（C2），枕骨和 C1 的寰枕关节负责头部屈伸运动，寰枢关节负责头部回转运动，是颈椎的重要关节部分。颈椎有 5 个在结构和功能上相似的椎体 C3～C7。颈椎前凸主要靠椎间盘的前宽后窄形状来维持。

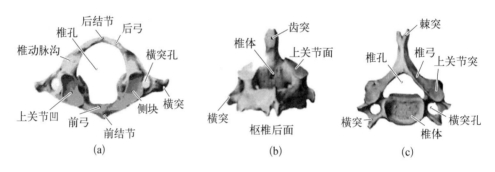

图 3.1　颈椎结构

（a）寰椎的结构（上面观）；（b）枢椎的结构（后面观）；（c）下颈椎结构

2. 胸椎-肋骨系统

胸椎以中间位最为典型，上位胸椎 T1～T4 近似颈椎，而下位胸椎 T9～T12 又类似腰椎；由上向下 T1～T12 椎体逐渐增大。中位胸椎 T5～T8 椎体呈心脏形，椎体外侧面有与肋小头相关节的半圆形浅凹，称为肋凹，上、下各一。横突为圆柱形，伸向后外方，末端圆钝，前面有横突肋凹，与肋结节相关节。关节突的关节面略呈冠状位。棘突较长，指向后下方，叠置时相互掩盖，呈覆瓦状，具有从后方加固脊柱进一步保护胸腔内脏器的作用。典型的胸椎结构如图 3.2（a）所示。

胸-肋系统如图 3.2（b）所示，人有 12 对肋骨，左右对称，属扁骨。后端与胸椎相关节，前端仅第 1～7 肋借软骨与胸骨相连接，称为真肋；第 8～12 肋称为假肋，其中，第 8～10 肋借肋软骨与上一肋的软骨相连，形成肋弓，第 11、12 肋前端游离，又称浮肋。肋骨的一般形态为：后端稍膨大，称为肋头，有关节面与胸椎体的肋凹形成关节；从肋头向后外变细，称为肋颈，再向外变扁成肋体，颈与体结合处的后面突起称为肋结节，有关节面与胸椎横突肋凹相关节。肋体向外转为向前的转弯处叫肋角，肋体下缘内面有容神经血管经过的肋沟；肋体前端粗糙，接肋软骨，肋软骨为透明软骨，与胸骨侧缘相关节。

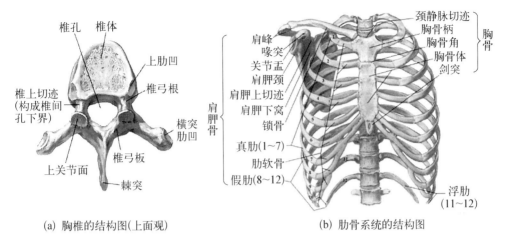

(a) 胸椎的结构图(上面观)　　　　　(b) 肋骨系统的结构图

图 3.2　胸椎与胸-肋系统[2]

3. 腰椎系统

腰椎 L1～L5 椎体高大,椎孔呈三角形,其大小介于颈椎椎孔与胸椎椎孔之间。L1,L2 椎体横截面似肾形,在 L3 或 L4 过渡为椭圆形。关节突的关节面呈矢状位,上关节突的后缘有一卵圆形乳状突,而横突的后下方有一副突。棘突为长方形的骨板,下缘水平,后缘圆钝,如图 3.3 所示[2]。L5 椎体最大,前高后矮,以适应脊柱的腰骶曲度。横突粗壮,发自椎弓根与椎体连续处外侧面,伸向外侧,然

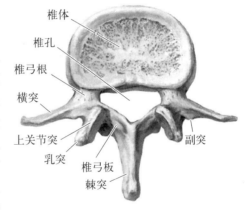

图 3.3　腰椎的结构(上面观)

后转向外上,呈现一个明显的角度。棘突较小,末端圆钝,并稍下弯。

4. 椎间盘

椎间盘位于人体脊柱两椎体之间,由软骨板、纤维环、髓核组成一个密封体。上下有软骨板,是透明软骨覆盖于椎体上、下面骺环中间的骨面。上下的软骨板与纤维环一起将髓核密封起来。纤维环由胶原纤维束构成的纤维软骨形成,位于髓核的四周(见图 3.4)[2]。纤维环的纤维束相互斜行交叉重叠,使纤维环成为坚实的组织,能承受较大的弯曲和扭转负荷。纤维环的前侧及两侧较厚,而后侧较薄。纤维环的前部有强大的前纵韧

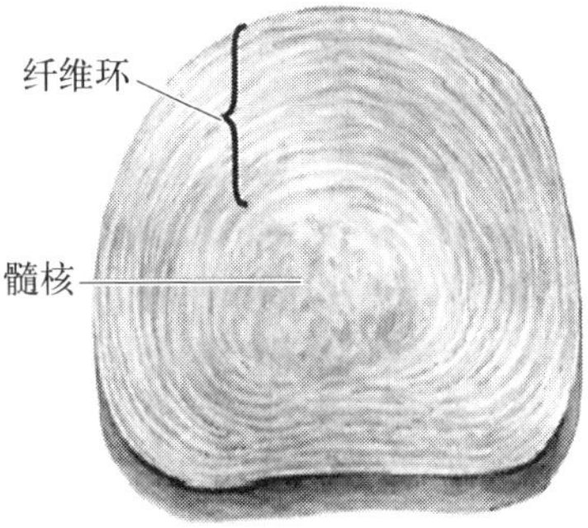

图 3.4　椎间盘结构

带,后侧的后纵韧带较窄、较薄。因此,髓核容易向后方突出,压迫神经根或脊髓,造成腰椎间盘突出症。髓核是一种弹性胶状物质,为纤维环和软骨板所包绕。髓核中含有黏多糖蛋白复合体、硫酸软骨素和大量水分,人在出生时其含水量高达90%,成年后约为80%。

5. 韧带系统

脊柱韧带包裹着脊柱周围,并维持椎体内部的稳定,如图3.5所示[2]。除黄韧带外,脊柱所有韧带都含有大量的胶原纤维成分,运动时这些胶原可以限制脊柱的过伸。黄韧带连接两个相邻椎弓,含有大量的弹性纤维,其弹性特征保证黄韧带在脊柱后伸时收缩、前屈时拉长,即使在中立位也可保持持续紧张状态。研究表明,椎间盘蜕变可增加脊柱的不稳定性,使黄韧带变得肥大。

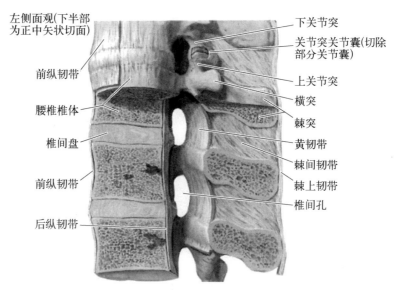

图3.5　腰椎的结构图(侧面观)

脊柱不同的运动方式使各韧带所承受的力不同。前屈时,棘间韧带拉力最大,其次是黄韧带和囊韧带;后伸时,前纵韧带拉力最大;侧弯时,对侧的横韧带拉力最大,其次是囊韧带和黄韧带;旋转时,关节面的囊韧带拉力最大。

6. 肌肉系统

人体脊柱部位还有众多肌肉与骨骼、韧带一起组成的强劲系统,协调一致完成各种生理动作。脊柱的肌群可分为屈肌群和伸肌群。屈肌群主要为腹肌和腰大肌。通常脊柱前面附着的为屈肌群;伸肌群主要是竖脊肌、多裂肌、横突间肌,附着在脊柱的后部,如图3.6所示[2]。伸肌群不仅连接相邻椎体和运动节段,还同时连接多个椎体和多个运动节段。左右侧伸肌群对称收缩时脊柱发生伸展运动,左右侧伸肌群和屈肌群不对称收缩时,脊柱会产生侧弯或旋转运动。

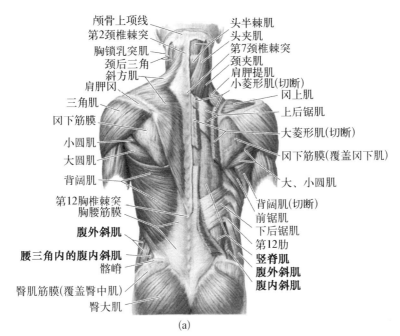

颅骨上项线
第2颈椎棘突
胸锁乳突肌
颈后三角
斜方肌
肩胛冈
三角肌
冈下筋膜
小圆肌
大圆肌
背阔肌
第12胸椎棘突
胸腰筋膜
腹外斜肌
腰三角内的腹内斜肌
髂嵴
臀肌筋膜(覆盖臀中肌)
臀大肌

头半棘肌
头夹肌
第7颈椎棘突
颈夹肌
肩胛提肌
小菱形肌(切断)
冈上肌
上后锯肌
大菱形肌(切断)
冈下筋膜(覆盖冈下肌)
大、小圆肌
背阔肌(切断)
前锯肌
下后锯肌
第12肋
竖脊肌
腹外斜肌
腹内斜肌

(a)

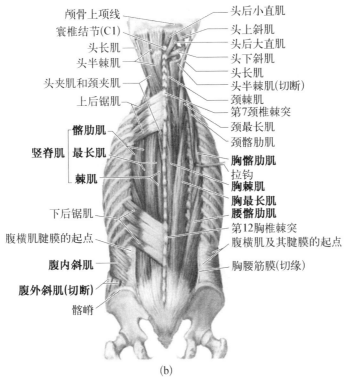

颅骨上项线
寰椎结节(C1)
头长肌
头半棘肌
头夹肌和颈夹肌
上后锯肌
髂肋肌
竖脊肌　**最长肌**
棘肌
下后锯肌
腹横肌腱膜的起点
腹内斜肌
腹外斜肌(切断)
髂嵴

头后小直肌
头上斜肌
头后大直肌
头下斜肌
头长肌
头半棘肌(切断)
颈棘肌
第7颈椎棘突
颈最长肌
颈髂肋肌
胸髂肋肌
拉钩
胸棘肌
胸最长肌
腰髂肋肌
第12胸椎棘突
腹横肌及其腱膜的起点
胸腰筋膜(切缘)

(b)

图 3.6　人体背部肌肉

(a) 表层；(b) 中层

3.1.2 脊柱的典型运动与活动度

人体脊柱实质上是一个通过杠杆、运动轴、致动体和限制体操纵的结构。这个力学复合体不仅柔韧性好、运动范围广,而且非常坚固稳定。像其他关节一样,脊柱的主要运动是由神经和肌肉的协同作用产生的。主动肌启动和执行脊柱的运动,而拮抗肌则是控制和修正这一运动,两组肌群协同收缩时维持脊柱运动的稳定性。运动的幅度随脊柱节段各不相同,这主要取决于椎间关节面的方向,两个椎体间的运动幅度很小且不能独立产生,所有脊柱的运动涉及许多运动节段的联合运动。影响运动的鼓形结构是胸廓,其限制了胸椎的运动,而骨盆则通过增大倾斜角增加躯干的活动。

1. 脊柱的力学特点

脊柱有以下 3 个显著力学特点:

(1)脊柱矢状面的正常曲度使得脊柱灵活运动、承载轴向负荷的同时也维持相应的强度及站立姿势的稳定性。矢状面曲度的改变很大程度上影响着脊柱的力学行为。

(2)椎体承载躯干及上肢主要的轴向负荷,椎体所需承载的重量从头端到尾端逐渐增加,椎体本身也逐渐增大。

(3)椎体组成脊柱的前柱,承载 80% 的轴向负荷(体重)。椎体后方结构(主要是关节突关节)组成脊柱后柱,承载 20% 的轴向负荷。

2. 脊柱的节段运动

脊柱每一节椎体都具有 6 个自由度,即沿横轴、矢状轴和纵轴的平移和旋转。脊柱的前屈、后伸、侧弯和轴向旋转是一个复杂的组合运动,这些运动要通过上述 3 个平面中同时产生的平移和旋转运动来实现。

3. 脊柱运动范围

脊柱的运动范围随脊柱部位的不同而有所不同,它取决于每一部位椎间关节和小关节突的朝向。在脊柱整体运动中分配给脊柱单个节段的运动范围在不同的研究中有所差异,这些研究中有的用尸体材料,有的用 X 射线摄影法进行测量。这里介绍的典型值可用来比较胸椎和腰椎不同部位的运动,如图 3.7 所示[3]。

屈伸运动中,上胸椎运动节段的屈伸范围为 4°,中胸椎为 6°,两个下胸椎为 12°;腰椎运动节段中的屈伸范围逐渐增大,最高为 20°。侧弯运动中,上胸椎段的侧弯范围一般为 6°;下胸椎的侧弯范围最大,达 8°~9°;腰节段一般有 6° 侧弯;腰骶部只有 3° 侧弯。旋转运动中,胸椎上段的旋转最大,运动范围为 9°,运动范围向尾部方向逐渐减小,在下腰节段为 2°,但在腰骶段再度增加到 5°。

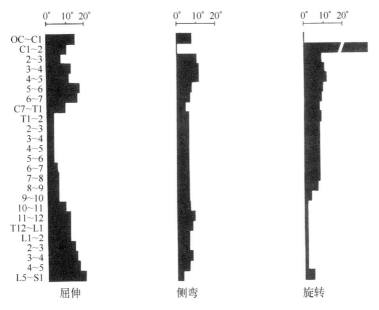

图 3.7　脊柱不同部位运动范围的典型值

3.1.3　脊柱生物力学仿真建模与典型运动的力学分析

早期的脊柱模型一般是通过直接测量椎体模型的尺寸再通过 CAD 软件重建，没有包括后部结构或者后部结构不全。随着计算机技术的发展，现在的脊柱模型多数是通过 CT 扫描建立骨骼模型，通过肌肉的 MRI 数据建立肌肉模型，通过两者配准技术构建软、硬组织模型，或利用冷冻切片构建软、硬组织模型。

脊柱的负荷主要为体重、肌肉收缩力、韧带产生的预拉力和体外负荷。通常情况下，用于分析脊柱受力分析的模型有两种，一种是基于分析脊柱肌肉肌电信号的肌电带动模型；另一类为传统的基于分析躯干肌肉运动和受力的生物力学模型。

1. 骨肌系统动力学分析模型的建立

图 2.2 包含了通过骨肌系统图像数据建立的脊柱骨骼几何模型。在几何模型上获取肌肉的起始点信息，即肌肉矢量的方向信息，建立脊柱上肌肉的直线模型，如图 2.3 所示。根据 2.2 节所述的运动学和动力学建模和分析方法，获得作用在脊柱上的关节力矢量、力臂矢量、外力矢量等数据，再在此基础上计算肌肉受力。

肌肉力优化算法的目标函数一般表达式见式 2.7，脊柱肌肉力预测优化算法的目标函数如式 3.1 所示[4,5]：

$$J = \sum_{i=1}^{n} \left(\frac{F_i}{PCSA_i} \right)^2 \qquad (3.1)$$

式中，J 为目标函数；F_i 为第 i 块肌肉力；n 为肌肉数，$PCSA_i$ 为第 i 块肌肉的 $PCSA$ 值。

在脊柱功能运动过程中，应该满足的力平衡方程如下：

$$\left.\begin{array}{l}\sum_{n=1}^{N} X_{M_n} + \sum_{k=1}^{K} X_{P_k} + \sum_{q=1}^{Q} X_{J_q} + \sum_{l=1}^{L} X_{R_l} + \sum_{m=1}^{M} X_{A_m} = 0 \\ \sum_{n=1}^{N} Y_{M_n} + \sum_{k=1}^{K} Y_{P_k} + \sum_{q=1}^{Q} Y_{J_q} + \sum_{l=1}^{L} Y_{R_l} + \sum_{m=1}^{M} Y_{A_m} = 0 \\ \sum_{n=1}^{N} Z_{M_n} + \sum_{k=1}^{K} Z_{P_k} + \sum_{q=1}^{Q} Z_{J_q} + \sum_{l=1}^{L} Z_{R_l} + \sum_{m=1}^{M} Z_{A_m} = 0 \end{array}\right\}$$

(3.2)

$$\left.\begin{array}{l}\sum_{n=1}^{N} r_n \times X_{M_n} + \sum_{k=1}^{K} t_k \times X_{P_k} + \sum_{q=1}^{Q} s_q \times X_{J_q} + \sum_{l=1}^{L} u_l \times \\ X_{R_l} + \sum_{m=1}^{M} v_m \times X_{A_m} = 0 \\ \sum_{n=1}^{N} r_n \times Y_{M_n} + \sum_{k=1}^{K} t_k \times Y_{P_k} + \sum_{q=1}^{Q} s_q \times Y_{J_k} + \sum_{l=1}^{L} u_l \times \\ Y_{R_l} + \sum_{m=1}^{M} v_m \times Y_{A_m} = 0 \\ \sum_{n=1}^{N} r_n \times Z_{M_n} + \sum_{k=1}^{K} t_k \times Z_{P_k} + \sum_{q=1}^{Q} s_q \times Z_{J_k} + \sum_{l=1}^{L} u_l \times \\ Z_{R_l} + \sum_{m=1}^{M} v_m \times Z_{A_m} = 0 \end{array}\right\}$$

(3.3)

式中，M_n、P_k、J_q、R_l、A_m 分别为肌肉力矢量、人体分布重量矢量、关节力矢量、外载荷矢量和惯性力矢量；r_n、t_k、s_q、u_l、v_m 分别为肌肉力矩矢量、人体分布重力矩矢量、关节力矩矢量、外载荷力矩矢量和惯性力矩矢量。

约束条件：$\qquad F_i \geqslant 0; F_i - \sigma \cdot PCSA_i \leqslant 0$ (3.4)

优化目标函数：$\qquad f = \min \sum_{i=1}^{n} \left(\frac{F_i}{PCSA_i}\right)^2$ (3.5)

对式 3.2～式 3.5 联立可以转化为二次规划问题求解，得到肌肉力值的大小。

2. 运动学、动力学参数测量及仿真分析

脊柱运动学、动力学参数和肌电信号的测量是研究脊柱极其重要的手段。测量方法如 2.2.2 节所述。

脊柱的典型运动包括屈伸运动、侧弯运动、扭转运动。通过运动学和动力学测量，获得典型运动中的运动学和力学原始试验数据，通过脊柱运动学和动力学建模分析获得脊柱上的关节力、外力、惯性力、各节段位置信息及肌肉力矢量方向信息。再通过肌肉力的预测算法获得各典型运动中肌肉力的大小及变化规律。

3. 脊柱肌肉力的验证

肌电信号采集是目前验证肌肉力计算结果的主要手段。信号采集前,先进行最大自主收缩(maximum voluntary contraction,MVC)测试,以获取各肌肉的最大肌电信号,从而用于运动中肌电信号的归一化处理。在日常生活的屈伸运动以及体力劳动者的搬物过程中,起主要作用的肌肉是腹部的腹直肌、腹内斜肌、腹外斜肌、腰方肌和腰大肌,腰背部的棘肌、长肌和髂肋肌。但由于腰方肌和腰大肌属于里层肌肉,用表面肌电难以直接测量,因此 MVC 测试不测量腰方肌和腰大肌的肌电信号。Cutter 等对人体肌肉表面肌电的测量进行了系统的研究[6],实际上已经形成了人体肌肉最大主动收缩肌电测量的一个标准。

在脊柱的典型运动过程中,在不同负荷和不同运动速度下,将这几块肌肉的肌电信号经过平滑处理、滤波、整流、归一化处理后得到肌肉的激活度的变化规律曲线。对比肌肉激活度变化规律与优化算法得到的肌肉力大小变化规律,可以验证优化算法得到的肌肉力大小是否正确。

3.1.4　脊柱典型运动的有限元分析

脊柱有限元模型建立的方法如 2.2.1 节所述,基于冷冻切片图像数据所建的脊柱的三维有限元模型如图 2.22 所示。

1. 颈椎典型运动的有限元分析

1) 全颈椎典型运动有限元分析及验证

近年来全颈椎有限元模型逐渐建立,同时也出现了专门为全颈椎有限元计算而进行的生物力学验证实验。作者进行了全颈椎有限元分析,并用与文献[7,8]对比的方法对分析结果的有效性进行了验证。计算中在 C1 上施加 1.0 N·m 的载荷,固定 C7 下端面。计算此过程中各个椎间功能单元的扭矩-转角关系,结果如图 3.8 和图 3.9 所示。从中可以看出有限元计算结果与实验数据吻合得很好[9]。

2) 两节段运动单元典型运动有限元分析及验证

对 C5、C6 运动单元进行有限元分析,并与文献[10]中的实验数据及有限元模型计算结果进行对比验证[9]。

约束及载荷:约束 C6 下端面全自由度,在 C5 椎体上端面终板上施加[10,11]:① 1 N·m 的前屈-后伸弯矩;② 1 N·m 的轴向旋转扭矩;③ 1 N·m 的侧弯弯矩;④ 1.8 N·m 的前屈-后伸弯矩+73.6 N 的轴向预载。

按照上述四种载荷计算出两椎体之间的转动变形量,并和 Goel 的实验结果[10]进行了对比,如图 3.10~图 3.12 所示[9]。对比表明,作者的计算与 Goel 的计算及实验吻合良好。

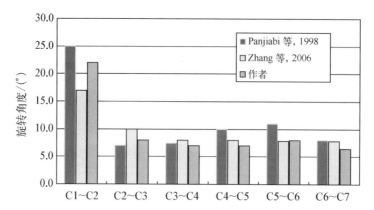

图 3.8　全颈椎前屈−后伸力矩作用下椎间转角−力矩关系对比验证

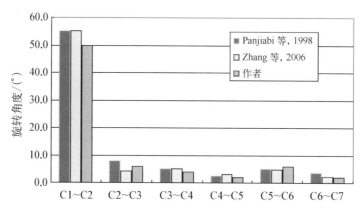

图 3.9　颈椎轴向扭转力矩作用下椎间转角−力矩关系对比验证

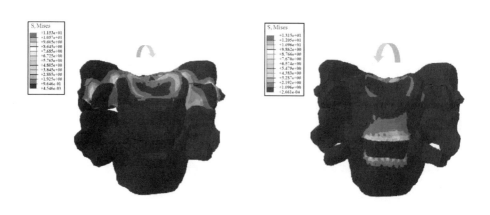

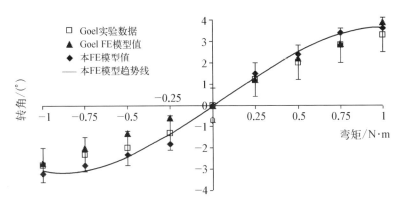

图 3.10　本模型与文献数据对比验证(C5～C6 加载条件：1.0 N · m 前屈-后伸弯矩)

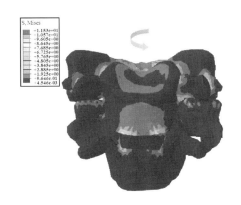

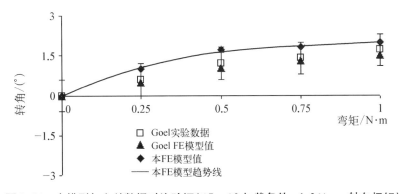

图 3.11　本模型与文献数据对比验证(C5～C6 加载条件：1.0 N · m 轴向扭矩)

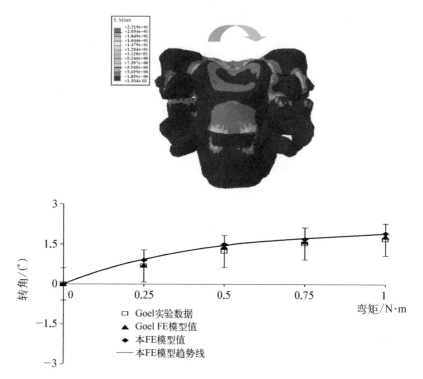

图 3.12　本模型与文献数据对比验证(C5～C6 加载条件：1.0 N·m 右侧弯矩)

　　第四种加载方式计算结果和文献对比如表 3.1 所示。在相同弯矩作用下前屈变形量要比后伸变形量大。这是因为关节突对关节只在后伸时产生抵抗作用，这点在离体实验中也能够观测到。

表 3.1　本 FE 模型与文献数据活动度的对比(加载条件：73.6 N 的预载＋1.8 N·m 的屈-伸力矩)(单位：度)

C5～C6	Moroney(实验数据)[12]	Pelker 等(实验数据)[13]	Goel 等(FE 模型)[10]	Teo 和 Ng(非线性 FE 模型)[14]	本模型计算结果(FE 模型)[9]
1.8 N·m 屈曲弯矩(前屈)	5.55(1.84)	6.1	5.17	4.38	5.73
1.8 N·m 伸展弯矩(后伸)	3.52(1.94)	3.45	3.69	3.95	3.72

　　离体实验中能够获得不同运动姿态下的耦合运动角度，这也反映了人体颈部在做前屈-后伸时，同时会有不同程度的侧弯与扭转。前期的一些 FE 模型由于是按照矢状面对称的形式建立的，因此无法在计算过程中观测到这种耦合运动，但是作者的模型是个性化和解剖结构精确的模型，因此在计算过程中能够观

测到这种耦合运动。

2. 胸腰椎弯腰搬物的有限元分析

为了分析和比较在弯腰搬物过程中人体不同位姿时脊柱骨骼的应力分布状况，作者选择了直立位、前屈 30°、前屈 60° 和前屈 90° 这 4 个姿势（见图3.13），分别结合这 4 个瞬时的肌肉力进行了有限元分析[15]。

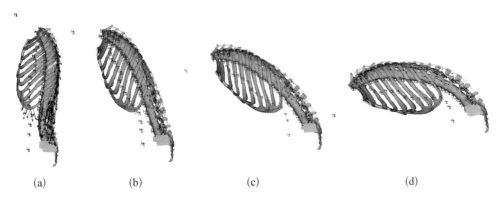

(a)　　　　　　(b)　　　　　　　　(c)　　　　　　　　　(d)

图 3.13　不同屈曲角度时的有限元模型边界条件和加载

(a) 直立；(b) 前屈 30°；(c) 前屈 60°；(d) 前屈 90°

1）整个脊柱胸腰椎体中心点位移的变化

图 3.14 所示是脊柱椎体中心在 4 个姿势时没有载荷和手持 23 kg 载荷作用下的变形。从图中可以看出，随着身体屈曲角度的加大，身体胸部脊柱弯曲越厉害，这样越有利于减小外部载荷到腰骶关节的力臂值；同时加大了胸部肌肉到腰骶关节的力臂，有利于减小肌肉的作用力。

2）椎体皮质骨的应力分布

图 3.15 所示是运动过程中不同位姿时椎体皮质骨的 von mises 应力分布云图。从图中可以看出，由于外载荷和身体自身重量的作用，皮质骨上的最大应力出现在腰骶关节附近，由上到下逐渐增大，应力主要集中在下部腰椎的前后面和下部胸椎的后面。手持 23 kg 外载荷直立位时，最大应力值是 25 MPa，随着人体屈曲角度的增大，应力值增大，当身体屈曲 90°时，最大应力值达到 45 MPa。

3）椎体松质骨的最大应力

松质骨上应力主要分布在与皮质骨接合面的前后面。图 3.16 是 L5 椎体在不同姿势时的最大 von mises 应力值。从图中可以看出，椎体松质骨在整个运动过程中的应力值较小，在直立位时为 1.8 MPa，在前屈 90°时为 4.3 MPa。这是由于皮质骨的弹性模量远大于松质骨的弹性模量，因此应力主要集中在皮质骨上。

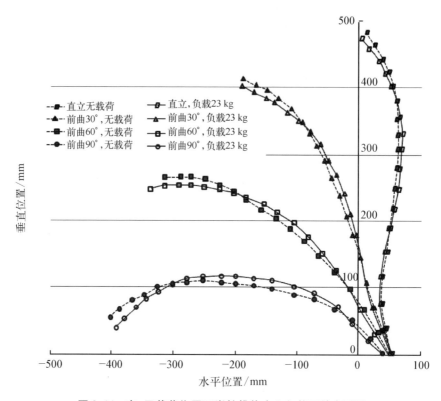

图 3.14　有、无载荷作用下脊柱椎体中心矢状面的变形图

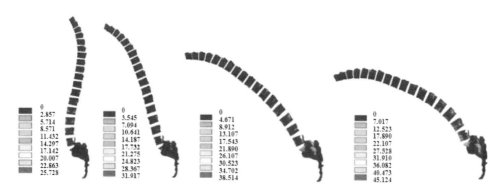

图 3.15　椎体皮质骨的 von mises 应力分布图

4）椎体后部结构的最大应力

椎体后部结构的应力在各个椎体上都集中在椎体与椎板相连的椎弓根处。由于肌肉力和身体自身重量的作用,越往下应力值也增大,图 3.17 是 L5 在不同姿势时的最大 von mises 应力值。

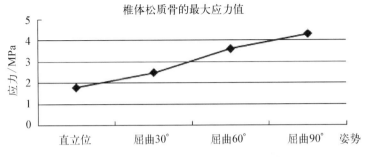

图 3.16　L5 椎体松质骨的最大应力值

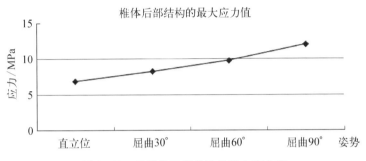

图 3.17　L5 椎体后部结构的最大应力值

5）椎间盘纤维环的应力分布

图 3.18 所示是运动过程中不同位姿时纤维环的应力分布图。每个纤维环的最大应力都出现在纤维环的后外侧,最大应力值从直立位的 14 MPa 增加到屈曲 90°时的 38 MPa。可见身体屈曲角度的增加对纤维环应力增加的显著作用。在直立位时,纤维环上的大应力主要集中在腰部,随着屈曲角度增大,逐渐向上面的胸部纤维环传递。最大的应力出现在腰骶关节的后外侧,但屈曲角度大时,在 T10 附近的纤维环应力值也增加很快,还可能出现比下面几节腰间纤维环的应力值大。纤维环上应力的增大可能使腰骶和 T10 附近椎间盘的纤维环爆裂,导致髓核疝出进入椎管引起疼痛。

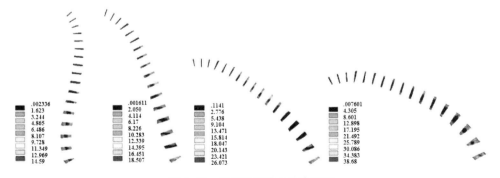

图 3.18　纤维环的应力分布云图

6）椎间盘髓核的应力分布

图 3.19 是运动过程中不同位姿时髓核的应力分布图,应力主要集中在前后侧。最大应力值从直立位的 0.44 MPa 到屈曲 90°时增加了 7.4 倍,达到 3.7 MPa。最大应力值均出现在 L5～S 之间。身体前屈 30°时应力值是直立位的 3 倍多,身体前屈 90°时应力最大值是直立位的 8.4 倍。因此,髓核内的应力对屈曲非常敏感,随着屈曲角度增加,应力值逐渐增大。髓核内应力的增加会进一步增大纤维环后外侧的应力,这样可能会使纤维环爆裂引起髓核疝出,导致损伤发生。

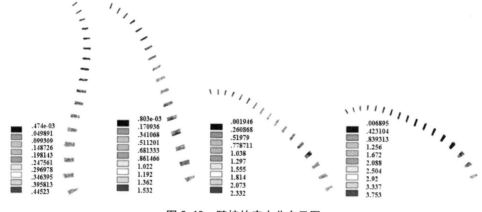

图 3.19　髓核的应力分布云图

7）韧带的受力

在屈曲运动过程中,前纵韧带和横突间韧带基本不受力,主要是后纵韧带和棘上韧带及黄韧带受张力,韧带受力总和基本上与身体屈曲角度呈线性关系。屈曲角度越大则受力越大,在直立位时总受力为 161 N,前屈 90°时总受力达到 423 N,因此屈曲会显著地增加韧带上的张力,从而增大韧带受伤的可能,韧带损伤也会导致腰部疼痛的发生。

3.2　人体上肢解剖结构与生物力学分析

上肢骨肌系统生物力学研究首先聚焦于运动范围、功能结构和运动规律,并把研究结果应用于康复治疗指导[16-19]。在进行运动学研究的同时,对上肢软硬组织力学特性[20,21]及上肢运动的动力学特性也开展了深入研究。上肢动力学模型从简单的单关节模型发展到整个上肢模型[22-36],完整上肢的动力学仿真分析模型包括肩关节、肘关节、腕关节、上臂、前臂、胸骨、指骨、韧带及肌肉,基于运动学和动力学实验测量数据或运动载荷设计数据可以仿真分析上肢运动和受力时各关节、韧带和肌肉所承受力的大小。研究结果对人体上肢运动机能研究、损伤机理探讨、功能重建及康复治疗具有重要的参考价值。

同髋、膝关节置换相比,肩关节置换的疗效尚不理想,其主要原因是肩关节运动范围大,结构复杂,稳定性主要靠肌肉和韧带维持,任何一个功能动作的完成,均需要周围肌肉、韧带的共同参与。目前对肩关节的生物力学研究还不够深入,对其行为特性缺乏全面的认识,假体置换后,肩关节的动力学稳定性难以实现,经常出现假体脱位、松动等失效现象。因此,近年来,学者们开始用有限元分析法[37-47]和尸体试验法[48-54]对肩关节的假体设计和假体合理放置进行了更为深入的生物力学研究,从研究关节内部应力、应变的角度探讨假体置换的生物力学效果及造成失效的力学因素。另外,肘关节是复合关节,作为前臂杠杆系统的支点,定位手的空间位置和传导手上的载荷。腕关节活动幅度比大、稳定性好,其动态作用可以使手变换方位,实现最大屈伸能力和最有效抓握,并且把载荷从手传递到上臂。因此,肘和腕关节的力学研究对于深入理解上肢的功能、损伤机理、治疗和康复具有重要的意义。

3.2.1　上肢骨肌系统解剖结构与生物力学功能

上肢的运动范围宽泛,可以实现各种各样的行为动作,这与其骨骼及骨连接的解剖结构密切相关;同时上肢也可以实现大负载的运动,这与上肢肌肉的承载能力相关。下面分别介绍其解剖学特征。

1. 上肢骨肌系统

1）骨骼

如图 3.20 所示[2],上肢骨由肢带骨和自由肢骨组成,肢带骨包括肩胛骨和锁骨,自由肢骨包括肱骨、桡骨、尺骨、腕骨、掌骨和指骨。锁骨为"S"形长骨,在胸廓前上方支撑肩胛骨,使肱骨远离胸壁,维持身体重心,保持肩部外观,保证上肢的灵活运动。肩胛骨是三角形扁骨,位于胸骨的后外侧上部,介于第 2～7 肋骨之间。肱骨是臂的长骨,分肱骨体和上下两端,上端膨大有半球形的肱骨头,与肩胛骨的关节盂相关节;下端前后扁平,稍微向前方弯,由肱骨小头、肱骨滑车、内上髁和外上髁组成。肱骨头的前外方为大、小结节,关节面边缘与大、小结节之间的浅沟为解剖颈,与水平面约成 45°角。大、小结节下方的扼细部为外科颈,此处为松质与密质的交接处,皮质变薄,容易发生骨折。桡骨位于前臂外侧,一体两端,上部圆隆,下部宽阔、光滑。尺骨位于内侧,一体两端,上部有宽广凹陷,容纳肱骨滑车在其中滑动,下部狭窄突隆。

骨与骨之间借纤维组织、软组织或关节相连。上肢骨的连接包括上肢带的连接和自由上肢骨的连接。其中,上肢带的连接包括胸锁关节、肩胸关节和喙肩韧带;自由上肢骨的连接包括肩关节、肘关节、桡尺连接和手关节。胸锁关节为上肢和

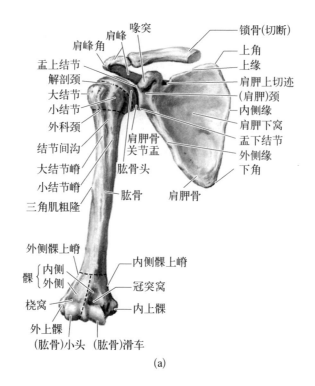

(a)

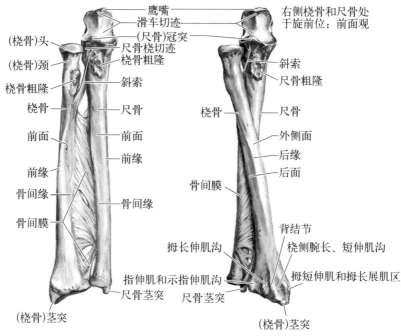

(b)

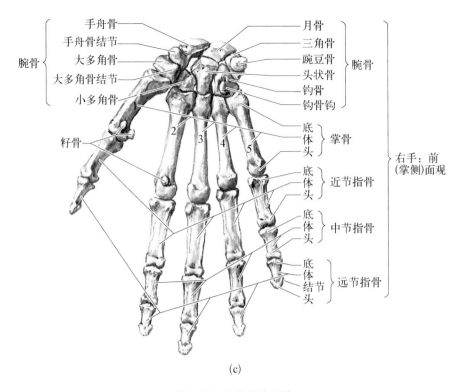

图 3.20　上肢骨骼系统

(a) 肱骨和肩胛骨: 前面观; (b) 右侧桡骨和尺骨: 前面观; (c) 腕骨和手骨

躯干间的唯一连接结构,由锁骨的胸骨关节面下半部与胸骨柄的锁骨切迹和第一肋软骨上部构成,属于鞍状关节。肩锁关节为肩峰内面与锁骨肩峰端构成的平面关节。肩胸关节为肩胛骨和胸壁间的结缔组织,这里没有关节囊和韧带,只借肌肉张力以及大气压来维持正常解剖关系。

2) 肌肉

上肢肌肉按所在肌群分成背浅肌(斜方肌、背阔肌、肩胛提肌和菱形肌),胸上肢肌(胸大肌、胸小肌、锁骨下肌和前锯肌),肩肌(三角肌、冈上肌、冈下肌、大圆肌、小圆肌和肩胛下肌),臂肌(前群包括肱二头肌、喙肱肌和肱肌,后群包括肱三头肌和肘肌),前臂肌前群(浅层包括肱桡肌、旋前圆肌、桡侧腕屈肌、掌长肌、指浅屈肌和尺侧腕屈肌,深层包括拇长屈肌、指深屈肌和旋前方肌),前臂肌后群(浅层包括桡侧腕长伸肌、桡侧腕短伸肌、指伸肌、小指伸肌和尺侧腕伸肌,深层包括旋后肌、拇长展肌、拇短伸肌、拇长伸肌和指伸肌),手肌包括外测群、内侧群和中间群,如图 3.21 所示[55]。

不同肌肉对上肢的运动作用不同,比如臂外展时,原动肌为三角肌中部和冈上肌,两肌肉作为单一功能单元同时同步地收缩使臂外展;三角肌前、后部、冈下肌和肩胛下肌使肱骨头稳定于关节盂中亦同时收缩,给臂一个支点,三角肌和冈上肌构

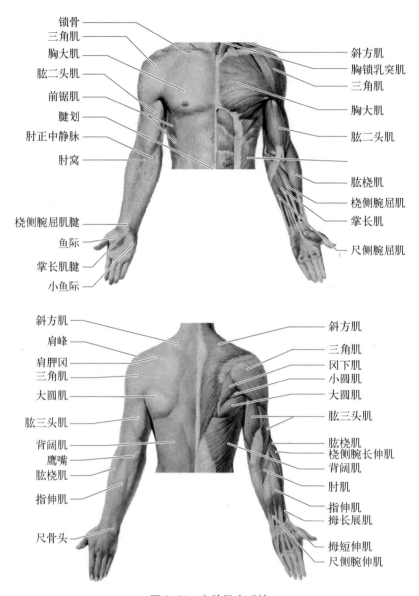

锁骨
三角肌
胸大肌
肱二头肌
前锯肌
腱划
肘正中静脉
肘窝
桡侧腕屈肌腱
鱼际
掌长肌腱
小鱼际

斜方肌
胸锁乳突肌
三角肌
胸大肌
肱二头肌
肱桡肌
桡侧腕屈肌
掌长肌
尺侧腕屈肌

斜方肌
肩峰
肩胛冈
三角肌
大圆肌
肱三头肌
背阔肌
鹰嘴
肱桡肌
指伸肌
尺骨头

斜方肌
三角肌
冈下肌
小圆肌
大圆肌
肱三头肌
肱桡肌
桡侧腕长伸肌
背阔肌
肘肌
指伸肌
拇长展肌
拇短伸肌
尺侧腕伸肌

图 3.21　上肢肌肉系统

成臂外展的力偶上成分,冈下肌和肩胛下肌为力偶的下成分,运动时,肱骨头从盂顶直线滑向盂底。而对于屈肘运动,有肱肌、肱二头肌、肱桡肌和前臂屈肌参与。肱肌在任何屈肘情况都起作用;肱二头肌在前臂旋前位时作用力较强,旋后位时作用微弱,负载屈肘时随着负载的增加,肱二头肌活动也增加;肱桡肌为一辅助屈肌;旋前圆肌仅是一个不重要的屈肌,此时,肱肌和肱二头肌是主要的发力肌,称为原动肌;前臂的肱桡肌、桡侧腕屈肌、旋前圆肌等协助屈肘,为协同肌;肱三头肌为拮抗肌;还有一些起稳定作用的肌肉,如斜方肌、菱形肌,称为固定肌。同一块肌肉在不同的运动中起的作用不同,如肱二头肌在屈肘时为原动肌,在伸肘时为拮抗肌,而在屈肩时为协同肌。通常一块肌能产生何种运动,是按其在排列上与有关关节运动轴的关系确定的。

2. 肩部关节

肩部有 4 个关节,如图 3.22 所示[2],胸锁关节、肩锁关节、盂肱关节、肩胛胸壁关节。这些关节通过肌肉驱动,使得肩成为人体运动中范围最大、最灵活的关节,肩受骨的约束少,主要依靠韧带和肌肉维持其稳定性,运动范围大,稳定性较差。

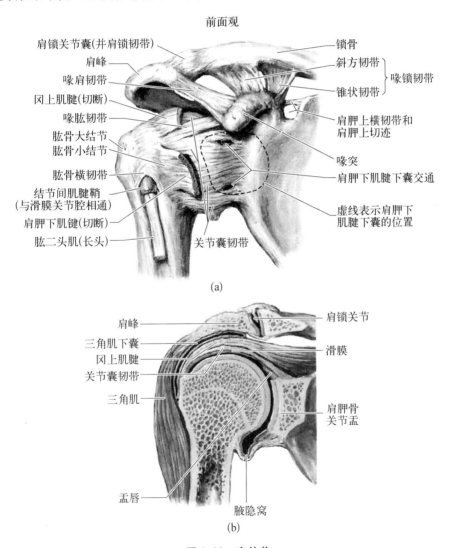

前面观

肩锁关节囊(并肩锁韧带)
肩峰
喙肩韧带
冈上肌腱(切断)
喙肱韧带
肱骨大结节
肱骨小结节
肱骨横韧带
结节间肌腱鞘(与滑膜关节腔相通)
肩胛下肌键(切断)
肱二头肌(长头)
关节囊韧带

锁骨
斜方韧带
锥状韧带 } 喙锁韧带
肩胛上横韧带和肩胛上切迹
喙突
肩胛下肌腱下囊交通
虚线表示肩胛下肌腱下囊的位置

(a)

肩峰
三角肌下囊
冈上肌腱
关节囊韧带
三角肌
盂唇
腋隐窝

肩锁关节
滑膜
肩胛骨关节盂

(b)

图 3.22　肩关节

(a) 前面观;(b) 冠状切面

通常,通过测量肩的屈、伸、外展以及内外旋来评价肩部的运动范围。其运动范围为外展 0°～180°,内收 0°～50°,前屈 0°～180°,后伸 0°～60°,内旋 0°～90°,外旋0°～45°,水平伸展 0°～45°,水平屈曲 0°～135°。

3. 肘关节

肘关节是肱骨下端和桡骨、尺骨上端构成的复合车轴-屈戌关节,如图 3.23 所示[55],包括肱骨滑车与尺骨滑车切迹组成的肱尺关节、肱骨小头和桡骨头上凹面组成的肱桡关节以及桡骨头环状关节面与尺骨桡骨切迹组成的桡尺近侧关节。前两者在屈伸运动起作用,后者在回旋运动起作用。肘的屈伸运动轴横贯肱骨滑车和肱骨小头中心,此轴与肱骨长轴成 83°～85°的外侧夹角。屈可达 145°,过伸约为 5°。

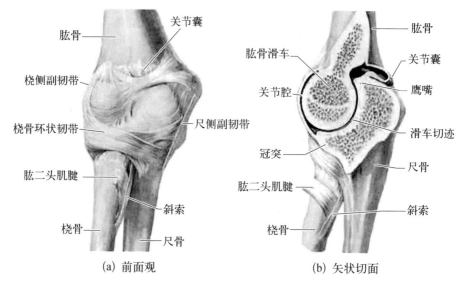

|(a) 前面观|(b) 矢状切面|

图 3.23　肘关节

桡骨与尺骨借助桡尺近侧关节、桡尺远侧关节和前臂骨间膜实现相连,共同协作实现前臂的旋前和旋后运动。此时桡骨头绕桡骨头中心至尺骨茎突根部的旋转轴"自转",桡骨远端围绕桡骨头中心至桡骨腕关节面尺侧缘,进而至第二掌骨的连线为旋转轴"公转",旋前可达 90°,旋后至 110°。

4. 腕关节

腕关节是由手的舟骨、月骨和三角骨的近侧关节面作为关节头,桡骨的腕关节面和尺骨头下方的关节盘作为关节窝而构成,如图 3.24 所示[55]。关节囊松弛,关节的前、后和两侧均有韧带加强,由于掌侧韧带较两侧韧带坚韧,所以腕的后伸运动受限。腕关节可做屈、伸、展、收及环转运动。

手向掌侧屈曲为掌屈,运动范围为 0°～90°,手向背侧屈曲为背伸或背屈,运动

范围为 $0°\sim80°$。

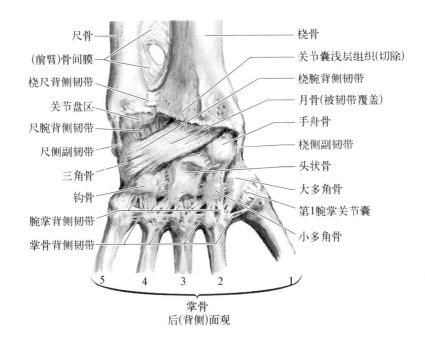

掌骨
后(背侧)面观

左侧标注(从上到下):
尺骨
(前臂)骨间膜
桡尺背侧韧带
关节盘区
尺腕背侧韧带
尺侧副韧带
三角骨
钩骨
腕掌背侧韧带
掌骨背侧韧带

右侧标注(从上到下):
桡骨
关节囊浅层组织(切除)
桡腕背侧韧带
月骨(被韧带覆盖)
手舟骨
桡侧副韧带
头状骨
大多角骨
第1腕掌关节囊
小多角骨

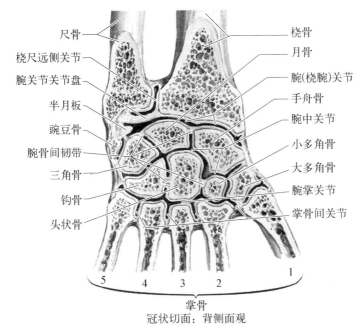

掌骨
冠状切面:背侧面观

左侧标注(从上到下):
尺骨
桡尺远侧关节
腕关节关节盘
半月板
豌豆骨
腕骨间韧带
三角骨
钩骨
头状骨

右侧标注(从上到下):
桡骨
月骨
腕(桡腕)关节
手舟骨
腕中关节
小多角骨
大多角骨
腕掌关节
掌骨间关节

图 3.24　腕关节

3.2.2　上肢的典型运动与活动度

人体上肢的活动能力相当广泛,是多关节的联合运动,简单的有穿衣、吃饭等生活的必需运动,复杂的有各种体育运动的击球、鞭打等,本节主要介绍研究相对比较多的4个上肢典型运动:鞭打运动、自推轮椅、屈曲运动和投掷运动。

1. 鞭打运动

赵焕彬在《运动生物力学》一书中将鞭打动作定义为:在克服阻力或自体位移过程中,上肢诸环节依次加速与制动,使末端环节产生极大速度的动作形式[56]。书中认为人体四肢结构类似于鞭子,它们近端环节质量大,末端环节质量小,因此在做鞭打动作时,鞭根(近端环节)先加速挥动,获得动量,然后制动,在制动过程中,动量向鞭梢(末端环节)传递。由于鞭梢质量很小,因此获得极大的运动速度。

2. 自推轮椅

一些脊柱损伤或有其他严重下肢伤残的人,常常使用轮椅作为其行走的工具,驱动轮椅行走除了借助外力推动以外,还可以通过轮椅的乘坐人自己手动循环地旋转轮子来驱动。典型的轮椅循环过程,包括一个双手推动轮边的过程和一个紧跟着双手从推力过程松手后返回到推力过程起点的过程,而后一个过程又可细分成3个过程,即松手、双手回到推力过程的起点、接触轮边。

3. 屈曲运动

上肢的屈曲运动是基本的典型运动之一,可构成很多复杂的运动,基本的屈曲运动是指肘关节的屈曲,肩胛骨处于不动的状态,尺桡骨相对运动较少。

4. 投掷运动

在投掷类运动中,三角肌负责早期的肱骨上举和外展,接着肩旋转袖肌群活动增加,使肱骨旋转并防止盂肱关节半脱位。特别是,冈上肌牵拉肱骨头向肩盂,冈下肌和小圆肌向后牵拉肱骨头,肩胛下肌同时防止肱骨过度外旋,并以离心收缩缓解肩前部应力。肩胛骨稳定性的重要性已被确认,前锯肌在活动后期迅速收缩,为肱骨运动提供稳定平台。因此,肩部肌群的有序协调运动有利于防止盂肱关节前脱位和过劳性肌腱炎的发生。

3.2.3　中国人肱骨近端的几何特征统计

对于人工肩关节置换,目前诸多学者已经达成共识:手术成功的关键在于能否尽可能地重建正常肩关节的解剖。只有这样才能恢复正常肩关节的生物力学关系,恢复正常的生理功能,保证假体的正常使用而不至于过早松动,减少疼痛、脱位等并发症。在此基础上,国外的假体公司开展了大量的生物力学研究与解剖学研究,进行了大量的设计与改进,并对假体的使用、手术、安装过程进行了规范,使之符合解剖重建的要求,肩关节假体已经从第一代的整体型、第二代的模型化型,发展到第三代的解剖型,乃至刚刚提出的新观念——第四代三维重建型。目前临床常用的是国外设计制造的第三代解剖型假体。这些引进的假体结构是否与中国人的肩关节解剖结构相匹配,必须开展国人肱骨近端解剖学参数的统计测量加以回答。

1. 测量样本及 CT 扫描

作者团队选择 180 例正常成人志愿者,其中:男 77 例,女 103 例,年龄为 19～86 岁,平均年龄为 54.5 岁,左侧 80 例,右侧 100 例,所有志愿者均排除前期骨折、骨关节炎、慢性肩周炎等肩关节疾病史。对志愿者进行 CT(GELightSpeed16)扫描,范围包括:肩关节、肱骨全长、肩胛骨,扫描层厚为 1.25 mm,层距为 0.6 mm,图像以通用格式 DICOM 储存。

2. 三维测量模型建立

首先用 Mimics 9.1(Material n.v.)提取扫描图像中的骨性组织(根据不同的样本选择不同的提取阀值,以保证骨组织完整的前提下减少软组织成分),并将其转化成可以进行数据分割、提取和测量的点云数据格式 Binary STL,再输入到 Imageware 12.0(UGS corporation)中去除无关的骨组织影像进行测量,肱骨和肩胛骨的三维重建骨性轮廓点云数据如图 3.25(a)所示。

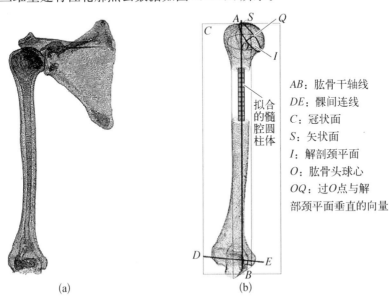

AB:肱骨干轴线
DE:髁间连线
C:冠状面
S:矢状面
I:解剖颈平面
O:肱骨头球心
OQ:过O点与解部颈平面垂直的向量

(a)　　　　　(b)

图 3.25　肩关节三维数字模型及测量基准定义[57]

(a) STL 模型;(b) 测量基准线和基准面

3. 三维测量基准定义

在所建立的三维数字模型上定义如下测量基准线和基准面：

1）肱骨干轴线

将肱骨近端 20%～40%处的髓腔拟合成圆柱体，圆柱的轴线即为肱骨干轴线 AB。取肱骨干近端 20%～40%是为了避开肱骨头内松质骨；而且假体柄的直径也取决于这个范围内的髓腔直径。髓腔中心轴线更准确地反映假体柄与头的关系。

2）髁间连线

肱骨内外髁最突出处的连线 DE。

3）解剖颈平面

在肱骨头周围、关节软骨边缘取约 30 个点，形成点云，通过软件自动拟合为一个平面，即为解剖颈平面 I。

4）冠状面

经过肱骨干轴线 AB 做一个与髁间连线 DE 的平行线，两条线确定的平面即是冠状面 C。

5）矢状面

经过肱骨干轴线 AB 与冠状面垂直的面为矢状面 S。

6）肱骨头球面

在肱骨头关节面上均匀取 30 个点，形成点云，由软件自动拟合成为球面，即为肱骨头球面，其球心即为肱骨头旋转中心 O。

7）肱骨头轴线

经过肱骨头中心并与解剖颈平面垂直的线，即为肱骨头轴线 OQ。此方法排除了因肱骨头表面不规则所产生的影响，很好地反映了解剖颈平面与肱骨干的关系。

4. 测量数据及其测量方法

1）肱骨干数据

（1）肱骨全长：肱骨上下两端水平切面间的距离。

（2）肱骨近端髓腔直径：肱骨近端 20%～40%间的髓腔为最佳拟合圆柱的直径，代表了假体柄的最佳直径。

2）肱骨头数据

（1）肱骨头冠状面直径：解剖颈平面在冠状面上的最大上下径。

（2）肱骨头矢状面直径：解剖颈平面在矢状面上的最大前后径。

（3）肱骨头表面曲率直径：肱骨头表面的球面直径，反映了不规则肱骨头表面的曲率角度。

（4）肱骨头的高度：沿 *OQ* 量得的解剖颈平面至肱骨头球面顶点间的距离。

3）头颈干关系数据

（1）肱骨头颈干角：肱骨头轴线与肱骨干轴线的夹角，为一个空间角度，可以真实地反映肱骨头与肱骨干的空间位置。

（2）肱骨头内侧偏心距：肱骨头旋转中心 *O* 与经肱骨干纵轴的矢状面之间的最短距离。

（3）肱骨头后侧偏心距：肱骨头旋转中心 *O* 与经肱骨干纵轴的冠状面之间的最短距离。

（4）肱骨头后倾角：肱骨头轴线与经髁间连线在冠状面上的夹角。

5. 测量结果与统计分析

各个测量参数值经正态性检验，均呈正态分布[57]。测量的结果与国外肩关节研究领域的权威性结果比较如表 3.2 所示，从表中可以看出，中国人的各项肩关节数据普遍比欧洲人的小，除个别平均值差别较大外，其余的差别不是很大。仅仅看平均值对指导临床应用是不够的，还需要仔细观察数据的分布情况才能指导假体的设计。

表 3.2　肱骨近端解剖学参数测量结果与欧洲人统计数据比较

统 计 参 数	测量结果统计数据				欧洲人统计数据[58,59]			
	平均值	标准差	最小值	最大值	平均值	标准差	最小值	最大值
肱骨全长/mm	297	19	257	349	316	23	245	368
肱骨近端髓腔直径/mm	11.6	1.9	7.2	17.1	11.5	2.09	6	21
肱骨头冠状面直径/mm	42.4	4	30.6	51.5	44.5	4	36	57
肱骨头矢状面直径/mm	40.1	3.9	21.6	52.5	42	3.8	33.5	53.5
肱骨头表面曲率直径/mm	44.6	4.4	36.4	55.5	46.2	5.4	37.1	56.9
肱骨头的高度/mm	16.7	1.9	12.4	22	17	1.7	12.5	22
肱骨头颈干角/(°)	132.4	4.7	122.4	147.1	137	3.62	128	145.5
肱骨头后倾角/(°)	21.1	12.2	−4.7	52.5	23.3	11.8	−9	50
肱骨头内侧偏心距/mm	5	1.6	0.4	9.6	6	1.81	1.7	11.5
肱骨头后侧偏心距/mm	3.5	1.6	0.21	8	1.4	1.43	−3	5.3
(肱骨头的高度/曲率半径)/mm	0.75	0.07	0.55	0.95	—	—	—	—

6. 解剖参数测量统计值与个体数字测量数据的比较

用以上测量方法和基准对如图 3.25 所示的肩关节近端模型解剖学参数进行个体数字测量，结果与统计结果对比如表 3.3 所示。从表中可以看出，这个个体模型左右两侧的各项数据不一致，说明即使是同一个个体的两侧骨骼也是不完全一样的,但是两侧的数据都在统计范围内,进而说明人体左右侧骨骼解剖学参数不具有统计学差异,基于 180 例正常人体肱骨近端模型的解剖参数测量值的统计结果具有较高的覆盖率。

表 3.3   个体数字测量结果与统计值的比较

统 计 学 参 数	右侧测量值	左侧测量值	统 计 值
肱骨全长/mm	311.9	312.2	297
肱骨近端髓腔直径/mm	10.9	13.1	11.6
肱骨头冠状面直径/mm	44.0	46.4	42.4
肱骨头矢状面直径/mm	40.2	42.6	40.1
肱骨头表面曲率直径/mm	44.6	46.2	44.6
肱骨头的高度/mm	18.5	17.3	16.7
肱骨头颈干角/(°)	133.4	142.9	132.4
肱骨头后倾角/(°)	30.4	35.5	21.1
35 肱骨头内侧偏心距/mm	1.62	2.68	5.0
肱骨头后侧偏心距/mm	5.17	3.56	3.5
(肱骨头的高度/曲率半径)/mm	0.83	0.75	0.75

3.2.4   上肢生物力学仿真建模与典型运动的力学分析

建立上肢的运动学和动力学仿真分析模型,对上肢的典型运动进行运动学和动力学仿真分析,获得上肢各关节力和力矩及肌肉受力等动力学参数,对于指导上肢运动能力训练、运动损伤机理研究、关节假体设计、人工肌肉设计、运动康复器械设计、人体机能恢复等具有重要的实际意义。

1. 上肢骨骼系统几何建模

如图 2.3 所示,上肢的骨肌生物力学仿真模型包含所有骨骼和 22 根肌肉力线。肌肉截面积参考表 3.4 进行设定。

表 3.4   国外上肢肌肉的生理横截面积统计[60]

人名 肌肉名称	Wood	Veeger	Johnson	Bassett	Chen	Keating	Veeger	An	Lieber	Cutts
锁骨下肌										
前锯肌	12.38	13.93	10.50							
斜方肌	23.57	15.99	13.00							
肩胛提肌		2.82	2.30							

(续表)

肌肉名称 \ 人名	Wood	Veeger	Johnson	Bassett	Chen	Keating	Veeger	An	Lieber	Cutts
人菱形肌	3.54		1.30							
小菱形肌	3.58	6.27	4.40							
胸小肌	3.90	3.74	3.30							
胸大肌	13.12	13.65		13.19	18.30					
背阔肌	12.60	8.64		12.31						
三角肌	22.04	25.90	12.20	24.90	43.10					
冈上肌	4.55	5.21	3.00	7.09			4.02			
冈下肌	5.69	9.51	6.00	17.00			5.88			
肩胛下肌	9.95	13.51	7.80	25.99			13.50			
小圆肌	2.36	2.92	2.10				2.58			
大圆肌	5.78	10.02	4.10	11.05						
喙肱肌	1.15	2.51		1.96			2.10			
肱三头肌	11.40	6.84		4.61	16.80		13.81	18.80		
肱二头肌	3.39	6.29		4.80	11.70		5.34	4.60		
肱肌	4.45						5.55	7.00		
肱桡肌	1.43						2.87	1.50	1.33	
旋后肌								3.40		
旋前圆肌							1.65	3.40	4.13	
桡侧腕屈肌								2.00	1.99	4.90
尺侧腕屈肌								3.20	3.42	5.60
桡侧腕伸肌								5.30	4.19	13.90
尺侧腕伸肌								3.40	2.60	5.60

2. 上肢骨肌系统动力学仿真分析模型

上肢骨肌系统生物力学模型简化的假设：

（1）从各自的材料特性角度考虑，将骨骼看作刚体，而将肌肉看成作用于骨骼上的力,并认为肌肉与骨骼做相对运动时,它们之间没有摩擦。

(2) 忽略韧带对各关节运动的影响。

(3) 将肩关节简化为具有 3 个转动自由度的球铰,旋转中心选为肱骨头的拟合球心 O。

(4) 肘关节中的肱桡关节用球铰(圆心为 A)来约束。肱尺关节用铰链来模拟,铰链的旋转轴线为肱骨滑车沟轴向截面拟合的圆心 B 和球心 A 的连线,而远侧尺桡关节则限制在尺骨机械轴线 BC 上滑动。图 3.26 为右侧上肢关节简化的示意图。

该模型不仅能仿真上臂的内外展、内外旋、屈伸和前臂的屈伸运动,还可以仿真前臂的旋前、旋后运动,如图 3.27 所示为仿真的右侧前臂旋前 90°的情况。模型中各个骨骼的局部坐标系根据 ISB 推荐的方法建立全局坐标系,原点位于脚底中心,方位与解剖位一致。

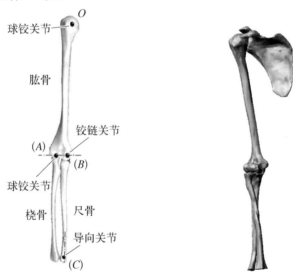

图 3.26　右侧上肢关节　　　　图 3.27　仿真实现前臂旋前 90°

3. 上肢的运动学和动力学仿真计算与分析

1) 上肢运动学分析的主要参数及其测量

人体运动学分析的主要参数包括人体运动中各环节刚体的位移、速度、加速度、角位移、角速度和角加速度等。目前的主要测量方法是采用运动捕捉系统。

参照图 2.9 试验测量和仿真分析模型及 2.1.2 节的测试方法,对上肢运动学测量模型定义 3 个刚体,分别代表躯干、上臂和前臂。如图 3.28 所示(标记名称与图 2.9 一致),上臂的虚拟标记点为内、外髁和肩峰;前臂的虚拟标记点为尺、桡骨茎突。测量过程中,运动捕捉系统将实时采集刚体及虚拟标记点的空间位置信息,实验后将运动捕捉系统测量得到的各个刚体和虚拟标记点的位置信息以标准格式的 c3d 文件输出。输出数据的坐标系为测量实验中定义的全局坐标系(见图 1.5)。

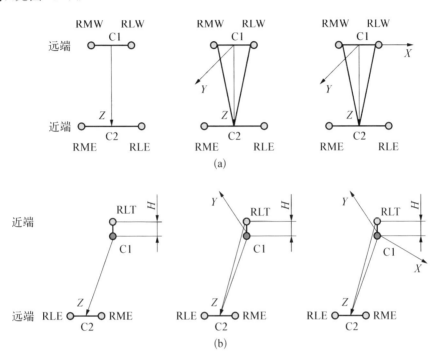

图 3.28　上肢运动学测量模型的解剖特征点及关节坐标系定义
(a) 前臂;(b) 上臂

2) 上肢动力学分析主要参数及其测量

人体动力学计算中主要的参数包括人体测量学参数和人体惯性参数,对于不同国家、不同人种的参数统计值有一定的差别。中国在 1998 年正式颁布了郑秀瑗等制定的中国成人人体质心国家标准(国家技术监督局,GB/T 17245—1998),其中,作为一例,中国青年男性上肢的测量参数及惯性参数统计结果如表 3.5 所示。国外有人以被测者各环节的长度和围度作为参数,确定各环节的质心位置和环节重量,在《Biomechanics and motor control of human movement》一书中,上肢人体质心参数的计算参数如表 3.6 所示,再根据式 3.6 计算其惯性参数。也有很多学者用线性的或非线性的回归方程,根据统计学的基础,用人体的身高和体重为参数来逼近各个环节的长度、质量和质心位置等,再根据回归方程计算惯性参数。

表 3.5 中国青年男性上肢人体几何测量与人体惯性统计值

		上 臂		前 臂	
		平均值	标准差	平均值	标准差
几何尺寸	臂长/mm	311.634	13.584	225.46	1.376
	臂围/mm	260.098	12.173	248.756	9.036
	质心/mm	160.18	10.625	128.79	10.849
	臂重/kg	1.539	0.189	0.766	0.098
转动惯量/kg·cm²	I_x	117.998	13.478	30.631	4.539
	I_y	121.815	14.464	29.581	4.248
	I_z	15.825	0.668	7.248	1.016
回转半径/cm	R_x	8.866	1.064	6.395	0.892
	R_y	9.009	1.102	6.284	0.862
	R_z	3.247	0.273	3.111	0.422

表 3.6 人体测量学参数比例

	环节重量 m/体重	质心距近端距离/环节长度 h	转动半径 r/环节近端围长
前臂	0.016	0.430	0.168
上臂	0.028	0.436	0.173
前臂和手	0.022	0.682	0.263

$$I_{xx} = m(r^2/4 + h^2/12)$$
$$I_{yy} = m(r^2/4 + h^2/12) \qquad (3.6)$$
$$I_{zz} = mr^2/2$$

3）上肢鞭打运动的运动学仿真分析

上肢鞭打运动的相关研究主要集中在对棒球投球、网球发球、标枪投掷、排球扣球等[61-67]。

2002 年，刘卉应用不需人工识别关节点的红外光点高速测试方法获取了典型上肢鞭打动作的运动学数据[68]，通过运动学的分析揭示上肢在做鞭打动作时的空间运动规律与特征。从图 3.29 中可以看出除铅球外，其他 4 个项目的上臂运动形式基本一致，只是在动作幅度和运动时机上有所不同。运动员超越器械前上臂处于水平外展、旋内和外展姿势；超越器械阶段，上臂处于外展姿势时做水平内收和旋外动作；向前挥摆阶段开始之后，上臂迅速旋前。

与其他项目不同的是，铅球运动员上臂开始处于旋内、水平内收和外展姿势，而后上臂稍有水平外展、内收和外旋动作，但仍处于旋内、水平内收和外展状态。

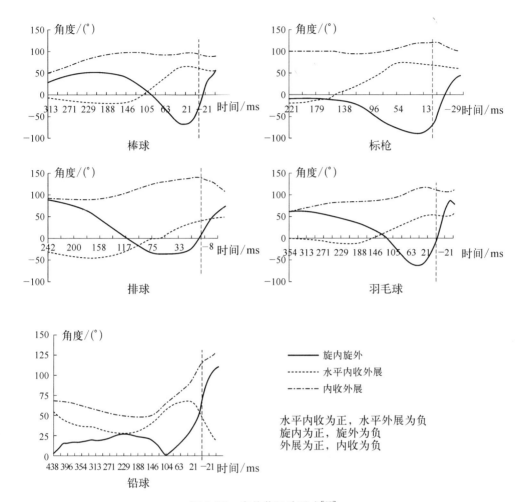

图 3.29　肩关节运动形式[68]

在手开始加速推球后,上臂快速水平内收、外展、旋内,水平旋内角度在球出手前达到最大。与其他动作相比,铅球投掷的上臂动作幅度最小。

　　总体上来讲,各项目上臂均有不同程度的外旋和其后的快速内旋。上臂水平外展后的水平内收也是各项目动作的共同形式。上臂的旋外动作可以牵拉三角肌前部、肩脚下肌和大圆肌等肌肉,上臂水平外展同样可以使三角肌前部和胸大肌受到拉伸。这种牵拉作用使肌肉中储存了弹性势能并刺激了牵张反射,使这些肌肉随后的收缩更加快速有力。

　　图 3.30 是各项目上臂运动角速度随时间变化曲线。从图中可以看出,各项目水平内收外展角速度和旋内、旋外角速度趋势基本一致。水平内收外展角速度均是先增大再减小,并在球出手(击球)时刻已经很小,甚至出现负值。各项目运动员上臂大幅外旋后快速旋内,基本在出手时达到最大旋内角速度。

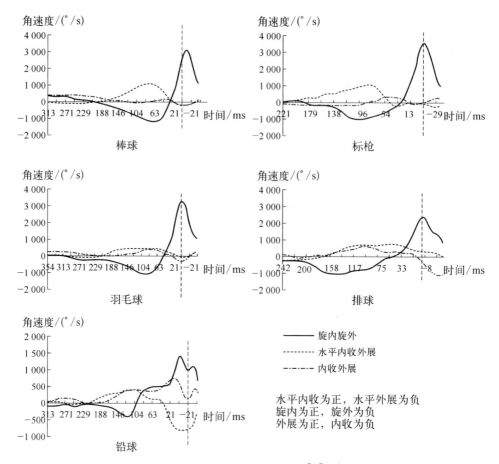

图 3.30 上臂运动角速度[68]

4）上肢鞭打运动的动力学仿真分析

2002年，刘卉建立了简化的人体上肢3刚体7自由度的物理模型[68]，用多体系统动力学理论中的Kane方法得到显式形式的系统运动微分方程，计算了不同鞭打运动过程中上肢的关节力，如图3.31和图3.32所示。表3.7是各项目肩关节在运动过程中受到的最大力值，其中排球受力最小，铅球受力最大，这与各项目运动员手持器械与否和器械的重量大小情况是一致的。

表 3.7 上臂在肩关节处受到的最大力　　　　　　　　　　单位：N

力	棒球（$n=8$）	标枪（$n=6$）	排球（$n=7$）	铅球（$n=7$）	羽毛球（$n=6$）
F_X	181.62±34.77	170.76±40.78	131.51±28.64	853.59±103.72	187.312±67.23
F_Y	259.97±31.24	201.66±78.10	109.22±39.52	1 797.98±203.22	179.67±45.43
F_Z	171.48±30.19	109.07±40.69	128.80±42.11	584.86±121.83	157.96±44.91

　　n——样本例数。

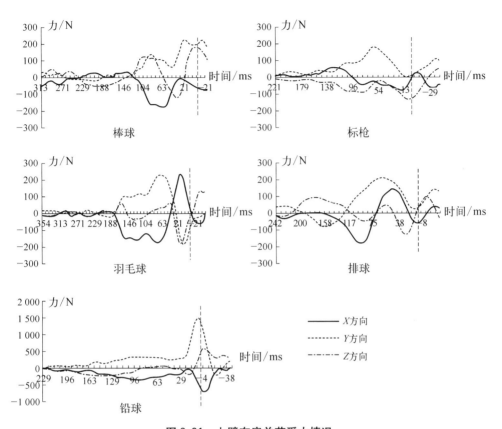

图 3.31　上臂在肩关节受力情况

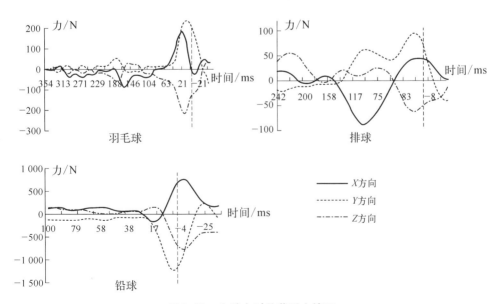

图 3.32　上臂在肘关节受力情况

　　各项目运动员的上臂在整个运动过程中其肩关节的受力情况都不尽相同,但变化趋势基本一致。在上臂加速运动阶段,肩关节周围肌肉收缩,使上臂受到了较大的沿纵轴的压力。除棒球运动员外,这种压力在球出手(击球)时已迅速减小,甚至有的羽毛球运动员击球时肩关节受到了拉力的作用。

　　表3.8是各项目上臂在肘关节处受到的最大力值。与上臂在肩关节受力情况相比,在肘关节受到的力较小。铅球和羽毛球球出手(击球)时上臂在肘关节受到最大力,特别是沿纵轴的力。其他项目球出手(击球)时受力较小。

表 3.8　上臂肘关节处受到的最大力　　　　　　　　单位: N

力	棒球($n=8$)	标枪($n=6$)	排球($n=7$)	铅球($n=7$)	羽毛球($n=6$)
F_X	175.13±34.33	144.30±34.41	90.34±26.77	169.57±50.44	67.12±12.45
F_Y	179.99±38.21	101.74±47.01	93.52±32.34	1218.77±109.41	74.08±23.77
F_Z	162.05±41.62	147.66±25.26	64.56±23.81	753.22±89.44	43.39±21.53

3.2.5　上肢骨骼典型运动的有限元分析

　　利用在图2.2所示上肢几何模型基础上建立的上肢三维有限元模型,对各种情况下上肢骨骼内部的应力状态进行仿真分析,对深入理解上肢骨骼的力学特性、探讨上肢骨骼骨折机理、优化设计上肢关节假体具有重要的指导意义。

1. 上肢骨骼的有限元建模

　　这里根据研究问题的需要,将上肢骨的有限元网格画成六面体网格,如图3.33所示,有利于计算的收敛。

　　模型中材料参数可以根据测试值、CT数、国内外文献进行定义。一般情况下,皮质骨、松质骨设定为各向同性的线弹性材料,软骨为超弹性材料;韧带的材料属

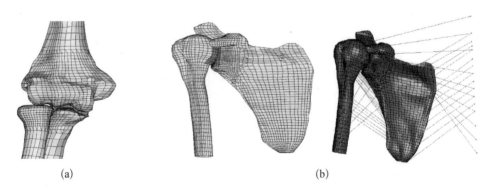

(a)　　　　　　　　　　　　　　(b)

图 3.33　肩关节和肘关节接触面附近的有限元网格

(a) 肘关节;(b) 肩关节

性为各向同性亚弹性,弹性模量和泊松比分别为 10.1 MPa 和 0.4。本书所用上肢有限元模型材料参数设置参见文献[69]。

2. 肩关节旋转运动的有限元分析

1) 加载和边界条件

(1) 旋转轴线的确定:肱骨可在矢状面、冠状面、横截面和沿自身轴线旋转,根据建立的几何模型,确定一个肱骨旋转轴线的笛卡尔坐标系。用两个球分别模拟肱骨头和肩胛盂,球的半径分别为 21.78 mm 和 25.41 mm,球心距离为 2.9 mm。这验证了盂肱关节的旋转中心可以用肱骨头的模拟球心来表示的假设[70]。以肱骨头的模拟球心为坐标原点,连接肱骨远端内外髁,定义为 x 轴方向,x 轴正向指向关节盂。用一个圆柱模拟肱骨近端 20%～40% 之间的髓腔部分,过肱骨头球心平行于髓腔圆柱轴线方向定义为 z 轴,即为肱骨外旋的旋转轴线,向上为正,则由右手定则确定 y 轴,其正方向指向肩胛骨后侧。

(2) 接触面的定义:接触面定义为主面和从面之间的接触,主面为部分肱骨头软骨,从面为肩胛盂软骨,虽然一般定义主面材料属性比从面的硬,但是软骨的材料属性是一样的,因此可使主面的网格比从面的稀疏,使接触分析可以较好地收敛。接触面上定义两个接触法则,其中法向接触法则定义为指数渗透关系,允许从面上的节点向主面渗透;切向接触法则定义为库仑摩擦法则,摩擦因数 $\mu = 0.001$。

(3) 加载和边界条件:在肩关节运动中,不同的肌肉在运动过程中所起的作用不同。肩关节的外旋运动(臂置于体侧时)范围是 0°～45°,作用的肌肉主要有冈下肌、小圆肌和三角肌后部。内旋运动范围是 0°～90°,内旋肌为肩胛下肌、大圆肌、背阔肌和胸大肌,其中背阔肌比胸大肌起的作用更大,胸大肌仅当臂抗阻力内旋时才收缩[71]。根据肌肉的附着点位置,连接起点和止点,用弹簧来模拟肌肉的作用。模拟了约束肱骨旋转运动的 5 块肌肉为:冈下肌、小圆肌、三角肌后部、肩胛下肌和大圆肌,每块肌肉都用 6 根弹簧代表,弹簧刚度为 50 N/mm[72];模拟稳定肩胛骨运动的 3 块肌肉为:斜方肌、小菱形肌和大菱形肌,共同用 20 根弹簧来代表,弹簧刚度为 100 N/mm。图 3.33(b)显示了各肌肉的作用方向。

在肱骨外旋运动的过程中(即绕 z 轴自转),假设没有其他两个方向的旋转运动,即限制 x、y 轴的旋转运动;肱骨为刚体,没有变形;肩胛骨是基本固定的,在肩胛骨的后侧底部加 3 个刚度为 1 kN/mm 的弹簧,实现肩胛骨的非刚性固定。外旋运动是通过位移的变化实现的,即肱骨刚体绕 z 轴的旋转运动,运动范围从 0° 外旋至 40°。

2) 分析结果[73]

图 3.34 为肩关节从解剖位外旋至 40° 的运动过程中,每旋转 10°,关节盂接触

面的压力分布情况。随着旋转角度的增加,接触应力和接触力逐渐增加,外旋 40°
时接触应力为 1.976 2 MPa,接触力为 140.08 N,压力中心位于肩胛盂后侧。肱骨
头的旋转中心是不断变化的,外旋运动不是单纯的旋转运动,且伴随着肱骨头的滑
动和滚动。肱骨头旋转中心在三坐标方向的位移如图 3.35 所示,最大位移总量为
3.91 mm,x 方向最大位移量为向外移动 2.95 mm,y 方向的最大位移量为向后移
动 2.45 mm,z 方向的最大位移量为向上移动 0.75 mm。

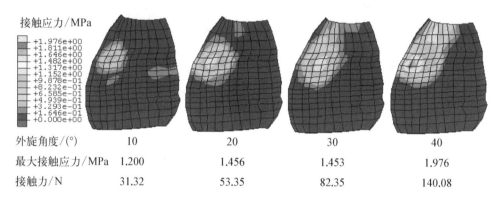

外旋角度/(°)	10	20	30	40
最大接触应力/MPa	1.200	1.456	1.453	1.976
接触力/N	31.32	53.35	82.35	140.08

图 3.34　肩关节外旋运动中关节盂接触面的应力分布

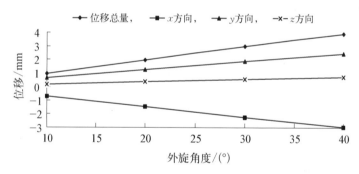

图 3.35　肱骨头旋转中心的位移

3. 肘关节旋转运动的有限元分析

1) 加载和边界条件

肘关节一般被认为属于铰链关节,仅有屈伸单轴活动。肱骨滑车和肱骨小头
的关节面轮廓,在矢状面上接近正圆弧,因此尺桡骨近端围绕上述结构进行屈伸活
动时,其旋转中心与圆弧所在圆的圆心十分接近,旋转中心的轨迹分布在 1 mm 直
径的范围内,一般可以把它看作是一条直线,该直线位于内外上髁中心连线的前下
方 45°~50°,并与水平横截面有个 2.5°的外翻角,存在一定的个体差异性。由于肘
关节运动的上述特点,用一个球来模拟肱骨小头,肱骨滑车沟轴向截面用圆来拟
合,连接圆心和球心,形成尺骨屈曲运动的旋转轴线[74,75],见图 3.36 中的 CD,肱

骨内外髁连线 AB，选择 CD 为肘关节屈曲运动的旋转轴，由于几何模型本身有 $12°$ 的屈曲角度，因此对尺桡骨施加 CD 轴向旋转 $30°\sim135°$ 的屈曲运动。

又由于尺骨和桡骨的相对运动更加复杂，因此约束尺骨和桡骨的相对运动，使上尺桡关节面固连。约束肱骨的有 6 个自由度，约束尺桡骨的有其他 5 个方向的旋转和位移自由度。定义软骨间接触面的接触法则，即法向接触法则为指数渗透关系，允许从面上的节点向主面渗透；切向接触法则为库仑摩擦法则，摩擦因数 μ 为 0.001。

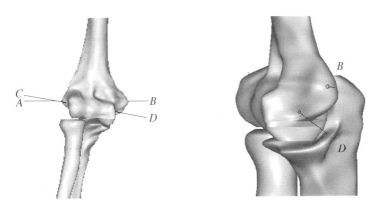

图 3.36　屈曲运动的旋转轴

2) 分析结果[69]

肘关节屈曲运动的接触面受力情况如图 3.37 所示，图中显示了屈曲从 $30°$ 开始每增加 $15°$ 的过程的具体接触面分布情况，随着屈曲角度的增加，接触力逐渐增加。接触应力先增加，从 $75°$ 到 $105°$ 过程中有一个减少的过程，而后又增加，但接触应力最

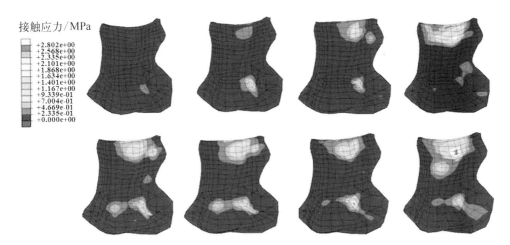

图 3.37　肘关节屈曲运动中尺骨软骨接触面的应力分布

大的地方都集中在尺骨滑车切迹突处和喙突部,这与临床表征相符,即尸体解剖结果发现尺骨鹰嘴的滑车切迹存在着明显的软骨分布不均匀,多于半数人的软骨都集中在鹰嘴尖部和喙突部,切迹最深处软骨相对较薄,软骨下骨矿化亦较差。在较低负荷情况下,滑车切迹主要通过鹰嘴尖部和喙突部与肱骨滑车接触并传递负荷。这证明了仿真模型的有效性,不同屈曲角度下肘关节的最大接触应力如表 3.9 所示,当屈曲达到 135°时,最大接触应力为 2.802 MPa,最大节点力为 3.695 N。

表 3.9　肘关节屈曲运动中尺骨软骨接触面上的最大应力

屈曲角度/(°)	30	45	60	75
最大接触应力/MPa	1.814e-8	0.466	0.975 8	2.076
最大节点力/N	1.509	1.933	1.958	2.708
提携角/(°)	8.074 5	7.673 1	6.646 4	5.067 8
屈曲角度/(°)	90	105	120	135
最大接触应力/MPa	1.995	1.830	2.473	2.802
最大节点力/N	2.560	2.585	3.453	3.695
提携角/(°)	3.047 6	0.723 9	-1.747 8	-4.203 3

前臂的提携角随着屈曲角度的增加而线性地减少,如图 3.38 所示。提携角的最初定义为当肘关节伸直时,肱骨与尺骨长轴在冠状面上构成的夹角,正常男性为 10°~15°,女性为 20°~25°,提携角存在一定的个体差异性。目前常说的提携角是一种运动的概念,在肘关节屈伸活动中,以尺骨相对于肱骨外展或内收的角度来表示,是一个随肘关节屈曲角度变化而变化的量,且变化是线性的。当肘关节过伸时,提携角最大,随着肘关节屈曲角度的增加,此角变小,甚至成为负值,变化的幅度约为 18°。提携角的形成和变化主要由肱骨远端及尺骨近端的几何形态决定。本仿真结果的提携角从屈曲 30°时的 8.074 5°,逐渐减少到屈曲 105°时的 0.723 9°,而后又变成负值。

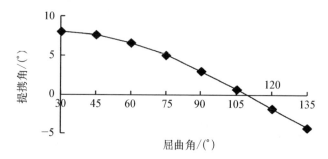

图 3.38　肘关节屈曲运动中提携角的变化

3.3　人体下肢解剖结构与生物力学分析

通过下肢骨肌系统生物力学仿真模型可以进行各类涉及下肢行为的运动学、动力学分析,获得下肢运动中髋、膝、踝三大关节的关节力和关节力矩,了解各块肌肉之间力的协调作用。对下肢正常步行、跑、跳、上下楼梯等主要运动,国外在 20 世纪 80 年代就已经开展了建模研究。而对中国人群典型而多发的行为运动,如下蹲、下跪、盘腿坐等行为运动的研究,更多将由中国和东方学者进行。由于下肢是人体承受负荷最重的部位,下肢生物力学研究结果在医学和工程学领域具有广泛而重要的应用价值。

3.3.1　下肢骨肌系统解剖结构与生物力学功能

下肢骨分为下肢带骨和自由下肢骨。下肢带骨即髋骨,自由下肢骨包括股骨、髌骨、胫骨、腓骨和足骨。由于下肢在人体行动中的重要性,髋骨、足骨及髋、膝、踝三大关节将在本章后续小节中阐述,本节主要研究下肢整体和股、胫、腓三骨。

1. 下肢骨骼系统

下肢骨骼系统如图 3.39 所示[76]。

股骨位于大腿部,是人体最长、最重要的承重骨,由一体两端三部分组成。股骨体呈略带弯曲的管状结构,后面有纵行的骨嵴,称为粗线,粗线向上外延续为臀肌粗隆,为臀大肌的止点。近端有球形的股骨头,头下外侧为股骨颈,颈与股骨体交界处有两个隆起,上外侧隆起为大转子,下内侧隆起为小转子。颈和体所成的夹角为颈干角,男性约为 132°,女性约为 127°左右;股骨颈和体之间还存在一前倾角,

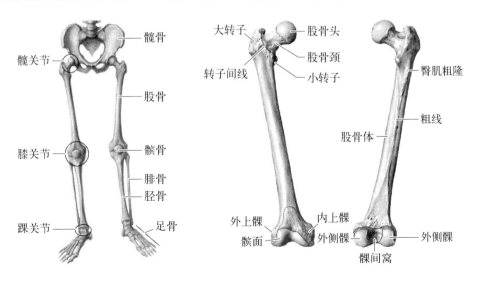

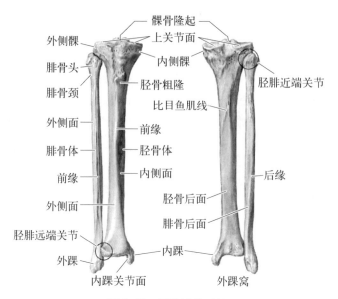

髁间隆起
外侧髁　　　上关节面
腓骨头　　　内侧髁
腓骨颈　　　胫骨粗隆　　胫腓近端关节
　　　　　　比目鱼肌线
外侧面　　　前缘
腓骨体　　　胫骨体
前缘　　　　内侧面
　　　　　　　　　　　　后缘
外侧面
　　　　　　胫骨后面
胫腓远端关节　腓骨后面
外踝　　　　内踝
内踝关节面　　　　外踝窝

图 3.39　下肢骨骼系统

约为 $12°\sim15°$。上述角度在力的传递和关节活动度方面非常重要,在髋部手术治疗中应注意保持。远侧端有两个膨大解剖构造,分别称为内侧髁和外侧髁。股骨大转子、股骨内外侧髁是股骨的主要骨性标志。

Wolff 定律指出了骨的生长与受力的相关性。从理论计算和解剖分析均可发现,股骨内部的应力密集程度与股骨的厚薄形态;主应力线走向与骨小梁的生长方向都非常一致。股骨近端骨小梁走向分为 4 束[77],与主应力分布一致:弓形束,起于股骨干外侧皮质,终止于股骨头下侧皮质,属拉应力束;支撑束,起始于股骨干的内侧与股骨颈下侧皮质,终止于股骨头上部皮质,属压应力束;粗隆束,起始于股骨干的内侧皮质,终止于粗隆部皮质,属拉应力束。在弓形束与粗隆束交汇处形成一股骨颈上部皮质向下方的支撑区,并随着年龄老化而变弱;皮质下束,平行于股骨干外侧走向,属拉应力束。

髌骨是全身最大的籽骨,位于股骨下端前面,为三角形的扁平骨,上宽下尖,前面粗糙,后面有关节软骨面,是膝关节的重要组成部分。它位于股四头肌腱内,集中股四头肌各方向的牵引力,再通过髌韧带止于胫骨,有效完成股四头肌的伸膝动作。

胫骨位于小腿内侧部,可分为一体和两端。胫骨体是一呈三棱柱形的骨管,其前缘明显,直接位于皮下。近端膨大部分别为内侧髁和外侧髁。在胫骨上端与胫骨体移行处的前面,有胫骨粗隆,为股四头肌通过髌韧带的止点,是骨性标志。远端内侧面凸隆,称为内踝,也为骨性标志;外侧面有一三角形切迹,称为腓切迹。

腓骨细长,位于小腿的外侧,胫骨的外侧偏后方,也可分为一体和两端。上端略膨大,称腓骨头,为骨性标志。腓骨头下方变细,称为腓骨颈,此处骨折时易损伤腓总神经。腓骨下端膨大,解剖构造为外踝,为骨性标志。腓骨通过周边软组织与胫骨连接。胫腓近端关节为平面滑膜关节,可进行极为有限的滑动。胫腓远端关节为纤维连接,几乎不能运动。

2. 下肢关节系统

如图 3.39 所示,下肢关节主要有髋关节、膝关节与踝关节。

髋关节由股骨头与髋臼构成,属于球窝结构,具有内在稳定性。通过髋关节头、臼软骨面相互接触传导重力,支撑人体上半身的重量及提供下肢的活动度。在众多的可动关节中,髋关节是最稳定的,其结构能够完成日常生活中所需的大范围动作,如行走、坐和蹲等。髋关节的运动可分解为矢状面上的屈伸、冠状面上的内收外展,以及横截面上的内外旋转。其活动范围如表 3.10 所示[77]。必须指出,髋关节的活动范围与膝关节的位置状态密切相关,表 3.10 同时给出了测量时膝关节的位置。

膝关节由股骨内、外侧髁和胫骨内、外侧髁和髌骨共同构成,它是人体内最大、最复杂的关节。膝关节的运动主要是围绕额状轴做屈、伸运动;在屈膝状态下,又可做旋内和旋外运动。其各方向的活动度范围如表 3.11 所示[77]。同样,膝关节的活动同时受髋关节的影响,反映在表 3.11 中。

表 3.10　髋关节活动范围

横轴	主动运动		被动运动		下肢轴向	主动运动		矢状轴	主动运动	
	测量条件	最大活动范围	测量条件	最大活动范围		测量条件	最大活动范围		测量条件	最大活动范围
屈曲	膝关节伸直	90°	膝关节伸直	110°	外旋	膝关节伸直	90°	外展	膝关节伸直	双髋同时45°
	膝关节屈曲	120°	膝关节屈曲	145°		俯卧姿屈曲90°	60°		接受训练	130°~180°
						坐姿屈曲90°	60°		盘腿坐	30°
伸展	膝关节伸直	20°	膝关节伸直	20°	内旋	膝关节伸直	90°	内收	髋伸直或屈曲内收	30°
	膝关节屈曲	10°	膝关节屈曲	30°		俯卧姿屈曲90°	30°~40°		叉腿站	30°
						坐姿屈曲90°	30°		髋关节屈曲90°坐姿	30°

表 3.11　膝关节关节活动范围

矢状面	主动运动		被动运动		下肢轴线	主动运动		被动运动		额状面	被动运动
	测量条件	最大活动范围	测量条件	最大活动范围		测量条件	最大活动范围	测量条件	最大活动范围		
伸展	下肢伸直	0°	膝过伸	5°～10°	外旋	膝屈曲90°	40°	人体俯卧膝屈曲90°	40°～50°	外展	在膝关节完全伸直时，外展与内收活动度几乎为零；
						膝屈曲30°	32°				
屈曲	髋伸展	120°	髋伸展	160°	内旋	膝屈曲90°	30°	人体俯卧膝屈曲90°	30°～35°	内收	当膝关节屈曲30°左右时，膝关节可以有几度的被动外展内收运动
	髋屈曲	140°	髋屈曲	160°							

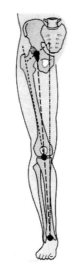

图 3.40　髋、膝、踝三关节的位置关系

踝关节由胫、腓骨下端的关节面与距骨上部的关节面构成。踝关节是负重关节，参与运动和承载。踝关节基本上是单平面关节，运动主要是在矢状面内绕横轴发生，使足能背屈和跖屈。踝穴中的距骨也可绕纵轴做少量旋转，并可绕矢状轴做少量倾斜。踝关节在矢状面的总活动幅度约为 45°，背屈为 10°～20°，跖屈为 25°～35°。

在站立相，髋关节球头中心和膝、踝关节中点处于一根直线上，与地面垂直线约呈 6°，如图 3.40 所示[77]。这根力线是下肢关节假体设计和临床手术的重要参照指标，必须予以保证。

3. 下肢肌肉系统

下肢骨骼肌按照部位可分为髋肌、大腿肌、小腿肌和足肌。人体的下肢以承受体重、维持直立姿势和实现人体位置运动为主要功能，因此，下肢骨骼肌数量上虽不及上肢骨骼肌多，但更为粗壮。下肢肌肉的起止附着点及功能如表 3.12 所示，与图 3.44 中的肌肉力线相对应。

3.3.2　下肢的典型运动与活动度

下肢作为人体主要承重和运动器官，需要完成很多日常行为动作，如站立、行走、跑步、跳跃、踢、跨、上下楼梯和斜坡、骑自行车、下蹲、下跪、正坐与盘腿坐等各种坐的行为，以及各种体育舞蹈技艺动作等。

表 3.12　髋肌和大、小腿肌的起、止位置和力学功能

名　称		起　止　位　置		功　能
		起　点	止　点	
髂腰肌	腰大肌	全部腰椎横突,第12胸椎至第5腰椎体两侧及其椎间盘	逐渐缩窄向下,越过骶骨和骶骨关节的前方,与髂肌汇合,止于股骨小转子	腰大肌和髂肌共同作用,可屈曲髋关节,是躯干和髋关节的一个主要屈肌,并可使髋关节外旋。腰大肌单独作用时,可使躯干向同侧弯曲
	髂肌	扇形的髂肌起于髂骨翼内面(髂窝)	该肌与腰大肌纤维一起附着于股骨小转子	
髋肌	阔筋膜张肌	髂前上棘和髂嵴前部	强壮的髂胫束。髂胫束附着于胫骨外侧髁	该肌收缩时,可屈、外展、内旋大腿,同时也是臀大肌的拮抗肌
	臀大肌	髂骨的臀后线、骶骨和尾骨的背面及骶结节韧带	大部分纤维止于髂胫束,但其下半部的部分纤维止于股骨臀肌粗隆	为强有力的伸髋关节肌和大腿外旋肌,其上部纤维可协助大腿外展,而下部纤维可协助大腿内收
	臀中肌	髂骨外面,臀前线和臀后线之间	股骨大转子	为强大的大腿外展肌和内旋肌。当单腿站立时,可保持骨盆的稳定
	臀小肌	髂骨外面,臀前线和臀下线之间	股骨大转子	外展和内旋大腿。当单腿站立时,还与臀中肌一起维持骨盆的稳定
	梨状肌	第2～4骶椎的前面和骶结节韧带	以圆形肌腱止于股骨大转子	外展处于屈曲的髋关节,并协助稳定髋关节,还可使伸直的大腿外旋
	闭孔内肌	闭孔膜的盆面及闭孔周围的骨面	股骨大转子的内面	外旋伸直的大腿和外展屈曲的大腿
	闭孔外肌	闭孔外肌为扁的三角形肌,覆盖骨盆的外面。起于闭孔周缘和闭孔膜	该阔肌纤维逐渐集中并通过股骨颈的后面,止于转子窝	外旋大腿,使股骨头完全位于髋臼内
	股方肌	起于坐骨结节	止于股骨后面的股方肌结节	外旋大腿

（续表）

名 称		起 止 位 置		功 能
		起 点	止 点	
髋肌	上孖肌	起于坐骨棘	两肌腱与闭孔内肌腱汇合，止于股骨大转子内侧面	两肌均可外旋伸直的大腿和外展屈曲的大腿
	下孖肌	起于坐骨结节		
大腿肌	缝匠肌	髂前上棘	胫骨体上端内侧面，靠近股薄肌和半腱肌的附着点	缝匠肌既跨过髋关节又跨过膝关节，因此可前屈、外展和外旋大腿，同时可后屈小腿。此肌与其他起于骨盆的肌一起作用，还可协助保持骨盆的平衡
	股四头肌 股直肌	有两个头：直头起于髂前下棘，反折头起于髂骨髋臼的上方	两头汇合形成梭形的肌腹，止于股四头肌腱。股四头肌腱附着于髌骨底，向下延伸为髌韧带（髌腱）止于胫骨粗隆	通过髌韧带作用于膝关节，可伸小腿。由于其还跨过髋关节，因此可协助髂腰肌屈大腿
	股外侧肌	股骨后面，从股骨大转子沿股骨粗线外侧唇向下延伸	大多数纤维附着于髌骨外侧，与股直肌腱形成四头肌腱。髌韧带（髌腱）止于胫骨粗隆	伸小腿（伸膝关节）
	股内侧肌	转子间线、股骨粗线内侧唇和内侧肌间隔	股四头肌腱的内侧，但有部分纤维直接附着于髌骨的内侧。髌韧带（髌腱）附着于胫骨粗隆	伸小腿
	股中间肌	股骨干的前面和外侧面，以及外侧肌间隔	髌骨上缘的后面，形成部分股四头肌腱。髌韧带（髌腱）附着于胫骨粗隆	伸小腿
	耻骨肌	耻骨梳	股骨小转子下方的耻骨肌线	内收和屈髋关节，并协助大腿内旋
	长收肌	耻骨结节下方的耻骨体	股骨粗线	内收大腿

（续表）

名　称		起　止　位　置		功　能
		起　点	止　点	
大腿肌	股薄肌	耻骨体和耻骨下支	胫骨上端内侧面，内侧髁的下方	内收大腿，屈膝关节；屈膝关节时，可内旋小腿
	短收肌	起于耻骨体和耻骨下支	止于耻骨肌线和股骨粗线上部	内收大腿，并可屈和内旋髋关节
	大收肌	较大的三角形肌，起于耻骨下支，坐骨支和坐骨结节	止于臀肌粗隆、股骨粗线、内侧髁上线和收肌结节。止于髁上线的部分叫作收肌部，止于收肌结节的部分叫腘绳肌部	大收肌为强有力的大腿内收肌，其上部纤维具有较弱的屈和内旋髋关节的作用，下部纤维可助伸和外旋髋关节
	腘绳肌 股二头肌	股二头肌长头起于坐骨结节，短头起于股骨粗线和股骨外侧髁上线	该肌两个头汇合，其总腱止于腓骨头外侧。在附着于腓骨头之前，该肌腱被膝关节腓侧副韧带分开	屈膝关节，屈膝时可使小腿外旋；另外，长头还可伸大腿
	腘绳肌 半腱肌	起于坐骨结节	以一个明显的肌腱止于胫骨上端内侧面	屈膝关节。屈膝时可内旋胫骨；同时，半腱肌还可伸大腿
	腘绳肌 半膜肌	以一个厚肌腱起于坐骨结节	止于胫骨内侧髁的后内侧面。其止腱向外侧扩展延伸与膝关节囊融合，形成腘斜韧带的大部分。少数纤维扩展到膝关节内侧，可能增强髌内侧支持带的作用	屈膝关节，屈膝时使小腿内旋；同时也可伸髋关节
小腿肌	胫骨前肌	胫骨外侧髁、胫骨上半部外侧面和骨间膜	内侧楔骨的内侧和下面，以及第 1 跖骨底	使足内翻及背屈踝关节

（续表）

名　称	起 止 位 置		功　能
	起　点	止　点	
趾长伸肌	胫骨外侧髁、腓骨上段前面的大部分及骨间膜	趾长伸肌腱经过伸肌上、下支持带的深面，分为4束，止于第2～5趾的中节和远节趾骨	伸第2～5趾的跖趾关节，并背屈踝关节
踇长伸肌	胫骨前面中份和骨间膜	踇趾远节趾骨底背侧	伸踇趾，并帮助踝关节背屈及使足微内翻
腓骨长肌	腓骨头和腓骨上2/3的外侧面	以长肌腱经外踝后方到足的外侧，然后经足底斜行到达足的内侧，止于第1跖骨底和内侧楔骨	使足外翻，并轻度跖屈踝关节
腓骨短肌	腓骨下2/3的外侧面	腓骨短肌向下，其肌腱经外踝后方，然后向前止于第5跖骨底外侧的跖骨粗隆	使足外翻，并轻度跖屈踝关节
腓肠肌	该肌有两个头：外侧头起于股骨外侧髁外侧部。内侧头起于股骨内侧髁后部及股骨内侧髁上方的腘面	两个头的肌纤维汇合形成腱性中缝，向下延伸扩展为宽大的腱膜。该腱膜与比目鱼肌肌腱汇合形成跟腱，终止于跟骨的后面	跖屈踝关节，同时可屈膝关节，行走时提足跟
比目鱼肌	腓骨头后面，腓骨体上1/3后面、比目鱼肌线以及胫骨内侧缘	肌纤维终止于一个窄而后的腱膜，并与腓肠肌腱融合，形成跟腱。跟腱止于跟骨后面	跖屈踝关节，并且对维持姿势非常重要。显而易见，在静止的站立位时，该肌仍处于活动状态，以协助维持身体的平衡
跖肌	起于股骨外侧髁上线下端和腘斜韧带	该肌细长的肌腱在腓肠肌和比目鱼肌之间向下斜行，止于跟骨的后部并常与跟腱融合	协助腓肠肌微跖屈踝关节，也可微屈曲膝关节

（左侧合并单元格：小腿肌）

（续表）

名　称		起　止　位　置		功　能
		起　点	止　点	
小腿肌	趾长屈肌	胫骨后面中份，比目鱼肌线下方和胫骨后肌筋膜	肌腱在足底分为 4 束，分别止于第 2～5 趾的远节趾骨底	屈第 2～5 趾，特别是屈中、远节趾骨，使其在行走时紧贴地面。该肌还可使踝关节跖屈，协助足内翻和支撑足纵弓
	胫骨后肌	骨间膜后面、胫骨后面比目鱼肌线下方和腓骨后面	足舟骨粗隆，股骨及楔骨下面和第 2～4 跖骨底	当足处于非承重状态时，可使踝关节跖屈及足内翻
	蹲长屈肌	腓骨后面下 2/3 和骨间膜下部	蹲长屈肌腱与趾长屈肌腱和胫骨后肌腱一起进入足底，蹲长屈肌腱止于蹲趾远节趾骨底	屈蹲趾趾间关节和跖屈踝关节。当走路或跑步时协助足的运动
	腘肌	起于股骨外侧髁的外侧面和膝关节囊，有部分纤维起于膝关节外侧半月板	止于胫骨后面，比目鱼肌线的上方	使膝关节屈曲并内旋。当下肢处于承重位时，腘肌可使股骨在胫骨上外旋，以"打开"膝关节

　　步态是人体最主要的行为动作，因此成为非常热门的生物力学研究课题，国内外众多学者已经对其进行了多方位的研究。步态一般指行走，而跑步与行走的概念区分在于：行走时支撑相大于 50%，在一个完整周期中将有两次双足着地阶段，分别在支撑相的初期和末期；跑步时支撑相一般小于 50%，即趾尖离地发生在整个周期时间的 50% 之前，整个周期中不存在双足着地期，而在一个周期中将有两次双足腾空的阶段。趾尖离地的具体时间取决于跑步的速度，当速度变大时，支撑相所占的比例变小；随着跑步速度的不断增加，首先与地面接触的足的部位将由后足变成前足，这是长跑（running）和短跑（sprinting）的区别。

　　有一些动作是东方人所特有的，它随着人们独特的生活习惯所形成，文化对其有着很重要的影响。例如在亚洲的一些地区，蹲、跪等动作经常在日常生活中用到，而在西方文化中较少。在全世界很多国家和地区，包括日本、中国、印度和中东一些国家，仍然有许多人采用一种蹲式如厕的方式。不仅如此，在家务劳动、社交场合、工作及一些宗教仪式时，蹲及跪也是常见的动作。与西方人不同，亚洲人的这些特有的日常行为动作对髋关节、膝关节和踝关节的活动度要求比较高。

3.3.3　中国人体下肢典型运动统计测量与分析

精确运动测试实验模型的建立是使测试数据有效的必要条件。

1. 运动测试实验模型建立

如图 3.41 所示,骨盆、大腿、小腿、足部 4 个肢段各被视为一个六自由度刚体,每个肢段由近端和远端空间的各两个解剖标志点定义,对应于各肢段所代表的骨的两个端点。由于肢段的端点位置在测试者体内,不能对肢段的端点直接贴标记点定位。以往将标记点粘贴于人体表皮的方法,由于软组织相对骨骼运动将造成测量误差。因此,这里采用一种基于测量刚体的虚拟标记点来间接进行测量,虚拟标记点的名称与图 2.4、图 2.9 中实验测量和仿真分析模型上的一致。

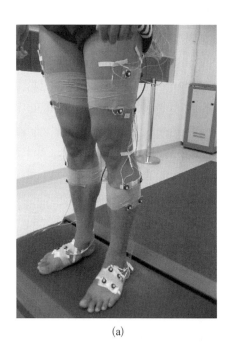
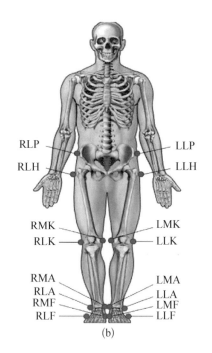

(a)　　　　　　　　　　　　(b)

图 3.41　下肢运动学测试实验模型

(a) 刚体;(b) 虚拟标记点

2. 下肢运动测量

实验包括两个部分:一是利用运动捕捉系统和足底测力台测量步态运动,分析计算得到步态运动的运动学、动力学参数;二是利用足底测力台和肌电信号采集仪器采集步态过程中下肢肌肉的表面肌电信号,用以验证肌肉力预测值。由于肌电信号和运动捕捉数据均需要在人体下肢粘贴物体,且有重复的位置,无法同时进行数据的采集,因此实验分成两部分进行测量。

三维捕捉系统空间标记点位置和足底力测量平台电压信号的采集频率为50 Hz 和 1 000 Hz,两种信号由 ODAUII(NDI,加拿大)进行同步,并将模拟信号转化成数字信号。

在正式进行运动捕捉前,首先采集人体下肢静态站立数据,用以构建下肢分析模型。同时让测试者在步态实验室进行正常的步态行走练习,要求两眼目视前方,避免故意踏上测力台的现象。而实验成功的标准是左、右足分别完全踏上第一和第二块测力板;行走过程中没有故意调整步长的行为。

3. 测量结果与运动学分析

作者系统测量 600 位不同年龄与性别样本的正常步态、慢跑、上/下楼梯、下蹲、下跪六大典型运动的关节运动并建成相关数据库。图 3.42 为其中正常步态和慢跑中一例。其中实线为统计值,虚线表示标准差,这两组数据在人工髋关节设计中有重要参考价值。

从图 3.42 可看出,在步行中,老年女性在矢状面摆辐较小;青年男女在站立相后期(40%~60%步态周期)时大腿有后伸,而老年男性几乎无后伸;步行中下肢内外展及内外旋幅度都较小。这些特征在慢跑中也有显现。

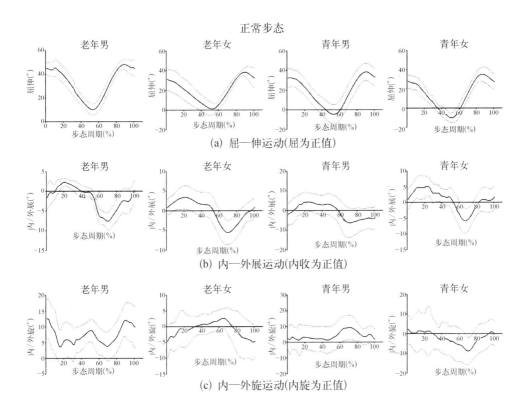

(a) 屈—伸运动(屈为正值)

(b) 内—外展运动(内收为正值)

(c) 内—外旋运动(内旋为正值)

慢跑

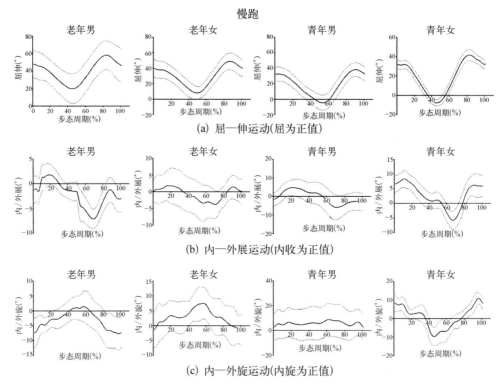

(a) 屈—伸运动(屈为正值)

(b) 内—外展运动(内收为正值)

(c) 内—外旋运动(内旋为正值)

图 3.42　中国人典型运动髋关节角度测量统计结果

3.3.4　下肢生物力学仿真建模与典型运动的力学分析

在人体各种行为运动中,下肢的关节力与关节力矩是动力学计算的主要目标,也是许多领域研究中迫切需要的数据。

1. 下肢骨骼系统的几何建模及关节坐标系

下肢骨肌系统的几何模型建立方法见 2.1.1 节,所建下肢骨肌系统模型如图 2.3 所示。

髋、膝、踝关节的运动可以分别通过计算两个刚体,即大腿与骨盆、小腿与大腿、足部与小腿之间的相对运动得到,为此需要对每个肢段建立局部坐标系,如图 3.43 所示。各坐标系的原点定义如下:骨盆坐标系 P——左右大转子上方髂嵴上两点连线的中点 O_P;股骨坐标系 F——股骨头中心 O_H;胫腓骨坐标系 T——股骨内外髁连线中点 O_K;足部坐标系 F_t——内外踝连线

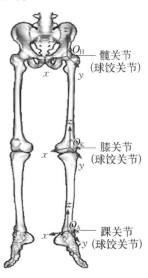

髋关节
(球铰关节)

膝关节
(球铰关节)

踝关节
(球铰关节)

图 3.43　下肢几何模型与
关节坐标系

中点 O_A。其中,除股骨头中心的坐标不能直接得到外,其余各局部坐标系的原点均可以在骨骼模型上测量得到,而股骨头中心 O_H 通过在股骨头表面取若干点进行球面拟合而获得。各肢段旋转轴的定义与关节旋转轴的定义一致。

2. 下肢肌肉系统几何建模与力线替代

参照表 3.12 对下肢肌肉的起止点及路径上的经过点进行标记,建立下肢肌肉力线模型。

如图 3.44 所示,本书在下肢部分单侧共建立了 41 根肌肉力线模型,用来表示 32 块肌肉,其中,臀大肌、大收肌分别用 3 条肌线表示;臀中肌和臀小肌分别用两条肌线表示;阔筋膜张肌和缝匠肌各用两条肌线分别表示两肌肉对髋和膝关节的作用。

下肢肌肉的 PCSA 数据是肌肉力计算的重要参数。本模型应用了 Ward 等报道的测量结果[78]。

3. 下肢关节力与关节力矩计算分析

足底测力系统用来测量下肢运动中足底反力及其随时间的变化,是下肢反向动力学计算必需的数据。

在计算人体惯性参数时,将人体各肢段简化成若干类型规则的几何体,其中,下肢大腿、小腿和足简化成圆台,骨盆简化为

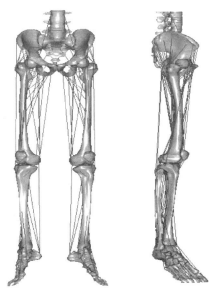

图 3.44　下肢骨肌系统生物力学仿真计算模型

椭圆柱体,分别按照各几何体质心和转动惯量的算法计算[79]。

下肢各关节的关节近端反力和力矩根据反向动力学原理进行计算。在关节反力图中根据局部坐标系的定义,X 方向向内侧为正值,Y 方向向前为正,Z 方向向上为正。作者系统计算了 30 位中国人六大行为运动状态下的关节力和关节力矩,并建立了相关数据库。图 3.45 和图 3.46 分别给出了一个步态和慢跑周期中下肢左腿的 3 个关节在 3 个方向上关节反力和关节力矩的变化情况。这里纵坐标的力值皆转化为关节力 N 与人体体重 kg 的比值。实线为人体无负重时的平均值,灰带为标准差。虚线为背负重 9 kg 时的平均值。

图中以左足足尖离地为一周期的开始,以其再次离地为此周期的结束。其中约从 40% 起至 100% 为站立相。在一个步态周期中,与足底力 Z 向的两次高峰相对应,髋关节和膝关节的关节反力在 Z 向也有两次明显的高峰。同时踝关节的关节反力在 Y 向和 Z 向也出现了两次高峰,两个方向上的关节反力数据均较大。

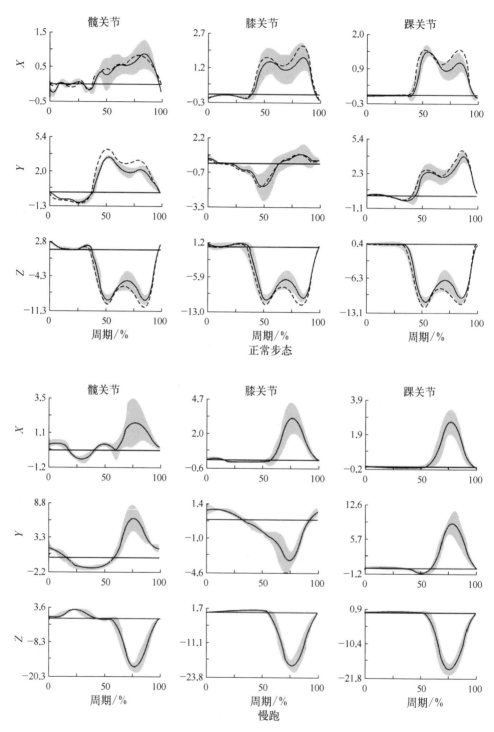

图 3.45　中国人典型运动关节力的统计计算结果

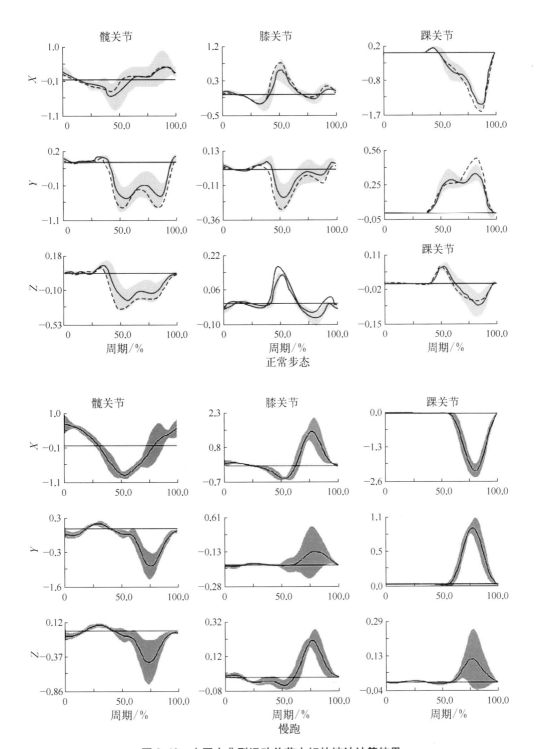

图 3.46　中国人典型运动关节力矩的统计计算结果

髋、膝、踝关节 3 关节力矩最大值出现在矢状面内。可以看出,在支撑相初期,随着足底逐渐着地,踝关节周围的胫前肌群产生了一相反的背屈力矩。之后,跖屈肌的作用增加。在支撑中相跖屈肌控制着小腿绕足部向前旋转,足部跖屈力矩逐渐增大,至支撑相后期足部跖屈力矩达到最大,使足部迅速跖屈并形成推进蹬地的动作。而随着趾尖离地,足部跖屈力矩减少至零,而此时髋关节的屈曲肌群产生作用使下肢向上向前运动而进入摆动期。对膝关节而言,在支撑相初期,膝关节的伸展肌群处于激活状态用以控制膝关节的屈曲;而后随着腓肠肌对足部跖屈力矩的作用,膝关节矢状面的力矩转向相反的屈曲方向;而到趾端离地前后,膝关节伸展肌群又发挥其作用控制膝关节的屈曲。对髋关节而言,在支撑相前期受伸展力矩作用,而后期受屈曲力矩作用;在前期伸展力矩可以防止躯干向前弯曲而保持其姿态稳定,同时协助膝关节伸展;而后期屈曲力矩可以防止躯干向后弯曲,同时在之前踝关节的力矩分析中也提到,可以在使大腿向上向前运动而进入摆动期。

4. 下肢肌肉力预测及分析

根据步态运动的特点,在下肢肌肉力计算中采用基于反向动力学的静态优化法对人体步态运动的一个周期进行肌肉力的预测,并通过 EMG 信号对结果进行验证。

肌肉的生理横截面积参照文献报道值[78,80],根据研究对象的身高、体重计算出每块肌肉的 $PCSA_i$ 值,再按照静态优化理论实现肌肉力的预测(式 2.6～式 2.8)。计算得到的步态周期中各肌肉的肌肉力预测值如图 3.47～图 3.50 所示[81]。这里以后跟着地进入站立相为步态周期起点。

对髋关节而言,臀大肌、臀中肌和臀小肌在支撑相阶段基本均处于激活状态,这对该阶段髋关节伸展起到了非常重要的作用。大收肌在此阶段的激活促进了髋关节的伸展;而属于屈曲肌群的阔筋膜张肌、缝匠肌和髂腰肌在此阶段的激活则表现出了肌肉的协同作用。长收肌、短收肌、耻骨肌在摆动相阶段处于激活状态,这对此阶段髋关节屈曲起了非常重要的作用。大收肌在支撑相阶段的激活还对髋关节的内收起着重要作用。

对膝关节而言,股二头肌和股四头肌的协同作用帮助膝关节完成了整个步态的两次屈伸,在支撑相初期,半腱肌、半膜肌和股二头肌使膝关节屈曲,随后膝关节的伸展肌群股——内侧肌、股中间肌、股外侧肌和股直肌开始参与膝关节的协同运动。到摆动相阶段,股四头肌继续作用,使膝关节伸展。

对踝关节而言,支撑相初期,趾长伸肌、拇长伸肌、第三腓骨肌和胫骨前肌这些胫前肌群产生背屈力矩;支撑相中后期,腓肠肌、比目鱼肌、趾长屈肌、拇长屈肌、腓骨长肌和腓骨短肌处于激活状态,产生跖屈力矩,至支撑相末期形成足蹬地的动作。

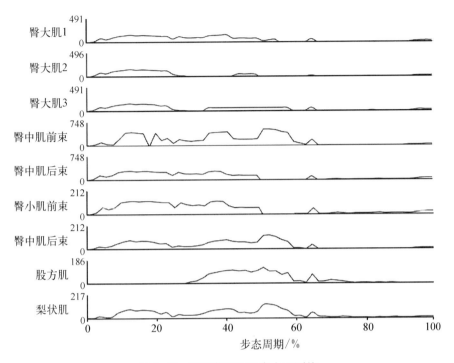

图 3.47　髋关节周围肌肉力预测值

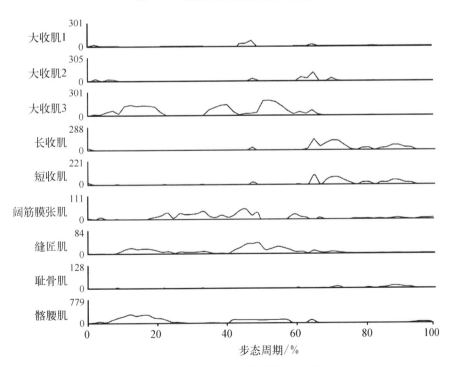

图 3.48　髋关节和膝关节周围肌肉力预测值

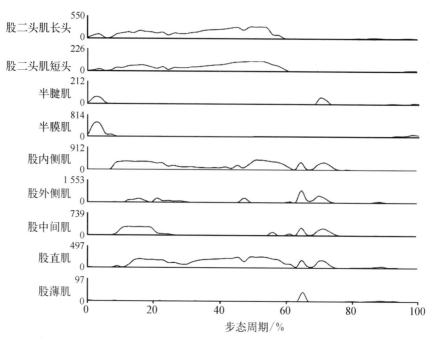

图 3.49　膝关节周围肌肉力预测值

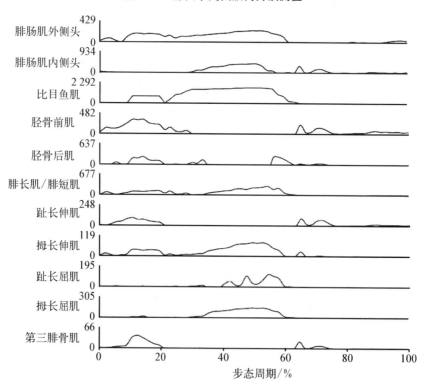

图 3.50　踝关节和膝关节周围肌肉力预测值

3.3.5　下肢骨骼典型运动的有限元分析

下肢是人体最主要的承重肢体,骨骼中的应力是各领域研究者最为关注的内容。特别是对于关节设计、骨折固定方案优化及内固定器械设计具有重要指导意义。

1.　下肢骨骼的有限元建模

下肢三维有限元模型包含股骨、胫骨、腓骨和髌骨左右 8 块骨骼,对股骨、胫骨和腓骨的皮质骨与松质骨进行了分割,网格采用四面体单元。同时,对股骨、胫骨和腓骨的远近端松质骨外附一层壳单元,厚度为 1 mm,用以仿真该部位薄层皮质骨。模型中皮质骨作为各向异性线弹性材料,而松质骨可定义为各向同性线弹性材料[82-84]。下肢骨骼内部网格如图 3.51 所示。

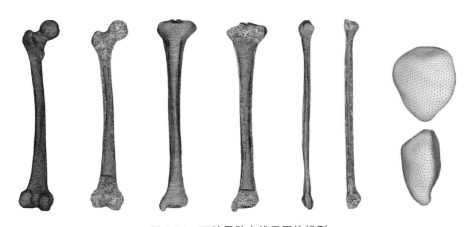

图 3.51　下肢骨骼有线元网格模型

2.　载荷与边界条件

作为典型算例,这里以 3.3.4 节中步态时的下肢关节力和肌肉力计算结果作为载荷条件,分析步态过程中下肢股骨和胫骨上的应力状态。选取步态中 3 个相位进行分析,分别为足跟着地(HS)、支撑中相(MID)和足趾离地(TO)。其中,足跟着地和足趾离地两个相位分别对应着关节力最大的两个位置。分析股骨时,股骨远端施加固定约束;分析胫骨时,将胫骨远端同样施加固定约束。肌肉力的加载作用点根据下肢骨肌系统模型中的肌肉起止点来定义,在网格模型中选择最接近的节点进行加载,而关节力则作用在若干节点上进行分散加载,以仿真实际受力状态。整个计算在商业软件 ABAQUS(DS SIMULIA 公司)中进行。

3.　正常步态过程的下肢骨骼系统有限元分析

1) 股骨步态载荷下的应力分析

图 3.52 所示为股骨在步态下考虑肌肉力时的应力分布图。在三个相位中,站

立中相的应力相对足跟着地和足趾离地阶段要小;股骨颈和股骨中、下部均出现较大的应力。图中同时给出步态 3 个相位下股骨剖面的应力云图,从图中可以看出,在不同加载条件下松质骨部分应力均较小,皮质骨中下部均不同程度地出现了较大应力。

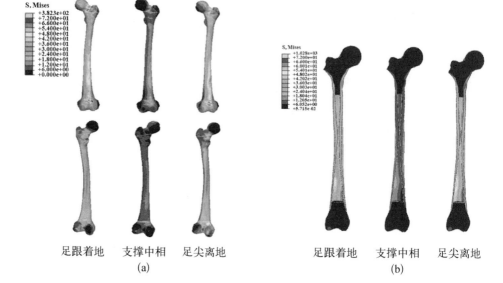

足跟着地　　支撑中相　　足尖离地　　　　足跟着地　　支撑中相　　足尖离地
(a)　　　　　　　　　　　　　　　　(b)

图 3.52　有肌肉力加载时步态下股骨应力云图
(a) 前后表面;(b) 主剖面

在股骨前后侧和内外侧骨干部分分别取若干点,观察 4 条路径上骨骼的应力变化,图 3.53 为股骨前、后侧和内、外侧 4 条路径上的应力变化图。可以看出,4 个方向较均匀,前、后侧和外侧远端应力较大,内侧中部应力较大;三个相位中,站立中相的 4 条路径上的应力均小于足跟着地和足趾离地两个相位。

2) 胫骨步态载荷下的应力分析

图 3.54 所示为胫骨在步态载荷下的应力分布。可以看出:在三个相位中,站立中相的应力相对足跟着地和足趾离地阶段要小;同时在步态三个相位下胫骨远端均出现应力集中;与股骨情况相似,松质骨部分应力均较小,而皮质骨部分胫骨干下端应力较大。

图 3.55 所示为步态三相位载荷下胫骨前后侧和内外侧 4 条路径上的应力变化。可以看出 4 条路径中内侧远端应力最大,前后面远端应力其次,外侧应力最小;在三个相位中,足趾离地相位时胫骨各路径的应力都较其他两相位的大。

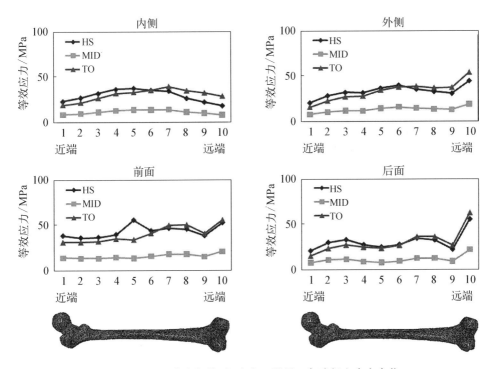

图 3.53　有肌肉力加载时,步态下股骨 4 条路径上应力变化

HS—足跟着地;MID—站立中相;TO—脚尖离地

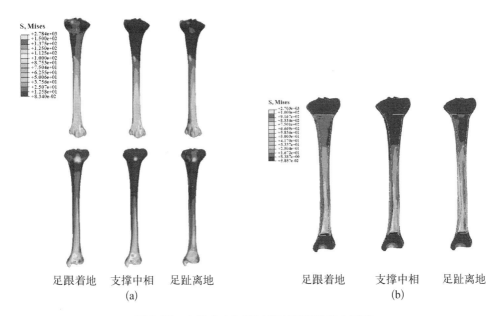

图 3.54　有肌肉力加载时步态下胫骨应力云图

(a) 前后表面;(b) 主剖面

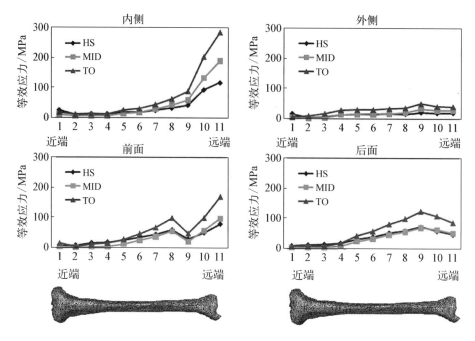

图 3.55　有肌肉力加载时,步态下胫骨 4 条路径上应力变化图

3.4　人体髋关节解剖结构与生物力学分析

20 世纪 60 年代,Charnley 研发出由金属股骨头与高分子量聚乙烯髋臼组成的低摩擦人工髋关节,以及假体的骨水泥固定技术,临床应用取得成功,从此,人工髋关节置换术被广泛使用,成为治疗髋关节疾病和损伤的有效手段。这里,髋关节骨肌生物力学和摩擦学研究是成功的重要原因,至今依然是人工髋关节假体设计和临床医学发展的理论基础。该领域研究在天然髋关节和人工髋关节两个相辅相成的方向展开。

3.4.1　髋关节及周边软组织解剖结构与生物力学功能

髋关节是人体最大的承重关节之一,它的解剖结构与人体的力学性能密切相关,在很大程度上决定着人的行为运动。这也是为什么首先研究成功的人工关节是人工髋关节,研究最成熟的也是人工髋关节的重要原因。

1. 髋关节副

髋关节由股骨头与髋臼构成,属于球窝结构,如图 3.56 所示[85]。髋臼内表面半月形的关节面称月状面(lunate surface),覆以关节软骨。窝的中央未形成关节面的部分,称髋臼窝。髋臼的边缘有关节盂缘(关节唇)附着,相当于一个密封圈,对于关节间隙中滑液流体动压力的保持具有重要的作用。髋关节通过股骨头与髋臼软骨面相互接触传导重力,可支撑人体上半身的重量,并保证下肢能做屈伸、收展、旋转及环转运动。由于股骨头深嵌在髋臼中,加之关节囊较厚,限制关节运动幅度的韧带坚韧有力,因此,髋关节在众多的活动关节中是最稳定的,但与肩关节相比灵活性相对较差。

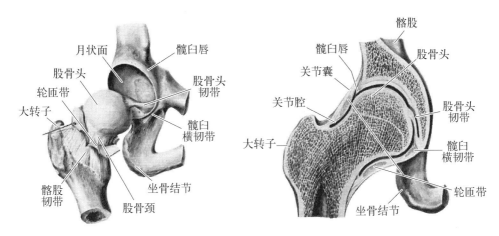

图 3.56　髋关节解剖结构

2. 髋关节囊

关节囊厚而坚韧,上方起自髋臼周缘、盂缘和髋臼横韧带,下端前面附于转子间线,后面附于转子间嵴的内侧,相当于股骨颈的中外 1/3 交界处。这样股骨颈的前面完全位于关节囊内,而后面只有内侧 2/3 在关节囊内,外侧 1/3 则位于关节囊外。所以,股骨颈骨折时,根据其骨折部位而有囊内、囊外或混合性骨折之分。

关节囊有助于限制股骨头相对于髋臼的位移。髋关节囊厚而致密,其各个组成部分并不等厚,应该看作由几个不同的韧带组成。囊体由纤维层和滑膜层组成:纤维层可分为纵行走行的浅层和环状走行的深层。浅层的一部分纤维与坐骨囊韧带和耻骨韧带相融合,但不直接附着于骨面;深层纤维于关节囊的远端和后部较为丰富,在股骨颈中部的深层纤维呈环状增厚,紧贴关节囊滑膜表面,似一衣领环绕股骨颈,向关节腔突出,故称轮匝带,具有约束股骨头从关节腔内滑出的作用。整个纤维层的前部及上部较坚厚,有较大的抗张力,可阻止人体直立位时股骨头向前方滑出的作用。其后部及下部则较薄弱,附着部也较松弛,加上该处又无坚强的韧带与肌肉加强,在暴力作用下,股骨头可从这一薄弱点脱出,发生髋关节后下脱位。

3. 髋关节韧带

髋关节周围有韧带加强。位于关节囊前方的髂股韧带长而坚韧,是全身最强韧的韧带。在髋关节的所有动作中,除屈曲外,髂股韧带均维持一定的紧张状态,可限制大腿过度后伸。此韧带与臀大肌能将身体牵拉至直立位,以达到躯干重心的平衡和维持髋关节前方的稳定,对维持直立姿势具有重要意义。

耻股韧带位于关节囊的前下方,可限制大腿过度外展及旋外。关节囊后部有坐骨韧带增强,此韧带有限制髋关节内收和内旋的作用,是维持髋关节后方稳定的主要韧带。关节囊的轮匝带的纤维多与耻骨韧带及坐骨韧带相编织,而不直接附在骨面上,此韧带在髋关节从屈曲位到伸直位的过程中均能张紧关节囊,能约束股骨头向外脱出。股骨头韧带为关节腔内的扁纤维束,起于髋臼横韧带,止于股骨头凹,表面有滑膜被覆,内有血管通过,一般认为,它对髋关节的运动并无限制作用。

3.4.2 髋关节区段骨中的应力分布与骨小梁结构形态

Wolff 定律指出,骨的生长与受力相关。图 3.57 为假定股骨是只保留三维外形的各向均质材料,计算结果以主应力矢量的方式加以显示。可以发现:股骨内部的应力密集程度与股骨的厚薄形态;主应力线走向与骨小梁的生长方向非常一致,图 3.57(b)(c)是计算结果与实际人体尸体骨断面解剖形态的对比。

如图 3.58 所示,站立载荷下,文献[77]所示骨盆承载力线与作者在骨盆区域计算所得主应力矢量的走向完全一致。

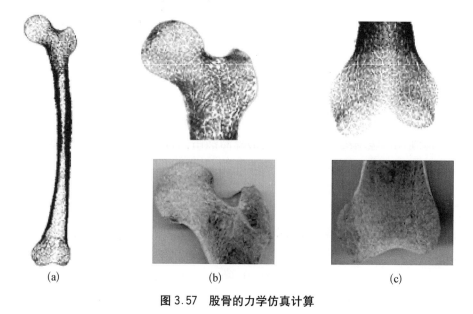

(a)　　　　　　　(b)　　　　　　　(c)

图 3.57　股骨的力学仿真计算

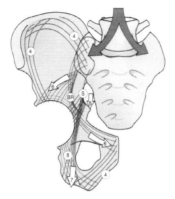
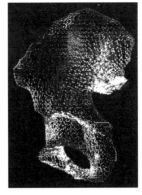
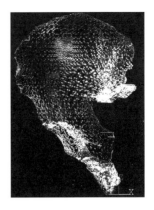

图 3.58　骨盆髋关节区域计算所得主应力线[77,86]

3.4.3　中国人群髋关节解剖学参数测量与统计分析

计算机辅助三维重建技术已广泛应用于医学领域,利用连续断层图像进行三维重建可精确再现关节复杂的三维结构,对数字模型进行形态学测量,获得大量精确的解剖参数。以此测量数据为基础设计的假体更能接近正常下肢关节形态,从而使假体植入人体后在运动功能上更符合人体正常关节运动。

作者对国人 500 例样本进行测量,建立了数据库。这里介绍部分工作。

1. 测量样本

从志愿者中筛选出 220 人,其中成年男性 110 人,成年女性 110 人,样本分布涉及我国南、北方汉族人群。

2. 测量标准

针对假体设计需求制定了下肢 51 个解剖参数的具体测量准则及软件实现方法,涉及髋、膝关节,本节只讨论髋关节。

测量基准

(1) 股骨解剖轴线。

(a) 股骨近端解剖轴:如图 3.59(a)所示,将股骨三维模型目测至正、侧位片位置,过股骨小转子轮廓突出点做截面,取髓腔的中心点 b;同样在股骨近端(股骨全长约 1/3 处)最窄处取髓腔的中心点 a,连线 ab 即股骨近端解剖轴。此轴在髋关节假体设计中有重要作用。

(b) 股骨远端解剖轴:如图 3.59(b)所示,即膝关节中心点 O_1 与膝关节间隙以上 10 cm 处股骨髓腔宽度中心 e 的连线 O_1e。此轴在膝关节假体设计有重要作用。膝关节中心 O_1 的确定如图 3.59(c)所示:在胫骨平台上端内外侧边缘连线中点 m 与股骨髁间窝中心点 n 连接形成的线段 mn 与股骨远端内外侧髁切线 pq 相交所得的交点。

(c) 股骨全长解剖轴:股骨全长除去远端和近端各 25% 后,剩余骨段髓腔两

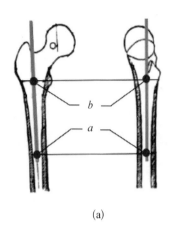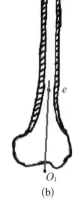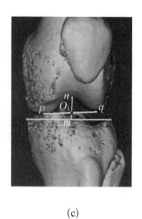

(a)　　　　　　　　(b)　　　　　　　　(c)

图 3.59　股骨近端、远端解剖轴

端面中点的连线及其延长线。

（2）股骨头中心。

股骨头拟合球的中心 O。

（3）股骨力学轴。

股骨头中心点 O 与膝关节中心点 O_1 的连线 OO_1，如图 3.60 所示。

（4）基准面。

（a）股骨整体基准面：同时与股骨远端的内、外侧后髁和股骨近端的转子间嵴都相切所形成的平面（即将股骨平置于桌面时的桌平面）。

（b）近端基准面：与股骨远端的内、外侧后髁相切且和股骨近端解剖轴平行的平面。

（c）远端基准面：与股骨远端的内、外侧后髁相切且和股骨远端解剖轴平行的平面。

该基准面供测量解剖学角度使用。

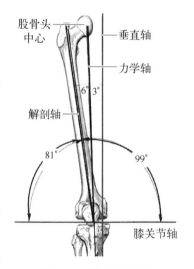

图 3.60　股骨力学轴

（5）正位面。

（a）传统正位面：由股骨头中心和股骨全长解剖轴构成的平面。

（b）近端正位面：由股骨头球中心和股骨的近端解剖轴所组成的平面。

（c）远端正位面：力学轴与远端解剖轴所组成的平面。

过解剖轴、与该面垂直的平面为侧位面。

3. 测量参数

1）股骨上段髓腔 CFI（见图 3.61）

定义一：在近端正位面上，过小转子轮廓突出点上方 20 mm 的髓腔宽度 D 与下方 20 mm 的髓腔宽度 G 之比,即 CFI$=D/G$。

定义二:在近端正位面上,过小转子轮廓突出点的髓腔宽度 F 与股骨近端最窄处的髓腔宽度 I 之比,即 CFI$=F/I$(本书采用)。

2)股骨头直径

股骨头拟合球的球径 A,如图 3.61 所示。

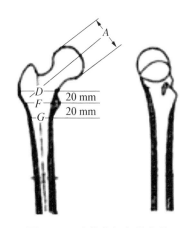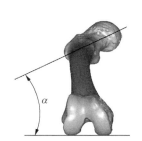

图 3.61　髋关节解剖学参数　　　　图 3.62　股骨前倾角

3)股骨头前倾角

股骨头前倾角:近端基准面与近端正位面的夹角,如图 3.62 所示。

4)髋臼角度测量

(1)髋臼前倾角:以通过髋臼球心并垂直髋臼端平面的主轴矢量 S 为测量依据,髋臼前倾角为髋臼平面绕人体影像学长轴 Y 顺时针旋转角度,即主轴矢量在人体横断面上的投影线与 X 轴的夹角 AA,如图 3.63 所示。

(2)髋臼倾覆角:髋臼平面与人体横断面间的夹角,即主轴矢量与 Y 轴的夹角 AI,如图 3.63 所示。

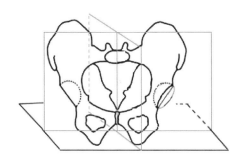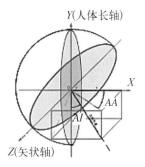

图 3.63　髋臼角度测量

作者对髋关节设计所需参数进行了系列测量和统计学分析,表3.13为男、女各110人的测量结果,供参考,在正式设计时,通常采用更大样本量的统计结果。

表3.13　髋关节人体测量数据(男女各110人)

参数/测量值	性别	最大值	最小值	平均值	标准差
股骨球头半径	男	26.51	20.81	24.11	1.19
	女	24.82	19.00	21.73	1.53
股骨颈长	男	64.44	40.89	52.63	5.57
	女	56.26	39.12	47.58	4.41
颈干角	男	142.07	47.23	126.24	16.47
	女	136.83	122.00	130.57	3.63
解剖力线	男	12.34	5.70	8.29	1.63
	女	12.16	6.11	8.24	1.57
股骨前倾角	男	25.04	0.197	12.52	7.21
	女	30.77	12.73	17.97	3.87
髋臼最大径	男	30.53	24.00	27.45	1.58
	女	29.11	22.47	25.46	1.82
髋臼前倾角	男	62.72	0.50	18.88	15.33
	女	31.80	3.28	17.97	8.59
髋臼倾覆角	男	64.00	41.20	50.85	5.31
	女	54.85	39.79	46.71	3.71
小转子处髓腔宽	男	26.47	9.61	18.21	4.57
	女	22.46	12.37	16.94	2.82
小转子处外壁宽	男	40.64	14.39	25.00	6.14
	女	40.77	14.74	24.26	5.08
小转子上方20 mm髓腔宽	男	31.68	14.06	22.70	5.38
	女	25.32	14.20	19.93	3.17
小转子上方20 mm外壁宽	男	52.53	29.44	41.37	6.79
	女	47.33	30.50	38.36	4.49
小转子下方20 mm髓腔宽	男	22.12	7.87	15.88	3.59
	女	22.80	8.37	14.98	3.14
小转子上方20 mm外壁宽	男	23.70	8.77	17.57	3.51
	女	23.60	10.49	16.58	2.89

　　图 3.64 为中国人部分测量统计值与西方人测量结果的比较。说明中国人股骨部分解剖学参数与西方人是具有明显差异的,在设计中国市场髋关节假体时必须予以充分关注。

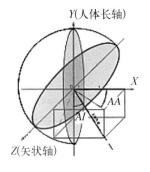

髋臼覆倾角	测量的角度
中国人:	平均 46°～51°
西方人:	平均 37°～40°
结论:明显大于西方人	

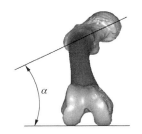

股骨前倾角	测量的角度
中国人:	平均 12°～18°
西方人:	平均 7.8°(Duthie 1998)
结论:明显大于西方人	

图 3.64　中国人与西方人股骨解剖学参数部分统计结果比较

3.4.4　天然髋关节的仿真建模与生物力学分析

　　天然股骨应力分析,特别是关节软骨的受力分析对于深入理解髋关节炎的发生具有重要的参考价值,同时对人工髋关节的设计具有重要的指导作用。

1. 天然关节的接触力学模型

1) 天然关节软骨应力分析

　　Abraham 等建立了髋关节接触模型[87],分析了行走、下楼梯和上楼梯的 3 种载荷工况下,髋关节软骨的接触面积和接触力的大小。正常步态下,接触面积最大,下楼梯次之,上楼梯时接触面积最小;接触应力峰值范围为 2.0～2.5 MPa,如图 3.65 所示。图中给出从起始到最大承载三个相位计算结果,原图中注明了髋臼前方(anterion)和后方(posterion)。

2) 髋关节软骨层间质流动力学仿真建模与分析

　　髋关节接触是一个挤压膜流体动力润滑问题。探讨髋关节挤压膜接近过程中软骨的间质流动问题对于理解髋关节的接触和润滑具有重要的理论意义。

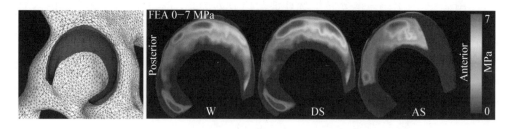

图 3.65　天然髋关节有限元模型及应力分析[87]
W—走；DS—下楼梯；AS—上楼梯

以髋关节轴对称模型进行计算[88]。髋臼软骨和股骨头软骨都采用 2.5 mm 均匀厚度，股骨头软骨和髋臼软骨表面的直径为 45 mm。该几何模型在 COMSOL 3.5a 中建立并进行计算。使用 0.000 1 mm 的三角单元从挤压膜面进行网格划分，网格逐步向软骨下层扩大（仅显示球头软骨一侧，见图 3.66）。

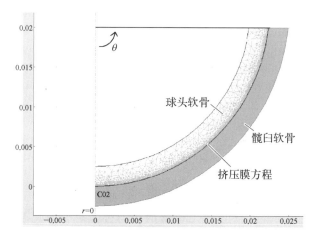

图 3.66　髋关节轴对称模型

髋关节轴对称模型下，硬对硬的挤压膜方程为

$$h^3 \frac{\partial p}{\partial \theta} = 6\eta R^2 \cos\theta \frac{\partial \varepsilon}{\partial t} \tag{3.7}$$

式中，h 为膜厚；p 为膜压力；θ 为角度；η 为黏度，取 0.001 Pa·s；R 为挤压膜处的半径，取 22.5 mm；t 为时间；$\frac{\partial \varepsilon}{\partial t}$ 是球头的挤压速度。而膜厚方程为

$$h = h_{间隙} + h_{变形} \tag{3.8}$$

式中，$h_{间隙} = nC$，n 软骨表面法向量；C 为给定的初始间隙，取 50 μm。对于软骨对金属球头，$h_{变形} = nd_{ac1}$；而软骨对软骨，$h_{变形} = n(d_{ac1} + d_{ac2})$。由于上述方程和

软骨受力变形问题同时求解,这里用到的软骨表面变形量 d_{ac1} 和 d_{ac2} 可以从软骨弹性变形模块里提取对应的位移表达式。

　　软骨部分采用多孔弹性模型,软骨弹性模量取 1 MPa,泊松比取 0.3。边界条件设置:髋臼软骨外表面与骨结合,无液体渗透,无位移,内表面需在 COMSOL 边界条件弱项中输入上述挤压膜方程,作为耦合计算的边界条件;同样,球头软骨的外表面在边界条件弱项中输入上述挤压膜方程作为边界条件,而面向股骨头一侧也是无液体渗透,无位移。最后靠近髋臼唇的软骨边缘处,无位移约束,液体自由流动。

　　根据步态下髋关节的受力,设步态周期 15% 处第一个峰值位置的两软骨面发生接触,所以对应于 1 s 的步态周期,挤压时间为 0.15 s。而髋臼软骨与球头软骨间隙可以取 0.1 mm,因此挤压速度 $\frac{\partial \varepsilon}{\partial t}$ 大约为 1 mm/s。考虑两侧软骨的粗糙度、滑液中的分子大小和流体润滑界面间距的要求,设定膜厚下界为 10 μm。在这些条件下,计算得到的 0.1 s 时髋关节软骨的间质流动如图 3.67 所示。

　　髋臼软骨和股骨头软骨两者表面的液态间质流动都流向各自软骨内部,间质液流出仅发生在软骨边缘。

　　如图 3.68 所示,应力在软骨与软骨下骨的边界处比较大。分析 Mises 应力各个组成分发现,主要以剪应力为主。而靠近对称轴处的载荷主要由软骨间质液体承担,所以 Mises 应力偏低,对软骨长期工作有重要意义。

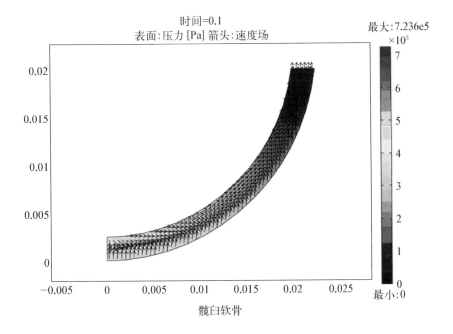

髋臼软骨

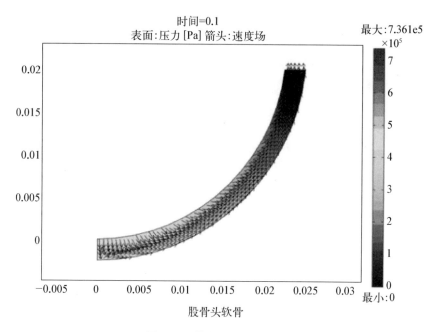

图 3.67 软骨间质流动方向

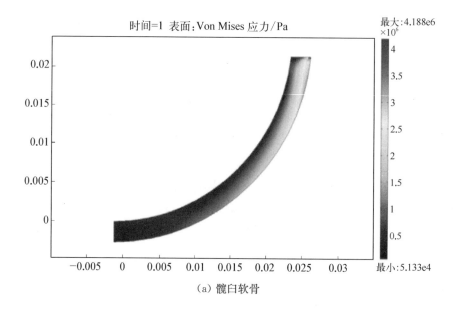

（a）髋臼软骨

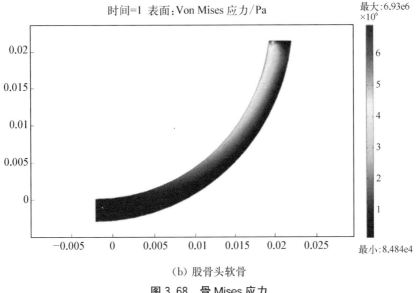

（b）股骨头软骨

图 3.68　骨 Mises 应力

图 3.69 是中心膜厚［坐标(0,0)处］变化曲线。由于软骨的变形,中心膜厚在挤压初始的 0.1 s 内是增加的。随后,软骨的变形有限,无法持续补偿挤压进给,所以膜厚开始减小。在到达膜厚下界 10 μm 之前,总共经历 0.42 s。如果按两侧挤压面为刚体计算,到达膜厚下界 10 μm 挤压时间为 0.1 s。但由于软骨弹性变形,为挤压膜的衰减争取到了时间。通过计算图中 0.1～0.42 s 阶段膜厚下降的斜率,

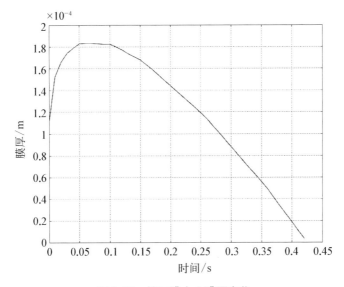

图 3.69　挤压膜中心膜厚变化

发现膜厚下降的速度大约为 0.56 mm/s,比给定的挤压速度小了近一半。可见对于软骨对软骨这类非线性弹性体,由于它的变形是缓慢持续的,只要挤压速度与变形速度同一量级,其变形将大大减缓挤压膜的衰减速度。这还仅仅是挤压效果,如果算上髋臼中弹流润滑的卷吸项,膜厚的维持将会更加持久。天然髋关节软骨的变形将关节流体润滑效果大幅加强了。

3.5 人体膝关节解剖结构与生物力学分析

膝关节是人体下肢中负重和运动量大,解剖结构最复杂的关节。全膝关节假体和手术器械的设计必须建立在对膝关节解剖学和生物力学充分认知的基础上。

3.5.1 膝关节及周边软组织解剖结构与生物力学功能

1. 膝关节的骨性结构

膝关节由股骨远端、胫骨近端和髌骨共同组成,其中髌骨与股骨滑车组成髌股关节,股骨内、外侧髁与胫骨内、外侧平台分别组成内、外侧股胫关节,如图 3.70 所示[1,85]。

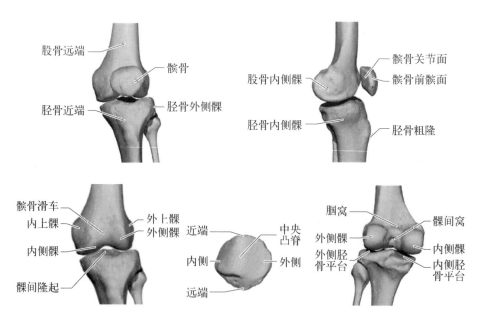

图 3.70 膝关节骨性结构

1) 股骨远端
股骨远端是诸多韧带和肌腱的附着部位,外形较为复杂。从形态分析,具有以下特点：

（1）股骨内外侧髁不对称；内外侧髁由髌骨滑车分隔；滑车底部相对于膝关节对称中心面稍向外侧偏斜。

（2）股骨内外髁的远端和后方有髁间窝分隔。前交叉韧带（ACL）近端起于髁间窝外侧，后交叉韧带（PCL）近端起于内侧。髁间窝的宽度由远端到近端逐步增宽，约为 18～23 mm。髁间窝的深度为中部最深，远端和近端变浅。

（3）股骨外上髁较小但较为明显，其位于腘肌腱沟的前端，为外侧副韧带起始部位，如图 3.71 所示，箭头所指为特征点。内上髁中央凹陷，为内侧副韧带起始部位，如图 3.72 所示，其中心为特征点。此两点是重要的骨性标志，其连线即为股骨内外髁连线。以髁后线为基准，内外髁连线男性外旋 3°～5°，女性外旋 1°～3°。

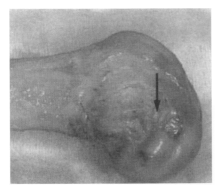

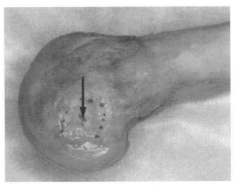

股骨远端外侧骨性标志
（箭头所指处）

股骨远端内侧骨性标志
（内侧副韧带附着点中心）

图 3.71 股骨远端外上髁   **图 3.72 股骨远端内上髁**

2）髌骨

髌骨为人体最大籽骨，与股骨滑车形成髌股关节，主要生物力学功能是在膝关节屈伸运动中增加股四头肌的力臂。其冠状面上呈非对称的类椭圆形，髌尖指向远端。从远端观察，髌骨关节面呈 V 字形，中央凸脊将关节面分为两部分，内侧关节面面积较小，外侧较大。髌骨附着在髌韧带上。髌骨关节面上覆盖软骨，其最厚处的厚度成人约为 6.5 mm。

在膝关节屈曲运动过程中，髌骨关节面与股骨滑车接触面由远端（站立位）逐步滑向近端（屈曲位），屈曲角度增加时股髌关节接触应力增大，且接触面积增大：屈曲 10°～20°时，髌骨内外侧关节面同时与股骨滑车接触；屈曲 45°时，髌骨关节面与股骨滑车接触面积最大；屈曲 90°时，接触面移至髌骨近端；屈曲超过 90°时，内外侧接触面开始分离，如图 3.73 所示。若膝关节完全伸直，髌股关节面脱离接触。

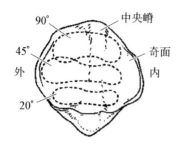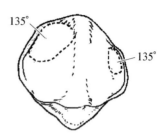

图 3.73　髌骨关节面在不同屈曲位的接触

3）胫骨

胫骨从近端观察，外形呈腰形，前端边缘弯曲，后端比较平直；内侧较外侧平台宽大而平坦（见图 3.74）。从矢状面观察，胫骨平台呈后倾趋势，相对于膝关节面后倾 5°～10°。胫骨重要的骨性标志为髁间隆起（或称髁间脊）和胫骨粗隆（或称胫骨结节）（见图 3.75）。其中髁间隆起不仅是交叉韧带和半月板的止点，而且起保持膝关节内外侧稳定性的作用。胫骨粗隆为髌韧带的远端附着点。

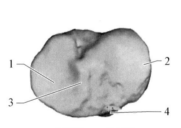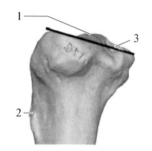

1—内侧髁；2—外侧髁；
3—髁间隆起；4—胫骨粗隆

图 3.74　左侧胫骨近端视图

1—髁间隆起；2—胫骨粗隆；
3—后倾面

图 3.75　左侧胫骨内侧视图

2. 关节软骨与半月板

半月板和软骨属于膝关节中重要的软组织。

如图 3.76 所示，半月板是位于胫骨与股骨之间的楔形纤维软骨组织。外侧半月板的前后角分别附着于胫骨平台中央的非关节区域，近似于"O"形，前角附着于前交叉韧带胫骨止点周围，后角则附着于髁间棘的后方，并常与前交叉韧带胫骨止点后方纤维相融合，因其具有近圆形的结构，从而覆盖了外侧胫骨关节面的大部分。内侧半月板呈"C"形，前角附着于远离胫骨平台的胫骨前表面，后角附着于胫骨后表面后交叉韧带附着处的前方。内、外侧半月板的前角借膝横韧带彼此相连，周围面不间断地与关节囊紧密附着。外侧半月板的活动性较内侧大得多，其前后方向的移动度可达 1 cm 之多。

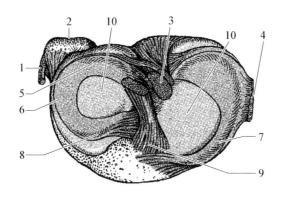

1—腓侧副韧带;2—腓骨头;3—后交叉韧带(PCL);4—胫侧副韧带;
5—后角;6—外侧半月板;7—内侧半月板;
8—前角;9—前交叉韧带(ACL);10—关节软骨

图 3.76　膝关节半月板和软骨结构

半月板在膝关节系统中的主要作用:填充关节间隙;增强膝关节的稳定性;良好的吸振功能;通过半月板中滑液的释放降低摩擦,起到关节间的润滑作用;增加关节面的接触面积,降低关节软骨的接触应力。

关节软骨的主要功能包括:富有弹性,可使关节载荷扩散到一个较大的区域,故在运动时,同样具有减轻冲击、吸收震荡的作用;关节软骨使粗糙不平的关节面变得平滑,可减少关节面的摩擦,因此,可使相邻两关面在运动时的摩擦力和磨损减低到最小限度。

3. 韧带及肌腱

膝关节的主要韧带包括前交叉韧带(ACL)、后交叉韧带(PCL)、胫侧副韧带、腓侧副韧带、腘肌腱、板股韧带(见图 3.77 和图 3.78)和髌韧带(见图 3.79)。对于从事膝关节假体和器械设计的工程师,正确理解前四者的解剖结构和作用十分重要。

前交叉韧带和后交叉韧带合称交叉韧带,其包含高度编织的胶原基质。区分前后交叉韧带以其附着在胫骨的位置为特征,附着点在前部的为前交叉韧带。

前交叉韧带起于股骨外侧髁内侧后部,向远端、内侧以及向前止于胫骨髁间粗隆前外侧。前交叉韧带是限制胫骨相对于股骨前移的静态稳定结构,提供限制胫骨相对于股骨向前滑移的 86% 阻力,同时也一定程度上限制膝关节的内外旋。

后交叉韧带起于股骨髁间窝的内侧髁外侧面,向后外方向止于胫骨关节面后部凹处。后交叉韧带是膝关节的主要稳定结构,位于膝关节旋转中心,提供限制胫骨相对于股骨向后滑移的 95% 阻力。

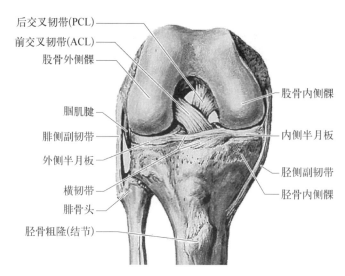

图 3.77　右膝前视图

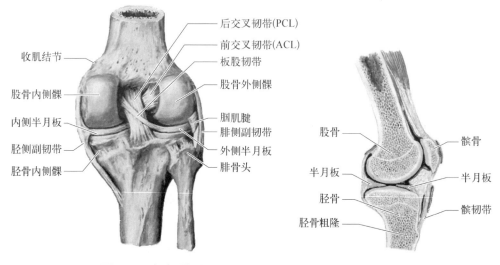

图 3.78　右膝后视图　　　图 3.79　膝关节矢状截面

　　股四头肌包括股直肌、股内侧肌、股外侧肌和股中间肌,在股骨远端混合成股四头肌腱,向远端延伸形成髌韧带。髌韧带强壮而扁平,长约 50 mm。起于髌骨远端,向胫骨近端延伸,止于胫骨粗隆(胫骨结节)。股四头肌与髌韧带不在一直线上,两者间夹角称为外翻角(Q 角),男性平均为 $14°$,女性平均为 $17°$。

　　股四头肌腱内外侧分别从髌骨两侧通过,止于胫骨粗隆近端两侧。前述两侧增宽的纤维与关节囊融合,形成髌骨内外侧支持带。大腿肌肉的功能可参见相关专业书籍。

4. 神经和血管

关节假体设计中必须避让或保护膝关节后侧主要神经和血管，使假体设计符合人体解剖学要求和术中的安全性。例如，胫神经从大腿中段发于坐骨神经，向远端走行穿过腘窝以及髁间窝，走向胫骨近端；腘动脉和腘静脉在膝关节附近走向类似胫神经。

3.5.2 膝关节生物力学基本特征参数

1. 膝关节基本生物力学特征参数

膝关节基本力学特征参数包括：股骨解剖轴、胫骨解剖轴、力线（或机械轴）、股骨头中心、踝关节中心、股骨头中心和膝关节线等概念以及几个轴线间夹角，如图 3.80 所示。

股骨头中心：股骨头的几何中心。定义见 3.4.3 节。术中可目视观测或参照 X 光片辅助确定股骨头中心。

股骨解剖轴：定义见 3.4.3 节。术中常采用髓内定位法对线，股骨远端定位以股骨髁间窝中心后交叉韧带附着点前 5～10 mm 取点，近端以股骨髓内近端狭部中心，两点的两线可视为股骨解剖轴。

踝关节中心：踝关节的几何中心。术中对线时可用第一、二趾蹼作为参考。

胫骨解剖轴：术中可采用髓外定位法或髓内定位法对线。髓外定位法：胫骨近端以胫骨髁间脊中心定位，远端以踝关节中心定位（或指向第一、二趾蹼），辅之以观察定位轴线是否通过胫骨粗隆（结节）内侧 1/3 处。髓内定位法：近端以胫骨平台内外侧中心线前 1/3 处定位，远端以踝关节中心定位（或指向第一、二趾蹼），确定胫骨解剖轴。髓内定位法可能会由于胫骨干弯曲而影响对线精确度。

力线（机械轴）：由股骨头中心和踝关节中心连线为力线（机械轴）。正常下肢股骨头中心、膝关节中心和踝关节中心成一线，内八字腿或外八字腿该三点不在一直线上，如图 3.80 所示。正常腿的力线与胫骨解剖轴重合。

垂线：人体重力线。

关节线：过膝关节中心并垂直于力线的直线。

膝关节中心：膝关节几何中心，是股骨解剖轴和胫骨解剖轴之交点。

股胫角：股骨解剖轴与胫骨解剖轴之间的夹角。股胫角一般为 5°～8°。在设计股骨远端截骨定位器械时，由于个体的差异性，现在大多数公司的定位器械可以对股胫角进行连续动态测量，有装置可指示股骨解剖轴和力线。由于大多数情形下，力线与胫骨解剖轴重合，力线与股骨解剖轴的夹角即为术中股胫角测量值。

力线与垂线的夹角约为 3°。

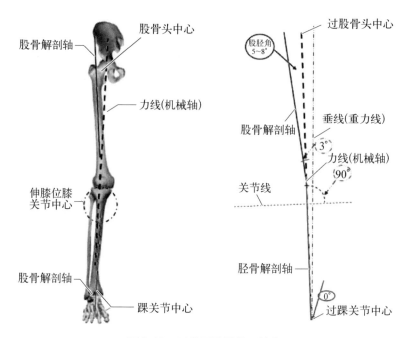

图 3.80　正常下肢冠状面轴线

2. 膝关节的活动度(ROM)

膝关节在日常行为运动中,主要在矢状面上做屈伸运动,同时伴有内外展与内外旋运动,还有少量的前后"抽屉"运动。膝关节在三个坐标平面上的综合运动可通过运动捕捉系统测量获得,见本书第 2 章。

日常生活中,人的下肢一般进行以下活动:行走、上下台阶(楼梯)、坐椅子(或从椅子站起)、跑、跳、蹲和系鞋带等。在这些活动中,膝关节的主要运动方式为屈

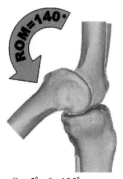

$S:-5°\sim0\sim135°$

图 3.81　膝关节的角运动
范围(ROM)

伸,即屈曲和伸展,其角运动范围是指股骨解剖轴和胫骨解剖轴之间的、在矢状面夹角的运动范围。在站立位时,两解剖轴间的夹角 S 为 0°。过伸位该值为负值,屈曲位该值为正。

如图 3.81 所示,膝关节的角运动范围约为140°。以下数据可作为关节假体设计参考:正常膝关节在行走时,ROM 为 60°~65°,平地行走时,ROM 平均为 61°,最大过伸角为 5°;慢跑时,ROM约为44.3°±5.2°;上、下楼时,平均 ROM 为 96°;坐椅子时,ROM 小于 90°,从椅子站起时,ROM 大于100°(见图 3.82);穿鞋时,ROM 可达 106°;提重物时,ROM 为 117°。就以上的日常行为运动,膝关节

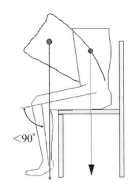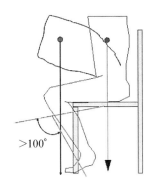

图 3.82　坐椅子及椅子中站起时的人体姿态及膝关节 ROM

假体的 ROM 设计为 120° 是多数现存膝关节假体系统的基本要求。

对于某些亚洲人的坐姿,例如日本人坐姿为盘腿,其 ROM 约为 150°,所以某些公司产品有高屈曲系列。例如,ZIMMER 公司的 NexGen LPS‐Flex 膝关节系统就宣称屈膝角能达到 155°。

正常的膝关节除了在矢状面的伸屈运动外,还存在内外旋。在强制状态下,可以内旋 30°,外旋 40°。

3.5.3　股胫关节生物力学

膝关节包括股胫关节和髌股关节。本节阐述股胫关节的生物力学。

1. 股胫关节的表面形态和匹配

在设计膝关节假体时,人体膝关节的几何解剖形态是重要依据。早期的全膝关节假体多以解剖仿真型设计为主。近来,磁共振成像技术(MRI)成为研究膝关节运动的主要技术手段。其主要研究路径为:在无负重状态下,以尸体为对象,在过伸位、伸直(站立)位和屈曲位成像,在内外髁矢状面研究股骨远端和胫骨近端关节面形态,以及他们之间的匹配关系。

以下介绍 Michael Freeman 等的研究方法,仅供借鉴[89,90]。

1) 股骨远端矢状面关节面滑道几何形态

图 3.83 为膝关节处于伸直位时,内、外侧髁的矢状面 MRI 影像。对股骨髁关节表面这里用两段圆弧进行拟合,其圆心分别为 EFC 和 FFC。他们可以理解为膝关节在伸直位和屈曲位股骨髁的工作表面。在图 3.84 中,该工作表面被相应划分为 EF 区和 FF 区,其分界点为 B。EFC、FFC 与 B 点不在一直线上,形成 Kink 角,如图 3.84 所示。图 3.84 中的 PH 为后角关节面区域。

Michael Freeman 对六例膝关节进行上述方法测量,所得到的六例股骨远端的测量数据见表 3.14(其中外侧髁伸直位数据为四例拟合)。

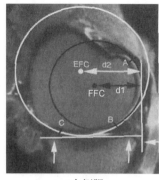
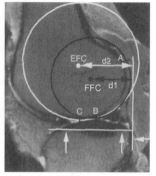

内侧髁 外侧髁

A—B：屈曲段圆弧、B—C：伸直位圆弧
FFC：屈曲位圆弧中心、EFC：伸直位圆弧中心
d1 和 d2：两段圆弧与后髁的距离

图 3.83 股骨远端内、外侧髁矢状面 MRI 成像与股骨面测量

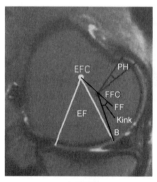
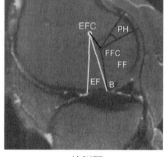

内侧髁 外侧髁

图 3.84 股骨远端内、外髁股骨关节面分区

股骨远端内侧髁矢状面滑道：伸直位圆弧半径均值为 32 mm、弧度均值为 49°，屈曲位圆弧半径均值为 22 mm、弧度均值为 110°，后角关节面弧度均值为 24°。Kink 角均值为 11°。

表 3.14 股骨远端矢状面关节面滑道尺寸

	伸直位		屈曲位		后角关节面 PH 弧度/(°)	Kink 角/(°)
	半径/mm	弧度/(°)	半径/mm	弧度/(°)		
内侧髁	31～33	38～60	20～25	102～112	18～30	8～15
外侧髁	30～36	10～27	18～23	108～123	20～50	4～8

股骨远端外侧髁矢状面滑道：伸直位圆弧半径均值为 32 mm、弧度均值为

22°,屈曲位圆弧半径均值为 21 mm、弧度均值为 114°,后角关节面弧度均值为 33°。Kink 角均值为 6°。

2) 胫骨近端矢状面关节面滑道几何形态

图 3.85 为图 3.83 同一 MRI 影像。这里将胫骨近端矢状面 MRI 影像中的滑道用折线拟合,如图 3.86 所示。这里,胫骨内侧髁滑道被分为前角区(AHF)、伸直位关节面(EF)、屈曲位关节面(FF)和后角区(PHF)。胫骨外侧髁滑道的关节面 EF 与 FF 融为一根直线(TAF)。

Michael Freeman 对上述同样六例进行了胫骨滑道测量,所得测量数据见表 3.15。

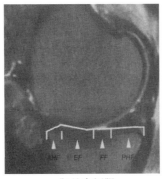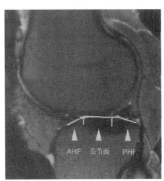

胫骨内侧髁　　　　　　　　　胫骨外侧髁

图 3.85　胫骨近端矢状面

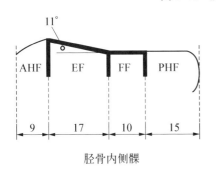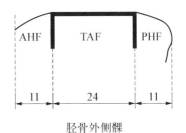

胫骨内侧髁　　　　　　　　　胫骨外侧髁

图 3.86　胫骨近端矢状面关节面滑道形状

表 3.15　胫骨近端矢状面关节面滑道尺寸

	前角区关节面 AHF(mm)	伸直位关节面 EF(mm)	屈曲位关节面 FF(mm)	后角区关节面 PHF(mm)	EF/FF 角(°)	胫骨关节面 TAF(mm)
内侧髁	8~11	15~23	9~10	14~16	8~15	—
外侧髁	7~12	—	—	6~17	—	19~31

胫骨近端内侧矢状面关节面滑道：前角区关节面 AHF 长度均值为 9 mm；后角区关节面 PHF 长度均值为 15 mm；AHF 与 PHF 均不与股骨接触；伸直位关节面 EF 长度均值为 17 mm；屈曲位关节面 FF 长度均值为 10 mm；EF 与 FF 两者间有向前上的夹角，其均值为 11°。屈曲位关节面和后角关节面呈水平状态。

胫骨近端外侧矢状面关节面滑道的前、后角关节面长度均值皆为 11 mm，不与股骨接触；胫骨关节面呈水平状态，其长度均值为 24 mm。

3) 冠状面的关节面几何形态

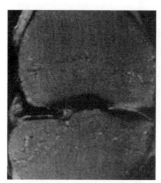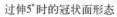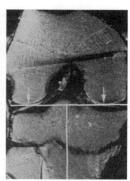

过伸5°时的冠状面形态　　　屈曲位冠状面形态

图 3.87　膝关节冠状面 MRI 照片

从图 3.87 可见，股骨和胫骨冠状面内、外髁前部滑道曲率较小，而后部曲率较大，后部的截面半径与矢状面屈曲位关节面半径接近，屈曲位的关节面类似球面。图 3.87 中屈曲位的箭头所指部位为股胫关节接触面，而两点连线呈水平状态，其垂线为胫骨解剖轴。

4) 屈伸过程中的股胫关节面的几何匹配

Michael Freeman 针对−5°、20°、110°三种屈伸角度，在六例膝关节 MRI 法测量基础上，依据股骨的各特征点相对于胫骨后髁位置的均值，绘制出图 3.88 中股胫关节面的几何匹配位置。该测量结果对了解膝关节的接触与运动提供了试验依据。

2. 股胫关节的运动机制与接触

从图 3.88 可见，股骨髁关节面的长度（参与股胫关节的部分）为胫骨平台关节面长度的两倍。如果股骨髁相对胫骨平台滑道做纯滚动，则膝屈曲一定程度后，股骨髁将跨出胫骨平台后缘之外而脱位。如果股骨髁只有滑动而无滚动，则膝屈曲时，胫骨平台后缘将碰撞股骨腘面而使屈曲受阻。膝关节中的运动是滚动和滑动两种形式的组合，受关节面的形状和韧带的作用所决定。

从图 3.88 中可以看到 FFC 在内、外髁中的不同移动规律，在屈曲过程中内侧髁 FFC 仅做很小的前移，外侧髁 FFC 做明显的后移。根据测量均值，可以确定在

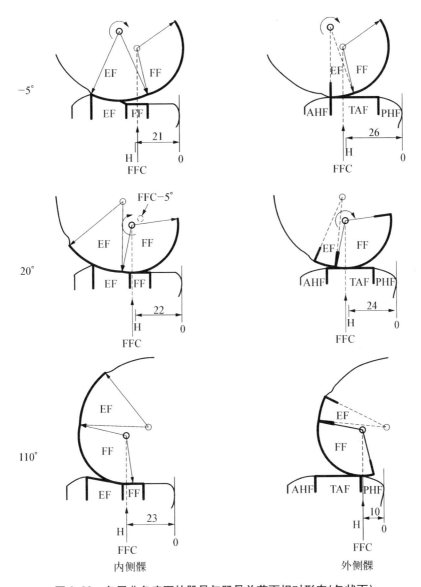

图 3.88　各屈曲角度下的股骨与胫骨关节面相对形态(矢状面)

屈伸−5°～120°时旋转轴(内、外侧髁 FFC 的连线)的位置,如图 3.89 所示,由图可以看出,在−5°到 120°屈曲过程中,股骨内侧髁前后位移总量约为 3 mm,外侧髁向后位移为 18 mm;−5°～90°屈伸范围内,股骨外旋约为 14°;−5°～120°屈伸范围内,股骨外旋 20°;屈曲 10°～45°范围内,股骨髁旋转轴垂直于足的长轴。

关节面接触点的变化有利于关节面的应力分布,接触点后置将使关节屈曲时载荷力臂减小,而同时其他平衡力的力臂增加,同时半月板的后方将提高股胫关节面的匹配度,增加接触面积,减小接触应力。

一般认为,膝由伸到屈的过程中,在起始 20°(180°～160°位)范围内,股骨髁在胫骨平台上滚动,没有滑动(更确切地说,股骨外侧髁在屈曲 20°内发生滚动,股骨内侧髁仅在屈曲前 15°内发生滚动);在 160°位以后,滚动逐步被滑动所代替,直到屈曲最后阶段,股骨髁只在胫骨平台上滑动,没有滚动。图 3.90 显示了不同屈曲角度时的关节面接触位置。膝由屈到伸的过程中,情况基本相同,即先滑动,到最后 20°滚动。开始滚动的 15°～20°相当于通常走路时屈伸运动的正常范围。

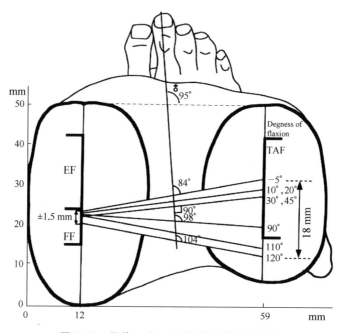

图 3.89　屈伸－5°～120°的旋转轴的位置图

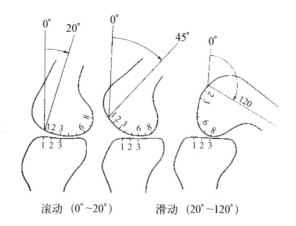

图 3.90　膝关节屈曲运动的接触区间

股骨髁表面在矢状面上的形状类似于椭圆形,中部扁平,曲率半径较大;后部和前部近似圆形,曲率半径较小。内外髁关节面的曲度也不同,在图 3.91[89,90] 案例中,内侧髁最后方的曲率半径约为 17 mm,向中部递增至约为 38 mm,再向前逐渐减至为 15 mm;外侧髁最后方的曲率半径约为 12 mm,向中部递增达 60 mm,再向前逐渐减至为 16 mm。将股骨髁不同弧线曲率半径的中心点连接,形成两个背靠背的螺旋线,其中,后半的螺旋线即为膝关节由伸到屈过程中运动轴由前向后的运动轨迹。此螺旋线称为渐屈线(evolute line)或瞬心线(instant center curve)。两螺旋线有一陡尖,尖的曲率半径相对于股骨髁前后两段之间的转换点 T 点(transmition point),此点代表股骨髁最突出点。T 点后方属于股胫关节部分,T 点前方是属于髌股关节部分。而前半螺旋线则为髌股关节运动轴的移动轨迹。图 3.91 显示了胫股关节运动瞬心曲线,可以认为,膝关节的每一运动瞬间都是关节面围绕瞬心的转动。由于关节表面是滚动与滑动的组合,这一瞬心并非固定的 EFC 或 FFC 点,而是一根瞬心线。

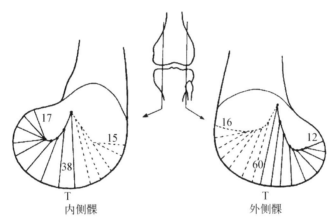

图 3.91　股胫关节运动瞬心曲线图

3. 股胫关节的关节反力与接触力

1) 股胫关节的关节反力

在进行各种行为运动时,膝关节的反作用力必须与下肢外载荷和肌力平衡。图 3.92 和图 3.93 为行走时的受力状态,如果三者力平衡,膝关节内部内外髁的受力均匀,两侧副韧带负荷正常。如果肌肉力不能满足这一平衡条件,将产生一个相对膝关节的附加力矩,他将由膝关节内外髁关节面和侧副韧带产生的反力矩加以平衡,导致这些软组织的损伤。

膝关节的关节反力可按照本书第 2 章的人体动力学的方法计算。在正常活动时,膝关节的反作用力在理论上可达体重的 2~5 倍,而剧烈运动时可达体重的24 倍。

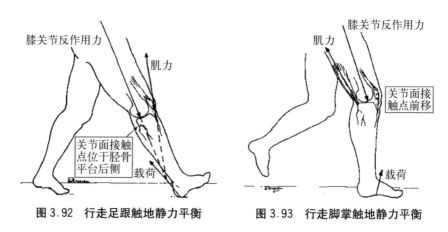

图 3.92　行走足跟触地静力平衡　　　　图 3.93　行走脚掌触地静力平衡

图 3.94 显示了当足部具有一个横向载荷时[见图 3.94(a)]，膝关节内部软组织受力状况的变化。图 3.94(b)和(c)表明在向内不同量级的载荷作用下，内外髁反作用力和韧带受力状况，此时内髁反作用力增大而外髁减小，使关节软骨内侧压缩，在图 3.94(c)的情形下，内外翻角增加量可达 3°。同时，肌腱和韧带也在保持膝关节平衡中起到重要作用。

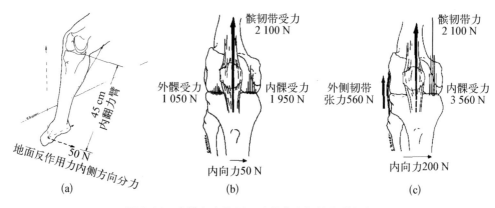

图 3.94　在横向力作用下膝关节内部的力学状态

2）交叉韧带的力学作用

从简单的解剖构造理解，前交叉韧带限制胫骨前移的可能性，后交叉韧带限制了胫骨后移的可能性，如图 3.95 所示。

前交叉韧带在伸直位时，后外侧纤维束拉紧；屈曲 90°时，前内侧纤维束紧张。前交叉韧带是防胫骨前移的主要结构。前交叉韧带的最大张力为 1 725 N±270 N，这远小于某些剧烈运动所需的张力要求，因此，前交叉韧带运动损伤是运动医学中多发的病症。

膝关节在伸直位时，后交叉韧带处于松弛状态；而屈曲位时，后交叉韧带张紧。

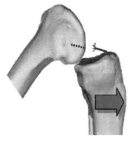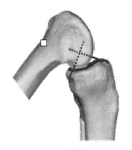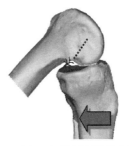

前交叉韧带断裂胫骨前移　　　正常状况　　　后交叉韧带断裂胫骨后移

图 3.95　前、后交叉韧带的力学作用

同时由于后交叉韧带处于膝关节旋转中心,其坚韧度是前交叉韧带的两倍,因而其是膝关节的主要稳定结构。

前、后交叉韧带不仅在屈曲过程中起到阻止胫骨前后位移的作用,而且在膝关节发生内外旋时也发生抗旋作用。膝关节内旋时,后交叉韧带更加张紧;由于前交叉韧带附着点的原因,内外旋时,其也起一定作用。

3.5.4　髌股关节生物力学

髌骨在膝关节屈伸运动中沿股骨远端髌骨沟做滚滑运动。图 3.96 所示为本书作者采用一位健康志愿者膝关节不同屈曲位的 CT 扫描数据。通过医学图像处理和三维建模技术,重建了包含股骨、胫骨及髌骨的三维骨骼模型,从中可以直观地观察不同屈曲位下三者之间的真实相对位置关系,并通过建立坐标系较为精确地得出其相关的位置和运动数据。

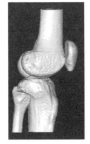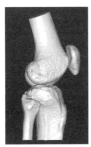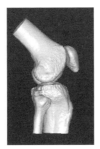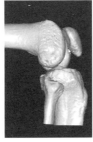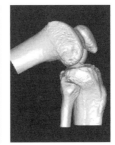

图 3.96　不同屈曲位膝关节三维模型

髌股关节的关节反力与股四头肌拉力和髌韧带拉力相关。在不同活动中,同一屈膝角,髌骨的受力状态也不同。例如,当坐姿抬腿时,由屈膝 90°至伸直的过程中,髌骨承受的载荷增大,到伸直位时载荷最大,股四头肌张力也最大。而从坐姿站起时,则情况相反,90°时股四头肌张力最大,站直时最小。但由于 Q 角的存在,

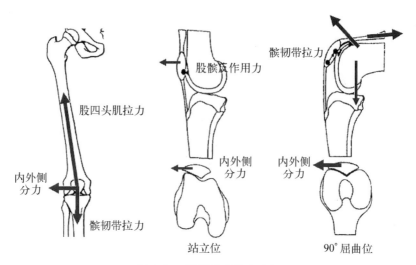

图 3.97 髌股关节静力分析

髌骨始终有向外侧脱位的趋势,如图 3.97 所示。

在步态中,膝屈曲角度较小,髌股关节反力相对要小很多。在下蹲运动中:在放松站直体位时,由于身体重心几乎与在髌股关节的旋转中心在同一冠状面上,此时只需要最小的股四头肌力来平衡髌股关节的屈曲力矩。当膝屈曲增加时,重心向远离旋转中心移动,因此大大增加了要由股四头肌来平衡的屈曲力矩,随着股四头肌的肌力增加,髌股关节的反作用力也增加。但在大屈曲的活动中,髌股关节反力要大大增加,当屈曲达到 90° 时,该力达到体重的 2.5～3 倍。在上楼梯时,当屈曲角度达到 60° 时,关节反力的值可达体重的 3.3 倍。

髌骨关节的活动也可以用瞬心技术描述。膝关节从完全伸直到完全屈曲,髌骨在股骨髁间大约滑动 7 cm。从完全伸直到屈曲 140° 的范围内,股骨的内外侧关节面都与髌骨构成关节。屈曲大于 90° 时,髌骨外旋,只有股骨的内侧关节面与髌骨构成关节。完全屈曲时,髌骨陷入髁间沟内。髌骨外侧关节面的接触面积比内侧面的大,范围分别为 $0.5～2.5 \ cm^2$ 和 $0.5～2 \ cm^2$。接触面积随着膝关节屈曲程度的增加以及股四头肌拉力的增加而增加。这些,今天都可以通过膝关节生物力学仿真模型进行分析。

3.5.5 天然膝关节仿真建模与生物力学分析

在屈伸运动中,膝关节内部关节面之间的相对运动和接触位置变化是一个和关节型面、韧带与半月板等软组织的力学作用和变形诸多因素综合作用的结果。建立人体膝关节的解剖学和力学仿真模型成为研究这种综合作用的有效工具。这里给出本书作者的相关研究结果[91,92]。

1. 膝关节骨肌系统生物力学仿真模型

由于人体解剖结构的复杂性和多样性,建立人体膝关节的包括皮肤、脂肪等所有组织在内的完全的几何解剖模型是有一定困难的。因此,目前合理的解剖模型应当通过研究人体解剖结构对于人体生物力学行为的影响,在模型中去除其中影响较小的组织,保留起到主要作用的组织,建立满足研究需要的人体膝关节解剖模型,为建立力学仿真模型打好基础。

1) 膝关节的骨肌系统几何建模

建模方法和流程如 2.2 节所述,所建模型包含胫骨和腓骨近端、股骨远端、半月板、关节软骨、侧副韧带、前后交叉韧带、肌腱等。图 3.98(a)为骨组织模型,图 3.98(b)为软组织模型,图 3.98(c)为组合成一体的膝关节几何解剖模型。

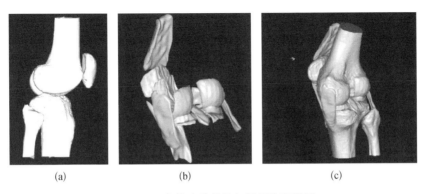

(a)　　　　　　　　(b)　　　　　　　　(c)

图 3.98　人体膝关节几何解剖仿真模型

2) 膝关节骨与软组织的力学性能

建立膝关节的生物力学仿真模型能够帮助分析膝关节的力学特性和活体关节的行为,预测不同参数的影响以及提供实验很难获得的信息。但这些力学模型的可靠性在很大程度上依赖于合理的几何重建和对骨组织、韧带、肌腱、半月板和软骨等的材料性能的准确获取。材料参数可以通过尸体样本力学试验测试或文献报道确定。

3) 有限元网格模型

在几何模型的基础上,作者建立了图 3.99 所示膝关节三维有限元模型,包括膝关节股骨、胫骨、髌骨、前、后交叉韧带、内、外侧副韧带,关节软骨、半月板、骨四头肌肌腱和髌腱等相关组织。

2. 下蹲运动膝关节受力及有限元模型仿真分析

把所建立的有限元模型在 ABAQUS‑6.5.1 软件（HKS，Pawtucket，RI）中进行关节的接触问题分析。通过全膝关节置换前后的动态有限元计算,获得健康膝关节的运动和关节接触应力等的生物力学数据。

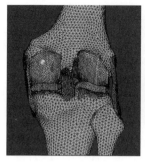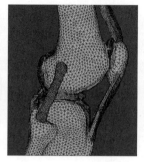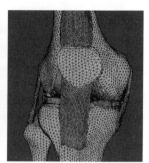

图 3.99　膝关节有限元模型

1) 下蹲运动中膝关节的接触分析

图 3.100 所示为有限元仿真得到的 0°～130°膝关节股胫关节接触应力的对比。随着膝关节从伸直到屈曲 130 度，股胫关节接触应力峰值在 0 度时较大，平均为 10 MPa，在 30 度到 90 度之间接触应力较小，平均为 6 MPa，从 90 度开始应力开始增长，到 130 度屈曲达到 21 MPa。在屈曲过程中，股胫关节的内外侧接触应力的变化也不同。从 0 度到 60 度屈曲，有限元计算的内侧和外侧接触应力相近，此阶段体外测试的外侧接触应力相对内侧较高。从 90 度屈曲开始，在内侧产生较大的接触应力，而外侧接触面在有限元模型中股骨与胫股几乎不接触。在从 0 到 30 度屈曲的开始阶段，股胫关节的接触区域主要发生在胫骨的前方，接触面积相对较小，从 30 度到 60 度，屈曲主要在胫骨平台的中央发生接触，股骨与胫骨平台的接触面积增大，接触应力也相应变小。随着屈曲加深，膝关节股骨向后的平移增加。股骨髁在高屈曲时脱离胫骨表面几毫米，与后部半月板接触；同时由于胫骨内

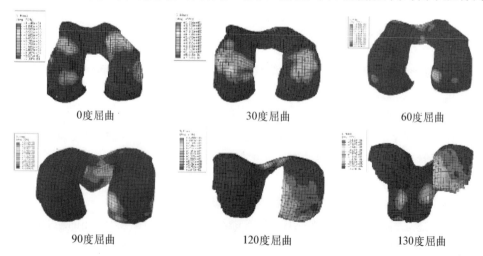

| 0度屈曲 | 30度屈曲 | 60度屈曲 |
| 90度屈曲 | 120度屈曲 | 130度屈曲 |

图 3.100　有限元计算 0‑30‑60‑90‑120 屈曲时股胫关节的接触应力

旋,在外侧的抬离较内侧大,胫骨关节的接触面积相对减小,在内侧产生较大的应力。

2)下蹲运动中膝关节的韧带力

在膝关节下蹲时,主要支配肌是股四头肌,在沿重力方向运动时,股四头肌收缩以抗重力,从而维持关节的稳定。同时股四头肌和髌腱变得紧张,与腘绳肌力、腓肠肌力和重力平衡,使膝得以稳定地下蹲。在小于120度屈曲的过程中,膝关节的稳定性依靠关节接触(包括半月板)、肌肉力加载以及周围韧带等软组织张力维持。在高屈曲位,股骨髁的曲率半径较短:外侧髁和内侧髁分别为12 mm和17 mm。此时,侧副韧带和前交叉韧带松弛。相反地,在伸直位,股骨髁的曲率半径较大,侧副韧带和前交叉韧带紧张,以维持膝关节的稳定。同时,随着股胫关节的屈曲加深,髌骨对于股骨以及股胫关节的压力增大,股四头肌腱和髌腱的紧张程度加深。

研究表明,关节炎和软骨损伤是反复的或高接触应力作用的结果,而内侧股胫关节最易发生关节炎,导致弓形膝关节。由于亚洲人经常进行高屈曲动作,与西方人存在较大区别,因此,亚洲人更易发生关节炎和弓形膝畸形。

3)下蹲运动中髌股关节的力学分析

图 3.101 为有限元仿真得到的 0°到130°膝关节股胫关节屈曲时髌股关节的接触应力的对比。随着股胫关节从伸直到屈曲 120°,髌股关节的接触位置从髌骨远端向近端逐渐平移,股胫关节屈曲大于120°之后,向远端略有偏移。在股胫关节屈曲 30°之内,髌股关节的接触区域不稳定,从股胫关节屈曲 30°到90°,髌股关节接触区域逐渐向髌骨内外两侧漂移,这一阶段主要接触区仍接近髌骨脊偏内侧区域。

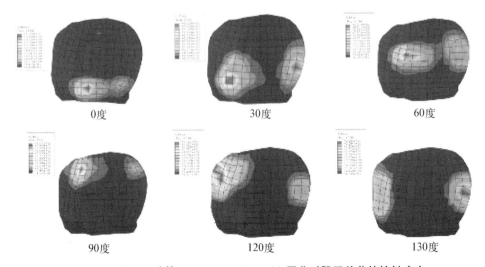

图 3.101　有限元计算 0‑30‑60‑90‑120 屈曲时股胫关节的接触应力

从股胫关节屈曲90°开始,随着屈曲加深,髌骨表面接触区域明显在髌骨的内外侧边缘区域分布。从股胫关节伸直位到90度屈曲,仿真结果的峰值应力比较均匀,平均约9 MPa。同时,除30度屈曲时内外侧比较平均外,其他屈曲角度的内侧接触压力明显大于外侧。股胫关节屈曲大于90度后髌骨峰值接触应力增大,到130度时达到约22 MPa。高屈曲时髌骨侧缘与股骨髁发生接触,接触面积相对减小,因此在高屈曲阶段发生较高的接触应力。

3.5.6　中国人群膝关节解剖学参数统计测量与分析

为开发适合中国市场的膝关节假体,中国人膝关节解剖参数的测量成为重要的工作,在大量样本测量基础上建立的数据库以及统计值将成为设计的重要依据。

如图3.102所示,参照髋关节测量方法,对围绕膝关节设计问题的23个参数进行了测量。部分测量结果见表3.16~表3.19所示。

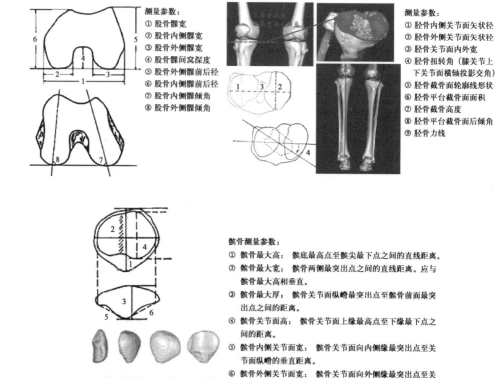

图 3.102　膝关节测量参数

　　测量结果的统计学分析表明,中国人的髌股类型以 Wiberg Ⅱ、Ⅲ 型为主,欧美人则以 Ⅰ、Ⅱ 型为主;中国人髌骨平均厚度为 22～23 mm,欧美人的髌骨平均厚度则为 25 mm;中国人的横径比为 149.73%,而欧美人的则是 162.92%。这些测量数据对于人工膝关节的设计具有重要的指导意义和参考价值。

表 3.16　男组股骨远端参数测量数据表(单位: mm,左右腿不做区分,共 110 例)

	髁宽	内侧髁宽	外侧髁宽	髁间窝深	外侧髁前后径	内侧髁前后径
最大值	93.21	36.09	39.40	22.06	73.20	68.67
最小值	81.34	29.01	30.51	16.22	61.54	54.21
平均值	85.95	32.78	35.88	19.29	67.14	63.65
标准差	3.66	2.12	2.94	1.64	3.47	4.03

表 3.17　女组股骨远端参数测量数据表(单位: mm,左右腿不做区分,共 110 例)

	髁宽	内侧髁宽	外侧髁宽	髁间窝深	外侧髁前后径	内侧髁前后径
最大值	83.01	34.88	36.30	20.06	67.88	65.75
最小值	69.82	24.46	28.57	14.89	55.27	52.16
平均值	76.27	30.03	31.83	17.78	60.75	57.69
标准差	2.89	1.95	1.60	1.23	2.57	2.76

表 3.18　男组胫骨近端参数测量数据表(单位: mm,左右腿不做区分,共 110 例)

	内侧关节面矢状径	外侧关节面矢状径	关节面内外宽	胫骨扭转角/(°)	胫骨力线长	胫骨截面面积/mm²	截骨面后倾角/(°)
最大值	41.06	47.51	76.85	32.70	370.91	3 873.28	88.97
最小值	27.25	33.07	67.02	6.23	319.85	2 763.06	78.38
平均值	34.37	42.13	72.99	17.76	351.14	3 347.15	83.39
标准差	3.05	3.97	2.69	7.34	15.58	287.99	2.34

表 3.19　女组胫骨近端参数测量数据表(单位: mm,左右腿不做区分,共 110 例)

	内侧关节面矢状径	外侧关节面矢状径	关节面内外宽	胫骨扭转角/(°)	胫骨力线长	胫骨截面面积/mm²	截骨面后倾角/(°)
最大值	37.77	47.21	72.67	38.34	347.02	3 192.23	88.01
最小值	21.94	32.60	58.55	0.15	286.37	2 183.03	72.53
平均值	30.00	37.55	65.11	16.01	318.60	2 656.59	81.77
标准差	3.09	3.25	3.40	8.67	14.52	214.61	3.62

3.6　人体足部和踝关节解剖结构与生物力学分析

人体足部和踝关节的生物力学相当复杂且彼此密切联系。足部是整个下肢系统中的终端部分,对维持步态的平稳顺畅有重要作用。踝关节将人体载荷由下肢传递到足部,关系着足在地面上的受力和姿态。

3.6.1　足部骨肌系统解剖结构与生物力学功能

足由 28 块骨构成(包括籽骨),如图 3.103 所示[93],骨与骨之间的运动密切相关。除了作为一个可经受多种身体重量反复承重的结构支撑平面外,足踝部也要能够适应不同地面和变化的运动速度。足踝部结构的特性使其既可以在芭蕾舞以足尖站地时,表现出牢固性,又当光脚行走在沙地上时表现出柔韧性。步态周期的每一步,足部都发挥吸收地面反作用力及推动身体向前的坚固结构和杠杆作用。

1. 足部解剖结构

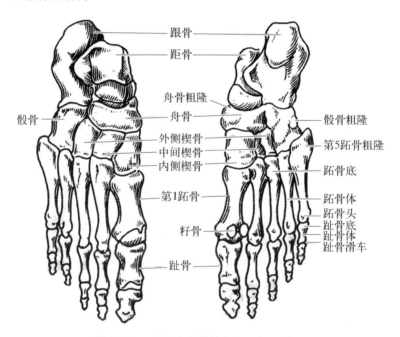

图 3.103　足部各骨骼的背面观和跖侧观

1) 距骨

距骨分为头、颈和体 3 部分,体的上部称为滑车。距骨头呈半球形,与舟骨构成关节;距骨上面的滑车和胫骨下端构成关节;内侧半月形关节面与内踝形成关节,外侧与外踝构成关节;距骨骨体下方与跟骨形成关节,其中包括 3 个接触表面,并且还有一个距骨沟。由此,距骨 6 面均有关节面,大部分为软骨覆盖,而无肌肉附着,主要担负体重的传导。

2) 跟骨

跟骨位于距骨下方,为足部最大的跗骨。其前部狭小,后部宽大。跟骨后部宽大部分为跟骨体,体的后端突出,称为跟骨结节,其内侧为跟腱的附着位置。跟骨主要由松质骨构成,外面仅有薄层皮质骨,骨小梁结构是按跟骨所承受压力和张力的方向排列,如图 3.104 所示[94]。跟骨是足纵弓的后支点,在运动中起到重要的作用,跟骨各位置上附着多条重要的韧带和腱膜,如足底的长短韧带、跗间膜等。

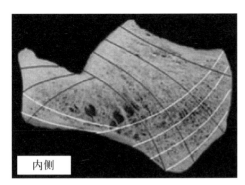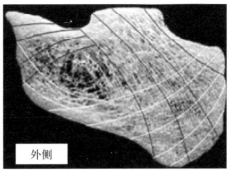

内侧　　外侧

图 3.104　在矢状面上,跟骨内侧和外侧骨小梁在拉力和压力方向的排列

3) 舟骨

舟骨介于距骨头和 3 个楔骨之间,呈前凸后凹;前面有 3 个大小不同的关节面,分别与 3 个楔骨相接,后面关节面与距骨头相接,距骨位于足弓定点,有多条韧带附着,如内侧分歧韧带,跟舟足底韧带和距舟背侧韧带。

4) 骰骨

骰骨为骰状,呈不规则形,后面紧接跟骨,有跟骰关节面;前面与第 4、5 跖骨相连。内侧接外侧楔骨与舟骨。骰骨下面有一沟,有腓骨长肌腱通过。骰骨有稳定足弓,限制跟骨前旋的作用。其表面有多条韧带附着,如外侧分歧韧带,背部的楔骰韧带等。

5) 楔骨

包括内侧、中间和外侧 3 个楔骨,均呈楔形,分别位于舟骨与第 1、2、3 跖骨之间。各楔骨之间都有关节和韧带相连接。内侧楔骨最大,外侧的次之,中间楔骨最小,它们的表面形态也不一样,其中内外侧楔骨的宽面朝上,窄面朝下,而中间楔骨恰好相反,三者互相嵌合,机构稳定。此外,第 2 跖骨与中间楔骨的相接表面比内外侧的骨为靠后,最为稳定。

6) 跖骨

跖骨位于跗骨和趾骨之间,为短管状骨,共 5 个。第 1 跖骨短而粗,同时也是最坚硬的,在负重上最为重要;它与第 2 跖骨底之间无关节,亦无任何韧带相连接,具有一定的活动性。而第 2、3、4、5 跖骨间均有关节相连,并借背侧、跖侧即侧副韧带相连,比较固定,其中第 2、3 跖骨最为稳定。

7) 趾骨

趾骨位于足骨的最远端,除了拇趾为 2 节外,其他各趾均为 3 节,共 14 节。每个趾骨都分为底、体、滑车 3 部分,其中近端趾骨底与跖骨头相连。

8) 籽骨

籽骨通常在一定年龄以后才会出现,男性大约为 11 岁,女性大约为 10 岁。几乎所有人的第一跖骨头下方都有籽骨,大都为 2 个,少数为 1 个或 3 个。其他跖骨头下方也可能出现小的籽骨,但是概率很小。籽骨虽小,但是却有重要作用,其功能包括:保护拇长屈肌;保护第 1 跖骨头,所以其较其他跖骨头抬起;在肌腱屈伸的过程中起到支点的作用。

距骨、跟骨、舟骨、骰骨和 3 个楔骨的总和称为跗骨。

2. 足弓及生物力学功能

人类在进化的过程中为了负重、行走和吸收振荡,足骨的跗骨、跖骨及其连接的韧带,形成了凸向上方的地弓,即足弓。足弓是一个类似弹簧的可变机构,随着姿势的改变而有所不同。足弓可分为纵弓和横弓,纵弓又分为内侧纵弓和外侧纵弓。

1) 纵弓

内侧纵弓较高,由跟骨、距骨、舟骨、楔骨和第 1、2、3 跖骨及其籽骨构成。主要靠胫骨后肌、跖长屈肌、拇长屈肌、足底小肌、跖腱膜及跟舟跖侧韧带维持,具有曲度大、弹性强的特点,能够缓冲振荡,使足部具有良好的承载结构。由于其骨节多,若经常承受较大载荷会导致其塌陷。

外侧纵弓由跟骨、骰骨及第 4、5 跖骨构成。定点为骰骨,跟骨为后负重点,外侧的两个跖骨头为前负重点。维持外侧纵弓的结构有腓骨长肌、小趾的肌群、跖前韧带,以及跟骰跖侧韧带等。外侧纵弓的曲度小,弹性弱,主要与维持身体的直立有关。站立位时,外侧纵弓几乎全着地。由此可见,跟骨为两纵弓的后柱,跟骨结节与跖骨头为负重点。

2) 横弓

由 5 个跖骨基底及跗骨的前部构成,全体为拱桥形,其背侧面较跖侧面大,上宽下窄,在足的跖面形成一个很深的凹,全体作为横弓。横弓的后部由 3 个内侧楔骨及骰骨构成,前部由第 1~5 跖骨构成。

足骨的背侧面凸出,较跖侧面宽,无论从前后方向或者左右方向看,均向上弓起。双足并立时,足横弓形成一个完整的足弓。足弓中以纵弓最为重要,横弓的维持有赖于纵弓的完整,如果纵弓破坏,横弓必然受到影响。维持足弓的韧带在足弓的凹面,有牵拉足弓前后端的作用。主要韧带有跟舟跖侧韧带、跖长韧带、跖短韧带、骨间韧带、三角韧带、跖腱膜等。

内外侧纵弓和横弓在人体的足部形成了一个力学性能非常合理的拱形弹力结构系统,能够使足底应力分布均匀。足弓和维持足弓的韧带、肌肉能够共同完成吸收能量、缓解振荡,保护足部以上的关节,起到防止内脏受损伤的作用。

3. 足部关节及生物力学功能

除了踝关节以外,足部 26 块骨之间会形成众多的关节,以满足足部不同的功能要求。骨关节之间连接十分稳固,除关节囊外,还有许多韧带加强。

1）跗骨间关节

跗骨间关节包括距下关节、距舟关节、舟骰关节、跟骰关节、楔间关节、楔舟关节与楔骰关节。这些关节都属于微动关节,关节面之间的相对运动很少;关节间联系紧密,除了关节囊外,还有复杂而紧固的韧带结构来维持关节的稳定性。足部的最主要的功能是承重,这就需要足弓拱顶部分的结构非常稳定,从而完成足部的支持功能,这正是跗骨间关节稳定性的力学作用。

2）跗跖关节

跗跖关节由骰跖关节和楔跖关节两个关节组成。骰跖关节为骰骨前面与跖骨底间构成的关节;楔跖关节由楔骨关节和跖骨底所构成,包括内侧楔骨与第 1 跖骨构成的马鞍状关节和中间、外侧楔骨与第 2、3 跖骨底构成的平面关节。跗跖关节周围有跗跖背侧韧带、跗跖跖侧韧带及楔跖骨间韧带保护。跗跖关节为正常足横弓的重要组成部分,在足旋转时跗跖关节为足部的最弱点,易引起骨折和脱位。

3）跖骨间关节

跖骨间关节有 3 个,位于第 2～5 跖骨基底之间,无独立的关节囊和关节腔,常与跗跖关节相通。关节周围有底背韧带、底跖侧韧带和底骨间韧带存在。跖骨间关节只能做轻微的滑动。

4）跖趾关节

跖趾关节由跖骨头的凸形关节面和近端趾骨底的凹形关节面构成,其关节囊松弛,上薄下厚,关节周围有副韧带,小头横韧带及跖侧副韧带保护。跖趾关节的主要活动为跖屈和背伸,跖趾关节活动的最大背伸范围发生在行走起动时,而在正常行走时几乎无跖屈活动。在跖趾关节中以第 1 跖趾关节活动度最大,结构也最为复杂。

5）趾间关节

趾间关节如同手的指间关节,由近侧趾骨的滑车与远侧趾骨的底构成,关节囊的周围有侧副韧带、背侧韧带及跖侧副韧带加强。趾间关节属于屈戌关节,仅能做屈伸运动。

6）拇趾跖籽关节

拇趾跖籽关节由第1跖骨头的两个小关节面与腓侧籽骨形成。每个籽骨呈椭圆形，大小如豌豆。籽骨由3条内在肌腱和籽骨间韧带、跖籽骨间韧带、趾籽骨间韧带相连，形成纤维软骨板样结构，活动性很小，所以两个籽骨位置相对固定。

4. 足部韧带及生物力学功能

韧带是连接骨或软骨的一种特殊致密结缔组织，其主要力学功能是支持关节，其力学特性通常与韧带的横截面积密切相关，横截面积越大，其能承受的载荷越大。足踝部的韧带系统非常丰富、复杂，包括一百多条形态各异，长短不一的各种韧带，例如足跖侧粗大坚韧的长韧带、短韧带和弹力韧带，足背部的距舟韧带、楔骨间韧带和跖骨间韧带等，在这里不一一列举，足踝韧带的详细资料可以参考相关的足踝外科解剖学书籍。

总体上说，足踝部的韧带主要是加强足踝各关节的稳定性及其足弓系统的稳定性。国外的一些学者通过各种尸体和活体的实验测量方法，具体研究了足踝中主要韧带的结构参数和力学特性，包括横截面积、长度、横截面积与长度的比率，以及弹性强度。

5. 足部肌肉及生物力学功能

起到运动作用的足部肌肉和肌腱，包括起于小腿止于足的足外在肌和起于足止于足的足内在肌。足外在肌的肌腹位于小腿周围，肌腹大，行程远，肌腱走向各异，运动幅度大，肌力强，是足以令足趾运动的主要动力肌。足内在肌的功能主要是协调足外在肌的屈、伸之间的作用力，保持足在活动时的平衡和稳定。足部的肌腱粗大有力，除了传递肌肉收缩力产生各种运动外，还有维持足弓的稳定、保持直立和平衡等作用。外在肌进入足踝部以后，大都以较少且坚韧的肌腱形式附着在相应的骨骼上，这是由于足踝部外部的软组织层较薄，并且在人体的各种姿态和运动中需要很高的外在肌力量，而肌腱正好具有这种高强度、体积小的特点。

1）足部的外在肌

足的外在肌由位于小腿前侧的胫骨前肌、趾长伸肌、拇长伸肌及第三腓骨肌组成的小腿前群肌肉和小腿外侧的腓骨长、短肌以及小腿后侧的腓肠肌、跖肌、比目鱼肌、拇长屈肌、趾长屈肌、胫后肌的肌肉组成。这些肌肉在运动中担负大部分体重，管理足的运动，能支持足弓，既可以使足背伸和跖屈，又可使足内翻、外翻和内收、外展。这些外在肌大多以肌腱植于足踝部的相应骨骼上。

2）足部的内在肌

足部内在肌分为足背肌和足底肌，其中足背肌包括趾短伸肌和拇短伸肌，足底肌分为三群，即内侧群、外侧群和中间群。这些足部的内在肌不如手的发达，主要作用是稳定和支持体重，大多为纵形，可加强足的纵弓。静态站立下的 EMG 测量表明,这些内在肌的活性很低,基本上处于不发力状态,主要用于调节和维持足踝内部结构的力学平衡。

3) 肌腱

肌腱是典型的致密结缔组织,由胶原纤维和腱细胞组成。胶原纤维呈平行排列,其走向与承受的牵引力一致。许多纤维组成粗大的纤维束,并彼此扭成绳索样。胶原纤维这种排列方式使肌腱既有很强的牢固性,又有很大的抗牵引力作用。

肌腱的功能是使肌腱附着于骨,将拉伸载荷从肌肉传递给骨,从而牵引骨骼产生运动。肌腱的强度与其大小有关,肌腱的生理横截面积越大,它能承受的载荷也就越大。一般来说肌腱的横截面积大小与肌肉的大小成正比,但有的小肌肉也有较大的肌腱(如跖肌)。运动试验表明肌腱的拉伸强度是肌肉的两倍以上,所以临床上肌肉断裂比肌腱断裂更加普遍。

相对应于足踝中每条外在肌和内在肌,足踝部的肌腱包括趾长伸肌腱、拇长伸肌腱、胫骨前肌腱、第3腓骨肌腱以及跟腱等。其中跟腱是人体最坚韧的韧带,也是人体各种运动中承受载荷最大的。在通常的站立状态下,跟腱大约承受人体体重一半以上的力量[95],并且随着人体重心的前后移动而改变;在一些剧烈的运动中,例如单腿跳,跟腱在瞬态可以爆发出人体体重5～10倍的力量来完成这些运动[96,97],由此可见跟腱在足踝系统中的作用。其他的肌腱不仅形态上要细很多,在力学的功能上也主要是维持足踝结构的稳定及其运动中的平衡,以及实现一些内翻、背伸等运动。

6. 足部腱膜及生物力学功能

足底深筋膜浅层的内外部较薄,分别覆盖拇展肌和小趾展肌,其中部明显增厚,称足底腱膜。足底腱膜相当于掌腱膜,但比较发达、坚韧。低等哺乳动物的足底腱膜与跖肌腱相连,而人类足底腱膜与跖肌腱已完全断开。足底腱膜呈三角形,后面较窄而厚,起自跟骨内侧结节,其起点在跖肌腱的后方,深面与趾短屈肌紧密结合,向前逐渐增宽、变薄,在跖骨头处分成5束,分别止于第1～5趾的屈肌腱纤维鞘、跖趾关节的两侧及近节趾骨。

7. 其他软组织及生物力学功能

除了以上介绍的各种软组织以外,足踝部还包括关节囊、腱鞘、脂肪层和表皮组织等,如图3.105所示[98,99],它们在力学上都起到重要的作用,如润滑、支点、缓冲以及耐磨等,足踝的各种软组织和骨组织的完美结合使得足部具有直立行走所需的力学功能。

这中间需要特别关注的是足底软组织层结构,它在足踝生物力学的研究和分析中起重要的作用,目前有大量的研究用以测量和分析其力学属性特征。不同于人体其他的部分,足踝的主要功能是承受载荷、缓冲减振等,而足底软组织是人体与足底支持的直接接触和相互作用的介质,这就决定它需要具备耐压、耐磨和富有弹性等特

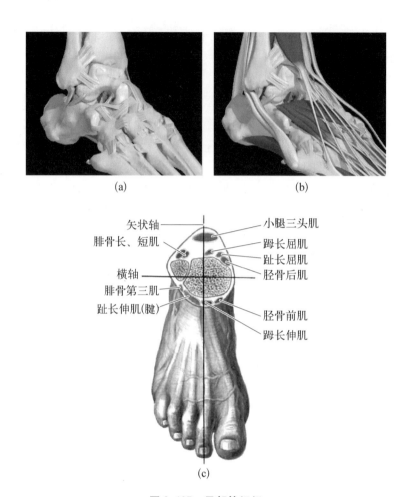

图 3.105 足部软组织

(a) 足踝背部的主要韧带；(b) 肌肉和肌腱分布；(c) 外在肌分布

点，如果足底软组织层结构受到了损坏，特别在跟骨下方和跖骨头下方的位置，如划伤、局部硬化以及糖尿病足底的溃烂等，这将直接影响到人体的正常活体功能。

足底软组织的力学性能研究主要包括健康足底软组织结构几何厚度、压缩变形量、在不同的静态和动态下压缩变形与受力的关系、应力应变关系[100]、能量损失特性、静摩擦因数和动摩擦因数，以及在病态下以上各种属性的改变。

通常情况下，足底软组织结构具有非线性的压缩特性，并在足底不同位置上有一定的差别，能量损失率也随着弹性模量的不同而不同；然而当压缩应变小于35%时，足底软组织大体上表现出线弹性特性，但是它具有明显的不可压缩性能，即泊松比通常接近 0.5。同时，足底软组织结构的差异性普遍存在于不同的个体中，并随着年龄的增长也会发生相应的改变[101,102]。对于糖尿病足患者，通常其足底软组织的属性会发生较大的改变，如局部硬化、弹性下降等[103,104]。

8. 足的典型运动

足的运动主要有背屈、跖屈,另外还可做内收、外展,内翻、外翻,旋前、旋后等活动,如图 3.106 所示。足底垂直于小腿时为足的中立位。背屈是指足围绕横轴旋转,使足背接近小腿的运动;跖屈是指绕踝横轴旋转使足背远离小腿的运动。内收是指足围绕小腿长轴向内、接近正中面的运动;外展是指足绕小腿长轴转向外、远离正中面的运动。足的内收外展只有当膝关节屈曲时才能产生。内翻是指足内缘提高、外缘降低、足底朝内的运动;外翻是指足外缘提高、内缘降低、足底朝外的运动。内翻包括足的内收、旋后和踝关节的背屈运动,而外翻包括足的外展、旋前、踝关节跖屈等活动。旋前是指足围绕其本身长轴旋转,足本身长轴指通过中间楔骨和第二趾的矢状轴,使足底朝向下外的运动;旋后是指足围绕其本身长轴旋转,使足底朝向下内的运动。

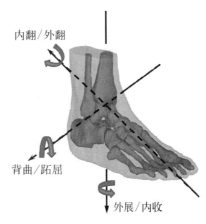

图 3.106　足的运动

3.6.2　踝关节解剖结构与生物力学分析

踝关节是一个复合关节,关节良好的吻合再加上内侧韧带、外侧韧带、前后距腓骨和跟腓骨韧带构成非常稳定的活动结构。

1. 踝关节结构

踝关节由胫骨的下关节面、内踝关节面、腓骨外踝关节面与距骨滑车的上关节面和内外关节面构成,关节面上均有透明软骨覆盖。踝关节的主要功能是负重,是屈戍关节,运动轴在横贯距骨体的横轴上。踝关节运动方式是由距骨体滑车关节面形状所决定的,可以做背伸和跖屈运动。在人体中立位时,即足的外缘与小腿垂直,一般正常人群的踝关节可背伸 $26°\sim27°$,跖屈 $40°\sim45°$,平地行走时踝关节背伸 $10°$ 左右,跖屈 $15°\sim20°$ 左右,共 $30°$ 活动范围。跖屈时可以做轻微的旋转、内收、外展与侧方运动。

下胫腓关节由胫骨下端的腓切迹与腓骨下端的内侧面构成,是一个微动的弹性关节,生理状态下可随踝关节的运动而出现相应的运动,运动模式是旋转和平移的复合运动,发生于 x、y、z 轴 3 个方向,这使得踝穴既保持紧固又有一定的弹性和适应性,保持踝关节的稳定。下胫腓关节还具有传递并调节腓骨负重的作用,约 $10\%\sim17\%$ 的体重可通过此关节传至腓骨,并通过胫骨与腓骨的相对运动和位置关系调节腓骨的负荷比例,维持踝关节的力学稳定。

2. 踝关节典型运动

踝关节基本上是单平面关节,踝的主要运动是在矢状面内绕横轴所做的背屈和跖屈。背屈范围为 20°~30°,跖屈范围为 30°~50°,跖屈大于背屈。此角度是以足底面与小腿垂直轴的交点作为中心进行测量的。总计踝关节运动范围为 50°~80°或更多。运动范围的差别一方面因个体而不同(个体变动一般与年龄无关,经常锻炼可有所增加),另一方面还因跗骨间关节和跗跖关节参与此项活动。当足极度背屈或跖屈时,足弓可加大拱形或变扁平,从而增大一些运动范围。一个熟练的芭蕾舞演员从外表上看其跖屈范围很大,但其中相当一部分是由于距下关节、跗横关节及跗跖关节参与跖屈的结果。踝关节背屈、跖屈运动轴是从内踝中心稍下经跗骨窦至外踝的前缘,此轴线与连接内、外踝最突出点的双踝轴线相交成 20°~30°角。

踝关节横轴前方的肌肉皆为背屈肌(伸肌),有胫骨前肌、拇长伸肌、趾长伸肌和腓骨第三肌。其中的胫骨前肌和拇长伸肌居足矢状轴内侧,除使足背屈外,还可使足内收和旋后。趾长伸肌和腓骨第三肌在矢状轴外侧,除使足背屈外,还可使足外展和旋前。踝的所有跖屈肌皆位于踝关节横轴后方,共 6 块:小腿三头肌、胫骨后肌、拇长屈肌、趾长屈肌、腓骨长肌和腓骨短肌。其中的胫骨后肌、趾长屈肌和拇长屈肌通过矢状轴内侧,除使足跖屈外,还可使足内收和旋后。排骨长、短肌通过矢状轴外侧,除使足跖屈外,还可使足外展和旋前。

3. 足踝系统的动力学分析

踝关节与上肢、下肢中其他大关节一样,参与运动功能和负重,而且显得更为突出和重要。它的结构具有强有力的内在稳定性,因而踝关节对解剖组合的细小改变会有不良反应;由于严重扭伤所致的运动学和结构约束力丧失,可能会严重影响踝关节的稳定性,从而造成进一步的病理改变。

1) 踝关节的静力分析

双足站立时,每侧踝关节承担人体的 1/2 体重。如果身体平衡肌肉再加以作用,踝关节上的反作用力将会增加,增加量与起平衡作用的肌肉力大小成正比。

对作用在踝关节上的力做静力学分析时,可用简化的分离体法来计算腓肠肌和比目鱼肌收缩时通过跟腱所产生的力值,来计算关节反力。

以人单足足尖站立为例,分析此时的跟腱力和踝关节反力。把足包括距骨看作一个分离体,从作用在分离体上的所有力当中,定出 3 个主要的共面力系,即重力、跟腱的拉力和在距骨顶上的关节反力。重力 W 的大小、指向和作用点和作用线均已知;跟腱力 A 保持足于跖屈位,其指向、作用线和作用点已知,但大小未知;关节反作用力在距骨顶上的作用点已知,但大小、指向和作用线未知。把诸力画在分离体图上,做出力三角形,就能导出跟腱力 A 和关节反力 J 的大小。关节反力约为体重的 2.1 倍,跟腱力为体重的 1.2 倍。

过去有人认为腓骨不参与负重。有研究证明,从膝关节到踝关节的压力一部分是经腓骨传递的。在踝关节包括腓骨的静力模型中测出,约 1/6 的小腿载荷是由腓骨承担的,并经过腓骨关节面传递到距骨上。

2) 踝关节的动力学分析

踝关节的动力学研究对了解运动时正常踝关节上的载荷、受伤关节在正常活动时的载荷以及作用在假体关节上的预期载荷等方面都是非常重要的。

在正常人的步态中通过踝关节的主要压力是由腓肠肌和比目鱼肌收缩产生的,并经过跟腱传递。胫前方肌群收缩所产生的力只在站立早期发生作用。其量较小,小于体重的 20%。在站立相后期,在足推离时,跟腱开始产生跖屈力矩,跟腱力达到很高水平。在步态周期中,足推离时产生的关节压力约为体重的 5 倍。在站立相中期足跟离地时,剪力达到最高值,约为 0.8 倍体重。

踝关节有病的患者关节压力减小,约为体重的 3 倍。这些病人的峰值压力比正常人出现得稍早些,剪力也相应减少。随访一年的人工踝关节置换病人的关节压力图形未显出改变。而剪力图形和大小和正常人几乎相同。

4. 足踝骨肌系统的有限元分析

足踝有限元模型经历了简化模型、解剖学模型和二维到三维的发展过程。

1) 足踝系统的有限元建模及材料属性

不论是采用 CT 数据还是 MRI 数据,都需要进行手工组织轮廓边界的区分,因此在几何模型的重建中两者没有显著的差别。CT 扫描的特点是扫描速度快、图片的清晰度更好,但是具有辐射性;而 MRI 扫描速度相对较慢,图像质量也容易受到外界因素干扰,对于活体却没有伤害性,因此在数据采集时,建议对于尸体足扫描时采用高分辨率的螺旋 CT 机,而对于活体扫描时采用 MRI 扫描设备。建模方法如 2.2 节所述,足踝系统的几何模型如图 3.107 所示[105]。

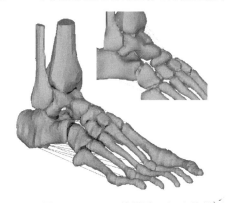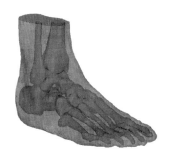

图 3.107　足踝的骨骼几何实体模型和整个外部软组织囊几何实体模型

对建立好的几何实体模型进行网格划分,网格划分时需要控制网格密度和形态。材料参数可以根据力学试验实测数据赋值,也可以参考已有的文献报道数据定义[106-110],网格化以后的足踝模型如图 3.108 所示[105],其中还建立了一个水平支持平板用以模拟足底与地面之间的相互作用,足底皮肤与地面的摩擦因数为0.6[111]。踝关节采用了无摩擦的接触定义来仿真胫骨与距骨、腓骨与距骨之间关节面的相互作用关系,其他的跗骨间关节、跗跖关节、跖间关节属于微动关节,均采用软骨属性的实体单元进行固定连接,而考虑足踝在静止站立状态下跖趾关节没有明显的相对转动,故亦进行软骨属性的固连。在模型中并没有建立肌肉和肌腱单元,这主要是因为目前无法从 MRI 数据中区分出这个单元的轮廓,因此没有建立相应的单元,而这些肌肉或肌腱的作用在运算分析中通过直接施加在附着点周围的节点力来模拟,其大小根据文献中的测量值[106,108,109,112],方向根据其解剖学形态。

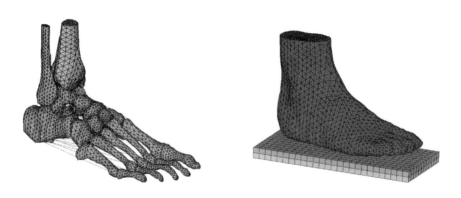

图 3.108　足踝的骨骼有限元网格模型和整个外部软组织囊网格以及水平支持平板

2) 静态下足踝系统有限元分析

人体平衡站立姿态是足踝最典型的受力状态之一,这里使用以上建立的足踝有限元模型对人体双足平衡站立的姿态进行模拟分析。对于一个体重为 62 kg 的人体在双足站立时,平均每个足部承受大约 310 N 的垂直重力。研究表明在正常站立位时,主要由跟腱作用力维持,其他的外在肌的肌力较小;而内在肌基本不发力,EMG 测量显示内在肌在人体站立位时基本上没有活动信号。因此在足踝的有限元模型中只施加了跟腱作用力,跟腱力的大小大约是足部承受载荷的 50%,即150 N,此力均匀地施加在跟骨结节周围的 10 个相邻节点上,平行胫骨中心线、垂直向上。在整个仿真过程中,胫骨和腓骨上端平面全约束;为了达到求解的收敛,通过施加在支持平板下表面垂直向上的位移载荷来模拟人体正常站立时的足踝与支持地面的相互作用关系。在完成上述的边界条件设置和加载定义后,运用ANSYS 中的 Sparse 求解器进行非线性求解。

　　人体肌骨系统有限元仿真的优势在于能够量化所建模型与外界的相互作用以及内部各组织结构中的应力应变关系等。其中足底压力分布是足踝与支持平面之间的直接作用结果,通过模型预测的足底压力分布与实际测量结果的比较可以在一定程度上验证模型的正确性。如图 3.109 所示,模型预测的足底压强分布总体上与实际测量值一致,预测的接触压强峰值和实际测量值均发生在跟骨和跖骨头下方;模型预测的跟骨下方的最大值为 0.159 MPa,大于相应的测量值 0.140 MPa,而在前足预测的最大值 0.097 MPa,略小于测量值 0.107 MPa,这表明模型在前后足的压力载荷比例与测量时前后足的比率不一致造成的,这与模型中施加的跟腱力大小有关,增大跟腱力作用,模型压力中心将前移,后足压力相应减小而前足压力增加。此外模型预测值和测量值之间的误差还与模型建模分析过程中的简化有一定关系,例如实际中足底各个位置处的软组织弹性是不一样的,而模型中对软组织采用统一的材料属性,这就可能是引起预测值与实际值不一致的原因之一。足底压力分布情况的不同常常反映了人体足部的健康情况,例如,平足患者由于足纵弓的塌陷而使得中足下方的接触面积显著加大;而糖尿病足患者在一些局部足底软组织硬化位置的压力相对偏高。

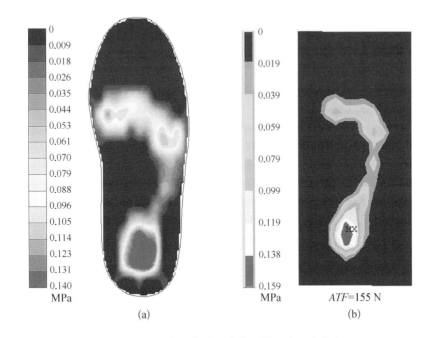

图 3.109　正常平衡站立姿态下的足底压力分布

(a) 测量值;(b) 模型预测值

　　如图 3.110 所示为在正常的站立状态下模型预测出的足部各骨骼的平均等效应力分布云图;其中的一些局部应力集中发生在韧带和足底腱膜的附着点位

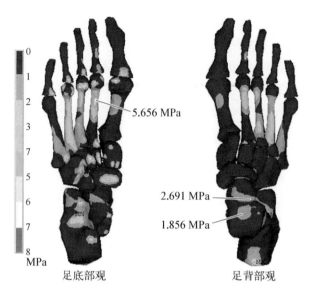

图 3.110　正常平衡站立姿态下,模型预测的足踝骨性
结构中的平均等效应力分布云图

置以及跟腱力施加的跟骨结节位置,除了这些应力集中的高应力区域外,在后足骨骼中,距骨颈和距骨上表面有较高的应力;前足主要的高应力区域发生在跖骨骨干上,并且最大等效应力值 5.656 MPa 发生在第 2 跖骨远端基底 1/3 处,这与临床发现相符合。在临床中,跖骨是足部所有骨骼中最易发生疲劳骨折的,并且第 2 跖骨应力骨折在所有跖骨应力骨折中的比例最高,高达 40%～50%,然后是第 3 跖骨。解剖学的研究表明跖骨是细长的管状骨,作为足部的纵弓结构的前支点,是最为脆弱的环节。有限元模型预测出最大的等效应力出现在跖骨基底位置,但是由于骨骼的抗压能力远大于抗拉能力,因此仅仅是等效应力的概念还不能完全描述骨骼具体的受拉和受压状况,所以用具体的第一主应力(拉应力)和第三主应力(压应力)分布情况可以更好地反映骨骼的受力状况。正常站立位时,第 1 至第 4 跖骨远端骨干上部明显受拉应力,同时第 3 至第 5 跖骨近端骨干基底部也受拉应力;而它们在跖骨骨干的相对位置处受到明显的压应力,并且受到的压应力强度大于拉应力强度,这与骨骼抗压能力大于抗拉能力的属性相一致。

3) 足踝系统步态下典型姿态的有限元仿真

直立行走是人类区别于其他动物的一个重要的行为特征,这一功能主要由下肢和足踝系统完成,也是人类足踝系统日常生活中最基本最典型的运动。了解正常行走状态下的足踝内外部的力学信息,包括应力应变、位移变形和接触压力等,对于足踝生物力学和临床外科学的发展有着重要的作用。

图 3.111 为足踝系统步态下典型姿态的三维有限元模型和计算分析结果[105]。通过施加支持地面的连续位移以及肌肉力的作用力,ANSYS 求解器完成这三种姿态下的有限元非线性求解。

由图 3.111(b)(c)可以看出,在后跟着地和站立中相姿态下,不论是接触分布还是峰值压力,有限元模型的预测结果与实际结果都非常一致;然而在后跟离地姿态下,有限元预测的峰值(0.425 MPa)略低于实际测量范围(0.52～0.65 MPa),这可能是由于模型预测的接触面积(大约为 4 800 mm²)比实际的测量范围(3 300～3 800 mm²)要高而造成的,即此状态下足底软组织结构的材料属性定义为统一值可能与实际情况有差别。总体可见,不论是足底反力还是足底压力分布,此足踝有限元对这三个姿态的模拟均和相应测量结果基本一致,至于在具体数值或者局部的分布上有一些差别,均属于可以接受和解释的。毕竟这是通过准静态的有限元求解来仿真实际的动态行走过程,在这其中忽略了一些动态因素,如质量、系统的阻尼等因素,并且忽略了足踝内在肌肉在运动的相互协调作用,这些对有限元仿真结果可能造成了一定的影响。

图 3.111(e)为三种姿态下模型预测的骨性结构的等效应力分布云图,由于胫

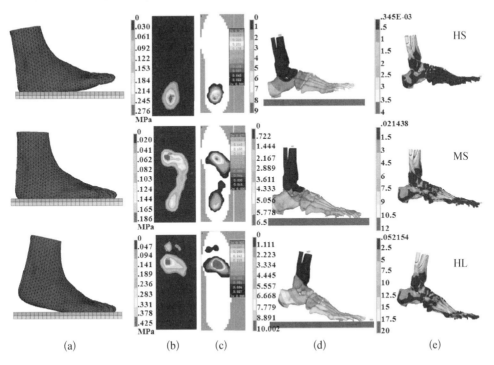

图 3.111　步态下典型姿态的三维有限元模型和三维有限元仿真分析结果

(a) 三维有限元模型;(b) 足底压力分布计算结果;(c) 足底压力分布测量结果;
(d) 足踝变形;(e) 足踝等效应力分布

骨和腓骨上端始终处于全部固定状态,故在胫骨和腓骨的上端都发生了应力集中,此外在一些肌腱力的加载位置和韧带、跖腱膜的附着位置上也发生不同程度的应力集中;除去这些应力集中的位置来关注足部的骨骼上的应力分布发现:在后跟着地姿态时,主要是跟骨和距骨受力较大,应力较高,尤其位于距骨颈部位置,而前足部分骨骼的应力均很小;在站立中相时,足部骨骼的整体应力情况显著提高,5个跖骨上的应力水平比其他骨骼的应力都高;而在后跟离地姿态下,骨骼整体应力水平继续随着足底反力的增大而增大,5个跖骨骨干部分、距骨和舟骨等上的最大等效应力均高于 10 MPa;距骨与其他骨骼的接触面上的应力在这些姿态都相对较大,而最大的值发生在距骨颈部。

从结构上说,距骨起到传递载荷的作用,不论是哪种姿态,只要足底受力,都需要通过距骨向上传递给胫骨和腓骨,其中应力最大的位置并不是发生在接触面上,而是其颈部位置,这个位置也正是临床上距骨发生骨折最多的地方;在跟骨上,高应力区域发生在与距骨的接触表面、跟腱附着位置以及跖侧前部的跖腱膜和长短韧带的附着位置,尤其是后面的两个位置应力也较高,这里也是临床中最容易发生疼痛和炎症的位置,特别对于一些短跑运动员而言。此外,跖骨也是承受高应力的区域。在后跟着地时,除了距骨颈部的最大等效应力较大(4.33 MPa)以外,其他几个骨骼上的应力水平都很低,这说明在行走步态初期前足骨骼基本上不受力;而到了站立中相,全足着地,此刻骨骼上的应力水平显著提高,尤其是跖骨骨干上的最大等效应力值,其中,第 2 跖骨和第 3 跖骨上高达 14.95 MPa 和 11.59 MPa,这些数值比相关有限元足踝仿真文献中报道的静态站立姿态下的应力水平要高;当到了后跟提起时,足底垂直反力从站立中相的 557 N 增大到了 699 N,增大了 25%,骨骼上的应力水平也随之更高,但是增量显然不同,相对于站立中相状态,最大等效应力增加最少的是第 2 跖骨和第 3 跖骨,而增加最多的是第 1 跖骨,从 3.54 MPa 增大到 11.40 MPa,第 4 跖骨上的最大等效应力也从 9.61 MPa 增加到 17.36 MPa,高于第 2 跖骨和第 3 跖骨的最大值(16.47 MPa 和 16.12 MPa),此外,舟骨和距骨上的最大等效应力均有显著提高,大约增大了一倍。

跖腱膜和足底长短韧带、弹簧韧带在这三个姿态下均受拉力,且张力水平相对其他的韧带要高很多,在后跟着地时,它们的张力都不大,其中足底短韧带最大,为50.2 N,比跖腱膜还高;而到了站立中相,它们的张力显著增加,其中增幅最大的跖腱膜,从 11.6 N 增加到 183.6 N,但是足底短韧带的张力依然是最大的,为 268.3 N;而到了后跟提起时,跖腱膜增幅最大,从 183.6 N 增大到 473.7 N,张力值也达到最大;其他的背侧或者跖侧韧带在行走的过程中是有节奏的发力,例如跖侧舟楔韧带开始时不受张力,到了站立中相后增加到 60.9 N,随后到了后跟提起时继续增大到 142.8 N,又如跟距骨间韧带在后跟着地和站立中相均不发力,而只在后跟提起阶段发力,幅值不大,为 12.0 N。

参考文献

[1]　高士廉,于颇. 人体解剖图谱[M]. 第四版. 上海：上海科技出版社,2005.

[2]　Netter F H. 奈特人体解剖彩色图谱[M]. 第三版. 王怀经译. 北京：人民卫生出版社,2005.

[3]　White A A, Panjabi M M. Clinical biomechanics of the spine[M]. Philadelphia：JB Lippincott，1978.

[4]　Granata K P, Marras W S. An EMG-assisted model of loads on the lumbar spine during asymmetric trunk extensions[J]. Journal of Biomechanics. 1993, 26(12)：1429 – 1438.

[5]　McGill S M. Electromyographic activity of the abdominal and low back musculature during the generation of isometric and dynamic axial trunk torque：Implications for lumbar mechanics[J]. Journal of Orthopaedic Research, 1991, 9(1)：91 – 103.

[6]　Cutter N C, Kevorkian C G. Handbook of manual muscle testing[M]. New York：McGraw-Hill, Health Professions Division, 1999.

[7]　Panjiabi, M M. Cervical spine models for biomechanical research[J]. Spine, 1998, 23(24)：2684 – 2700.

[8]　Zhang, Q H, Teo E C, Ng H W, et al. Finite element analysis of moment-rotation relationships for human cervical spine[J]. Journal of Biomechanics, 2006, 39(1)：189 – 193.

[9]　刘宗亮. 中国力学虚拟人颈椎建模与基本问题研究[D]. 上海：上海交通大学,2009.

[10]　Goel V K, Clausen J D. Prediction of load sharing among spinal components of a C5 – C6 motion segment using the finite element approach[J]. Spine, 1998, 23(6)：684 – 691.

[11]　Teo E C, Ng H W. The biomechanical response of lower cervical spine under axial, flexion and extension loading using FE method[J]. International Journal of Computer Applications in Technology, 2004, 21(1 – 2)：8 – 15.

[12]　Moroney S P, Schultz A B, Miller J A, et al. Load-displacement properties of lower cervical spine motion segments[J]. Journal of Biomechanics, 1988, 21(9)：769 – 779.

[13]　Pelker R R, Duranceau J S, Panjabi M M. Cervical spine stabilization. A three-dimensional, biomechanical evaluation of rotational stability, strength, and failure mechanisms[J]. Spine, 1991, 16(2)：117 – 122.

[14]　Ng H W, Teo E C. Nonlinear finite-element analysis of the lower cervical spine (C4 – C6) under axial loading[J]. Journal of Spinal Disorders, 2001, 14(3)：201 – 210.

[15]　聂文忠,张希安,王成焘. 矢状面内人体屈伸运动的生物力学研究[J]. 上海交通大学学报,2009,43(7)：1027 – 1031.

[16]　Garner B A, Pandy M G. A kinematic model of the upper limb based on the visible human project (vhp) image dataset[J]. Computer Methods in Biomechanics and Biomedical

Engineering, 1999, 2(2): 107 - 124.

[17] Biryukova E V, Roby-Brami A, Frolov A A, et al. Kinematics of human arm reconstructed from spatial tracking system recordings[J]. Journal of Biomechanics, 2000, 33(8): 985 - 995.

[18] de Groot J H, Brand R. A three-dimensional regression model of the shoulder rhythm[J]. Clinical Biomechanics, 2001, 16(9): 735 - 743.

[19] Hingtgen B, McGuire J R, Wang M, et al. , An upper extremity kinematic model for evaluation of hemiparetic stroke[J]. Journal of Biomechanics, 2006, 39(4): 681 - 688.

[20] Moore S M, McMahon P J, Debski R E. Bi-directional mechanical properties of the axillary pouch of the glenohumeral capsule: implications for modeling and surgical repair [J]. Journal of Biomechanical Engineering, 2004, 126(2): 284 - 288.

[21] Debski R E, Weiss J A, Newman W J, et al. Stress and strain in the anterior band of the inferior glenohumeral ligament during a simulated clinical examination[J]. Journal of Shoulder and Elbow Surgery, 2005, 14(1S): 24S - 31S.

[22] van der Helm F C T. A finite element musculoskeletal model of the shoulder mechanism [J]. Journal of Biomechanics, 1994, 27(5): 551 - 569.

[23] Buchanan T S, Delp S L, Solbeck J A. Muscular resistance to varus and valgus loads at the elbow[J]. Journal of Biomechanical Engineering, 1998, 120(5): 634 - 639.

[24] Gonzalez R V, Buchanan T S, Delp S L. How muscle architecture and moment arms affect wrist flexion-extension moments[J]. Journal of Biomechanics, 1997, 30(7): 705 - 712.

[25] De Duca C J, Forrest W J. Force analysis of individual muscles acting simultaneously on the shoulder joint during isometric abduction[J]. Journal of Biomechanics, 1973, 6(4): 385 - 393.

[26] Poppen N K, Walker P S. Forces at the glenohumeral joint in abduction[J]. Clinical Orthopaedics and Related Research, 1978, 135: 165 - 170.

[27] Hogfors C, Peterson B, Sigholm G, et al. Biomechanical model of the human shoulder joint-II. The shoulder rhythm[J]. Journal of Biomechanics, 1991, 24(8): 699 - 709.

[28] Karlsson D, Peterson B. Towards a model for force predictions in the human shoulder[J]. Journal of Biomechanics, 1992, 25(2): 189 - 199.

[29] van der Helm F C T. Analysis of the kinematic and dynamic behavior of the shoulder mechanism[J]. Journal of Biomechanics, 1994, 27(5): 527 - 550.

[30] Happee R, van der Helm F C T. The control of shoulder muscles during goal directed movements, an inverse dynamic analysis[J]. Journal of Biomechanics, 1995, 28(10): 1179 - 1191.

[31] Seireg A, Arvikar R J. Modeling of the musculoskeletal system for the upper and lower extremities[J]. Biomechanical Analysis of the Musculoskeletal Structure for Medicine and Sports, 1989: 99 - 128.

［32］ Pigeon P, Yahia L, Feldman A G. Moment arms and lengths of human upper limb muscles as functions of joint angles［J］. Journal of Biomechanics, 1996, 29(10): 1365 - 1370.

［33］ Raikova R. A general approach for modelling and mathematical investigation of the human upper limb［J］. Journal of Biomechanics, 1992, 25(8): 857 - 867.

［34］ Fleisig G S, Barrentine S W, Zheng N, et al. Kinematic and kinetic comparison of baseball pitching among various levels of development［J］. Journal of Biomechanics, 1999, 32(12): 1371 - 1375.

［35］ van Drongelen S, Veeger D, Angenot E, et al. Mechanical strain in the upper extremities during wheelchair related activities［C］. 4th Meeting of the International Shoulder Group, 2002: 2.

［36］ Holzbaur K R S, Murray W M, Delp S L. A model of the upper extremity for simulating musculoskeletal surgery and analyzing neuromuscular control［J］. Annals of Biomedical Engineering, 2005, 33(6): 829 - 840.

［37］ Mackerle J. Finite element modeling and simulations in orthopedics: a bibliography 1998 - 2005［J］. Computer Methods in Biomechanics and Biomedical Engineering, 2006, 9(3): 149 - 199.

［38］ Stone K D, Grabowski J J, Cofield R H, et al. Stress analyses of glenoid components in total shoulder arthroplasty［J］. Journal of Shoulder and Elbow Surgery, 1999, 8(2): 151 - 158.

［39］ Lacroix D, Murphy L A, Prendergast P J. Three-dimensional finite element analysis of glenoid replacement prostheses: a comparison of keeled and pegged anchorage systems ［J］. Journal of Biomechanical Engineering, 2000, 122(4): 430 - 436.

［40］ Murphy L A, Prendergast P J, Resch H. Structural analysis of an offset-keel design glenoid component compared with a center-keel design［J］. Journal of Shoulder and Elbow Surgery, 2001 10(6): 568 - 579.

［41］ Couteau B, Mansat P, Estivalezes E, et al. Finite element analysis of the mechanical behavior of a scapula implanted with a glenoid prosthesis［J］. Clinical Biomechanics, 2001, 16(7): 566 - 575.

［42］ Maurel N, Diop A, Grimberg J. A 3D finite element model of an implanted scapula: Importance of a multiparametric validation using experimental data［J］. Journal of Biomechanics, 2005, 38(9): 1865 - 1872.

［43］ Hopkins A R, Hansen U N, Amis A A, et al. Finite element modelling of glenohumeral kinematics following total shoulder arthroplasty［J］. Journal of Biomechanics, 2006, 39(13): 2476 - 2483.

［44］ Ellis B J, Debski R E, Moore S M, et al. Methodology and sensitivity studies for finite element modeling of the inferior glenohumeral ligament complex［J］. Journal of Biomechanics, 2007, 40(3): 603 - 612.

［45］ Gupta S, van der Helm F C T. Load transfer across the scapula during humeral abduction

[J]. Journal of Biomechanics，2004，37(7)：1001 - 1009.

[46] Büchler P, Ramaniraka N A, Rakotomanana L R, et al. A finite element model of the shoulder：Application to the comparison of normal and osteoarthritic joints[J]. Clinical Biomechanics，2002，17(9 - 10)：630 - 639.

[47] Büchler P, Farron A. Benefits of an anatomical reconstruction of the humeral head during shoulder arthroplasty：A finite element analysis[J]. Clinical Biomechanics，2004，19(1)：16 - 23.

[48] Hvorslev C M. Studien über die Bewegungen der Schulter[M]. 1st ed. Berlin：Walter de Gruyter & Co, 1927.

[49] Blasier R B, Guldberg R E, Rothman E D. Anterior shoulder stability：Contributions of rotator cuff forces and the capsular ligaments in a cadaver model[J]. Journal of Shoulder and Elbow Surgery，1992，1(3)：140 - 150.

[50] Lippitt S B, Vanderhooft J E, Harris S L. Glenohumeral stability from concavity-compression：a quantitative analysis[J]. J Shoulder Elbow Surg，1993，2(1)：27 - 35.

[51] Harryman Ⅱ D T, Sidles J A, Clark J M, et al. Translation of the humeral head on the glenoid with passive glenohumeral motion[J]. Journal of Bone and Joint Surgery — Series A，1990，72(9)：1334 - 1343.

[52] Soslowsky L J, Flatow E L, Bigliani L U, et al. Quantitation of in situ contact areas at the glenohumeral joint：a biomechanical study[J]. Journal of Orthopaedic Research，1992，10(4)：524 - 534.

[53] Kelkar R, Newton P M, Armengol J. Three-dimensional kinematics of the glenohumeral joint during abduction in the scapular plane[J]. Trans Orthop Res Soc. ，1993，18：136.

[54] Kedgley A E, Mackenzie G A, Ferreira L M, et al. The effect of muscle loading on the kinematics of in vitro glenohumeral abduction [J]. Journal of Biomechanics，2007，40(13)：2953 - 2960.

[55] 高士濂. 实用解剖图谱上肢分册[M]. 第二版. 上海：科学技术出版社,2004.

[56] 赵焕彬. 运动生物力学[M]. 第三版. 北京：高等教育出版社,2007.

[57] Zhang L, Yuan B, Wang C, et al. Comparison of anatomical shoulder prostheses and the proximal humeri of Chinese people[J]. Proc Inst Mech Eng H. ，2007，221（8）：921 - 927.

[58] Boileau P, Walch G. The three-dimensional geometry of the proximal humerus, implications for surgical technique and prosthetic design[J]. J Bone Joint Surg Br, 1997, 79(5)：857 - 865.

[59] Hertel R, Knothe U, Ballmer F T. Geometry of the proximal humerus and implications for prosthetic design[J]. Journal of Shoulder and Elbow Surgery，2002，11(4)：331 - 338.

[60] Garner B A, Pandy M G. Estimation of musculotendon properties in the human upper limb[J]. Annals of Biomedical Engineering，2003，31(2)：207 - 220.

[61] Pappas A M Zawacki R M, Sullivan T J. Biomechanics of baseball pitching. A

preliminary report[J]. Am J Sports Med，1985，13(4)：216－222.

[62]　Vdughn R E. An algorithm for determining arm action during overarm baseball pitches [J]. Biomechanics ⅠX－B，1985：510－515.

[63]　Barrentine S W Matsuo T，Escamilla R F，et al. Kinematic analysis of the wrist and forearm during baseball pitching[J]. Journal of Applied Biomechanics，1998：24－39.

[64]　Elliott B C，Armour J. The penalty throw in water polo：a cinematographic analysis[J]. Journal of Sports Sciences，1988，6(2)：103－114.

[65]　Feltner M，Dapena J. Dynamics of the shoulder and elbow joints the throwing arm during a baseball pitch[J]. International Series On Biomechanics，1986，2(4)：235－259.

[66]　Fleisig G S，Escamilla R F，Andrews J R，et al. Kinematic and kinetic comparison between baseball pitching and football passing[J]. Journal of Applied Biomechanics，1996，12(2)：207－224.

[67]　Neal R J，Wilson B D. 3D Kinematics and kinetics of the golf swing[J]. International Journal of Sport Biomechanics，1985，1：221－232.

[68]　刘卉.上肢鞭打动作技术原理的生物力学研究[D].北京：北京体育大学,2002.

[69]　张琳琳.人体上肢生物力学建模和典型运动的生物力学研究[D].上海：上海交通大学,2009.

[70]　Stokdijk M，Nagels J，Rozing P M. The glenohumeral joint rotation centre in vivo[J]. Journal of Biomechanics，2000，33(12)：1629－1636.

[71]　Raikova R T，Aladjov H T. Hierarchical genetic algorithm versus static optimization — Investigation of elbow flexion and extension movements[J]. Journal of Biomechanics，2002，35(8)：1123－1135.

[72]　Büchler P，Ramaniraka N A，Rakotomanana L R，et al. A finite element model of the shoulder：application to the comparison of normal and osteoarthritic joints[J]. Clinical Biomechanics，2002，17(9－10)：630－639.

[73]　张琳琳,叶铭,王冬梅,等.肱骨外旋运动中盂肱关节面接触分析[J].上海交通大学学报，2008，42(5)：807－811.

[74]　Morrey B F，Chao E Y. Passive motion of the elbow joint[J]. Journal of Bone and Joint Surgery American volume，1976，58(4)：501－508.

[75]　Ericson A，Arndt A，Stark A，et al. Variation in the position and orientation of the elbow flexion axis[J]. Journal of Bone and Joint Surgery British volume，2003，85(4)：538－544.

[76]　刘执玉.系统解剖学[M].北京：科学出版社,2007.

[77]　Kapandji A L.骨关节功能解剖学中卷[M].第 6 版.顾冬云,戴尅戎主译.北京：人民军医出版社,2011.

[78]　Ward S R，Eng C M，Smallwood L H，et al. Are current measurements of lower extremity muscle architecture accurate? [J] Clin Orthop Relat Res. ，2009，467(4)：1074－1082.

[79]　Winter D A. Biomechanics and Motor Control of Human Movement[M]. 3rd ed.

Hoboken：John Wiley & Sons Inc，2005.

[80] Arnold E M，Ward S R，Lieber R L，et al. A model of the lower limb for analysis of human movement[J]. Ann Biomed Eng. ，2010，38(2)：269 - 279.

[81] 季文婷. 下肢骨肌系统生物力学建模和典型运动中若干力学问题研究[D]. 上海：上海交通大学，2011.

[82] Burrows H J. Joint Motion：Method of Measurement and Recording[M]. Chicago：American Academy of Orthopaedic Surgeons，1965.

[83] Robinson R P，Simonian P T，Gradisar I M，et al. Joint motion and surface contact area related to component position in total hip arthroplasty[J]. J Bone Joint Surg Br. ，1997，79(1)：140 - 146.

[84] Burroughs B R，Hallstrom B，Golladay G J，et al. Range of motion and stability in total hip arthroplasty with 28 -，32 -，38 -，and 44 - mm femoral head sizes[J]. J Arthroplasty，2005，20(1)：11 - 19.

[85] 郭光文，王序. 人体解剖彩色图谱[M]. 北京：人民卫生出版社，2001.

[86] 马如宇. 人体髋关节系统定制型假体设计理论与方法[D]. 上海：上海交通大学，2005.

[87] Abraham C L，Maas S A，Weiss J A，et al. A new discrete element analysis method for predicting hip joint contact stresses[J]. Journal of Biomechanics，2013，46：1121 - 1127.

[88] 周海宇. 关节软骨的生物摩擦学机理研究[D]. 上海：上海交通大学，2014.

[89] Iwaki H，Pinskerova V，Freeman M A. Tibiofemoral movement 1：the shapes and relative movements of the femur and tibia in the unloaded cadaver knee[J]. Journal of Bone and Joint Surgery，British volume，2000，82(8)：1189 - 1195.

[90] Freeman M A. The movement of the normal tibio-femoral joint [J]. Journal of Biomechanics，2005. 38(2)：197.

[91] 王建平. 膝关节力学建模与屈曲运动生物力学特性研究[D]. 上海：上海交通大学，2009.

[92] 王建平，吴海山，王成焘. 人体膝关节动态有限元模型及其 TKR 中的应用[J]. 医用生物力学，2009，24(5)：333 - 337.

[93] 张发惠，郑和平. 足外科临床解剖学[M]. 合肥：安徽科学技术出版社，2004.

[94] Wu L，Zhong S，Zheng R，et al. Clinical significance of musculoskeletal finite element model of the second and the fifth foot ray with metatarsal cavities and calcaneal sinus[J]. Surgical and Radiologic Anatomy，2007，29(7)：561 - 567.

[95] Erdemir A，Hamel A J，Fauth A R，et al. Dynamic loading of the plantar aponeurosis in walking[J]. J Bone Joint Surg Am，2004，86 - A(3)：546 - 552.

[96] Fukashiro S，Komi P V，Jarvinen M，et al. In vivo Achilles tendon loading during jumping in humans[J]. Eur J Appl Physiol Occup Physiol，1995，71(5)：453 - 458.

[97] Lichtwark G A，Wilson A M. In vivo mechanical properties of the human Achilles tendon during one-legged hopping[J]. J Exp Biol. ，2005，208(Pt 24)：4715 - 4725.

[98] Interactive Foot and Ankle II[M]. London：Primal Picture Limited，UK.

[99] 毛宾尧. 人工踝关节外科学[M]. 北京：人民军医出版社,2005.

[100] Ledoux W R，Blevins J J. The compressive material properties of the plantar soft tissue [J]. J Biomech，2007，40(13)：2975－2981.

[101] Hsu C C，Tsai W C，Chen C P，et al. Effects of aging on the plantar soft tissue properties under the metatarsal heads at different impact velocities[J]. Ultrasound Med Biol，2005，31(10)：1423－1429.

[102] Hsu T C，Wang C L，Tsai W C，et al. Comparison of the mechanical properties of the heel pad between young and elderly adults[J]. Arch. Phys. Med. Rehabil.，1998，79(9)：1101－1104.

[103] Gefen A，Megido-Ravid M，Azariah M，et al. Integration of plantar soft tissue stiffness measurements in routine MRI of the diabetic foot[J]. Clin Biomech，2001，16(10)：921－925.

[104] Zheng Y P，Choi Y K，Wong K，et al. Biomechanical assessment of plantar foot tissue in diabetic patients using an ultrasound indentation system[J]. Ultrasound Med Biol.，2000，26(3)：451－456.

[105] 陶凯. 人体足踝系统建模与相关力学问题研究[D]. 上海：上海交通大学,2010.

[106] Mkandawire C，Ledoux W R，Sangeorzan B J，et al. Foot and ankle ligament morphometry[J]. Journal of Rehabilitation Research and Development，2005，42(6)：809－820.

[107] Athanasiou K A，Liu G T，Lavery L A，et al. Biomechanical topography of human articular cartilage in the first metatarsophalangeal joint[J]. Clin. Orthop. Relat. Res.，1998(348)：269－281.

[108] Siegler S，Block J，Schneck C D. The mechanical characteristics of the collateral ligaments of the human ankle joint[J]. Foot Ankle，1988，8(5)：234－242.

[109] Wright D G，Rennels D C. A study of the elastic properties of plantar fascia[J]. J Bone Joint Surg Am，1964，46：482－492.

[110] Gefen A. Stress analysis of the standing foot following surgical plantar fascia release[J]. Journal of Biomechanics，2002，35(5)：629－637.

[111] Zhang M，Mak A F. In vivo friction properties of human skin[J]. Prosthet Orthot Int，1999，23(2)：135－141.

[112] Cheung J T，Zhang M，An K N. Effect of Achilles tendon loading on plantar fascia tension in the standing foot[J]. Clin Biomech.，2006，21(2)：194－203.

第4章 骨科植入物摩擦学

总论中指出，Charnley人工髋关节取得成功的关键是研究出了低摩擦的关节材料配副。摩擦学至今依然是人工关节研究的重点，成为人体生物摩擦学学科发展的重要推力。本章进一步深入阐述这方面的研究工作与成果，它将对人工关节的设计起到重要的理论指导作用。

4.1 人工关节运动副中的摩擦学

摩擦学是一门研究两个相互作用的表面在相对运动中产生的摩擦、磨损、润滑以及承载设计的科学（释义来自简易牛津词典，"Tribo"一词来自希腊语"Tribos"，意为研磨、摩擦）。首次出现摩擦学一词的英文文献发表于1966年，出现在约斯特报告上（Jost Report，Lubrication（tribology）Education and Research，Department of Education and Science，HMSO，1966）。报告中将摩擦学正式定义为：研究多个相互作用的表面之间相对运动以及与之相关的其他领域的科学技术。摩擦学涵盖了多个工程学基本学科，比如固体力学、流体力学、润滑剂化学、材料科学及传热学等。摩擦学的研究重点是物体表面，包括微观表面形貌、宏观的承载性能、承载材料、相对运动、载荷以及润滑条件。需要指出的是，摩擦过程具有瞬态特性，这是因为相对运动和载荷常常呈动态变化，而承载表面的摩擦、磨损也会在宏观或者微观范围内改变其承载表面形状。

对于人工关节的功能，摩擦学起着重要的作用。髋关节需要承受很大的动态负载，在正常行走的情况下，这一负载数倍于体重，并且可能伴随有其他多种运动方式。摩擦、磨损和润滑是影响置换关节寿命的关键因素。比如，摩擦是原代Charnley低摩擦关节置换术的重要考虑因素；而磨损的重要性并不仅仅局限于假体部件的完整性上，还体现在可引起不良生物反应的磨屑上；润滑是降低摩擦和磨损的最有效手段。

4.1.1 摩擦学理论基础

1. 表面及粗糙度

摩擦学关注的重点主要是存在相对运动的表面。因此，表面轮廓、表面结构和拓扑结构都很重要。例如在一个人工髋关节，重要的设计参数包括股骨头和髋臼杯的半径，或者如图 4.1 所示的股骨头和髋臼杯之间的半径间隙，但最重要的制造特性包括球形度和粗糙度。

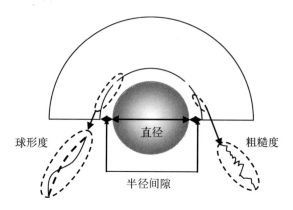

图 4.1　人工髋关节与承载面相关的设计及制造参数

ISO 标准（4287：2000 产品几何技术规范（GPS）—表面结构：轮廓法）中给出了相关术语、定义和结构参数。表面结构通常被划分为具有大范围、不规则间隔的波状起伏（由加工过程中的振动产生），及具有细微凹凸的粗糙表面（在机加工和抛光过程中产生）。表面粗糙度可以使用轮廓法测量。通过接触式探针，如轮廓仪（Taylor Hobson），或者是通过使用白光源或激光源的非接触干涉测量技术来量化。最常用的表面粗糙度参数为粗糙度的算术平均偏差 R_a（或平均粗糙度和中心线平均粗糙度）和标准差（R_q）。然而，应当指出，这两个参数只能表示粗糙度数值信息而并不能提供空间信息。通常，还需要提供所使用的波长和形状等参数。不同的表面粗糙度参数的定义及其在人工髋关节方面的应用可参见其他文献[1,2]。

2. 接触力学

接触力学研究的对象是两个相互接触的物体。1882 年，Hertz 利用光学透镜首先研究了两个物体的接触问题[3]。1985 年，Johnson 在工程学领域对接触力学进行了全面研究。接触力学研究通常涉及接触应力问题和接触面积问题，其中接触应力既可以存在于承载表面，也可以存在于组件内部，承载表面的接触应力也称为接触压力。常用的接触力学的研究方法主要为实验测量及计算模拟。在实验测量中，可以利用普鲁士蓝测量接触面积[4]，也可以利用薄膜传感器如 Fuji 压敏膜，或电阻传感器如 TekScan 电阻传感器，同时测量接触压力和接触面积[5]。研究证明，TekScan 电阻传感器具有诸多优点，比如能够产生实时数据，所得到的结果具有更高的准确性和可靠性，并且能够研究更宽的负载范围。需要指出的是，由于薄膜传感器及电阻传感器的厚度一般处于 $100~\mu m$ 量级，所以两种传感器都不适用于髋关节植入物的应力测量。计算机模拟通常采用有限差分法[6]或有限元法[7,8]。

一般,一定载荷(W)下,平均接触压力(P)和接触面积(A)之间的关系可由式4.1表示:

$$P = \frac{W}{A} \tag{4.1}$$

可见,接触面积增加,接触压力减小。

人工关节接触力学的研究十分重要。接触参数与承载表面摩擦学紧密联系,常常作为人工关节摩擦学研究的输入条件,而接触应力则是髋关节和膝关节置换设计的重要考虑因素[9,10]。

3. 摩擦

通常,摩擦对运动起阻碍作用。摩擦在人工髋关节设计中首次引起重视是在已故的 S. J. Charnley 的低摩擦置换关节上。早期的 McKee - Farrar 金属对金属髋关节容易出现机械松动,为了改善这一状况,Charnley 考虑采用其他承重面替换材料。他首先选择了工程已知摩擦因数最低的聚四氟乙烯(PTFE),但研究发现PTFE 臼杯发生了严重的磨损。现在,人们普遍认为,第一代金属对金属髋关节的磨损主要是由设计和制造上的缺陷引起的。但由于金属对金属关节的摩擦力矩比其他材料的摩擦力矩高得多,尤其在长时间负载及其他不利的润滑条件下更甚,所以摩擦仍是大尺寸金属对金属髋表面置换关节的重要考虑因素[11]。

一般认为干摩擦遵循以下 3 个法则:

(1) 摩擦力(F)与所施加的载荷(W)成正比。

(2) 摩擦力(F)与接触面积无关。

(3) 动摩擦力(F)与滑动速度(v)无关。

根据摩擦学第一定律,定义了一个无量纲量,称为摩擦因数,记为 μ。

$$\mu = \frac{F}{W} \quad \text{或} \quad F = \mu W \tag{4.2}$$

动摩擦因数一般小于或等于静摩擦因数。

承载面的摩擦力直接影响固定界面的应力传递。如图 4.2 所示,在固定界面上,臼杯外缘和底部基座(骨水泥或骨)之间的摩擦力(S)为

$$S = \frac{\mu W R_{head}}{R_{fix}} \tag{4.3}$$

式中,R_{head} 为股骨头的半径,R_{fix} 为臼杯外缘半径。

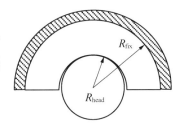

图 4.2　髋关节假体的股骨头半径和臼杯外缘半径

由公式可知,为了减少固定界面的摩擦力,需要最大限度地减少摩擦因数及股骨头半径,并增加臼杯外缘半径。这些基本上都是 Charnley 低摩擦置换关节的设计特点。

4. 磨损

磨损定义为由于关节面间的相对运动而在两承载面间产生的物质损失。对于人工关节,磨损会降低承载面的几何精度,继而影响承载面的摩擦性能和运动方式,磨损产生的磨屑还会引起机体的不良反应。目前,磨屑导致的不良反应是研究人员重视的主要问题,人们普遍认为,磨屑不但会引起组织的不良反应,还会引起骨溶解和假体的松动[12]。

通常,用以描述人工关节置换中磨损现象的术语包括点蚀、擦伤、抛光和分层剥离[13]。一般用下面的 5 种磨损机制描述基本磨损过程[14]:

(1)磨粒磨损:硬质颗粒切削软质材料引起的材料损失。

(2)黏着磨损:在相对运动过程中,由于固相焊接作用,材料从一个表面转移到另一个表面。

(3)疲劳磨损:循环接触应力导致的材料损失。

(4)冲蚀磨损:含有固体颗粒的流体与材料表面接触并发生相对运动,在材料表面引起的材料损失,可分为冲击侵蚀和磨粒侵蚀。如果流体中不含有固体颗粒,侵蚀仍可发生,如雨蚀和气蚀。

(5)腐蚀磨损:材料与周围介质发生化学或电化学反应引起的材料损失,如氧化磨损。

点蚀和分层剥离通常与疲劳磨损有关,而抛光和擦伤则属于不同程度的磨粒磨损。了解磨损机制对于如何减少人工关节磨损十分重要。例如,通过使用硬质光滑的承载表面,如氧化铝陶瓷,同时在手术过程中进行有效的清洗并对整个关节采取密封措施,可以防止硬质颗粒进入关节面,从而减小磨粒磨损。疲劳磨损主要取决于接触应力和承载材料,而两者又取决于假体的设计。尽可能地减小接触压力可以避免短期疲劳失效和部件损坏,特别对于薄的塑料型臼杯或衬垫,接触应力的影响至关重要。为了获得优良的润滑条件,无论是在边界润滑状态还是在流体膜润滑状态,减少金属对金属人工髋关节承载面间的黏着磨损都十分关键。腐蚀磨损主要取决于金属材料的选择,通常使用相似的金属材料(例如钴铬合金)作为金属对金属髋关节植入物的承载表面。但要注意,在钴铬合金头和钛合金股骨柄之间的锥形连接处,腐蚀磨损会加剧[15]。

磨损体积(V)通常与法向载荷(W)和滑动距离(x)成正比,如式 4.4 所示:

$$V = kWx \tag{4.4}$$

式中,k 为磨损因子,单位为 $mm^3/(N \cdot m)$。

式 4.4 最初用于研究金属承载表面。通常,工程上的典型金属承载表面的凹凸会发生塑性变形以支持外部负载,因此,实际接触面积只是表观接触面积的一小部分。一般认为磨损正比于真实接触面积,用施加的载荷除以金属材料的流动应力计算得到,由此获得式 4.4 中磨损量和负载之间的比例关系。但对于聚合物承载表面,凹凸的承载表面即使发生塑性变形也不足以支撑外部负载,这时实际的接触面积可能与名义接触面积不存在显著不同。因此,磨损量应该是接触面积的函数,而非负载的函数,于是产生了式 4.5[16]:

$$V = CAx \tag{4.5}$$

式中,C 为磨损系数,是无量纲量;A 为接触面积。

磨损因子(k)或磨损系数(C)通常由简单销盘磨损实验获得。对聚乙烯磨损影响最大的因素是交变剪切,销盘间的相对运动可为线性运动和圆周运动的组合。Wang 等人在他们关于交叉剪切的统一理论中指出[17],聚乙烯支承表面的分子将沿着主运动方向(principal molecular orientation)排列,并且只有垂直于主运动方向上的摩擦会引起材料的破坏和磨损。

人工关节的磨损量通常由关节模拟机获得,一般将销盘实验等作为评估不同承载材料的筛分实验。髋关节模拟机的设计遵循 ISO 标准(14242—1:2000),包括一个最高可至 3 000 N 的动态垂直载荷以及 3 个角位移,即屈伸、内收外展和内外向旋转。关节模拟机经历了从简单单一运动到三维复杂运动的发展过程。除了磨损量,磨损颗粒的尺寸分布和形态也同样重要。这进一步强调了磨屑的摩擦学研究与组织反应的生物学研究之间的紧密关系。

5. 润滑

润滑一般是指人工关节两承载面之间润滑剂的存在。健康的自然关节之间存在滑膜液。进行关节置换后,假体间的润滑液状态类似于骨性关节炎患者的关节滑液状态[18,19]。在模拟机测试中使用的润滑剂通常采用的是由中性去离子水稀释成的不同浓度的牛血清,根据 ISO 标准(14242—1:2002)推荐的小牛血清浓度为 25%($\pm2\%$),所得的蛋白浓度不小于 17 g/L。在 ISO 14242—1:2012 中,蛋白浓度修改为 30 g/L,对应约 50% 的血清浓度。尽管润滑剂的黏度在人工关节的流体膜润滑中起着重要作用,但当处于边界润滑状态时,生物润滑剂中的蛋白质和脂质含量更为重要。这就是为什么在 ISO 标准中需要指出蛋白浓度。

在工程中,润滑通常被划分为 3 个阶段,流体润滑、混合润滑和边界润滑,如图 4.3 所示。各润滑状态相关的摩擦学特性列举如下:

(1)流体润滑:存在于完全分离的两个承载面之间,最重要的参数是润滑剂黏度。在流体膜润滑状态下,摩擦和磨损都是最小的。由于流体膜润滑存在黏性剪

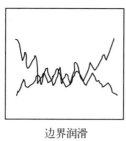
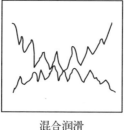
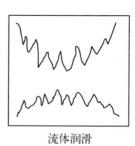

边界润滑　　　　　　　　混合润滑　　　　　　　流体润滑

图 4.3　润滑状态

切,且运动在启动和停止的瞬间会造成流体润滑膜的破裂,所以在人工关节上彻底消除摩擦和磨损是不现实的。

(2) 边界润滑:粗糙表面的微凸体大量接触,摩擦和磨损都显著增加。边界润滑膜在边界润滑状态中作用显著,主要由润滑剂的物理及化学性质决定。

(3) 混合润滑:此润滑状态由流体润滑和边界润滑混合组成。这种润滑状态的摩擦学特性取决于流体润滑和边界润滑的相对贡献。

不同的润滑状态可以通过实验或理论计算获得。一种实验方法如图 4.4 所示,通过间接测量摩擦因数,利用 Stribeck 曲线获得润滑状态。另一种实验方法是利用基于电阻率测量[20]或超声测量[21]表面分离的技术直接获得润滑状态。理论计算方法获得的润滑状态主要是确定参数 λ,其定义如下:

$$\lambda = \frac{h_{min}}{R_a} = \frac{h_{min}}{\left[(R_{a\_head})^2 + (R_{a\_cup})^2 \right]^{1/2}} \tag{4.6}$$

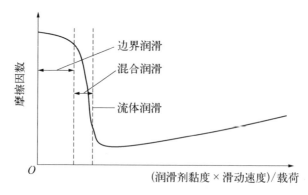

图 4.4　Stribeck 曲线与润滑状态

式中,h_{min} 为假设的光滑承载表面的最小润滑膜厚度;R_a 为平均粗糙度。若已知最小膜厚的估计值及平均表面粗糙度,润滑状态和对应的 λ 为

(1) 边界润滑:$\lambda \leqslant 1$。

（2）混合润滑：$1 < \lambda < 3$。

（3）流体膜润滑：$\lambda \geqslant 3$。

4.1.2　人工关节摩擦学的理论研究

与实验方法相比，人工关节摩擦磨损问题的理论研究具有模型开发周期短、分析成本低的优点。因此，理论模型特别适用对设计参数的筛选分析，也可与实验研究相结合，实现对摩擦磨损机制的探索。对于用实验方法不容易实现的研究方案，可以用理论方法做相应的研究。例如使用模拟机做 5 000 万次的步态测试可能需要 5～10 年，这种长时间的研究周期显然是难以承受的。而用计算机建立磨损模型则成了一种可行的替代方案。最近几年，由于商用有限元软件计算能力的提高与使用范围的推广，理论模型已经越来越多地用于人工关节研究。虽然理论模型有诸多优点，但应注意，实验研究也同样重要，因为实验研究不仅为理论模型提供了所需的输入参数，而且能验证理论结果的正确性。将实验和理论研究相结合是十分必要的。本章节将对接触力学、润滑以及磨损的理论分析进行综述。

通常用数值计算方法建立理论模型。与有限差分法相比，有限元法在复杂几何形状和材料特性的计算上表现出更优异的性能。目前，市场上的商用有限元软件层出不穷，如 ABAQUS 等。对于复杂的润滑问题，由于存在固体力学和流体力学的结合，单独使用有限元法或有限差分法无法解决计算问题，所以需要将两种方法组合使用[22]。

1. 接触力学

人工髋关节的接触力学分析通常采用球窝模型。在 Hertz 接触理论的基础上，使用图 4.5 所示的等效球面模型作为近似计算，等效半径定义如下：

$$R = \frac{R_{cup}R_{head}}{R_{cup} - R_{head}} = \frac{R_{head}R_{head}}{d/2} \tag{4.7}$$

式中，d 表示球头和臼杯之间的直径间隙。

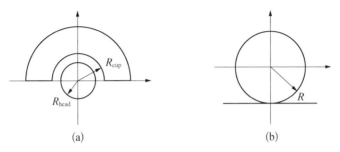

图 4.5　(a) 球窝模型，股骨头直径（R_{head}），臼杯直径（R_{cup}）；
(b) 等效的球面模型，等效半径（R）

对于符合球窝模型及存在复杂结构的人工髋关节,通常采用有限元法。采用有限元法的难点在于两个接触面的建模,它们一般是非线性的,建模过程和计算十分费时。在建立人工髋关节的接触力学模型时,通常需要考虑如股骨头半径、股骨头和髋臼杯的径向间隙、聚乙烯厚度、关节植入角度等设计参数[9,23-25]。

对于人工膝关节,通常采用等效的椭球-平面模型做近似计算[26,27]。同样,对于复杂的几何形状,通常采用有限元法[10]。

对于不同的承载表面,计算获得的人工髋关节的最大接触压力如表 4.1 所示。

表 4.2 列出了不同设计的金属对金属人工髋关节的最大接触压力。

表 4.1 人工全髋关节不同承载表面最大接触力预测比较(载荷为 2 500～3 000 N)

髋关节的主要设计参数				最大接触压力/MPa	文献出处
承载表面	直径/mm	聚乙烯厚度/mm	直径间隙/μm		
UHMWPE-金属	22～46	3～14	100～400	10～25	[23]、[24]
金属-金属	28	7	约为 60	50	[22]
陶瓷-陶瓷	28	5	约为 80	80	[28]

表 4.2 金属-金属髋关节假体最大接触压力预测(载荷为 2 500 N)

金属-金属髋关节设计参数			最大接触压力/MPa	文献出处
关节类型	直径/mm	直径间隙/μm		
厚臼杯(>7 mm)	28	60	55	[22]
厚臼杯(>7 mm)	28	120	90	[22]
锥形接触臼杯	28	60	35	[29]
Sandwich 臼杯	28	120	44	[30]
McKee-Farrar 臼杯	35	158	20	[31]
髋关节表面重建	50	145	18	[7]

人工膝关节的接触压力取决于屈曲角度、内侧/外侧股骨髁所承担的负载、UHWMPE 衬垫厚度及承载面的几何形状。表 4.3 给出了当承载表面具有不同的等效曲率半径时,其最大接触压力的变化。

表 4.3 不同膝关节假体最大接触压力预测(载荷为 2 500 N)

膝关节假体设计参数			最大接触压力/MPa	文献出处
设计特点	大等效半径/mm	小等效半径/mm		
配合型表面	300～500	～200	15～20	[32]
非配合型表面	100～300	50～100	20～30	[32]

2. 润滑

对于等效球面模型,可直接采用工程上(如球轴承)的最小膜厚公式做近似计算[33,34]:

$$\frac{h_{\min}}{R} = 2.8\left(\frac{\eta u}{E'R}\right)^{0.65}\left(\frac{W}{E'R^2}\right)^{-0.21} \tag{4.8}$$

式中,等效半径 R 可通过式 4.7 计算得来;η 表示润滑剂的黏度。

如式 4.9 所示,卷吸速度(u)可由股骨头角速度 ω 计算得来:

$$u = \frac{\omega R_{\text{head}}}{2} \tag{4.9}$$

如式 4.10 所示,等效弹性模量 E' 表示为:

$$E' = \frac{2}{\left[\dfrac{1-\upsilon_{\text{head}}^2}{E_{\text{head}}} + \dfrac{1-\upsilon_{\text{cup}}^2}{E_{\text{cup}}}\right]} \tag{4.10}$$

式中,E 和 υ 分别为承载材料的弹性模量和泊松比。

对于球窝模型,一般需要进行数值模拟。通常是使用有限差分法进行流体润滑分析,使用有限元方法进行弹性变形分析,两者结合实现整体的润滑分析[22]。其中,有限元方法的多功能性可以很容易地实现对不同人工髋关节承载面的分析。

与髋关节相比,人工膝关节置换的润滑研究相对较少[35]。一般情况下,聚乙烯材料的人工膝关节会发生边界润滑或混合润滑。

3. 磨损

通常,磨损是通过实验的方法进行研究的,但随着 Maxin 等人的开创性研究[36],对磨损的理论预测也逐渐开展起来。用计算机进行磨损预测的研究重点在于设计参数的筛选分析,如股骨头半径、超高分子量聚乙烯对金属关节的间隙[36,37]等。随着研究的进行,计算机磨损模型变得更为复杂,尤其在金属对金属承载面上更为明显[38]。这种复杂模型不仅要考虑能够引起磨损的复杂相对运动,也要考虑金属对金属承载面所依赖的润滑条件。特别对于高达 500 万甚至上亿次的长期模拟,这种模型尤其适用[39]。

磨损的预测主要基于 Archard 定律(式 4.4)或相应的替代公式(式 4.5),再或者是通过线性磨损量(l)和接触压力(p)来体现:

$$l = kpx \tag{4.11}$$

$$l = Cx \tag{4.12}$$

式中,x 为滑动距离。通过实验获得磨损因子或磨损系数,通过有限元计算获得接触压力,则线性磨损量可由式 4.11 或式 4.12 得到。所得的结果可以用于改变承载面的几何形状,而几何形状反过来又影响接触压力。因此,计算机磨损模型的本质即是接触力学与磨损量的结合。应当指出的是,该方法预测的磨损量在给定磨损因子或磨损系数、运动学条件及负载不变的条件下,其是固定的。线性磨损量、磨痕都是独立参数,两者可以为实验验证提供有用信息。计算磨损预测模型的关键参数是磨损因子或磨损系数,通常通过简单销盘实验获得。但简单销盘实验一般不考虑润滑条件,对于某些受润滑条件影响明显的承载表面(如金属对金属关节),计算会产生较大误差。对于这类承载表面,一般需要改变数值模型中的磨损因子或磨损系数,以使数值预测的磨损量与模拟机磨损实验测量的磨损量分别在磨合阶段与稳态阶段吻合[39]。在做长期磨损预测时,一般假设稳态阶段的磨损系数恒定。目前,在金属对金属承载面的磨损模型中,仍然缺乏对润滑的综合考虑。采用数值计算预测磨损,数值模型中必须引入实验测量的无磨损因子或系数,单纯的数值计算难以准确预测磨损。

目前,多数人工关节的数值磨损预测都基于聚乙烯承载面,这些数值模型考虑了不同的交变剪切运动对磨损的影响[40,41]。

(1) 长宽比:用以描述滑移轨迹。

(2) 交变剪切率:用以描述一个步态周期的主运动方向。

(3) 交变剪切度量:用以描述一个步态周期内,沿着滑移方向的瞬间递增量。

利用数值方法预测聚乙烯人工髋关节在交叉剪切运动下的磨损的研究比较广泛[42,43]。对于人工膝关节的数值磨损预测,很大程度上遵循了人工髋关节上所用的方法[44-46]。但膝关节的动力学及交变剪切运动更为复杂,而交变剪切又对磨损影响显著。尤其针对超高分子量聚乙烯对金属关节,磨损的预测难度更大[47]。

以上讨论的数值磨损模拟方法都是建立在与载荷有关的式 4.11 基础上的。对于与接触面积有关的式 4.12,也可用于髋关节[16,48]与膝关节[49]的磨损预测。与利用式 4.11 的方法相似,利用式 4.12 也需要先通过多向销盘实验获得磨损系数,再将其应用于髋关节或膝关节的磨损模型。虽然使用数值计算预测的磨损体积目前只达到实验测定值的 50% 左右,但作为一种研究磨损的新手段,数值模型仍有研究的必要。

4.1.3　人工关节摩擦学的实验研究

通常,表面粗糙度、摩擦和磨损需要通过实验获得,本节将对相关的实验方法进行说明。关于润滑的实验研究比较有限,本节只做简要介绍。

1. 人工关节承载面的表面形貌

根据 ISO 标准(7206—2),对于超高分子量聚乙烯对金属/陶瓷髋关节,金属股骨球头配合表面的平均粗糙度 R_a 应不大于 $0.05~\mu m$,陶瓷股骨球头应不大于 $0.02~\mu m$,臼杯配合表面的平均粗糙度 R_a 应不大于 $2~\mu m$。对于膝关节假体,根据 ISO 7207—2,若采用 ISO 468 推荐的测量方法,金属或陶瓷股骨头部件配合表面的平均粗糙度 R_a 应不大于 $0.1~\mu m$,聚乙烯衬垫及髌骨部件配合面的平均粗糙度 R_a 应不大于 $2~\mu m$。对于上述各假体部件,通常将取样长度定为 $0.08~mm$,作为粗糙度评定的统一标准。目前,随着制造水平的提高,多数人工髋关节表面的实际粗糙度数值已远远低于上述规定数值,如表 4.4 所示。

表 4.4　髋关节假体不同承载表面的粗糙度及合成粗糙度(R_a)

承载表面	股骨头	粗糙度 $R_{a\_head}/\mu m$	臼　杯	粗糙度 $R_{a\_cup}/\mu m$	合成粗糙度 $R_a^*/\mu m$
UHMWPE-金属	钴铬合金	0.01～0.025	UHMWPE	0.1～2.5	0.1～2.5
金属-金属	钴铬合金	0.005～0.025	钴铬合金	0.005～0.025	0.007 1～0.035
陶瓷-陶瓷	氧化铝	0.005～0.01	氧化铝	0.005～0.01	0.007 1～0.014

注:$R_a = \sqrt{(R_{a\_head})^2 + (R_{a\_cup})^2}$

2. 摩擦和润滑

表 4.5 列举了工程应用中的典型生物材料的摩擦因数。

表 4.5　不同摩擦副的摩擦因数(清洁表面,干摩擦,空气环境)[2]

摩 擦 副 材 料	摩 擦 因 数
钢-钢	0.6～0.8
聚乙烯-钢	0.3
聚乙烯-聚乙烯	0.2～0.4
PTFE-PTFE	0.04～0.2
PTFE-钢	0.04～0.2

通过施加垂直动态载荷和水平角速度,髋关节摩擦模拟机可以测量人工髋关节的摩擦力矩[21,50]。测得的摩擦力矩 T 可用于摩擦因子 f 的计算(当负载通过一个点传递时,摩擦因子相当于摩擦因数):

$$f = \frac{T}{(WR_{head})} \tag{4.13}$$

润滑的实验测量通常是通过测量配合面间电阻[20]或超声测量关节面间隙[21]实现的。虽然电阻率技术相对简单明了,但它只能用来检测两承载面之间是否存在润滑膜。虽然超声波能够测量出膜厚度,但仅限于相对较厚的润滑膜。

3. 磨损

磨损是人工关节中最复杂的摩擦学问题。磨损取决于很多因素,且一个因素的作用往往会因其他参数的微小变化而被掩盖。由于研究的不同,实验条件一般也不同,所以对人工关节磨损问题的研究难以给出定论。而直接比较磨损量,方法虽简单,但并不科学。

利用简单销盘实验(一般提供一个单向转动或往复运动)可得到磨损因子,但该方法仅适用于对比研究和材料评估(如材料的组成、结构、加工工艺等)。但应注意的是,由于未考虑润滑因素的影响,所以获得的磨损因子间的差异常常不能反映客观事实。在直线往复运动的基础上增加旋转运动可形成多向运动(即交变剪切),这一点无论对于超高分子量聚乙烯对金属假体还是金属对金属假体都很重要。有趣的是,在超高分子量聚乙烯对金属假体中,交变剪切运动会加剧磨损[51],而对金属对金属假体承载面而言,多向运动则促进了自抛光作用,减少了磨损[52,53]。表 4.6 列举了利用简单筛分实验获得的典型配合材料的磨损因子,一般认为这些磨损因子是在边界润滑条件下产生的。

表 4.6　销盘实验测得的不同摩擦磨损因数 k

摩擦副材料	磨损因数/$mm^3 \cdot N^{-1} \cdot m^{-1}$
UHMWPE-金属	大约 10^{-7}
金属-金属	大约 10^{-7}
陶瓷-陶瓷	大约 10^{-8}

通常,将磨损体积除以步态数或年数,称为体积磨损率。通常将 100 万次步态循环等效为 1 年。但有些研究证实[54,55],活动量大的患者平均每年可以走320 万步至 500 万步。因此,按照步态数计算的体积磨损率和线性磨损率更为科学[56]。

4. 其他新型承载配合材料

越来越多的新型生物材料作为人工髋关节承载面的配合材料,比如陶瓷对金属,陶瓷对增强型聚醚醚酮。研究证明,陶瓷对金属人工髋关节的体积磨损速率明显低于金属对金属人工髋关节,而与陶瓷对陶瓷人工关节相近[57-59]。也有研究表明,陶瓷对增强型聚醚醚酮人工关节的磨损率也比较低[60,61]。

4.2　人工髋关节滑动表面的摩擦学

正常的自然关节可以终其一生在人体内发挥其功效,同时传递重载荷并且适应大范围内的人体各种运动。然而,在日常生活中会因为骨关节炎、类风湿性关节炎及关节创伤等原因造成自然髋关节功能失效。对于自身髋关节失效的患者,最终的治疗方法绝大多数选用植入人工髋关节替换失效的髋关节。在过去的 50 多年中,全髋关节置换术成为临床治疗髋关节疾病最成功的方法。目前,全球每年的髋关节置换手术已超过 100 万例。

在临床上使用最广泛的人工全髋关节是由超高分子量聚乙烯(UHMWPE)臼杯和金属(不锈钢、钴铬钼合金)或陶瓷(高纯度氧化铝,BIOLOX® forte 或者复合氧化物陶瓷,BIOLOX® delta)球头组成的人工髋关节,其结构如图 4.6 所示。

然而,目前各类人工髋关节仍不能拥有自然髋关节般良好的润滑性能且无磨损或微磨损。植入患者体内的人工髋关节组件在运动过程中由于接触表面的相对滑动而产生大量微小磨粒。尽管实施了全髋关节置换的患者,植入假体在其体内有时能超过 20 年而不失效,然而,在临床上,很大一部份患者会因为骨溶解及后续由其引起的假体部件松动而进行二次手术,这

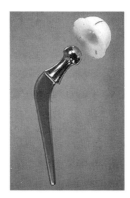

图 4.6　典型的人工髋关节组成图(聚乙烯臼杯/金属球头)

是引起人工髋关节使用寿命受限的主要因素。近年来,年轻患者对于人工髋关节置换的需求也持续增加,他们有更多的运动需求并且期望置换后的假体能在体内有更长时间的维持其功能(超过 25 年)。因此,研究人工髋关节的摩擦磨损和润滑机理,掌握其摩擦学规律,进一步减小其植入患者体内后的磨损,对其在临床上的成功使用具有重要意义。自人工髋关节成功应用于临床以来,广大学者已在人工髋关节摩擦磨损和润滑方面开展了大量的研究。

4.2.1　人工髋关节的摩擦学环境及摩擦

1. 人工髋关节承载条件及组织环境

人工髋关节植入患者体内后将会承受间歇性的运动,这将导致其摩擦学特性经常在步行和起始/停止运动之间的转变。稳态的步行由起步相和摆动相组成[62],其中,在起步相时所受的载荷能高达体重的 5 倍,但运动速度相对较低;在摆动相时载荷急骤减小但运动速度增大。虽然步行中大多数时候所受总的载荷沿着垂直方向,而运动方向沿着屈曲和伸展方向,但在一个步行周期内,载荷和运动的方向都是变化的。图 4.7(a)和 4.7(b)显示的即为在理论分析中常用的人工髋关节在一个步行周期内沿着垂直方向的载荷变化趋势和合成角速度的变化趋势[63,64]。在髋关节模拟机实验中所施加的载荷和角速度通常在真实的三维生理方式和简化方

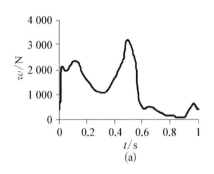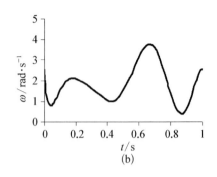

图 4.7　人工髋关节在一个步态周期内所受垂直方向载荷和合成角速度

(a) 垂直方向载荷变化趋势；(b) 合成角速度变化趋势

式(通常由垂直载荷和屈伸运动及内外旋转组成)之间选择[65]。一个体重为 75 kg 的植入者，在对人工髋关节在其体内的润滑分析中，建议采用 1 200 N(一个步行周期内的平均值)和 2 500 N(一个步行周期内起步相阶段平均值)作为平均承受载荷，而合成角速度为 1.5 rad/s(主要为屈伸方向)[34,63]。

　　人工全髋关节置换后的润滑液被称为假体关节液，其组成和患骨关节炎病人的髋关节滑液相似[66,67]。在髋关节模拟机磨损测试中通常使用的润滑液为稀释后不同浓度的小牛血清。实验室测得在不同的剪切率下，对于从自然到病变的或关节置换以及实验中的小牛血清等各种关节液其黏度均显示在相对较低的剪切率 10^3(l/s)有较强的非牛顿剪切变小特性[68]，但是剪切力减小特性在高的剪切率下明显有所减缓。据靳忠民等学者估测自然髋关节和置换后的人工髋关节所受的实际剪切率在稳态步行时的数量级在 $10^5 \sim 10^7$(l/s)[34]之间。因此，在髋关节润滑分析中，通常可能将具有合理精度的非牛顿关节液近似为牛顿流体。此外，对于矿物油可观测到的大多数压力黏滞效应对于承受高达 100 MPa 压力的骨关节炎患者的关节液中未出现[68]，该特性对于人工髋关节置换的病人也不可能改变。该压力水平也不可能超过聚乙烯对金属[23]甚至更硬的金属对金属[22]或陶瓷对陶瓷[28]人工髋关节中流体膜所承受的压力。因此，在人工髋关节置换的病人中所发现的关节液不大可能被流体膜压力或非牛顿剪切力减小特性所影响。所测得的典型的假体关节液和 25% 小牛血清的黏度分别为 2.5 mPa·s 和 0.9 mPa·s[69]。

2. 常用人工髋关节材料及其机械特性

人工髋关节摩擦面根据组成材料不同可分为两类：

(1)软对硬：如聚乙烯对金属，聚乙烯对陶瓷。

(2)硬对硬：如金属对金属，陶瓷对陶瓷。

临床及研究中常用的人工髋关节不同材料组合的人工髋关节如表 4.7 所示。

表 4.7　常用人工髋关节不同材料组合

股骨球头	臼　　杯					
	UHMWPE	高交联 UHMWPE	钴铬合金	氧化铝	聚氨酯	复合陶瓷 (BIOLOX® delta)
不锈钢	√					
钴铬合金	√	√	√		√	
氧化铝	√	√	√	√	√	
氧化锆	√	√		√	√	√
复合陶瓷 (BIOLOX® delta)				√	√	√

描述人工髋关节不同材料机械属性的两个重要参数弹性模量和泊松比如表 4.8 所示。

表 4.8　常用人工髋关节弹性模量和泊松比

材　　料	E/GPa	v
聚氨酯	0.02	0.4～0.5
UHMWPE	0.5～1	0.4
高交联 UHMWPE	0.8～2	0.4
骨水泥	2.5	0.25
骨	0.8～17	0.3
不锈钢	210	0.3
钴铬合金	230	0.3
氧化锆	210	0.26
氧化铝	380	0.26

除了机械参数,人工髋关节摩擦面的几何参数也是较为重要的。对于人工髋关节的球窝结构,主要的几何参数是球头半径(R_{head})和臼杯半径(R_{cup})以及他们之间的半径间隙($c=R_{cup}-R_{head}$),这些参数可以合成为式 4.7 或者式 4.14 所示的等效半径:

$$R = \frac{R_{cup}R_{head}}{R_{cup}-R_{head}} = \frac{R_{head}(R_{head}+c)}{c} \tag{4.14}$$

常用人工髋关节的等效半径如表 4.9 所示。

表 4.9　常用人工髋关节等效半径

摩擦面	球头半径/mm	半径间隙/μm	等效半径/m
聚氨酯-金属	16(16~25[42])	大约为 250	1.04(1~2)
UHMWPE-金属	14(11~16)	150(80~180)	1.32(0.5~2.5)
高交联 UHMWPE-金属	14(14~22[43])	150(100~200)	1.32(1~5)
金属-金属	14(14~30)	30(30~150)	大约为 5
陶瓷-陶瓷	14(14~16)	40(10~40)	大约为 5

3. 人工髋关节的固定

人工髋关节的摩擦学主要依赖于摩擦面,但是植入后假体的固定也同样重要。如果固定失效,则其摩擦学性能也将难以成功保持,另外固定也会影响摩擦学性能。例如,人工髋关节固定界面的状态将可能改变摩擦面间的接触力学和润滑,同样摩擦面间的摩擦也可能对固定界面产生附加应力,这种互相影响的效应在表面修复髋关节假体等人工髋关节中非常重要。对于假体固定,另一方面要重点考虑柄的优化使应力遮挡问题降到最小[70]。

人工髋关节的固定主要包括骨水泥固定和非骨水泥固定两种。骨水泥固定主要采用聚甲基丙烯酸甲酯(PMMA)骨水泥,依赖骨和骨水泥之间的机械式锁死实现固定。非骨水泥固定通常靠过盈装配所形成的初步机械稳定性和后续长期的生物型骨长入来实现。

人工髋关节固定的摩擦学问题可以参考 4.5 节骨科植入物结构元件间的摩擦学问题。

4. 人工髋关节摩擦测定及不同材料人工髋关节的摩擦

摩擦对人工髋关节摩擦面间的应力产生及摩擦面到固定界面的载荷传递起着重要作用。但是,摩擦的测定通常被用来指示基于工程常用的 Stribeck 曲线[71]的润滑机理。人工髋关节摩擦的测定通常采用模拟机测得,在钟摆模拟机上将臼杯固定在一个低些的浮在静压轴承上的平台上,这样事实上所有的摩擦转矩都来自假体。在摩擦实验中,将机械振动和旋转中心和球头之间的轻微不重合导致的实验不准确性降到最低是非常重要的,尤其在可能获得流体膜润滑的摩擦面。在实验中,通常需要将三维载荷和运动简化为在垂直载荷下的屈伸运动。但是,在研究潜在的挤压膜效应[50]时需要施加动态的载荷来表示步态周期。摩擦的大小揭示润滑的类型,因为每个机理都与一个较宽范围内的摩擦因数相对应[72]。这可以更进一步扩展到摩擦因数的变化对 Sommerfeld 数,也就是采用 Stribeck 曲线获得润滑机理。如果测得的摩擦因子随着 Sommerfeld 数的增加保持不变、下降或者增加,与之相关的润滑分别为边界润滑、混合润滑或流体润滑。

Unsworth 等学者采用实验法研究了 UHMWPE 对金属的髋关节假体的摩擦[73],实验表明,虽然也发现当载荷突然施加上后有挤压模润滑行为产生,但在稳定载荷下假体处于边界润滑或混合润滑状态。O'Kelly 等在动态载荷条件下的研究也得出类似的结论[74]。Scholes 和 Unsworth[50] 在髋关节模拟机上施加简谐振动运动和动态载荷开展进一步的研究表明,对 28 mm 的金属球头和聚乙烯臼杯,其摩擦因数在 0.02～0.06 之间,属于广义上的混合润滑范围。

Scholes 和 Unsworth 及 Williams 在髋关节摩擦实验机上将金属对金属髋关节假体进行了测试[50,75],结果表明髋关节假体处于混合润滑状态。近期,对许多球头直径达到 50 mm 和半径间隙在 20～50 μm[76] 间的大尺寸金属对金属髋关节修复假体的研究中,也得到相似的结论。然而,Udofia 等在对经过磨合阶段磨损的金属髋关节假体的后续摩擦实验研究中显示可能形成流体润滑[77]。虽然这些研究者们把这现象归因为金属摩擦表面微观形貌的改变,但是摩擦面宏观形貌的改变和间隙的有效减小可能是更为重要的原因[78]。

采用与关节液类似黏度的合成润滑剂,陶瓷对陶瓷髋关节假体将能达到非常低的摩擦因子,处于流体膜润滑状态[50]。然而,诸如小牛血清等生物润滑剂中所含的蛋白对陶瓷髋关节假体的摩擦因子有明显的影响,这也揭示了陶瓷髋关节假体以边界润滑状态为主导。

英国达勒姆(Durham)大学[50,60,79]和利兹(Leeds)大学[21,61]测量了人工髋关节不同配合面材料的摩擦因子(包括碳纤维增强聚醚醚酮,CFR - PEEK),如表 4.10 所示。

表 4.10　人工髋关节不同承载表面在牛血清中的摩擦因子(式 4.13)

承　载　表　面	摩　擦　因　子
UHMWPE-金属	0.06～0.08
UHMWPE-陶瓷	0.04～0.08
金属-金属	0.10～0.20
陶瓷-陶瓷	0.002～0.07
陶瓷-金属	0.002～0.07
陶瓷- PEEK	0.2～0.35

4.2.2　人工髋关节的润滑

1. 人工髋关节润滑

润滑在人工髋关节的摩擦学和临床性能方面起着重要的作用。因为人工髋关节形成的润滑膜将有助于在假体摩擦面间形成最大的润滑保护。关节液固有的边界润滑能力可以减小微凸体直接接触的程度。关节面更有效的是促成流体润滑,这样可以是摩擦面完全或者部分的分离,进而减小有微凸体接触所承载的总载荷。

工程传统的评估润滑机制的方法被应用于人工髋关节润滑机理的研究。评估方法可以广义地分为实验测试和理论预测两类。实验方法通常包括前面所述的摩擦测量或用简单的电阻测试法检测两接触面间的分离。球头和臼杯表面被润滑液的分隔作用可以直接通过测量穿过接触面的小电势获得。除了相互接触的微凸体外的其他摩擦面之间需相互绝缘,这样使得接触本身成为电流传输中的阻碍单元,电势通过微凸体的接触会引起相应的小电流。如果摩擦面是分离的,油膜阻抗将大到足以阻止任何可测到的电流通过[80]。润滑理论预测通常是基于式 4.6 或者式 4.15 定义的膜厚比 λ 来进行[34,64]:

$$\lambda = \frac{h_{\min}}{[R_{a\_head}^2 + R_{a\_cup}^2]^{1/2}} , \ \lambda = \frac{h_{cen}}{[\sigma_{head}^2 + \sigma_{cup}^2]^{1/2}} \tag{4.15}$$

对潜在流体膜润滑理论评估的关键是精确地预测流体膜厚度,通常是预测最小值($h_{\min}$)或平均值(h_{cen}),以及精确测得平均表面粗糙度(R_a)或均方根粗糙度(σ)。润滑膜厚度的理论预测通常采用在合理的球形球窝坐标系和解剖或生理条件下获得空间雷诺方程和弹性力学方程联立求解。对于弹性力学方程,由于其复杂的球形外形和假体部件的支撑结构,通常采用有限元法进行求解[22]。快速傅里叶变换的应用使得计算弹性变形所需的时间大大减少[20]。因此,对于润滑问题在数值求解中采用大量数目的网格点变得可能,并且更接近实际的条件,例如与关节液和瞬态步行条件相关的低黏度在计算中也可以考虑[81,82]。滑共存的混合润滑机理也被学者们提出用来描述人工髋关节的润滑机理[83]。

2. UHMWPE 对金属髋关节假体润滑

对于 UHMWPE 对金属髋关节假体的流体膜润滑的研究大多建立在弹性流体动压润滑机理及与之相关的、相对依从的聚乙烯材料基础上的。开始时尝试采用由式 4.8 计算所得的一个等效球-平面结构在准静态和半无限固体模型条件下(因而采用了 Hamrock 和 Dowson 滑膜厚度公式[84])来预测润滑膜厚度[34]。后续研究中考虑了球窝结构和臼杯的有限厚度的作用,研究初始是在准静态条件下[85,86],后来扩展到瞬态的步行条件[83]。研究结果表明,超过一个正常步态周期时平均预测所得瞬态润滑膜厚度,与在基于平均载荷和速度的准静态下估算的膜厚极为相近,预测平均润滑膜厚度为 $0.1 \sim 0.2 \ \mu m$。因此,对于典型的表面粗糙度为 0.1 和 1 μm 的 UHMWPE[87],预测所得的润滑为混合润滑,这与在前面所述摩擦研究中所得的结论是一致的。这也证实了对于 UHMWPE 对金属髋关节假体分析混合润滑的重要性[83]。

3. 金属对金属髋关节假体润滑

对于金属对金属髋关节假体的润滑研究发现，其润滑是复杂的，并且对设计制造参数和动力学及载荷条件比较敏感。因此，从边界润滑到混合润滑再到流体膜润滑范围内的各种润滑机理都是可能的。前面提到的简单的电阻率技术被证明对金属对金属髋关节假体润滑研究非常有用。Dowson 等在髋关节模拟机上施加正常步行条件，对两个金属摩擦面间的分离进行了直接测量[80]，研究表明，金属对金属髋关节处于混合润滑状态，在每个步行周期中的有些阶段两摩擦面被有效地隔离，而在其他阶段金属和金属之间相接触。然而，这种有用的实验技术没能确定地指明本质上的蛋白润滑膜究竟是处于流体动压润滑还是边界润滑。此外，应该注意的是，在任何条件下整个周期内关节面不能都被完全地分离，并且因为磨损不可避免地发生，所以接触总是会发生。

对于金属对金属髋关节假体的润滑，Jagatia 和 Jin 提出了一种基于有限单元和有限差分方法相结合的通用数值方法来分析稳态下弹性流体润滑[22]。该通用的方法被用来分析包括厚壁臼杯[28]、表面修复[88]、Mckee - Farrar[89]和夹于中间的臼杯[81]等各种金属对金属髋关节假体。这些研究中的主要发现证实了间隙和球头尺寸对润滑的影响，而且也表明臼杯壁厚和结构支撑对润滑的重要性。由 Chan 等研究了基于简单线性叠加技术的弹性流体润滑下瞬态载荷和运动对于金属对金属髋关节假体的影响[90]。研究结果表明，瞬态载荷和运动对于瞬态润滑膜厚度的影响较小，并且瞬态载荷和运动下的平均膜厚值与在稳态分析下采用平均载荷和速度时的计算结果较接近。然而，由 Williams 等提出的一种更完善的瞬态弹性流体润滑分析显示预测的瞬态润滑膜厚度有较大的变化[75]，尤其是在摆动相阶段变化较大。Jalali - Vahid 等在起始和停止条件下进一步进行了弹性流体润滑分析[91]，研究结果表明，在步态运动起始后相当短的时间内稳定的循环即可建立，但是在运动停止后，润滑膜厚度减少到典型的金属表面粗糙度大小所需的时间却比较长。

4. 陶瓷对陶瓷髋关节假体润滑

在金属对金属髋关节假体润滑测试中所用的电阻率技术，通过采用如氮化钛等合理的涂层技术[92]也能用来测量陶瓷对陶瓷人工髋关节的分离。球头和臼杯摩擦表面的分离通过学者们对润滑膜的研究证实。但是，仍然不清楚这样的分离究竟是因为弹性流体动压润滑膜还是边界蛋白膜。在相同的操作条件和相同的几何参数下，预测所得的陶瓷对陶瓷髋关节假体润滑膜厚度与金属对金属髋关节假体的润滑膜厚度相比，由于陶瓷较高的弹性模量而略微变薄。由于金属表面加工技术的提高，陶瓷对陶瓷髋关节假体的润滑状态可能并不比金属对金属髋关节假体的润滑好多少。这尤其在目前大多数的陶瓷对陶瓷髋关节假体中所采用的间隙和在金属对金属人工髋关节中[28]的间隙相差不大情况下,结果仍旧会如此。在大多数的条件下,陶瓷对陶瓷髋关节假体完全的流体膜润滑看起来有可能达到,但是仅对小间隙和表面较光滑的摩擦面才有可能。

表 4.11 比较了不同承载面在相应润滑状态下的最小膜厚。

在充分润滑条件下,流体膜润滑可提升金属对金属承载面的总体摩擦性能。表 4.12 列举了不同设计形式的金属对金属人工髋关节的最小膜厚。

表 4.11　人工髋关节不同承载表面的体内最小润滑膜厚度及相应润滑环境理论估算
(λ 见式 4.8;股骨头直径 $R_{head} = 14$ mm;
载荷 $W = 1.5 \sim 2.5$ kN;流体黏度 $\eta = 0.0025$ Pa·s;角速度 $\omega = 1.5$ rad/s)

承载表面	最小膜厚/nm	合成粗糙度 R_a/nm	λ(润滑状态)
UHMWPE-金属	83	50~1 000	0.08~1.7 (边界润滑到混合润滑)
金属-金属	36	14~28	1.3~2.6 (混合润滑到流体润滑)
陶瓷-陶瓷	24	7	3.4 (流体润滑)

表 4.12　不同金属-金属髋关节假体最小膜厚预测
(流体黏度 $\eta = 0.0025$ Pa·s;载荷 $W = 2.5$ kN;角速度 $\omega = 1.5$ rad/s)

金属-金属髋关节假体设计参数			最小膜厚/μm	文献出处
设计特点	直径/mm	直径间隙/μm		
厚臼杯(>7 mm)	28	60	0.023	[22]
Sandwich 臼杯	28	120	0.02	[30]
McKee - Farrar 臼杯	35	158	0.028	[31]
髋关节表面重建 (平均厚度 4 mm)	50	145	0.06	[7]

4.2.3　人工髋关节的磨损

影响人工髋关节临床使用结果最重要的摩擦学参数是假体的磨损和由磨损产生的磨损微粒。与接触力学、摩擦和润滑相比,磨损的研究最为困难,尤其在考虑磨损机理时。因此在人工髋关节中使用广阔范围内,对实验设备、测试方法和测量系统进行了大量的磨损实验研究。主要设备可以分为以下 3 种:

(1) 销-圆盘实验机。

(2) 销-平板实验机。

（3）髋关节模拟机。

销-圆盘实验机广泛应用于摩擦学研究，并且在评估易于控制、载荷和滑移速度处于稳态下的摩擦副材料的属性、磨损和摩擦尤为有用。销-平板实验机不能模拟样品间的稳定滑移，但可以部分模拟髋关节在步行中的往复运动。有时需要增加这些简单装置的复杂性来引入旋转（多向运动）[93]。虽然如此，但是这些简单装置的目的是为了获得可能材料组合的磨损性能。对于不同设计和不同摩擦面的髋关节的比较效果，需要设计和制造髋关节模拟机在实验室进行磨损研究。这些髋关节模拟机可以模拟髋关节在较多或较少程度的三维载荷和运动形式下的运动，并且在实验中将髋关节假体浸泡在润滑液中可视为能获得与关节液相似的物理和化学环境。磨损可以通过空间测量或称重方法获得。英国利兹大学在 20 世纪 80 年代研发的早期通用髋关节模拟机成了后续髋关节设计的基础[94]。自从人工髋关节模拟机研发出来后，在复杂度和量上都有了广泛的发展。人工髋关节的广泛发展揭开了人工髋关节新产品应该在临床前经过完善的实验室测试的序幕。

1. UHMWPE 对金属人工髋关节磨损

大多数的髋关节模拟机测试方面的研究报道集中在聚乙烯对金属人工髋关节假体方面。虽然不同模拟机采用不同的动力学和载荷输入条件，但是测试所得的磨损结果相对是一致的，经过磨损测试在聚乙烯臼杯表面形成了多方向运动的轨迹[64,95,96]。该发现与由摩擦测量和理论预测推导所得的聚乙烯对金属髋关节假体经历的混合润滑机理相符。因此，人工髋关节磨损主要是由与边界/混合润滑机理相关的黏着磨损、磨粒磨损和表面的疲劳磨损形成的。增加球头的半径会导致线性磨损和体积磨损增加，这主要是因为在边界/混合润滑机制下球头半径增加会使滑移距离增加。重要的边界润滑组分来自小牛血清和包含脂肪和蛋白的关节液[97,98]。磷脂浓度的略微增加将会导致磨损率的显著降低[99]。蛋白在润滑中所起的作用也有相关研究[99]。这些发现的意义在于，在髋关节模拟机测试中需确定小牛血清浓度[100]。虽然在国际标准 ISO/FDIS/14242—1 中对小牛血清浓度有一定的限制，但目前使用的小牛血清的浓度范围通常处于 25%～100%。最新的 ISO 14242—1：2012 中，蛋白浓度规定为 30 g/L，对应约 50%的血清浓度。王爱国等研究了球头和臼杯间的间隙对磨损的影响[101]，研究表明，增加半径间隙会导致初始磨损的减小，与通常预想的半径间隙的增加将会增大接触应力从而增加磨损正好相反。Barbour 等在销-平板磨损测试中也发现了类似的现象[102]，表明名义接触应力的增加可以导致磨损因子的降低。该发现表明，聚乙烯对金属髋关节假体磨损和接触压力间复杂的关系。用基于微观上相对粗糙的聚乙烯表面和相对光滑的配合表面间微凸体的接触来解释上述结果或许是可行的[103]。由于增加名义接触面积而使得名义接触应力的减小将会导致实际接触区域的和潜在磨损的增加。

采用相同的实验样品(尺寸为 28 mm 或 32 mm 的金属头对常规或超高分子量聚乙烯髋关节),给予相同的润滑条件(以稀释浓度为 25％的牛血清并添加 0.1％的叠氮化钠作为润滑液),英国利兹大学探索了载荷与运动对人工髋关节磨损的影响,实验结果如表 4.13 所示。

表 4.13　载荷与运动对人工髋关节磨损率的影响

作　者	载荷数量	运动方式数量	体积磨损率 /(mm³/百万转)	模拟机种类
Bigsby[104]	3	3	29～34	Leeds I
Besong[105]	1	3	32.1±3.4	Leeds I
Barbour[64]	1	2	38±5	Leeds II
Barbour[106]	1	2	46±6	Prosim
Bell[99]	1	2	55±8	Prosim
Endo[107]	1	2	49±8	Prosim

近来,在人工髋关节的磨损研究中,采用高交联超高分子量聚乙烯臼杯在模拟机测试中所显示的磨损体积的显著减小备受关注[108]。然而,对于磨损减少的量有一些争议,主要针对交联、动力学和与高交联聚乙烯所配对面的粗糙度和小牛血清的浓度[109]等方面。所测试的高交联超高分子量聚乙烯的磨损体积具有一定程度的不确定性,其磨损体积变化范围为 0～5 mm³/百万转,由于流体吸收还可能出现负值[110],其最大值是常规聚乙烯磨损体积的 1/8[56]。图 4.8 比较了一种高交联聚乙烯和常规聚乙烯的磨损[111]。目前,对于高交联 UHMWPE 的磨损和润滑机理仍缺乏全面的理解。临床取出物分析显示,高交联超高分子量聚乙烯臼杯发生了蠕变,原有的加工痕迹消失,产生了一定体积的磨损[112-114]。早期一种高交联 UHMWPE 取出物部件显示其经历明显的蠕变和塑形变形,但是其磨损与传统的 UHMWPE 相比仍然很低[115]。令人惊奇的是,这种表面特性在大量的同种高交联

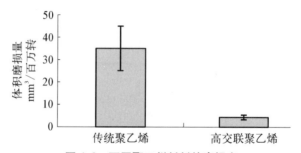

图 4.8　不同聚乙烯材料的磨损率

UHMWPE 的模拟机磨损测试中并未发现[108]。对于交联超高分子量聚乙烯,球头尺寸增大对磨损体积的影响,目前并无定论。Muratoglu 等人认为两者之间没有明显关系[110],而 Fisher 等人的研究则认为[56],当球头尺寸从 28 mm 增加至 36 mm,磨损体积每百万循环从 5.6 mm³/百万次增加到 10 mm³/百万次。

2. 金属对金属髋关节假体磨损

金属对金属人工髋关节的磨损十分复杂,存在很多与承载面材料及润滑条件相关的重要因素。金属对金属的磨损通常存在两个阶段:初期磨合阶段与稳态阶段,其中初期磨合阶段的磨损率相对较高,稳态阶段的磨损率相对降低。金属对金属的承载面设计可显著影响润滑条件,继而影响磨损体积。承载面设计参数主要包括球头尺寸、球头与臼杯间的径向间隙。

通常认为,高碳钴铬合金(含碳量>0.2%)的磨损率比低碳钴铬合金磨损率低。例如,采用低碳钴铬合金替代高碳钴铬合金时,总磨损体积从 0.1 mm³/百万转增加至 0.6 mm³/百万转[56]。研究认为,原材料(铸造或锻造)、加工工艺(热等静压、固溶退火、浇铸)对金属对金属的磨损率差异不大,模拟机磨损实验得到的差异更小[116,117]。临床研究具有相似的结论,Dörig 和 Milošev 进行了 10 年的随访[118,119],高碳钴铬合金与低碳钴铬合金的关节成功率分别为 98.3% 和 91%。

金属对金属髋关节假体复杂的润滑机理导致其磨损也较为复杂。设计参数,如球头直径、臼杯与球头间的径向间隙对金属对金属假体的磨损影响较大。与磨损体积紧密相关的膜厚比 λ 已在前面式 4.6 中给出。膜厚比 λ 的增加将使润滑状态得以改善,因此可以明显地降低体积磨损。然而,即使对于给定的膜厚比率,尤其是在混合润滑中,磨损率会有较大范围的分散,这更显示出润滑和磨损机理之间的复杂关系。另外,在膜厚比率的计算中,所采用的平均表面粗糙度是有问题的,尤其在计算有显著凹谷存在的金属摩擦面的平均粗糙度方面更为明显[120]。然而,依赖于摩擦面,两摩擦面之间的间隙似乎有一个最适范围。

间隙是影响金属对金属髋关节假体磨损体积的另一重要因素,它能够直接影响两承载表面的匹配程度,继而影响两承载表面的润滑情况。从理论上讲,较小的间隙对应较好的匹配度,润滑条件也更优异。从另一方面讲,如果间隙太大,接触压力只能通过一个较小的接触区域传递,因此应力显著增加。这进一步导致了润滑条件的恶化,润滑状态进一步向边界润滑区域移动。在这种情况下,磨损体积急剧增加,特别是在大球头的金属对金属髋关节表面置换假体中,由于滑移距离增加带来的不利影响会进一步加剧。例如,Fisher 等证实[56],在直径为 55 mm 的大球头承载表面,半径间隙从 51 μm 增加到 150 μm 时,磨损几乎增加了一倍。Farrar 和 Schamidt 的研究表明,对于球头直径为 28 mm 的金属对金属髋关节假体最适宜的半径间隙为 30 μm[121]。但是,Muller 的研究认为,对同尺寸的金属髋关节假体最适宜的半径间隙为 75 μm[122]。应当注意,由于制造存在误差,且植入过程可能造成假体(尤其是臼杯)变形,间隙的设计应该存在下限[123]。如果间隙过小,两承载表面可能在臼杯边缘产生边缘接触,这不但会导致应力集中,而且会阻碍润滑液的进入,导致两接触表面润滑液不足,同样会加剧磨损。研究证实,若间隙为负值,会引起关节失稳,磨损加剧[124]。因此,间隙大小存在一个最佳范围,但这个最佳范围与承载系统紧密相连[125,126]。另外,诸如非球度等制造误差也会对间隙有影响。Scholes 等的研究显示[127],对于股骨球头半径为 14 mm 的髋关节假体,其半径间隙从 40 μm 减小到22 μm 会引起磨损率的减小,但差别不是很明显。需要注意的是,金属对金属人工髋关节的磨损展示出了双相特性,为初始快速的磨合相和后续缓慢的稳态磨合相[128]。最后,在磨合阶段之后,摩擦面间间隙的作用和相关的润滑可能与磨合阶段有很大不同[129]。

对于金属对金属髋关节,通常认为球头半径尺寸对润滑和磨损有很大影响,因为球头尺寸不仅与式 4.7 中的等效和与流体膜润滑相关联的卷入速度(式 4.9)有关,而且与滑移距离有关。Smith 等的研究验证了这一点[130,131],研究表明,将球头直径从 16 mm 增加到 22.225 mm,将导致磨损率增加,这与边界润滑机理相一致。然而,更进一步地增加球头直径,当球头直径超过 22.225 mm 时将使得磨损显著降低,这可能是因为流体润滑有所增强从而减少了微凸体的直接接触[132]。深入理解金属对金属承载表面间的润滑机理能够为大尺寸金属对金属髋关节表面置换的广泛引入提供理论依据。在金属对金属髋关节表面置换中,采用大球头的设计能够降低磨损率是有据可查的[56,125,133]。在金属对金属髋关节表面修复假体研究中,大的金属球头所带来的磨损减少的状况被进一步证实[134]。然而,需要指出的是,间隙和球头直径的组合需要满足式 4.7 和流体膜润滑作用的要求。太大的间隙对润滑有损,对于大尺寸球头的髋关节假体,也会因为滑移距离的增加而极度增加其在磨合阶段的磨损,这在 Rieker 的研究中已被证实[135]。另外,边缘荷载对金属对金属人工髋关节有重要影响,是多次临床失败的原因。臼杯设计不合理、患者的活动量以及手术技术都可能导致股骨头和髋臼杯产生边缘接触[136]。由于臼杯安装位置过于垂直,臼杯中心过于偏侧或者由于微分离,都有可能导致臼杯边缘接触,造成润滑失效,磨损大量增加。金属磨损显著增加使金属离子的释放量提高10~100 倍[137],特别是偏侧误差与微分离同时发生时,使问题更加严重[138]。这有可能是导致大头金属对金属表面置换和全髋置换临床失效的主要原因。股骨柄锥形连接处的腐蚀与松动同样不容忽视,特别对于大直径金属对金属承载面,若润滑条件不良,可能产生较大的摩擦力矩[139]。这个问题在 4.5 节骨科植入物结构元件间的摩擦学问题中会有进一步论证。

除了摩擦面设计参数,动力学和载荷条件也会影响金属对金属髋关节假体的润滑和磨损。Firkins 等研究显示[140],在髋关节模拟机上同时施加两种可以用更大的偏心率形成开阔的椭圆磨损轨迹的运动,磨损率将至少是 3 种运动独自施加时(低的偏心率)的 10 倍。然而,运动周期变化对磨损的影响较小[141]。摆动相载荷的减小会使得磨损大幅降低[142],这与前面流体膜润滑分析所得的结果一致。Roter 等提出了将起始和停止相结合的方法[143]。其他像微分离[144]和障碍[134]等恶劣条件也会使磨损增加。

3. 陶瓷对陶瓷髋关节假体磨损

在金属对金属髋关节假体中发现的两相磨损在陶瓷对陶瓷的髋关节假体中也被观测到[145]。这意味着陶瓷对陶瓷假体在磨合阶段和稳定磨损阶段的润滑状态是不同的。在一般条件下,发现陶瓷对陶瓷髋关节假体的磨损率极低[146,147]。在标准模拟机的测试条件下,陶瓷对陶瓷的人工髋关节植入物的磨损体积通常非常小。例如,球头直径为 28 mm 的陶瓷-陶瓷人工髋关节的磨损率为仅为 0.1 mm^3/百万转。目前,这种低磨损的陶瓷关节只在一部分取出物分析中可观察到。但是,根据取出物的观测表明,在陶瓷对陶瓷假体临床中的磨损并不总是体现出极低的磨损率。临床上的取出物分析通常可观察到带状磨损[148]。在髋关节模拟机上引入微分离后[149]的测试证实陶瓷的磨损率明显增加,因此提高陶瓷材料的微观结构仍很重要[150]。微分离不仅导致带状磨损,磨损体积也增加至 (1.4 ± 0.2) mm^3/百万转[148,151]。目前大量引入临床的第四代通过氧化锆增韧氧化铝的复合陶瓷(BIOLOX® delta)可以进一步提高韧性和降低磨损。

无论实验室研究还是临床上都观察到了陶瓷关节中的异响问题。目前,异响的产生可能与植入物的设计、患者的个人因素、手术过程相关,但确切的产生机理并不清楚[152]。从摩擦学角度考虑,异响与边缘接触及磨损增加存在直接联系[153,154]。

不同承载面材料的人工髋关节体积磨损率及线性磨损率如表 4.14 所示。

表 4.14　不同承载表面的髋关节假体的磨损体积与线性磨损率[61,79,138,155]

承 载 表 面	体积磨损率/(mm³/百万转)	线性磨损率/(μm/百万转)
UHMWPE-金属	30~100	100~300
UHMWPE-陶瓷	15~50	50~150
高交联 UHMWPE	5~10	15~30
金属-金属	0.1~10	2~20
陶瓷-CFR PEEK	0.3~1.2	N/A
陶瓷-金属	0.02~1	N/A
陶瓷-陶瓷	0.02~1	1~20

4.3 人工膝关节滑动表面的摩擦学

人工膝关节置换是目前治疗膝关节病变最有效、最成功的治疗手段。关节置换的目的是恢复关节的无痛性活动,同时恢复关节周围肌肉、韧带和其他相关结构对关节的稳定功能。常见的人工全膝关节主要由三部分组成:第一部分是股骨假体,由光滑的钴铬合金等金属材料构成,可与经过特殊截骨后的股骨下端结合,构成股骨关节面;第二部分是胫骨平台假体,包括两部分,上层为超高分子量聚乙烯关节面,下端为带柄的金属托,金属托的柄插入胫骨髓腔内与胫骨紧密结合;第三部分为髌骨假体,也由 UHMWPE 构成,代替髌骨。人工膝关节植入人体 10～15 年后约有 5％～10％需要进行翻修手术[156],翻修的一个主要原因是 UHMWPE 磨屑引起不良生物学反应,诱导骨溶解和松动,因此说磨损是导致膝关节翻修的主要原因。

产生 UHMWPE 磨屑的主要摩擦接触面是人工股骨与 UHMWPE 胫骨平台的上表面和人工胫骨托与 UHMWPE 的下表面。人工关节的生物摩擦学行为直接影响置换关节手术后的疗效,在临床应用前就需要对人工关节的摩擦磨损状况进行研究。目前对人工膝关节 UHMWPE 摩擦学研究的方法主要包括试验和理论计算模拟两种途径,摩擦、润滑和磨损不是由材料的固有属性所决定,而是受多种因素影响的,因此我们应该在特定的系统中进行研究。

4.3.1 人工膝关节的摩擦学环境及摩擦

1. 人工膝关节摩擦学的研究意义和方法

摩擦是指相互接触的两个物体沿接触面做相对运动或有相对运动趋势的过程或状态,人工膝关节的摩擦学研究是进一步研究润滑机制、磨损机理的首要条件,是提高磨损性能的前提。表征摩擦状态的一个重要参数是摩擦因数,如 4.1 节人工关节运动副中的摩擦学基本问题所展示,摩擦因数的大小可以用来确定摩擦副润滑机制。

人工膝关节的摩擦学性能评价主要是通过试验方法进行,试验设备分为摩擦学常规试验和关节模拟试验两种。常规试验主要是在销盘式摩擦试验机上以滑动接触方式进行,这是针对材料的摩擦性能评价最简单有效的方式。对于人工膝关节来说,由于其具有复杂多自由度的运动模式,以及严格的生物环境要求,常规试验方式不适合检验其摩擦性能,需要使用模仿天然膝关节各种运动方式的摩擦试验进行检验。于是各国研究人员采用假体力和运动直接控制的人工膝关节模拟试验机来检测人工膝关节的摩擦性能[157]。

2. 摩擦因数

摩擦因数主要由固体表面材料的性质确定,也会受到法向力、相对运动速度、工况条件等的影响,当具有生命的生物材料(如软骨,见 4.6 节)表面参与时会更加复杂[158]。自然关节磨损性能优良,摩擦因数极小(0.002~0.03),几乎无磨损。Flannery 在不同润滑液成分和浓度下测试到人工膝关节的摩擦因数为 0.01~0.05,并且比较了各种润滑液成分和浓度对摩擦因数的影响[159]。摩擦因数会随着润滑剂、接触应力、运动速度、几何配置的不同而改变,选取摩擦因数应该谨慎。人工膝关节的摩擦性能与运动学和力学性能息息相关,目前人工膝关节的模拟试验研究主要集中于人正常行走步态中的磨损和运动规律研究,今后对于人体其他日常基本动作应给予更多的研究。

4.3.2 人工膝关节的润滑

1. 人工膝关节润滑的意义

润滑对假体的工作性能和摩擦性能有重要影响,因此判断假体摩擦副的润滑状况对于理解关节工作表面的摩擦状态、预测关节磨损有重要意义。膝关节是在低速、重载并承受冲击载荷的条件下工作,尽管工作条件恶劣,自然膝关节的摩擦学特性却表现得异常卓越,一直保持在优良润滑状态,摩擦因数极小,几乎没有磨损。人工关节的润滑表面由关节软骨变为 UHMWPE 等人工材料,润滑性能变差。尽管 UHMWPE 具有良好的耐磨损、自润滑性,其磨损还是成了临床的重要问题。从摩擦学角度来看,人工膝关节处于弹流润滑和混合润滑的复合状态,而非单一的润滑状态,这点已在人工膝关节的关节模拟试验机上得到验证[156]。因此,提高液膜润滑或降低人工股骨、胫骨托的表面粗糙度均可极大地减少关节假体的磨损。

2. 润滑的实验与理论研究

Murakami 通过在膝关节试验模拟机上测量接触电阻研究了膝关节假体在步态条件下润滑膜的形成[160]。研究结果表明,在高弹性的胫骨假体中,即使在承载的站立相,也形成了弹性流体动力润滑膜,但是在以聚乙烯为胫骨的假体中,除了摆动相,只在足跟刚刚着地的时候观察到了很薄的流体润滑膜。研究还发现膜厚在站立相逐渐下降,到脚离开地面前载荷到达峰值,膜厚降为最小,再次到达摆动相时恢复到之前水平。Jin 等曾对人工关节的润滑机理做过较深入的研究,认为即使在金属对金属这样的高弹性模量摩擦副中,只要关节表面的直径差及表面粗糙度选择得合适,关节表面之间也能形成全膜润滑[155]。上海交通大学苏永琳等参照膝关节模拟试验机的运动学和力学参数[156],进行了 1 个步态周期仿人体环境线接触弹流润滑仿真,模拟人工膝关节内流体压力和膜厚随时间的变化曲线;并分析了不同参数如步态周期时间和结构参数等对流体压力和膜厚的影响,得出主要结论是,采用 UHMWPE 和金属配副的人工膝关节主要是处在混合或者边界润滑状态。

4.3.3　人工膝关节的磨损

1. UHMWPE 磨损机理

随着越来越多的年轻、活动多的患者进行全膝关节置换,人们对其使用寿命要求越来越高。UHMWPE 以其良好的耐磨性、生物相容性成为膝关节假体胫骨平台的主要材料,人们对它的性能也在进行不断提高。聚乙烯最初用伽马射线在空气中消毒导致氧化降解,从而导致降低机械性能和疲劳强度,但氧化同时导致了层离磨损和表面磨损。层离磨损导致疲劳失效,表面磨损产生微米级和纳米级磨屑从而导致长期的骨溶解。随着新的加工、消毒、热处理方法的发展,稳定性和抗氧化性得到增强,聚乙烯经过在真空伽马射线消毒并密封保存在病人体内十年之后才会发生氧化,所以氧化导致的层离磨损已不再是关注的焦点,微米级和纳米级 UHMWPE 磨屑成为制约假体寿命的关键。UHMWPE 的磨损破坏方式主要表现为黏着磨损、磨粒磨损、疲劳磨损。辐射交联改性是改善 UHMWPE 耐磨性的一个有效途径,交联通过侧向共价键的形成,使分子排列更加多向,降低了材料的延展性,从而极大地减少了黏着磨损的发生。交联虽然提高了 UHMWPE 的抗磨损性能,但同时也降低了极限抗拉强度和延伸率等机械性能,由于膝关节运动复杂,接触应力大,对材料机械性能要求高,所以高交联(辐射剂量达到 10 MRad)UHMWPE 还未在人工膝关节上广泛应用,只有中度交联(辐射剂量在 5 MRad 以下)UHMWPE 在应用。

聚乙烯的表面磨损不仅由滑移距离和载荷决定,还有其他变量,包括交变剪切、表面应力和接触面积。Wang 研究发现 UHMWPE 在做单向或往复运动时[17],磨损量很小;而做多向运动(又称交变剪切)时,磨损量迅速增加,这是由聚乙烯的长分子链结构所决定的。Kang 定义摩擦功最大的方向为主方向[42],并用交变剪切(垂直主方向的摩擦功与总摩擦功的比值)将多向运动量化。另一个对磨损有重要影响的因素是接触应力,一直以来人们认为股骨和胫骨平台匹配度越高,接触应力越小,磨损越小,但是后来有发现证明,只要接触应力不超过材料屈服极限,在一定载荷下减小接触面积会减小磨损。针对以上问题,Kang 以 GUR1050 聚乙烯为实验材料(未经辐照)来做销盘实验[42],通过控制销的旋转角度和盘的往复移动,使交变剪切率在 0~0.254 之间,涵盖了膝关节运动的交变剪切范围。通过改变载荷和销的接触面直径使名义接触应力在 1~10 MPa 范围内变动,涵盖了膝关节整个步态的平均接触应力,但是低于步态中峰值载荷处的最大接触应力。

磨损因子由式 4.4 获得。实验结果表明,增大交变剪切率,则磨损因子随之增大,通过减小接触面积或增加载荷来增加接触应力,相应的磨损因子减小。

2. 研究磨损的方法

人工膝关节磨损的研究首先从取出物分析开始,无论是可旋转衬垫膝关节还是固定衬垫膝关节,聚乙烯衬垫的上下表面磨损形式都主要是抛光、擦伤、点蚀[161],对应的磨损机理主要为黏着磨损、磨粒磨损、疲劳磨损。取出物分析研究了假体在人体内复杂生物环境下的磨损,但一般只是定性地研究磨损机理。进一步更深入的研究,主要是在关节磨损模拟机上进行,通过长期的大量循环测试,检测人工膝关节的摩擦磨损性能并进行整个关节的寿命预测,以验证人工膝关节的几何外形和自身结构是否能够适应手术置换后病人的需要。在膝关节模拟机上可以研究不同结构设计、几何设计、材料特性、运动学输入等条件的影响,进行参数化研究。由于步态的低频性,在模拟机上进行磨损测试是昂贵且耗时的。近几年来,数值模拟的可行性得到了肯定,结果显示数值模拟可以快速而有效地进行磨损预测。数值模拟是通过实验得到磨损因数/磨损因子(见式 4.11 或式 4.12),通过有限元或动力学软件得到接触应力、滑动轨迹等计算磨损所需要的参量,代入磨损公式进行计算。聚乙烯衬垫上表面与股骨假体的磨损是磨屑的主要来源,一直是人们关注的焦点,对其磨损机理的研究也比较深入,磨损公式也随之不断修改。最初采用经典磨损理论 Archard 模型进行计算(见式 4.11),交变剪切的概念提出之后,在模型中考虑了多向运动对磨损的影响,后来又提出了将交变剪切整合到摩擦因数并不依赖接触应力的磨损模型(见式 4.12)。数值模拟过程进行有限次数的迭代,不断修改磨损表面,磨损模型不断考虑材料性质、蠕变等影响,以更接近真实的磨损过程,得到更精确的结果。背部磨损是由于股骨组件施加在衬垫上的载荷与运动引起衬垫的变形,以及衬垫背部与胫骨托盘之间的相对运动引起的微动磨损。背部接触表面的微动会引起比较小的磨屑,小尺寸的磨屑可能更具生物活性。O'Brien 用 Archard 磨损模型进行计算[162],最后认为 Archard 磨损模型不适合于计算膝关节假体背部的微动磨损,关于背部磨损的机理与计算还需进一步深入研究。

3. 不同设计磨损性能比较

人们一直在尝试通过假体结构摩擦学设计来减少表面磨损的可能和长期使用骨溶解的风险。20 世纪 70 年代和 80 年代,人们认为接触应力越大磨损越严重,于是提高股骨假体和胫骨平台的匹配度来降低接触应力,但是对于固定平台的假体,匹配度过高会限制假体运动,因而制约了接触应力的降低。为了进一步提高匹配度,设计了旋转平台的膝关节假体,使得胫骨平台和胫骨托盘之间可以旋转,解除了几何结构对运动的约束,从而股骨假体和胫骨平台可以有更高的匹配度。旋转平台设计引入了新的摩擦面,即衬垫下表面和胫骨托盘,从而给假体增加了新的磨损。膝关节的运动主要为屈曲伸展运动,此外还有小幅的内外旋转以及前后侧的移动,这些运动方式经过复合,导致了在股骨髁和胫骨平台之间存在一定的交变剪切。旋转平台设计将关节运动解耦,降低了各个摩擦面的交变剪切,理论上会降低磨损。

为了比较旋转平台和固定平台两种设计的磨损性能,以及进一步确定交变剪切和接触应力/接触面积对假体磨损的影响,McEwen 等和 Fisher 等在 Prosim 膝关节模拟机上比较了两组不同思路的摩擦学设计方案[163,164]:第一组为了得到交变剪切对磨损的影响,比较了固定式 PFCsigma 膝关节和可旋转衬垫 PFCsigma 膝关节;第二组为了得到接触应力和接触面积对磨损的影响,比较了固定式 sigma 膝关节和固定式低匹配度(平衬垫代替弯曲衬垫)的膝关节。磨损实验采用重量分析法确定,免去了体积分析法中需消除蠕变变形影响的困难。测试采用 ISO 标准步态数据:载荷峰值为 2 600 N,施加在偏移内侧的位置,屈曲伸展角度为 0°~58°,内外旋控制在 ±5°,前后位移分两种水平,中等运动条件为 0~5 mm,高等运动条件为 0~10 mm(而对应的小范围条件为前后位移 0~5 mm,内外旋控制在 ±2.5°)。第一组实验中,旋转平台膝关节的设计允许可动的胫骨衬垫在抛光的钴铬合金托盘上旋转,从而将复杂的运动解耦为 UHMWPE 上表面与股骨界面的屈曲伸展运动和前后移动,下表面与托盘界面的小幅旋转运动,解耦之后各个运动都降低了交变剪切。相反,固定式膝关节的 3 个运动都在上表面的界面,导致了交变剪切的增加。旋转式膝关节由于降低了交变剪切,其相对于固定式膝关节在高等运动条件下磨损减少 80%,中等运动条件下磨损减少 50%。其他学者在取出物分析中发现旋转平台和固定平台膝关节假体都存在背部磨损,主要磨损形式均为抛光、擦伤、点蚀,旋转平台要比固定平台磨损严重。总体来说,旋转平台磨损性能在实验室条件下优于固定平台设计。这些结果如图 4.9 和图 4.10 所示。

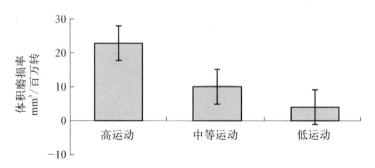

图 4.9　不同程度运动下的磨损量

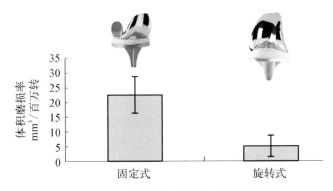

图 4.10　不同结构的膝关节假体的磨损体积

经典磨损理论（Archard 模型）假设磨损因子不依赖接触应力和接触面积，是针对金属承载表面，很明显这不适用于聚合物。当接触应力不超过屈服极限引起快速磨损和疲劳失效，那么磨损因子将随接触应力的增大而减小。膝关节假体平均接触应力在 10 MPa 以下，低于 UHMWPE 的屈服极限（大概为 25 MPa）。膝关节模拟机研究表明，降低匹配度的固定式膝关节由于接触面积降低，表面磨损显著降低。低匹配的膝关节相对高匹配的膝关节在高等运动条件下磨损减少 75%，中等运动条件下磨损减少 50%。

通过以上研究结果，得到结论：交变剪切强度升高，磨损量随之增大；在一定应力范围内，磨损量和接触面积成正比，与接触应力无关；对于旋转式和固定式膝关节假体磨损性能比较，结果尚存在争议。对于膝关节假体，依然需要新材料和新设计的改进与开发。

4. 人工膝关节结构件之间的摩擦

在人工膝关节假体中，一般在胫骨平台上设计有 UHMWPE 衬垫，用来模拟人体半月板的作用，这便在钛合金胫骨托与 UHMWPE 衬垫之间形成了一个界面。在一定幅度的微动作用下，界面上会产生疲劳裂纹和微动磨损，而且磨屑停留在界面上导致三体磨损，进一步加剧了界面的磨损程度。Billi 等采用销盘式磨损试验机进行了人工膝关节胫骨平台与 UHMWPE 衬垫之间的微动磨损试验[165]，研究了微动磨损量与金属种类、金属表面粗糙度以及微动幅度等影响因素的关系。研究结果表明，金属种类对微动磨损的影响最小，金属表面粗糙度的影响最大，降低微动幅度或对结构进行约束固定可减小微动磨损量。尽管如此，由于金属种类会限制零件可加工到的最小表面粗糙度，所以在人工膝关节的设计中还应考虑金属种类的选取。此外，微动产生的磨损微粒会引发人体产生免疫反应，诱发巨噬细胞吞噬磨损微粒，刺激破骨细胞的生成，加速骨吸收，抑制骨形成，最终导致骨溶解[166]。

4.4 骨科植入物固定界面中的摩擦学

目前,骨科植入物已在骨科手术中得到了广泛的应用,如人工关节假体、接骨板、固定螺钉等。从表面上看,植入物与骨组织之间是牢固固定的,但在外加载荷作用下,仍可能会发生一定的相对位移,其幅度大约在百微米量级,属于微动范畴[167]。一旦两界面之间存在相对位移,便会发生摩擦、磨损。与工业领域内的微动相比,影响骨科植入物固定界面间微动的因素非常复杂,微动摩擦副所处的生化环境也与机械结构有很大不同。总的来说,植入物-骨组织界面微动的成因可归为力学和生物学两方面,这两种因素之间相互影响[168]。首先,微动磨损产生的磨粒会引发生物免疫反应,大量巨噬细胞聚集在界面上吞噬磨粒,刺激破骨细胞的生成,发生骨溶解;其次,过大的微动幅度会导致界面上纤维组织的生成,最终使植入物与骨组织之间不能紧固连接。一般而言,根据摩擦副的组成情况,骨科植入物与人体之间所形成的固定界面可分为如下几种类型[158]:① 植入物与骨组织之间形成的界面;② 骨水泥固定形成的界面;③ 生物组织之间形成的界面。

4.4.1 骨科植入物与骨组织间界面

植入物与骨组织之间形成的固定界面主要包括生物型人工髋关节柄与宿主骨、髋臼与宿主骨、固定螺钉与宿主骨三个方面。

生物型人工髋关节柄与骨组织直接接触,通过松质骨骨小梁长入关节柄表面的微孔中来固定,形成关节柄-宿主骨固定界面。该界面微动的大小与植入物的固定效果之间有着密切关系,过大的微动会导致在界面上形成纤维组织,并且出现接触磨损和局部疲劳。试验研究结果表明[169],当微动幅度为 20 μm 时,假体表面与骨组织紧密结合;当微动幅度为 40 μm 时,假体的部分表面被纤维组织和松质骨覆盖;而当微动幅度达到 150 μm 时,假体表面完全被致密的纤维组织包裹,无法与周围骨组织紧密固定,且在长期负载下会产生松动。此外,一些学者还进行了微动幅度与骨长入关系的模拟分析[170],但得到的微动量安全阈值与试验研究结果相比有一定差别,这可能与模型中骨组织力学性能的设置有关。

髋臼与宿主骨之间形成的界面与关节柄-宿主骨界面类似,髋臼表面喷有多孔涂层,通过骨小梁长入髋臼表面的微孔中进行固定。临床随访结果表明[171],生物型髋臼的固定效果优于骨水泥型髋臼,采用髋臼表面骨长入的固定方式在手术后20年以上仍可提供有效的固定,这可能是由于髋臼-宿主骨界面间的微动幅度小于 100 μm,可以形成良好的骨长入条件[172,173]。此外,不同生物型髋臼的力学试验研究表明[174],提高髋臼-宿主骨界面的摩擦力会增强髋臼的固定效果。但是,并非所有的患者都适于置换生物型髋臼,比如 Hoza 等的随访结果发现[175],Allofit 型生物型髋臼更适用于骨质较好的年轻患者。

固定螺钉是骨科手术中最为常用的植入物之一,其与骨组织间同样存在着微动的问题。Fazel 等对两种可即时受力螺钉的界面微动和应力分布特性进行了有限元分析[176],但由于模型中设定松质骨为各向同性的均匀材料,所得仿真结果与实际情况存在一定差别。为了更好地描述松质骨的力学性能,可以使用 Micro – CT 来扫描重建松质骨的骨小梁结构,进而进行三维有限元分析。Limbert 等研究了 100 N 压力下固定螺钉在松质骨间的应力、应变及界面微动的分布情况[177]。结果表明,当界面微动幅度小于 4 μm 时能够避免纤维组织的生成,从而使螺钉稳定固定。

4.4.2　植入物与骨水泥固定界面

在骨水泥型人工髋关节假体中,关节柄与骨组织之间通过骨水泥进行填充。骨水泥进入松质骨的孔隙里,与骨组织进行固定。而关节柄和骨水泥之间只是一种机械结合,并非通过化学键作用进行连接。因此,在受到较大外力作用时,关节柄-骨水泥界面会发生断裂,进而导致界面微动,这已在临床和试验研究中均得到了证实[178,179]。微动磨损产生的金属磨粒和骨水泥磨粒经释放后,会引发人工髋关节假体周围骨溶解,进而造成假体的无菌性松动和最终失效。Zhang 等通过体外试验的方法成功地模拟出关节柄-骨水泥界面的微动磨损,与临床观察结果非常吻合,并发现骨水泥表面的微孔是导致微动磨损产生的主要原因[180,181],其还进一步研究了不同骨水泥类型、不同润滑液对关节柄-骨水泥界面微动磨损的影响[182,183]。目前,随着高交联 UHMWPE 以及金属-金属、陶瓷-陶瓷等配副的应用,使得人工髋关节球头-髋臼界面的磨损大幅降低,关节柄-骨水泥界面的微动磨损已成为制约人工髋关节假体寿命的一个重要因素。

4.4.3　生物组织间界面

膝关节韧带重建术中移植物的固定端与骨道之间的界面是生物组织之间形成固定界面的一个典型例子。

前交叉韧带(anterior cruciate ligament,ACL)是人体膝关节最易损伤的组织之一,临床中一般采用移植物重建的方式来治疗 ACL 损伤。常用的移植物有两种,一种是取自髌韧带中央 1/3 处,其两端保留有骨组织;另一种是取自半腱肌腱/腘绳肌腱,其两端为软组织。无论采用哪种移植物重建 ACL,其早期主要依靠界面螺钉、Endobutton、Transfix 或 Intrafix 等装置来固定,使得移植物与骨道之间不发生相对运动。随着术后愈合,移植物在骨道内与骨组织逐步长合,形成生物组织间的固定界面。然而,移植物-骨道界面上的受力状态会影响该界面的性能,从而对长期的固定效果产生影响。Yamakado 等通过试验研究发现[184]，移植物-骨道界面在骨道口处的受力情况十分复杂，其上端为拉应力，下端为压应力，移植物内部为剪切力。拉应力会增强移植物-骨道连接的愈合过程，压应力会诱使纤维组织的生成，剪切应力则对愈合过程没有影响。这种复杂的受力状态是导致移植物-骨道间的愈合区域中既出现松质骨、也有纤维组织生成的主要原因，而纤维组织的存在会降低移植物与骨道之间的固定效果。

4.4.4　改善措施

由上述可知，骨科植入物与骨组织之间形成的固定界面中的微动磨损问题至关重要。在降低微动磨损微粒的产生、提高植入物使用寿命的措施中，许多工业领域内的方法，如表面改性技术，得到了较为广泛的应用。但应注意到，人体环境与机械环境存在巨大差别，同时人体可以产生多种生物学反应，改变植入物表面和界面所处的力学、化学环境。因此，对于骨科植入物来说，在选用改善其界面微动磨损的措施时需考虑多方面的因素，特别是生物相容性。

对于生物固定型植入物而言，提高骨组织长入植入物表面的速度与质量尤为重要。目前，常用的改进方法有植入物材料选择、植入物表面镀膜、多孔表面设计（孔径与孔隙率优化）等。碳纤维增强的聚醚醚酮（carbon fiber-reinforced polyetheretherketone，CFR/PEEK）是一种新型的高分子聚合物材料，不但具备较好的摩擦磨损性能，而且动物试验研究结果表明，该材料作为骨科植入物时可以形成良好的固定[185]。此外，通过在植入物表面修饰骨髓间充质干细胞（bone marrow-derived stromal cells，BMSCs）的方法也可大幅提高植入物表面骨组织的生长速度，改善固定效果[186]。

对于骨水泥固定型植入物而言，关键是提高植入物与骨水泥之间的结合强度，减少磨损微粒的产生。从这一方面来说，植入物表面粗糙度的选择非常重要。一般而言，增大植入物的表面粗糙度可以提高其与骨水泥界面的剪切强度。但也有相关研究指出，无论采用何种表面粗糙度，在长期的生理载荷作用下，植入物-骨水泥界面发生断裂是无法避免的[187]。由于粗糙的表面容易导致骨水泥中裂纹、损伤的萌生和聚集，并且产生较多的磨损微粒，加速骨溶解的发生，因此，也有一部分人工髋关节柄（如 Exeter 型）表面采用抛光处理，以降低关节柄-骨水泥界面断裂后磨损微粒的产生。

4.5　骨科植入物结构元件间的摩擦化学

骨科植入物置入人体后的变形、断裂、松脱、感染、过敏等导致失效的现象一直是困扰骨科植入物效果的现实问题。其中,植入物结构元件间由于摩擦导致的失效问题成为生物植入材料的研究热点之一[188-190]。这里,摩擦腐蚀及摩擦生化反应是人们的关注。

4.5.1　摩擦腐蚀与金属生物膜

1. 滑动摩擦与微动摩擦

骨科植入物的摩擦问题主要指植入物在服役过程中,结构元件与元件之间和元件与人体组织之间在接触过程中发生相对位移而产生摩擦,引起元件的降解和结合件的松动、滑脱等问题,最终导致植入物的失效。元件发生位移主要有两方面的原因:一个原因是元件在使用时必须发生移动,如人工关节的关节头和关节臼,会随着人体活动而滑动;另一个原因是非活动元件在人体活动产生的负载下发生位移,产生摩擦。以人工髋关节为例,图 4.11 为典型全置换型人工髋关节摩擦行为示意图[191]。在服役过程中,股骨头与髋臼间位移幅度约为 40 mm,产生滑动摩擦,而股骨头与骨柄结合处、骨柄与人骨结合处会发生幅度小于 100 μm 微小位移,产生微动摩擦。

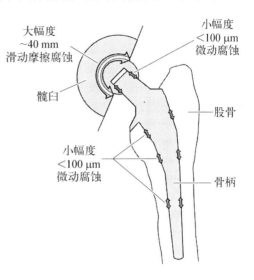

图 4.11　全置换型人工髋关节在植入后的摩擦行为

2. 摩擦与摩擦腐蚀

摩擦腐蚀是指材料(主要是金属)在腐蚀环境中,表面力(法向力和切向力)和腐蚀介质共同作用下腐蚀与摩擦的交互作用,引起材料的加速降解、失效。图 4.12 是典型钝态金属的摩擦腐蚀过程[192]。首先,在腐蚀介质中,金属在表面迅速生成由腐蚀产物组成的钝化层,然后在摩擦副的机械磨损作用下,钝化层及表层基体被剥离,露出新鲜表面,该表面活性较高,再次被腐蚀产生钝化膜,摩擦与腐蚀交互作用,导致金属降解的加速。人工关节活动的元件间最为常见的就是摩擦腐蚀,也是导致关节失效的主要原因。

摩擦腐蚀会产生金属碎屑、金属离子,可能导致组织感染、过敏,致癌和关节松动等后果[193],最终会造成人工关节失效。所以,如何降低磨损、延长服役寿命成为人工关节领域亟待解决的问题。

3. 微动与微动摩擦腐蚀

微动(fretting)是指在机械振动、疲劳载荷等交变载荷作用下,名义上静止的

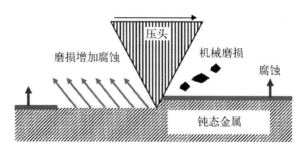

图 4.12　钝态金属的摩擦腐蚀过程

接触表面间发生幅度极小(通常在微米级)的相对运动,是一种特殊的摩擦现象。微动会造成接触表面摩擦磨损,引起构建咬合、松动或者产生疲劳裂纹并扩展,导致材料寿命大大降低。

相对于常规摩擦腐蚀,微动摩擦腐蚀也是腐蚀与摩擦的交互作用,但是它还存在以下特点:① 微动造成金属材料钝化膜破了而不易修复,原因是摩擦面间的缝隙很小,接触面几乎处于运动停滞状态,同时磨损区域内贫氧,不易再次发生钝化;② 微动诱发摩擦面上产生小沟槽或凹坑,体液可以乘机渗入而促进点蚀和缝隙腐蚀;③ 微动磨损造成局部表面形貌连续变化,因此容易出现达到临界尺寸的裂缝,从而产生疲劳断裂。

在人工髋关节摩擦示意图(见图 4.11)中,发生微动磨损的部位主要是由于两种材料间的机械性能(主要是杨氏模量)差别导致的。如骨柄采用 316 L 不锈钢,然后通过骨水泥与人骨固定结合在一起,而 316 L 不锈钢的杨氏模量大约是骨水泥的 100 倍,当人体运动,关节承受载荷时,两者由于形变的不一致,导致微动摩擦的产生。

4. 人工关节表面纳米晶和金属生物膜

研究发现在服役时间较长的人工髋关节股头和髋臼表面存在约 $10\sim200$ nm 厚度不均的金属生物膜(tribofilm/organometallic film),在其下方是约为 1 mm 的纳米晶粒层。通过 XPS 扫描发现金属生物膜中除了富含 C 外,还有复杂的有机金属大分子。因此,这层金属生物膜的形成对人工髋关节长效安全服役起到重要作用。Liao 等人在 Science 上发表的文章对这层膜进行了分析[194],发现这层膜具有石墨的特性。Yan 等人通过对材料本身微观组织的分析、材料表面能的变化等方面对常用人工关节材料进行了研究,发现高碳 CoCrMo 合金的表面能较低,可以有效地吸附蛋白质,在摩擦力的作用下,蛋白质与金属离子结合形成金属生物膜,覆盖在材料表面[194-196]。金属生物膜在力(摩擦)-电化学(腐蚀)-生物环境共同作用下形成,它与环境中的蛋白质的成分和结构有较大区别,为有机金属化合物,并且随着磨损时间的延长,膜的厚度和成分会发生变化。金属生物膜能够有效润滑人工关节表面,降低人工关节材料的腐蚀和磨损速率。

4.5.2 影响因素

植入物构件间的摩擦腐蚀近来引起人们的广泛关注。摩擦腐蚀涉及材料学、材料力学、化学、电化学、生物学等,是一个各学科交叉的领域,而影响摩擦腐蚀的因素也是多方面的,主要包括材料、表面状态、电势、环境介质和装配设计等方面。

1. 材料

骨科植入物对材料的机械性能、生物相容性、耐久性等均有较高的要求,目前得到大范围使用的材料主要有金属、高分子聚合物和陶瓷材料。不同的材料在相同的应用环境中,其磨损速率有着很大的差别。例如体外模拟生理环境 Ringer 溶液中,Ti_6Al_4V 的磨损速率大约是 316L Nivox4® 不锈钢的 68 倍[197],可见合理地选材可以大大减小磨损问题。

2. 环境介质与表面状态

人体生理环境是一个复杂的腐蚀介质,除了常见的腐蚀离子 Cl^-、PO_4^{3-} 外,还存在蛋白质、细胞、大分子物质等有机物,它们都会改变材料表面状态,从而影响摩擦。例如骨关节中人体分泌的骨关节液,可以有效润滑关节,大幅度降低磨损程度。此外,Yan 等发现在体外模拟试验中[198],小牛血清蛋白可以吸附在 CoCrMo合金表面,降低摩擦因数,从而减缓磨损。Gil 也得到了类似的结论[199]。

3. 电势

金属的电势可以在一定程度上表征材料的活泼程度,而在生物环境中,金属材料的电势对摩擦腐蚀速率也有着明显的影响。在不同的电势下,金属表面钝化膜的形成、离子的吸附、阴极电流的作用对摩擦过程有着明显的影响。Muñoz 等研究了高碳 CoCrMo 合金在 0.14 M NaCl 溶液中的摩擦腐蚀行为[200],研究结果显示,试样在 $-0.5\ V_{Ag/AgCl}$ 电势下的腐蚀速率仅仅为在 $0.05\ V_{Ag/AgCl}$ 电势下的 2.5%。

4. 装配设计

许多植入物往往是由两种及以上材料组成,这就涉及材料间的相互配合及影响,合理的材料组合设计能有效降低磨损程度。例如有报道指出[201],金属对聚合物(MoP)人工关节的磨损速度大约是金属对金属(MoM)关节的 10～100 倍。产生这种差异的主要原因是 MoP 中使用的超高分子量聚乙烯髋臼的硬度远小于由金属构成的股骨头,所以造成聚乙烯的快速磨损。

4.5.3 应对措施

生物摩擦腐蚀问题对于植入物而言,是无法避免的,但是可以通过有效的手段,延长服役寿命,减小病患痛苦。目前,大致可以从以下几个途径解决摩擦腐蚀问题。

1. 改进材料性能

材料性质决定其使用性能,对材料的改进能起到立竿见影的作用。如 MoP 人工髋关节中的高分子髋臼材料,从最初的聚四氟乙烯发展到超高分子量聚乙烯,到现在最新的陶瓷-超高分子量聚乙烯复合材料,使得关节的性能和寿命得到大幅度提高。Manhabosco 等人利用等离子渗氮技术对 Ti6Al4V 进行表面处理[202],研究结果表明,处理后的试样在模拟体液环境中摩擦腐蚀速率大幅度降低。

2. 研究生物摩擦腐蚀机理

虽然生物摩擦腐蚀已经发现很长时间,研究者们也进行了大量研究,但是由于人体中特殊的力学、环境介质等特点,适用于工业领域的摩擦腐蚀理论不一定适合于解决植入物的摩擦问题,而且到目前仍未得到有广泛共识的腐蚀机理。对作用机理的研究对于材料的选择、使用中的注意事项、失效后的补救措施等方面都有重要意义。

3. 其他

此外,还可以通过提高加工精度及装配工艺、改进结构设计等解决摩擦腐蚀问题。

4.6　关节假体与软骨间的摩擦学

虽然全人工关节置换得到大量临床使用,但部分置换,例如单边置换在一定的条件下也可以作为一个有效的临床治疗方法。另外随着目前人工关节的临床局限性,关节软骨的修复或者再生也变得必要。在这些情况下,关节软骨变为一个承载表面。研究关节假体与关节软骨的摩擦学问题将非常重要。其中主要的核心是如何通过假体材料的选择和假体的设计来降低对自然软骨的损伤。

4.6.1　关节软骨的结构和力学特性

在阐述关节假体与软骨间的摩擦学问题之前,简介关节软骨的结构和力学特性有利于读者对问题的理解。关节软骨中没有神经、血管和淋巴,仅有一种细胞负责合成和维持关节软骨的基质——软骨细胞。软骨细胞仅占正常的关节软骨的1%～5%。它的其他部分主要由水、胶原蛋白纤维和蛋白聚糖组成。正常的关节软骨的65%～80%是水。水不但为软骨细胞输送养分,还对关节软骨的力学特性发挥着重要的作用。胶原蛋白纤维占关节软骨净重的10%～20%。它最主要的功能是给关节软骨提供拉伸强度。蛋白聚糖也占关节软骨净重的10%～20%,关节软骨的压缩强度主要由它提供。关节软骨的成分和结构随着软骨的深度变化而变化。

在水溶液中,关节软骨的蛋白聚糖分子释放负电荷,这些负电荷间相互排斥的力让聚合的蛋白聚糖分子扩散开以占有更多的空间,但是胶原蛋白纤维框架的拉伸强度会限制蛋白聚糖分子扩散。这种由蛋白聚糖分子的负电荷引起的膨胀和胶原蛋白纤维框架的拉伸强度的相互作用是关节软骨的力学特性的一个基本元素。当软骨受压时,蛋白聚糖分子的负电荷由于受挤压而相互靠近,它们之间的相互排斥力就会增加,软骨的压缩强度就是这样产生的。同时,软骨受压的变形迫使其中的液体往外渗出。蛋白聚糖分子的负电荷对水分子有吸引力,它会让液体流出非常慢。因此,关节软骨受压时展现出明显的黏弹性。Mow 等提出的双相力学模型能够模拟软骨的这种力学特性[203]。该模型把软骨的所有固态的成分都考虑到一起,为软骨的固相。而可以在固相基质中流动的组织间液则为软骨的液相。该力学模型的详细的数学方程表述超出了本章范围,感兴趣的读者可以参考文献[203]。

关节软骨的这种双向力学特性很大程度上决定了它的摩擦学性能。软骨的渗流率非常低。当受压时,它的液相往外渗流时非常困难,液相中的压力不得不增加以避免过大的压缩变形,因此液相会承受很大一部分载荷。固相的直接承载就会因而减少。因为摩擦因数仅和固相的承载相关,所以和固体与固体的相互作用相比,软骨和其他材料之间的摩擦学性能自然较好。

4.6.2　简单试验模型的研究

假体与软骨的摩擦学问题可以通过销盘摩擦试验(pin-on-disk)及其他的简单试验装置研究。由于这类试验较易实现,并且容易控制试验变量,现有的关节假体与软骨间的摩擦、润滑和磨损的知识多由这些简单试验装置得到。

1. 摩擦

关节假体与软骨的摩擦研究以测试不同条件下假体材料和软骨间的摩擦因数为主。研究主要关注下列因素的影响:运动及加载条件、软骨的不同成分和不同假体材料。

1) 运动及加载条件的作用

因为在植入人体后,关节假体与软骨间有一定的相对运动并且承受很大的动载,所以理解运动和加载条件对关节假体与软骨间的摩擦因数的影响至关重要。Forster 和 Fisher 通过销盘摩擦试验发现软骨销和金属销在软骨盘上滑动的时候,摩擦因数先是随着时间的增加而增大,到最后不再随时间改变[204]。该研究还发现软骨销和金属销在软骨盘上滑动的时候摩擦因数都很小,说明了运动的接触区域对保持小的摩擦因数的重要性。随后，Bell 等通过软骨对软骨的销盘摩擦试验发现了软骨销的滑动速度和往返运动的长度对摩擦因数的影响[205]，一般来讲，滑动速度越慢，运动的长度越长，摩擦因数就越小。其实质是软骨再水化的影响，因为两者都影响在每个往返运动周期有多少软骨能够处于不承受载荷的状态。如果滑动速度快或者滑动的长度过短，就意味着一部分软骨一直处于加载状态而没有时间再水化，从而降低了软骨液相的承载，并减小摩擦因数。Katta 等也用软骨对软骨的销盘摩擦试验发现随着施加压力的增加，摩擦因数先是变小；但是当压力增加到一定的程度后(0.5 MPa)，摩擦因数随压力的增大而增大[206]。Lizhang 等用软骨销对金属盘的装置试验模拟了运动及加载条件对关节假体与软骨的摩擦学特性的影响[207]。研究发现，关节假体与软骨的摩擦学特性和软骨对软骨的情况有所不同。虽然滑动速度和往返运动的长度仍有同样影响，但是该影响仅对较低的载荷有效(0.5~2 MPa)。如果仅观察试验刚开始后的一小时，当载荷从 0.5 MPa 增加到 2 MPa，摩擦因数逐渐减小；如果载荷继续增加到 16 MPa，摩擦因数则逐渐增加；当进行到 12 小时后，大于 8 MPa 的载荷对软骨产生了非常严重的破坏，并且产生很大的摩擦因数。

值得注意的是，Pawaskar 等用压头在软骨上滑动的有限元模型模拟了类似于假体材料在软骨上滑动的销盘摩擦试验[208]。该研究把软骨考虑为双相材料，验证了前面提到的两点重要结论：接触区域的运动可能会使假体材料和软骨间保持很小的摩擦因数；运动的长度越长，摩擦因数就越小。

2) 软骨的不同成分的影响

如前所述，关节软骨的摩擦学性能主要由它独特的结构和成分决定，所以它成分的变化自然会影响到其擦学性能。例如，因为软骨蛋白聚糖中的葡糖胺多糖释放的负电荷阻碍液相在软骨中的流动，而让软骨的渗流率非常低，所以葡糖胺多糖减少时，软骨的渗流率会升高而使液相的承载比降低，从而导致摩擦因数的增大[209,210]。另外，决定软骨的液相承载比的一个重要参数是软骨的拉伸刚度和压缩刚度的差异，拉伸刚度比压缩刚度大得越多，液相承载比就越大[211]。因为软骨的拉伸刚度主要由胶原蛋白提供，所以当胶原蛋白纤维遭到破坏后，软骨的拉伸刚度就会变小，它的液相承载比就相应降低，而摩擦因数自然增高[205]。

3) 假体材料的影响

因为半置换假体可以用不同的材料，所以研究假体材料对假体与软骨的摩擦学的影响同样至关重要。Oka 等用一个止推轴承定位装置对比了 3 种材料(聚乙烯醇水凝胶，UHMWPE 和陶瓷)与软骨相互作用时的摩擦因数[212]。结果显示，聚乙烯醇水凝胶最低，UHMWPE 次之，陶瓷最高。Patel 和 Spector 的研究显示，与软骨相互作用时，陶瓷(氧化锆)比钴铬合金的摩擦因数低[213]。Chan 等对比了陶瓷(氧化铝)、钴铬合金、不锈钢和 UHMWPE 4 种材料和软骨相互作用时的摩擦因数。UHMWPE 最低,陶瓷最高[214],而不锈钢和钴铬合金则在中间。基于上述研究,基本可以得出软的、顺从性好的假体材料(例如聚乙烯醇水凝胶和 UHMWPE)和软骨作用时的摩擦因数更小的结论。

2. 润滑

一般认为,软骨的润滑以双相润滑为主,边界润滑作为补充。双相润滑是基于关节软骨的双相力学模型提出的。双相润滑理论认为,当关节软骨在受载并和接触表面有相对运动的条件下,它的液相能够承受载荷。随着时间的增加,软骨中的液体逐渐渗出,液相承受的载荷就相应变少,而更多地载荷被软骨的固相所承担。因为摩擦力仅与软骨固相承担的载荷成正比,所以随时间的增加,摩擦力及摩擦因数逐渐增大,直到软骨中的液体全部渗出而达到平衡状态。双相润滑理论由 Forster 和 Fisher 最早提出,前面提到的他们的试验很好地描述了上述现象[204]。

当软骨固相承载时,软骨表面的一些物质发挥着避免固相直接接触从而减小摩擦因数的作用,这种作用在液体全部渗出而由固相承受全部载荷时尤为重要。这时软骨的润滑状态是边界润滑。这些物质可能主要是关节液本身以及关节液中的其他成分,例如润滑素(lubricin)[215,216](蛋白聚糖 4,是在人体内由 PRG4 基因编码的蛋白多糖),透明质酸(hyaluronic acid)[205,217]和磷脂(phospholipids)[218,219]。除了关节液里的这些成分,软骨的蛋白聚糖里的一种成分,硫酸软骨素(chondroitin sulphate)[220,221],也可能有效地起到边界润滑的作用。这个领域的研究目前仍然非常活跃。一个原因是学术界对边界润滑剂的成分和作用还有争议;另一个主要原因是有效的边界润滑不但能减小摩擦因数,还可能会对软骨表面有保护作用[216],并通过防止软骨细胞的死亡而起到防治骨关节炎的作用[222]。

在过去的半个多世纪中,学者们提出过很多关于软骨的润滑的理论。流体薄膜润滑理论是其中的一种。因为该理论在工业润滑界非常成功,加上关节滑液有一定的黏度,在一定程度上很像流体薄膜润滑理论中的润滑油,所以流体薄膜润滑一直被认为是软骨的一种润滑模式。但是现在一些学者更倾向于相信软骨中流体薄膜润滑不占主导地位[223]。从理论上讲,流体薄膜润滑的存在既可以通过直接测量润滑油膜的存在和厚度,也可以通过分析摩擦因数和载荷、速度和黏度的关系来验证。但是到目前为止,还没有有关直接测试到软骨的流体润滑薄膜的研究发表。另外,也没有研究证明流体薄膜润滑理论预测的摩擦因数和试验测得的完全一致。与此相反,在一项研究中,Gleghorn 和 Bonassar 发现摩擦因数和 Hersey 数(由载荷、速度和黏度决定)的关系不支持流体润滑薄膜的存在[71]。另外,一项最近的研究发现[224],虽然在一定的条件下,流体动压润滑发挥着更重要的作用,但是即使在很大的 Hersey 数条件下(轻载、高速和高黏度),也没有发现一个单独并且明显的流体动压润滑模式。所以,软骨的润滑为多种模式共存(流体薄膜润滑、双相润滑、混合润滑和边界润滑），似乎更为合理。

3. 磨损

在一定条件下，软骨在与其他材料（例如关节假体）摩擦时也会磨损；并且软骨磨损的因素除了力学因素，还可能会有生物化学的因素。但是，由于关节软骨的独特结构（参见 4.6.1 节），再加上磨损本身就是基于经验和试验的研究，所以到目前为止似乎还没有统一的标准和方法来衡量软骨的磨损。学者们根据自己知识背景和研究目的运用不同的方法研究软骨的磨损。例如，Lipshitz 和他的同事在 20 世纪 70—80 年代通过一系列实验研究了当软骨和钢板相互作用时，载荷、接触面积、相对运动和钢表面形貌对软骨磨损的影响[225,226]。该研究通过生物化学的方法量化羟脯氨酸和氨基己醣（两者分别是胶原蛋白和蛋白聚糖中的一种成分）在润滑液（缓冲生理盐水）的含量。对比摩擦实验前后软骨的厚度变化也用来定量地估计软骨的磨损。前面提到的 Patel 和 Spector 的研究就用这种方法对比了软骨和氧化锆及钴铬合金摩擦时的线性磨损量[213]。此外，摩擦学中常用的表面形貌分析技术，例如扫描电子显微镜、透射电子显微镜和原子力显微镜，也都用来辅助地或定量地分析软骨的磨损。例如，Forster、Fisher[227] 和 Krishnan 等[228] 分别用扫描电子显微镜、透射电子显微镜和原子力显微镜测量了平均粗糙度以量化磨损。

其他可以定量分析软骨磨损的技术包括医学影像技术（例如高分辨率微磁共振扫描仪）和最新的颗粒分析仪（beckman coulter multisizer 4，Brea，CA）。理论上讲，既然高分辨率微磁共振扫描仪能够定性地评估关节软骨的微观结构[229]，那么就可以通过对比摩擦前和摩擦后的影像定性地估计软骨的磨损。虽然这些技术很有潜力，但是由于分辨率和价格的原因，它们在这个领域的应用仍还处于发展阶段[230]。另外值得注意的是，如果软骨样品的摩擦试验不长于 24 h，最新的颗粒分析仪可以定量地分辨出非常小的磨损颗粒数目和体积[231]。相信不久的将来，这些新技术都会应用于测量关节软骨的各种条件下的磨损。

现有研究已经发现的关于软骨磨损的结论有：软骨的磨损率随着时间逐渐减小，到最后它是一个不随时间改变的常数，这个常数的大小和施加的压力及假体表面形貌有关[225]；软骨的磨损率随着施加的压力和相对滑动速度的增加而增大[225]；与不锈钢相互作用时，软骨的磨损量是和 UHMWPE 相互作用时的 2～3 倍[232]；Lizhang 等的研究除了验证了上述的压力、滑动速度和时间的影响外[207]，还发现软骨的磨损和摩擦与软骨样品往返滑动的距离有关。

4.6.3 半髋置换假体与软骨间的摩擦学分析

4.6.2 节的研究都是基于简单试验装置的，这些研究虽然提供了大量有价值的关于关节假体与软骨间的摩擦、润滑和磨损的基础知识，但是这类试验装置不宜考虑置换假体和软骨的真实几何形状及生理学的运动和受载条件的影响。本节将阐述半髋置换假体与软骨间的摩擦学问题,而下节将会简介人工膝关节假体与髌骨软骨间的摩擦学问题。

因为使用动物或人的整个关节做试验不易实现,所以,和基于简单试验装置的研究相比,这类试验非常有限。Tsukamoto 等用钟摆摩擦模拟机测试了单动及双动半髋置换和人髋臼作用时的摩擦性能[233]。单动半髋置换假体的摩擦因数随载荷增加而减小,和基于简单实验装置的结论一致。载荷较轻时(100 N),双动半髋置换的两个轴承间均有相对运动;但是当载荷大于 200 N 时,运动主要发生在假肢和髋臼软骨之间。Muller 等用 HEPFlEx 髋关节模拟机测试了陶瓷头和金属头分别和猪髋臼及人髋臼作用时的摩擦性能[234]。结果发现,同一种关节头和猪髋臼、人髋臼作用时的摩擦因数非常接近;陶瓷关节头的摩擦因数比金属头的稍低,与Patel 和 Spector 的基于简单试验装置的研究[213]结论一致。Lizhang 等用钟摆摩擦模拟机研究了关节头和髋臼间的径向间隙对半髋置换假体与软骨间摩擦因数的影响[235]。与基于简单试验装置的研究结论一致,随着时间的增加,摩擦因数逐渐增加。但是径向间隙的影响却与全置换髋关节截然不同:径向间隙大的关节头产生的摩擦因数反而小。这很可能是由于径向间隙大的关节头和髋臼间的接触面积小,从而会更有利于关节软骨再水化的原因。对于这类从试验上不太容易实现的研究,数学建模方法的优势似乎更加明显。Pawaskar 等建立了半髋置换的有限元模型,该模型把软骨考虑为双相材料,研究了实施半髋置换后的髋关节的液相承载比[236]。对于日常生活中的 9 种动作,半髋置换后的髋关节的液相承载比都相当高(每个动作的平均液相承载比都在 90% 左右)。

值得注意的是,到目前为止,不但半髋置换假体与软骨间的摩擦学研究有限,甚至关于全髋关节的摩擦学研究都非常有限。当前的研究无论是实验还是计算模型研究都仍以静态接触力学为主,所以这个领域还有很大的发展空间。

4.6.4　人工膝关节假体与髌骨软骨间的接触和摩擦学分析

目前似乎还没有人工膝关节假体与髌骨软骨间的摩擦学方面的报道。其主要原因有二:一是因为膝关节比髋关节复杂得多,使用动物或人的整个关节做摩擦学试验更不易实现;二是因为现在对于在膝关节置换时是否也进行髌骨置换尚无定论。所以,现有研究以测试两者间的静态接触为主。一些研究的主要关注点仍是对比不置换髌骨和置换髌骨这两种方法对髌股关节的接触压力的影响。数项研究均表明:与不置换髌骨相比,置换髌骨后髌股关节的接触压力显著增高而接触面积显著减小[237-239]。此外,股骨假体的设计及髌骨的形貌对髌股关节接触力学的影响是另一个研究重点。不同的股骨假体设计[240-242]及不同的髌骨形貌[241]都会造成不同的髌股关节接触压力。

在膝关节假体与髌骨软骨间的摩擦学研究极其缺少的情况下,参考全膝关节及人工膝关节假体与其他部位的软骨间的摩擦学研究也许能提供帮助。McCann等用钟摆摩擦模拟机研究了牛的全膝关节及半月板切除后的膝关节的摩擦性能[230]。研究发现,载荷和时间对全关节和半月板切除的膝关节的摩擦因数都有影响(随载荷和时间的增加,摩擦因数增加);半月板切除的关节的摩擦因数比全关节的摩擦因数显著增加;在载荷较重时,半月板切除的关节股骨软骨有明显磨损而全关节则没有。McCann等还用同样的摩擦模拟机研究了另一种半膝置换设计——仅置换胫骨软骨而保留股骨软骨[243]。该研究对比了3种胫骨假体(代表和股骨软骨作用时不同的一致性)和股骨软骨间的摩擦学性能。结果显示,随着胫骨假体和股骨软骨间的一致性降低,接触压力、摩擦因数和软骨的磨损都增加。研究还发现,接触压力和摩擦剪应力都与软骨的磨损相关,这在一定程度上可说明前面提到的膝关节假体与髌骨软骨间接触压力的研究的重要性。

4.7　磨粒的生物学反应

生物摩擦学的研究不仅应该考虑人工植入物的摩擦、磨损、润滑,还必须考虑由于磨损微粒所造成的生物反应。由于机械的磨损所导致的假体失效只可能占很小比例。大多数的临床失效是由于磨削微粒的产生、释放而导致不良的生物反应,最后导致骨溶,假体松动。

4.7.1　假体无菌性松动与人工髋关节的生物学磨损寿命

人工髋关节置换术在临床的成功应用,为治疗晚期严重关节疾病如骨关节炎、类风湿关节炎、老年人髋部骨折、股骨头坏死,重建关节,缓解或解除疼痛,改善关节的功能提供了极大可能,使患者重返正常的生活方式,显著地提高了众多骨关节疾病患者的生活质量。目前人工髋关节寿命还不能满足临床的需要,特别是年轻患者的需要。人工髋关节失败主要原因有二:一是由于手术过程中移植物与骨的固定不理想导致的机械性松动;二是无菌松动(aseptic loosening)。据报道,71%的骨水泥固定的髋关节的失败是由于无菌性松动[244]。最近的一篇报道表明松动依然是高交联聚乙烯髋关节假体失败的主要原因[245]。无菌性松动,顾名思义,是一种假体周围无菌性的骨溶解过程导致的松动。一般通过在X光片上出现影像变化来诊断假体周围是否发生骨溶解。无菌关节松动的主要原因有两个方面:机械的和生物学的[246]。手术过程中假体安放位置不良和不良的固定导致的微动和关节滑液压都会导致机械性松动[247,248]。近年来,人们越来越认识到,人工假体长期磨损或离解产生的颗粒所诱导的生物学反应是导致无菌性松动的最重要原因。植入材料的磨损微粒碎屑所诱导的细胞活化反应、细胞因子释放及其酶类激活等生物反应被认为与全髋关节成形术中假体周围骨溶解和无菌性松动有很大关系[12,249,250]。

4.7.2　植入物磨粒及组织学反应

除了上面讨论的线性和体积磨损,对于不同类型 UHMWPE 形貌学相关的磨损微粒被大量研究。从失效全髋关节中取出的组织中隔离出的 UHMWPE 微粒被大量研究。研究显示,磨损微粒有长度达到 250 μm 的薄片微粒、小纤维、碎片和直径在 0.1～0.5 μm[251-254]之间的亚微米球形微粒。相应在体内分布的磨损微粒集中在 0.1～0.5 μm 之间,但是更大尺寸的磨损微粒在组织中的磨粒总体积中却占有高的比例。采用频率分布作为尺寸的函数进行的磨损颗粒研究不足以区分在不同条件下[251,255,256]所生成的磨损颗粒。以尺寸作为质量分布的函数的研究表明可以对样本进行区分。对于在髋关节模拟机实验中所得的 UHMWPE 体外磨损颗粒的研究显示,与组织隔离中所得磨损颗粒相比,体外实验中有很大比重的颗粒尺寸在 0.1～1 μm 之间[107,257]。这可能意味着在体内较小的磨损颗粒被更广泛地从假体植入位置传播开来。近期,颗粒成像技术的发展表明在体外模拟中存在纳米级的聚乙烯颗粒。这些微米级的颗粒占据的磨损颗粒数目最多,但是它们占据的总体积比例却非常小[258]。此外,交联超高分子量聚乙烯的磨损颗粒通常更细小,可能具有更高的生物活性,因此与传统聚乙烯相比,交联超高分子量聚乙烯的总体生物功能只提高 3～4 倍[56]。

在相互摩擦时产生的金属磨损微粒尺寸维持在纳米范围内,在 20～100 nm 之间,磨粒基本为匀称的椭圆形[259]。对这些纳米尺度的金属微粒的细胞反应研究表明,它们与 UHMWPE 微粒[260]相比造成骨溶解的可能性很低,但是它们在相对较低的体积浓度下[261]就对细胞具有毒性,并且学者们也关心这些金属微粒对病人可能造成的长期效应,因为其尺度小,这些微粒将会从植入假体部位向周围散播[252,262]。

研究表明在体内产生的陶瓷磨损微粒呈现双峰分布[263]。在纳米尺寸范围(10～20 nm)内的微粒是主要的,而大些的微粒尺寸在 0.1～10 μm 范围内[263]。髋关节模拟机上测试研究表明,在标准磨损条件下,仅产生了纳米尺寸的陶瓷磨粒。而在模拟机中引入微分离时,也会产生大尺寸的陶瓷磨粒[52]。因此,对陶瓷对陶瓷髋关节假体微分离不仅在临床上产生了磨损,而且也形成了临床相关的微粒形态学。对在微分离条件下产生的陶瓷磨损微粒进行的生物反应研究显示,磨损微粒能够通过巨噬细胞诱发溶骨细胞因子的释放,但是在不发生极其严重的磨损情况下,在临床上不会引起骨溶解[264]。而且,陶瓷微粒与金属微粒相比具有生物惰性,陶瓷磨损颗粒的生物学活性相对比较低,因此可大大降低引起的关节周围软组织的生物反应[56]，它们基本不会造成细胞中毒[261]。

研究对磨屑的生物反应与研究承载表面摩擦学同样重要。表 4.15 总结了不同的髋关节植入物承载面对不同尺寸颗粒的生物反应[12]。

表 4.15　不同承载表面的髋关节假体的磨粒尺寸及生物反应[12]

承 载 表 面	磨粒及磨粒直径/μm	生 物 反 应
UHMWPE-金属/陶瓷	UHMWPE，0.01～1	巨噬细胞/破骨细胞/骨质溶解
金属-金属	金属离子，0.02～0.1	低骨质溶解、细胞毒性
陶瓷-陶瓷	陶瓷，0.01～0.02（标准操作条件下）	生物惰性，低细胞毒性
	陶瓷，0.1～10（微分离条件下）	巨噬细胞/破骨细胞/骨质溶解

4.7.3　假体无菌性松动的影响因素及应对措施

无菌性松动的影响因素有很多，基本可以总结为以下 3 个方面：第一方面是病人的影响，包括手术前病症、基因、活动能力、体重等；第二方面是手术过程的影响，包括骨水泥技术、医生手术经验、假体的安放位置等；第三方面是植入假体的影响，包括假体的设计、摩擦副材料、假体的品牌等[265]。

目前，治疗假体松动的最有效方式就是翻修手术，但是这种手术会给病人带来极大的痛苦，因此如何防止无菌性松动的产生是研究的重点。目前的大部分研究都从假体这个影响因素着手。针对磨损颗粒引起的松动，关键在于减少假体中磨损颗粒的产生及降低其诱导的溶骨反应。目前关于解决和预防磨屑导致的骨溶解的研究主要集中在以下两个方面。

（1）从摩擦学和材料学角度减少磨损颗粒的产生。目前的研究主要有两种途径，第一种途径是选择更匹配的摩擦副，如陶瓷对陶瓷[266]、金属对金属[267]和陶瓷对金属[57]等来降低人工关节的磨损；第二种途径是通过改进超高分子量聚乙烯的理化性质提高其抗氧化性和抗磨损性能。目前维生素 E-聚乙烯（vitamin E-stabilised UHMWPE）依靠其卓越的抗氧化性、耐磨损性和良好的机械性能已经被广泛应用在各种假体中，以提高关节假体的长久寿命[268]。但是，这种材料的磨损颗粒的生物学反应机制还不清楚，并且植入假体长期的临床效果还需要进一步的临床实验数据的支持。

（2）从生物学角度，利用药物来预防和治疗关节假体周围骨溶解。普遍认为某些药物能提高骨密度，防治骨质疏松，能破坏或抑制破骨细胞的骨吸收，减少破骨细胞数目。近几年来，对 TNF-α 拮抗剂、RANKL 拮抗剂、二磷酸盐、雌激素和红霉素(EM)等药物防治人工关节无菌性松动进行了较多的研究[269-271]。其中,红霉素(EM)在体外和体内的骨溶解模型中都表现出了抑制磨损颗粒引起骨溶解的作用。最近的临床实验研究表明,患有假体松动的病人口服红霉素后,有效地降低了假体周围组织的炎症反应,并且降低了血清中 TNF - α 和 IL - 1β 的浓度[270]。

4.8　人工关节摩擦学的临床前测试

进行人工关节的临床前测试是为了通过实验室的短期实验达到预测假体的长期临床效果的目的,以避免或减少由于产品设计不足导致的制作修改、产品召回及临床失效及过早的临床翻修。临床前测试一方面降低了设计成本及翻修费用,一方面保证假体的安全性,减轻了病人的痛苦,也同时为国家骨科数据库提供数据来源,由此推动人工关节的创新性研发。

4.8.1　概述

目前,约 90% 的人工关节可正常使用 10～15 年,但作为一种广泛应用的治疗手段,临床上仍存在诸多问题,如磨损产生的磨屑可导致骨质溶解,金属对金属关节的离子释放引起的过敏及假性肿瘤,陶瓷对陶瓷关节的润滑失效及异响,关节与骨界面间的应力屏蔽以及人工关节长期使用后产生的无菌松动等。这些临床上出现的关节失效多因关节滑动面的摩擦磨损产生。因此人工关节的磨损研究是临床前测试的最重要的内容之一。

随着社会的发展和生活水平的提高,一方面人类的寿命明显延长,另一方面,40～50 岁的年轻患者数量增加,15 年的假体使用寿命已经不能满足患者的要求。研究证明,随着植入时间的增长,人工关节的翻修概率逐年增加,以全膝关节置换为例,术后 8 年、12 年、15 年、18 年的人工关节失效概率分别为 1.09%、2.98%、3.18%、5.29%[272]。因此,针对假体的新设计、新材料成了人工关节发展的热点,于是,发展完善临床前测试就显得尤为重要。

对于监管部门,颁布合理的行业标准、提供便捷而有效的测试指南、建立科学的评估体系是履行评审职责的重要方式;对于厂家,临床前测试是人工关节上市的关键步骤,各种临床前测试不但是产品安全的必要保障,而且是获得注册权限的有效手段;而对于病患,临床前测试降低了产品失效的风险,避免翻修带来的二次痛苦。综上所述,对临床前测试的完善无论是进行学术研究,还是临床实践;无论是对产业界,还是对国家检测部门及监管机构,都意义非凡。

本节将通过总结与回顾现有的人工关节临床前测试手段与方法,指出其存在的问题,并对临床前测试的发展趋势进行讨论与分析。

4.8.2 人工关节临床前测试

1. 临床前测试标准

为了规范市场环境,保证产品质量,美国材料实验协会与国际标准化组织陆续制定了一系列行业标准,从材料、设计、评价方法与手段等方面实现对人工关节的测试。1989 年,国际标准化组织首先提出了 TR 9325/9326:骨科关节假体[273],内容包括髋关节模拟机指南以及髋关节假体承载面形态变化实验室评估指南。1996 年,美国材料试验协会发布了在模拟机设备上评估髋关节假体磨损重量的标准指南。从 2000 年开始,国际标准化组织相继推出分别针对髋、膝与脊柱关节的相关标准 ISO:14242[274]、ISO:14243[275] 与 ISO:18192[276]。其中,关于髋关节的测试标准主要采用前两部分,即第一部分的磨损试验机的载荷和位移参数及相应的试验环境条件及第二部分测量方法。由于第三部分适用于一种轨道式的髋关节模拟机,目前应用相对较少。而关于膝关节测试的三部分,即第一部分力控制下磨损试验机的载荷和位移参数及相应的试验环境条件;第二部分的测量方法;第三部分为位移控制下磨损试验机的载荷和位移参数及相应的试验环境条件,均应用得比较广泛。

虽然,ISO 已经成为大多数磨损试验的操作指南,但其仍存在一定局限性。有研究发现,某些条件下,ISO 实验条件下预测的磨损位置与磨损体积,与实际的取出物分析仍存在差距。有些学者认为这或许是因为 ISO 中规定的输入曲线与实际步态数据的差异造成的。Ngai 等分别对比了运动捕捉系统获得的步态数据与力控制下膝关节模拟机输出的运动数据[277],试验结果显示,除膝关节屈伸角度趋势一致之外,股骨前后位移以及胫骨内旋外旋角度在趋势与范围上都存在较大差异。Ngai 等认为,相对于模拟机,受软组织约束的人工膝关节具有更广的运动范围,正因如此,临床的磨损体积才高于实验室预测的磨损体积。ISO 的局限性还体现在测量方法上,比如,重量分析法易受到温度、湿度等外界环境的影响,而体积分析法又因其复杂的操作性在应用上受到限制。国际标准是不完美的,随着问题的发现、问题的解决,将会不断被更新。

我国标准的建立明显滞后于国际。目前,我国主要按 ISO 标准检测。人工髋关节磨损测试标准已转化并将实施,但到目前为止,有关人工髋关节的磨损试验仍是推荐性标准。完成与标准对应的磨损试验需要专门的设备,近两三年,这种用于磨损测试的关节模拟机才被大量引入国内,但持有的研究机构有限。据不完全统计,其中北京医疗器械质量监督检测中心、天津医疗器械质量监督检测中心、西安交通大学及中国矿业大学同时具备针对膝、髋及脊柱的人工关节模拟机,北京航空航天大学具有膝关节模拟机。虽然,我国的人工关节发展仍与发达国家存在差距,但通过发布相关标准、跟进测试设备,完善测试条件,以及国家审评中心、检测中心、学术界、企业与行业协会的协同合作,我国的临床前测试与评审系统必然会向科学的、系统的方向发展。

2. 摩擦磨损试验

通过关节置换术,人工关节被引入到复杂的人体环境中。除了人工关节本身的设计、材料、加工过程之外,关节寿命还受到其他重要的因素的影响。在植入阶段,植入位置的选择、手术精度的控制、医生的经验都跟假体的长期临床效果息息相关。假体植入后,由于患者生活习惯不同,身体状况不同,假体承受的力与运动范围也不尽相同。而这种自然组织与人工关节相互作用的体内环境在体外是难以完全复制的,只能通过近似的力/运动曲线与模拟的润滑环境实现对真实环境的简化。髋关节和膝关节的磨损已在 4.2 节和 4.3 节中有详细讨论,本节将考虑关节磨损测试的一些基本问题。

最初的磨损试验主要通过销盘试验完成,加载方式与运动形式单一,也未添加润滑环境。随着科技的发展,人工关节磨损实验的控制条件越发接近自然关节,关节模拟机应运而生。美国材料试验协会 WK451[278] 磨损模拟中这样定义髋关节模拟机:"髋关节磨损模拟机是这样一台设备,就是在合适的试验条件下,以和临床患者体内假体所经历的实质等效的磨损方式,进行体外模拟假体的磨损。为了实现这一切,髋关节磨损模拟机将施加运动和载荷控制及润滑条件,来创建与体内相当的,但不一定相同的摩擦学环境"。可见,一台合格的模拟机应该能够实现对运动及载荷的控制,并可建立一定的润滑环境,从而建立与体内相当的摩擦学环境。而欲达到"体内相当",就必须了解关节内在的摩擦磨损机理。通常,对机理的深入研究能够促进模拟机的设计,而模拟机的新设计又进一步推进对机理的揭示。

目前,市场上主要的关节模拟机厂家包括 Prosim、AMTI 以及 MTS 等,早前的主流模拟机还包括 Instron,但其已逐渐淡出模拟机市场。现阶段的模拟机都以满足对应关节的国际标准为基本要求,在此基础上进一步实现控制曲线的多样化,同时完成对相应的力、力矩及位移的跟踪与测量。如图 4.13 所示,以 Prosim 的多站台膝关节模拟机为例,机器包括 6 个自由度,其中 4 个为可控自由度(轴向载荷、股骨屈伸角度、前后力/位移、胫骨内旋外旋角度),控制方式可选择力控制或位移控制;机器可输出多种参数,包括各个自由度的位移,各站台实际的力与力矩等;机器能够模拟体内的润滑环境,如可采用小牛血清等作为润滑液,并维持样本周围液体温度恒定在 37℃;机器还能够同时实现 15 个不同步态的组合,这为更进一步模拟日常生活方式提供了可能。

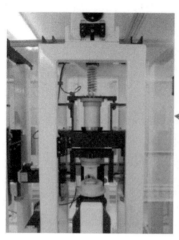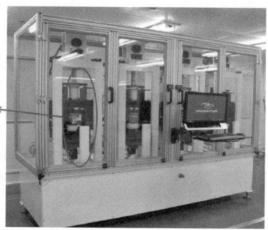

图 4.13　Prosim 多站台膝关节模拟机

模拟机的出现增加了临床前准确预测磨损的可能性,如何利用模拟机进行磨损试验,成为研究人员反复探究的问题。在磨损试验过程中,载荷与运动的控制曲线、润滑液的组成以及安装方式都会影响关节的磨损率。研究人员既希望尽可能地简化实验条件,又希望达到与临床相似的磨损效果。为了研究各试验参数与磨损率之间的关系,学者们进行了许多控制变量的磨损实验。

必须指出的是,按照国际标准的标准条件下的测试还存在很多问题。比如,日常生活由多种运动组成,其中坐姿约占日常生活的 44.3%,站立约占 24.5%,行走约占 10.2%,躺卧、上下楼梯分别占到 5.8%、0.4%[279],但 ISO 标准中并未体现这种步态的多样性。比如,ISO 标准中规定磨损试验的循环次数为 500 万次,即使用 100 万个循环当作正常人一年的行走量,也远远达不到实际的临床使用的时间,尤其随着生活节奏的加快,人们一年的行走量可增加至 200 万步~500 万步;比如,髋关节置换术的临床研究发现,微分离量对于金属对金属、陶瓷对陶瓷关节寿命的影响十分显著,但现有的 ISO 标准没有针对微分离量做出规定。试验证实[280,281],微分离条件下的金属对金属髋关节,55°倾斜角的磨损率可达到 45°标准倾斜角度的 20 倍,而陶瓷对陶瓷髋关节假体中,微分离量增加,磨损增加,但同等倾斜角度的变化不会引起磨损量的大量增加。除以上因素,成本也是磨损试验需要考虑的问题,以模拟人工关节 40 年的磨损量为例,试验时间至少需要 3~7 年,试验费用投入也难以承受。因此,如何在保证模拟精度的前提下减少试验时间,降低试验费用,是人工关节磨损试验的完善方向之一。

4.8.3　人工关节临床前测试的发展趋势

随着社会的发展,患者对假体功能与寿命的需求进一步提高,人工关节的临床前测试也应随之需要囊括更多的考虑因素。那么,人工关节临床前测试系统应该向哪些方向发展呢?

1. 组成上趋向于系统化

人工关节临床前测试不应该只局限于假体本身,还应该涵盖患者的个性化信息,并能够为临床医生提供手术方案指导。一个系统的临床前测试,应考虑到患者的特殊解剖学结构,区分不同人群的日常生活习惯,能够为医生直观展示不同的手术方案、手术精度对关节磨损的影响。从科学研究的角度,临床前测试应该从单纯的摩擦学测试,发展到摩擦学、力学、材料与结构的耦合,其中结构又涉及界面的固定与界面的滑动。

根据复杂程度的不同,一个全面的临床前测试应当包括:

(1) 基本测试:材料本身的测试及生物相容性测试。

(2) 承载测试:既包括假体本身的承载测试,也包括假体与骨固定界面的承载测试。其中固定界面的承载既取决于假体的承载能力也取决于骨骼的承载能力,比如骨是否会受到应力的影响发生应力遮挡,是否会随着年龄的增长发生骨质疏松等。

(3) 摩擦磨损测试:关节在实现其功能的过程中,运动是复杂的,摩擦磨损的成因既与假体本身相关,也与患者的习惯相关,更受到医生水平的影响,因此该部分测试是所有测试中最困难的部分。

(4) 骨随时间发生的变化,如磨屑诱导及应力屏蔽带来的骨溶解、年龄增长给骨质带来的变化等。

2. 方法上趋向于多样化

人工关节临床前测试不应该单纯依靠试验,而应该一定程度地引入计算机模拟,从而降低试验成本,减少试验时间。

以探索手术安装位置对运动范围的影响为例,目前主要应用的软件包括多体动力学软件 ADAMS,骨肌模型软件 LifeMOD/KneeSIM,以及有限元软件 ABAQUS。比如,Wang 等就利用验证的膝关节多体动力学模型[282],比较了不同过伸角度对股骨内外髁前后位移、内旋外旋角度等运动参数的影响,从而给出了胫骨后倾角度是手术成败的敏感参数的结论,这对临床医生可谓是一种指导和建议。同样,Fitzpatrick 等、Innocenti 等分别利用有限元模型和骨肌模型对比了如人工关节类型、手术操作精度等因素对关节间力、扭矩、接触面积等的影响[283,284]。同时考虑关节的生物力学和摩擦学是今后发展的一个重点。这需要在人体的骨肌系统中考虑内植入物,尤其是关节表面的摩擦学。Chen 利用骨肌模型软件 Anybody 考虑了人工膝关节植入后对关节力的影响[285],这为今后研究假体、手术和病人因素及相互影响提供了一个平台。

磨损试验的成本高昂,如果能够实现利用计算机模型计算磨损位置与磨损体积,那么实验成本将大大降低。为了更合理地预测磨损,在 Archard 磨损理论的基础上,考虑交变剪切和蠕变的磨损模型获得了与试验相似的磨损结果[16,49]。

当然,我们需要指出,计算机模型在临床前测试的应用是有条件与限定范围的。比如,计算机模型必须是通过实验验证的有效模型;计算机模型主要应用在参数化研究,例如对于同种材料、不同结构的对比等。

3. 内容上趋向于适用性

国内关节市场的发展不应该依赖于对国际标准的直接转换和照搬,如前面所说,人工关节的寿命与生活习惯息息相关。相对于欧美,亚洲人深蹲、下跪的次数增加。在体格上,亚洲人的自重较小,关节尺寸与欧美人也存在不同程度的差异。因此,人工关节临床前测试应该更具有针对性和适用性。

针对国内关节水平的发展情况,我们需要从以下几方面提高:

(1) 对国际标准有研究,验证标准的科学性及可操作性。

(2) 中国标准的建立与制定。

(3) 如何在群体适用的标准中加入对个体需求的考虑,尤其针对亚洲人的生活习惯。

(4) 标准的内容如何与临床上治疗手段相适应,从而提高预测的准确性,比如针对关节疾病的治疗,有从全关节置换、单侧关节置换,向组织局部修复发展的趋势,磨损试验的流程与控制条件是否能体现不同程度或不同阶段的治疗。

(5) 如何建立一个科学的评估体系和评估方法,针对不同关节、不同设计、不同材料形成一个有效的骨科数据库。

人工关节临床前磨损测试的目的是通过短期试验降低假体在人体内的失效风险,它的测试内容应该以关节特点及摩擦学机理为指导核心,能够预见人工关节在常规环境及恶劣环境的表现,并且随着新材料的出现而有所改进。对新测试方法的研究将为科学评估体系的建立提供支持,针对临床上引进的新治疗方法,例如关节软骨的替代和修复,新测试方法能够给予验证;针对创新产品的研发,新测试方法能够降低成本、缩短上市时间,从而为我国骨科的发展起到积极的作用。

参考文献

[1] Hall R M, Siney P, Unsworth A, et al. The effect of surface topography of retrieved femoral heads on the wear of UHMWPE sockets[J]. Medical Engineering & Physics, 1997, 19(8): 711 - 719.

[2] Affatato S, Bersaglia G, Junqiang Y, et al. The predictive power of surface profile

parameters on the amount of wear measured in vitro on metal-on-polyethylene artificial hip joints[J]. Proceedings of the Institution of Mechanical Engineers, Part H: Journal of Engineering in Medicine, 2006, 220(3): 457 - 464.

[3] http: //en. wikipedia. org/wiki/Heinrich_Rudolf_Hertz.

[4] El-Deen M, García-Fiñana M, Jin Z M. Effect of ultra-high molecular weight polyethylene thickness on contact mechanics in total knee replacement[J]. Proceedings of the Institution of Mechanical Engineers, Part H: Journal of Engineering in Medicine, 2006, 220(7): 733 - 742.

[5] Bachus K N, DeMarco A L, Judd K T, et al. Measuring contact area, force, and pressure for bioengineering applications: using Fuji film and tekScan systems[J]. Medical engineering & physics, 2006, 28(5): 483 - 488.

[6] Jin Z. A general axisymmetric contact mechanics model for layered surfaces, with particular reference to artificial hip joint replacements[J]. Proceedings of the Institution of Mechanical Engineers, Part H: Journal of Engineering in Medicine, 2000, 214(5): 425 - 435.

[7] Liu F, Udofia I J, Jin Z, et al. Comparison of contact mechanics between a total hip replacement and a hip resurfacing with a metal-on-metal articulation[J]. Proceedings of the Institution of Mechanical Engineers, Part C: Journal of Mechanical Engineering Science, 2005, 219(7): 727 - 732.

[8] Udofia I J, Liu F, Jin Z, et al. The initial stability and contact mechanics of a press-fit resurfacing arthroplasty of the hip[J]. Journal of Bone & Joint Surgery British Volume, 2007, 89(4): 549 - 556.

[9] Bartel D L, Burstein A H, Toda M D, et al. The effect of conformity and plastic thickness on contact stresses in metal-backed plastic implants [J] . Journal of Biomechanical Engineering, 1985, 107(3): 193 - 199.

[10] Bartel D L, Rawlinson J J, Burstein A H, et al. Stresses in polyethylene components of contemporary total knee replacements[J]. Clinical Orthopaedics and Related Research, 1995, 317: 76 - 82.

[11] Wimmer M A, Nassutt R, Sprecher C, et al. Investigation on stick phenomena in metal-on-metal hip joints after resting periods[J]. Proceedings of the Institution of Mechanical Engineers, Part H: Journal of Engineering in Medicine, 2006, 220(2): 219 - 227.

[12] Ingham E, Fisher J. The role of macrophages in osteolysis of total joint replacement[J]. Biomaterials, 2005, 26(11): 1271 - 1286.

[13] Hood R W, Wright T M, Burstein A H. Retrieval analysis of total knee prostheses: a method and its application to 48 total condylar prostheses[J]. Journal of Biomedical Materials Research, 1983, 17(5): 829 - 842.

[14] Jin Z, Stone M, Ingham E, et al. (v) Biotribology. Current Orthopaedics. 2006, 20: 32 - 40.

[15] Urban R M, Tomlinson M J, Hall D J, et al. Accumulation in liver and spleen of metal particles generated at nonbearing surfaces in hip arthroplasty[J]. The Journal of Arthroplasty, 2004, 19(8 Suppl 3): 94 - 101.

[16] Liu F, Galvin A, Jin Z, et al. A new formulation for the prediction of polyethylene wear in artificial hip joints[J]. Proceedings of the Institution of Mechanical Engineers, Part H: Journal of Engineering in Medicine, 2011, 225(1): 16 - 24.

[17] Wang A. A unified theory of wear for ultra-high molecular weight polyethylene in multi-directional sliding[J]. Wear, 2001, 248(1 - 2): 38 - 47.

[18] Saari H, Santavirta S, Nordström D, et al. Hyaluronate in total hip replacement[J]. The Journal of rheumatology, 1993, 20(1): 87 - 90.

[19] Delecrin J, Oka M, Takahashi S, et al. Changes in joint fluid after total arthroplasty: a quantitative study on the rabbit knee joint[J]. Clinical Orthopaedics and Related Research, 1994, 307: 240 - 249.

[20] Dowson D, McNie C M, Goldsmith A A J. Direct experimental evidence of lubrication in a metal-on-metal total hip replacement tested in a joint simulator[J]. Proceedings of the Institution of Mechanical Engineers, Part C: Journal of Mechanical Engineering Science, 2000, 214 Part C: 75 - 86.

[21] Brockett C, Williams S, Jin Z M, et al. Friction of total hip replacements with different bearings and loading conditions[J]. Journal of Biomedical Materials Research Part B: Applied Biomaterials, 2007, 81(2): 508 - 515.

[22] Jagatia M, Jin Z M. Elastohydrodynamic lubrication analysis of metal-on-metal hip prostheses under steady state entraining motion[J]. Proceedings of the Institution of Mechanical Engineers, Part H: Journal of Engineering in Medicine, 2001, 215(6): 531 - 541.

[23] Jin Z M, Heng S M, Ng H W. et al. An axisymmetric contact model of ultra high molecular weight polyethylene cups against metallic femoral heads for artificial hip joint replacements[J]. Proceedings of the Institution of Mechanical Engineers, Part H: Journal of Engineering in Medicine, 1999, 213(4): 317 - 327.

[24] Plank G R, Estok Ⅱ D M, Muratoglu O K, et al. Contact stress assessment of conventional and highly crosslinked ultra high molecular weight polyethylene acetabular liners with finite element analysis and pressure sensitive film[J]. Journal of Biomedical Materials Research Part B: Applied Biomaterials, 2007, 80B(1): 1 - 10.

[25] Korhonen R K, Koistinen A P, Konttinen Y T, et al. The effect of geometry and abduction angle on the stresses in cemented UHMWPE acetabular cups-finite element simulations and experimental tests[J]. Biomed Eng Online, 2005, 4(1): 32.

[26] Jin Z M, Dowson D, Fisher J. Contact pressure prediction in total knee joint replacements Part 1: general elasticity solution for elliptical layered contacts[J]. Proceedings of the Institution of Mechanical Engineers, Part H: Journal of Engineering in Medicine, 1995,

209：1－8.

[27] Jin Z M, Stewart T, Auger D D, et al. Contact pressure prediction in total knee joint replacements Part 2：Application to the design of total knee joint replacements[J]. Proceedings of the Institution of Mechanical Engineers, Part H：Journal of Engineering in Medicine, 1995, 209(1)：9－15.

[28] Mak M, Jin Z M. Analysis of contact mechanics in ceramic-on-ceramic hip joint replacements[J]. Proceedings of the Institution of Mechanical Engineers, Part H：Journal of Engineering in Medicine, 2002, 216(4)：231－236.

[29] Besong A A, Lee R, Farrar R, et al. Contact mechanics of a novel metal-on-metal total hip replacement[J]. Proceedings of the Institution of Mechanical Engineers, Part H：Journal of Engineering in Medicine, 2001, 215(6)：543－548.

[30] Liu F, Jin Z M, Grigoris P, et al. Contact mechanics of metal-on-metal hip implants employing a metallic cup with a UHMWPE backing[J]. Proceedings of the Institution of Mechanical Engineers, Part H：Journal of Engineering in Medicine, 2003, 217(3)：207－213.

[31] Yew A, Jagatia M, Ensaff H, et al. Analysis of contact mechanics in McKee-Farrar metal-on-metal hip implants[J]. Proceedings of the institution of mechanical engineers, Part H：Journal of Engineering in Medicine, 2003, 217(5)：333－340.

[32] Stewart T, Jin Z M, Shaw D, et al. Experimental and theoretical study of the contact mechanics of five total knee joint replacements[J]. Proceedings of the Institution of Mechanical Engineers, Part H：Journal of Engineering in Medicine, 1995, 209(4)：225－231.

[33] Hamrock B J, Dowson D. Elastohydrodynamic lubrication of elliptical contacts for materials of low elastic modulus I — fully flooded conjunction[J]. Journal of Tribology, 1978, 100：236－245.

[34] Jin Z M, Dowson D, Fisher J. Analysis of fluid film lubrication in artificial hip joint replacements with surfaces of high elastic modulus[J]. Proceedings of the Institution of Mechanical Engineers, Part H：Journal of Engineering in Medicine, 1997, 211(3)：247－256.

[35] Su Y, Yang P, Fu Z, et al. Time-dependent elastohydrodynamic lubrication analysis of total knee replacement under walking conditions[J]. Computer Methods in Biomechanics and Biomedical Engineering, 2011, 14(6)：539－548.

[36] Maxian T A, Brown T D, Pedersen D R, et al. 3-Dimensional sliding/contact computational simulation of total hip wear[J]. Clinical Orthopaedics and Related Research, 1996, 333：41－50.

[37] Maxian T A, Brown T D, Pedersen D R, et al. Finite element analysis of acetabular wear：validation, and backing and fixation effects[J]. Clinical Orthopaedics and Related Research, 1997, 344：111－117.

[38] Harun M, Wang F C, Jin Z M, et al. Development of computational wear simulation of

metal-on-metal hip joint replacement［R］. San Diego: Transactions of Orthopaedic Research Society, 2007.

［39］ Kang L, Fisher J, Jin Z. Long term wear modelling of metal on metal hip resurfacing prosthesis: effect of clearance［J］. Transactions of the Orthopaedic Research Society, 2006, 31: 0501.

［40］ Petrella A J, Armstrong J R, Laz P J, et al. A novel cross-shear metric for application in computer simulation of ultra-high molecular weight polyethylene wear［J］. Computer Methods in Biomechanics and Biomedical Engineering, 2012, 15: 1223 - 1232.

［41］ Strickland M A, Dressler M R, Taylor M. Predicting implant UHMWPE wear in-silico: A robust, adaptable computational — numerical framework for future theoretical models ［J］. Wear, 2012, 274 - 275: 100 - 108.

［42］ Kang L, Galvin A L, Brown T D, et al. Quantification of the effect of cross-shear on the wear of conventional and highly cross-linked UHMWPE［J］. Journal of Biomechanics, 2008, 41(2): 340 - 346.

［43］ Kang L, Galvin A L, Fisher J, et al. Enhanced computational prediction of polyethylene wear in hip joints by incorporating cross-shear and contact pressure in additional to load and sliding distance: effect of head diameter［J］. Journal of Biomechanics, 2009, 42(7): 912 - 918.

［44］ Fregly B J, Sawyer W G, Harman M K, et al. Computational wear prediction of a total knee replacement from in vivo kinematics［J］. Journal of Biomechanics, 2005, 38 (2): 305 - 314.

［45］ Laz P J, Pal S, Halloran J P, et al. Probabilistic finite element prediction of knee wear simulator mechanics［J］. Journal of Biomechanics, 2006, 39(12): 2303 - 2310.

［46］ Knight L A, Pal S, Coleman J C, et al. Comparison of long-term numerical and experimental total knee replacement wear during simulated gait loading［J］. Journal of Biomechanics, 2007, 40(7): 1550 - 1558.

［47］ Hamilton M, Sucec M C, Fregly B J, et al. Quantifying multidirectional sliding motions in total knee replacements［J］. Journal of Tribology, 2005, 127(2): 280 - 286.

［48］ Liu F, Fisher J, Jin Z. Computational modelling of polyethylene wear and creep in total hip joint replacements: effect of the bearing clearance and diameter［J］. Proceedings of the Institution of Mechanical Engineers, Part J: Journal of Engineering Tribology, 2012, 226(6): 552 - 563.

［49］ Abdelgaied A, Liu F, Brockett C, et al. Computational wear prediction of artificial knee joints based on a new wear law and formulation［J］. Journal of Biomechanics, 2011, 44(6): 1108 - 1116.

［50］ Scholes S C, Unsworth A. Comparison of friction and lubrication of different hip prostheses［J］. Proceedings of the Institution of Mechanical Engineers, Part H: Journal of Engineering in Medicine, 2000, 214(1): 49 - 57.

［51］ Galvin A，Kang L，Tipper J，et al. Wear of crosslinked polyethylene under different tribological conditions［J］. Journal of Materials Science：Materials in Medicine，2006，17(3)：235 – 243.

［52］ Tipper J，Hatton A，Nevelos J，et al. Alumina — alumina artificial hip joints. Part II：characterisation of the wear debris from in vitro hip joint simulations［J］. Biomaterials，2002，23(16)：3441 – 3448.

［53］ Scholes S C，Unsworth A. Pin-on-plate studies on the effect of rotation on the wear of metal-on-metal samples［J］. Journal of Materials Science：Materials in Medicine，2001，12(4)：299 – 303.

［54］ Schmalzried T P，Szuszczewicz E S，Northfield M R，et al. Quantitative assessment of walking activity after total hip or knee replacement［J］. The Journal of Bone & Joint Surgery，1998，80(1)：54 – 59.

［55］ Goldsmith A A，Dowson D，Wroblewski B M，et al. Comparative study of the activity of total hip arthroplasty patients and normal subjects［J］. The Journal of Arthroplasty，2001，16(5)：613 – 619.

［56］ Fisher J，Jin Z M，Tipper J，et al. Presidential guest lecture — Tribology of alternative beatings［J］. Clinical Orthopaedics and Related Research，2006，25 – 34.

［57］ Firkins P J，Tipper J，Ingham E，et al. A novel low wearing differential hardness，ceramic-on-metal hip joint prosthesis［J］. Journal of Biomechanics，2001，34：1291 – 1298.

［58］ Williams S，Schepers A，Isaac G，et al. The 2007 Otto Aufranc Award：ceramic-on-metal hip arthroplasties：a comparative in vitro and in vivo study［J］. Clinical Orthopaedics and Related Research，2007，465：23 – 32.

［59］ Williams S，Wu J J，Unsworth A，et al. Wear and surface analysis of 38 mm ceramic-on-metal total hip replacements under standard and severe wear testing conditions［J］. Proceedings of the Institution of Mechanical Engineers，Part H：Journal of Engineering in Medicine，2011，225(8)：783 – 796.

［60］ Wang Q Q，Wu J J，Unsworth A，et al. Biotribological study of large diameter ceramic-on-CFR-PEEK hip joint including fluid uptake，wear and frictional heating［J］. Journal of Materials Science：Materials in Medicine，2012，23(6)：1533 – 1542.

［61］ Brockett C L，John G，Williams S，et al. Wear of ceramic-on-carbon fiber-reinforced poly-ether ether ketone hip replacements［J］. Journal of Biomedical Materials Research Part B：Applied Biomaterials，2012，100(6)：1459 – 1465.

［62］ Alvarez-Alvarez A，Trivino G. Linguistic description of the human gait quality［J］. Engineering Applications of Artificial Intelligence，2013，26(1)：13 – 23.

［63］ Medley JBea. Elastohydrodynamic lubrication and wear of metal-on-metal hip implants［R］. In：al. CRe，editor. World Tribology Forum in Arthroplasty. Hans Huber，2001.

［64］ Barbour P S M, Stone M H, Fisher J. A hip joint simulator study using simplified loading and motion cycles generating physiological wear paths and rates［J］. Proceedings of the Institution of Mechanical Engineers, Part H: Journal of Engineering in Medicine, 1999, 213(6): 455-467.

［65］ Essner A, Sutton K, Wang A. Hip simulator wear comparison of metal-on-metal, ceramic-on-ceramic and crosslinked UHMWPE bearings［J］. Wear, 2005, 259 (7): 992-995.

［66］ Roba M, Naka M, Gautier E, et al. The adsorption and lubrication behavior of synovial fluid proteins and glycoproteins on the bearing-surface materials of hip replacements［J］. Biomaterials, 2009, 30(11): 2072-2078.

［67］ Hallab N J, Messina C, Skipor A, et al. Differences in the fretting corrosion of metal-metal and ceramic-metal modular junctions of total hip replacements［J］. Journal of Orthopaedic Research, 2004, 22(2): 250-259.

［68］ Cooke A F, Dowson D, Wright V. The rheology of synovial fluid and some potential synthetic lubricants for degenerate synovial joints［J］. Engineering in Medicine, 1978, 7: 66-72.

［69］ Yao J Q, Laurent M P, Johnson T S, et al. The influences of lubricant and material on polymer/CoCr sliding friction［J］. Wear, 2003, 255: 780-784.

［70］ Gross S, Abel E W. A finite element analysis of hollow stemmed hip prostheses as a means of reducing stress shielding of the femur［J］. Journal of Biomechanics, 2001, 34 (8): 995-1003.

［71］ Gleghorn J P, Bonassar L J. Lubrication mode analysis of articular cartilage using stribeck surfaces［J］. Journal of Biomechanics, 2008, 41: 1910-1918.

［72］ Dowson D. New joints for the millennium: wear control in total replacement hip joints［J］. Proceedings of the Institution of Mechanical Engineers, Part H: Journal of Engineering in Medicine, 2001, 215: 335-358.

［73］ Unsworth A, Dowson D, Wright V, et al. The frictional behavior of human synovial joints — Part II: artificial joints［J］. Journal of Tribology, 1975, 97: 377-381.

［74］ O'Kelly. Pendulum and simulator for studies of friction in hip joints［R］. In: D Dowson VW, editor. Evaluation of Artificial Joints: The Biological Engineering Society, 1977.

［75］ Williams S, Jalali-Vahid D, Brockett C, et al. Effect of swing phase load on metal-on-metal hip lubrication, friction and wear［J］. J. Biomech. , 2006, 39: 2274-2281.

［76］ Kampen M, Scholes S C, Unsworth A. The lubrication regime in a metal-on-metal total hip replacement［R］. In: IMechE, editor. Engineers and Surgeons Joined at the Hip, 2002.

［77］ Udofia I J. Tribology of metal-on-metal hip resurfacing prostheses［D］. University of Bradford, 2003.

［78］ Unsworth A. Fluid film lubrication of metal-on-metal hip joints — fact or fiction［C］. The

16th Annual Symposium of the International Society for Technology in Arthroplasty (ISTA 2003)，San Francisco，2003.

[79] Scholes S, Inman I A, Unsworth A, et al. Tribological assessment of a flexible carbon-fibre-reinforced poly (ether — ether — ketone) acetabular cup articulating against an alumina femoral head[J]. Proceedings of the Institution of Mechanical Engineers, Part H: Journal of Engineering in Medicine, 2008, 222: 273 - 283.

[80] Hu X Q, Isaac G H, Fisher J. Changes in the contact area during the bedding-in wear of different sizes of metal on metal hip prostheses [J]. Bio-Medical Materials and Engineering, 2004, 14: 145 - 149.

[81] Jin Z M, Wang F C. Prediction of elastic deformation of acetabular cups and femoral heads for lubrication analysis of artificial hip joints[J]. Proceedings of the Institution of Mechanical Engineers, Part J: Journal of Engineering Tribology, 2004, 218: 201 - 209.

[82] Liu F, Wang F, Jin Z, et al. Steady-state elastohydrodynamic lubrication analysis of a metal-on-metal hip implant employing a metallic cup with an ultra-high molecular weight polyethylene backing[J]. Proceedings of the Institution of Mechanical Engineers, Part H: Journal of Engineering in Medicine, 2004, 218: 261 - 270.

[83] Liu F, Jin Z M, Hirt F, et al. Transient elastohydrodynamic lubrication analysis of metal-on-metal hip implant under simulated walking conditions[J]. J Biomech, 2006, 39: 905 - 914.

[84] Wang F C, Jin Z M. Lubrication modelling of artificial hip joints: from fluid film to boundary lubrication regimes[J]. Proceedings of ESDA, 7th Biennial Conference on Engineering Systems Design and Analysis, 2004, 605 - 611.

[85] Jalali-Vahid Dea, Jagatia M, Jin Z M, et al. Prediction of lubrication film thickness in UHMWPE hip joint replacements[J]. Journal of Biomechanics, 2001, 34: 261 - 266.

[86] Wang F, Jin Z. Elastohydrodynamic lubrication modeling of artificial hip joints under steady-state conditions[J]. Journal of tribology, 2005, 127: 729 - 739.

[87] Jin Z M, Jalali-Vahid D. Transient elastohydrodynamic lubrication analysis of ultra-high molecular weight polyethylene hip joint replacements[J]. Proceedings of the Institution of Mechanical Engineers, Part C: Journal of Mechanical Engineering Science, 2001, 216: 409 - 420.

[88] Elfick AP, Hall R M, Pinder I M, et al. Surface topography of retrieved PCA acetabular liners: proposal for a novel wear mechanism[J]. J. Mater. Sci. Lett. , 1998, 17: 1085 - 1088.

[89] Udofia I J, Jin Z M. Elastohydrodynamic lubrication analysis of metal-on-metal hip-resurfacing prostheses[J]. Journal of Biomechanics, 2003, 36: 537 - 544.

[90] Chan F W, Medley J B, Bobyn J D, et al. Numerical analysis of time-varying fluid film thickness in metal-metal hip implants in simulator tests[M]. ASTM Special Technical Publication, 1998, 1346: 111 - 128.

［91］ Jalali-Vahid D, Jin Z, Dowson D. Elastohydrodynamic lubrication analysis of metal-on-metal hip implants under start-up and stopping conditions［J］. Tribology Series, 2003, 43: 751 - 758.

［92］ Colligon J S, Valizadeh R, Goldsmith A A J, et al. Direct evidence of lubrication in ceramic-on-ceramic total hip replacements［J］. Proceedings of the Institution of Mechanical Engineers, Part C: Journal of Mechanical Engineering Science, 2001, 215: 265 - 268.

［93］ Saikko V. A multidirectional motion pin-on-disk wear test method for prosthetic joint materials［J］. J. Biomed Mater. Res. , 1998, 41: 58 - 64.

［94］ Dowson D, Jobbins B. Design and development of a versatile hip joint simulator and a preliminary assessment of wear and creep in Charnley total replacement hip joints［J］. Engineering in Medicine, 1988, 17: 111 - 117.

［95］ Smith S L, Unsworth A. Simplified motion and loading compared to physiological motion and loading in a hip joint simulator［J］. Proceedings of the Institution of Mechanical Engineers, Part H: Journal of Engineering in Medicine, 2000, 214: 233 - 238.

［96］ Kaddick C, Wimmer M A. Hip simulator wear testing according to the newly introduced standard ISO 14242［J］. Proceedings of the Institution of Mechanical Engineers, Part H: Journal of Engineering in Medicine, 2001, 215: 429 - 442.

［97］ Hills B A. Boundary lubrication in vivo［J］. Proceedings of the Institution of Mechanical Engineers, Part H: Journal of Engineering in Medicine, 2000, 214: 83 - 94.

［98］ Purbach B, Hills B A, Wroblewski B M. Surface-active phospholipid in total hip arthroplasty［J］. Clinical Orthopaedics and Related Research, 2002, 396: 115 - 118.

［99］ Bell J, Tipper J, Ingham E, et al. The influence of phospholipid concentration in protein-containing lubricants on the wear of ultra-high molecular weight polyethylene in artificial hip joints［J］. Proceedings of the Institution of Mechanical Engineers, Part H: Journal of Engineering in Medicine, 2001, 215: 259 - 263.

［100］ Wang A, Essner A, Schmidig G. The effects of lubricant composition on in vitro wear testing of polymeric acetabular components［J］. Journal of Biomedical Materials Research Part B: Applied Biomaterials, 2004, 68: 45 - 52.

［101］ Wang A, Essner A, Klein R. Effect of contact stress on friction and wear of ultra-high molecular weight polyethylene in total hip replacement［J］. Proceedings of the Institution of Mechanical Engineers, Part H: Journal of Engineering in Medicine, 2001, 215: 133 - 139.

［102］ Barbour P, Barton D, Fisher J. The influence of contact stress on the wear of UHMWPE for total replacement hip prostheses［J］. Wear, 1995, 181: 250 - 257.

［103］ Wang F, Jin Z, McEwen H, et al. Microscopic asperity contact and deformation of ultrahigh molecular weight polyethylene bearing surfaces［J］. Proceedings of the Institution of Mechanical Engineers, Part H: Journal of Engineering in Medicine, 2003, 217: 477 – 490.

［104］ Bigsby R, Hardaker C, Fisher J. Wear of ultra-high molecular weight polyethylene acetabular cups in a physiological hip joint simulator in the anatomical position using bovine serum as a lubricant［J］. Proceedings of the Institution of Mechanical Engineers, Part H: Journal of Engineering in Medicine, 1997, 211: 265 – 269.

［105］ Besong A A. Barbour P S M, et al. Effect of head size and loading regime on the wear of UHMWPE acetabular cups in a hip simulator［C］. In Proceedings of the World Tribology Congress. London: Mechanical Engineering Publications, 1997, 732.

［106］ Barbour P, Stone M, Fisher J. A hip joint simulator study using new and physiologically scratched femoral heads with ultra-high molecular weight polyethylene acetabular cups［J］. Proceedings of the Institution of Mechanical Engineers, Part H: Journal of Engineering in Medicine, 2000, 214: 569 – 576.

［107］ Endo M, Tipper J, Barton D, et al. Comparison of wear, wear debris and functional biological activity of moderately crosslinked and non-crosslinked polyethylenes in hip prostheses［J］. Proceedings of the Institution of Mechanical Engineers, Part H: Journal of Engineering in Medicine, 2002, 216: 111 – 122.

［108］ Muratoglu O K, Bragdon C R, O'Connor D O, et al. Unified wear model for highly crosslinked ultra-high molecular weight polyethylenes (UHMWPE)［J］. Biomaterials, 1999, 20: 1463 – 1470.

［109］ Galvin Aea. Reduction in wear of crosslinked polyethylene under different tribological conditions［C］. In Proc Int Conf Engineers and Surgeons Joined at the Hip: IMechE; 2002.

［110］ Muratoglu O K, Bragdon C R, O'Connor D, et al. Larger diameter femoral heads used in conjunction with a highly cross-linked ultra-high molecular weight polyethylene: a new concept［J］. The Journal of Arthroplasty, 2001, 16: 24 – 30.

［111］ Fisher J, Jin Z, Tipper J, et al. Tribology of alternative bearings［J］. Clin. Orthop. Relat. Res., 2006, 453: 25 – 34.

［112］ Digas G, Kärrholm J, Thanner J, et al. Highly cross-linked polyethylene in cemented THA: randomized study of 61 hips［J］. Clinical Orthopaedics and Related Research, 2003, 417: 126 – 138.

［113］ Martell J M, Verner J J, Incavo S J. Clinical performance of a highly cross-linked polyethylene at two years in total hip arthroplasty: a randomized prospective trial［J］. The Journal of Arthroplasty, 2003, 18: 55 – 59.

［114］ Bradford L, Baker D A, Graham J, et al. Wear and surface cracking in early retrieved highly cross-linked polyethylene acetabular liners［J］. The Journal of Bone & Joint

Surgery, 2004, 86: 1271 – 1282.

[115] Muratoglu O K, Greenbaum E S, Bragdon C R, et al. Surface analysis of early retrieved acetabular polyethylene liners: a comparison of conventional and highly crosslinked polyethylenes[J]. The Journal of Arthroplasty, 2004, 19: 68 – 77.

[116] Chan F W, Bobyn J D, Medley J B, et al. Wear and lubrication of metal-on-metal hip implants[J]. Clinical Orthopaedics and Related Research, 1999, 369: 10 – 24.

[117] Dowson D, Hardaker C, Flett M, et al. A hip joint simulator study of the performance of metal-on-metal joints: Part I: The role of materials[J]. The Journal of Arthroplasty, 2004, 19: 118 – 123.

[118] Dörig M F, Schueler Mao E. Ceramic-on-polyethylene versus metal-on-metal. A prospective follow-up study, at least 10 years after primary implantation[C]. European Hip Society, Domestic Meeting — Antalya (Turkey)- 21 – 24 June 2006, O - 003. 2006.

[119] Milošev I, Trebše R, Kovač S, et al. Survivorship and retrieval analysis of Sikomet metal-on-metal total hip replacements at a mean of seven years[J]. The Journal of Bone & Joint Surgery, 2006, 88: 1173 – 1182.

[120] Dowson D. Lubrication regimes in total hip replacements [J]. Proceedings of the International Conference Engineers and Surgeons Joined at the Hip, London, UK2002.

[121] Farrar R, Schmidt M. The effect of diametral clearance on wear between head and cup for metal on metal articulations[C]. Read at the 43rd Annual Meeting of the Orthopaedic Research Society 1997, 9 – 13.

[122] Müller M E. The benefits of metal-on-metal total hip replacements[J]. Clinical Orthopaedics and Related Research, 1995, 311: 54 – 59.

[123] Jin Z, Meakins S, Morlock M, et al. Deformation of press-fitted metallic resurfacing cups. Part 1: experimental simulation[J]. Proceedings of the Institution of Mechanical Engineers, Part H: Journal of Engineering in Medicine, 2006, 220: 299 – 309.

[124] Liao Y, Hanes M. Effects of negative clearance on the wear performance of a modern metal-on-metal implants in a hip simulation study[J]. Wear. 2006, 7: 80. 45 – 8. 17.

[125] Rieker C B, Schön R, Konrad R, et al. Influence of the clearance on in vitro tribology of large diameter metal-on-metal articulations pertaining to resurfacing hip implants[J]. Orthopedic Clinics of North America, 2005, 36: 135 – 142.

[126] Rieker C B, Schön R, Köttig P. Development and validation of a second-generation metal-on-metal bearing: laboratory studies and analysis of retrievals[J]. The Journal of Arthroplasty, 2004, 19: 5 – 11.

[127] Scholes S, Green S, Unsworth A. The wear of metal-on-metal total hip prostheses measured in a hip simulator[J]. Proceedings of the Institution of Mechanical Engineers, Part H: Journal of Engineering in Medicine, 2001, 215: 523 – 530.

[128] Rieker C, Konrad R, Schoun R. In vitro comparison of the two hard-hard articulations

for total hip replacements[J]. Proceedings of the Institution of Mechanical Engineers, Part H: Journal of Engineering in Medicine, 2001, 215: 153 - 160.

[129] Liu F, Jin Z M, Rieker C, et al. Running-in wear and lubrication of metal-on-metal hip implants[J]. Journal of Bone & Joint Surgery, British Volume, 2006, 88: 387.

[130] Smith S, Dowson D, Goldsmith A. The lubrication of metal-on-metal total hip joints: a slide down the stribeck curve [J]. Proceedings of the Institution of Mechanical Engineers, Part J: Journal of Engineering Tribology, 2001, 215: 483 - 493.

[131] Smith S, Dowson D, Goldsmith A. The effect of femoral head diameter upon lubrication and wear of metal-on-metal total hip replacements[J]. Proceedings of the Institution of Mechanical Engineers, Part H: Journal of Engineering in Medicine, 2001, 215: 161 - 170.

[132] Jin Z. Analysis of mixed lubrication mechanism in metal-on-metal hip joint replacements [J]. Proceedings of the Institution of Mechanical Engineers, Part H: Journal of Engineering in Medicine, 2002, 216: 85 - 89.

[133] Dowson D, Hardaker C, Flett M, et al. A hip joint simulator study of the performance of metal-on-metal joints: Part II: design[J]. The Journal of Arthroplasty, 2004, 19: 124 - 130.

[134] Bowsher J, Nevelos J, Pickard J, et al. Hip simulator testing — the next generation[C]. Proc Int Conf Engineers and Surgeons Joined at the Hip, IMechE C2002.

[135] Rieker C, Schoen R, Liebentritt G, et al. In-vitro tribology of large metal-on-metal implants-influence of the clearance[C]. 50th Annual Meeting ORS, 2004.

[136] Wang L, Williams S, Udofia I, et al. The effect of cup orientation and coverage on contact mechanics and range of motion of metal-on-metal hip resurfacing arthroplasty[J]. Proceedings of the Institution of Mechanical Engineers, Part H: Journal of Engineering in Medicine, 2012, 226(11): 877 - 886.

[137] Fisher J. Bioengineering reasons for the failure of metal-on-metal hip prostheses an engineer's perspective[J]. Journal of Bone & Joint Surgery, British Volume, 2011, 93: 1001 - 1004.

[138] Al-Hajjar M, Fisher J, Williams S, et al. Effect of femoral head size on the wear of metal on metal bearings in total hip replacements under adverse edge-loading conditions [J]. Journal of Biomedical Materials Research Part B: Applied Biomaterials, 2013, 101: 213 - 222.

[139] Meyer H, Mueller T, Goldau G, et al. Corrosion at the cone/taper interface leads to failure of large-diameter metal-on-metal total hip arthroplasties[J]. Clinical Orthopaedics and Related Research, 2012, 470: 3101 - 3108.

[140] Firkins P, Tipper J, Ingham E, et al. Influence of simulator kinematics on the wear of metal-on-metal hip prostheses [J]. Proceedings of the Institution of Mechanical Engineers, Part H: Journal of Engineering in Medicine, 2001, 215: 119 - 121.

[141] Smith S, Dowson D, Goldsmith A. The effect of diametral clearance, motion and loading cycles upon lubrication of metal-on-metal total hip replacements[J]. Proceedings of the Institution of Mechanical Engineers, Part C: Journal of Mechanical Engineering Science, 2001, 215: 1 - 5.

[142] Williams S, Stewart T D, Ingham E, et al. Metal-on-metal bearing wear with different swing phase loads [J]. Journal of Biomedical Materials Research Part B: Applied Biomaterials, 2004, 70: 233 - 239.

[143] Roter G E, Medley J B, Bobyn J D, et al. Stop-dwell-start motion: a novel simulator protocol for the wear of metal-metal hip implants [J]. Tribology and Interface Engineering Series, 2002: 367 - 376.

[144] Fisher J, Stewart T, Tipper J, et al. Functional biological activity and osteolytic potential of wear debris generated in artificial hip joints[C]. Proc Int Conf Engineers and Surgeons Joined at the Hip, IMechE C, 2002.

[145] Oonishi H, Clarke I C, Good V, et al. Alumina hip joints characterized by run-in wear and steady-state wear to 14 million cycles in hip-simulator model [J]. Journal of Biomedical Materials Research Part A, 2004, 70: 523 - 532.

[146] Zietz C, Kluess D, Bergschmidt P, et al. Tribological aspects of ceramics in total hip and knee arthroplasty[J]. Seminars in Arthroplasty, 2011: 258 - 263.

[147] Jenabzadeh A R, Pearce S J, Walter W L. Total hip replacement: ceramic-on-ceramic [M]. Seminars in Arthroplasty, 2012: 232 - 240.

[148] Nevelos J, Ingham E, Doyle C, et al. Wear of HIPed and non-HIPed alumina-alumina hip joints under standard and severe simulator testing conditions[J]. Biomaterials. 2001, 22: 2191 - 2197.

[149] Nevelos J, Ingham E, Doyle C, et al. Microseparation of the centers of alumina-alumina artificial hip joints during simulator testing produces clinically relevant wear rates and patterns[J]. The Journal of Arthroplasty, 2000, 15: 793 - 795.

[150] Stewart T, Tipper J, Insley G, et al. The performance of new ceramic articulations in hip sumulator studies with microseparation[R]. Engineers and Surgeons-joined at the hip. 2002.

[151] Stewart T, Tipper J, Streicher R, et al. Long-term wear of HIPed alumina on alumina bearings for THR under microseparation conditions[J]. Journal of Materials Science: Materials in Medicine, 2001, 12: 1053 - 1056.

[152] Jeffers J, Walter W. Ceramic-on-ceramic bearings in hip arthroplasty State of the art and the future[J]. Journal of Bone &. Joint Surgery, British Volume, 2012, 94: 735 - 745.

[153] Walter W, Kurtz S, Esposito C, et al. Retrieval analysis of squeaking alumina ceramic-on-ceramic bearings[J]. Journal of Bone &. Joint Surgery, British Volume. 2011, 93: 1597 - 1601.

[154] Chevillotte C, Trousdale R, An K - N, et al. Retrieval analysis of squeaking ceramic implants: are there related specific features? [J] Orthopaedics & Traumatology: Surgery & Research, 2012, 98: 281 - 287.

[155] Jin Z, Medley J, Dowson D. Fluid film lubrication in artificial hip joints[J]. Tribology and interface Engineering Series, 2003, 41: 237 - 256.

[156] 苏永琳,杨沛然,付增良,等. 步态条件下人工膝关节线接触弹流润滑分析[J].摩擦学学报,2010, 30: 80 - 86.

[157] 李锋,李元超,王成焘. 人工膝关节模拟试验机及其生物摩擦学性能评价研究进展[J].摩擦学学报,2009, 29: 481 - 488.

[158] 王成焘. 人体生物摩擦学[M].北京:科学出版社,2008.

[159] Flannery M, Jones E, Birkinshaw C. Analysis of wear and friction of total knee replacements part II: Friction and lubrication as a function of wear[J]. Wear, 2008, 265: 1009 - 1016.

[160] Murakami T, Ohtsuki N. Paper XII (iii) Lubricating film formation in knee prostheses under walking conditions[J]. Tribology Series, 1987, 11: 387 - 392.

[161] Engh G A, Zimmerman R L, Parks N L, et al. Analysis of wear in retrieved mobile and fixed bearing knee inserts[J]. The Journal of Arthroplasty, 2009, 24: 28 - 32.

[162] O'Brien S, Luo Y, Wu C, et al. Computational development of a polyethylene wear model for the articular and backside surfaces in modular total knee replacements[J]. Tribology International, 2013, 59: 284 - 291.

[163] McEwen H M, Barnett P I, Bell C J, et al. The influence of design, materials and kinematics on the in vitro wear of total knee replacements[J]. J Biomech, 2005, 38: 357 - 365.

[164] Fisher J, Jennings L M, Galvin A L, et al. 2009 Knee Society presidential guest lecture: polyethylene wear in total knees[J]. Clinical Orthopaedics and Related Research, 2010, 468: 12 - 18.

[165] Billi F, Sangiorgio S N, Aust S, et al. Material and surface factors influencing backside fretting wear in total knee replacement tibial components[J]. Journal of Biomechanics, 2010, 43: 1310 - 1315.

[166] 蔡諝,王继芳,卢世璧,等.不同材料人工关节磨损颗粒对假体-骨界面骨形成影响的比较研究[J].中国生物医学工程学报,2004, 22: 554 - 558.

[167] Viceconti M, Muccini R, Bernakiewicz M, et al. Large-sliding contact elements accurately predict levels of bone-implant micromotion relevant to osseointegration[J]. Journal of Biomechanics, 2000, 33: 1611 - 1618.

[168] 万超,郝智秀,温诗铸.骨科植入物的微动摩擦学研究现状及进展[J].摩擦学学报,2012, 32(01): 324 - 326.

[169] Jasty M, Bragdon C, Burke D, et al. In vivo skeletal responses to porous-surfaced implants subjected to small induced motions*[J]. The Journal of Bone & Joint Surgery,

1997，79：707－714.

[170] Liu X, Niebur G L. Bone ingrowth into a porous coated implant predicted by a mechano-regulatory tissue differentiation algorithm [J]. Biomechanics and Modeling in Mechanobiology, 2008, 7：335－344.

[171] Teusink M J, Callaghan J J, Warth L C, et al. Cementless acetabular fixation in patients 50 years and younger at 10 to 18 years of follow-up[J]. The Journal of Arthroplasty, 2012, 27：1316－1323.

[172] Urban R M, Hall D J, Della Valle C, et al. Successful long-term fixation and progression of osteolysis associated with first-generation cementless acetabular components retrieved post mortem[J]. The Journal of Bone & Joint Surgery, 2012, 94：1877－1885.

[173] Ghosh R, Mukherjee K, Gupta S. Bone remodelling around uncemented metallic and ceramic acetabular components [J]. Proceedings of the Institution of Mechanical Engineers, Part H：Journal of Engineering in Medicine, 2013, 227：490－502.

[174] Meneghini R M, Meyer C, Buckley C A, et al. Mechanical stability of novel highly porous metal acetabular components in revision total hip arthroplasty[J]. The Journal of Arthroplasty, 2010, 25：337－341.

[175] Hoza P, Pilny J, Kubeš J. Allofit cementless acetabular component：five-year experience[J]. Acta Chirurgiae Orthopaedicae et Traumatologiae Cechoslovaca, 2012, 80：148－154.

[176] Fazel A, Aalai S, Rismanchian M, et al. Micromotion and stress distribution of immediate loaded implants：a finite element analysis[J]. Clinical Implant Dentistry and Related Research, 2009, 11：267－271.

[177] Limbert G, van Lierde C, Muraru OL, et al. Trabecular bone strains around a dental implant and associated micromotions — A micro-CT-based three-dimensional finite element study[J]. Journal of Biomechanics, 2010, 43：1251－1261.

[178] Schmalzried T P, Zahiri C A, Woolson S T. The significance of stem-cement loosening of grit-blasted femoral components[J]. Discussion Orthopedics, 2000, 23：1157－1164.

[179] Zhang H, Brown L, Blunt L. Static shear strength between polished stem and seven commercial acrylic bone cements [J]. Journal of Materials Science：Materials in Medicine, 2008, 19：591－599.

[180] Brown L, Zhang H, Blunt L, et al. Reproduction of fretting wear at the stem — cement interface in total hip replacement[J]. Proceedings of the Institution of Mechanical Engineers, Part H：Journal of Engineering in Medicine, 2007, 221：963－971.

[181] Zhang H, Brown L, Blunt L, et al. The contribution of the micropores in bone cement surface to generation of femoral stem wear in total hip replacement[J]. Tribology International, 2011, 44：1476－1482.

[182] Zhang H, Blunt L, Jiang X, et al. The influence of bone cement type on production of

fretting wear on the femoral stem surface: a preliminary study[J]. Clinical Biomechanics, 2012, 27: 666 - 672.

[183] Zhang H, Luo J, Zhou M, et al. Biotribological properties at the stem-cement interface lubricated with different media[J]. Journal of the Mechanical Behavior of Biomedical Materials, 2013, 20: 209 - 216.

[184] Yamakado K, Kitaoka K, Yamada H, et al. The influence of mechanical stress on graft healing in a bone tunnel[J]. Arthroscopy: The Journal of Arthroscopic & Related Surgery, 2002, 18: 82 - 90.

[185] Nakahara I, Takao M, Bandoh S, et al. In vivo implant fixation of carbon fiber-reinforced PEEK hip prostheses in an ovine model[J]. Journal of Orthopaedic Research, 2013, 31: 485 - 492.

[186] Kalia P, Coathup M J, Oussedik S, et al. Augmentation of bone growth onto the acetabular cup surface using bone marrow stromal cells in total hip replacement surgery [J]. Tissue Engineering Part A, 2009, 15: 3689 - 3696.

[187] Zhang H, Brown L, Blunt L, et al. Influence of femoral stem surface finish on the apparent static shear strength at the stem-cement interface[J]. Journal of the Mechanical Behavior of Biomedical Materials, 2008, 1: 96 - 104.

[188] Mathew M, Runa M, Laurent M, et al. Tribocorrosion behavior of CoCrMo alloy for hip prosthesis as a function of loads: a comparison between two testing systems[J]. Wear, 2011, 271: 1210 - 1219.

[189] Liu J, Wang X, Wu B, et al. Tribocorrosion behavior of DLC-coated CoCrMo alloy in simulated biological environment[J]. Vacuum, 2013, 92: 39 - 43.

[190] Souza J, Barbosa S, Ariza E, et al. Simultaneous degradation by corrosion and wear of titanium in artificial saliva containing fluorides[J]. Wear, 2012, 292: 82 - 88.

[191] Diomidis N, Mischler S, More N, et al. Tribo-electrochemical characterization of metallic biomaterials for total joint replacement[J]. Acta Biomaterialia, 2012, 8: 852 - 859.

[192] Mischler S, Munoz A I. Wear of CoCrMo alloys used in metal-on-metal hip joints: a tribocorrosion appraisal[J]. Wear, 2013, 297: 1081 - 1094.

[193] Milošev I, Remškar M. In vivo production of nanosized metal wear debris formed by tribochemical reaction as confirmed by high-resolution TEM and XPS analyses[J]. Journal of Biomedical Materials Research Part A, 2009, 91: 1100 - 1110.

[194] Liao Y, Pourzal R, Wimmer M, et al. Graphitic tribological layers in metal-on-metal hip replacements[J]. Science, 2011, 334: 1687 - 1690.

[195] Yan Y, Neville A, Dowson D. Tribo-corrosion properties of cobalt-based medical implant alloys in simulated biological environments[J]. Wear, 2007, 263: 1105 - 1111.

[196] Yan Y, Neville A, Dowson D. Biotribocorrosion — an appraisal of the time dependence of wear and corrosion interactions: I. The role of corrosion[J]. Journal of Physics D:

Applied Physics, 2006, 39: 3200.

[197] Yan Y. Bio-tribocorrosion in biomaterials and medical implants[M]. Elsevier; 2013.

[198] Yan Y, Dowson D, Neville A. In-situ electrochemical study of interaction of tribology and corrosion in artificial hip prosthesis simulators[J]. Journal of the Mechanical Behavior of Biomedical Materials, 2013, 18: 191 - 199.

[199] Alonso Gil R, Igual Muñoz A. Influence of the sliding velocity and the applied potential on the corrosion and wear behavior of HC CoCrMo biomedical alloy in simulated body fluids[J]. Journal of the Mechanical Behavior of Biomedical Materials, 2011, 4: 2090 - 2102.

[200] Igual Muñoz A, Casabán Julián L. Influence of electrochemical potential on the tribocorrosion behaviour of high carbon CoCrMo biomedical alloy in simulated body fluids by electrochemical impedance spectroscopy[J]. Electrochimica Acta, 2010, 55: 5428 - 5439.

[201] Mathew M, Uth T, Hallab N, et al. Construction of a tribocorrosion test apparatus for the hip joint: validation, test methodology and analysis[J]. Wear, 2011, 271: 2651 - 2659.

[202] Manhabosco T, Tamborim S, Dos Santos C, et al. Tribological, electrochemical and tribo-electrochemical characterization of bare and nitrided Ti6Al4V in simulated body fluid solution[J]. Corrosion Science, 2011, 53: 1786 - 1793.

[203] Mow V C, Kuei S C, Lai W M, et al. Biphasic creep and stress relaxation of articular cartilage in compression-theory and experiments [J]. Journal of Biomechanical Engineering-Transactions of the ASME, 1980, 102: 73 - 84.

[204] Forster H, Fisher J. The influence of loading time and lubricant on the friction of articular cartilage[J]. Proceedings of the Institution of Mechanical Engineers Part H, Journal of Engineering in Medicine, 1996, 210: 109 - 119.

[205] Bell C J, Ingham E, Fisher J. Influence of hyaluronic acid on the time-dependent friction response of articular cartilage under different conditions [J]. Proceedings of the Institution of Mechanical Engineers Part H-Journal of Engineering in Medicine, 2006, 220: 23 - 31.

[206] Katta J, Jin Z, Ingham E, et al. Effect of nominal stress on the long term friction, deformation and wear of native and glycosaminoglycan deficient articular cartilage[J]. Osteoarthritis and Cartilage, 2009, 17: 662 - 668.

[207] Lizhang J, Fisher J, Jin Z, et al. The effect of contact stress on cartilage friction, deformation and wear[J]. Proceedings of the Institution of Mechanical Engineers Part H-Journal of Engineering in Medicine, 2011, 225: 461 - 475.

[208] Pawaskar S S, Jin Z M, Fisher J. Modelling of fluid support inside articular cartilage during sliding[J]. Proceedings of the Institution of Mechanical Engineers Part J-Journal of Engineering Tribology, 2007, 221: 165 - 174.

[209] Basalo I M, Raj D, Krishnan R, et al. Effects of enzymatic degradation on the frictional response of articular cartilage in stress relaxation[J]. Journal of Biomechanics, 2005,

38: 1343 - 1349.

[210] Basalo I M, Chen F H, Hung C T, et al. Frictional response of bovine articular cartilage under creep loading following proteoglycan digestion with chondroitinase ABC[J]. Journal of Biomechanical Engineering-Transactions of the Asme, 2006, 128: 131 - 134.

[211] Soltz M A, Ateshian G A. A conewise linear elasticity mixture model for the analysis of tension-compression nonlinearity in articular cartilage[J]. Journal of Biomechanical Engineering-Transactions of the ASME, 2000, 122: 576 - 586.

[212] Oka M, Ushio K, Kumar P, et al. Development of artificial articular cartilage[J]. Proceedings of the Institution of Mechanical Engineers Part H-Journal of Engineering in Medicine, 2000, 214: 59 - 68.

[213] Patel A M, Spector M. Tribological evaluation of oxidized zirconium using an articular cartilage counterface: a novel material for potential use in hemiarthroplasty[J]. Biomaterials, 1997, 18: 441 - 447.

[214] Chan S M T, Neu C P, Komvopoulos K, et al. Friction and wear of hemiarthroplasty biomaterials in reciprocating sliding contact with articular cartilage[J]. Journal of Tribology-Transactions of the ASME, 2011, 133.

[215] Swann D A, Silver F H, Slayter H S, et al. The molecular structure and lubricating activity of lubricin isolated from bovine and human synovial fluids[J]. Biochem J., 1985, 225: 195 - 201.

[216] Jay G D, Torres J R, Rhee D K, et al. Association between friction and wear in diarthrodial joints lacking lubricin[J]. Arthritis and Rheumatism, 2007, 56: 3662 - 3669.

[217] Forsey R W, Fisher J, Thompson J, et al. The effect of hyaluronic acid and phospholipid based lubricants on friction within a human cartilage damage model[J]. Biomaterials, 2006, 27: 4581 - 4590.

[218] Sarma A V, Powell G L, LaBerge M. Phospholipid composition of articular cartilage boundary lubricant[J]. Journal of Orthopaedic Research, 2001, 19: 671 - 676.

[219] Hills B A, Crawford R W. Normal and prosthetic synovial joints are lubricated by surface-active phospholipid — a hypothesis[J]. Journal of Arthroplasty, 2003, 18: 499 - 505.

[220] Basalo I M, Chahine N O, Kaplun M, et al. Chondroitin sulfate reduces the friction coefficient of articular cartilage[J]. Journal of Biomechanics, 2007, 40: 1847 - 1854.

[221] Katta J, Jin Z, Ingham E, et al. Chondroitin sulphate: an effective joint lubricant? [J] Osteoarthritis and Cartilage, 2009, 17: 1001 - 1008.

[222] Waller K A, Zhang L X, Elsaid K A, et al. Role of lubricin and boundary lubrication in the prevention of chondrocyte apoptosis[J]. Proceedings of the National Academy of Sciences of the United States of America, 2013, 110: 5852 - 5857.

[223] Ateshian G A. The role of interstitial fluid pressurization in articular cartilage lubrication [J]. Journal of Biomechanics, 2009, 42: 1163 - 1176.

[224] Shi L, Sikavitsas V I, Striolo A. Experimental friction coefficients for bovine cartilage measured with a pin-on-disk tribometer: testing configuration and lubricant effects[J]. Annals of Biomedical Engineering, 2011, 39: 132 - 146.

[225] Lipshitz H, Glimcher M J. In vitro studies of the wear of articular cartilage II. Characteristics of the wear of articular cartilage when worn against stainless steel plates having characterized surfaces[J]. Wear, 1979, 52: 297 - 339.

[226] Lipshitz H, Etheredge R, Glimcher M J. In vitro studies of the wear of articular cartilage — III. The wear characteristics of chemically modified articular cartilage when worn against a highly polished characterized stainless steel surface[J]. Journal of Biomechanics, 1980, 13: 423 - 436.

[227] Forster H, Fisher J. The influence of continuous sliding and subsequent surface wear on the friction of articular cartilage[J]. Proceedings of the Institution of Mechanical Engineers Part H-Journal of Engineering in Medicine, 1999, 213: 329 - 345.

[228] Krishnan R, Caligaris M, Mauck R L, et al. Removal of the superficial zone of bovine articular cartilage does not increase its frictional coefficient[J]. Osteoarthritis and Cartilage, 2004, 12: 947 - 955.

[229] Grunder W. MRI assessment of cartilage ultrastructure[J]. NMR Biomed, 2006, 19: 855 - 876.

[230] McCann L, Ingham E, Jin Z, et al. Influence of the meniscus on friction and degradation of cartilage in the natural knee joint[J]. Osteoarthritis and Cartilage, 2009, 17: 995 - 1000.

[231] Oungoulian S R, Chang S, Bortz O, et al. Articular cartilage wear characterization with a particle sizing and counting analyzer[J]. Journal of Biomechanical Engineering-Transactions of the ASME, 2013, 135, 024501.

[232] Graindorge S L, Stachowiak G W. Changes occurring in the surface morphology of articular cartilage during wear[J]. Wear, 2000, 241: 143 - 150.

[233] Tsukamoto Y, Mabuchi K, Futami T, et al. Motion of the bipolar hip prosthesis components: Friction studied in cadavers[J]. Acta Orthopaedica Scandinavica, 1992, 63: 648 - 652.

[234] Muller L P, Degreif J, Rudig L, et al. Friction of ceramic and metal hip hemi-endoprostheses against cadaveric acetabula[J]. Archives of Orthopaedic and Trauma Surgery, 2004, 124: 681 - 687.

[235] Lizhang J, Taylor S D, Jin Z M, et al. Effect of clearance on cartilage tribology in hip hemi-arthroplasty[J]. Proceedings of the Institution of Mechanical Engineers Part H-Journal of Engineering in Medicine, 2013, 227: 1284 - 1291.

[236] Pawaskar S S, Ingham E, Fisher J, et al. Fluid load support and contact mechanics of hemiarthroplasty in the natural hip joint[J]. Medical Engineering & Physics, 2011, 33: 96 - 105.

[237] Benjamin J B, Szivek J A, Hammond A S, et al. Contact areas and pressures between native patellas and prosthetic femoral components[J]. Journal of Arthroplasty, 1998, 13: 693 - 698.

[238] Xu C M, Chu X B, Wu H S. Effects of patellar resurfacing on contact area and contact stress in total knee arthroplasty[J]. Knee, 2007, 14: 183 - 187.

[239] Wurm S, Kainz H, Reng W, et al. The influence of patellar resurfacing on patellar kinetics and retropatellar contact characteristics[J]. J. Orthop. Sci., 2013, 18: 61 - 69.

[240] Tanzer M, McLean C A, Laxer E, et al. Effect of femoral component designs on the contact and tracking characteristics of the unresurfaced patella in total knee arthroplasty [J]. Can J. Surg., 2001, 44: 127 - 133.

[241] Takahashi A, Sano H, Ohnuma M, et al. Patellar morphology and femoral component geometry influence patellofemoral contact stress in total knee arthroplasty without patellar resurfacing[J]. Knee Surgery Sports Traumatology Arthroscopy, 2012, 20: 1787 - 1795.

[242] Whiteside L A, Nakamura T. Effect of femoral component design on unresurfaced patellas in knee arthroplasty[J]. Clinical Orthopaedics and Related Research, 2003: 189 - 198.

[243] McCann L, Ingham E, Jin Z, et al. An investigation of the effect of conformity of knee hemiarthroplasty designs on contact stress, friction and degeneration of articular cartilage: a tribological study[J]. Journal of Biomechanics, 2009, 42: 1326 - 1331.

[244] Espehaug B, Furnes O, Havelin L, et al. The type of cement and failure of total hip replacements[J]. Journal of Bone & Joint Surgery, British Volume, 2002, 84: 832 - 838.

[245] Kurtz S, Siskey R, Reitman M. Accelerated aging, natural aging, and small punch testing of gamma — air sterilized polycarbonate urethane acetabular components[J]. Journal of Biomedical Materials Research Part B: Applied Biomaterials, 2010, 93: 442 - 447.

[246] Takayanagi S, Nagase M, Shimizu T, et al. Human leukocyte antigen and aseptic loosening in Charnley total hip arthroplasty[J]. Clinical Orthopaedics and Related Research, 2003, 413: 183 - 191.

[247] Aspenberg P, Herbertsson P. Periprosthetic bone resorption particles versus movement [J]. Journal of Bone & Joint Surgery, British Volume, 1996, 78: 641 - 646.

[248] Aspenberg P, Van der Vis H. Migration, particles, and fluid pressure: a discussion of causes of prosthetic loosening[J]. Clinical Orthopaedics and Related Research, 1998, 352: 75 - 80.

[249] Konttinen Y T, Xu J W, Pätiälä H, et al. Cytokines in aseptic loosening of total hip replacement[J]. Current Orthopaedics, 1997, 11: 40 - 47.

[250] Maloney W J, Smith R L. Periprosthetic osteolysis in total hip arthroplasty: the role of particulate wear debris[J]. The Journal of Bone & Joint Surgery, 1995, 77: 1448 - 1461.

［251］ Tipper J, Ingham E, Hailey J, et al. Quantitative analysis of polyethylene wear debris, wear rate and head damage in retrieved Charnley hip prostheses[J]. Journal of Materials Science: Materials in Medicine, 2000, 11: 117 - 124.

［252］ Slouf M, Eklova S, Kumstatova J, et al. Isolation, characterization and quantification of polyethylene wear debris from periprosthetic tissues around total joint replacements[J]. Wear, 2007, 262: 1171 - 1181.

［253］ Slouf M, Pokorny D, Entlicher G, et al. Quantification of UHMWPE wear in periprosthetic tissues of hip arthroplasty: description of a new method based on IR and comparison with radiographic appearance[J]. Wear, 2008, 265: 674 - 684.

［254］ Hongtao L, Shirong G, Shoufan C, et al. Comparison of wear debris generated from ultra high molecular weight polyethylene in vivo and in artificial joint simulator[J]. Wear, 2011, 271: 647 - 652.

［255］ Howling G I, Barnett P I, Tipper J L, et al. Quantitative characterization of polyethylene debris isolated from periprosthetic tissue in early failure knee implants and early and late failure Charnley hip implants[J]. Journal of Biomedical Materials Research, 2001, 58: 415 - 420.

［256］ Bell J, Tipper J, Ingham E, et al. Quantitative analysis of UHMWPE wear debris isolated from the periprosthetic femoral tissues from a series of Charnley total hip arthroplasties[J]. Bio-medical Materials and Engineering, 2002, 12: 189 - 201.

［257］ Tipper J, Firkins P, Besong A, et al. Characterisation of wear debris from UHMWPE on zirconia ceramic, metal-on-metal and alumina ceramic-on-ceramic hip prostheses generated in a physiological anatomical hip joint simulator[J]. Wear, 2001, 250: 120 - 128.

［258］ Lapcikova M, Slouf M, Dybal J, et al. Nanometer size wear debris generated from ultra high molecular weight polyethylene in vivo[J]. Wear. 2009, 266: 349 - 355.

［259］ Brown C, Tipper J, Fisher J, et al. Use of high resolution microscopy to characterise wear debris produced by metal-on-metal hip simulation[C]. 50th Ann Mtg ORS; San Francisco. 2004.

［260］ Ingham EaF J. Can metal particles (theoretically) cause osteolysis? [C] In Proceedings of Second International Conference on Metal-Metal Hip Prostheses: Past Performance and Future Directions. Montreal, Canada, 2003.

［261］ Germain M, Hatton A, Williams S, et al. Comparison of the cytotoxicity of clinically relevant cobalt-chromium and alumina ceramic wear particles in vitro[J]. Biomaterials, 2003, 24: 469 - 479.

［262］ Zolotarevova E, Entlicher G, Pavlova E, et al. Distribution of polyethylene wear particles and bone fragments in periprosthetic tissue around total hip joint replacements [J]. Acta Biomater. , 2010, 6: 3595 - 3600.

［263］ Hatton A, Nevelos J, Nevelos A, et al. Alumina-alumina artificial hip joints. Part I: a histological analysis and characterisation of wear debris by laser capture microdissection of tissues retrieved at revision[J]. Biomaterials, 2002, 23: 3429 - 3440.

[264] Murphy S B, Ecker T M, Tannast M. Two-to 9-year clinical results of alumina ceramic-on-ceramic THA[J]. Clinical Orthopaedics and Related Research, 2006, 453: 97 - 102.

[265] MacInnes S J, Gordon A, Wilkinson J M. Risk factors for aseptic loosening following total hip arthroplasty[J]. Recent Advances in Arthroplasty, 2012, 275 - 294.

[266] Früh H, Willmann G, Pfaff H. Wear characteristics of ceramic-on-ceramic for hip endoprostheses[J]. Biomaterials, 1997, 18: 873 - 876.

[267] Anissian H L, Stark A, Gustafson A, et al. Metal-on-metal bearing in hip prosthesis generates 100-fold less wear debris than metal-on-polyethylene[J]. Acta Orthopaedica, 1999, 70: 578 - 582.

[268] Bracco P, Oral E. Vitamin E-stabilized UHMWPE for Total Joint Implants: a review[J]. Clinical Orthopaedics and Related Research, 2011, 469: 2286 - 2293.

[269] Talmo C T, Shanbhag A S, Rubash H E. Nonsurgical management of osteolysis: challenges and opportunities[J]. Clinical Orthopaedics and Related Research, 2006, 453: 254 - 264.

[270] Ren W, Li X H, Chen B D, et al. Erythromycin inhibits wear debris-induced osteoclastogenesis by modulation of murine macrophage NF - κB activity[J]. Journal of Orthopaedic Research, 2004, 22: 21 - 29.

[271] von Knoch F, Heckelei A, Wedemeyer C, et al. The effect of simvastatin on polyethylene particle-induced osteolysis[J]. Biomaterials, 2005, 26: 3549 - 3555.

[272] Bae D K, Song S J, Park M J, et al. Twenty-year survival analysis in total knee arthroplasty by a single surgeon[J]. The Journal of Arthroplasty, 2012, 27: 1297 - 1304.

[273] ISO/TR 9325. Implants for surgery-Partial and total hip joint prostheses-Recommendations for simulators for evaluation of hip joint prostheses.

[274] ISO 14242. Implants for surgery-Wear of total hip-joint prostheses[S].

[275] ISO 14243. Implants for surgery-Wear of total knee-joint prostheses[S].

[276] ISO 18192. Implants for surgery-Wear of total intervertebral spinal disc prostheses[S].

[277] Ngai V, Wimmer M A. Kinematic evaluation of cruciate-retaining total knee replacement patients during level walking: a comparison with the displacement-controlled ISO standard[J]. Journal of Biomechanics, 2009, 42: 2363 - 2368.

[278] ASTM - WK451. Method for wear assessment of prosthetic hip designs in simulator devices.

[279] Morlock M, Schneider E, Bluhm A, et al. Duration and frequency of every day activities in total hip patients[J]. Journal of Biomechanics, 2001, 34: 873 - 881.

[280] Williams S, Leslie I, Isaac G, et al. Tribology and wear of metal-on-metal hip prostheses: influence of cup angle and head position[J]. The Journal of Bone & Joint Surgery, 2008, 90: 111 - 117.

[281] Al-Hajjar M, Leslie I J, Tipper J, et al. Effect of cup inclination angle during

microseparation and rim loading on the wear of BIOLOX® delta ceramic-on-ceramic total hip replacement [J]. Journal of Biomedical Materials Research Part B: Applied Biomaterials, 2010, 95: 263 - 268.

[282] Wang Z W, Liu Y L, Lin K J, et al. The effects of implantation of tibio-femoral components in hyperextension on kinematics of TKA [J]. Knee Surgery, Sports Traumatology, Arthroscopy, 2012, 20: 2032 - 2038.

[283] Fitzpatrick C K, Clary C W, Rullkoetter P J. The role of patient, surgical, and implant design variation in total knee replacement performance [J]. Journal of Biomechanics, 2012, 45: 2092 - 2102.

[284] Innocenti B, Pianigiani S, Labey L, et al. Contact forces in several TKA designs during squatting: a numerical sensitivity analysis [J]. Journal of Biomechanics, 2011, 44: 1573 - 1581.

[285] Chen Z, Zhang X, Ardestani M M, et al. Prediction of in vivo joint mechanics of an artificial knee implant using rigid multi-body dynamics with elastic contacts [J]. Proceedings Of the Institution Of Mechanical Engineers Part H-Journal Of Engineering In Medicine, 2014, 228: 564 - 575.

第 1 篇结束语
骨科植入物基础理论的展望

　　骨科植入物基础理论在近年来有了很快的发展，为骨科植入物的设计、优化、临床使用提供了必要支持。目前虽然人工关节 10～15 年的成活率可以达到或者超过 90％，但随着生活节奏的加快，年轻病人的增加，病人的老龄化，对假体的临床使用提出了新的需求，而发展新型的骨科植入物需要新的相关理论支持和新方法的有效使用。

　　本篇在阐述了骨科植入物工程学的总体概念基础上，对人体骨肌系统生物力学、人体骨肌系统解剖结构及其力学功能、骨科植入物摩擦学分别进行了深入的阐述。需要提出的是骨科植入物是作用在一个骨肌系统下，因此影响骨科植入物失效的主要因素除了假体外，还应该包括患者和医生的个体化因素。这就需要考虑整个骨肌系统，综合考虑假体、医生和患者的因素及其互相影响。因此需要发展针对个体化的基础理论。骨科植入物的个体化发展是基于很早提出的基于患者解剖学的定制化概念，但目前的发展必须基于力学等性能匹配的个体化的基础理论。另外，随着骨科植入物材料的发展和新材料的引进，相关的摩擦学机理也需进一步完善。例如，针对超高分子量聚乙烯对金属或者陶瓷的关节面，以前认为增大接触面和减少接触应力而得到降低磨损是设计的基本总则，但最近的研究发现，关节接触面积的适当减少可以减少磨损。这为引进新的材料、设计新的关节面提供了理论支持。另外，对于使用早期微创修复关节软骨的治疗方法，需要对关节软骨的摩擦学理论做进一步的发展。而关节软骨的再生，尤其是由于摩擦刺激的作用机理，与假体表面的骨接合面的生物长入将是我们追求的最终目标。

　　目前骨科植入物的研究方法也需要进一步发展。关节的力学和关节的摩擦学基本上是分别进行研究。例如骨肌力学模型一般假设简单的关节摩擦学模型（例如将髋关节作为没有摩擦的球铰链），而关节的摩擦学研究一般是基于给定的关节受力和运动（例如针对正常人）。这样导致很难将患者和医生的因素同时考虑到关节的摩擦学研究中。而基于给定的关节受力和运动也无法满足真实的临床应用。例如，按照目前 ISO 标准，对金属对金属表面配对的髋关节的试验室磨损测试不能反映临床的实际使用,没有阻止这些假体的临床使用。目前通过计算机模拟,将骨肌力学系统中的关节力、运动和关节接触面的摩擦学参数相耦合的方法有可能同时考虑假体、医生和患者的因素。计算机模拟方法的发展有利于替代或者与实验室方法相结合,以便减少测试的时间和成本。目前,计算机模拟方法一般需要大量时间,尤其是图像处理和有限元方法,因此要求发展快速的建模和有限元分析方法等。人工关节的临床前测试则必须考虑关节的临床使用,完善相应的国际(ISO,ASTM)和国内(GB,YY)标准,尤其是适合于中国人的行为力学的标准。这需要国际、国内学术、检测中心、审批中心和行业协会的紧密合作。另外针对软骨摩擦学,目前还没有适合于针对整个关节,能达到长期的(几个月)测试系统。这可能需要将摩擦学的测试手段和组织工程的长期培养相结合。

第2篇
骨科植入物材料学

　　总论中已对生物材料进行了定义,并指出,经长期实践,骨科植入物生物材料已形成一个独立完整的谱系。本专著的第2篇,将对谱系中主要材料的构成成分、生物学和理化性能、在骨科植入物中的具体应用、检测标准与要求,以及进一步发展做出具体阐述,并给出相关的应用资料。

第 5 章　骨科植入物材料的性能要求

本章具体阐述骨科植入物材料的性能要求,其中有些是必须满足的基本性能要求,也有一些是根据植入物使用功能提出的特殊要求。

5.1　骨科植入物材料的生物学性能要求

5.1.1　生物相容性

良好的生物相容性是骨科植入物材料的基本要求。当材料进入宿主体内后,材料与宿主机体相互作用,这种相互作用主要表现在两个方面,即材料引发宿主的生物机体反应和宿主引发材料的理化反应。生物相容性是指双方对此类反应的容忍能力。

宿主的生物机体反应是指宿主的生物机体自身由于外界异物的进入而出现的一系列临床反应,诸如血液相容性反应、细胞毒性反应、全身毒性反应、过敏或炎症反应等。由于这些机体反应大部分都与机体的免疫反应有着密切联系,因此,生物相容性也可以理解为宿主机体免疫系统对进入体内外异物的反应及耐受能力。

材料反应是指宿主生物机体内的生物环境使植入物材料的物理化学性能发生改变的反应,主要包括在生物环境下材料的腐蚀、磨损、降解,以及物理化学性质的退化、改变甚至破坏。

宿主的生物机体反应和材料的理化反应是相互影响并动态变化的。例如某些表面经钝化处理的材料,进入宿主体内后,短期内可能没有引起宿主的生物机体反应,但由于材料在宿主体内发生了磨损,钝化的外表面磨损后,内部相对活性较高的材料可能会引起诸如细胞毒性、过敏或炎症等宿主的生物机体反应。又如某些材料进入宿主体内后,宿主的生物机体做出了免疫应答反应,致使材料周围的生物环境发生改变,从而加快了材料的腐蚀、磨损或降解进程,最终造成植入物失效。

理想的骨科植入物材料应该具有良好的生物相容性,一方面不会引起宿主机体明显的临床反应,这方面的具体要求常随产品应用目的的不同而不同;另一方面应具有良好的、符合预期使用效果的物理和化学稳定性,使材料能够在预期的使用周期内稳定均一。

为考察一个医疗器械材料的生物相容性,国际标准化组织给出了相应的指导原则[1],其中将医疗器械材料,根据与人体接触的性质、程度、频率和时间进行了分类。

依据与人体接触方式分为以下几类:

1. 不接触人体的医疗器械

使用时未与患者身体做直接或间接接触的医疗器械。

2. 接触体表的医疗器械

包括与以下部位接触的医疗器械:

(1) 皮肤。只与完整体表接触的医疗器械,例如贴敷电极、体外义肢、固定用胶布、压迫性绷带及监测器等。

(2) 黏膜。与完整黏膜接触的医疗器械,例如隐形眼镜、导尿管、阴道内及肠内医疗器械(胃管、乙状结肠镜、胃镜等)、气管内管、支气管镜、义齿、畸齿矫正器材及子宫内用医疗器械等。

(3) 损伤表面。与伤口或其他损伤体表接触的器械,例如溃疡、烧伤及肉芽组织敷料或愈合器械、创可贴等。

3. 外部接入器械

包括与以下部位接触的医疗器械:

1) 血液路径(非直接接触)

此类医疗器械与某一点血路接触,并作为管路向血管系统输入的器械;例如输液器、延长器、输血器等。

2) 组织、骨、牙本质

与组织和牙髓或牙本质系统接触的医疗器械和材料,例如腹腔镜、关节内窥镜、引流系统、齿科水泥、齿科填充材料和皮肤钩等。

3) 循环血液

接触循环血液的器械,例如血管内导管、临时性起搏器电极、氧合器、体外氧合器管及附件、透析器、透析管路及附件、血液吸附剂和免疫吸附剂。

4. 植入器械

包括与以下部位接触的器械:

1) 组织或骨

(1) 主要与骨接触的器械,例如矫形钉、矫形板、人工关节、骨假体和骨内器械。

(2) 主要与组织和组织液接触的器械,例如起搏器、药物给入器械、神经肌肉传感器和刺激器、人工肌腱、乳房植入物、人工喉、骨膜下植入物和结扎夹等。

2) 血液

主要与血液接触的器械,例如起搏电极、人工动静脉瘘管、心脏瓣膜、血管移植物、体内药物释放导管和心室辅助装置等。

依据与人体接触时间分为以下三类：

（1）短期。医疗器材单次、多次使用时间或接触人体时间在 24 小时以内。

（2）长期。医疗器材单次、多次使用时间或接触人体时间超过 24 小时，但少于 30 天。

（3）永久。医疗器材单次、多次使用时间或接触人体时间超过 30 天。

根据这一分类给出了应予以考虑的试验评价项目，如表 5.1 所示。

表 5.1　骨科植入物应予以考虑的生物相容性试验评价项目

器 械 分 类			应予以考虑的试验评价项目							
人体接触部位		接触时间 A-短期 （≤24 h） B-长期 （>24 h~30 d） C-持久 （>30 d）	细胞毒性	致敏	刺激或皮内反应	全身毒性	亚慢性毒性	遗传毒性	植入	血液相容性
表面器械	皮肤	A	★	★	★					
		B	★	★	★					
		C	★	★	★					
	黏膜	A	★	★	★					
		B	★	★	★					
		C	★	★	★		★	★		
	损伤表面	A	★	★	★					
		B	★	★	★					
		C	★	★	★		★	★		
外部接入器械	血路（间接）	A	★	★	★					★
		B	★	★	★	★				★
		C	★	★		★	★	★		★
	组织/骨/牙接入	A	★	★	★					
		B	★	★	★	★	★	★		
		C	★	★		★	★	★		
	循环血液	A	★	★	★					★
		B	★	★	★	★	★	★	★	★
		C	★	★		★	★	★	★	★

（续表）

器械分类		应予以考虑的试验评价项目							
人体接触部位	接触时间 A-短期 （≤24 h） B-长期 （>24 h～30 d） C-持久 （>30 d）	细胞毒性	致敏	刺激或皮内反应	全身毒性	亚慢性毒性	遗传毒性	植入	血液相容性
植入器械 · 组织/骨	A	★	★	★					
	B	★	★	★	★	★	★	★	
	C	★	★	★	★	★	★	★	
植入器械 · 血液	A	★	★	★	★		★		★	★
	B	★	★	★	★		★	★	★	★
	C	★	★	★	★	★	★	★	★

表中各试验项目解释如下：

（1）细胞毒性。主要指医用材料在细胞层面上造成的单纯损伤作用。化学物质体外细胞毒性的高低与致死率的血/药浓度之间都存在良好的相关性，并且化学物质造成的损伤，最终可表现为细胞水平上的改变，由此可从一定程度上由体外细胞毒性来评估发生体内急性毒性的可能。

（2）致敏。顾名思义是指医用材料引发的过敏反应。该项目旨在测试材料可沥滤物是否会对免疫系统造成非预期的影响。针对医用材料，目前主要采用迟发型超敏反应试验，评估材料再次接触已诱发免疫学特异性记忆感应的个体后，是否会引发迟发型超敏反应。

（3）刺激或皮内反应。主要指医用材料可沥滤物单次或多次与机体接触所引起的机体局部非特异性炎症反应。针对医用材料的不同预期用途，可供选择的刺激试验包括：动物皮肤刺激试验、人体皮肤刺激试验、皮内反应试验、眼刺激试验、口腔刺激试验、阴茎刺激试验、直肠刺激试验、阴道刺激试验等。

（4）全身毒性、亚慢性毒性。全身毒性是医用材料可沥滤物由于机体吸收、分布和代谢到达不与之直接接触的部位而产生的一般毒性作用以及器官和系统作用。相关测试包括急性全身毒性试验、亚急性全身毒性试验、亚慢性全身毒性试验、慢性全身毒性试验。目前国内多选用急性和亚慢性试验组合以评估全身毒性水平。

（5）遗传毒性。遗传毒性是指医用材料可沥滤物作用于有机体，使其遗传物质在染色体水平、分子水平和碱基水平上受到损伤，使遗传信息无法正确传递表达的毒性作用。目前国内多采用 Ames 试验、染色体畸变试验、基因突变试验的不同组合,针对细菌、哺乳动物细胞的染色体结构及特定基因位点的测试,对受试物的遗传毒性水平进行评估。

(6)植入。用以考察医用材料在机体内对周围组织的刺激反应程度。根据材料的预期使用位置,目前国内主要采用皮下植入、肌肉植入和骨植入三类植入试验。

(7)血液相容性。指医用材料与血液接触后,两者的相互作用以及对血液的影响。主要评估内容根据医用材料预期使用用途的不同而不同,主要包括是否会形成血栓,是否会造成血红细胞溶解,是否会激活凝血作用,是否会引起血液中血小板、补体或其他血液成分组成发生改变。

生物相容性差所引起的危害范围广,危害程度复杂。在一个器械的设计中,在宿主生物机体反应方面最好的材料未必能使器械有好的理化性能,而具有最好理化性能的材料未必具有良好的宿主机体反应。因此,在考虑机体组织与材料的相互作用时,不能脱离器械的总体设计,应权衡收益和损害并通过风险分析进行总体考虑。

5.1.2　生物活性

生物活性是大多数骨科植入物期望并努力予以实现的性能要求。"生物活性材料(bioactive materials)"的概念是美国佛罗里达大学教授 Hench 于 1969 年在对生物玻璃与骨组织键合的研究中首次发现并提出的,他认为生物活性材料是指可以在材料界面诱发特殊的生理响应,从而导致材料与组织之间形成化学结合的材料[2]。

广泛意义上说,生物活性是指生物材料能引起机体组织、细胞正常生理生化反应发生积极改变的能力。

医疗器械材料的生物活性,主要是指长期植入类医疗器械所用材料的生物活性。生物活性所涉及生理、生化反应,其范围广、种类多,医疗器械行业内并没有一个明确的范围和定义,其主要包括材料与宿主机体组织的结合能力、材料所含药物在宿主体内的反应、降解材料的降解产物与宿主机体的反应等方面。

20 世纪 80 年代以来,生物活性材料开始迅猛发展并在临床应用上取得成功。传统生物活性材料,如羟基磷灰石(HA)、β-磷酸三钙(β-TCP)、生物活性玻璃等,它们的生物活性和生物相容性均较好,能与人体骨骼和组织发生有效键合。医用金属材料由于材料的生物惰性,其不能与活体组织形成有效键合。通过表面改性,赋予金属材料生物活性,是解决这一问题的有效途径,如在金属骨科植入物表面涂覆 HA,在钛的表面生成 TiO_2 等,皆可实现金属植入物与宿主骨之间有效的骨整合。这一技术在临床已获得广泛应用。

评价一个医疗器械材料的生物活性,要结合器械最终使用情况来进行。某些情况下,生物活性高的材料可能会刺激机体,引起机体发生强烈的负面生理生化反应,并且可能会导致预期范围以外的严重危害。例如,可降解材料制成的接骨螺钉,如果降解速度过快会导致降解产物在短期内的大量积累,致使对周围组织的刺激反应加剧,可能会造成其他组织器官的损害。

5.1.3 生物稳定性

人体内部的生理环境是复杂多变的,在这种环境下,所有植入物材料的性能都可能随着体内逗留和使用时间的延长而发生变化。生物稳定性是指材料进入宿主体内后,在生理环境下,保持其生物相容性、生物活性、物理性质、化学性质等性能长期稳定的能力,是各种生物材料性能加上时间维度的考量。

就生物相容性而言,我们不仅需要植入物进入人体后有良好的生物相容性,而且希望植入物在整个使用周期内保持这种性能。例如某些表面经钝化处理的材料,进入宿主体内后,短期内可能没有引起宿主的生物机体反应,表现出良好的生物相容性,但由于材料在宿主体内发生了磨损,钝化的外表面消失,内部相对活性较高的材料暴露,则可能会引起诸如细胞毒性、过敏或炎症等宿主的生物机体反应。

材料在体内存在老化、降解、裂解、离断和再交联等一系列破坏材料性能的物理化学变化。这种变化有些源于材料自身的时间演变机理,有些源于人体环境因素,也有一些是材料植入人体后,宿主的生物机体做出了免疫应答反应,致使材料周围的生物环境发生改变,产生不利于材料性能保持的因素,使材料的性能产生异变,从而加快了材料的腐蚀、磨损或降解进程,最终造成植入物失效。

因此,在植入物设计中,必须考量植入物材料在体内的长期性能,关注各种导致性能变化的因素,诸如体液、离子环境、温度、酸碱度和受力等,做出综合设计考虑。

5.1.4 生物降解性

生物降解性是与生物稳定性相反的性能要求,用于某些需要的场合。生物降解性材料是一种能够在生物体内分解的材料,其分解产物可以代谢,并最终排出体外。由于医学临床对这种性能的需求,目前越来越受到人们的重视。

可降解材料的应用方向有两个:

(1)人们希望植入体内的材料只是起到暂时的作用,并随着组织或器官的再生而逐渐降解吸收,以最大的限度地减少外界异物对机体的长期影响。对于接骨板等植入物,希望随着功能的逐渐完成,植入物相应地降解消失,免去患者二次手术取出的痛苦。在组织工程中,则希望支架降解,最终被组织所取代。

(2)将药物与可降解材料混合,制作成微球,植入病灶部位,通过材料的降解,将药物缓慢释放,发挥药物长期的治疗功能。

可降解材料的评估将随着使用目标的不同而不同。除材料应有的性能外,可降解性成为重要的评估指标,包括降解速度及其可控性;降解方式是逐层降解还是整体崩解;降解产物的去向、代谢与排出方式;降解产物在体内积聚状态,对人体的毒性反应等。

生物可降解材料的种类很多。目前主要是高分子生物降解材料,按其来源可以分为天然高分子降解材料和合成高分子降解材料,按其体内降解方式可分为两种:化学降解和生物降解。另外还有生物陶瓷类、生物衍生物类、生物活性物质与无生命的材料结合而成的杂化材料等。可降解镁合金的研究是目前世界范围内可降解金属材料的研究热点。

在可降解植入物的设计中,需正确选择可降解材料,做好降解性能与机械性能要求之间的协调,从而设计出满足使用要求的可降解植入物。

5.1.5　抗菌性能

由于感染始终是伴随临床手术的问题,抗菌性成为近来植入物研发中的一个目标。基于感染机制,人们通过对生物材料表面进行不同的改性,如通过阻止细菌黏附达到抗菌效果、通过干扰细菌细胞的组成取得杀菌效果等,研究了不同的抗菌机制。

植入物植入体内后,瞬间被人体的体液包裹,体液中的纤连蛋白将分布于植入物表面,而纤连蛋白是细菌种植和黏附的主要生物学因素。细菌黏附是植入物感染的始动因素,抗菌性能即是抑制细菌黏附的性能。为了预防植入物感染的发生,必须打破细菌在植入物表面黏附的始动环节。植入物表面进行超疏水修饰后,可以减少纤连蛋白对植入物的黏附,即减少细菌的种植和黏附,提高植入物的抑菌能力。此外,运用电化学方法在植入物表面装载纳米银,利用银的杀菌效应可使植入物具备一定的抗菌能力。

尽管现今主要抗感染的理念依然停留于依靠植入物周围机体自身的免疫防御,但抗菌改性的理念已被广泛接受。抗菌涂层的研究成果繁多,许多材料在体外表现出良好的抗菌性,还有一些成功应用于一期临床。细菌的"零黏附"是目前抗菌改性的终极目标。既不影响骨性融合,又对周围组织影响微小的抗菌涂层是目前的研究热点[3]。将材料作为可持续释放抗菌系统的研究也是抗菌生物材料研究的方向,对抗菌性的评估体系将伴随这些研究的发展同步发展。

5.2　骨科植入物材料的机械性能要求

5.2.1　弹性模量与泊松比

弹性模量是材料的常规性能,但在骨科植入物设计中具有特殊的意义。"宿主骨-植入物"系统的应力状态与植入物的整体刚度密切相关。由于金属材料的弹性模量远远超过人体骨骼的弹性模量,植入物的整体刚度过大,导致宿主骨与植入物两者的刚度差异很大,应力流主要通过植入物传递,在宿主骨中造成很大的应力遮挡,从而产生一系列的负面效应。因此,弹性模量成为骨科植入物设计选材中的重要性能指标。

弹性模量与泊松比还是植入物有限元计算时必需的材料数据。皮质骨弹性模量的变化范围约为 $12\sim23.3\,GPa$、泊松比约为 $0.2\sim0.5$。松质骨弹性模量的变化范围约为 $0.01\sim10\,GPa$、泊松比约为 $0.01\sim0.35$ 之间。

骨科植入物常用的材料有不锈钢、纯钛、钛合金、钴基合金等,其弹性模量均远大于人体骨的弹性模量,TA3 纯钛材料弹性模量约为 $102.7\,GPa$,TC4 钛合金材料弹性模量为 $110\sim114\,GPa$,医用不锈钢弹性模量约为 $200\,GPa$,钴铬钼合金弹性模量为 $220\sim234\,GPa$。寻求与人体骨弹性模量接近的植入物材料始终是该领域的研发方向。

5.2.2　静强度与疲劳强度

静强度与疲劳强度是材料机械强度两项重要指标。骨科植入物植入到体内,代替人体骨的全部或部分功能,首先要满足人体的力学及运动学要求,即植入物的强度要足够大,避免产生断裂等力学失效。同时,骨科植入物产品的设计要尽量减小应力遮挡、尽量少影响骨的血运等要求。随着人体的运动,骨科植入物植入到体内会受到循环载荷的作用,这种循环载荷虽然可能远小于材料的静态强度,但若超过材料的疲劳强度则也可能出现疲劳断裂。因此,植入物材料必须同时具备足够的静强度和疲劳强度。

正常皮质骨的抗压强度约为 $141\,MPa$,抗弯强度约为 $71\,MPa$;正常松质骨的抗压强度约为 $50\,MPa$,抗弯强度约为 $3.5\,MPa$。

TA3 纯钛材料抗拉强度 R_m 为 $605\sim610\,MPa$,屈服强度约为 $461\,MPa$;TC4 钛合金材料的抗拉强度 R_m 约为 $895\sim1\,000\,MPa$,屈服强度约为 $850\sim900\,MPa$。医用不锈钢的抗拉强度 R_m 为 $605\sim610\,MPa$,屈服强度约为 $461\,MPa$;钴铬钼合金(铸造)的抗拉强度 R_m 为 $605\sim610\,MPa$,屈服强度约为 $461\,MPa$。

5.2.3　力学性能稳定性

力学性能稳定性是指植入材料保持原有的力学性能不下降的能力。金属材料具有很强的力学性能稳定性,但应注意材料的表面处理以及耐腐蚀性,腐蚀会降低金属材料的力学性能。另外,应注意材料的配伍,以免产生电化学腐蚀及较严重的磨损。高分子材料,如超高分子量聚乙烯由于体内氧的作用会造成材料的氧化(即老化)而使力学性能降低。

近几年来,人们为了提高超高分子量聚乙烯材料的耐磨性能,采用辐照等工艺得到高交联聚乙烯。辐照会引起超高分子量聚乙烯分子链的交联形成网状结构,但同时会产生大量自由基,这种自由基极易与氧结合而产生氧化,会造成超高分子量聚乙烯材料力学性能的下降。因此必须通过消除自由基的方式提高超高分子量聚乙烯材料的抗氧化能力及力学稳定性。

5.2.4　摩擦与磨损性能

Charnly 人工髋关节的成功主要归功于假体优良的摩擦学设计,即金属股骨头与高分子量聚乙烯髋臼之间的低摩擦因数和满足临床基本需求的磨损性能。

人工关节的摩擦机制与天然关节有很大的不同。天然关节的关节滑液中含有大量富含生物大分子物质的透明质酸等,成为关节软骨的优良润滑剂,这使得健康状态下的关节软骨间的摩擦因数甚至小于 0.01。目前人工髋关节的摩擦因数:金属对聚乙烯约为 0.06～0.1,金属对金属约为 0.1～0.3、陶瓷对陶瓷约为 0.002～0.07。

人工关节的磨损机制包括黏着磨损、磨粒磨损和疲劳磨损,严格地讲,应该是这三种模式综合作用的结果。黏着磨损是主要磨损形式,磨粒磨损也占有一定的比重,特别是关节面内进入其他微粒后出现三体磨损尤为明显[4]。

虽然人工髋关节置换术取得了巨大的成功,然而关节面磨损寿命始终是急需解决的技术问题。这里包含假体的机械磨损寿命和生物学磨损寿命两个方面[5]。机械磨损是指球头与髋臼的尺寸磨损:金属对聚乙烯髋关节假体线磨损率约为0.10～0.20 mm/年,体积磨损率约为 0.05～1.00 mm³/年。按线磨损率计算,一般髋关节假体机械磨损寿命完全满足患者生命周期的需求。

利兹大学的研究表明,导致骨溶解的聚乙烯磨粒阈值约为 500～800 mm³,在关节模拟机中测定磨损率约为 40 mm³/百万次,按老年患者每年 100 万步计算,导致骨溶解的聚乙烯髋臼磨损寿命仅为 12～20 年,青年人更短。如果磨损率为100 mm³/百万次,导致骨溶解的磨损寿命仅为 5～8 年[6]。而关于陶瓷的实验表明,当陶瓷磨损颗粒体积与单核细胞数的比例大于 500 μm³ 时,1 年后才显示骨溶解作用,按陶瓷材料年磨损量计算,需要 100 年以上的磨粒积累,才会引发骨溶解。

今天,关于人工关节材料磨损性能评价已从机械尺寸磨损深入到磨粒的毒性反应,后者涉及磨粒数量和浓度、磨粒尺寸和形态、磨粒毒性,以及人体对磨粒的生物学反应的敏感程度。

在人工髋关节翻修手术中发现,高分子量聚乙烯颗粒是主要的磨损颗粒,几乎所有病例中均可见聚乙烯颗粒,微粒数量也最多。以往研究表明,高分子量聚乙烯颗粒诱导巨噬细胞产生炎症因子的能力比其他颗粒强。近年来为了减少人工关节磨损率,交联技术已运用到聚乙烯材料中。Fisher 等研究发现,高交联聚乙烯材料产生的颗粒直径大小比传统的聚乙烯小。小的磨损颗粒($<10~\mu m$)被巨噬细胞吞噬后,产生一系列炎症因子,诱导骨溶解及无菌性松动,而大的颗粒虽不被吞噬,但能被巨噬细胞所包裹,同样能刺激巨噬细胞分泌炎症因子,引起炎症反应。Zysk 等在体内试验中发现,直径为 $0.5~\mu m$、$2.0~\mu m$ 和 $75~\mu m$ 的聚乙烯颗粒均能引起白细胞与内皮细胞相互作用并发生组织学改变,说明不同大小的磨损颗粒均能引起炎症反应。当然,反应最强、数量最多的主要是直径小于 $1~\mu m$ 的颗粒。同时有研究发现,球状颗粒比同样数量的长条状颗粒更易被巨噬细胞吞噬[7]。

金属颗粒一般包括钛合金颗粒及钴铬合金颗粒,可产生于金属-金属、金属-陶瓷、金属-聚乙烯的配副中。目前,金属颗粒受到关注,主要是由于它具有生物毒性。金属离子被细胞摄取后,可产生细胞毒性,引起一系列细胞凋亡或坏死,并可损伤细胞内染色体。钴、镍、铬和钛金属可产生活性氧簇,可对 DNA 和蛋白质产生损伤。游离的或被吞噬的磨损颗粒均可通过淋巴系统,或以颗粒或离子形式通过血液途径运送到全身。已有大量报道显示,人工髋关节置换后,特别是金属-金属人工关节置换后,病人血清和尿液中的金属离子浓度升高。体外试验研究表明,金属离子可对血液系统、免疫系统、肝肾系统、呼吸系统、神经系统、心血管系统产生各种各样的毒性。虽然目前尚缺乏全髋关节置换术后释放的金属离子直接致病的相关临床试验和研究,但金属颗粒的生物毒性已日益受到关注和重视[7]。

仅从磨损率来分析,陶瓷-陶瓷界面无疑具有明显的优势,耐磨损和良好的润滑学特性是惰性生物陶瓷的特点。但大量研究证明,人工髋关节置换中的陶瓷-陶瓷或陶瓷-聚乙烯配副可以产生氧化铝颗粒。Minoda 等在应用外旋式 MP(media pivot,MP)关节假体的动物体内模型中发现有氧化铝颗粒存在,但其形状比金属颗粒圆,故推测其可能减少相应的骨溶解及无菌性松动。

5.3 骨科植入物材料的化学性能要求

5.3.1 耐腐蚀性

人体是一个严苛的腐蚀环境,体液中存在钠离子(Na^+)、氯离子(Cl^-)和碳酸氢根离子(HCO_3^-)等电解质及各种复杂的有机化合物,金属材料植入体内后需持久地浸泡于其中,被化学侵蚀是在所难免的。

金属腐蚀按其宏观形态可分为全面腐蚀和局部腐蚀两大类。腐蚀分布在整个金属表面上(均匀或不均匀分布)称为全面腐蚀。腐蚀仅局限在金属某些部位上称为局部腐蚀。局部腐蚀主要有点蚀、缝隙腐蚀、晶间腐蚀、应力腐蚀等十几种。在众多的腐蚀失效事例中,局部腐蚀比全面腐蚀的比例更多,危害更大。

5.3.2　电化学性能

绝大多数腐蚀过程的本质是电化学性质的。其机理的研究及测试方法广泛地利用了金属与电解质溶液界面的电性质。骨科植入物不锈钢产品在使用环境下的腐蚀基本上是由骨科植入物与人体体液之间的电化学性质决定的。

金属骨科植入物在人体使用环境中的点状腐蚀的过程是电化学变化的过程,例如,在医疗器械产品的行业标准中有"不同的金属材料不得在人体同一部位配伍使用"这一原则,就是避免不同材料在人体体液环境下形成电池两极,产生电化学腐蚀。单种金属植入物或同一个金属植入物在条件适宜时也会出现电化学腐蚀,这是骨科植入物最常见到的情况,原因是它会在同一个金属表面微区形成阳极和阴极,与体液共同作用形成电化学系统,也就是同一金属植入物表面形成的阴阳极微区与体液组成了原电池。原电池是由物质的化学能转化为电能,是原电池内化学反应而形成的,带有自发性。因此只要条件适宜,发生电化学腐蚀是不可避免的。

关于植入物金属材料配伍电池反应的评估应该从金属电位本质上进行分析,如钴铬钼合金与钛合金经分析后,结论是可以置于同一人工关节中使用,所以形成了今天钴铬钼合金球头-钛合金柄的标准人工髋关节结构,并获得美国 FDA 的批准。

5.4　骨科植入物材料的可消毒性能要求

5.4.1　植入物常用的消毒方式

消毒与灭菌是两个不同的概念。消毒是指杀灭(破坏)非芽孢型和增殖状态的致病微生物的过程;灭菌是指杀灭物品中一切微生物的过程。常用灭菌方法有三种：热灭菌、化学灭菌和辐射灭菌。灭菌能达到消毒的目的,消毒达不到灭菌的要求。医用制品用于人体,应属灭菌处理。通常情况下,灭菌和消毒无法严格区别,统称"消毒"。

植入物材料的热灭菌法是借助高温使微生物细胞蛋白质凝固。其中,高压蒸汽灭菌法是热力灭菌中使用最普遍、效果最好、最可靠的一种灭菌方法。

化学灭菌法是使化学药品渗入到微生物的细胞内与其反应形成化合物,影响蛋白质、酶系统的生理活性,破坏细胞的生理机能而导致细胞死亡,达到灭菌效果。

其中,环氧乙烷是医院和工业上最常用的气体灭菌剂,对各类型微生物的杀灭能力都很强,包括细菌、结核菌、芽孢、真菌和病毒。

辐射灭菌法是生物医用制品常用的灭菌方法,有非电离辐射与电离辐射两种。前者包括紫外线、红外线和微波,灭菌能力有限,不适合植入物材料的消毒。后者包括 γ 射线和高能电子束。辐射消毒的穿透力强,效果好,可在材料包装后再消毒;可在常温下进行,不必考虑材料的耐热问题,消毒过程可以连续化、自动化,可靠性高。

由于植入物植入人体后将长期存留在体内,所以要对其进行彻底的灭菌,以免造成感染,对人体的健康产生影响。当前植入物生产中主要的灭菌方法有环氧乙烷、辐照灭菌、高频极化、低温等离子、紫外线、高压湿热、高温干热及滤膜过滤法等。其中,以辐射灭菌和环氧乙烷占的市场份额最大。由于环氧乙烷灭菌产生的废气可能污染环境,被灭菌产品中的残留化学物质对人有致畸、致癌的作用,因此,环氧乙烷灭菌医疗卫生用品在欧美国家受到限制。此时,辐射灭菌的方法就显现出了它的优势。

因此,骨科植入物在用于手术之前,要先对其进行辐照灭菌,使其达到国家规定的 10^{-6} 的无菌保证水平。冷加工灭菌技术目前采用 ^{60}Co 的 γ 辐照是最合适的。采用 ^{60}Co 的 γ 辐照处理不仅灭菌彻底,而且可以保持其原有的理化指标、功能和药效不变。运用辐照技术对骨科植入物进行灭菌消毒,还要考虑到其中所含菌种抗辐射性的大小,确定合适的辐照剂量,并判断其辐照剂量是否符合标准 ISO11137—2 的要求。

5.4.2　植入物材料的可消毒性

高温方法对材料灭菌,要求材料至少要能耐受 115℃ 以上的高温,对金属材料、生物陶瓷材料和部分高分子材料适用。若灭菌温度超过高分子材料的玻璃化转变温度,会引起高分子材料形状和表面的改变,因而会影响其力学性能和生物相容性等性能。环氧乙烷由于穿透力强,消毒后必然会有部分残留在材料的表面,残留量随材料的不同而有些差别。其中,天然橡胶、涤纶树脂残留很多,聚氨酯、聚氯乙烯次之,聚乙烯、聚丙烯吸收最少。灭菌后需将残留的环氧乙烷全部清除干净,否则会引起不良后果。研究指出,高分子材料吸附环氧乙烷后会引起溶血、细胞毒性、组织反应等。对植入物材料灭菌后一般均需在真空下脱除环氧乙烷,或置于空气中清除残留的环氧乙烷。部分高分子材料经辐射后依据其化学结构的不同可能发生降解或交联,从而影响其性能。如聚乙烯、聚丙烯受到辐射后会引起主链断裂或交联反应、聚酰胺(尼龙)可以多次辐射。在骨科植入物设计中,选择材料时必须考虑产品相应的灭菌方法。

参考文献

［1］　GB/T16886.1－2011/ISO10993－1：2099［S］.

［2］　Cao W，Hench L L. Bioactive Materials［J］. Ceramics International，1996，22：493－507.

［3］　潘张翼，严杰，曹聪，等.骨科植入物表面细菌生物膜形成及植入物表面的抗菌改性［J］.中国组织工程研究与临床康复，14(43)：8090－8094.

［4］　刘庆，周一新.人工髋关节摩擦学研究进展［J］.国际骨科学，2009，30(2)：74.

［5］　王成焘，靳忠民，廖广姗，等.人工髋关节磨损分析和临床失效诊断推理［J］.医用生物力学，2012，24(4)：1－9.

［6］　Hatton A，Nevelos J E，Metthews J B，et al. Effects of clinically relevant alumina ceramic wear particles on TNF-aproduction by human peripheral blood mononuclear phagocytes［J］. Biomaterials，2003，24(7)：1193－1204.

［7］　丁悦，秦础强，刘尚礼.人工关节磨损颗粒生物学特征研究进展［J］.国际骨科学，2009，30(2)：78－80.

第6章 金属材料

本章阐述医用不锈钢、钴基合金、钛基合金三大类骨科植入物常用金属材料的成分和基本性能,并给出可降解镁合金、钽和抗菌医用金属的基本知识。

6.1 医用不锈钢

6.1.1 医用不锈钢的发展过程

不锈钢是金属植入物中最早应用的一种材料。随着矫形外科手术的出现,人们开始了医用金属材料的研究开发。早在 1775 年,Icart 已经报道可用铁丝来固定断骨。1912 年,Sherman 介绍了用钒钢制作的骨片,但是其耐蚀性及组织适应性差。在不锈钢出现以后,由于其中一种含 18% 铬和 8% 镍的不锈钢具有较好的耐蚀性,而被加工成骨片、接骨螺钉和其他固定器件,应用于外科手术。但随后发现这种材料在含有盐分的体液环境中仍表现出某种腐蚀敏感性,于是人们开始研究耐蚀性及生物相容性更好的材料。1926 年,Strauss 研制出 18-8SMo 不锈钢,由于含 2%~4% 的钼且含碳量降低到 0.08%,因此其耐酸和氯化物腐蚀的能力得到提高。1940 年,Hadack 提出开发一种高铬而低镍的钢作为金属植入材料。很快 Murray 和 Fink 推出了 AISI302 不锈钢。1948 年,Fink 和 Smatko 进一步证明了这种钢具有良好的耐蚀性,适用于外科手术。1952 年,Blunt 等报道,含大约 2% 钼的 316 型不锈钢的性能比 AISI302 钢好。此后,又发展了更适宜作为植入材料的超低碳 AISI316L 型不锈钢。由于真空熔炼或电渣重熔工艺的采用,不锈钢的性能得到了改善,AISI316 及 AISI316L 成为主要的不锈钢植入材料[1]。

6.1.2 医用不锈钢的化学成分

医用不锈钢(316 L)化学成分的国标要求如表 6.1,表 6.2 所示。

骨科植入物用不锈钢为铁基耐蚀合金,按金相组织划分,属于奥氏体不锈钢。其中,Cr、Ni、Mo 为主合金元素,C、Mn、Cu、N 为控制性合金元素,Si、P、S 为杂质元素,Fe 为余量。由于该类不锈钢的室温组织是保留了高温的 γ 固溶体——奥氏体,所以,通常把奥氏体的相对稳定性大小作为合金元素影响的一个重要方面。那些在 γ-Fe 中有较大的溶解度,并能使 γ-Fe 相对地稳定,即扩大 γ 相区的合金元素称为促成奥氏体形成的合金元素,C、Mn、Ni、Cu、N 等元素属于这一类。而 Mo、Si 则属于缩小 γ 相区的元素,含量应严格控制。C 与 Fe、Cr 形成复杂结构的碳化物,包括:Fe_3C,Fe_2C,Cr_7C_3,$Cr_{23}C_6$ 等。这类碳化物都具有相当高的硬度,是不锈钢中重要的强化相。N 与 Fe、Cr、Mn 形成氮化物,包括 FeN、Fe_2N、Fe_4N、CrN、C_2N、MnN 等,它们在一般情况下被视为夹杂物,但在骨科植入物里,用在不锈钢中可用来提高钢的表面硬度及耐磨性。

表 6.1　GB 4234—2003 中规定的骨科植入物用不锈钢的化学成分

统一数字代号	牌　号	化学成分/（%）（质量分数）									
		C	Si	Mn	P	S	N	Cr	Mo	Ni	Cu	Fe
S31723	00Cr18Ni14Mo3	≤0.030	≤1.00	≤2.00	≤0.025	≤0.010	≤0.10	17.00~19.00	2.25~3.50	13.00~15.00	≤0.50	余量
S31753	00Cr18Ni15Mo3N	≤0.030	≤1.00	≤2.00	≤0.025	≤0.010	0.10~0.20	17.00~19.00	2.35~4.20	14.00~16.00	≤0.50	余量

表 6.2　ISO 5832—1：2007 中规定的骨科植入物用不锈钢化学成分

元　素	化学成分/（%）（质量分数）	元　素	化学成分/（%）（质量分数）
碳	≤0.030	铬	17.0~19.0
硅	≤1.0	钼	2.25~3.0
锰	≤2.0	镍	13.0~15.0
磷	≤0.025	铜	≤0.50
硫	≤0.010	铁	基体
氮	≤0.10		

6.1.3　医用不锈钢的使用性能

骨科植入物用不锈钢的生物相容性与其在机体内的腐蚀行为,及其所造成的腐蚀产物所引起的组织反应有关。人体是一个复杂的腐蚀环境,体液中存在钠离子（Na^+）、氯离子（Cl^-）和碳酸氢根离子（HCO_3^-）等电解质及各种复杂的有机化合物,不锈钢植入体内后一般需持久地浸泡于其中,被化学侵蚀是在所难免的。其腐蚀行为涉及均匀腐蚀、晶间腐蚀、点腐蚀、缝隙腐蚀和疲劳腐蚀。

均匀腐蚀也称连续腐蚀、普遍腐蚀或一般腐蚀。这种腐蚀发生在钢的整个表面,其使截面不断减小,最后达到断裂强度而发生断裂。实验证明,铬(Cr)加入铁基固溶体后,可使其电极电位升高。当铬量达到一定浓度时(12%以上),这种提高发生突变,此时钢的钝化膜中富集了铬的氧化物 Cr_2O_3,这种富铬的氧化膜在很多介质中都具有良好的致密性和稳定性,因而提高了钢的耐蚀性,进而出现了不锈钢这一新的钢种。同样,钼(Mo)也可提高不锈钢的耐蚀性,原因是不锈钢中加入钼以后,可以形成含钼的氧化膜,这种氧化膜具有很高的稳定性,在许多强腐蚀介质中都不易溶解。此外,钢中加入钼以后,特别能防止点腐蚀的发生,其原因也是由于含钼的氧化膜较为致密,能阻止 Cl^- 离子的穿透。

从理论上来讲,奥氏体不锈钢在 450～850℃ 区间受热后,原来固溶在奥氏体中的碳与铬结合,在奥氏体晶界以 $Cr_{23}C_6$ 碳化物的形式析出,造成了晶界区的奥氏体贫铬,即铬降到不锈钢耐蚀所需要的最低含量以下,从而使腐蚀集中在晶界的贫铬区,其厚度约为 0.1 μm。贫铬区成为微阳极,$Cr_{23}C_6$ 和其余奥氏体区成了微阴极,于是构成了腐蚀微电池,导致奥氏体不锈钢发生晶间腐蚀。消除铬镍奥氏体不锈钢因 $Cr_{23}C_6$ 析出所造成的晶间腐蚀方法有如下几种:① 采用高温 1050～1100℃ 固溶处理,将铬的碳化物全部溶解在奥氏体中,然后通过快速冷却(如水淬),将奥氏体固定下来;② 生产超低碳(C<0.03%)不锈钢,使 $Cr_{23}C_6$ 无从析出;③ 改变析出的碳化物类型。最常用的方法是向钢中加入强碳化物形成元素,如 Ti、Nb 等。由于这些元素与碳的结合力比铬大得多,因此,当这些元素的量足够时,只会形成 TiC 或 NbC 等稳定型碳化物,不再会出现 $Cr_{23}C_6$。而且,TiC 或 NbC 在 1050℃ 以下不溶于奥氏体,这就排除了在低温形成 $Cr_{23}C_6$ 的可能性,从而消除了由于 $Cr_{23}C_6$ 析出所造成的晶间腐蚀。

点腐蚀是不锈钢常见的腐蚀破坏类型之一,它是因为在介质的作用下,由于破坏表面均匀性的一些缺陷,如夹杂物、贫铬区、晶界、位错在表面的露头等,使钝化膜在这些地方较为脆弱,从而使其局部遭到破坏。钼能强化氧化膜,有人认为含钼量不够是引起点腐蚀的原因。含有氯离子(Cl^-)的介质最易引起不锈钢的点腐蚀。目前,增大不锈钢抗点腐蚀能力的途径有如下几种:① 以 Mo、Mn、Si、V 或稀土元素进行合金化,有效地增大抗点腐蚀的能力;② 减少钢中夹杂物、晶界沉淀物,不使晶粒过细等。根据不锈钢的点腐蚀抗力近似计算公式:

$$PREN \approx \%Cr + 3.3\%Mo + (13 \sim 30)\%N$$

可知,N 含量的增加能使不锈钢的耐点腐蚀性能得到提高。另一方面,N 又是扩大奥氏体相区的元素,其奥氏体形成能力约为 Ni 的 30 倍。因此,可通过适当提高不锈钢中的含氮量来改善其耐蚀性(见表 6.3)。

表 6.3　ISO 5832—9 中规定的高氮不锈钢的化学成分

元　素	化学成分/(%)(质量分数)	元　素	化学成分/(%)(质量分数)
碳	≤0.08	磷	≤0.025
硅	≤0.75	铜	≤0.25
锰	2~4.25	氮	0.25~0.5
镍	9~11	铁	基体
铬	19.5~22	其他元素	—
钼	2.0~3.0	单个	≤0.1
铌	0.25~0.8	总和	≤0.4
硫	≤0.01		

临床发现,在人体环境中,不锈钢尤其对缝隙腐蚀敏感,且多发生于多零件植入装置(如带有螺钉的骨板)的界面处。一项对失效骨板腐蚀情况的研究表明,91.3%的腐蚀发生在螺孔/螺钉的金属/金属界面处,因在界面处发生缝隙腐蚀而导致的骨板失效率达到 34.2%;同时,体液中 Cl^- 的大量存在,将加重材料的缝隙腐蚀。值得一提的是,在骨钉与骨板的界面处,磨蚀也占很大比重,且会加剧缝隙腐蚀破坏。

奥氏体钢在有热的氯化物溶液存在时会出现应力腐蚀断裂,也就是所谓的"氯脆"。这种破坏的形式通常是穿晶的。目前认为,应力腐蚀断裂与应力通过滑移使钝化膜破坏有关。钝化膜破坏后使裸露出的金属与其周围的连续钝化膜组成微电池,金属(阳极)被溶解而形成腐蚀微裂纹,裂纹又在腐蚀和应力的共同作用下扩展传播,最后导致断裂。

大量的临床资料显示出不锈钢的一些缺点,如不锈钢的腐蚀造成其长期植入的稳定性差;其密度和弹性模量与人体硬组织相距较大,导致力学相容性差;因其溶出的镍离子有可能诱发肿瘤的形成;本身无生物活性,难于和生物组织形成牢固地结合等。这些缺点造成其应用比例近年呈下降趋势,但不锈钢仍以其较好的生物相容性和综合力学性能以及简便的加工工艺和低成本,在骨科、口腔修复和替换中占有重要的地位。

6.1.4　医用不锈钢的新发展

镍(Ni)是钢中强烈的奥氏体组织形成元素,因此是目前临床广泛使用的医用奥氏体不锈钢(如 316 L 不锈钢)中的重要组成元素。针对医用不锈钢在临床使用过程中存在的镍过敏、致畸、致癌等潜在危害,利用氮(N)在钢中的有益作用(强烈的奥氏体形成元素和固溶强化元素),国内外在近 20 余年来发展出高氮无镍医用不锈钢新材料,钢中的氮含量达到 0.7% 以上。高氮无镍不锈钢与传统的 316 L 不锈钢相比,强度增高 1 倍以上,塑形相当,并有更优异的耐点蚀能力,目前已在骨科、心血管支架中得到初步应用。

美国 CARPENTER 公司开发生产的 108 合金是一种商品化的外科植入用高氮无镍医用不锈钢(参见美国 ASTM F2229),其是一种 Fe - Cr - Mn - Mo - N 型高氮无镍奥氏体不锈钢。国内中国科学院金属研究所也开发出具有自主知识产权的高氮无镍医用不锈钢(BIONFSSN4)。表 6.4 是 108 合金、BIONFSSN4 以及 316 L 不锈钢的化学成分对比,表 6.5 是相应的力学性能对比。

表 6.4　高氮无镍不锈钢及 316 L 不锈钢的化学成分对比,质量百分数/(%)

材　料	C	Cr	Mn	Ni	Mo	Si	S	P	N	Cu
316 L(GB4234)	≤0.03	16~18	≤2.0	13~15	2~4	≤0.75	≤0.01	≤0.025	≤0.1	≤0.5
BIONFSSN4	≤0.03	17~19	14~16	<0.1	2~4	≤1.0	≤0.01	≤0.025	0.7~1.0	≤0.5
108 合金	≤0.08	19~23	21~24	≤0.05	0.5~1.5	≤0.75	≤0.01	≤0.03	0.85~1.1	≤0.25

表 6.5　医用不锈钢力学性能对比

不锈钢	加工状态	屈服强度/MPa	抗拉强度/Mpa	延伸率/(%)
316 L 不锈钢 GB4234	退火态	≥190	490~690	≥40
	轻度冷变形	≥300	≥610	≥35
	冷变形	≥600	860~1 100	≥12
108 合金 ASTM F2229	退火态	≥517	≥827	≥30
	轻度冷变形	≥827	≥1 034	≥20
	冷变形	≥1 241	≥1 379	≥12
BIONFSSN4 (实测值)	退火态	616	1 032	59
	冷变形,10%	990	1 180	42
	冷变形,20%	1 150	1 280	33
	冷变形,30%	1 410	1 470	20

6.2 钴基合金

6.2.1 钴基合金的发展过程

钴基合金是一种固溶体合金,钴含量达到 65%(质量分数),其余主要是 Cr,添加 Mo 可以细化晶粒,在铸造或锻造后可以达到更高的强度。最早开发的医用钴基合金为钴铬钼(Co-Cr-Mo)合金,其结构为奥氏体。其以优良的力学性能和较好的生物相容性,尤其是优良的耐蚀、耐磨和铸造性能得到广泛应用。其耐蚀性比不锈钢强数十倍,硬度比不锈钢高 1/3。因此,适合制作人工关节、义齿等磨蚀较大的医用器件。20 世纪 50 年代开始用于人工髋关节的制造。由于铸造退火钴铬钼合金的力学性能有限,随后又相继开发了锻造钴铬钨镍(Co-Cr-W-Ni)合金和锻造钴铬钼合金;为了改善钴铬钼合金的疲劳破坏问题,70年代又开发出具有良好疲劳性能的锻造钴镍铬钼钨铁(Co-Ni-Cr-Mo-W-Fe)合金和具有多相组织的 MP35N 钴镍铬钼合金。Co-Ni-Cr-Mo 合金是最有名的一种钴基合金,最初被称为 MP35N(钢铁公司公布的标准),它大约含有35%的 Ni(质量分数)和 35%的 Co(质量分数),这种合金在压力下对海水(含有 Cl$^-$)有强烈的抗蚀性,冷加工可大大增加它的强度。然而,在冷处理过程中存在很大的问题,特别是在制造大件如关节柄时,因为冷加工在提高材料力学性能的同时,也增加了材料的加工难度,所以现在采用热锻方法制造这种合金的植入器械。

6.2.2 钴基合金的化学成分

骨科植入物常用钴基合金的化学成分如表 6.6～表 6.11 所示。

表 6.6 ISO 5832—4:1996 中规定的外科植入物用铸造钴铬钼合金化学成分

元 素	化学成分/(%)(质量分数)	元 素	化学成分/(%)(质量分数)
铬	26.5～30.0	碳	≤0.35
钼	4.5～7.0	锰	≤1.0
镍	≤1.0	硅	≤1.0
铁	≤1.0	钴	基体

表 6.7　ISO 5832—5：1993 中规定的外科植入物用锻造钴铬钨镍合金化学成分

元　素	化学成分/（%）（质量分数）	元　素	化学成分/（%）（质量分数）
铬	19～21	碳	≤0.15
钨	14～16	硅	≤1
镍	9～11	锰	≤2
铁	≤3	钴	基体

表 6.8　ISO 5832—6：1997 中规定的外科植入物用锻造钴镍铬钼合金化学成分

元　素	化学成分/（%）（质量分数）	元　素	化学成分/（%）（质量分数）
镍	33.0～37.0	硅	≤0.15
铬	19.0～21.0	碳	≤0.025
钼	9.0～10.5	磷	≤0.015
铁	≤1.0	硫	≤0.010
钛	≤1.0	钴	基体
锰	≤0.15		

表 6.9　ISO 5832—7：1994 中规定的外科植入物用钴铬镍钼铁合金化学成分

元　素	化学成分/（%）（质量分数）	元　素	化学成分/（%）（质量分数）
钴	39～42	碳	≤0.15
铬	18.5～21.5	磷	≤0.015
镍	14～18	硫	≤0.015
钼	6.5～8	铍	≤0.001
锰	1～2.5	铁	基体
硅	≤1		

表 6.10　ISO 5832—8：1997 中规定的外科植入物用锻造钴镍铬钼钨铁合金化学成分

元　素	化学成分/(%)(质量分数)	元　素	化学成分/(%)(质量分数)
钴	基体	钛	0.5～3.50
镍	15.0～25.0	碳	≤0.05
铬	18.0～22.0	锰	≤1.00
钼	3.0～4.0	硅	≤0.50
钨	3.0～4.0	硫	≤0.010
铁	4.0～6.0		

表 6.11　ISO 5832—12：2007 中规定的外科植入物用锻造钴铬钼合金化学成分

元　素	质量百分比/(%)	
	合金 1 低碳	合金 2 高碳
铬	26.0～30.0	26.0～30.0
钼	5.0～7.0	5.0～7.0
铁	最大 0.75	最大 0.75
锰	最大 1.0	最大 1.0
硅	最大 1.0	最大 1.0
碳	最大 0.14	0.15～0.35
镍	最大 1.0	最大 1.0
氮	最大 0.25	最大 0.25
钴	平衡	平衡

6.2.3　钴基合金的使用性能

　　钴铬合金的优点是耐磨和强度高,缺点为熔点高、铸造后收缩大、延展性差、打磨困难等。硬质钴铬合金以钴的含量多少划分为不同种类。一般采用硬质钴铬合金制作修复体支架为宜。钴铬合金中的钴和钼是为了增加合金强度和硬度;铬是使合金具有抗腐蚀性能;硅能清除合金熔化时的氧化物,增加金属流动性能;碳含量的多少决定其材料的韧性和脆性。钴铬合金拥有表面钝化膜而具有耐蚀性,与不锈钢相比,其钝化膜更稳定。一般而言,含 Cr 量越高,合金的耐蚀性越好。但是,含 Cr 量增加,会使材料产生硬化、变脆,因此认为最大含 Cr 量在 30% 左右较合适。研究人员发现,深冷处理可以有效提高钴铬钼铸造合金的抗拉强度,也能有效增强口腔用铸造合金的弯曲弹性模量、抗弯强度、耐磨性和耐腐蚀性。

一般认为,钴基合金植入人体后没有明显的组织学反应,但用铸造钴基合金制作的人工髋关节在体内的松动率较高,其原因是金属磨损腐蚀造成 Co、Ni 等离子溶出,在体内引起细胞和组织坏死,以及磨损颗粒的骨溶解效应,从而导致患者疼痛以及关节的松动、下沉。钴、镍、铬还可产生皮肤过敏反应,其中以钴最为严重。钴(Co)是铁磁性金属,是人和哺乳动物的必需微量元素,正常成人体内约含1.2 mg。人每天通过食物约可摄入钴 300 μg,但实际上每天只需摄入 50 μg 就可保持人体内钴的平衡。已知钴是维生素 B_{12} 的重要组成部分,人体中大约有 1/3 的钴参与维生素 B_{12} 的合成。维生素 B_{12} 也称为"氰钴胺",分子中含有一个钴原子。钴可活化体内的一些酶,如脑内的肽酶、甘氨酰替酐酰胺酸二肽酶。钴激活精氨酸酶,引起氨的释放,以保持 pH 值的恒定,并可调节组织毓基的浓度。钴还参与红细胞生长刺激因子的生成,后者可促使骨髓幼稚红细胞的生长和刺激髓外造血组织。钴的中毒机制可能是多方面的。实验证明钴能刺激或抑制若干酶。例如低浓度时激活磷酸酶、精氨酸酶和肽酶,而大剂量时则相反。钴对过氧化氢酶、琥珀酸脱氢酶、胆碱氧化酶和细胞色素氧化酶呈抑制作用,因而影响细胞的氧化过程。钴对上述酶的作用与它和含毓基的酶形成络合物有关。钴有刺激作用,最初可使血清 α 球蛋白增多。钴量增加可产生红细胞增多症,除由于骨髓的直接刺激和髓外造血所致之外,也有人认为与肾组织受毒性损伤而释放促红细胞生成素有关。钴可抑制酪氨酸碘化酶而影响甲状腺对碘的摄取。钴所致的慢性肺纤维化,可能与钴在蛋白溶液中溶解性高有关,另外钴也是过敏反应的半抗原。

钴基合金和不锈钢是医用金属材料中应用最广泛的两类材料。相对不锈钢而言,前者更适合于制造体内承载苛刻、耐磨性要求较高的长期植入件,其品种主要有各类人工关节及整形外科植入物。

研究发现碳含量的高低对金属关节面的磨损性能有影响,碳含量越高,耐磨性能越好。ISO 5832 - 4 中规定铸造钴铬钼合金的碳含量要求为≤0.35%。ISO 5832 - 12 中规定锻造钴铬钼合金也以碳含量的高低分为两档,一档为≤0.14%,另一档为 0.15%~0.35%。另外研究认为锻造技术、铸造技术以及高温处理等也对磨损性能有影响,但其机理尚待明确。

6.3 钛基合金

6.3.1 钛合金的发展过程

钛是一种过渡族金属元素,其在固态下具有同素异构转变,在 882.5℃ 以下为密排六方结构的β相,在此温度以上则转变为体心立方结构的β相。钛的同素异构转变与纯度有很大的关系,将合金元素加入钛以后,可改变钛的同素异构转变温度,进而影响钛合金在室温下的金相组成,这是对钛进行合金化的理论基础。钛是目前已知的生物亲和性最好的金属之一。钛及钛合金的密度较小,比强度高,弹性模量低,其生物相容性和耐腐蚀性能都优于不锈钢和钴基合金。

根据钛合金的类型(α、α+β、β),一般可将医用钛合金的应用和发展大致分为三个时代[2]。第一个时代以纯钛(α)和Ti-6Al-4V(α+β)为代表,Ti-6Al-4V合金具有良好的生物相容性、耐蚀性和力学性能,是至今使用最广泛的外科金属植入材料。第二个时代是以Ti-5Al-2.5Fe和Ti-6Al-7Nb为代表的α+β型合金,其不含对身体有毒性元素V,具有与Ti-6Al-4V相似的力学性能,目前也广泛应用于外科领域。进入20世纪90年代初期,Ti-Mo系β型钛合金作为新型医用钛合金得到了广泛研究,如Ti-12Mo-6Zr-2Fe、Ti-15Mo-5Zr-3Al和Ti-15Mo-3Nb-0.3O等。该类合金具有更高的拉伸强度和断裂韧性,以及更好的耐磨损性能,但是弹性模量仍高于骨弹性模量。当今,具有更低弹性模量的β钛合金成为医用钛合金研究开发的重点。研究表明,Nb、Ta、Zr和Sn等元素具有较好的生物相容性,对身体具有较小的毒性,因而含有这些元素的低弹性模量β钛合金具有较大的应用潜力。

钛及钛合金的缺点是硬度较低、耐磨性差。若磨损发生,首先导致氧化膜破坏,随后磨损的颗粒腐蚀产物进入生物组织,尤其是Ti-6Al-4V合金中含有毒性的钒(V)可导致植入物的失效。

在骨科,钛及钛合金用于制作各种骨折内固定器械和人工关节。其特点是弹性模量比其他医用金属材料更接近天然骨,而且密度小、质量轻。但钛合金的耐磨性能不好,且存在咬合现象。因此,用钛合金制造组合式全关节需注意材料的配合,国际标准中规定钛合金不得用作关节面。

6.3.2　钛合金的化学成分

钛在骨科植入物中的使用包括纯钛和钛合金两种。后者目前使用最多的是Ti-6Al-4V,其化学成分如表6.12所示。

表6.12　Ti-6Al-4V合金的化学成分/(%)(质量分数)

合金	Al	V	C	N	H	O	Fe	Ti
F136	5.50~6.50	3.50~4.50	<0.08	<0.05	<0.13	<0.012	<0.25	余量
F1108	5.50~6.75	3.50~4.50	<0.10	<0.05	<0.20	<0.015	<0.20	余量

6.3.3　钛与钛合金的使用性能

表 6.13 和表 6.14 所示为钛与钛合金的主要物理力学性能。

表 6.13　Ti-6Al-4V 合金的物理性能

物 理 性 能	20℃	100℃	200℃	300℃	400℃	500℃
热导率 λ/(W/m·℃)	6.8	7.4	8.7	9.8	10.3	11.8
比热容/(J/kg℃)	611	624	653	674	691	703
电阻率 ρ/(μΩ·m)	1.70	1.76	1.82	1.86	1.89	1.91

表 6.14　典型医用植入体钛合金材料的组织与力学性能(附其他材料对照)

钛合金材料	组织结构	弹性模量 /GPa	断裂强度 /MPa	屈服强度 /MPa
Ti(1~4 级)	α	102~105	240~550	170~485
Ti-6Al-4V(退火)	α+β	110	895~930	850~900
Ti-6Al-7Nb	α+β	105	900~1 050	880~950
Ti-5Al-2.5Fe	α+β	110	1 020	895
Ti-13Nb-13Zr(退火)	β	79~84	973~1 073	836~908
Ti-12Mo-6Zr-2Fe(退火)	β	74~85	1 060~1 100	1 000~1 060
Ti-35Nb-5Ta-7Zr	β	55	597	547
Ti-35Nb-5Ta-7Zr-0.4O	β	66	1 010	976
Co-Cr-Mo	A+hcp	200~230	600~1 795	275~1 585
316L 不锈钢	A	200	465~950	170~750
骨	HA+胶原	10~40	90~140	/

尽管目前还没有对 TiNi 合金的生物毒性做详细的报道,但 Ni 元素的长期植入会对生物体造成毒性作用,从而使其使用受限。早在 1971 年,Baker 首先发现,Ti-35%(质量分数)Nbβ 钛合金在特定的条件下会发生形状记忆效应和超弹性。这种具有形状记忆效应的 β 钛合金的出现,使得 β 钛合金在生物医用领域有很大的发展空间。同时,除了 Ti-Nb 基合金以外,其他诸如 Ti-V 基、Ti-Mo 基等 β 钛合金中也发现了形状记忆效应。此类合金中马氏体相的出现,更证实了 β 钛合金的形状记忆效应和超弹性效应的存在。因此开发不含 Ni 的 β 形状记忆钛合金将有重要的现实意义和实用价值。

目前以 Ti-Mo、Ti-Nb、Ti-Ta 和 Ti-Zr 为基体的 β 钛合金得到广泛的研究,相比其他常用的钛合金,这类合金组合可以使钛合金获得更低的弹性模量和更高的强度。Ti-Nb 基合金由于有最低的弹性模量和较好的形状记忆效应,是最有开发潜力的医用钛合金。

为了提高医用钛合金的各种性能,可以从两方面入手:一是从材料本体着手,如前所述开发各种性能优异的新型钛合金;二是从材料的表面入手,采用各种表面处理的方法对钛合金进行表面改性,从而使其更适合于医学应用的要求。对钛合金进行表面改性,既保持了钛合金作为基体材料的一系列品质,又使得钛合金的综合性能获得大幅度的改善,因此,近年来成为医用钛合金领域的研究热点[3]。

人们已经开发出多种钛合金表面改性技术,如微弧氧化、等离子喷涂、离子注入等。此外,为了赋予钛合金以生物活性,还在钛合金表面制备一层具有生物活性的陶瓷涂层。陶瓷涂层主要有羟基磷灰石(HA)、β-磷酸三钙(β-TCP)等,其中HA涂层的应用最为广泛,它与人体中的无机物质具有相同的晶体结构和相近的化学成分,植入人体后可与宿主骨形成牢固的骨性键合,且无毒性、无导致突变的危险,耐腐蚀高,具有优异的生物相容性和生物活性。

6.4　新型金属材料

6.4.1　可降解镁合金

医用金属材料以其高强度、良好的韧性和弯曲疲劳强度以及优异的加工成型性能等优点在临床上得到广泛应用。传统的医用金属材料,如316 L 不锈钢、Co-Cr 合金、钛及钛合金等这些金属材料的弹性模量远大于人骨的弹性模量,可产生应力遮挡效应,造成骨质疏松;且以上材料均为生物惰性材料,植入人体后不能自行降解,需通过二次手术取出,增加了患者的痛苦及医疗费用负担。有的患者为了免受二次手术之苦,选择将植入物留在体内,导致做 CT 诊断时产生伪影,长期留在体内甚至会产生疲劳断裂,造成更大的痛苦。高分子可吸收材料虽具备良好的生物相容性,但力学性能不强,尚不宜应用于四肢长干骨骨折固定。

从 21 世纪初开始,以生物可降解镁合金(biodegradable magnesium alloys)为主要代表的、具有生物可降解(吸收)特性的新一代医用金属材料的研究发展迅速,受到了人们的特别关注。这类新型医用金属材料使人们抛弃通常将金属植入材料作为生物惰性材料使用的传统思想,巧妙地利用镁基金属材料(纯镁及镁合金)在人体环境中易发生腐蚀(降解)的特性,来实现金属植入物在体内逐渐降解直至最终消失的医学临床目的。此外,由于镁合金所具有的金属材料特性,其强塑性、刚度、加工性能等都要远优于其他类型可降解生物材料(如聚乳酸等可降解高分子),因而更适于在骨等硬组织修复和介入支架方面的临床应用。可以推断,生物可降解镁合金的医学临床应用,可大大提升现有相关金属植入器械具备的医疗功能,并可能产生新的医疗效果,为广大疾病患者带来新的福音,因此在金属植入器械的应用和发展中具有里程碑性的重要意义。

镁是一种银白色的金属,密度为 1.738 g/cm³,熔点为 648.9℃,是一种轻金属材料,具有延展性、无磁性及良好的热消散性。早在一百多年前,临床医生就尝试将镁作为植入器件的医学应用,只是限于当时的医疗技术和材料技术,人们并没有提出并发展可降解镁合金这一创新设想。然而,这些医学应用尝试已经初步证明了镁基金属在体内的良好生物相容性以及可降解特性。生物可降解镁合金的生物相容性优异,降解功能独特,力学性能优势明显,并表现出特异的促进新骨形成的生物功能作用,其医学应用前景极为广阔[4]。上至颅骨修复、颌面外科,下至全身各处的骨折内固定、骨缺损填充支架,到以心血管支架为重要代表的介入支架等众多不同类型的植入器件,都可采用可降解镁合金来进行制作,从而实现病愈后在体内逐渐降解并最终消失的特殊功能[5-7]。

近十余年来,从提出概念开始,生物可降解镁合金的研究发展非常活跃和迅速,并已逐渐进入医学临床应用研究阶段。目前国内外在生物可降解镁合金方面已经开展了大量卓有成效的研究工作,研究范围广泛、内容丰富,主要涉及可降解镁合金的材料设计和制备、组织结构与性能优化、表面改性、体外降解、动物体内植入、生物相容性、生物安全性、力学安全性等多个方面的研究与评价,为可降解镁合金的医学临床应用奠定了越来越丰富的材料基础和提供了一定的科学数据。令人欣喜的是,现已研究报道的镁合金在骨环境和血液中的短期植入试验观察中均没发现有不良后果。可以认为,可降解镁合金的材料研究以及体外降解行为研究已经取得了丰硕的研究结果,可降解镁合金已进入更具实际意义的医学应用研究阶段。应该特别指出的是,我国在生物可降解镁合金研究方面与国际同步发展,总体研究水平处于国际先进行列,并已开始进行可降解镁合金的医学应用研究,受到了国际上的特别关注。

然而,生物可降解镁合金的研究发展历史还非常短暂,从材料研究到未来医学应用的过程中仍面临许多重要挑战,还存在一些关键的科学与技术问题迫切需要解决,尤其是可降解镁合金在体内方面的相关研究工作及数据还非常有限,其已成为可降解镁合金实现医学临床应用的重要瓶颈。从整体上解决生物可降解镁合金面向医学应用中的关键科学与技术问题,对于推动我国在可降解镁合金方面的研究发展与医学临床应用,将现有的研究优势转化为应用优势,进而抢占相关领域的国际制高点,将会具有重要和积极的现实意义,对材料科学的交叉发展也会起到重要的推动作用。

6.4.2 钽

1. 钽的特性

钽是一种略带蓝色的浅灰色金属,质地坚硬,密度为 16.5 g/cm³,熔点为

3 014℃,弹性模量为 186～191 GPa。冷加工后钽的抗拉强度为 200～300 MPa,延伸率为 10%～25%,具有良好的延展性和韧性。钽与其他金属材料相比具有两方面明显优势:① 优异的耐蚀性能,在常温下,钽与盐酸、浓硝酸甚至"王水"都不发生化学反应,一般的无机盐与钽都不反应;② 极佳的生物相容性,将钽植入体内一段时间后,生物组织易在钽表面上生长,所以钽又有"亲生物金属"之称[8]。钽的这两点优势吸引了材料学和医学界的关注,使得金属钽成为生物医用材料领域中的一个很有应用前景的发展方向。

2. 钽的生物学基础

不溶性的钽盐经过口腔或局部注射均不会被人体吸收,可溶性的钽盐由胃肠道的吸收量也极少。钽进入人体后,体内吞噬细胞在接触钽尘 1 小时后,均可存活且无细胞变性,仅伴有葡萄糖氧化的明显增加。而在相同条件下,矽尘则可使吞噬细胞出现严重的胞浆变性和死亡,这说明钽是无细胞毒性的[9]。1940年,钽金属首次应用于骨科医疗,多数报道认为钽作为人体植入物未发现任何不良反应[10]。

3. 钽作为植入物的应用

1)钽片

钽金属可以制作成各种形状和尺寸的钽片,根据人体各部位的需要进行植入,例如修补、封闭人体破碎头盖骨和四肢骨折的裂缝及缺损。曾有人用钽片制成人造耳固定在头部,再从腿上移植皮肤,经过一段时间后,新移植的皮肤生长得很好,几乎看不出是人造钽耳朵。

2)多孔钽棒

多孔钽棒是一种具有人体松质骨结构特点的蜂窝状立体棒状结构材料,平均孔隙大小为 430 μm,孔隙率为 75%～80%,其弹性模量可调整在松质骨与皮质骨之间,从而可避免应力遮挡效应[11,12]。多孔钽棒植入主要用于早中期股骨头缺血性坏死的治疗[13,14]。它对股骨头坏死区域有很好的支撑作用,可避免股骨头塌陷,并有对股骨头缺血坏死区域再血管化的潜能[15]。多孔钽可以促进细胞增殖,提高成骨细胞的造骨能力[16]。

3)多孔钽人工关节

多孔钽有一定的弹性,因此多孔钽关节可与人骨组织很好地相配,提高植入物的初期稳定性,减少发生髋臼骨折的可能。另外,多孔钽的摩擦因数比其他多孔材料大,这有利于植入后的初期稳定性[17]。目前已经有多孔钽制备的髋关节、膝关节、股骨锥以及胫骨和髌骨的组合关节[18-21]等相关临床研究报道。

4)多孔钽填充材料

多孔钽也可作为人体各部位的填充材料[22],如肿瘤切除后的组织再造、颈部和腰椎溶解填补、椎弓置换等。由于多孔钽在力学性能、加工性能及生物学性能等方面具有很多优势,多孔钽作为填充材料具有广阔的发展空间。

6.4.3　抗菌医用金属

植入器械的术后细菌感染是目前临床医疗仍未解决的重要问题。当感染情况严重时,不仅会使患者承受巨大痛苦,也会导致植入物的失效。尽管口服或注射抗生素能缓解此问题,但是人们需要更加关注抗生素的过度使用所带来的危害。抗生素的滥用可能会导致细菌的耐药性逐渐增大,最终演变为超级细菌。因此,从植入材料本身出发来解决感染问题是一个安全有效的方法。事实上,很多金属离子本身就具有杀菌功能,比如 Ag^+、Cu^{2+}、Zn^{2+}、Mn^{2+} 等[23]。它们能够与整体带负电荷的细胞相互吸引,吸附在细胞表面,改变细胞膜的通透性。此外,还会有一部分金属离子进入细菌的细胞内部,破坏部分酶的活性,最终导致细菌的死亡[24]。所以,将这些金属离子添加到现有植入材料中,可以赋予这些材料抗菌性能。通过这类新型的植入材料在使用过程中能持续地释放出抗菌离子的特性,从而达到有效降低植入物引发细菌感染的目的。

日本在 20 世纪 90 年代开发出了含银抗菌不锈钢 R304 - AB、R430 - AB 和 R430LN - AB,随后又制造出了 3 种系列含 Cu 抗菌不锈钢 NSSAM1、NS - SAM 和 NSS3,这两种抗菌不锈钢对常见细菌都具有优异的杀菌性能[25]。近年来,在医用金属材料领域,利用 Cu 离子的强烈杀菌功能,中国科学院金属研究所杨柯研究团队在国际上率先研究开发出医用抗菌不锈钢(304 - Cu、316L - Cu、317L - Cu 等),将适量的 Cu 加入到现有医用不锈钢中后,其在使用环境中能持续而微量地释放出 Cu^{2+},表现出强烈和广谱的杀菌效果,并能有效抑制细菌生物膜的形成,并保持优异的生物相容性能[24-28]。

钛及其合金是骨科和牙科常用的材料,本身没有抗菌能力。中国科学院金属研究所杨柯研究团队在现有医用纯 Ti 及 Ti - 6Al - 4V 合金中添加适量 Cu 后,能有效杀死大肠杆菌、金黄色葡萄球菌、牙龈卟啉单胞菌、变形链球菌等骨科和口腔临床常见细菌[29]。该研究团队还发展出一类含铜抗菌钴基合金,其在保持钴基合金原有性能的基础上,具有优异的抗菌功能,有望在骨科等领域中获得应用。此外,将抗菌金属添加到医用金属材料表面涂层中,也能展示出较强的杀菌效果[30]。比如,将 Ag 加入到在 Ti6Al7Nb 的 TiO_2 表面制备的多孔涂层中,生成 TiO_2 - Ag 而起到抗菌作用[31]。以纳米尺度存在的金属粒子由于具有高比表面积的性质而表现出较强的杀菌能力,也是目前的一个研究热点。

由此可见,抗菌金属离子的添加并没有固定的形式。以 Cu 为例,由于 Cu 最终都是以 Cu^{2+} 的形式释放到机体环境中,所以 Cu 的添加可以有多种形式,包括

Cu、CuO、铜盐或 Cu/CuO 纳米粒子。目前,抗菌医用金属中的大多数研究都是利用 Cu 或 Ag 的性质来增加杀菌能力,因为相比于其他金属而言,少量的 Cu^{2+} 和 Ag^+ 就能达到较强的杀菌效果。制备抗菌医用金属的主要途径包括直接添加抗菌金属元素和通过表面改性制备含有抗菌金属元素的涂层。

金属材料作为生物医用材料中的重要组成部分,具有不可替代的作用。尽管医用金属材料已经发展多年,但目前仍是值得关注的一个重要领域。总体来说,具有抗菌功能的医用金属材料的制备工艺并不复杂,并容易取得显著的效果。所以,今后这类新材料在骨科、口腔科等领域中的大范围使用应是一种趋势。抗菌医用金属材料在几乎不改变原有材料使用性能的同时,可以抑制细菌的生长,减少术后感染的发生率,为需要进行植入手术的患者带来福音。此外,抗菌医用金属的杀菌机理与抗生素不同,使细菌很难产生抗药性,是较为理想的无机杀菌材料。

参考文献

［1］ 杨化娟,杨柯,张炳春.医用不锈钢的发展及展望[J].材料导报,2005,19(6):56.

［2］ 刘福,吴树建,王立强.新型医用钛合金的特点及发展现状[J].热加工工艺,2008,37(12):101.

［3］ 金红.医用钛合金及其表面改性技术的研究现状[J].稀有金属,2003,27(6):795.

［4］ Witte F, Fischer J, Nellesen J, et al. Biomaterials, 2006;27: 1013.

［5］ 沈剑,凤仪,毛松林,等.多孔生物镁的制备与力学性能研究[J].金属功能材料,2006,13(3):9-13.

［6］ Witte F, Ulrich H, Rudert M, et al. Biodegradable magnesium scaffolds: Part I: Appropriate inflammatory response[J]. J Biomed Mater Res, 2007, 81(3): 748-756.

［7］ 高家诚.乔丽英.镁基可降解硬组织生物材料的研究进展[J].功能材料,2008,39(5):705-708.

［8］ Schepers S. The biological action of tantalum oxide [J]. ArchInd Health, 1955, 12: 121-123.

［9］ Werman B S, Rietschel R L. Chronic urticaria from tantalum staples[J]. Arch Dermatol, 1981, 117: 438-439.

［10］ 徐皓,安翎.钽丝环扎内固定治疗髌骨骨折 33 例分析[J].中国厂矿医学,2003,4:305.

［11］ Aldegheri R, Tagl ialavoro G, Berizzi A.. The tantalum screw for treating femoral head necrosis rationale and results [J]. Strategies Trauma Limb Reconstr, 2007, 2(2-3): 63-68.

［12］ 贾晓钧,张云坤,徐南伟.多孔钽金属棒植入联合髓芯减压治疗早期股骨头坏死[J].医护论坛,2009,16(25):145-146.

［13］ Liu G H, Wang J, Yang S H, et al. Effect of a porous tantalum rod on early and intermediate stages of necrosis of the femoral head [J]. Biomedical Materials, 2010, 5: 65003.

[14] Oh K J, Pandher D S. A new mode of clinical failure of porous tantalum rod [J]. Indian Journal of Orthopaedics, 2010, 44: 464-467.

[15] Xu M, Peng D. Mesenchymal stem cells cultured on tantalum used in early-stage avascular necrosis of the femoral head [J]. Medical Hypotheses, 2011, 76: 199-200.

[16] Sagomonyants K B, Hakim-Zargar M, Jhaveri A, et al. Porous tantalum stimulates the proliferation and osteogenesis of osteoblasts from elderly female patients[J]. Journal of Orthopaedic Research, 2011, 29: 609-616.

[17] Poggie R A, Cohen R C, Averill R G. Characterization of porous metal, direct compression molded UHMWPE junction[J]. Trans. Orthop. Res. Soc. , 1998, 23: 777.

[18] Brown T D, Poggie RA, Pedersen D R. Finite element analysis of peri-acetabular components[J]. Trans. Orthop. Res. Soc. , 1999, 24: 747.

[19] Florio C S, Poggie R A, Sidebotham C, et al. Stability characteristics of a cementiessmonoblock porous tantalum tibial implant without ancillary fixation[J]. Trans. Orthop. Res. Soc. , 2004, 29: 1530.

[20] Stulberg S D. Bone loss in revision total knee arthroplasty: graft options and adjuncts [J]. J Arthrolasty, 2003, 18: 48-50.

[21] Howard J L, Kudera J, Lewallen D G, et al. Early results of the use of tantalum femoral cones for revision total knee arthroplasty[J]. Journal of Bone and Joint Surgery-American Volume, 2011,93A: 478-484.

[22] Shimko D A, Shimko V F, Sander E A, et al. Effect of porosity on the fluid flow characteristics and mechanical properties of tantalum scaffolds [J]. Journal of Biomedical Materials Research Part B-Applied Biomaterials, 2005, 73B (2): 315-324.

[23] Du W, Niu S, Xu Y, et al. Antibacterial activity of chitosan tripolyphosphate nanoparticles loaded with various metal ions[J]. Carbohydrate Polymers, 2009, 75(3): 385-389.

[24] 康湛莹, 李瑞增, 车承斌. 重金属离子杀菌作用的机理[J]. 哈尔滨科学技术大学学报, 1995,19(3): 103-106.

[25] 任玲, 南黎, 杨柯. 抗细菌感染医用材料的研究开发[J]. 材料导报, 2010,24(11): 81-84.

[26] Chai H, Guo L, Wang X, et al. Antibacterial effect of 317l stainless steel contained copper in prevention of implant-related infection in vitro and in vivo[J]. J Mater Sci: Mater Med, 2011, 22(11): 2525-2535.

[27] 任玲. 医用金属材料的生物功能化研究[D]. 沈阳: 沈阳金属研究所, 2012.

[28] 陈四红, 吕曼祺, 张敬党, 等. 含 Cu 抗菌不锈钢的微观组织及其抗菌性能[J]. 金属学报, 2004,40(3): 314-318.

[29] Ren L, Ma Z, Li M, et al. Antibacterial properties of Ti-6al-4v-xcu alloys[J]. Journal of Materials Science & Technology, 2014, 30(7): 699-705.

［30］ Heidenau F，Mittelmeier W，Detsch R，et al. A novel antibacterial titania coating：Metal ion toxicity and in vitro surface colonization［J］. Journal of Materials Science Materials in Medicine，2005，16(10)：883－888.

［31］ Necula BS，Apachitei I，Tichelaar F D，et al. An electron microscopical study on the growth of TiO2－Ag antibacterial coatings on Ti6Al7Nb biomedical alloy［J］. Acta Biomaterialia，2011，7(6)：7－2751.

第7章　非金属材料

本章重点介绍超高分子量聚乙烯、骨水泥和生物陶瓷三大类骨科植入物常用非金属材料,并对聚醚醚酮(PEEK)材料做一定的阐述。

7.1　结构类医用高分子材料

7.1.1　植入级超高分子量聚乙烯

聚乙烯(PE)由乙烯($CH_2=CH_2$)单体均聚而成,其分子式为$\leftarrow CH_2-CH_2 \rightarrow_n$,括号内是结构单元,也被称为重复单元。$n$代表重复单元数,也可称为聚合度。$n$值越大,分子链长度越长,聚合物的分子量也越大,分子量的提高可使聚合物的力学性能大大提高。

目前,聚乙烯(PE)根据分子量和链结构的不同,可以分为低密度聚乙烯(LDPE)、低密度线型聚乙烯(LLDPE)、高密度聚乙烯(HDPE)和超高分子量聚乙烯(UHMWPE)。其中 LDPE 和 LLDPE 的链结构分别为支化的和线型的,其分子均低于 5 万;HDPE 和 UHMWPE 均为线型聚合物。不同的是,HDPE 的分子量一般低于 20 万,而 UHMWPE 的分子量可高达 600 万。外科植入物用 UHMWPE 的分子量通常在$(3.5\sim6)\times10^6$之间。

UHMWPE 作为人工关节中髋臼部件最常用的材料,其优异的性能主要表现在:

(1) UHMWPE 的摩擦因数小,约为 0.07~0.11,可与聚四氟乙烯(PTFE)相媲美,是理想的自润滑材料;

(2) UHMWPE 的耐磨损性能极好,是目前耐磨损性能最好的工程塑料之一;

(3) UHMWPE 的耐冲击性能也很好,其冲击强度是以耐冲击而著称的 PC 的 2 倍、ABS 的 5 倍、POM 和 PBT 的 10 倍;

(4) UHMWPE 耐各种化学药品的腐蚀,且吸水性极低,几乎不吸水,在水中不膨胀;

(5) UHMWPE 无味、无毒,具有生理惰性和生理适应性[1]。

UHMWPE 由于其分子链结构比较单一,分子量是决定其性能的最主要原因。不同分子量的 UHMWPE 产品的拉伸断裂强度变化不大。一般情况下,聚乙烯材料的拉伸强度受结晶度和分子量的影响。材料的拉伸强度会随着结晶度的增加而变大,因为在拉伸过程中,对结晶体的破坏所需要的能量要远高于对非晶相部分的破坏,同时,结晶体(尤其是微晶体)可以看作是非晶部分的交联点,限制了非晶部分的自由度,导致拉伸强度提高。此外,分子量越大,分子链之间的缠结点越多,分子间的范德华力越强,拉伸时所需要的破坏能量就越高,导致拉伸强度越大。但是研究表明,当聚乙烯材料的分子量超过一定值以后,分子量对拉伸强度的影响趋于钝化,UHMWPE 的分子量对拉伸强度的影响不敏感正好反映了这一点。由此可以认为,从材料拉伸强度的角度考虑,过高的分子量不应为追求的目标。另有试验研究证明,随着分子量的增加,材料的冲击强度降低;而采用不同聚合工艺所得的 UHMWPE,即使分子量相同,其冲击强度也有差别,造成这种差别的主要原因是材料的分子质量分布以及结晶形态有关。屈服现象是结晶材料的典型特征之一,具体表现是在材料还没有出现破坏时,其应力应变曲线出现极大值。通常情况下,聚乙烯材料的屈服强度同材料的结晶度密切相关,结晶度越高则材料的屈服强度越大[2]。UHMWPE 分子量的变化不会影响材料的屈服强度及屈服伸长率。

表 7.1 为 GB/T 19701.2—2005 标准对医用聚乙烯材料的性能要求。

表 7.1　GB/T 19701.2—2005 对医用聚乙烯材料的性能要求

性　　能	单　位	要求 1 型	要求 2 型	要求 3 型
密　　度	kg/m³	927～944	927～944	927～944
灰分含量	mg/kg	≤150	≤150	≤300
拉伸屈服强度 δ_b	MPa	≥21	≥19	≥19
拉伸断裂强度 δ_R	MPa	≥35	≥27	≥27
断裂伸长率 ε_R	%	≥300	≥300	≥250
双切口冲击强度 (简支梁)a_{CN}	kJ/m²	≥180	≥90	≥30
双切口冲击强度 (悬臂梁)	kJ/m²	≥140	≥73	≥25

UHMWPE 由粉料加工而成,其熔体流动性差,熔融时呈黏弹性,黏度高达 108 Pa·S,流动性极差,其熔体流动速率几乎为零。因此通常采用模压及挤出成型方式加工。

模压法中最典型的方法是压制-烧结法。该方法是将一定量的 UHMWPE 原料加入模具中,将模具与原料同时加热,当加热到一定温度并且保温一段时间后,再加压,冷却成型,得到制品。温度、压力及时间等指标应严格控制,否则会产生固化缺陷。ASTM F648 中规定了缺陷的检验方法,除此之外,还可以采用激光及超声等手段进行检验。模压成型的 UHMWPE 仍保持其原有的晶粒结构,加入硬脂酸钙将会使晶界更加明显,若粉料里不含硬脂酸钙,则其晶界将很难被看到。

挤出成型又称挤压模塑或挤塑,即借助螺杆或柱塞的挤压作用,使受热熔化的塑料在压力推动下,强行通过口模而成为具有恒定截面的连续型材。

人工关节是 UHMWPE 在医学中应用最多的领域,其在人工膝关节中主要作为衬垫材料,承载上下骨的摩擦与运动。在人工髋关节中,UHMWPE 主要作为髋臼部件。目前有大量研究报道表明,UHMWPE 在长期使用中存在着磨损现象,主要有两种磨损方式,一种生成剥离片、粒状碎片;另一种生成光滑波纹和微纤。许多报道表明,在植入材料周围的生物组织中包含大量的 UHMWPE 碎片。在分离 UHMWPE 和植入假体周围的组织碎片后,发现大量圆形和长形的微米级尺寸 UHMWPE 粒子,膝关节滑液中存在着直径为 200～300 nm 的磨损粒子[3]。磨损粒子导致的骨溶解等生物学反应是目前关节置换失败的主要原因。因此善用 UHMWPE 的耐磨性能,了解磨损机理就成为研究的一个重要课题。

磨损按发生的部位可分为四类。以金属与 UHMWPE 配伍为例:

(1) Ⅰ类磨损:指假体摩擦界面的一级磨损,如金属头与 UHMWPE 内衬之间的磨损。

(2) Ⅱ类磨损:指假体摩擦界面与摩擦界面深层材料的磨损,如金属头磨穿聚乙烯衬垫后继续与金属臼杯发生的磨损。

(3) Ⅲ类磨损:指其他颗粒进入摩擦界面引起的磨损,又称三体磨损。

(4) Ⅳ类磨损:指摩擦界面深层交界面的磨损,如超高分子量聚乙烯内衬的外表面与金属臼杯之间的磨损,又称后背磨损。它还包括固定螺钉与金属臼杯的磨损、锥连接之间的磨损、关节外物质的磨损、Ⅳ类磨损产生的颗粒进入摩擦界面引起Ⅲ类磨损。

从假体形态与颗粒直径看,Ⅰ型磨损表面较光滑,磨损产生的颗粒较小,Ⅱ型、Ⅳ型磨损表面较粗糙,颗粒直径也较大;Ⅲ型磨损对表面破坏最明显,产生的颗粒相当大。然而,在髋关节,假体表面磨损破坏似乎并不一定与假体磨损程度成正比,表面较光滑的Ⅰ型磨损有时可非常严重,致使聚乙烯壁明显变薄,大量微小颗粒释放进入周围组织,而表面较粗糙的Ⅲ型磨损虽对外表破坏较重,但颗粒释放总量却不如 I 型磨损多[4]。

由于人工髋关节磨损过程的复杂性,在不同磨损状态下摩擦副所产生的磨粒,其形状、大小、形貌特征有所不同。在某一磨损状态下产生的大量磨粒构成的磨粒群所表现出来的群体特征与实际磨损状态密切相关,甚至在某种程度上存在明确的对应关系。髋关节配副磨损过程中产生的各种磨粒,其尺寸、形貌特征都与配副的材料特性、载荷特性、润滑等摩擦学因素息息相关。因此,对髋关节摩擦副的磨损机理研究就显得十分有必要和有意义。

熊党生等研究了 UHMWPE/A1203 摩擦副[5]在干摩擦条件下和在蒸馏水、生理盐水及新鲜人血浆润滑条件下的摩擦磨损机制,结果表明:在干摩擦条件下,UHMWPE 磨损表面可见黏着转移迹象和大量细小纤维状磨屑,相应的磨损率最高,此时 UHMWPE 容易向 Al_2O_3 试盘表面转移;在生理盐水润滑下,UHMWPE 的磨损率次之,磨损机制以磨粒磨损为主;在蒸馏水润滑下,UHMWPE 磨损表面呈明显的塑性变形和疲劳剥落迹象;在新鲜人血浆润滑下,UHMWPE 的磨损率最低,磨损表面可见大量的微裂纹。此研究表明,在不同润滑介质的条件下,摩擦磨损的机制不同。而通过 UHMWPE 的改性可以提高其硬度和改善其耐磨性,这对延长置换关节的临床寿命具有重要意义。

7.1.2　高交联超高分子量聚乙烯

交联改性是改善 UHMWPE 耐磨性的一个有效途径。物理或化学(过氧化或与硅烷反应)的方法都可以打断 UHMWPE 中的碳—碳键和碳—氢键,产生不成对电子即自由基(见图 7.1)。物理方法中的辐射处理比较直接、高效,从而得到广泛应用。辐射过程可同时发生交联与降解,其中碳—碳键的打开是降解聚合物,减小了分子质量,而与之对抗的反应则形成交联,即两个分子间的自由基反应形成链间的共价键,化学反应是以交联为主还是以降解为主取决于聚合物的分子链结构。交联 UHMWPE 耐磨损性能的改善则主要与这种表层结构的变化有关。一般认为,UHMWPE 的磨损主要源于材料的黏性磨损,而黏性磨损发生的前提是表面分子排列的方向性。分子排列越呈单向性,材料的延展性越强,黏性磨损就越严重。交联 UHMWPE 可通过侧向共价键的形成,使分子排列更加多向,降低材料的延展性,从而极大地减少黏性磨损的发生。体外研究表明,与传统的 UHMWPE 相比,高交联 UHMWPE 的黏性磨损减少了 $80\%\sim90\%$。

虽然交联反应某种程度上弥补了辐射对长链的断开,但其主要发生在 UHMWPE 的无定型基质中,因为在这里分子间距离足够近,有利于相互间交联的形成。而在 UHMWPE 的晶体中,辐射的效应主要是产生自由基,因为其中分子间的距离固定且较远,不利于交联的形成,从而使得自由基在晶体中,特别是晶体-

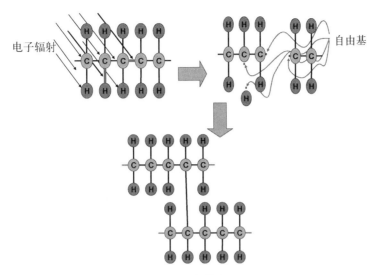

图 7.1 交联原理

基质交界处残留。这些残存的自由基对 UHMWPE 的机械性能会产生重大的影响。其根本原因是自由基极易在有氧环境中产生氧化反应,从而导致材料脆化,在周期性载荷作用下容易发生分层,根本上减低了材料的机械性能。因此,在 1995 年以前,UHMWPE 产品的标准消毒方式是在有氧环境中进行 25~40 kGy(2.5~4.0 Mrad)的 γ 辐射。而到了 20 世纪 90 年代中期以后,UHMWPE 成品的消毒变成了在无氧环境(如氮气)中的 γ 辐射,或完全抛弃辐射改用环氧乙烷等。另外也强调尽可能缩短自产品消毒至植入患者体内的所谓"货架上时间"。因为如果是在有氧环境中行辐射消毒,"货架上时间"越长,UHMWPE 中自由基的氧化也会越剧烈。认识到了自由基残留的危害及晶体中自由基的无法交联,如何清除这些自由基就成为提高 UHMWPE 性能的关键步骤。研究表明,最有效的方法是将材料加热超过其熔点(137℃),从而在根本上改变晶体结构、释放出其中的自由基,之后再使材料冷却,重新结晶并形成交联。当然,这一处理也会对 UHMWPE 的结晶度有所影响,从而对材料的机械性能有一定的削弱。鉴于此,还可以用其他的方式来进行这一处理。比如仅将材料加热到退火温度,使其处于半熔状态。其结果是由于加热反应,UHMWPE 最终的结晶度会有提高,但只能释放部分其中的自由基[6]。

采用剂量小于 50 kGy 的 γ 射线辐射就能增加 UHMWPE 的交联度并提高抗磨损性能,一般将其称为普通交联。当辐射剂量达到 95~100 kGy 时,称为高交联 UHMWPE(highly cross-linked UHMWPE),其抗磨损性能高于普通交联 UHMWPE。

高交联除了可减少 UHMWPE 的磨损外,其另一个好处是有可能使用更大直径的球头。临床上早就认识到,人工全髋关节球头直径的增加,能有效地提高关节的稳定性,减少术后发生关节脱位的可能。然而,在金属-常规 UHMWPE 人工髋关节中,随着球头直径从 26 mm 增加到 46 mm,UHMWPE 的磨损也随之增大,产生了更多的磨损碎屑,引发了更明显的骨溶解。因此只有在减少或者根本消除 UHMWPE 磨损的前提下,应用大直径球头才有临床意义。然而,现代高交联 UHMWPE 的临床应用毕竟时间尚短,缺乏长期的随访研究报告。而一些研究也表明,高交联 UHMWPE 的体外试验磨损率和体内实际磨损率也并没有原先报告的那样低。另外,高交联的工艺也有待进一步的提高和标准化,从而使产品的机械性能和抗磨损率更趋稳定和统一。

表 7.2 和表 7.3 所示为高交联 UHMWPE 的相关资料。

表 7.2 各生产厂商的高交联 UHMWPE 产品及处理工艺

名 称	生产厂商	剂量/kGy	辐射工艺	热处理	消 毒 方 式
Longevity	Zimmer	100	电离	150℃,6 h	等离子气体
Durasul	Centpulse	95	电离	120℃,2 h	环氧乙烷气体
Marathon	DePuy	50	γ 射线	155℃,24 h	等离子气体
XLPE	Smith and Nephew	100	γ 射线	150℃	环氧乙烷气体
Crossfire	Stryker	75	γ 射线	120℃	氮气中 γ 辐射,30 kGy
Anonian	Kyocera	35	γ 射线	110℃,10 h	氮气中 γ 辐射,250 kGy

表 7.3 ASTM F 2565 中对高交联 UHMWPE 的性能要求

实 验 参 数	实 验 方 法	实 验 条 件
抗拉强度,23℃/MPa	ASTM D 638	Ⅳ型,5.08 cm/min
断裂		
屈服		
断裂伸长率/%	ASTM D 638	Ⅳ型,5.08 cm/min
悬臂梁冲击强度/(kJ/m²)	ASTM F 648	
极限载荷/MPa	ASTM F 2183	
疲劳裂纹扩展	ASTM E 647	
压缩模量/MPa	ASTM D 1621	
热性能	ASTM D 3418	
结晶度		
熔点,最大值		
剩余自由基/(spins/g)	电子自旋共振	
溶胀度	ASTM D 2765 或 ASTM F 2214	
氧化指数,SOI 和 OI 最大值	ASTM F 2102	
反式亚乙烯指数(TVI)	ASTM F 2381	

7.1.3　含维生素 E 的超高分子量聚乙烯

上节提到清除自由基最有效的方法是将材料加热超过其熔点（137℃）然后重新结晶。然而，这一处理会降低 UHMWPE 的力学性能及疲劳强度。为避免再熔过程中结晶度的降低而导致的疲劳强度降低，人们采用添加维生素 E 的方法来代替热处理以消除自由基的影响。

在有氧环境中，氧与自由基反应生成过氧自由基，这些过氧自由基在没有抗氧化剂存在的情况下会从其他聚乙烯链上结合一个氢原子，导致形成新的自由基，如此反复从而切断聚乙烯链，降低其力学性能。而在维生素 E 存在的情况下，过氧自由基会从维生素 E 上结合氢原子而避免切断聚乙烯链产生新的自由基。

有两种方法将维生素 E 添加到高交联 UHMWPE 中，第一种方法是将维生素 E 添加到 UHMWPE 粉末中，然后一起模压成型再交联。这种方法的缺点是维生素 E 的存在会影响交联的效率。另一种方法是将维生素 E 扩散到高交联 UHMWPE 中。

维生素 E 混合型 UHMWPE 的研究起步较晚，2000 年左右才有文献报道。2003 年，Costa 教授召集了第一次国际会议讨论此话题，会后，原料供应商及产品生产商开始了此方面的研究，2005 年他又组织了第二次会议。2007 年，ASTM 出版了一项关于维生素 E 混合型 UHMWPE 的标准，几乎在同时，Ticona 公司开始供应医用级维生素 E 混合型 UHMWPE 粉末。研究发现，当维生素 E 含量为 500×10^{-6} 时，100 kGy 辐射交联的效率会降低 10%，当维生素 E 含量为 $1\,000 \times 10^{-6}$ 时，100 kGy 辐射交联的效率会降低 30%，如图 7.2 所示。

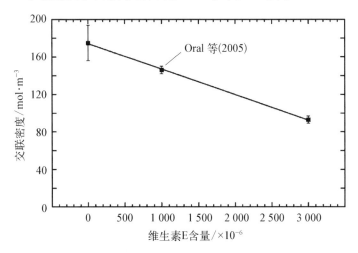

图 7.2　维生素 E 含量与交联密度关系图[7]

　　Oral 等人研究了不同维生素含量的交联性能,发现维生素 E 含量在 $1\,000 \times 10^{-6}$ 时,适当增加辐射剂量即可达到较高的交联度。而维生素 E 含量达到 $10\,000 \times 10^{-6}$ 时,即使辐射剂量达到 200 kGy,仍然无法获得较高的交联(见图 7.3)。

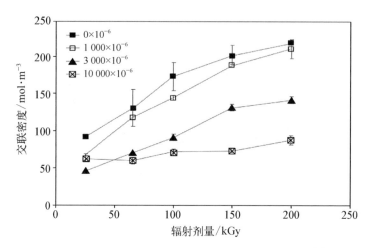

图 7.3　维生素 E 含量及辐射剂量对交联密度的影响[7]

　　研究发现,当维生素 E 含量小于 $5\,000 \times 10^{-6}$ 时,其对 UHMWPE 的力学性能无显著影响。一些研究者指出维生素 E 含量超过 $1\,000 \times 10^{-6}$ 时会提高其疲劳性能,然而 Berkeley 大学的研究者比较了 500×10^{-6}、$1\,000 \times 10^{-6}$ 以及 $5\,000 \times 10^{-6}$ 维生素 E 含量下的疲劳裂纹扩展性能,发现无显著区别。因此维生素 E 含量对力学性能的影响有待进一步研究。

　　扩散的方法通常是在惰性气体环境中将维生素 E 渗透到 UHMWPE 中,然后进行匀质化处理。温度越高,渗透越好,但要谨慎选择温度使之低于熔点,以免减小结晶度,通常控制在 120℃ 以下。维生素 E 主要扩散至非结晶区,这是因为维生素 E 无法渗透到结晶区。研究发现,维生素 E 在 65～100 kGy 范围的高交联聚乙烯中的渗透深度、渗透量无显著区别。

7.1.4　充填型超高分子量聚乙烯

　　通过对 UHMWPE 进行填充改性,可有效提高复合材料的硬度和弹性模量,增强 UHMWPE 关节假体的承载能力和蠕变抗力,减小形变,从而降低 UHMWPE 的磨损。目前,研究比较多的填充 UHMWPE 复合材料有 UHMWPE/陶瓷复合材料、UHMWPE/碳纳米管复合材料、UHMWPE/纤维复合材料等。

　　Al_2O_3 纳米颗粒具有很高的弹性模量,加上 Al_2O_3 纳米颗粒较均匀地分散在 UHMWPE 表面和基体之中,使得复合材料的弹性模量显著增加,从而使

UHMWPE 的硬度得到明显提高。在磨损过程中,分散在 UHMWPE 基体中的 Al_2O_3 纳米颗粒一方面在 UHMWPE 磨损表面产生富集,充当润滑剂;同时在正压力的作用下,富集的 Al_2O_3 纳米颗粒被重新嵌入到 UHMWPE 基体中,减少了 UHMWPE 被直接磨损的机会,从而提高了 UHMWPE 的耐磨性,降低其磨损率。

碳纳米管具有极高的强度和独特的电学、力学性能。在 UHMWPE 中掺入 1% 的碳纳米管就可以显著地提高 UHMWPE 冲击强度的 $20\% \sim 40\%$,并具有增韧效果,使 UHMWPE 的摩擦因数有所减小,但其耐磨性与纯 UHMWPE 相比无大的变化。用透射电镜观察研磨后的碳纳米管改性 UHMWPE,从电镜照片上可以看出碳纳米管仍保持纤维状,说明研磨并没有破坏碳纳米管的结构。碳纤维 (CF)在一定的范围内可以有效提高 UHMWPE 的硬度,增强其抗磨性,20%碳纤维增强(CF - UHMWPE)复合材料在干摩擦及水润滑下的磨损表面,均没有出现纯 UHMWPE 磨损表面的波浪形起伏,犁沟迹象也不明显,但均呈现 CF 的剥落和拔出痕迹。复合材料中填充的刚性 CF 具有高强度、高模量,其在摩擦过程中可起刚硬承载作用,类似于"物理交联",有可能阻止磨粒的嵌入和磨削,从而提高填充复合材料的耐磨损性能,减少磨屑的生成。

虽然 UHMWPE 复合材料的研究取得了一定的进展,但尚存在一些技术上的问题,如颗粒(纳米颗粒)增强体的均匀分散,填充物与基体的界面结合强度,无机相的形态和粒度的精确控制等。特别是添加增强体的生物相容性和生物活性问题,在目前的研究中没有得到普遍重视。事实上,改善 UHMWPE 关节假体的磨损性能应包括两个层次的含义:一方面是提高耐磨损性能,减少磨损颗粒的产生;另一方面是降低磨损颗粒的生物学反应。无论是无机 SiO_2、Al_2O_3、$CaCO_3$ 颗粒,还是聚合物和碳纤维等,都属于惰性物质,虽然可以提高 UHMWPE 复合材料的耐磨损性能,但在磨损过程中,脱落的强化体颗粒必然伴随磨损颗粒对周围组织产生生物学反应。如果该类添加物质具有生物活性,很少或不引起生物学反应,则可以达到提高耐磨损性能和降低磨损颗粒的生物学反应双重改性效果,这也是 UHMWPE 复合材料以后发展的重要方向[2]。

7.1.5　聚醚醚酮树脂

聚醚醚酮树脂(Polyetheretherketone, PEEK)是一种新型特种热塑性工程塑料。它具有优异的机械性能,其化学结构如图 7.4 所示。

PEEK 于 20 世纪 80 年代末首先应用于骨科创伤内固定器械及股骨柄假体的研究,90 年代中后期,各厂商开始将其应用于脊柱椎间融合器。目前,PEEK 材料已广泛应用于创伤、脊柱内植物。国外植入级 PEEK 自从 1999 年首度用于临床以来,已经有超过 200 万件产品被植入人体。十多年来,该材料以其优异的性能和

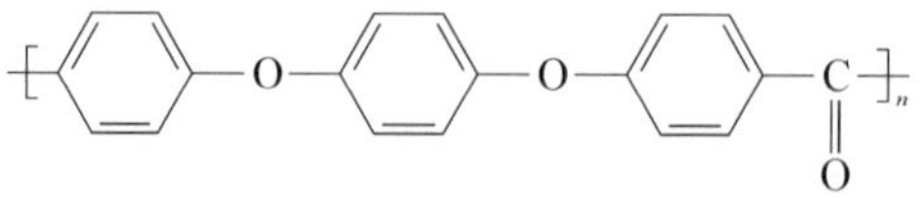

图 7.4　聚醚醚酮的化学结构

质量得到了众多医疗器械制造商和外科医生的认可。我国发布了医药行业标准"外科植入物用聚醚醚酮(PEEK)的标准规范 YY/T0660—2008"[8]。

1. 聚醚醚酮树脂基本特性

作为工程材料,它具有如下优点:

(1) 耐高温性。玻璃化转变温度 $T_g = 143℃$,熔点 $T_m = 334℃$,负载热变形温度高达 316℃,长期使用温度为 260℃,瞬时使用温度可达 300℃。

(2) 韧性和刚性。PEEK 具有极好的韧性和刚性,特别是对交变应力下的抗疲劳性非常突出,可与合金材料相媲美。

(3) 抗蠕变性。性能优异,是热塑性树脂中最好的抗蠕变材料。

(4) 易加工性。可采用注射成型、挤出成型、模压成型、吹塑成型等多种加工方式。

(5) 自润滑性与耐磨性。PEEK 具有优良的自润滑性能。碳纤维增强的 PEEK 体积磨损量是 UHMWPE 的 1/2。用碳纤维、石墨、PTFE 改性的 PEEK 耐磨性非常优越,相关实验结果如表 7.4 和表 7.5 所示[9]。

表 7.4　陶瓷对 PEEK 等材料的磨损实验结果[9]

	CFPEEK (90)	CFPEEK (45)	CFPEEK (0)	CFPEEK (s)	UHMWPE	Ti	CoCrMo
干磨	18.120	3.312	15.970	12.53	24.800	79.120	20.770
湿磨	2.597	2.403	2.208	3.506	5.000	118.600	47.600

表 7.5　陶瓷对 PEEK 等材料的摩擦因数实验结果[9]

	CFPEEK (90)	CFPEEK (45)	CFPEEK (0)	CFPEEK (s)	UHMWPE	Ti	CoCrMo
干磨	0.145	0.130	0.150	0.150	0.100	0.170	0.150
湿磨	0.080	0.080	0.060	0.060	0.11	0.170	0.080

(6) 机械性能可调整,可以加入不同的添加剂,包括碳纤维、硫酸钡以及玻璃纤维,以满足不同的特定应用需求。例如将短的碳纤维加入植入级 PEEK 聚合物可提高其摩擦磨损性能,连续碳纤维加固的 PEEK 机械强度可以与钴-铬合金、钛、铝合金以及不锈钢的强度相媲美。

作为生物材料,它进一步具有如下优点:

（7）无毒性。细胞相容性接近钛合金。

（8）较低的弹性模量。弹性模量约为 20～60 GPa，可有效防止应力遮挡效应。

（9）可透过 X 射线。在 CT 和 MRI 扫描时不可见，而在某些情况下需要看到植入体时，也可以通过树脂改性来实现。

（10）优异的消毒性能。即使长期暴露在热蒸汽、环氧乙烷和 γ 射线下，仍能保持其原有性质不改变。

对 PEEK 进行共混、填充、纤维复合等增强改性处理，可以得到性能更加优异的 PEEK 复合材料[10]。

2. 在脊柱外科植入物中的应用

PEEK 材料较早应用于脊椎融合领域。20 世纪 90 年代，美国 AcroMed 公司首先将 PEEK 应用于椎间融合器（Cage）。PEEK 椎间融合器能够兼容 X 射线拍照和磁共振成像，并且弹性模量值较低。

2005 年，美国 FDA 批准 PEEK 腰椎经椎弓根螺钉动态固定系统应用于单节段腰椎椎间融合，该系统包括钛合金椎弓根螺钉和 PEEK 弹性棒。其在完成椎管减压后，植入椎弓根螺钉，在保持一定张力的情况下，将 PEEK 弹性棒固定于椎弓根钉。张力和压力的大小通常决定于弹性棒的长度。该装置的设计目的是卸载退变椎间盘和关节突关节的压力负荷，同时保留适当的活动度，降低椎弓根螺钉与骨界面的应力，进而降低螺钉拔出风险及断钉风险。

1956 年首次出现了人工椎间盘置换（artificial disc replacement，ADR）的概念。ADR 的主要优点是恢复脊柱运动单位的运动学能力和载荷特性，达到分担负荷、节段性稳定和节段性运动的目的，同时去除椎间盘源性腰痛的致痛根源。从机能上而言，人工椎间盘置换装置可分为人造橡胶和机械性装置两类。历史上，最早以聚醚醚酮（PEEK）作为植入隔离物。机械式髓核置换装置的优点包括强度和持久性。相关的缺点有缺少缓冲、终板缺乏固定、易造成装置的沉降和脱出。近来，PEEK-on-PEEK 低摩擦的应用已扩展至颈椎领域。

3. 在关节外科植入物中的应用

低弹性模量高强度的碳纤维增强聚醚醚酮（carbon fiber reinforced，CFR - PEEK）于 20 世纪 90 年代开始应用于股骨柄假体。由于 CFR - PEEK 复合材料假体的力学性能与骨组织相近，故加载时两者的应变量一致，可产生良好的力学相容性，大大增加了界面的结合强度，减少了剪切应力，降低了微动与垂直位移，确保了假体的初始固定，进而确保骨组织长入假体，以达到生物学固定的目的。因此理论上，CFR - PEEK 复合材料假体可降低非骨水泥固定后的假体松动。基于优异的力学性能和生物相容性，PEEK 已被证明是适合应用于股骨柄假体的聚合物，但需更为长期的临床随访来明确其对全髋关节置换远期疗效的影响。

CFR-PEEK 材料,特别是短链碳纤维强化型 PEEK,其具有出色的耐磨性、低弹性模量,所以被作为替代物应用于关节摩擦界面。近来,通过一系列的"销盘"(pin-on-plate)筛选研究,PEEK 材料在关节摩擦领域的应用潜力正受到越来越多的关注,与超高分子量聚乙烯与钴铬钼的磨损(UHMWPE/CoCrMo)相比,PEEK 和 CFR-PEEK 材料在自我配伍磨损及与其他硬质材料配伍的磨损程度均较低。

随着关节镜技术特别是肩关节镜的发展,关节镜下缝合锚钉(suture anchor)已开始广泛应用于治疗肩袖撕裂或其他关节内损伤疾病,并被报道已有不错的临床效果。由于金属缝合锚钉易出现松动、拔出和软骨损伤的并发症,缝合锚钉材料逐步转变为弹性模量与骨接近的生物可吸收材料。但是由于高强度缝线(UHMWPE)材料的出现使得缝线与缝合锚钉结合点负载更高,因而增加了结合点切割的风险。因此 PEEK 应用于缝合锚钉体现出其优势:相比其他生物可吸收材料(如多聚 L 乳酸)强度更高;X 射线可透性;弹性模量更接近骨;初次植入位置不佳时无须取出锚钉,只需在原位重新钻孔并植入新的锚钉即可,从而大大降低了翻修手术难度;其独特的"无结"(knotless)设计使得关节镜下缝合固定更为安全。

4. 在创伤外科植入物中的应用

PEEK 材料的弹性模量介于皮质骨和松质骨之间,减少应力遮挡,促进骨愈合。其缺点是相比金属,其可塑性差,加工成本及工艺要求高。有研究发现,即使使用了弹性模量更接近皮质骨的材料,也只能减小而不能消除"应力遮挡"效应。另外有研究表明,早期由于植入物与骨接触而导致的暂时性骨质疏松并不依赖于"应力遮挡"的程度,而更多与植入物对局部骨质血运的破坏密切相关。基于以上原因,PEEK 材料并未广泛应用于骨折内固定。

最近报道长链碳纤维强化型 PEEK 材料具有很高的强度,且其弹性模量更接近皮质骨,因而被认为是骨折植入物的理想材料。

关于 PEEK 的研究早已如火如荼,越来越多的研究报告揭示出一些新的应用领域,包括细胞间相互作用、涂层、表面改性及多孔和纤维结构等新形式。2007 年的一项评估报告将成骨细胞对 PEEK 的体外反应与商用纯钛材料进行了比较,发现成骨细胞对 PEEK 的反应与钛相当。与其他生物材料一样,通过注塑或加工等工艺提高表面光滑度对于细胞行为影响甚微。

PEEK 在骨科植入物领域的应用得到了越来越多的关注,体外、体内及临床研究等多种渠道的研究结果进一步证明了这一点,其优异的低摩擦性能扩大了关节摩擦材料的选择。目前 PEEK 应用最为广泛且经验最成熟的领域是脊柱融合。尽管其应用于股骨柄假体已取得令人鼓舞的中期临床随访结果,但尚需更长随访时间来评价其与其他类型股骨柄假体的差异。PEEK 可透 X 射线的特性广受欢迎,但在骨折内固定及关节置换假体领域,它并非关键性功能。我们期待未来有更多的临床研究支持其在骨科植入物领域的应用。

7.2　骨水泥

7.2.1　普通骨水泥的化学成分

目前人工关节固定技术存在生物固定和骨水泥固定两大类。临床上作为固定假体的骨水泥主要是聚甲基丙烯酸甲酯(PMMA),其具有填充骨与假体间隙的作用,并具有因聚合反应而自发凝固的特性。最早将 PMMA 用于医学领域是 1939年,最初仅仅用于颅骨缺损的填充。1949 年,Judet 将 PMMA 用于人工髋关节的固定,取得了一定的效果。直到 20 世纪 60 年代,Charnley 等经过系统的临床和试验研究,提出 PMMA 骨水泥是固定人工关节、连接宿主骨和假体的理想材料,开创了骨水泥固定低磨损人工髋关节的新领域,给人工髋关节技术带来了里程碑式的进步,从此,PMMA 骨水泥和人工关节密不可分,成为关节外科最常用的生物材料之一。

聚甲基丙烯酸甲酯骨水泥由聚合粉剂和单体液体两部分组成。粉剂主要成分为甲基丙烯酸甲酯-苯乙烯共聚物(MMA/S)及适量的引发剂——过氧化二苯甲酰(BPO)。粉末无气味,性能稳定。液体为甲基丙烯酸甲酯单体(MMA),加入适量的促进剂 N,N-二甲基甲苯胺(DMPT)。甲基丙烯酸甲酯单体为无色液体,有刺鼻的气味,具有易挥发性、易燃烧性、亲脂性,并有细胞毒性,在一定条件下能自行聚合固化成聚合体。上述两者聚合后的聚甲基丙烯酸甲酯具有生物惰性和生物相容性,从而保证了骨水泥的生物医学性能。

7.2.2　骨水泥的使用性能

下述骨水泥性能与临床使用密切相关[11]。

1. 骨水泥聚合反应温度

骨水泥是单体与粉料聚合反应的产物,经历稀浆状、拉丝状、面团状几种形态,最后完全固化。整个聚合过程将产生较高的温度。从聚合到完全固化时间有限,必须在固化前完成假体植入的相关手术。因此,对全过程的温度和物理形态变化做定量的了解则十分必要。

这里通过将半导体测温计的传感器端埋入调和好的骨水泥浆中,测量整个固化过程的温度变化曲线,实验在不同的室温下进行,如图 7.5 所示。从中得出如下结论:

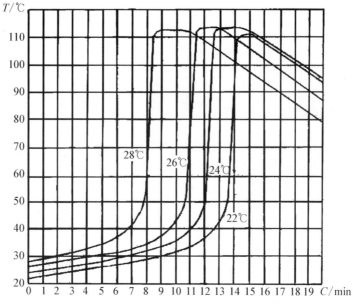

图 7.5 骨水泥聚合反应温度曲线

（1）骨水泥聚合的最高温度非常稳定，约为 110～114℃。

（2）聚合反应发生后，有一个温度陡变的过程，它意味着聚合反应的最终完成。室温对该陡变过程出现的时间有显著的影响。室温高，聚合过程短，骨水泥制备允许时间短。在室温 22℃时，聚合时间约为 13 min；在此之前必须完成面团状的揉捏与填充过程。

（3）手术室温度保持在 20～22℃为最佳，以保证骨水泥有大约 15 min 的手术操作时间。

2. 制备方式与内部织构

骨水泥在临床使用中有三种制备方式，这里对三种方式制备下的试样在显微镜下进行了观察。

（1）稀浆状。稀浆状是单体与粉体调和后的状态，通过专用工具注入髓腔固定假体。由于聚合过程中残余单体在温度作用下蒸发，固化后在骨水泥内部形成许多不定型的空泡，平均直径约为 0.25～0.35 mm，严重影响骨水泥的机械强度［见图 7.6(a)］。

（2）面团状。浆体在聚合反应过程中逐渐转化为柔软固体，通过揉捏，形成面团状，可将其填充到骨髓腔中固定假体。此时在骨水泥内部会产生很多因揉捏形成的揉叠界面，碎裂气泡平均直径约为 0.10～0.20 mm，同样会影响固化后骨水泥的强度［见图 7.6(b)］。

（3）对浆体做离心或真空处理。稀浆状的骨水泥以转速 500 r/min 进行离心处理，可以将内部的气泡排出浆体外，固化后内部气泡很少，少量未能排出的气泡也呈微小的球状，平均直径约为 0.05～0.12 mm，应力集中作用小，固化后的骨水泥机械强度明显提高[见图 7.6(c)]。采用真空处理将会比离心处理取得更好的效果。

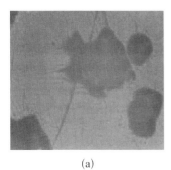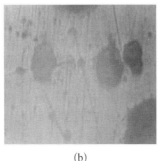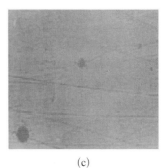

| (a) | (b) | (c) |

图 7.6 骨水泥三种制备方式的组织织构

3. 机械性能测试

这里对三种不同制备方式得到的骨水泥样件进行压缩强度测试。测试装置如图 7.7(a)所示，样本直径为 22 mm，高度为 26 mm。压缩应力应变曲线如图 7.7(b)所示，其中，Ⅱ区为线性变形区，Ⅰ区和Ⅲ区呈非线性。测试结果如表 7.6 所示，从中可以得到如下结论：

（1）因揉捏形成的内部界面将破坏骨水泥的整体性，产生较大的应力集中效应，明显影响骨水泥的机械强度。

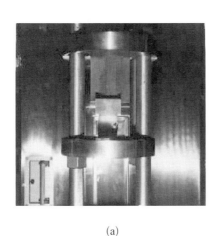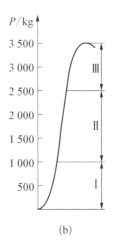

| (a) | (b) |

图 7.7 骨水泥压缩性能试验

（2）两种浆状灌注方式形成的骨水泥样本，在机械强度方面接近，在形变率方面，由于经离心处理的样品内部致密，应变率明显降低。

（3）离心和真空处理的骨水泥在强度和变形率方面的综合指标为最佳，其破坏时的应变量比其他两种方法低 20%～30%。

表 7.6　骨水泥压缩性能实验结果

环境温度 /℃	浆状灌注		团状填塞		离心浆状灌注	
	抗压强度 /(N/mm²)	应变值 /%	抗压强度 /(N/mm²)	应变值 /%	抗压强度 /(N/mm²)	应变值 /%
20	90.9	14.3	85.0	14.4	91.5	10.8
22	88.9	16.2	86.5	14.4	94.1	12.0
24	95.2	16.0	87.9	14.0	91.9	11.2
26	96.4	15.9	84.7	14.5	94.2	11.1
28	95.9	16.2	80.1	14.7	—	—
平均值	93.0	15.8	84.8	14.4	92.9	11.4

4. 骨水泥疲劳性能测试

这里对经不同处理的骨水泥样品进行了疲劳性能测试。试验装置如图 7.8(a) 所示。图 7.8(b) 是对骨水泥样本进行加载-卸载实验所得到的应力-应变曲线，从图中可见，卸载时的应力-应变曲线并不与加载时的曲线重合，存在变形滞后效应，并保留一部分变形。两根曲线之间的面积意味着在这一周期循环中骨水泥吸收的能量，能量积累的结果导致骨水泥的发热和内部组织结构的微破坏。

图 7.8(c) 是对骨水泥样本在固定幅值下进行的疲劳压缩试验，其纵坐标是试

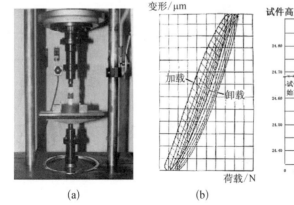

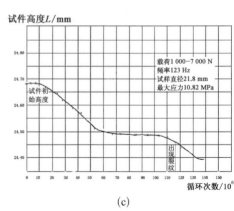

(a)　　　　　　　　　　(b)　　　　　　　　　　(c)

图 7.8　骨水泥压缩疲劳试验

件高度的变化,横坐标是加载循环次数。从中可见,样件有一个明显的压缩塑性变形积累阶段,这是图 7.8(b)试验中显示的微塑性变形累积的结果。在此之后,样件有一个高度稳定的过程,此时样品内部的气泡完全碎裂,材料被压实,进入通常的疲劳破坏孕育过程,最终发生疲劳破裂。

对三种不同制备方式的试样进行疲劳压缩试验同样可见,经离心处理的试样具有最佳的抗疲劳性能。

5. 骨水泥固定模拟试验[12]

为模拟假体骨水泥固定,这里设计了如图 7.9(a)所示的试验装置。芯棒和外套筒之间用骨水泥固定,在芯棒的端部,施加 $1\,000\sim7\,000$ N 周期变化的载荷 P,频率为 110 Hz。通过试验观察骨水泥层塑性变形积累和最后总破裂的全过程。图 7.9(b)是该模拟装置的有限元分析。这里芯棒、骨水泥与套筒界面所有的节点都简化为公用,因此会产生一定的拉应力,但我们所关心的是压应力。从图中可见,在芯棒的下部前端边缘处有一个极大的压应力峰值区,在芯棒的上部后端边缘处也存在一个很大的压应力峰值区。骨水泥层将在边缘区产生压应变积累,形成芯棒和骨水泥层之间早期的离缝。该离缝不断向界面纵深处延伸,最终使骨水泥层固定作用失效,芯棒可自由地抽出,同时可观察到骨水泥层的破裂,如图 7.9(c)所示。这里研究了 20 mm、35 mm 和 60 mm 三种固定区长度。随着芯棒及固定区的加长,界面的峰值压应力会有所缓和,但芯棒上的最大弯曲应力[见图 7.9(a)]反而有所提高,说明过长的柄长对柄的强度会带来负面的影响。

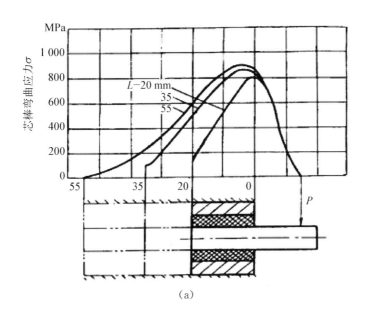

（a）

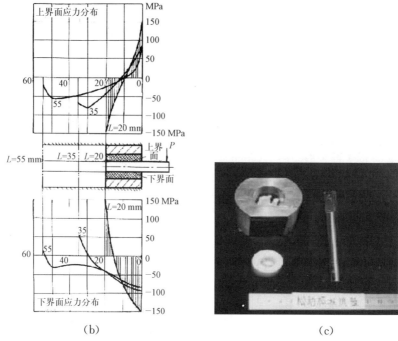

图 7.9　骨水泥固定试验与有限元分析

6. 收缩率

这里对骨水泥在聚合过程中的收缩率进行了测试。测试在一尺寸精确测定的圆筒状玻璃管中进行，如图 7.10 所示。通过测量固化后骨水泥试样的体积和尺寸，得到骨水泥聚合过程的体收缩为 0.036，线收缩率为 0.028。

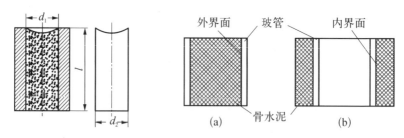

图 7.10　骨水泥的收缩率测定　　图 7.11　骨水泥固定界面质量的直观观察方法

通过如图 7.11 所示的玻璃管，可以直观地观察到骨水泥收缩对界面贴合质量的影响。图 7.11(a)为模拟骨水泥和宿主骨之间的结合界面。观察发现，由于骨水泥收缩，使界面出现分离空泡区。图 7.11(b)所示为模拟骨水泥和关节柄之间的结合界面，由于骨水泥的收缩，可以观测到界面紧密贴合。将试样放在染色液体中一段时间，通过界面渗透，取出后可以更清楚地观察到界面的质量。

通过图 7.12 所示的试验装置可对骨水泥收缩引起的应力进行模拟研究。通过对内部金属衬套的应变测量,可以测得骨水泥收缩引发的衬套收缩变形及应力,通过材料力学中薄壁圆筒理论,可以计算出骨水泥收缩作用于圆筒外壁的压缩应力为 3.0~5.0 MPa。

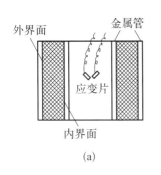
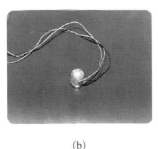
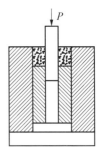

图 7.12　骨水泥收缩力学试验 　　　　　　图 7.13　骨水泥剪切试验

7. 剪切试验

界面剪切抗力源自骨水泥收缩产生的界面摩擦力。图 7.13 所示为进行骨水泥固定界面剪切模拟试验的装置。在芯棒和外套之间用骨水泥固定,在骨水泥层下部用于套筒支撑,重点测试芯棒和骨水泥层界面的抗剪能力,在芯棒上的上端施加试验载荷 P,结果如表 7.7 所示。试验同样采用了离心浆状和面团状两种不同制备方式的骨水泥,从中可见,面团状骨水泥的抗剪能力较差。

关节柄表面形状及粗糙度对界面的抗剪切下沉能力有极大影响。

表 7.7　骨水泥剪切试验

成型方法	环境温度/(℃)	骨水泥高度/mm	最大压力/N	加载速度/(mm/min)	平均剪切压力/(N/mm²)
浆状灌注	23	12	1 231	2.0	5.10
	24	14	1 549	3.0	5.47
	24	14	1 620	0.5	5.76
团状填塞	23	14	615.4	1.0	2.17

聚甲基丙烯酸甲酯骨水泥在成功应用的同时,下述缺点有待改进:

(1) 单体(MMA)在聚化时由于碳键破裂放出热能,聚化时骨水泥中心温度为100~110℃,与骨相接的界面处,最低温度也在 60℃以上,这会使骨水泥周围组织坏死,甚至造成周围神经损伤。

(2) 聚甲基丙烯酸甲酯骨水泥在骨与骨水泥之间没有黏合作用,也无化学分子间的反应性能,仅靠聚甲基丙烯酸甲酯骨水泥团期的塑形特点,在损伤处固化镶嵌。在充填过程中骨与骨水泥之间不能沾染水和血液,否则会影响其机械性能。

(3)冷固过程中骨水泥会产生收缩,在骨水泥和骨之间留下缝隙,产生假体松动,导致脱落。

(4)尽管聚甲基丙烯酸甲酯骨水泥填入体内完全固化后呈生物惰性,但其单体和其他化学成分具有细胞毒性,仍会引起一些并发症,如低血压反应、迟发性感染、溶骨性感染、接触性发炎等。

7.2.3　骨水泥临床应用技术

骨水泥的应用技术已从 20 世纪 70 年代的第一代发展到现在的第三代,它是根据骨水泥固定技术发展中的技术含量划分的。

1. 第一代骨水泥技术

20 世纪 70 年代以前应用的技术被称为第一代骨水泥技术,该时期骨水泥应用的技术特点为:

(1)非低黏稠度的骨水泥。

(2)手搅拌骨水泥。

(3)指压法将面团状骨水泥填入髓腔。

(4)不重视髓腔冲洗。

该技术的缺点有:充填不均匀,厚薄不一;充填不充分,出现中断,骨与假体之间无骨水泥充填;填入压力不够,骨水泥与骨镶嵌不充分;冲洗不彻底,血液碎屑混入至骨水泥中。与此同时,股骨柄假体设计不合理,内侧缘常有锐角,可切割骨水泥。经过一段时期的应用,人们发现假体-骨水泥界面之间有松动,骨水泥本身会断裂,以及骨-骨水泥之间有松动,而上述三者中最常见的失败原因来自骨-骨水泥界面。

2. 第二代骨水泥技术

20 世纪 60 年代后期,人们开始认为骨水泥本身由于并不具有胶合作用,要获得骨-骨水泥界面的牢固接合必须使水泥和骨质之间发生交锁,这被称为微内锁固(microinterlock)。本着上述的目标,20 世纪 70 年代开始了所谓的第二代骨水泥技术,其技术特点有:

(1)低黏稠度的骨水泥。

(2)手搅拌。

(3)髓腔远端使用髓腔栓子(骨质、生物栓子等)。

(4)水泥枪加压注入。

与此同时,假体由高级合金锻造而成,股骨柄内缘呈圆形,多数有颈领。

第二代骨水泥技术应用的中心理念就是改进骨水泥固定人工关节的容积充填效应和微交锁效应。中长期(12~15 年)的随访结果显示,第一代技术的翻修率在

25%左右,第二代技术的翻修率降低至 3%～5%,而 20 年以上的长期大宗病例结果显示,第二代技术的翻修率仅为 3%～16%。

3. 第三代骨水泥技术

20 世纪 90 年代至今,骨水泥临床应用技术在第二代技术基础上做了一些改进,使疗效进一步提高,称为第三代骨水泥技术,其技术特点有:

(1) 低黏稠度的骨水泥,流动性好,湿沙期骨水泥更深入骨组织间隙而与之交织。

(2) 脉冲加压冲洗髓腔。

(3) 应用髓腔栓子。

(4) 采用中置器,使假体柄下 2/3 部位始终位于髓腔正中,其四周留下的空隙被骨水泥填满后形成骨水泥层,厚度均匀。研究表明,骨水泥层宜保持在 2 mm 左右,薄于 1 mm 或厚于 3 mm 均易造成疲劳断裂。

(5) 真空离心搅拌。

(6) 骨水泥枪加压注入。经临床证实,使用真空离心搅拌方法,骨水泥抗压强度增加了 30%,明显提高了骨水泥的机械性能。

按照第三代骨水泥技术进行操作,根据体外试验,将使骨水泥的锚固作用增加数倍,并提高骨水泥的抗疲劳性能[13]。

骨水泥填充的副作用主要与以下几方面有关:

(1) 骨水泥单体渗透入血后对心肌细胞有直接抑制作用,会破坏粒细胞、单核细胞和内皮细胞,使之释放出蛋白水解酶,发生细胞和组织溶解;单体作用于血管平滑肌的钙通道,导致血管扩张,血流缓慢,血压下降;单体还可激活补体,增加细胞因子的产生和释放,使凝血功能增强。以上因素的综合作用均可导致血管扩张、血压下降和心动过速等。

(2) 髓腔内高压所致肺栓塞,严重时可发生猝死。通过采用低黏度的骨水泥和加压技术来获得最大程度的骨水泥微交锁效果,但同时在骨髓腔内会产生极大的髓内压,远超过一般静脉循环中的压力,从而引起管壁较薄的髓内血管破裂。血管破裂可发生脂肪、骨髓、骨碎屑和骨水泥流入血管,并通过于骺端的静脉进入血流并栓塞在肺循环中,引起弥漫性肺栓塞,甚至发生猝死。

除用于固定人工关节外,骨水泥填充椎体成型术已成为治疗椎体病理性骨折最安全、最有效的方案之一。骨质疏松性椎体压缩性骨折伴随剧烈疼痛是骨科常见的问题。应用骨水泥填充增加骨强度后,能在短时间内有效缓解顽固性疼痛,还可以避免椎体继续压缩塌陷,起到矫形、恢复椎体高度的作用。另外,骨水泥还被应用于各种骨的原发和转移肿瘤的局部治疗中,骨肿瘤切除后可用骨水泥填充,通过聚合热反应杀灭破坏肿瘤细胞和病灶局部神经末梢,在达到快速缓解疼痛目的的同时,可以杀死局部的肿瘤细胞,不仅有预防病理性骨折的作用,还可降低肿瘤的复发率。

对于其他部位由骨质疏松引起的骨折,由于骨折部位复位及固定困难,治疗困难。近年来一些学者采用骨髓腔填充 PMMA 加用外固定架或钢板内固定的方法,对一些严重骨质疏松、无法进行有效内固定的患者无疑是增加了一种新的治疗手段。

7.3 陶瓷材料

7.3.1 氧化物类生物陶瓷

氧化物生物陶瓷由于其良好的生物相容性、稳定性、骨传导性及力学性能,受到广泛关注。常见的氧化物生物陶瓷主要有氧化铝(Al_2O_3)、氧化锆(ZrO_2)、氧化钛(TiO_2)、二氧化硅(SiO_2)、氧化铁(Fe_2O_3、Fe_3O_4)及其复合材料。

1. 氧化铝陶瓷

Al_2O_3是最具代表性的生物惰性陶瓷。Al_2O_3除了熔点高、具有良好的化学稳定性和力学性能以外,还具有优异的抗腐蚀特性和生物相容性。Al_2O_3陶瓷材料在正常生理环境下能耐受体液作用而不发生变质,且表面光滑而便于清洁,作为硬组织植入材料,使细菌难以在材料表面黏附生长,并能加强与组织的附着。因而Al_2O_3陶瓷被广泛用于作为人工牙根种植体颈部材料、人工关节涂层和人工关节头等[14]。

自 1970 年法国医生 Pierre Boutin 首次将氧化铝陶瓷应用于人工全髋关节置换术至今,氧化铝陶瓷全髋关节假体的发展历经了三个阶段。第一代氧化铝陶瓷是 20 世纪 70 年代生产的,由于当时的生产工艺达不到要求,致使陶瓷的纯度不足,密度低且陶瓷颗粒显微结构粗大,从而导致陶瓷股骨头破碎发生率在 0.1% 以上。第二代氧化铝陶瓷采用了改进的原材料,其晶体颗粒更小,晶体颗粒直径从原有的 4.5 μm 减小到 3.2 μm,从而使陶瓷股骨头破碎发生率减少到 0.014%。第三代氧化铝陶瓷即高纯度氧化铝陶瓷,由于采用了无尘生产车间、热等静压处理、激光蚀刻技术及保证试验检测(proof test)等四种新技术以提高力学强度,并使陶瓷晶体颗粒的直径控制在 2 μm 以内,从而使陶瓷股骨头破碎发生率大大减小。

与金属、超高分子量聚乙烯等材料相比,高纯度氧化铝陶瓷有着以下的特点:

(1) 与超高分子量聚乙烯等其他材料相比,高纯度氧化铝陶瓷具有极低的磨损率,能够有效地抗三体磨损。这一点从根本上解决了由聚乙烯磨损产生的碎屑导致假体周围的大量骨溶解。同时与第一、第二代氧化铝陶瓷假体相比,第三代高纯度氧化铝陶瓷假体有着更低的磨损率以及更为优异的表面品质。

（2）高纯度氧化铝陶瓷的生物相容性佳，性能稳定，组织学反应低，耐腐蚀，并能有效降低磨屑诱导的骨溶解。试验证明，人体对陶瓷碎屑具有良好的耐受性，在体内陶瓷碎屑引起的生物学反应以纤维细胞类型为主，伴有很少的巨噬细胞。

（3）与金属材料相比，高纯度氧化铝全陶假体在体内无超敏反应，无金属离子释放。

氧化铝陶瓷的物理性能如表 7.8 所示[14]。

表 7.8　氧化铝陶瓷的物理性能

物理性能	20 世纪 70 年代氧化铝	20 世纪 80 年代氧化铝	20 世纪 90 年代氧化铝
最低强度/MPa	400	500	580
最低硬度/HV	1 800	1 900	2 000
弯曲强度/MPa	>450	>500	>550
浸润角/(°)	<50	<50	<50
显微结构/μm	≤4.5	≤3.2	≤2.0
最低密度/g·cm^{-3}	3.86	3.94	3.96
最低杨氏模量/GPa	380	380	380
激光标识	无	+	+
热等静压/HIP	无	－	+
保证试验(proof-tested)	无	－	+
100%检测	+	++	+++
陶瓷对陶瓷配伍性	+	++	+++

2. 氧化锆陶瓷

氧化锆陶瓷是指以 ZrO_2 为主要成分的陶瓷材料，它不但具有普通陶瓷材料耐高温、耐腐蚀、耐磨损、高强度等优点，由于 ZrO_2 的相变韧性作用，其韧性也是陶瓷材料中最高的，被广泛应用于增韧羟基磷灰石（$Ca_{10}(PO_4)_6(OH)_2$，HA）、Al_2O_3 等材料。氧化锆是一种生物惰性陶瓷，其生物相容性以及与骨组织的结合状况大体与氧化铝相似[15]。

纯氧化锆为白色粉末，密度为 5.49 g/cm^3，熔点高达 2 715℃。单纯氧化锆具有两种晶体结构，即低温型和高温型。低温型属单斜晶系，在 1 000℃以下稳定，到更高的温度就转变成较致密的四方晶系的高温形态。当冷却时，四方氧化锆（$t-ZrO_2$）在 900℃左右又可逆地转变为单斜氧化锆（$m-ZrO_2$）。由于四方氧化锆的密度为 5.73，单斜氧化锆的密度为 5.49，因此当氧化锆从高温型冷却至低温型时，体积约增加 9%，产生剪切应变，使材料抗热震性大大降低。所以通常制备纯氧化锆制品时都要产生开裂。为了避免这种现象的发生，需采取稳定晶型的措施，工艺上一般通过添加稳定剂的办法加以解决。这样就能得到立方晶系的氧化锆固溶体。

这种稳定氧化锆的固溶体在任何温度下都是稳定的,没有多晶转变和体积变化。理想的稳定剂应是阳离子半径与 Zr^{4+} 相近,在 ZrO_2 中有相当的溶解度,可与 ZrO_2 形成单斜、四方和立方晶型的置换型固溶体。这样在快速冷却过程中,可以以亚稳态结构形式维持到室温。CaO、MgO、Y_2O_3 等化合物常被用作氧化锆的稳定剂。在制造氧化锆陶瓷中可以加入氧化镁(MgO)、氧化钙(CaO)或者氧化钇(Y_2O_3)以控制氧化锆的相变,从而提高其机械性能,其机制称作相变增韧。如果伴随相变的体积膨胀被限制在表面,裂纹将被阻止,体积膨胀限制裂纹扩展。这种理论被用来开发多种骨科用氧化锆材料,例如四方多晶氧化锆(Y-TZP)、部分稳定氧化锆(PSZ)、氧化锆颗粒增韧陶瓷和氧化锆增韧氧化铝(ZTA)等。理论上,Y-TZP 强度最高、韧性最高,是可以达到理论密度、微晶粒、缺陷少的氧化锆基陶瓷材料。由于氧化锆—氧化铝假体和氧化锆—氧化锆假体在 THA 中的破坏性磨损很大,因此氧化钇稳定的 Y-TZP 球头只能和聚乙烯或高交联 UHMWFE 髋臼衬配合使用。Y-TZP 最大的问题是其稳定性欠佳,在高温高压的湿或热等条件下会发生相变,出现裂纹。在体温条件下长期使用,Y-TZP 会存在老化现象。理论上可以通过控制晶粒大小、粉体组成来解决这些问题,但是人体内复杂、不可控的环境条件可能会增加 Y-TZP 陶瓷股骨头突然失效的风险。

PSZ 通常含有 MgO 添加剂,称作氧化镁部分稳定氧化(Mg-PSZ),因其优异的光滑度和韧性在美国首先被使用。Mg-PSZ 陶瓷股骨头在美国仍然和聚乙烯或高交联聚乙烯配合使用,但是应用并不广泛。Mg-PSZ 与 Y-TZP 相比,优点是在水蒸气环境下强度不衰减,即使是在高温高压下。实验数据表明,Mg-PSZ 陶瓷球头在人体内不会发生相变。然而,Mg-PSZ 陶瓷的临床数据仍然很少,其晶粒尺寸分布和机械性能通常也不及制造良好、未发生相变的 Y-TZP 陶瓷。

与氧化铝和氧化锆晶体结构的优势伴随出现的另一个固有特点是陶瓷材料的脆性,使得裂纹在陶瓷材料中较易扩展,其断裂韧性值低于其他外科手术材料,这是陶瓷材料在人工关节应用中最受关注的问题,因为这种风险对于金属股骨头来说是不存在的。陶瓷材料在制造过程或者最终产品的表面加工中可能出现微小的气孔、缺口和不均匀等缺陷。在承受载荷时,缺陷处的应力集中会导致裂纹扩展,最终突然破裂。金属材料则不同,塑性变形会吸收内部应力,从而避免突然失效。

除了陶瓷本身的固有特点以外,THA 手术中对陶瓷部件的不可见损伤也可能导致陶瓷关节摩擦面的突然失效。患者肥胖、剧烈运动和创伤都有可能造成突然失效,但是这些情况下,陶瓷关节摩擦面所承受的载荷还远远低于陶瓷材料的破坏极限。陶瓷关节摩擦面可以承受很高的压应力,但是当受冲击时,陶瓷股骨头锥孔内产生的张应力可能导致突然失效。

由于 Al_2O_3 和 ZrO_2 陶瓷属生物惰性材料,植入体内后均易形成致密的纤维组织包膜,从而影响与骨的结合。

此外,由于 ZrO_2 陶瓷具有较高的断裂韧性和抗弯强度,使其在牙科修复领域获得广泛关注和临床应用。

3. 二氧化钛

TiO_2 生物陶瓷的生物相容性良好,近年来被广泛应用于生物玻璃、玻璃陶瓷及其复合生物材料研究。研究表明,TiO_2 的复合能显著提高生物高分子材料的力学性能,且纳米颗粒 TiO_2 的复合能显著促进细胞在复合材料表面的黏附和增殖[16]。而金属钛及钛合金表面的 TiO_2 纳米颗粒、纳米管、纳米棒、纳米颗粒等结构修饰能够显著促进细胞在植入体表面的黏附、增殖、成骨分化以及植入体在体内的骨整合[17]。此外,纳米 TiO_2 化学性质稳定、无毒、制备成本低廉且具有紫外屏蔽等性能,而金属离子掺杂还能进一步显著增强 TiO_2 对紫外线的吸收能力。因此,纳米 TiO_2 还被广泛应用于防晒霜、美白、工程涂料等领域。

4. 二氧化硅

SiO_2 材料由于具有良好的生物相容性和稳定性而得到学者的关注。近年来,尤其是介孔及空心结构的 SiO_2 材料,因其具有独特的介观结构特征、高的比表面和大的孔容,并具有可控的孔道结构,相比传统的医用有机纳米材料具有更优良的热稳定性、耐化学腐蚀性、抗生物侵蚀性及独特的药物装载与缓慢释放特性,因而在生物医用材料领域引起了广泛的关注。基于介孔 SiO_2 的药物载体、多功能诊治一体化材料得到了较深入的研究,显示了其良好的应用前景[18]。Vallet - Regi 等人首次将 MCM - 41 介孔 SiO_2 用于装载布洛芬(IBU),并研究了其药物释放行为,研究结果表明,MCM - 41 介孔 SiO_2 具有较高的 IBU 装载量以及药物缓释行为[19]。介孔 SiO_2 的形貌与其用途密切相关,球形介孔 SiO_2 可用作高效液相色谱中的固定相[20],棒状介孔 SiO_2 由于具有有序的介孔孔道及较大的长径比,可用于光学器件、纳米流体管道等[21],介孔 SiO_2 薄膜还可用于分离和传感器领域[22]。而空心介孔 SiO_2 微球由于其具有更高的孔容,因而具备更高的药物装载量,是一种良好的药物/蛋白/核酸等药物和生物分子的储存与控制释放的载体材料[23]。介孔 SiO_2 纳米材料通常采用水热方法制备。常在酸性或碱性环境下水热法合成介孔 SiO_2,这样更容易获得具有规则形貌和高度有序的介孔结构。而非水相法是一种合成介孔薄膜、块体和粉体的常用方法。与水热法合成的介孔 SiO_2 材料相比,非水相法合成介孔 SiO_2 薄膜或块体的比表面积和介孔结构有序性相对较低,但非水相法合成介孔 SiO_2 薄膜的介孔孔径更大。

5. 磁性氧化物

Fe_2O_3 是一种磁性纳米材料,因其具有超顺磁性,被称为超顺磁性氧化铁。Fe_3O_4 是另一种性能优异的磁性材料,当 Fe_3O_4 的晶粒直径小于 30 nm 时,具有超顺磁性。研究表明，Fe_2O_3 和 Fe_3O_4 具有良好的血液相容性和化学稳定性，毒性小且不易受体内各种酶的消化，因此在疾病早期诊断、治疗、影像学、药物靶向输运等领域显示出良好的应用前景。虽然纳米磁性粒子具有较高的比表面积、有强烈的聚集倾向，但可以通过表面修饰的途径降低磁性纳米粒子的表面能，使其具有良好的水溶性和分散性，从而解决这一问题。而适当的表面修饰还能有效调节磁性纳米粒子的生物相容性和生物利用度，并大大延长磁性粒子在血管中的循环时间，从而降低细胞毒性。如将生物高分子或介孔 SiO_2 包裹于 Fe_2O_3、Fe_3O_4 磁性纳米颗粒表面制备的核-壳结构材料，可以显著降低磁性纳米颗粒间的相互作用，使其具有更高的比表面积和稳定性。研究表明，这类核-壳纳米复合体能够顺利穿过细胞膜进入细胞，并且对细胞没有明显的毒性作用，在药物靶向输运领域有重要的应用前景。

7.3.2　磷酸盐类生物陶瓷

磷酸盐类生物陶瓷是一类具有良好的生物相容性和生物活性的陶瓷材料，主要用于制作人工骨、人工关节、人工种植牙及齿科修复材料等。与传统的生物惰性材料相比，这类材料的组成中含有能够通过人体正常新陈代谢进行转换的钙（Ca）、磷（P）等元素，并可与宿主骨形成化学键合，从而促进骨组织的再生与修复[15]。但是在临床应用上，这类陶瓷也具有诸多需要解决的问题，如强度不足、断裂韧性较差、降解速度较难控制等，难以满足承重部位修复的需求。磷酸钙类生物陶瓷材料的种类有多种，如无定形磷酸钙、磷酸二氢钙、磷酸氢钙、磷酸八钙、羟基磷灰石和磷酸三钙等，但常见的作为生物陶瓷应用于骨修复和骨组织工程的磷酸盐生物陶瓷主要包括羟基磷灰石、磷酸三钙、磷酸八钙、双相磷酸钙（羟基磷灰石和磷酸三钙的混合物）和磷酸钙骨水泥等[24]。目前关于磷酸盐生物陶瓷的研究主要集中在通过对材料的化学组成、结构以及微结构等方面的调控，以期能改善其细胞生物学效应和骨整合性能。

1. 羟基磷灰石

羟基磷灰石的化学式为 $Ca_{10}(PO_4)_6(OH)_2$，简称 HA，属于六方晶系，晶格参数为 $a=b=0.9421$ nm，$c=0.6886$ nm，Ca/P 原子摩尔比为 1.67，理论密度为 3.6 g/cm³。HA 生物陶瓷是磷酸盐生物陶瓷中应用最多的一类陶瓷，主要原因是它与骨骼和牙齿的矿物组成的成分最为接近。骨骼中的磷灰石是一种晶体结构不完善且非化学计量的羟基磷灰石，其中的离子常被其他离子替换，如碳酸根离子、氟、氯、镁、锶、钠、钾以及柠檬酸等离子。这些离子一方面作为生物体生长所必需的元素而存在，另一方面能明显改变 HA 的结晶性及其他理化性能。

HA 生物陶瓷的制备过程主要包括粉体的合成、干燥、成型以及烧结等步骤。目前合成 HA 粉体的方法有许多,主要分为液相合成法和固相合成法。液相合成法包括化学沉淀法、溶胶凝胶法、微乳液法、前驱体转化法、水热合成法、微波合成法,以及超声波合成法等[25-28]。固相合成法包括机械化学法和微波固相合成法[29]等。制备得到的 HA 粉末可通过粉末静压、等静压、热压等几种方法成型,随后利用陶瓷烧结技术在空气中烧结即可制成多孔或者致密的 HA 生物陶瓷。

HA 生物陶瓷的强度与其结晶度和孔隙率等因素密切相关,且随孔隙率的增加呈指数下降,同时其断裂韧性较低、在生理环境中抗疲劳强度差。因此,HA 生物陶瓷仅限于应用在不承力的体位。HA 生物活性陶瓷具有良好的生物相容性、生物活性和骨传导能力,它能与骨发生直接的键合作用,还能传导骨生长,即新骨可以从 HA 植入体与原骨结合处沿着植入体表面或内部贯通性空隙攀附生长。大量研究表明,羟基磷灰石在与成骨细胞共同培养时,其表面有成骨细胞聚集;植入骨缺损部位时,骨组织与 HA 之间无纤维组织界面;植入体内后表面会形成类骨磷灰石[30]。HA 生物陶瓷的临床应用主要用于骨缺损的填充,如牙齿的根管填充、骨缺损填充,以及用于作为金属种植牙和人工关节植入体的表面生物涂层等。

2. 磷酸三钙

磷酸三钙的化学式为 $Ca_3(PO_4)_2$,简称 TCP,具有两种晶型,包括高温型的 α-磷酸三钙(α-TCP)和低温型的 β-磷酸三钙(β-TCP),其中,β-TCP 生物陶瓷应用较为广泛。β-TCP 属于六方晶系,晶胞参数为 $a=1.032$ nm, $c=3.69$ nm,Ca/P 原子摩尔比为 1.5,理论密度为 3.07 g/cm^3,是磷酸钙的一种高温相,只能在 800℃以上由缺钙 HA 热分解形成,且在 1 200℃下将转变为 α-TCP。β-TCP 的化学性质接近于 HA,但是在水中的溶解度是 HA 的 10～15 倍。β-TCP 粉体的制备方法与 HA 类似,主要有化学沉淀法、溶胶凝胶法和固相反应法等[31-33]。β-TCP 生物陶瓷通常是利用传统陶瓷烧结技术制备得到,即将 β-TCP 粉体经成型后烧结得到各种颗粒状或者块状的生物陶瓷。

与 HA 生物陶瓷不同,β-TCP 陶瓷是一类可降解生物陶瓷,植入体内后会被体液逐渐溶解和组织吸收,同时新生骨逐渐生长并替换植入体,是一种良好的骨修复材料。但是,由于其降解与吸收速率除与材料本身性质有关外,还受宿主的个体差异、植入体部位的变化等影响。因此,目前仍很难实现其生物降解、吸收与新骨的替换同步进行,迄今为止,主要是通过复合技术进行材料降解速率的调控。由于 β-TCP 的强度较低,它一般用作填充物修复,不需要承载较大负荷的硬组织缺损,如骨缺损腔填充、盖髓剂、牙槽嵴增高、耳听骨替换以及药物释放载体等。

3. 双相磷酸钙

双相磷酸钙(BCP)是 HA 和 β-TCP 按不同比例组成的混合物。HA 的骨吸收率很低,在体内较难降解,而 β-TCP 在体内可被迅速降解。因此,将 HA 和 β-TCP 按不同比例进行混合可以调控植入体的降解速度,从而改善材料的降解速率与成骨速率的匹配性调控[34]。此外,许多研究表明,具有合适的 HA/β-TCP 比例以及微孔结构的双相磷酸钙陶瓷在一定条件下还具有骨诱导活性[35]。双相磷酸钙在可控降解性和成骨性能上要优于单一的磷酸钙陶瓷,其作为骨修复材料也得到了大量深入研究和广泛应用。

4. 磷酸八钙

磷酸八钙的化学式为 $Ca_8(HPO_4)_2(PO_4) \cdot 5H_2O$,简称 OCP,属于单斜晶系,晶胞参数与 HA 接近,为 $a=1.9692$ nm, $b=0.9523$ nm, $c=0.6835$ nm, $\alpha=90.15°$, $\beta=92.54°$, $\gamma=108.65°$,Ca/P 原子比为 2.67。OCP 是 HA 的前驱体,易水解形成 HA。OCP 晶体的制备方法目前主要有均相共沉淀法、水热生长法、脉冲激光沉积法和水解法等[36-38]。尽管 OCP 的制备研究已经取得了较快的发展,能制备出颗粒状、纤维状的 OCP 以及 OCP 复合材料和涂层材料,但是由于 OCP 极易水解,通常制备得到的 OCP 纯度不高,颗粒尺寸难以控制,容易团聚。

OCP 具有良好的生物活性和骨传导性,能与骨形成很强的化学结合,可降解,是一种性能良好的硬组织修复材料[39]。但是 OCP 材料的力学性能不太理想,不能用在承重部位,而通常用作骨缺损的充填材料,为新骨的形成提供支架。随着OCP 合成工艺的不断完善,它在生物医用材料方面的应用也将越来越广泛。

5. 磷酸钙骨水泥

磷酸钙骨水泥(calcium phosphate cement,CPC)是一种新型的骨缺损修复材料,具有良好的生物相容性、生物活性及骨传导性,可以任意塑形并能在室温下固化[40]。最早关于 CPC 的研究始于 20 世纪 80 年代,它是指一类以各种磷酸钙盐为主要成分,在生理环境下具有自行固化能力而无须高温烧结,且具有较好的生物相容性及骨传导性以及一定降解性的无机骨修复生物材料。CPC 由固相、液相和添加剂三部分组成。固相成分主要是由两种或两种以上的粉末状磷酸盐混合物组成。常见的磷酸盐主要有无定性磷酸钙、无水及一水磷酸二氢钙、无水及二水磷酸氢钙、磷酸三钙、磷酸四钙、磷酸八钙等。通常除了磷酸盐外,有时也可以添加少量碳酸钙、硫酸钙、硅酸盐甚至生物高分子等成分。液相可以是去离子水、生理盐水、稀磷酸、磷酸盐溶液,甚至血液等。而添加剂主要是包含用以提高材料的成骨性能为目的的含人体内微量功能性元素(如含 Zn^{2+}、Mg^{2+}、Sr^{2+}、$CO_3{}^{2-}$ 等)的化合物,以及其他用于调控 CPC 骨水泥自固化速率、力学强度、孔隙率、生物活性及降解性等的组分。CPC 的固相与液相按适当比例混合可得到任意塑形的糊状物,其在生理温度下发生一系列水化反应生成低结晶度的 HA 晶体,并在体内环境下自行固化。CPC 的自固化特性、力学强度、降解性、生物活性等与材料的化学组成、固液比等因素密切相关。

虽然 CPC 在临床中获得应用,但如何稳定自固化时间、提高 CPC 自固化后的力学性能、改善材料的体内降解性、提高成骨活性,以及开发可注射自固化 CPC 等是这类材料的研究热点与发展方向。

7.3.3　硅酸盐类生物陶瓷

硅是人体必需的微量元素之一,其吸收水平直接影响骨的质量;在幼骨发育阶段,硅会在新骨钙化区"富集",协同钙促进骨组织的早期钙化;缺乏足量的硅可使骨骼异常、畸形。因此,硅可以调控骨的发育和矿化,吸收足量的硅才能构建正常的骨组织[41]。

20 世纪 70 年代,Hench 发明硅酸盐生物活性玻璃,在此启发下,自 20 世纪 90 年代开始,硅酸盐生物陶瓷作为硬组织修复材料的研究就备受瞩目[42]。多项研究显示,硅酸盐生物陶瓷不仅具有良好的成骨活性,还拥有促进血管生成的能力,是一种潜在的理想骨修复材料。

1. 硅酸盐生物陶瓷的分类

目前已经合成的硅酸盐生物陶瓷共有 20 多种,按组成的氧化物可分为三类:二元体系、三元体系和四元体系,如表 7.9 所示[42]。硅酸盐生物陶瓷的制备方法主要有溶胶-凝胶法、沉淀法和固相反应法。由于溶胶-凝胶法能够提供比较均匀(分子水平)的反应体系,有利于各组分间进行充分的反应,因此组成复杂的大多数三元和四元的硅酸盐陶瓷均采用此法合成。

表 7.9　硅酸盐生物陶瓷的类型及合成方法

体　系	名　称	组　成	制备方法
	硅酸钙	$CaSiO_3$	沉淀法、固相法
	硅酸二钙	Ca_2SiO_4	沉淀法
	硅酸三钙	Ca_3SiO_5	溶胶-凝胶法
二　元	硅酸镁	$MgSiO_3$	沉淀法
	硅酸二镁	Mg_2SiO_4	溶胶-凝胶法
	硅酸锌	Zn_2SiO_4	固相法应法
	硅酸锶	$SrSiO_3$	沉淀法

（续表）

体　系	名　称	组　成	制备方法
三　元	镁黄长石	$Ca_2 MgSi_2 O_7$	溶胶-凝胶法
	白硅钙石	$Ca_7 MgSi_4 O_{16}$	溶胶-凝胶法
	透辉石	$CaMgSi_2 O_6$	沉淀法
	镁硅钙石	$Ca_3 MgSi_2 O_8$	溶胶-凝胶法
	钙镁橄榄石	$CaMgSiO_4$	溶胶-凝胶法
	锌黄长石	$Ca_2 ZnSi_2 O_7$	溶胶-凝胶法
		$Zn_{(x)} CaSiO_{(3+x)}$	溶胶-凝胶法
		$(Sr, Ca)SiO_3$	沉淀法
	榍石	$CaTiSiO_5$	溶胶-凝胶法
	硅锆钙石	$Ca_3 ZrSi_2 O_9$	溶胶-凝胶法
	硅磷酸钙	$Ca_5 P_2 SiO_{12}$	溶胶-凝胶法
	磷酸二正硅酸钙	$Ca_7 Si_2 P_2 O_{16}$	溶胶-凝胶法
	锶镁黄长石	$Sr_2 MgSi_2 O_7$	固相反应法
	锶锌黄长石	$Sr_2 ZnSi_2 O_7$	固相反应法
		$CaNa_2 SiO_4$	溶胶-凝胶法
		$Ca_2 Na_2 Si_3 O_9$	溶胶-凝胶法
四　元		$(Sr, Ca)_2 ZnSi_2 O_7$	溶胶-凝胶法

2. 硅酸盐生物陶瓷的理化性能

骨植入生物陶瓷需要具有足够的力学强度，并且能够和宿主骨形成牢固的结合。研究表明，大多数硅酸盐陶瓷的抗弯强度都跟人体密质骨的抗弯强度（50～150 MPa）接近，韧性也优于磷酸盐生物陶瓷。此外，由于硅酸盐生物陶瓷种类丰富，而通过硅酸盐陶瓷化学组成的变化可以实现材料力学性能及降解性的调控，从而满足不同的临床需求。

生物活性陶瓷植入体内后会逐渐在材料与宿主骨的界面沉积一层类骨磷灰石，使植入材料和宿主骨之间发生牢固的键性结合，并刺激新骨的生成。研究发现，多数硅酸盐生物陶瓷在模拟体液中也可以诱导类骨磷灰石的形成。一般来说，二元 CaO－SiO_2 基生物陶瓷均具有非常优良的诱导沉积类骨磷灰石的能力，但是随着第三元元素（如 Mg、Zr、Zn 等）的加入，陶瓷的矿化能力有所下降[43]。

硅酸盐生物陶瓷在模拟体液中的矿化机理的研究表明，在浸泡过程中，首先是

硅酸盐陶瓷溶出的 Ca^{2+} 或 Na^+ 等金属离子与 SBF 中的 H^+ 进行离子交换,在材料的表面形成 Si-OH 层,模拟体液的弱碱性环境使 Si-OH 层缩聚形成负电性富硅层,这种富硅层吸引溶液中带正电的 Ca^{2+} 离子,并形成带正电荷的无定形的 Ca-Si 层,该层再吸引溶液中带负电的 HPO_4^{2-} 离子形成无定形的 Ca-P 化合物,随后成核、结晶并生长成磷灰石。硅酸盐生物陶瓷在模拟体液中的矿化能力与陶瓷的化学组成、溶解速率有密切的关系[43,44]。

此外,硅酸二钙和硅酸三钙在水溶液中会发生水化反应,因此还具有自固化性能和可注射性。将其与半水石膏等材料复合可提高其强度,降低自固化时间,有望作为骨水泥应用于骨微创注射治疗[42,44]。

3. 硅酸盐生物陶瓷的生物学性能

细胞在材料表面的黏附、铺展和增殖特性是评价植入体生物相容性的重要指标。研究结果显示大多数的硅酸盐生物陶瓷都支持多种细胞如成骨细胞、骨髓间充质干细胞、脂肪干细胞、牙髓干细胞等骨相关细胞的黏附、增殖、成骨分化及成骨基因表达[45]。就一般规律而言,细胞更容易在降解缓慢的硅酸盐陶瓷表面黏附。从而也可以推测化学组成是决定细胞黏附程度的重要因素之一。

进一步的研究显示,硅酸盐陶瓷释放的 Si 等离子产物不仅可以促进成骨相关细胞的增殖,还能刺激成骨相关的信号通路,从而促进成骨基因如碱性磷酸酶(ALP)、骨桥蛋白(OPN)、骨钙素(OCN)以及骨涎蛋白(BSP)的表达[45]。

硅酸盐陶瓷的离子产物不仅能促进成骨基因的表达,而且还能刺激成血管相关基因如血管内皮生长因子(VEGF)等的表达。并且相关机理研究表明,合适的 Si 离子浓度在成骨以及成血管基因的表达方面发挥着重要的作用[46]。动物体内实验结果显示,硅酸盐生物陶瓷较传统的磷酸盐生物陶瓷更能刺激新骨的生成[45]。综上所述,硅酸盐生物陶瓷具有同时促进成骨和成血管的特点,有望成为理想的骨修复和骨组织工程支架材料。

尽管对于硅酸盐生物陶瓷已有大量的研究,但将其作为骨修复材料应用于临床还有一段很长的路要走。为实现硅酸盐生物陶瓷走向临床的目标,还必须进行进一步深入的理论和实验研究,从分子及基因水平上进一步证实硅酸生物陶瓷的生物活性机理,并研究体内的成骨和成血管机制,阐明陶瓷化学组成与其生物活性的关系。

7.4　碳素材料

碳材料具有优异的生物相容性和适中的机械性能,已广泛地用于制备各心脏瓣膜等人工植入体,也可以用来修复和替代人体的腱和韧带等受损部位。但由于传统碳材料的强度一般,且较脆,限制了它在生物医用材料领域的进一步应用。

碳/碳复合材料是以碳纤维增强碳基体的新型复合材料,具有高的比强度、高的断裂韧性、耐腐蚀性及高温环境下良好的高温强度保持率、抗热振等性能。碳/碳复合材料的增强相和基体相都由碳构成,一方面继承了碳材料固有的生物相容性,另一方面又具有纤维增强复合材料的高强度与高韧性特点。它的出现解决了传统碳材料的强度与韧性问题,是一种极有潜力的新型生物医用材料,在人体骨修复与骨替代材料方面具有较好的应用前景。

碳/碳复合材料作为生物医用材料,主要具有以下优点:① 生物相容性好,整体结构均由碳构成,机体组织对其适应性好;② 在生物体内稳定、不被腐蚀,也不会像医用金属材料一样,由于生理环境的腐蚀而造成金属离子向周围组织扩散及植入材料自身性质的退变;③ 具有良好生物力学相容性,与骨的弹性模量十分接近(碳/碳弯曲模量在 5~30 GPa 之间),可减弱由假体应力遮挡作用引起的骨吸收等并发症;④ 强度高、耐疲劳、韧性好,并可以通过结构设计,对材料性能进行调整以满足特定的力学要求。基于以上原因,人们积极开展了碳/碳复合材料各种医用基础与临床应用研究。

医用热解碳通常在 900℃~1 200℃内通过碳氢气体热解形成,故又称低温各向同性热解碳(LTI),它具有硬度高、摩擦因数低、抗压强度高、耐磨损、耐腐蚀、不电解、软骨生物相容性好,具有自润滑性,术后关节囊可缝合,并且能够较快地建立良好的界面润滑及弹性流体润滑功能,关节功能恢复快,是一种理想的人工关节涂层材料。Louis 等将碳/碳植入体加工后,再在表面沉积一层热解碳,可有效阻挡碳粒子释放,经过 3 年的临床观察没有发现碎片的脱离现象,在患者的淋巴组织中未发现碳粒子[47]。

参考文献

[1] 刘秧生,高万振. UHMWPE 材料制备技术及其摩擦学应用[J]. 材料保护,2004, 37(7): 113-116.

[2] 张建民,王日辉,石晶. UHMWPE 的分子质量与力学性能的关系[J]. 合成树脂及塑料, 2008,25(5): 25-27.

[3] 袁浩,胡平. 超高分子量聚乙烯在医用材料中的应用进展[J]. 塑料,2001,5(30): 9-10.

[4] 王友. 人工髋关节假体的磨损及其影响因素[J]. 中华外科,1998,36(7): 436-438.

[5] Xiong D S, Ge S R. Friction and wear properties of UHMWPE/A1203 ceramicunder different lubricating conditions[J]. Wear, 2001: 250(1-12): 242-245.

[6] 白银龙,屈树新. UHMWPE 在人工髋关节中的磨损机制及改性研究[J]. 工程塑料应用, 2009,37(11): 76-77.

［7］　Oral E，Greenbaum E S，Malhi A S，et al. Characterization of irradiated blends of alpha-tocopherol and UHMWPE［J］. Biomaterials，2005，26(33)：6657 - 6663.

［8］　YYT 0660 - 2008 外科植入物用聚醚醚酮聚合物的标准规范［S］.

［9］　贾庆卫. 聚醚醚酮(CFPEEK)全髋假体复合材料的实验研究［D］. 苏州：苏州大学，2001.

［10］　贾庆卫，孙俊英，江宏卫，等. 碳增强的 PEEK 作为髋臼假体材料的实验研究［J］. 中国矫形外科杂志，2003，11(3/4)：210 - 213.

［11］　王成焘，陈晓云，王善源. 骨水泥性能及其对人工关节柄固定强度的影响［J］. 生物医学工程学杂志，1991，4：287 - 291.

［12］　Wang C，Wang Y，liu G A. Theoretical and experimental studies of mechanism for loosening of prosthesis［C］. ASME 1989 Biomechanics Symposium AMD - Vol. 98：225 - 228.

［13］　严世贵. 甲基丙烯酸甲酯骨水泥和人工髋关节［J］. 现代实用医学，2009，21(3)：189 - 191.

［14］　Heros R J，Willman G. Ceramic in total hip arthroplasty：history，mechanical properties，clinical results，and current manufacturing state of the art［J］. Seminars Arthroplasty，1998，9(3)：114 - 122.

［15］　Hench L L. Bioceramics：from concept to clinic［J］. Journal of the American Ceramics Society，191，74：1487 - 1510.

［16］　Brunski J B. Biomechanical factors affecting the bone-dental implant interface［J］. Clinical Materials，1992，10：153 - 201.

［17］　Zhao L，Liu L，Wu Z，et al. Effects of micropitted/nanotubularTitania topographies on bone mesenchymal stem cell osteogenic differentiation［J］. Biomaterials，2012，33：2629 - 2641.

［18］　Chen Y，Chen H，Zeng D，et al. Core/Shell structured hollow mesoporous nanocapsules：a potential platform for simultaneous cell imaging and anticancer drug delivery［J］. ACS Nano，2010，4：6001 - 6013.

［19］　Vallet-Regi M，Ramila A，del Real R P，et al. A new property of MCM - 41：drug delivery system［J］. Chem. Mater.，2001，13：308 - 311.

［20］　Boissiere C，Kummel M，Persin M. Spherical MSU - 1mesoporous silica particles tuned for HPLC［J］. Adv. Funct. Mater.，2001，11：129 - 135.

［21］　Qiao S，Yu C，Xing W. Synthesis and bio-adsorptive properties of large-pore periodic mesoporousorganosilica rods［J］. Chem. Mater.，2005，17：6172 - 6176.

［22］　Boissiere C，Martines M A U，Kooyman P J. Ultrafiltration membrane made with mesoporousmSU - X silica［J］. Chem. Mater.，2003，15：460 - 463.

［23］　Li Y，Shi J，Hua Z，et al. Hollow spheres of mesoporousaluminosilicate with a three-dimensional pore network and extraordinarily high hydrothermal stability［J］. Nano Lett.，2003，3：609 - 612.

［24］　Dorozhkin S. Calcium orthophosphates in nature［J］. Biology and Medicine，Materials，2009，2：399 - 498.

[25] Lin K, Pan J, Chen Y, et al. Study the adsorption of phenol from aqueous solution on hydroxyapatite nanopowders[J]. Journal of Hazardous Materials, 2009, 161: 231 – 240.

[26] Lin K, Liu X, Chang J, et al. Facile synthesis of hydroxyapatite nanoparticles, nanowires and hollow nano-structured microspheres using similar structured hard-precursors[J]. Nanoscale, 2011, 3: 3052 – 3055.

[27] Lin K, Chang J, Cheng R, et al. Hydrothermal microemulsion synthesis of stoichiometric single crystal hydroxyapatite nanorods with mono-dispersion and narrow-size distribution [J]. Materials Letters, 2007, 61: 1683 – 1687.

[28] Kalita S J, Verma S. Nanocrystalline hydroxyapatite bioceramic using microwave radiation: synthesis and characterization[J]. Materials Science and Engineering: C, 2010, 30: 295 – 303.

[29] Parhi P, Ramanan A, Ray A. A convenient route for the synthesis of hydroxyapatite through a novel microwave-mediated metathesis reaction[J]. Materials Letters, 2004, 58: 3610 – 3612.

[30] Bonucci E, Marini E, Valdinucci F, et al. Osteogenic response to hydroxyapatite-fibrin implants in maxillofacial bone defects[J]. European Journal of Oral Sciences, 1997, 105: 557 – 561.

[31] Varma H, Sureshbabu S. Oriented growth of surface grains in sintered β – tricalcium phosphate bioceramics[J]. Materials Letters, 2001, 49: 83 – 85.

[32] Sanosh K P, Chu M C, Balakrishnan A, et al. Sol-gel synthesis of pure nano sized β – tricalcium phosphate crystalline powders[J]. Current Applied Physics, 2010, 10: 68 – 71.

[33] Yashima M, Sakai A, Kamiyama T, et al. Crystal structure analysis of β – tricalcium phosphate $Ca_3(PO_4)_2$ by neutron powder diffraction[J]. Journal of Solid State Chemistry, 2003, 175: 272 – 277.

[34] Wang X, Fan H, Xiao Y, et al. Fabrication and characterization of porous hydroxyapatite/ β – tricalcium phosphate ceramics by microwave sintering[J]. Materials Letters, 2006, 60: 455 – 458.

[35] Yuan H, Kurashina K, de Bruijn J D, et al. A preliminary study on osteoinduction of two kinds of calcium phosphate ceramics[J]. Biomaterials, 1999, 20: 1799 – 1806.

[36] Ishihara S, Matsumoto T, Onoki T, et al. New concept bioceramics composed of octacalcium phosphate (OCP) and dicarboxylic acid-intercalated OCP via hydrothermal hot-pressing[J]. Materials Science and Engineering: C, 2009, 29: 1885 – 1888.

[37] Socol G, Torricelli P, Bracci B, et al. Biocompatible nanocrystalline octacalcium phosphate thin films obtained by pulsed laser deposition[J]. Biomaterials, 2004, 25: 2539 – 2545.

[38] Monma H. Preparation of octacalcium phosphate by the hydrolysis of α – tricalcium phosphate[J]. Journal of Materials Science, 1980, 15: 2428 – 2434.

[39]　Suzuki O. Octacalcium phosphate：osteoconductivity and crystal chemistry[J]． Acta Biomaterialia，2010，6：3379 - 3387.

[40]　Ginebra M P，Espanol M，Montufar E B，et al． New processing approaches in calcium phosphate cements and their applications in regenerative medicine[J]． ActaBiomaterialia，2010；6：2863 - 2873.

[41]　Carlisle E M． Silicon：a possible factor in bone calcification[J]． Science，1970，167：279 - 280.

[42]　吴成铁，常江．硅酸盐生物活性陶瓷用于骨组织修复及再生的研究[J]．无机材料学报，2013，1：29 - 39.

[43]　Wu C，Chang J． Degradation，bioactivity and cytocompatibility of diopside，akermanite and bredigite ceramics[J]． Journal of Biomedical Materials Research Part B：Applied Biomaterials，2007，83：153 - 160.

[44]　Huan Z，Chang J，Huang X． Self-setting properties and in vitro bioactivity of Ca_2SiO_4 / $CaSO_4$ center dot $1/2H_2O$ Composite Bone Cement[J]． Journal of Biomedical Materials Research Part B：Applied Biomaterials，2008，87B：387 - 394.

[45]　Huang Y，Jin X，Zhang X，et al． In vitro and in vivo evaluation of akermanitebioceramics for bone regeneration[J]． Biomaterials，2009，30：5041 - 5048.

[46]　Li H，Chang J． Stimulation of proangiogenesis by calcium silicate bioactive ceramic[J]． ActaBiomaterialia，2013，9：5379 - 5389.

[47]　熊信柏，李贺军，黄剑锋，等．医用碳材料对骨组织的响应及其生物活化改性[J]．稀有金属材料与工程，2005，34(4)：515 - 520.

第 8 章　填充型人工骨

填充型人工骨在临床的使用越来越广泛,本章主要介绍天然煅烧骨和多孔生物陶瓷,以及复合型人工骨材料,是本书 7.3 节的重要临床应用之一。

8.1　天然煅烧骨

煅烧骨(sintered bone,SB,也为 calcined bone calcium,CBC,或 true bone ceramic,TBC)是将动物骨脱脂、脱蛋白后经高温煅烧而成,目前多用牛松质骨煅烧,产品化学成分主要为羟基磷灰石(HA)[1]。

一般取新鲜成年牛骨的松质骨和肋骨等为原料。将材料制备成一定形状,依次经 NaOH 溶液、30% H_2O_2 等步骤进行脱脂、脱蛋白处理,清洗干燥后置于马弗炉中缓慢加热到一定的高温,恒温煅烧一段时间,即可制成白色的煅烧骨块。煅烧温度的不同,煅烧牛松质骨中的 HA 结晶程度会不同,随着煅烧温度的升高,结晶程度亦增高,而其生物降解率随结晶程度的升高而降低。

煅烧骨具有天然骨的高密度孔隙网架结构,如图 8.1 所示[2]。其孔隙率较高,可达 87% 以上,孔径为 400～500 μm,孔径大于 300 μm 的孔隙占总孔隙的 97% 以上。除了含有大孔结构外,还含有小于 5 μm 微孔结构,与自然松质骨的结构很类

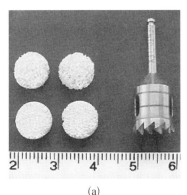
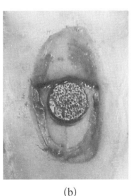
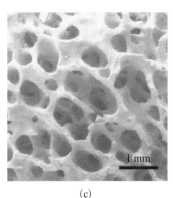

(a)　　　　　　　　　　(b)　　　　　　　　　(c)

图 8.1　牛煅烧骨修复骨缺损

似。高倍显微镜下材料表面粗糙,HA 晶体呈柱状排列,晶体之间形成刻痕与沟槽结构,表面柱状排列的晶体形成一定的"峰"和"谷"。

研究发现,松质骨的结构对骨质的再生和血管化非常重要。煅烧骨保留了松质骨的骨小梁、小梁间隙和骨内管腔系统,不仅能为成骨细胞的黏附、增殖、分泌基质提供空间,而且有利于营养成分的渗透和血管化的形成。因此,煅烧骨具有良好的骨传导性,植入受体后易于被宿主组织细胞接近而被爬行替代,多孔网状结构适合肉芽组织长入和骨、软骨组织的分化形成,利于细胞调节因子的复合,并可被机体吸收降解。

煅烧异种骨是经脱脂脱蛋白和高温煅烧后制成的,其有机成分已经完全去除,而引起机体免疫反应的抗原成分主要为有机成分,因此可以认为,煅烧骨已消除了异种骨的抗原性,同时也消除了异种骨中可能携带的病原微生物。

煅烧骨作为骨移植材料具有如下明显的优点:

(1)煅烧骨保留了原骨的骨小梁、小梁间隙及骨内管系统,既有一定的支撑作用,又保持了原骨的精细结构,使其具有良好的骨传导性。

(2)煅烧骨具有可降解性,有利于新骨的改建。一是由于骨的组织结构在不同种属间具有高度同源性,因此煅烧骨植入后易于被受体的细胞组织接近而爬行替代;二是煅烧温度决定了煅烧骨的降解率,制备温度低时结晶度低,加之其特有的天然多孔结构,使其与体液的接触面积增大,利于煅烧骨晶体微粒的崩解。

(3)煅烧骨经脱脂脱蛋白及高温煅烧后,引起机体免疫反应的有机成分已经完全去除,彻底消除了其抗原性,同时也消除了异种骨中可能携带的病原微生物。

(4)新生成的骨组织与支架材料将形成复合体,可以显著改善材料的力学性能。

动物试验和临床实践均表明煅烧骨具有良好的组织相容性和可靠的生物安全性,成为临床常用的骨缺损修复材料[1]。但煅烧骨的脆性较大,机械强度不高,所以一般不宜用于负重部位的植骨。而如果将煅烧骨应用于对外形的要求很高而对力学要求较低的颅颌面部的骨缺损修复,则可以扬长避短,最大限度地发挥它的特性[3]。

8.2　多孔生物陶瓷

生物陶瓷材料主要包括硫酸钙、磷酸钙、硅酸钙、碳酸钙和羟基磷灰石等,通常作为骨传导支架使用。与异体骨和异种骨相比,其优势在于制备方法可控、降解和力学特性可控、可塑性强,且无抗原性和潜在疾病传播风险,临床应用和开发潜力十分巨大。磷酸钙、羟基磷灰石等生物陶瓷材料已获美国 FDA、欧洲 CE 和中国 SFDA 批准。

多孔生物陶瓷磷酸三钙(β-tricalcium phosphate,β-TCP)被国内外诸多研究证实为一种很好的骨移植替代材料。如贝奥路生物陶瓷人工骨(见图 8.2),呈块状或颗粒状,其孔隙率达 $75\% \pm 10\%$,其中,球形孔量超过 80%,孔径为 $(550 \pm 100)\mu m$;微孔占 20%,孔径为(130±50)μm。球形孔分布均匀、大小一致,每个球孔有 1~8 个内连接孔口与相邻球孔相通,内连接孔口直径为 30~300 μm,孔与孔之间的连通率达 100%。它具有优良的骨传导作用,植入后充当新骨形成的支架,促进新骨生长,与新生骨融为一体完成骨缺损的修复,并最终降解。降解主要有两个途径:在体液中的溶解和细胞介导的降解。溶解过程是材料在体液作用下,黏结剂水解,晶粒分离成颗粒、分子和离子。以细胞为介导的降解,主要是通过巨噬细胞和破骨细胞对材料的吞噬吸收。降解所产生的大量 Ca 和 P 为成骨细胞的活动提供了丰富的物质基础,从而加速了新骨的形成。在蛋白质的帮助下,C、N、O、S 等生命元素进入到无机盐中,最后通过无机材料的结构改建,实现从无机到有机这一生物转化过程[4]。

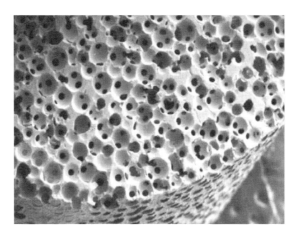

图 8.2　贝奥路生物陶瓷人工骨

对多孔 β-TCP 陶瓷的结构和性能研究发现,在生物环境中,当孔径大于 10 μm 时,能使细胞长入小孔内;15~50 μm 时,可长入且形成纤维组织;50~100 μm 时,可形成类骨样组织;而大于 150 μm 时,在陶瓷孔内可形成矿化骨。一般认为,在一定的强度条件下,多孔陶瓷的孔径在一定的范围内越大,则越有利于骨组织的长入和形成机械性锁合。因此,有人认为骨组织能够长入的最佳孔径为 150 μm 左右,也有人认为孔径为 500 μm 较为合适。目前制作的多孔陶瓷孔径在 100~500 μm 之间。研究还表明,含有 60%微孔(孔径小于 5 μm)的 β-TCP 多孔陶瓷在生理环境中有明显的降解吸收,而大孔 β-TCP 陶瓷在生理环境中吸收不明显。由于 β-TCP 陶瓷优良的生物性能,其作为组织工程支架材料和骨缺损替换材料有着广阔的应用前景[5]。

天然珊瑚为一种海生脊椎动物的骨骼,是珊瑚虫骨骼沉积物,主要成分为碳酸钙和少量有机质,具有类似无机骨的微孔结构,孔径为 200~500 μm,孔隙率可达 30%~70%,类似于人松质骨三维构架,如图 8.3 所示。其三维结构有利于成骨细胞的生长、增殖,且有一定的机械强度,用于骨缺损和骨融合术,证实了其良好的生物相容性,在临床中修复骨缺损已有 10 余年历史。但珊瑚无骨诱导性,只能依靠骨床的骨组织长入,以爬行替代的方式完成骨缺损的修复,速度较慢。然而珊瑚在体内降解相对较快,珊瑚快速降解后留下的空间得不到足够的骨组织充填,部分将被软组织所占据,导致缺损部位不能得到完全的骨修复。

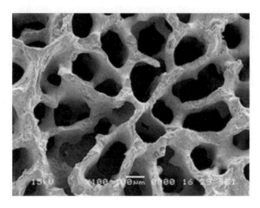

图 8.3　珊瑚人工骨

羟基磷灰石是人及动物骨骼、牙齿的主要无机成分,呈纳米微晶状态,在骨质中质量分数大约占 60%,其基本单元是针状磷灰石晶体,长度为 $200\sim400$ nm,厚度为 $15\sim30$ nm,如图 8.4 所示。HA 具有良好的生物活性和生物相容性,能使骨细胞附着在其表面。随着新骨的生长,这个连接地带逐渐萎缩,并且 HA 通过晶体外层成为骨的一部分,新骨可以从 HA 人工骨与宿主骨结合处沿着人工骨表面或内部贯通性孔隙攀附生长。HA 植入人体后能在短时间内与人体的软硬组织形成紧密结合,是一种性能非常优良的骨修复材料,但 HA 单晶易碎、强度差、韧性差的缺点制约了 HA 的临床应用。

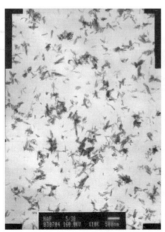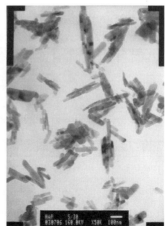

图 8.4　纳米羟基磷灰石

8.3　复合型人工骨材料

　　煅烧骨和生物陶瓷是充当支架材料来修复骨缺损的，它们只有骨传导的作用，其本身不具有骨诱导和成骨作用。骨缺损区新骨的形成取决于宿主骨床的成骨作用和植入材料的性能，因此，为使植入材料同时具有骨传导和骨诱导性，需要将煅烧骨、生物陶瓷等无机生物材料与具有骨诱导特性的物质相结合，形成复合型人工骨材料，如煅烧骨＋锌离子。锌是维持机体生化代谢和正常生理功能所必需的微量元素，缺锌可以造成骨生长迟缓，适量的锌可以促进骨的生长及钙化。含锌煅烧骨制备工艺简单、经济，且成分稳定，浓度容易控制，是一种较理想同时具有骨传导能力和生物活性的新型植骨材料。此外，生物陶瓷＋高分子材料、胶原、富血小板血浆、生长因子等，在临床上都已获得广泛应用。清华大学崔福斋等研制的纳米羟晶-胶原仿生骨材料(nHAP/collagen，nHAC)是一种新型 nHAP 材料，其中胶原占 40%，nHAP 占 60% 左右，具有优良的生物相容性和生物可降解性，呈三维立体多孔状，其孔隙率高达 $80\%\sim90\%$，其 6 个月可降解 80% 以上，已经广泛地应用于临床，如图 8.5 所示[6]。生长因子的使用带来众多优良特性，避免自体骨供区受损

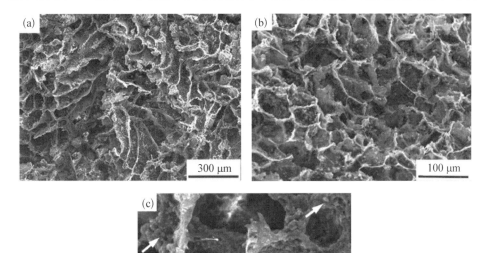

图 8.5　羟基磷灰石-胶原复合型人工骨

带来并发症;重组合成技术的更新促进产出,不受供应数量局限;用量可控,与人工骨结合应用效果佳。目前研究最为深入的仍属骨形态发生蛋白(bone morphogenetic protein,BMP),BMP 作为最有效的成骨诱导活性物质,已被广泛应用在骨缺损修复及骨折愈合中,近年来应用血小板富集血清复合骨治疗并修复骨折效果明显。运用血小板富集血清的目标即是释放生长因子,相比其他如骨形态发生蛋白 2、骨形态发生蛋白 7 等骨传导介质,血小板富集血清源于自身供体,具有无过敏及移植物抗宿主反应的特点[7]。

参考文献

[1] Tamaki T, Sakurai K, Kasamatsu N. Results of basic and clinical studies of true bone ceramic [M]. In: Urist MR, O'Connor BT, Burwell RG (eds). Bone grafts, Derivatives and Substitute, Oxford: Buterworth — Heinemann, 1994, 253 - 264.

[2] Cestari T M, Granjeiro J M, Assis G F D, et al. Bone repair and augmentation using block of sintered bovine-derived anorganic bone graft in cranial bone defect model[J]. Clinical Oral Implants Research, 2009, 20(4): 340 - 350.

[3] 陆伟. 以煅烧骨为支架材料的骨组织工程研究[D]. 西安: 第四军医大学,2003: 4 - 20.

[4] 方芳,闫玉华. 多孔 β - TCP 生物陶瓷成骨过程的研究[J]. 功能材料,2004,增 35: 2391 - 2393.

[5] 陈志军. 多孔 β-磷酸钙生物陶瓷支架的研制[D]. 武汉: 武汉理工大学,2008: 7 - 8.

[6] 崔福斋著. 生物矿化[M]. 北京: 清华大学出版社,2012.

[7] 黄兴,曹烈虎,李海航,等. 复合骨移植替代物的临床应用[J]. 中国组织工程研究,2013, 17(34): 6207 - 6214.

第 9 章　表面处理与涂层材料

骨科植入物的表面处理和涂层是产品技术水平的重要体现,也是很多新产品推入市场的亮点。这里重点介绍表面抗磨涂层和生物活性涂层。金属 3D 打印的出现使表面多孔层的制造提升到一个全新的技术层面。

9.1　表面抗磨处理与涂层材料

9.1.1　氮化钛表层

钛合金具有很高的耐蚀性、很好的生物相容性、较高的机械强度和较好的加工性能。但是钛合金摩擦学性能较差,极大地限制了其在人工关节中的进一步广泛使用。为了提高钛合金的抗磨损性能,改善其表面硬度,人们采用气相沉积法、离子注入法和等离子喷涂法在钛合金表面制备厚度不等的氮化钛涂层,用以提高其使用寿命,同时改善金属离子释放性能。氮化钛(TiN)涂层具有良好的机械性能和化学稳定性,作为一种优异的表面改性材料,已被工程界广泛应用。尤其是其具有高硬度、高耐磨性和高耐腐蚀性能,被应用于机械、化工和微电子领域[1,2]。同时,TiN 也被用于生物材料的表面修饰[3,4]。TiN 是一种非氧化陶瓷,由 Ti、N 原子组成面心立方结构复合体。TiN 属于间隙相,原子间的结合有共价键、金属键和离子键,具有 2 955℃的高熔点,理论硬度值为 21 GPa[5,6]。有学者在研究镍钛合金表面的 TiN 涂层时,发现 TiN 涂层不仅能有效地防止合金中镍元素的释放,同时还表现出较好的生物相容性,可用作人工关节材料的无机涂层[7]。因此,TiN 在医用领域有广泛的发展前景。

Ti 与 N 可以形成一系列的固溶体与化合物 TiN_x,例如 TiN、Ti_2N、Ti_3N 等。TiN_x 通常具有密排六方、正四面体和面心立方三种晶体结构,其结构随着 x 值的改变而改变。当 x 值很小时,形成的固溶体为密排六方结构;随着 x 值进一步增大到 0.5,其结构为正四面体结构;当 x 值大于 0.6 时则为面心立方结构[8]。在这些化合物中,TiN 是比较重要的一种化合物。TiN 属于典型的 NaCl 结构,晶格常数为 0.423 8 nm。从图 9.1 中可以看出,TiN 中 N 的含量可在一定范围内变化,当 N

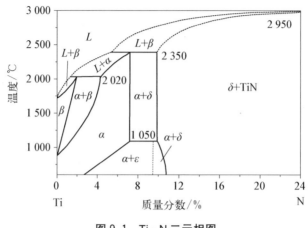

图 9.1　Ti-N 二元相图

的含量较低时,TiN 表现出金属性质;当 N 的含量较高时,TiN 表现出共价化合物的性质,为一种很有特色的陶瓷材料[9]。由此可见,当 N 的含量不同时,其表现出的性质不同,因而力学性能也随着改变,使得其表面硬度值随着 N 含量的变化而变化。

物理气相沉积(PVD)和化学气相沉积(CVD)为制备硬质薄膜材料所用的两种主要方法。CVD 是硬质合金领域的一个重要技术突破,它借助一种或几种含有涂层元素的化合物或单质气体在放置有基材的反应室里通过气相作用,或在基材表面通过化学反应形成涂层[10]。PVD 除了传统的真空镀、溅射、离子镀外,还有一些改进的方法,如多弧离子镀、磁控溅射离子镀、离子束辅助沉积等将多种 PVD 技术结合的制备方法[11]。

化学气相沉积(CVD)常用的前驱物有氢化物、氯化物、氧化物、金属有机物等。CVD 方法制备 TiN 膜层是采用 $TiCl_4$ 作为前驱物,在 N_2-H_2 或 N_2-NH_3 混合气体中沉积,利用该方法制备 TiN 膜层已经较为成熟,当采用 N_2-H_2 体系时其反应式为[12]

$$TiCl_4(g) + 2H_2(g) + \frac{1}{2}N_2(g) \rightarrow TiN(s) + 4HCl(g)$$

当采用 N_2-NH_3 体系时其反应式为[13]

$$6TiCl_4(g) + 8NH_3(g) \longrightarrow 6TiN(s) + N_2(g) + 24HCl(g)$$

两种体系中的氮源不同,N_2-H_2 体系中将 N_2 作为氮源;而 N_2-NH_3 体系中的氮源为 NH_3,N_2 作为保护气体。除了以上两种氮源,可用作制备 TiN 的氮源还有 NH_3、N_2H_4、CH_3NHNH_2、叠氮化物、乙酰氮等[12,13]。

利用 PVD 技术沉积 TiN 薄膜是较为理想的 TiN 制备方法,制备的膜层不易发生脆性断裂[14]。目前,磁控溅射方法是应用较多的 TiN 薄膜制备技术,主要是利用高纯钛作为靶材,以 Ar 和 N_2 混合气体作为溅射气体将高纯钛原子轰击出靶材表面,在磁场的作用下最终沉积在衬底上形成薄膜[4,15]。通过调节不同的 Ar 和 N_2 比例,可制备出不同结构、性能的 TiN 薄膜。有学者通过改变混合气体中 N_2 的流量来制备不同结构的 TiN 薄膜[16]。结果表明,增加 N_2 的流量,薄膜结构从四边形结构转变为 NaCl 型面心立方结构,并最终变为无定型结构;在薄膜结构变化的同时,薄膜的硬度也会随之改变。同时还发现,在磁控溅射过程中施加偏压能够有效地减少薄膜中的缺陷,使得晶粒紧密排列,得到表面平整的 TiN 薄膜。

9.1.2　金属陶瓷化处理表层

金属陶瓷是由陶瓷和金属组成的非均质的复合材料,在英文中用 cermet 表示,它是由单词 ceramics 中的 cer 和单词 metal 中的 met 结合起来构成的新单词。它将金属的强韧性和陶瓷材料的高强度、高耐磨和高耐腐蚀性结合起来,是一种非常有前途的材料。传统的金属陶瓷是通过将陶瓷和金属研磨混合均匀,成型后在不活泼气氛中烧结,从而可制得。由于陶瓷和金属属于两类性质不同的材料,相互结合时界面上存在着化学与物理性质的差异,因此在两相结合时往往会产生结合强度的问题。

金属陶瓷应该具有硬而耐磨的表面和适当韧性的基体,该两部分具有不同的功能,如果两部分的过渡是梯度的,则此类金属陶瓷称为功能梯度金属陶瓷(FGC),直到 1984 年,"功能梯度材料"这个术语才由日本的新野正之、平井敏雄等材料学家提出来。

目前,实际应用金属陶瓷主要是其功能梯度涂层,即通过先进的表面处理技术形成金属和陶瓷的二维界面,制备出性能优异的功能梯度金属陶瓷,既保持了陶瓷的高强度、高硬度、耐磨损、耐高温、抗氧化和化学稳定性等特性,又具有较好的金属韧性和可塑性。最早的梯度金属陶瓷是 1995 年日本科学家制备的,这一发明是在表面区域提高以 Ti(C,N) 为主要成分的面心立方相,这一相成分在材料内部逐渐减少,从而形成功能梯度材料。

在人工关节材料中,由于金属具有良好的力学性能和很高的韧性,而陶瓷具有优异的耐磨性和良好的耐腐蚀性,因此将金属和陶瓷有机结合在一起制备的金属陶瓷可以有效地改善关节材料的性能,提高人工关节的寿命。目前,采用分级渗碳技术可以在钛合金表面形成金属陶瓷,可以极大地提高材料的性能,有效地避免陶瓷的脆性和涂层的结合力问题。

制备钛合金表面金属陶瓷采用的高温真空渗碳炉如图 9.2 所示,该渗碳炉采

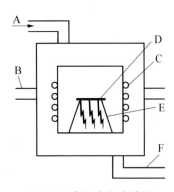

图 9.2 高温真空渗碳炉

A—气体；B—循环泵；C—循环水；
D—特种合金板；E—加热器；
F—真空泵

用钼靶作为加热源，温度可以加热到 1 700 ℃。采用普通的机械泵进行抽真空，真空度可以达到 10^{-1} Pa。

通过分级渗碳改性工艺，可在钛合金表面制备 TiC 陶瓷涂层，其 X 射线衍射（X-ray diffraction，XRD）谱如图 9.3 所示。从图中可以看出，钛合金表面制备的微孔陶瓷与面心立方 TiC 的标准衍射图谱完全吻合，表明在钛合金表面均形成了单一的 TiC 陶瓷相，图 9.3 中已经没有了基体钛的衍射峰，表明表面的钛完全转化为碳化钛，这也表明在钛合金表面形成的碳化钛层较厚。同时，注意到渗碳后的衍射峰中没有出现 TiH_2，也没有任何证据表明有氢元素存在，说明该工艺在高温下有效地抑制了氢元素的吸收。此外，在渗碳实验中并没有通入氩气进行保护，也没有通过特殊的方法得到高真空环境，也就是没有彻底地清除氧气和氮气，然而在衍射图谱中也没有观察到 TiO_2 和 TiN 的衍射峰，说明了适度的真空就可以有效地降低氧气和氮气的浓度，裂解乙炔后，在其极高的碳势下钛与氧的反应被有效地抑制，而碳粒子在高温下具有极强的活性和能量，在碳势的驱动下向钛合金基体扩散，随着扩散的进行，碳粒子与钛合金表面的钛发生反应，生成碳化钛陶瓷层。

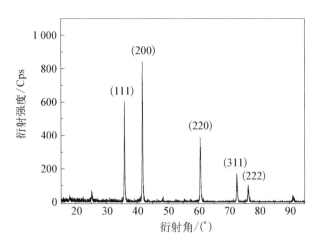

图 9.3 钛金属陶瓷的 XRD 谱

研究发现，钛合金微孔陶瓷中的元素呈浓度梯度分布，如图 9.4 所示。从图中可以看出，随着深度的增加，碳元素的含量呈梯度减少，距表面越近，则碳元素梯度越大，这充分反映了渗碳过程中碳的扩散应该是不稳态扩散，其扩散过程服从扩散第二定律。另外,从图中还可以看出随着深度的增加,钛元素浓度逐渐增加,而表面有一定浓度的氧元素存在,这是由于材料在渗碳后暴露在空气中使材料局部氧化和氧气吸附所致。

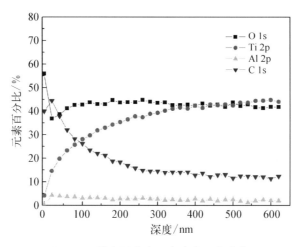

图 9.4　钛金属陶瓷元素浓度深度分布

　　研究还表明[17],钛合金表面形成了 TiC 陶瓷的微孔结构,如图 9.5 所示。从图中可以看出,由于渗碳后表面生成了 TiC 陶瓷,随着碳化钛取向的不同,表面呈现出大量不同形状的、复杂的微孔结构。针状的碳化钛簇呈规则排列,由于取向相同,因此形成大量的、均匀的微孔结构。通过表面成分的分析可以知道,在钛金属陶瓷表面形成了坚硬的碳化钛陶瓷,而微孔和间隙中还有大量以间隙原子和游离态单质形成的碳;前期的研究表明,这极大地提高了钛合金表面的力学性能并改善了材料的组织结构。

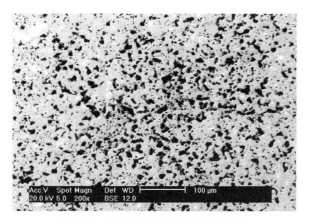

图 9.5　钛金属陶瓷表面背散射照片

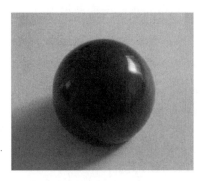

图 9.6　钛合金微孔陶瓷关节球头

采用分级渗碳技术制备的钛金属陶瓷关节球头如图 9.6 所示。钛金属陶瓷关节球头表面形成了 TiC 陶瓷，硬度显著增加；同时，由于 TiC 陶瓷的微孔结构，使表面粗糙度显著增加。在实验室经过抛光后其表面粗糙度为 $R_a = 0.05~\mu m$，球头直径仍为 28 mm，可以满足人工关节尺寸要求。

钛金属陶瓷球头的髋关节模拟实验结果表明[18,19]，与医用钛合金配副的超高分子量聚乙烯（UHMWPE）髋臼，其每 10 万转的磨损量曲线呈现逐渐上升趋势，磨损质量从 24.2 mg/10 万转增加到 30.2 mg/10 万转，增加了 24.8%。由于钛合金加工硬化能力也比较弱，因此随着摩擦的继续进行，钛合金与 UHMWPE 的黏着将不会得到有效的缓解，同时 UHMWPE 的磨损与运动距离有着密切的联系，因此随着实验的进行，UHMWPE 仍由黏着磨损机制控制，从而继续保持一个相对稳定的磨损率。

与钛金属陶瓷关节球头配副的超高分子量聚乙烯髋臼磨损量变化则呈现出不同的趋势，在磨损过程的初期存在一个磨合阶段，磨合期为 20 万转，UHMWPE 关节臼的磨损质量从 8.8 mg/10 万转快速增加到 12.7 mg/20 万转，磨损质量增加了 44.3%。磨合 20 万转后，UHMWPE 的磨损质量开始出现缓慢的降低，并趋于平稳，在 100 万转后磨损质量为 8.6 mg，与 30 万转时的高磨损量相比下降了 32%。由于 UHMWPE 的硬度比钛金属陶瓷低得多，表面坚硬的 TiC 陶瓷在磨合期内其微凸体将划入 UHMWPE 髋臼，在压力的作用下引起聚乙烯产生塑性变形和撕裂，从而使初期的磨损量逐步增加。当实验进行到一定的阶段，产生的磨屑存储到钛金属陶瓷的微孔之中，起到一定的润滑作用，其磨损机制为黏着磨损和磨粒磨损，因此部分降低了摩擦，减少了磨损。同时，UHMWPE 在与钛金属陶瓷的关节运动中相当于对关节球有一个抛光作用，使两者的机械啮合降低，有效地降低了摩擦，减少了磨损，因此在磨合期后 UHMWPE 的磨损量有明显的降低。同时，对比 UHMWPE 髋臼的阶段磨损量也可以发现，在整个 100 万转以内，钛金属陶瓷明显地降低了 UHMWPE 髋臼的磨损量。与钛合金关节球头相比，在 40 万转到 50 万转的这 10 万转中，钛金属陶瓷关节球头使 UHMWPE 髋臼的磨损量从 26.9 mg 降低到了 10.5 mg，降低了 61.0%；在 90 万转到 100 万转的这 10 万转中，钛金属陶瓷关节球使 UHMWPE 髋臼的磨损量从 30.2 mg 降低到了 8.6 mg，降低了 71.5%。

通过关节模拟实验发现，钛合金关节球头表现出较差的耐磨性，在与

UHMWPE 配副时,钛合金球头运行 100 万转后的体积磨损率为 1.8 mm³/10⁶转。钛金属陶瓷显著提高了关节球头的耐磨性,在与 UHMWPE 配副时,钛金属陶瓷球头运行 100 万转后几乎无磨损。模拟实验研究还发现,钛金属陶瓷关节球头显著降低了 UHMWPE 髋臼的磨损,与 Ti6Al4V 合金球头相比,钛金属陶瓷关节球头使 UHMWPE 髋臼的体积磨损量从 280 mm³/10⁶转下降到了 98.5 mm³/10⁶转,完全达到了同陶瓷相同的摩擦学性能。钛金属陶瓷球头还能有效地控制 UHMWPE 磨屑的分布,提高了 UHMWPE 磨屑的尺寸,减小了聚合物磨屑引起的细胞毒性,是一种很有前途的人工关节材料。

与钛金属陶瓷相似,另一种引起人们重视并得到发展的人工关节材料是 Oxinium,即黑晶材料,它被称为"氧化锆金属",由施乐辉公司(Smith&Nephew)开发并在人工髋关节得到成功应用。1985 年,氧化锆陶瓷球头被引入临床,但是由于球头不断出现碎裂,2002 年,Saint Gobain 公司不得不宣布召回 Zirconia 球头(COC),Zirconia 在人工关节中的应用就此走入低谷。施乐辉公司另辟蹊径,在锆铌合金(Zr - 2.5Nb)表面进行氧化处理,制备了 Oxinium(黑晶),在锆铌合金表面形成 5 μm 厚的陶瓷层,使其具有 Zirconia 高硬度、低摩擦、耐磨损和耐腐蚀的特点。Oxinium 表面形成的二氧化锆陶瓷是自氧化形成的,与下方的锆铌合金本体间具有化学连接,这一表层与本体几乎是不可分离的,即便用带钻石头的刻刀毁损这一表面,也不会造成连接界面分开。

Oxinium(黑晶)材料与钛金属陶瓷都是一类特殊的金属陶瓷,它们具有性能功用相似,而制备方法也相似,因此两种材料都是芯部具有金属强韧、表面具有陶瓷耐磨的新型人工关节材料,是最有前途的人工关节材料。

9.1.3　金刚石与类金刚石涂层

金刚石是所有天然物质中最硬的材料,金刚石在热、电、声、光等方面显示出优异性能。然而天然金刚石在自然界非常稀少,而且价格昂贵,不可能把大量的金刚石应用于工业,因此人工合成金刚石的研究就此发展起来。

金刚石薄膜被誉为 21 世纪的新型功能材料,主要是因为金刚石薄膜具有许多接近天然金刚石的优异性能,如硬度高、弹性模量大,摩擦因数低、耐磨性强以及表面化学性能稳定等。金刚石薄膜的优异性能使其广泛应用在机械、电子、生物医学、航空航天、核能等高新技术领域。

金刚石薄膜的制备方法主要是化学气相沉积(CVD)方法。含碳气体和氧气的混合物在高温和低于标准大气压的压力下被激发分解,形成活性金刚石碳原子,并在基体上沉积交互生长成聚晶金刚石,或控制沉积生长条件沉积生长成金刚石单晶或者准单晶。该沉积过程中同时进行两个反应:一是分解反应,即正常的热解

C－H化合物反应；另一个是氢原子的刻蚀反应，该反应防止形成除金刚石以外的所有固态碳。从激发方式来看，化学气相沉积金刚石薄膜大致可分为三类：热激发法、等离子体激发法和激光激发法。

类金刚石薄膜(diamond-like carbon film，DLC)是一种碳原子之间以共价键键合的亚稳态非晶体材料，结构介于金刚石与石墨之间，具有很多类似于金刚石薄膜的优异性能，如较高的硬度和弹性模量、热导率高、热膨胀系数小以及极低的摩擦因数等。同金刚石薄膜相比，类金刚石薄膜具有晶格缺陷多、结构更为复杂的特点。但是类金刚石薄膜的优异耐磨性、低摩擦因数、好的生物和血液相容性，使其可以作为一种优异的能用于生物医学领域表面抗磨损的改性膜[20]。

目前，越来越多的人将目光投向了类金刚石膜在生物医学领域的应用，如在与UHMWPE相配的人工髋关节球头上沉积一层类金刚石膜，其抗磨损性能可以和镀陶瓷和镀金属的制品相比；镀有 TiN/Ti/DLC 多层膜的钛制人工心脏瓣膜，由于其疏水性和光滑表面，也取得了较好的效果；在用于骨科内固定机械的 Ti－Ni 形状记忆合金上，镀一层类金刚石膜，其具有良好的抗氧化性以及良好的生物学摩擦特性。在种植牙的钉部镀一层类金刚石膜可以改善其生物相容性[21]。

金刚石膜的制备条件要求苛刻，而 DLC 的制备要容易得多。目前，沉积DLC 的方法很多，主要有离子束沉积、离子束增强沉积、射频溅射、磁控溅射、真空阴极电弧沉积、直流辉光放电和激光等离子体沉积[22-26]。其中，离子束沉积是最早用来尝试制备 DLC 膜的方法，这种方法的沉积过程易于控制，可快速沉积高质量的 DLC。离子束增强沉积是离子束沉积的改进型，通过这种方法获得的类金刚石膜在综合性能方面有很大的提高[27]。真空阴极电弧沉积是近年来发展起来的一种沉积 DLC 的方法[28]，主要是在电源的维持和磁场的推动下，电弧在靶面游动，电弧所经之处，C 被蒸发并离化，在基体负偏压作用下沉积到基体上，形成类金刚石膜。其特点是设备简单、操作方便、沉积速率快、沉积面积大、沉积温度低、容易实现工业化生产。直流辉光放电是利用高压直流负偏压，使低压碳氢气体发生辉光放电，从而产生等离子体，在电场作用下沉积到基体上而形成 DLC 薄膜[29,30]。激光等离子体沉积 DLC 是在超高真空环境下，激光投射在旋转石墨靶上，形成激光等离子体放电，碳离子在基体表面沉积形成 DLC 沉积薄膜[31]。

人工关节材料表面改性不仅可减少磨损磨粒的产生和迁移，而且可以抑制磨损颗粒的生物反应，作为人工关节植入体表面强化与防护性涂层，已在距骨关节、膝关节、肩关节、胫骨关节、踝关节等人工关节部位得到了推广应用，获得了较好的临床使用效果。

采用 DLC 薄膜改性负重面金属股骨头球头，可提高人工关节承载面的耐磨程度,减少人工关节摩擦副服役工程中磨损颗粒的产生数量及由此引起的骨质溶解和无菌性人工关节松动等问题发生的概率。对于 Ti 基金属植入材料来说,未经处理的钛合金表面与 UHMWPE 摩擦时,由于氢蚀引起磨损,钛合金表面组织被破坏导致与其对磨的 UHMWPE 严重磨损。而涂覆 DLC 薄膜后,不仅可利用 DLC 薄膜屏障层的作用有效阻止氢扩散至钛合金表面而避免氢蚀磨损,而且使 UHMWPE 的磨损率减少两个数量级以上。为进一步提高表面改性层承载强度和抗疲劳强度,研究人员相继将成分多元复合、成分梯度过渡及多层复合薄膜设计思想用于钛基金属植入体表面改性中,这将极大提高 DLC 薄膜与基体的结合强度,有效避免因孔隙引起的电偶腐蚀并提高 DLC 薄膜使用稳定性。相比之下,Co-Cr 合金表面 DLC 薄膜与 UHMWPE 对磨结果存在争议。目前并无明确证据证明 Co-Cr 合金表面沉积 DLC 薄膜可以显著提高 UHMWPE 的耐磨损能力[32],磨损结果的差异性主要与 DLC 薄膜的沉积工艺及摩擦系统测试条件有关。研究者进一步提出金属对金属人工关节承载面均采用 DLC 薄膜表面改性的方法有助于解决骨质溶解和无菌性人工关节松动问题[33]。尽管沉积 DLC 薄膜改性方法在金属对金属人工关节改性方面极有前途,但是 DLC 薄膜与基体的结合强度、界面电偶腐蚀、软基体承载强度及 DLC 薄膜长期服役稳定性等问题亟须解决。

以 UHMWPE 为代表的聚合物材料已在人工膝关节的衬垫及人工髋关节的髋臼等方面得到应用。然而,一方面,UHMWPE 的磨损及磨粒引发的溶骨反应致使植入体松动,会进一步影响并诱发人工关节使用寿命缩短、关节假体下沉或断裂问题;另一方面,UHMWPE 长期蠕变结合摩擦复合作用易导致人工关节早期失效,这些都是 UHMWPE 临床应用所不容忽视的问题。在 UHMWPE 表面沉积 DLC 薄膜,能使 UHMWPE 的机械承载强度和耐磨能力得到有效强化。除此之外,沉积 DLC 薄膜的 UHMWPE 试样磨损后产生的碎屑是碳粒子而不完全是 UHMWPE 碎屑,降低了由于 UHMWPE 磨屑引起组织反应和骨溶解的风险,提高了 UHMWPE 在人工关节领域方面的应用[34]。

DLC 薄膜改性方法除了在人工关节领域的应有极具前景外,在心血管系统人工植入体领域也具有应用价值。单纯采用不锈钢、钛基合金、钴基合金等金属材料作为人工心脏瓣膜及血管支架等直接植入人体时,这些材料在血液相容性和安全性方面会存在不足。这些心血管系统人工器官的表面性能是决定医学植入体应用成败的关键因素。DLC 薄膜作为强化、润滑及防护一体化功能复合表面改性层用于心血管系统人工器官方面,不仅能有效屏蔽生物医学金属替代材料中金属离子的释放,同时能极大提高人工植入体的血液相容性和生物安全性[35]。

9.2　表面活性化处理与涂层材料

9.2.1　骨科植入物活性化的需求

生物活性是指植入材料与生物组织形成化学键合的能力,保持或促进成骨细胞分化、增殖,促进骨组织生长的特性,是衡量植入材料的一个重要指标。也就是说,无论表面是否光滑,只要生物材料能与生物组织产生直接的化学键性(chemical bonding)结合,即为具有生物活性。目前,研究认为,骨科植入材料的生物活性在于其表面类骨磷灰石,或称为碳酸化羟基磷灰石(HA)的形成[36,37]。无论植入材料是否含有 HA,只要在生理条件下能够在其表面形成 HA,就可显示出生物活性。由于 Ca、P 的释放与沉积,使新生骨基质中 HA 晶体直接沉积在 HA 上。释放的 HA 晶体可促进骨细胞分化、增殖。HA 与有机质形成的有机-无机基质又具有稳定细胞代谢、吸附生长因子的作用。这样,使植入材料与骨组织间形成化学键合,而无纤维层介入。

9.2.2　骨传导性与骨诱导性

骨传导是指材料植入骨组织周围或内部时,受体毛细血管、血管周围组织及成骨前体细胞向材料内部爬行的过程[38]。这些细胞将在骨诱导分子作用下分化为成骨细胞,完成新骨形成。骨传导材料可以作为骨诱导分子的载体,将这些因子缓慢释放,在局部发挥生理功能。同时也能提供细胞爬行的条件,支持细胞黏附、扩散和分裂。

骨诱导性是指生物材料植入体内后,诱导组织间充质细胞分化为成骨细胞并最终形成骨组织的能力[39]。研究某种材料是否具有骨诱导性的常用方法是将材料植入非骨组织部位观察是否有骨组织或者类骨组织形成。

1969 年,Winte 首先报道了在猪皮下组织内植入一种整形外科用的多孔高分子材料,之后发现其中有骨形成。1988 年,Heughebaert 报道了植入仓鼠软组织的多孔羟基磷灰石(HA)内有类骨样组织。1991 年,Zhangt 和 Ripamonti 分别报道了发现植入狗和狒狒非骨部位的多孔 HA 中有骨产生[40,41]。之后又有学者分别报道了不同磷酸钙陶瓷在不同动物非骨部位可诱导成骨。2004 年,Fujibayashi 等报道植入狗肌内的多孔钛有骨形成[42]。此后诸多学者确证了该现象,并对相关机制进行研究,表明通过材料自身组成和结构的优化而不外加生长因子或细胞可赋予材料骨诱导性[43]。近年来,生物材料的骨诱导性研究已成为一个研究热点。

9.2.3　生物陶瓷涂层

金属材料是生物惰性材料,不能与骨组织产生化学结合,只能被纤维结缔组织所包裹。19世纪70年代,科学家开始将生物活性材料应用于骨缺损的修复,其中,应用最广泛的是羟基磷灰石生物活性陶瓷,制备生物陶瓷涂层的方法主要有热喷涂、物理气相沉积、化学气相沉积、溶胶-凝胶法、电化学、水热反应、玻璃黏附烧结等。虽然在金属表面制备生物陶瓷的方法很多,但目前临床应用的只有等离子喷涂法,这是因为其他方法制备的生物陶瓷涂层与金属基体的结合强度太低(均低于20 MPa)。等离子喷涂法制备的生物陶瓷涂层与基体的结合强度可达到60 MPa以上,广泛应用于股骨柄的表面涂层,如图9.7所示。但一些固有的缺陷,也限制了其临床应用:

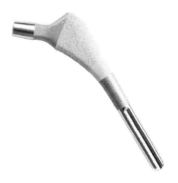

图9.7　HA涂层的股骨柄

(1) 由于线性喷涂工艺,使得具有粗糙基底的表面涂层不均匀,无法进行具有复杂形状基体的表面涂层。

(2) HA的热膨胀系数为$13.3 \times 10^{-6}/℃$,而Ti_6Al_4V的热膨胀系数为$9.4 \times 10^{-6}/℃$,两种材料的热膨胀系数相差较大。

在制备等离子喷涂HA涂层的过程中,由于处理温度很高,有时可达10 000℃,故涂层在冷却过程中所产生的界面应力会残留在涂层中,有时会产生涂层裂纹,甚至会在植入物服役过程中产生脱落等现象。同时,由于高温作用易使HA发生分解,在涂层中产生杂质和非晶HA等,这些均会影响HA的生物学性能[44]。

近年来,科研人员一直在探索改善生物陶瓷涂层与金属基体结合强度的方法,其中一个较为有效的方法,即在涂覆前,将金属表面进行一定的预处理,如进行一定的氧化处理等,这样就可以在金属表面与生物陶瓷涂层之间形成一层过渡层,以便金属基体与陶瓷涂层之间有更好的结合强度。另外,低温涂层技术也是未来的一个发展方向。

9.2.4　钽涂层

由于生物材料与人体组织接触后只是在材料表面发生作用,因此人们采用多种涂层制备技术,将钽涂覆在现有医用金属材料表面,以阻止部分材料中的有害元素释放,进一步提高材料的生物相容性。对于介入治疗,钽涂层也可提高介入材料在人体中的可视性。

早在20世纪50年代,人们就采用化学气相沉积的方法,利用氢气还原五氯化钽的化学反应,在各种基体上制备钽涂层[45],从而利用钽的优异耐蚀性和介电性能[46,47]。利用化学气相沉积方法制备钽涂层的研究一直在继续,在多孔钛合金表面制备钽涂层后,其在动物试验中获得了较好的结果[48,49]。利用多弧离子镀方法在Ni-Ti形状记忆合金表面沉积钽涂层后[50],与无涂层的Ni-Ti合金相比,钽涂层材料的体外凝血时间增加,无明显血小板堆积,仅观察到少量伪足的出现,这说明钽涂层Ni-Ti合金的生物相容性得到提高。利用离子注入技术在Ni-Ti形状记忆合金表面沉积的钽涂层使基体材料的耐蚀性得到提高[51]。此外,由于钽的X射线可视性好,无须在支架上做标记。利用磁控溅射技术将掺杂了钽的Ti-O及Ti-O/Ti-N薄膜沉积在生物材料表面后[52,53],体外细胞培养和血小板黏附试验表明,这种掺杂了钽的涂层有效提高了被涂覆材料的生物相容性。

钽涂层可提高钛金属的骨整合性能,增进细胞的黏附能力,促进细胞的生长,钽涂层更高的表面能和更好的润湿性改善了细胞与植入材料之间的相互作用[54]。采用激光沉积制备的钽涂层[55]与磁控溅射得到的HA涂层一样具有良好的体外成骨细胞黏附性能,然而HA涂层与钛合金基体的结合不佳,而钽与钛结合远优于HA。利用离子溅射方法在316 L不锈钢基体上沉积钽和HA的复合涂层[56],复合涂层的腐蚀电流密度明显下降,这意味着不锈钢的耐蚀性得到提高,同时其生物相容性也得到提高。

除金属材料外,钽还可以涂覆在一些非金属材料表面,如在碳笼表面涂覆钽用于脊柱融合术,钽涂层提高了碳笼的强度和韧性,以适合脊柱承力以及更好地满足手术过程的要求[57,58]。利用脉冲真空电弧离子镀技术将钽沉积在硅片上[59],与316 L不锈钢相比,涂覆的钽涂层具有更佳的血液相容性和更优的细胞黏附性能。钽也与某些聚合物组成复合材料涂覆于材料表面[60],从而改善材料的可视性和生物相容性。

由此可见,钽涂层的制备主要分为物理气相沉积和化学气相沉积,虽然物理气相沉积的成膜质量较高,但对复杂形貌材料的覆盖率不佳。因此,对于形状各异的骨科植入材料,化学气相沉积技术的应用将会更为广阔。

9.3   基于多孔钛支架的植入物生物学技术研究

9.3.1   多孔钛支架的制备

研究表明,支架的孔隙结构(包括孔的尺寸、形状、空间走向、相互连通性等)对细胞的黏附生长、新组织的形成有着极其重要的影响。这些孔隙结构不仅为细胞、组织的长入提供了空间,而且还是细胞代谢废物排出、营养供给的通道,孔隙之间的相互连通性更是支架植入后血管长入的先决条件。目前大多数学者认为孔径为 200～600 μm 时有利于骨组织的长入和再血管化。孔隙率高（>60%）、孔径大（>300 μm）能够促进骨的长入与整合。孔径为 5～40 μm 时只允许纤维组织长入；孔径为 40～100 μm 时类骨质可长入；孔径大于 150 μm 时，成骨细胞可长入；孔径大于 200 μm 时，血管及骨细胞均可长入，血管的长入对新生成骨细胞的生长发育极为重要，它是新生的骨组织与机体进行物质交换的基础。而当孔径大于 1 000 μm 时，纤维血管组织会先于骨组织长入孔隙中，从而将骨组织长入的空间占据，从而使骨组织难以长入。孔隙之间连通性的优劣也是另一重要的影响因素，它决定了体液能否在植入体内部建立良好的微循环，以及能否与宿主骨形成牢固的结合。

　　传统的多孔钛及其合金的制备方法有粉末冶金法、等离子喷涂法、发泡法、占位体法等，这些传统的制造方法缺乏对孔隙结构的精确控制，而孔隙结构是其力学性能和生物学性能的重要影响因素。3D 打印或称快速成型（rapid prototyping，RP）技术是一种基于离散堆积成形思想的新型成型技术，它采用材料累加的制造原理，通过计算机处理 CAD 数据，快速制造出三维实体模型。这一技术不但可以实现植入体复杂外形的加工制造，而且还能够精确控制植入体的内部孔隙结构，包括孔的尺寸、形状、空间走向、连通性等。我们以 Ti_6Al_4V 粉体为原材料，采用金属 3D 打印技术之一的电子束熔化成形（electron beam melting，EBM）技术，制造出了可控孔隙结构的钛合金支架，如图 9.8 所示，支架的孔隙率范围为 50%～80%，孔隙尺寸为 450～1 000 μm，抗压强度为 60～230 MPa，弹性模量为 1.1～6.5 GPa，实现了植入物与宿主骨之间的解剖学与力学适配[61-64]。

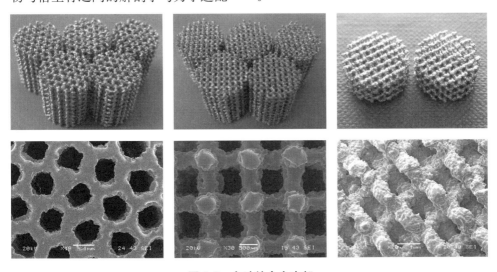

图 9.8　多孔钛合金支架

9.3.2　多孔钛支架的生物学试验

多孔钛合金支架的生物学试验结果显示[65],细胞支架复合物培养1天后,在材料表面可见一些形态多样的(以梭形和多角形为主)单层结构细胞,细胞伸出数个伪足附着于材料内壁,细胞黏附良好但尚未完全伸展,同时在孔洞中也有部分细胞生长[见图9.9(a)]。培养7天后,大量的扁平状细胞通过伸出多个伪足贴附于支架表面及孔壁并与材料牢固结合,细胞在支架表面及孔内壁完全伸展,几乎覆盖所有的材料内壁表面,细胞间排列紧密,可见相邻细胞的间隔及细胞分泌的絮状细胞外基质[见图9.9(b)]。培养14天后,细胞为多层结构,支架表面覆盖有密集排列、汇合生长的细胞层并向支架内部移行,拨开细胞层,能看到部分细胞覆盖支架孔;在支架内部,细胞黏附管道内壁生长,且成骨细胞跨越微孔表面呈方向性密集排列并向孔隙内分裂增殖[见图9.9(c)]。MTT法测定以及ALP活性定量检测结果显示,多孔钛合金支架上的细胞数量和活性随着培养时间的延长而明显增加,这充分表明支架对成骨细胞没有抑制作用,反而细胞数量及活性明显增加。

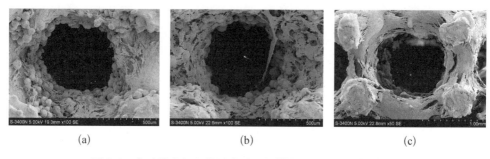

(a)　　　　　　　(b)　　　　　　　(c)

图9.9　多孔钛支架上的细胞形貌扫描电子显微镜(SEM)照片

此外,我们还研究了多孔钛合金支架作为成骨细胞载体修复兔骨缺损,观察和评价可控性微结构在新骨生成及缺损修复中的作用[66]。大体观察结果显示,A组(单纯多孔钛支架):术后第4周,支架与骨断端结合部及支架外周仅有少量新生骨痂,内部填充大量的类骨质;第8周,支架与自体骨间形成良好的骨性愈合,标本断面可见致密的半透明板层骨嵌入材料周边孔隙中;第12周,新骨形成较第8周更为明显,可见支架局部被新生板层骨完全包裹并牢固结合;B组(多孔钛+成骨细胞):术后第4周,支架与骨断端周围黏附较牢,支架被纤维结缔组织包裹,可见大量纤维组织伸入支架的孔隙内;第8周,支架与自体骨断端呈现骨性愈合,结合部有新生骨痂生长;第12周,支架与骨断端形成骨性连接,有较多骨痂形成并与骨断端连接紧密,少部分形成连续性骨桥。

　　组织学观察结果显示,A 组:术后第 4 周,如图 9.10(b)所示,支架孔隙内充满大量纤维结缔组织及不成熟编织骨,并以支架为载体向管道周围生长,以不成熟骨组织为主;第 8 周,如图 9.10(d)所示,不成熟骨组织逐渐转化为成熟编织骨组织并填充支架管道内部,与支架牢固结合,新生成的骨组织与周围宿主骨开始形成骨性连接,部分髓腔开始形成;如图 9.10(f)所示,第 12 周,骨组织面积进一步增大,支架孔隙内部几乎被骨组织填满,完成支架内部骨性改建;B 组:术后第 4 周,如图 9.10(a)所示,支架周围及内部充满大量的纤维结缔组织和部分类骨质,但仍以纤维结缔组织为主;第 8 周,如图 9.10(c)所示,出现软骨化成骨,纤维结缔组织逐渐被骨组织替代,骨组织沿着支架孔隙内部生长并填充部分孔隙;第 12 周,如图 9.10(e)所示,大量的网状编织骨逐渐填满支架孔隙内部并与支架牢固结合,骨量较前几周明显增多。

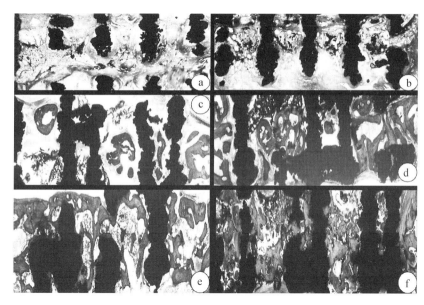

图 9.10　术后第 4、8、12 周 A 组(b,d,f)和 B 组(a,c,e)组织学观察

　　新生骨定量分析表明,随着培养时间的延长,各组新生骨面积百分比均升高,呈逐渐增长趋势。对第 4 周的 A 组和 B 组数据两两比较,差异均无统计学意义($P>0.05$)。对第 8 周的 A 组与 B 组数据比较,差异有统计学意义($P<0.05$);对第 12 周两组间数据进行比较,差异有统计学意义($P<0.05$)。

参考文献

[1]　齐峰,王志浩,张琦,等.钛合金表面非平衡磁控溅射制备氮化钛薄膜性能研究[J].真空科学与技术学报,2006,26(5):368-371.

［2］　Starosvetsky D, Gotman I. TiN coating improves the corrosion behavior of superelastic NiTi surgical alloy［J］. Surface and Coatings Technology, 2001, 148(2 - 3)：268 - 276.

［3］　王桂琴,顾汉卿,彭秀军. 人工晶状体表面修饰技术研究［J］. 眼科研究,2007, 25(8)：627 - 628.

［4］　邵安良,成艳,奚廷斐,等. TiN/Ti 纳米涂层修饰镍钛合金的体外腐蚀行为［J］. 中国组织工程研究与临床康复,2011, 15(3)：461 - 464.

［5］　Meng W J, Eesley G L. Growth and mechanical anisotropy of TiN thin films［J］. Thin Solid Films, 1995, (271)：108 - 116.

［6］　孙凤久,于撼江,张军. 在大气气氛下应用激光和等离子体混合方法制备氮化钛［J］. 中国激光,2008, 35(1)：125 - 130.

［7］　夏亚一,王天民,李波,等. 镍钛记忆合金表面处理与骨髓间充质干细胞体外培养的生物相容性评价［J］. 中国生物医学工程学报,2005, 24(1)：54 - 58.

［8］　黄涛,周白杨,张维,等. TiN$_x$电子结构与光学性质的第一性原理计算［J］,功能材料, 2013, 44(10)：1515 - 1519.

［9］　于仁红,蒋明学. TiN 的性质、用途及其粉末制备技术［J］. 耐火材料,2005, 39(5)：386 - 389.

［10］　张武装,刘咏,贺跃辉,等. 涂层梯度硬质合金的研究进展［J］. 功能材料,2006, 37(10)：1531 - 1534.

［11］　张洪涛,王天民,王聪. 物理气相沉积技术制备的硬质涂层耐腐蚀的研究进展［J］. 材料导报,2002, 16(8)：15 - 23.

［12］　王淑涛,张祖德. 化学气相沉积法制备氮化钛［J］. 化学进展,2003, 15(5)：374 - 378.

［13］　段钢锋,赵高凌,林小璇,等. 常压化学气相沉积法制备氮化钛薄膜结构和节能性能研究［J］. 功能材料,2010, 41(5)：847 - 850.

［14］　张泰华,郇勇,杨业敏,等. 氮化钛沉积膜的摩擦性能研究［J］. 摩擦学学报,2003, 23(5)：367 - 370.

［15］　江宁,沈耀根,张寒洁,等. 用 XPS 和 AFM 等方法研究氮化钛薄膜的物理化学特性［J］. 真空科学与技术学报,2004, 24(6)：459 - 464.

［16］　黄佳木,徐成俊,张兴元,等. 室温直流磁控溅射氮化钛薄膜研究［J］. 真空科学与技术学报,2005, 25(4)：297 - 300.

［17］　Luo Y, Ge S, Jin Z, et al. Effect of surface modification on surface properties and tribological behaviours of titanium alloys［J］. Proceedings of the Institution of Mechanical Engineers Part J-Journal of Engineering Tribology, 2009, 223(3)：311 - 316.

［18］　Luo Y, Ge S, Jin Z, et al. Formation of titanium carbide coating with micro-porous structure［J］. Applied Physics A, 2010, 98(4)：765 - 768.

［19］　Luo Y, Ge S, Liu H, et al. Microstructure analysis and wear behavior of titanium cermet femoral head with hard TiC layer［J］. Journal of Biomechanics, 2009, 42(16)：2708 - 2711.

[20]　Hauer R. A review of modified DLC coatings for biological applications[J]. Diamond and Related Materials，2003，12，583－589.

[21]　李敬财，何玉定，胡社军等.类金刚石薄膜的应用[J].新材料产业，2004(3)：39－42.

[22]　张敏，程发良，姚海军.类金刚石膜的性质和制备及应用[J].表面技术，2006,35(2)：4－9.

[23]　卫中山，左敦稳.类金刚石膜的制备及应用[J].航空精密制造技术，2004,40(1)：20－23.

[24]　袁镇海，邓其森，罗广南，等.类金刚石膜的制备、性能和应用[J].材料科学与工程，1994，12(4)：32－38.

[25]　陈灵，刘正义，邱万奇等.类金刚石膜的制备及其影响因素[J].中国表面工程，2002,15(1)：32－34.

[26]　Robertson J. Diamond-like amorphous carbon[J]. Materials Science and Engineering R，2002, 37：129－281.

[27]　易树，尹光福，郑昌琼，等.生物碳素材料表面界面特性与血液相容性的关系的研究[J].2003，22(2)：1－3.

[28]　谢松林，苏俊宏，徐均琪.类金刚石薄膜的激光损伤特性测试与分析[J].真空科学与技术学报，2006, 26(6)：533－536.

[29]　汪俊，温小琼，伊利勇，等.内表面沉积的类金刚石薄膜的喇曼光谱表征[J].核聚变与等离子体物理，2009, 29(1)：82－86.

[30]　于威，王淑芳，丁学成，等.直流辉光放电等离子体增强化学气相法制备金刚石及氮化碳薄膜[J].河北大学学报(自然科学版)，2000，20(1)：78－82.

[31]　白婷，叶景峰，刘晶儒，等.利用脉冲准分子激光在 ZnS 上沉积类金刚石薄膜[J].中国激光，2007，34(7)：992－997.

[32]　Jones A H S, Camino D, Teer D G, et al. Novel high wear resistant diamond-like carbon coatings deposited by magnetron sputtering of carbon targets[J]. Proceedings of the Institution of Mechanical Engineers，Part J：Journal of Engineering Tribology，1998，212(4)：301－306.

[33]　Tiainen V M. Amorphous carbon as a biomechanical coating-mechanical properties and biological applications[J]. Diamond and Related Materials，2001,10：153－160.

[34]　裴亚楠，谢东，邹昵，等.超高分子量聚乙烯表面金属化及类金刚石薄膜沉积复合处理研究[J].功能材料，2011，42(3)：459－462.

[35]　薛群基，王立平，等.类金刚石碳基薄膜材料[M].北京：科学出版社，2012,660－662.

[36]　Hench L L, Wilson J. Surface-active biomaterials[J]. Science，1984，226：630－636.

[37]　Kokubo T, Takadama H. How useful is SBF in predicting in vivo bone bioactivity[J]. Biomaterials 2006，27：2907－2915.

[38]　李冀，王志强，张育敏，等.人工骨传导材料的研究进展[J].中国修复重建外科，2006，20(1)：81－84.

[39]　Habibovic P, de Groot K. Osteoinductive biomaterials-properties and relevance in bone

repair[J]. J Tissue EngRegen Med，2007，1(1)：25 - 32.

[40] Zhang X. Bioceramics and the human body[M]. Amsterdam：Elsevier，1991.

[41] Ripamonti U. Bone induction in nonhuman primates. An experimental study on the baboon[J]. ClinOrthopRelat Res，1991(269)：284 - 294.

[42] Fujibayashi S，Neo M，Kim H M，et al. Osteo induction of porous bioactive titanium metal[J]. Biomaterials，2004，25(3)：443 - 450.

[43] 张强,包崇云,李龙江.材料微结构骨诱导性的研究进展[J].国际生物医学工程,2012,35(5)：284 - 287.

[44] 俞冰,梁开明,顾守仁,等.金属表面生物陶瓷涂层的研究进展[J].材料导报,2001,8(15)：32 - 34.

[45] Powell C，Campbell I，Gonser B. The deposition of tantalum and columbium from their volatilized halides[J]. Journal of The Electrochemical Society，1948，93：258 - 265.

[46] Campbell I，Powell C，Nowicki D，et al. The vapor-phase deposition of refractory materials[J]. Journal of The Electrochemical Society，1949，96：318 - 333.

[47] Beguin C，Horvath E，Perry A J. Tantalum coating of mild steel by chemical vapour deposition[J]. Thin Solid Films，1977，46(2)：209 - 212.

[48] 李祥,于晓明,王成焘,等.钽涂层多孔钛合金支架的制备与表征[J].稀有金属材料与工程,2012, 41(11)：2049 - 2053.

[49] Li X，Wang L，Yu X，et al. Tantalum coating on porous Ti6Al4V scaffold using chemical vapor deposition and preliminary biological evaluation［J］. Materials Science and Engineering：C. 2013，33(5)：2987 - 2994.

[50] Cai W，Cheng Y，Zheng Y F，et al. Biomedical properties of tantalum coatings prepared by multi arc ion-plating[J]. Pricm 5：The Fifth Pacific Rim International Conference on Advanced Materials and Processing，2005，475 - 479：2349 - 2352.

[51] Li Y，Wei S，Cheng X，et al. Corrosion behavior and surface characterization of tantalum implanted TiNialloy[J]. Surface and Coatings Technology 2008，202(13)：3017 - 3022.

[52] Chen J Y，Huang N，Yang P，et al. Behavior of platelet adhesion on tantalum containing Ti - O/Ti - N film synthesized by magnetron sputtering deposition[J]. Contributions of Surface Engineering to Modern Manufacturing and Remanufacturing，2002，473.

[53] Chen J Y，Leng Y X，Zhang X，et al. Effect of tantalum content of titanium oxide film fabricated by magnetron sputtering on the behavior of cultured human umbilical vein endothelial cells (HUVEC)［J］. Nuclear Instruments & Methods in Physics Research Section B-beam Interactions With Materials and atoms，2006，242：26 - 29.

[54] Balla V K，Banerjee S，Bose S，Bandyopadhyay A. Direct laser processing of a tantalum coating on titanium for bone replacement structures[J]. ACTA Biomaterialia，2010，6：2329 - 2334.

[55] Roy M，Balla V K，Bose S，et al. Comparison of tantalum and hydroxyapatite coatings on

titanium for applications in load bearing implants[J]. Advanced Engineering Materials, 2010, 12(11): B637 - B641.

[56] Fathi M H, Azam F. Novel hydroxyapatite/tantalum surface coating for metallic dental implant[J]. Materials Letters, 2007, 61: 1238 - 1241.

[57] Eriksen S, Gillesberg B, Langmaack L N, et al. Medical device materials II[C]. proceedings from the materials & processes for Medical Devices Conference 2004, 2005, 245.

[58] Li H S, Zou X N, Woo C, et al. Experimental lumbar spine fusion with novel tantalum-coated carbon fiber implant[J]. Journal of Biomedical Materials Research Part B-Applied Biomaterials, 2007, 81B (1): 194 - 200.

[59] Leng Y X, Chen J Y, Yang P, et al. The biocompatibility of the tantalum and tantalum oxide films synthesized by pulse metal vacuum arc source deposition[J]. Nuclear Instruments and Methods in Physics Research Section B: Beam Interactions with Materials and Atoms, 2006, 242: 30 - 32.

[60] Cortecchia E, Pacilli A, Pasquinelli G, et al. Biocompatible two-layer tantalum/titania-polymer hybrid coating[J]. Biomacromolecules, 2010, 11: 2446 - 2253.

[61] Li X, Wang C, Zhang W, et al. Fabrication and characterization of porous Ti6Al4V parts for biomedical applications using electron beam melting process[J]. Materials Letters, 2009, 63: 403 - 405.

[62] Li Xiang, Wang C, Zhang W, et al. Properties of porous Ti - 6Al - 4V implant with low stiffness for biomedical application[J]. Proc. IMechE Part H: J. Engineering in Medicine, 2009, 223: 173 - 178.

[63] Li X, Wang C, Zhang W, et al. Fabrication and compressive properties of Ti6Al4V implant with honeycomb-like structure for biomedical applications[J]. Rapid Prototyping Journal, 2010, 16: 44 - 49.

[64] Li X, Feng Y F, Wang C T, et al. Evaluation of biological properties of electron beam melted Ti6Al4V implant with biomimetic coating in vitro and in vivo[J]. PLoS ONE, 2012, 7(12): e52049.

[65] 李国臣,王林,桑宏勋,等. 可控微结构 EBM 钛合金支架与成骨细胞的体外三维复合培养[J]. 中国矫形外科,2009,17(24): 1883 - 1887.

[66] 李国臣,王林,桑宏勋,等. 可控微结构电子束熔化成形钛合金支架作为成骨细胞载体修复兔骨缺损的研究[J]. 中国矫形外科,2010,12(6): 55.

第 10 章 骨科植入物生物材料的评价标准与检测

生物材料在进入临床应用前必须进行安全性评价。目前这种安全性评价是通过相关标准和检测来实现的,其制定原则依据 1983 年意大利威尼斯第 35 届世界医学大会和 1989 年香港第 41 届世界医学大会的基本精神,即包括人体对象在内的生物医学研究应做到:必须符合一般科学原理;应在充分的试验室测试和动物试验的基础上进行;以全面掌握科学文献知识为基础;必须首先关心人体对象的利益;其次才是科学和社会利益[1]。

生物材料的检测包括化学成分、力学性能、表面硬度、组织结构、夹杂物(金属)、腐蚀性能、液体渗透以及生物学检测等多个方面,前 5 个方面的检测可以归结为常规性能的检测,与一般同类材料的检测相同,可以参照相关标准规定的具体检测方法执行。后两类检测为骨科植入物材料所必做的非常规性检测[2]。

10.1 生物材料的物理化学性能评价标准

本书将目前骨科植入物中常见的相关标准整理成表 10.1 至表 10.7。

10.1.1 国际标准

1. 金属材料
主要标准如表 10.1 和表 10.2 所示。

表 10.1 ISO 5832 系列标准

ISO 5832—1	锻造不锈钢 wrought stainless steel
ISO 5832—2	纯钛 unalloyed titanium
ISO 5832—3	锻造钛 6 铝 4 钒钛合金(TC4) wrought titanium 6-aluminium 4-vanadium alloy

（续表）

ISO 5832—4	铸造钴铬钼合金 cobalt-chromium-molybdenum casting alloy
ISO 5832—5	锻造钴-铬-钨-镍合金 wrought cobalt-chromium-tungsten-nickel alloy
ISO 5832—6	锻造钴镍铬钼合金 wrought cobalt-nickel-chromium-molybdenum-alloy
ISO 5832—7	可锻和冷加工的钴-铬-镍-钼-铁合金 forgeable and cold-formed cobalt-chromium-nickel-molybdenum-iron alloy
ISO 5832—8	锻造钴镍铬钼钨铁合金 wrought cobalt-nickel-chromium-molybdenum-tungsten-iron alloy
ISO 5832—9	锻造高氮不锈钢 wrought high nitrogen stainless steel
ISO 5832—11	锻造钛 6 铝 7 铌合金 wrought titanium 6-aluminium 7-niobium alloy
ISO 5832—12	锻造钴铬钼合金 wrought cobalt-chromium-molybdenum alloy

表 10.2 其他标准

ISO 13782	外科植入物用纯钽 unalloyed tantalum for surgical implant application
ISO 7153—1	手术器械-金属材料-不锈钢 stainless steel

2. 无机生物材料国际标准

包括生物陶瓷及其复合材料，如表 10.3 所示。

表 10.3 无机生物材料

ISO 6474—1	高纯氧化铝基陶瓷材料 ceramic materials based on high purity alumina
ISO 6474—2	氧化锆增韧高纯氧化铝基复合材料 composite materials based on a high-purity alumina matrix with zirconia reinforcement
ISO 13356	氧化钇稳定型四方氧化锆陶瓷材料 ceramic materials based on yttria-stabilized tetragonal zirconia（Y-TZP）
ISO 13779—1	羟基磷灰石陶瓷 ceramic hydroxyapatite

3. 高分子生物材料国际标准

包括聚乙烯与骨水泥等,如表 10.4 所示。

表 10.4　高分子生物材料

ISO 5834—1	超高分子量聚乙烯材料 第 1 部分:粉料 ultra-high-molecular-weight polyethylene — Part 1:powder form
ISO 5834—2	超高分子量聚乙烯材料 第 2 部分:模塑料 ultra-high-molecular-weight polyethylene — Part 2:moulded forms
ISO 5833	丙烯酸树脂骨水泥 acrylic resin cements

10.1.2　ASTM 标准

美国材料试验协会(ASTM)标准也是重要的生物材料参考标准,如表 10.5 所示。

表 10.5　美国 ASTM 标准

ASTM F67	外科植入物应用纯钛的标准规范 standard specification for unalloyed titanium, for surgical implant applications
ASTM F75	外科植入物应用钴-28 铬-6 钼铸件和铸造合金的标准规范 standard specification for cobalt-28chromium-6molybdenum alloy castings and casting alloy for surgical implants
ASTM F90	外科植入物应用钴-20 铬-15 钨-10 镍合金的标准规范 standard specification for wrought cobalt-20chromium-15tungsten-10nickel alloy for surgical implant applications
ASTMF 136	外科植入物应用锻造钛-6 铝-4 钒超低间隙合金的标准规范 standard specification for wrought titanium-6aluminum-4vanadium ELI (extra low interstitial) alloy for surgical implants applications
ASTMF 138	外科植入物应用锻造 18 铬-14 镍-2.5 钼不锈钢棒材和丝的标准规范 standard specification for wrought 18chromium-14nickel-2.5molybdenum stainless steel bar and wire for surgical implants applications
ASTMF 139	外科植入物应用锻制 18 铬-14 镍-2.5 钼不锈钢板和条的标准规范 standard specification for wrought 18chromium-14nickel-2.5molybdenum stainless steel sheet and strip for surgical implants
ASTMF 451	丙烯酸骨水泥的标准规范 standard specification for acrylic bone cement

（续表）

ASTMF 560	外科植入物用纯钽的标准规范 standard specification for unalloyed tantalum for surgical implant applications
ASTMF 562	外科植入物用锻造 35 钴‐35 镍‐20 铬‐10 钼合金的标准规范 standard specification for wrought 35cobalt-35nickel-20chromium-10molybdenum alloy for surgical implant applications
ASTMF 602	热固性环氧塑料的标准规范 standard criteria for implantable thermoset epoxy plastics
ASTMF 621	外科植入物应用不锈钢锻件的标准规范 standard specification for stainless steel forgings for surgical implants
ASTMF 648	外科植入物应用超高分子量聚乙烯粉末和模塑料的标准规范 standard specification for ultra-high-molecular-weight polyethylene powder and fabricated form for surgical implants
ASTMF 961	外科植入物应用 35 钴‐35 镍‐20 铬‐10 钼合金锻件的标准规范 standard specification for 35cobalt-35nickel-20chromium-10molybdenum alloy forgings for surgical implants
ASTMF 1088	外科植入物应用 β‐磷酸三钙的标准规范 standard specification for beta-tricalcium phosphate for surgical implants
ASTMF 1472	外科植入物应用锻造钛‐6 铝‐4 钒合金的标准规范 standard specification for wrought titanium-6aluminum-4vanadium alloy for surgical implants applications
ASTMF 1472	外科植入物应用大剂量辐射交联超高分子量聚乙烯制品标准规范 standard guide for extensively irradiation-crosslinked ultra-high molecular weight polyethylene fabricated forms for surgical implant applications
ASTMF 1580	外科植入物涂层应用钛和钛‐6 铝‐4 钒合金粉末标准规范 standard specification for titanium and titanium-6aluminum-4vanadium alloy powders for coating of surgical implants
ASTMF 2026	外科植入物应用聚醚醚酮聚合物的标准规范 standard specification for polyetheretherketone（PEEK）polymers for surgical implant applications
ASTMF 2384	外科植入物应用锻造锆‐2.5 铌合金的标准规范 standard specification for wrought zirconium-2.5niobium alloy for surgical implant applications

10.1.3　国内标准

我国近些年由 SAC/TC 110 标委会牵头制定了一系列植入物材料标准。国家标准(GB)如表 10.6 所示,医药行业标准(YY)标准如表 10.7 所示。

表 10.6　我国国家标准中骨科植入物相关生物材料常用标准

GB 4234	外科植入物不锈钢
GB 17100	外科植入物应用铸造钴铬钼合金
GB17168—2008	牙科铸造贵金属合金
GB 23101.1	外科植入物　羟基磷灰石　第 1 部分:羟基磷灰石陶瓷
GB 23102	外科植入物　金属材料 Ti - 6Al - 7Nb 合金加工材料
GB 24627	医疗器械和外科植入物应用镍-钛记忆合金加工材料
GB/T 13810	外科植入物应用钛及钛合金加工材料
GB/T 19701.1	外科植入物　超高分子量聚乙烯　第 1 部分:粉料
GB/T 19701.2	外科植入物　超高分子量聚乙烯　第 2 部分:模塑料
GB/T 22750	高纯氧化铝陶瓷

我国在 1990 年将铸造钴铬钼合金列入国家标准 GB/T 12417:90。

我国于 1990 年对医用 316 L 和 317 L 不锈钢制定了相应的国家标准 GB 12417:90,于 1991 年开始实施。

表 10.7　我国医药行业标准中骨科植入物相关生物材料常用标准

YY 0315	钛及钛合金人工牙种植体
YY 0305	羟基磷灰石生物陶瓷
YY/T 0605.5	外科植入物　金属材料　第 5 部分:锻造钴-铬-钨-镍合金
YY 0605.9	外科植入物　金属材料　第 9 部分:锻造高氮不锈钢
YY 0605.12	外科植入物　金属材料　第 12 部分:锻造钴-铬-钼合金
YY 0117.1	外科植入物　骨关节假体锻、铸件　Ti6Al4V 钛合金锻件
YY 0117.2	外科植入物　骨关节假体锻、铸件　ZTi6Al4V 钛合金铸件
YY 0117.3	外科植入物　骨关节假体锻、铸件　钴铬钼合金铸件
YY/T 0660	外科植入物用聚醚醚酮(PEEK)聚合物的标准规范
YY/T 0661 YY/T 0343	外科植入物用聚(L-乳酸)树脂的标准规范 《外科金属植入物液体渗透检验》

10.2　金相与物理性能评价标准与检测

10.2.1　金相显微组织

选择有代表性的金相试样,是获得正确检验结果的重要环节。金相试样截取部位的选定应按检验的要求而定。一般来说必须从被检件的代表性部位截取。

按相应标准的规定确定取样的部位及方向。例如,对不锈钢材料制成的锻件进行非金属夹杂物检测时,根据 GB/T 10561《钢中非金属夹杂物含量的测定 标准评级图显微检验法》标准,需截取平行于轧制方向的纵向金相试样,根据观察到的非金属夹杂物的形态、分布,以判别夹杂物的类型,同时可根据晶粒被拉长的情况估计出材料所经受的变形程度。检验奥氏体不锈钢中铁素体时,应根据 GB/T 13298《金属显微组织检验方法》和 GB/T 13305《不锈钢中 α-相面积含量金相测定法》,在放大 100倍下观察横向和纵向,确定有无铁素体存在。检验晶粒度时应根据 GB/T 6394《金属平均晶粒度测定法》,一般选取横向试样。对钛合金、纯钛材料制成的锻件进行金相检测时,应截取横向试样,参考 GB/T 13810 的检测方法对组织类型进行鉴别,钛合金组织类型应在 A1～A9 的范围内,纯钛材料平均晶粒度应不粗于 5 级。

10.2.2　力学性能

金属拉伸试验是一种很普通的机械性能试验方法,能清楚地反映材料受外力时表现出的弹性、塑性、断裂过程。主要参考标准为 GB/T 228.1《金属材料　拉伸试验　第 1 部分:室温试验方法》。

拉伸试验时,以力为纵坐标,以伸长为横坐标记录所得的拉伸过程曲线,将其称为拉伸图,即力-伸长曲线(F-ΔL 曲线),如图 10.1 所示,它也可通过应力-应变曲线表示。曲线的初始阶段通常有一条直线段(见图中 O-a),称为线性弹性区,在这一区段内应力与应变成正比关系,其比例常数,即直线的斜率称为材料的弹性模量(杨氏模量)。一些材料,特别是常用钢材的应力-应变曲线中存在一段水平阶段 c-e[见图(a)],此阶段的特点是 $d\sigma/d\varepsilon = 0$,即应力不增加而应变继续增加,这种现象称为材料的屈服(yield)。应力-应变上的平台称为屈服平台,这时的应力称为屈服强度或屈服应力,是判别材料是否进入塑性状态的重要参数。

对于没有明显屈服平台的材料,工程上通常规定产生 0.2% 塑形应变所对应的应力值作为屈服应力,称作条件屈服应力,用 $\sigma_{0.2}$ 表示。具有明显屈服阶段或断裂时有明显塑性变形的材料称为韧性材料,某些材料如铸件、陶瓷等发生断裂前没有明显的塑性变形,这类材料称为脆性材料。

使材料完全丧失承载能力的最大应力称为极限强度,即图 10.1 中的点 f。对于铸件等脆性材料,试样发生断裂的应力即为其极限强度。对于结构钢等韧性材料,在经过屈服阶段后还会有一个强化阶段,即 $d\sigma/d\varepsilon$ 不再等于零而是大于零,在 f 点处,拉伸试件的某一界面开始出现局部变形,截面变细,出现所谓颈缩现象。颈缩后的材料已经完全丧失承载能力,发生颈缩时的应力即为韧性材料的极限强度。

GB/T 228.1 中对力学试验的试样加工制备、标距的选择、试验速度的控制等都做了详细的规定。

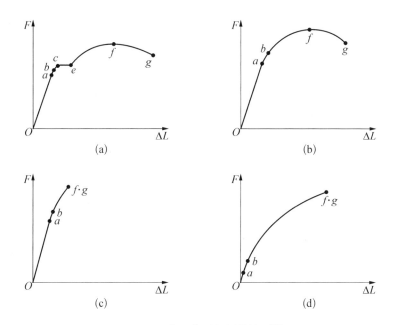

图 10.1　常见典型材料拉伸图[3]
(a) 中碳钢调质后;(b) 中、高强度钢;(c) 淬火钢;(d) 铸铁

10.2.3　硬度

硬度反映了材料弹塑性变形特性,是一项重要的力学性能指标。硬度的试验方法很多,基本可分为压入法和刻画法两大类。在压入法中,根据加载速度不同又分为静载压入法和动载压入法(弹性回跳法)。在静载压入法中根据载荷、压头和表示方法的不同,又分为布氏硬度、洛氏硬度、维氏硬度、显微硬度、肖氏硬度和邵氏硬度等多种。

1) 布氏硬度

布氏硬度的测定原理是用一定大小的载荷 $P(\text{kgf})$,把直径为 $D(\text{mm})$ 的淬火

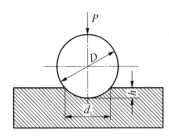

图 10.2　布氏硬度计试验原理

钢球压入被测金属的表面,如图 10.2 所示。保持一定时间后卸除载荷,用金属压痕的表面积 $F(\text{mm}^2)$ 除载荷所得的商值即为布氏硬度值,其符号用 HB 表示。

2) 洛氏硬度

洛氏硬度试验也是一种压入硬度试验,但它不是测定压痕面积,而是测量压痕的深度,以深度的大小表示材料的硬度值。

洛氏硬度试验的压头采用锥角为 $120°$ 的金刚石圆锥或直径为 1.588 mm 的钢球。载荷分两次施加,压头在预载荷 P_0(98.1 N)作用下压入试件深度为 h_0 时的位置。h_0 包括预载荷所引起的弹性变形和塑性变形。

加主载荷 P_1 后,压头在总载荷 $P(P=P_0+P_1)$ 的作用下压入试件。

去除主载荷 P_1,但保留预载荷 P_0 时压头的位置,压头压入试样的深度为 h_1。由于 P_1 所产生的弹性变形消除,所以压头位置提高了 h,此时压头受主载荷作用,实际压入的深度为 $h=h_1-h_0$。实际代表主载荷 P_1 造成的塑性变形深度。

h 值越大,说明试件越软;h 值越小,说明试件越硬。为适应人们习惯认为的数值越大硬度越高的概念,则规定,用一常数 K 减去压痕深度 h 的数值来表示硬度的高低。

为了能够用一种硬度计测定从软到硬的金属材料硬度,扩大洛氏硬度的测量范围,可用不同的压头和不同的总载荷配成不同标度的洛氏硬度。洛氏硬度共有 15 种标度供选择,它们分别为 HRA、HRB、HRC、HRD、HRE、HRF、HRG、HRH、HRK、HRL、HRM、HRP、HRR、HRS、HRV。

3) 维氏硬度

维氏硬度的测定原理基本上和布氏硬度相同,也是根据压痕单位面积上的载荷来计量硬度值;所不同的是,维氏硬度试验的压头不是钢球,而是金刚石的正四棱锥体。正四棱锥的两对面夹角 φ 为 $136°$,底面为正方形,如图 10.3 所示。

试验时,在载荷 $P(\text{kgf})$ 的作用下,试样表面上压出一个四方锥形的压痕,测量压痕的对角线长度 $d(\text{mm})$,借以计算压痕的表面积 $F(\text{mm}^2)$,以 P/F 的数值表示试样的硬度值,用符号 HV 表示。

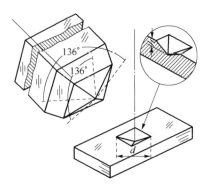

图 10.3　金刚石的正四棱锥体压头

4）显微硬度

显微硬度的测量原理与维氏硬度一样，也是用压痕单位面积上所承受的载荷表示。只是试样需要抛光腐蚀成金相显微试样，以便测量显微组织中各相的硬度。

测定之前，先要将待测磨料制成反光磨片试样，置于显微硬度计的载物台上，通过加负荷装置对四棱锥形的金刚石压头加压。负荷的大小可根据待测材料的硬度不同而增减。金刚石压头压入试样后，在试样表面上产生一个凹坑。把显微镜十字丝对准凹坑，用目镜测微器测量凹坑对角线长度。根据所加负荷及凹坑对角线长度就可计算出所测物质的显微硬度值。

由于所用金刚石压头的形状不同，显微硬度又分为维氏（Vickers）显微硬度和努氏（Knoop）显微硬度两种。

10.3　化学性能评价标准与检测

化学分析法是以物质的化学反应为基础而建立的分析或分离方法，如滴定分析法、重量分析法、以显色反应为基础的光度法等分析方法，以及化学定量分离（沉淀、萃取等）。这种方法历史悠久，仪器简单，结果准确，是分析化学的基础，所以又称经典分析法。

以不锈钢为例阐述化学分析法。

1. 碳量的测定

碳是钢铁的重要元素。它对钢铁的性能起着非常重要的作用。碳是区别铁与钢，决定钢号、品级的主要标志。正是由于碳的存在，才能用热处理的方法来调节和改善其机械性能。一般来说，随着碳含量的增加，钢铁的硬度和强度也相应提高，而韧性和塑性却变差。

通常，钢中的含碳量为 $0.05\%\sim1.7\%$，铁中的含碳量都大于 1.7%。把碳小于 0.03% 的钢称作超低碳钢。

碳在钢铁中主要以两种形式存在。一种是游离碳，可直接用"C"表示；另一种就是化合碳，即铁或合金元素的碳物物，可用"MC"表示。前者一般不与酸作用，即使是高氯酸发烟也无济于事。后者一般能溶解于酸而被破坏。这正是将两者分离与测定的依据。在钢中一般是以化合碳为主，游离碳只存在于铁及经退火处理的高碳钢中。各种形态的化合碳的测定属于相分析的任务，在成分分析中，通常只测其总量。

总碳量的测定方法虽然很多，但通常都是将试样置于高温氧气流中燃烧，使之转化为二氧化碳再用适当方法测定，如气体容量法、吸收重量法、电导法、电量法、非水滴定、光度滴定、色谱法、微压法及红外吸收法等。作为分解试样的高温炉不外乎是电阻炉（立、卧式），高频炉及电弧引燃炉等。目前应用最多的仍然是燃烧–

容量法、滴定法、电导法、电量法。用高频-红外分析仪测定碳硫也将日益增多。

2. 硫量的测定

硫在钢中主要以非金属夹杂物的形式存在,可以引起钢的热脆性,降低钢的机械性能,特别是钢的疲劳极限、塑性及耐磨性等,同时对钢的耐蚀性及可焊性也有不利影响。然而,在某些钢中加入适量的硫却能起到改善切削性、加工性能及磁性等作用。钢中硫含量通常不大于 0.05%,高级钢则小于 0.02% 或更低。硫是钢中易偏析的元素之一。

测定硫的方法有许多。经典的硫酸钡重量法目前只适用高硫的测定。燃烧-滴定法具有简单、快速、适用面广、准确度好的特点。

3. 磷量的测定

磷在钢中一般被看成是有害元素,它能使钢产生冷脆,降低钢的冲击韧性。钢中的磷主要以固溶体——磷化物(如 Fe_2P、Fe_3P、磷酸盐等)形式存在,并常呈离析状态。在测定磷时,分解试样不能直接用还原性酸,否则就有可能有部分磷生成磷化氢而逸失,造成结果偏低。

磷铋钼蓝光度测定法提要:试样经酸溶解后用高氯酸氧化,使磷全部转为正磷酸并破坏碳化物,然后在铋盐的存在下,用乙醇加速和稳定显色,以抗坏血酸还原磷铋钼杂多酸为磷铋钼蓝,测其吸光度,求得分析结果。

4. 硅量的测定

硅是钢中常见的有益元素之一。硅在钢中有强烈的固溶强化作用,能大大提高钢的强度、硬度和弹性极限。硅存在于钢中的主要形态是 FeSi、MnSi 或更复杂的 FeMnSi 等。硅只与氢氟酸作用,是其一大特点,但是它却溶解于强碱之中。

在测定硅的方法中,由于重量法及容量法操作冗长、繁杂,故仅用于测定高硅或仲裁分析。光度法具有简单、快速、准确的特点,是目前实际应用最广泛的方法。

硅钼蓝光度测定法提要:试样经酸溶解后,硅为可溶性的,在微酸性溶液中,正硅酸与钼酸铵生成硅钼杂多酸。在草酸存在下用亚铁还原为钼蓝,借此进行比色测定,有色离子的干扰用空白来抵消。

5. 锰量的测定

锰是钢中的有益合金元素之一。钢中加锰可提高其强度、耐磨性、硬度和淬透性,并降低其热脆性。锰在钢中的主要存在形式是硫化锰(MnS),有的也为其他形式的化合物,如 Mn_3C、FeSiMn、MnSi 等。锰可溶于稀酸中,且为多价元素,其三价、七价化合物具有灵敏的紫红色,是分析中的重要特征。

经典的重量分析法应用较少,滴定法和光度法由于其简单、快速、准确、稳定的特点,应用广泛。

高碘酸钠(钾)光度测定法提要:试样经酸溶解后,在硫酸、磷酸介质中,用高碘酸钠(钾)将二价锰氧化至七价锰,以此进行比色测定。

6. 镍量的测定

镍是钢中重要的合金元素之一。镍可以提高钢的机械性能,增加钢的强度、韧性、耐热性,增加钢的防腐性、抗酸性及其导磁性等。镍在钢中主要以形成固溶体和碳化物的形式存在。

镍-丁二肟沉淀重量法,由于其简单、准确的特点,已纳入许多国家的标准中。而丁二肟光度法也因其简单、快速、准确,被广泛应用。

镍分光光度测定法提要:试样先经酸溶解,当氧化物存在时,在碱性溶液中,镍离子与丁二酮肟形成酒红色配合物进行比色测定,再加入柠檬酸配位金属离子。

7. 铬量的测定

铬是钢中常见的残余元素及合金元素之一。铬在钢中能够改善钢的淬透性,提高力学性能、耐磨性和抗氧化、耐腐蚀性能等。铬在钢中的存在形态较复杂。有与铁生成的固溶体、碳化物(Cr_4C、Cr_7C_3、Cr_3C_2 等)、硅化物(Cr_3Si 等)、氮化物(CrN、Cr_2N 等)及氧化物(Cr_2O_3 等)等形态。其中,铬的碳化物及氮化物较稳定。

铬的测定方法很多。基于铬的氧化还原特性而建立的滴定法是最经典也是最常用的测定方法。而分光光度法是分析微量铬的有效方法。

过硫酸铵氧化容量法提要:试样经酸溶解后,在硫酸、磷酸介质中,以硝酸银为催化剂,用过硫酸铵将铬氧化成六价、用硫酸亚铁铵滴定溶液滴定。

高氯酸氧化容量法提要:试样经酸溶解后,加高氯酸发烟将低价铬氧化至高价铬,然后以硫酸亚铁铵滴定溶液滴定。

8. 钼量的测定

钼是钢中的合金元素之一。钼可增加钢的强度又不致降低钢的可塑性和韧性,同时又能使钢在高温下具有足够的强度,能改善钢的冷脆性、耐磨性等性能。

钼在钢中的存在形式主要是碳化物(Mo_2C、MoC 等),所以不易溶解于稀硫酸及盐酸中,但是可溶解于硝酸中并使碳化物破坏。

测定方法提要:试样经酸溶解后,在硫酸介质中,加抗坏血酸将钼还原成五价,使之与硫氰酸盐生成红色配合物,进行比色测定。

9. 铜量的测定

铜通常是钢中的有害元素和残余元素之一,铜可以降低钢的机械性能和破坏钢的焊接性能,但铜有代镍的作用,因此有时又特意加入一定量的铜以提高钢的退火硬度和降低成本。不锈钢中加入一定量铜可以提高其耐盐酸腐蚀的功能。

铜在钢中主要以固溶体及少量极微细的夹杂物(如 Cu_2O,CuS 等)的形式存在。铜不溶解于稀盐酸及稀硫酸之中,却易溶解于稀硝酸、热的浓硫酸及盐酸、过氧化氢中。

测定方法提要：试样经酸溶解后，分取部分试液，用柠檬酸铵配位铁等干扰元素，加入氨水使溶液呈氨性，以 EDTA 掩蔽镍、钴等，加入铜试剂与铜生成棕黄色胶体溶液，用阿拉伯树胶保护胶体，进行比色测定。

10. 氮量的测定

钢铁中的氮主要来源于空气，也有以氮化锰、氮化铬等铁合金做原料加入的。氮对钢的性能和质量有着明显的影响，过量的氮会降低钢的韧性和磁导率；但是适量的氮在钢中能促进晶粒细化，起到提高钢的硬度和强度的作用。

钢铁中氮主要以氮化物的形式存在，还有一部分形成固溶体。氮在钢中的溶解度随着某些合金元素的浓度增加而增加。其测定方法基本上可分为两大类，即化学法和仪器法[4]。

10.4　表面缺陷的液体渗透检测

这里介绍检查植入物材料表面缺陷的液体渗透检测，详细见参考文献[2]。

10.4.1　检测标准

国家药品监督管理局于 2002 年 9 月发布、2003 年 4 月实施中华人民共和国医药行业标准 YY/T0343：2002《外科金属植入物液体渗透检验》。该标准并非等效采用国际标准 ISO9583：1993《外科植入物-无损检验-外科金属植入物液体渗透检验》，将国际标准中引用的 ISO3452：1984《无损检验-渗透检验-一般原理》相应条款的内容列出，详见该标准的采用说明。为降低检验成本，采用国产的渗透材料，引用中华人民共和国航空部标准 HB/Z61：1998《渗透检验》中相应的条款，对渗透材料的选用与质量控制做出规定。该标准中选用黑光灯设备，等效采用美国标准 ASTM F601：1992《外科植入物荧光渗透检验规范》中相应条款。该标准中附录 A、附录 B 均为规范性的附录。附录 A 等同 ISO9583 中的附录 A《外科金属植入物表面不连续性缺陷的可接受极限水平》；附录 B 等同 ISO3452《检验程序》。该标准涉及的无损检测术语参见 GB/T 12604—3：1990《无损检测术语渗透检测》。

10.4.2　液体渗透检验体系分类与选择

液体渗透检验体系分类如下：

1）按检验方法划分

（1）荧光渗透检验。

（2）着色渗透检验。

（3）双用（荧光/着色）渗透检验。

2）按渗透剂类型（去除多余渗透剂的方法）划分

（1）水洗型。

（2）后乳化型。

（3）溶剂去除型。

3）按外科金属植入物产品划分

（1）按产品型式分：关节假体系列、骨接合植入物金属接骨板、金属接骨螺钉、髓内针、脊柱内固定系列、铰锁髓内钉系列等。

（2）按选用金属材料分：不锈钢、钛及钛合金、钴基合金、镍钛形状记忆合金等。

根据上述产品型式结构、加工批量、表面粗糙度、铸造或锻造工艺等因素，选择适合的渗透检验体系。选择最佳渗透方法应考虑以下诸多方面的问题：

（1）显示出零件表面上值得注意的开口缺陷。

（2）不影响材料或零件的使用寿命。

（3）不至于在经济上造成不可接受的成本花费。

（4）不至于太费时而过度影响生产计划。

渗透剂的选择也同样重要，理想的渗透剂应具备以下的性能：

（1）能容易地渗入零件表面细微的缺陷中去。

（2）能停留在表面开口的缺陷中，即使是浅而宽的开口缺陷，渗透剂也不容易从缺陷中清洗出来。

（3）不容易挥发，不会很快地干在零件表面上。

（4）容易从被涂覆过的零件表面上清除掉。

（5）易于从缺陷中吸附到零件表面上来，即使缺陷很细微，也要易于吸附到零件表面上来。

（6）扩展到薄膜时，仍有足够的荧光亮度或颜色强度。

（7）当暴露于热、光及紫外线下时，化学与物理性能稳定，有持久的荧光亮度或颜色强度。

（8）不受酸和碱的影响。

（9）在存放和使用过程中，各种性能稳定，不分解、不浑浊、不沉淀。

（10）对被检材料和存放容器无腐蚀。

（11）无不良气味。

（12）闪点高，不易着火。

（13）无毒、对人体无害，不污染环境。

（14）价格便宜。

任何一种渗透剂不可能全面达到理想的程度，只能尽量接近理想水平。每种渗透剂的配制都采取折中的方案。如水洗型渗透剂突出从被涂覆过的表面上易于去除的性能;后乳化型渗透剂突出能保留在浅而宽的缺陷中的特点;自显像型渗透剂则可减少喷涂显像粉的一项程序。因此,选择时应做大量的试验验证工作,最后确定适合检验骨科金属植入物产品的渗透体系。渗透检验方法的优先选择如表10.8所示。表10.9用于根据被检件表面状态和不连续类型进行荧光渗透检验方法的选择。

表 10.8　渗透检验方法的优先选择

	缺 陷 类 型	渗透剂	显像剂
1	单一浅而宽的缺陷,细致缺陷; 群组缺陷	FB FA,FB	S D
2	小零件批量连续	FA,FB	W,D
3	少量零件不定期检验及大零件局部	FC,VC	S
4	表面粗糙的锻铸件; 中等粗糙的精铸件; 车、磨及抛光面; 螺纹和键槽; 焊接及其他缓慢起伏的凹凸面	FA FA,FB FB,VC FA,VA FA,VA,FC,VC	D,W,N D S D D,S

注:FA—水洗型荧光渗透剂;FB—后乳化型荧光渗透剂;FC—溶剂清洗型荧光渗透剂;VA—水洗型着色渗透剂;VC—溶剂清洗型着色渗透剂;D—干粉显像剂;W—含水湿显像剂;S—非水湿显像剂;N—自显像。

表 10.9　荧光渗透检验方法的选择

荧 光 类 型	抛光或光滑表面上浅而细的不连续	光滑或粗糙表面上一般细而致密的不连续	非常粗糙的铸件表面	钛合金、钴铬钼合金不锈钢
水洗型 一般灵敏度 高灵敏度	1 1	1 1	4 4	1,6 1,6
后乳化型 一般灵敏度 高灵敏度	1 1	1 1	4 4	1,6 1,6
溶剂去除型 一般灵敏度 高灵敏度	2,3 2,3	3 3	3,4 3,4	3,6 3,6

注:1—应避免过清洗;2—不推荐用溶剂去除型,只用干的纸或布擦拭材料;3—若用溶剂去除型,用量要尽量少,擦拭材料时应不完全浸透,以防止过度去除渗透剂;4—后乳化型渗透剂会在粗糙表面留下过多的本底,为使灵敏度损失少应选高灵敏度类型;5—显像剂的类型对灵敏度有重大影响,非水湿润或薄膜型显像剂是最灵敏度的,接下去依次是:干显像剂、湿显像剂和无显像剂(自显像型);6—用低硫-氯化物渗透剂及/乳化剂或去除剂;7—当涉及粗糙铸件或其他物件时,也可采用一种另外的低灵敏度的渗透剂来检验。

10.4.3　渗透检验的装置

（1）暗室。

（2）渗透操作台：一字型、U 字型或 L 字型整体排列工作台。

（3）黑光灯：探伤需要波长为 365 nm 的黑光束，激发荧光距离 380 mm 处，黑光强度大于 800 $\mu W/cm^2$。

（4）防护装置：防护眼镜、防腐蚀手套等。

（5）渗透装置：带盖渗透槽及滴落架。

（6）乳化装置：带盖乳化槽及滴落架。

（7）水洗装置：热水器、喷淋头、水压表。

（8）干燥装置：干燥箱或热风循环干燥装置及吹风机。

（9）显像装置：喷撒显像粉工装。

（10）检查台：带滤光片的黑光灯、酒精、脱脂棉、擦拭用纸或布。

（11）控制检验程序灵敏度校验用试片：五点试片。

（12）校验黑光灯用仪器：黑光强度测试仪。

10.4.4　渗透检验基本程序

渗透检测操作的基本程序为渗透、清洗、显相和检验，具体检测流程如图 10.4 所示，下面以后乳化荧光渗透检验程序为例来具体说明。被检测工件为机械加工后的半成品或成品，检测前要求进行酸洗或碱洗以去油脂，并进一步清洗干燥。

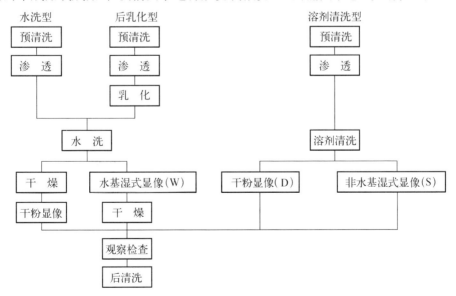

图 10.4　渗透检测的基本操作程序

检测程序：渗透→滴落→预水洗→乳化→水洗→干燥→显像→评价→记录→后清洗。

具体操作流程（条件）：渗透时间为 20～30 min→滴落时间为 1 min→预水洗温度小于 40℃、喷淋角度为 45°→乳化时间小于 1 min（乳化剂浓度为 2％～5％）→水洗温度小于 40℃、喷淋角度为 45°→干燥（吹干或烘干温度小于80℃）→显像时间小于 10 min→评价真实痕迹→记录检验日期、人员、环境、渗透方法、缺陷形式（画图描述或照相）→后处理（检测合格产品超声波后清洗；检测不合格产品即可在尺寸允许条件下重新加工，再进行渗透检验，也可按报废程序处理）。预水洗操作如图 10.5 所示，渗透、滴落、乳化操作如图 10.6所示。

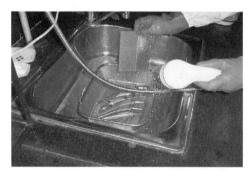

图 10.5　预水洗操作

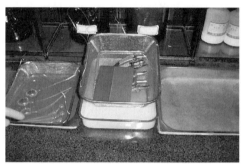

图 10.6　渗透、滴落、乳化操作

10.4.5　显示的解释和缺陷评定

渗透剂显示是缺陷存在的依据，但并不代表所有渗透剂显示都是缺陷引起的。为正确地解释显示，通常将渗透剂显示分为真实显示、不相关显示和虚假显示三类。

1）真实显示

指裂纹、夹杂、疏松、折叠、分层等真实缺陷所引起的渗透剂显示。

2）不相关显示

一类不相关显示是零件的加工工艺所固有的，如装配压痕、压印、铆接印等产生的显示。另一类不相关显示是由零件的结构类型引起的，如键槽、花键、装配结合缝引起的显示。这些显示是零件上不连续处造成的。还有一类不相关是由划伤、刻痕、凹坑、毛刺、焊斑或铸件上松散的氧化皮等原因引起的，目视检验可以发现。

3）虚假显示

由零件表面渗透剂污染所造成的显示。虚假显示从显示特征分析很容易辨别,若用酒精浸渍的棉球擦拭,虚假显示容易擦掉,且不重新出现。

表面缺陷是指材料制备和加工过程中,在工件表面形成的局部切除或遗留的不正常痕迹。缺陷有多种类型,皆为不连续缺陷,一般分为单个缺陷(气孔夹杂)和成组缺陷(疏松、裂纹等)。

1) 单个缺陷

气孔是当零件浇注时,有气体进入;在铸件凝固时,气泡没能排出来,而在零件内部形成大致呈球形的缺陷。如金属接骨钢板,若在中间两个配合用孔两侧产生单个缺陷(气孔夹杂),由于接骨螺钉与金属接骨钢板配合时产生应力集中,故会发展成严重缺陷,大多数钢板的断裂都处在此位置,此为疲劳断裂。

2) 成组缺陷

疏松是铸件在凝固结晶过程中,补缩不足而形成的不连续、形状不规则的孔洞。

铸件裂纹是铸造的金属液在接近凝固温度时,相邻区域冷却速度不同而产生的内应力,在凝固收缩过程中,由于内应力的作用,使铸件产生裂纹。如铸造髋关节假体柄部的应力区。

缝隙是在滚轧、拉制棒材过程中,棒材表面上产生的一种沿纵向方向很直的表面缺陷。如铰锁髓内钉(主钉)、梅花针、细针、固定钉等。

材料表面缺陷的评定原则是,单个缺陷尺寸≤0.25 mm 时可忽略,线性缺陷尺寸长/宽≥3/1 时不能接受。事实上,液体渗透检验方法检出的缺陷,通常从检测方法本身是难以将它们区分为无害或有害的,这个属于产品设计人员和检验人员的共同职责。检验人员必须观察和解释的是材料表面缺陷的显示,具体骨科金属植入物产品可接受或拒绝的渗透检验依据见相应的产品标准。

10.5　生物学性能评价标准与检测

为确保医疗器械在临床使用时的安全性,在完成物理、化学、机械与加工质量等检测后,必须进行生物学评价试验,以便提供有关安全性的可靠数据和资料。

生物学评价标准主要是针对直接与人体接触或在体内使用的医疗器械,提供一套生物学评价程序,通过微生物试验(体外试验)和动物试验(体内试验)评价医疗器械对细胞和动物体的有害作用,并通过以上试验综合评价推测在临床使用时是否安全。国际标准代号为 ISO 10993 系列[5],由国家食品药品监督管理局济南医疗器械质量监督检验中心负责转化为我国国家标准,代号为 GB/T 16886 系列,如表 10.10 所示[6]。

表 10.10　生物相容性检测国家标准

标　准　号	标　准　名　称
GB/T 16886.4—2003	医疗器械生物学评价第 4 部分：与血液相互作用试验选择
GB/T 16886.5—2003	医疗器械生物学评价第 5 部分：体外细胞毒性试验
GB/T 16886.6—1997	医疗器械生物学评价第 6 部分：植入后局部反应试验
GB/T 16886.10—2000	医疗器械生物学评价第 10 部分：刺激与致敏试验
GB/T 16886.11—1997	医疗器械生物学评价第 11 部分：全身毒性试验

由于生物学试验依赖于动物模型和微生物模型，加上人体与动物间的差异，在某些情况下，在动物体内出现的组织反应不一定在人体内同样出现，在基于动物的生物学评价中获得的好评价，在病人身上也许会产生不良反应，因此，需要在临床研究中进一步评价，以确保大范围临床使用时的安全性。

国际标准化组织(ISO)和美国材料试验协会（ASTM）都给出了生物材料和医疗器械的生物学评价项目选择指南，评价理念基于理化表征试验，结合临床历史资料进行风险分析评价，再辅以相关生物体内、外试验进行资料的补充与再评价，大致流程如图 10.7 所示。

ISO 和 FDA 提出了几项帮助医疗器材制造商选择生物材料试验的项目，详见本书第 5 章表 5.1。为确保医疗器材的生物相容性，要求所有医疗器材均须通过细胞毒性、刺激和致敏三项测试。经以上三方面的评估后，再按表 5.1 确认所需要进行的其他试验[6-9]。

根据 GB/T16886(见表 10.10 中 GB/T 16886.5—2003)，与骨科植入物材料相关的主要检测内容如下[2]：

1. 细胞毒性试验

细胞毒性的检验是所有医疗器材必做的测试项目，是一切生物材料首选的评价方法。它测定生物材料和医疗器械或其浸提液对细胞溶解（细胞死亡）、抑制细胞生长及其他毒性作用。标准中阐述了多项可以评估材料造成的急性生物毒性测试方法，这些测试方法均先在培养皿中培养源自人类或老鼠的细胞，细胞以分裂的方式达到测试所需的细胞数目。常用的直接接触法包括琼脂扩散方法和滤过扩散方法。一般体内材料应不大于细胞毒性 1 级，体外材料应不大于细胞毒性 2 级。

2. 刺激试验

刺激试验也称局部刺激试验。与人体接触的医疗器材可能会释放对皮肤、黏膜或眼睛有刺激反应的化学物质。许多化学物质都能造成实时或慢性刺激反应，包括材料的添加物、制作过程或生产中的催化剂，或污染物质，如因环氧乙烷灭菌后所残留下的物质等。这些化学物质若没有降低到一定的程度，就会造成人体的

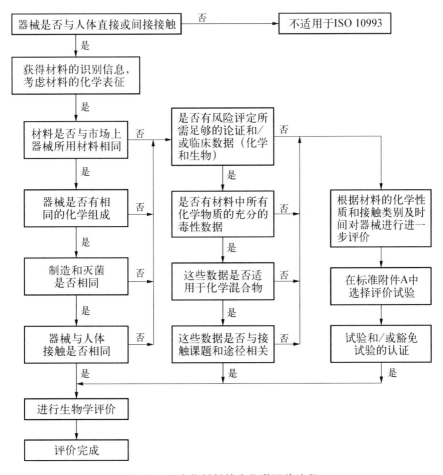

图 10.7　生物材料的生物学评价流程

刺激反应。刺激试验是利用材料或其浸提液做试验,来评价生物材料和医疗器械的潜在刺激源。根据生物材料和医疗器械的具体使用部位,可选择性进行皮肤刺激试验、皮内刺激试验或黏膜刺激试验等,常使用兔子做试验。

3. 致敏试验

过敏通常是因为重复或长期与化学物质接触而引起的免疫系统反应。人体对于生物材料的过敏反应多是经皮肤细胞接触所造成的。过敏试验常用材料或其浸提液做试验,从而评价生物材料和医疗器械的潜在过敏源。常用的方法有最大剂量法和接触斑贴法,根据动物(如豚鼠)皮肤的红肿情况判定过敏反应的程度。

4. 全身毒性试验

全身毒性试验包括全身急性毒性、全身亚急性(亚慢性)毒性试验以及全身慢性毒性试验。全身急性毒性试验是用材料或其浸提液,通过单一或多种途径由动物模型做试验,评价其急性有害作用。常用生理盐水浸提液进行小鼠尾静脉注射,用植物油浸提液进行小鼠腹腔注射。在注射后 24 h、48 h 和 72 h 观察小鼠的体重变化、运动和呼吸状态,以及死亡情况。全身亚急性(亚慢性)毒性和全身慢性毒性试验是通过多种途径、在不到试验动物寿命的 10% 时间内(如大鼠最多到 90 天),测定生物材料和医疗器械的有害作用。

5. 植入试验

将生物材料和医疗器械植入动物的合适部位(如皮下、肌肉或骨),观察一定时期(短期为 7、15、30、60、90 天,长期为 180、360 或 720 天)后,评价对活体组织局部毒性作用。主要通过病理切片观察组织变化。根据产品使用部位可选择皮下组织植入试验、肌肉植入试验或骨内植入试验。

6. 血液相容性试验

将生物材料与血液直接接触,观察溶血、血栓的形成、血浆蛋白、补体系统酶等。需检测的血液相容性参数包括凝血时间、蛋白吸附测定、血小板黏附测定、凝血酶原时间试验、血浆复钙时间试验、白细胞免疫功能的测定以及末梢静脉血栓形成试验等。

GB/T16886 规定,对长期植入和永久性植入物所用的生物材料必须进行严格的生物学安全性评价。以上这些试验是评价一个材料生物相容性资料的重要组成部分。有了这些数据资料,结合理化性能表征和临床历史资料风险分析报告,通过综合评估就能得到一份较为完整的评价资料。

参考文献

［1］　国家食品药品监督管理局. 医疗器械临床试验规定. 国家食品药品监督管理局令第 5 号［S］. 2004.

［2］　葛世荣,王庆良. 人体生物摩擦学［M］. 第 3 章人体生物摩擦学中的生物材料. 北京:科学出版社,2008.

［3］　GB/T 228. 1《金属材料 拉伸试验 第 1 部分:室温试验方法》［S］.

［4］　天津医疗器械质量监督检验中心《外科植入物相关标准培训》［G］.

［5］　ISO 10993 - 1:1997. Biological evaluation of medical devices-Part 1:Evaluation and testing［S］.

［6］　GB/T 16886 系列标准［S］.

［7］　奚廷斐. 医疗器械生物学评价(一)［J］. 中国医疗器械信息,1999,5(3):4 - 9.

［8］　奚廷斐. 医疗器械生物学评价(二)［J］. 中国医疗器械信息,1999,5(4):9 - 14.

［9］　奚廷斐. 医疗器械生物学评价(三)［J］. 中国医疗器械信息,1999,5(5):9 - 16.

第 2 篇结束语
骨科植入物材料的发展展望

生物医用材料的研究和临床应用已经历了三个发展阶段。

20 世纪 60 年代至 80 年代,在对工业化的材料进行生物相容性研究的基础上,开发出了第一代生物医用材料。第一代生物医用材料主要有三大类:不锈钢、钛及其合金以及钴基合金等金属材料;碳素、氧化铝、氧化锆等生物惰性陶瓷材料;以及硅橡胶、超高分子量聚乙烯等有机高分子材料。这一代生物医用材料的最大特点是材料本身的"生物惰性",它们在人体内相对稳定,不易分解或生物降解;同时材料本身具有良好的生物相容性和理想的免疫反应性,而且其力学强度和物理性能适宜,能与人体环境很好地相匹配,保证植入材料与生物组织的形变相协调。

从 20 世纪 80 年代到 90 年代,生物医用材料领域的重点逐渐由生物惰性转向生物活性,开发了第二代生物医用材料及产品。第二代生物医用材料主要包括两大类:第一类是以生物活性玻璃、陶瓷和玻璃陶瓷等为代表的具有生物活性的硬组织植入材料,这些材料的显著特点是本身具有生物活性,如玻璃态生物活性玻璃(组成为 $Na_2O- CaO -P_2O_5 - SiO_2$)以及羟基磷灰石(分子式为 $Ca_{10}(PO4)_6(OH)_2$);另一大类是生物降解性医用材料,包括可生物降解吸收的骨水泥、陶瓷及生物降解性高分子材料等,其特点是材料在机体中随着主体器官的修复、组织的再生和伤口的愈合而逐渐被生物降解和吸收,并最终为机体再生的组织和器官所替代。这一类材料的缺点是材料本身并不具有生物活性,也不能主动参与机体的生理活动。例如,与生物活性玻璃不同,生物降解性 β-磷酸三钙陶瓷(β- TCP)在骨组织工程中,并不具有诱导成骨活性,在临床应用中材料本身只起支架作用,随着新骨组织的生成,磷酸钙基逐渐被降解吸收,并最终为新骨所替代。第二代生物医用材料最大的局限性在于材料本身并不能同时具有生物活性和生物降解性。

20 世纪 90 年代后期,开始研究能在分子水平上刺激细胞产生特殊应答反应的第三代生物医用材料。这类生物医用材料将生物活性材料与可降解材料这两个独立的概念结合起来,在可降解材料上进行分子修饰,引起细胞整合素的相互作用,诱导细胞增殖、分化,以及细胞外基质的合成与组装,从而启动机体的再生系统,其也属于再生医学的范畴。目前,第三代生物医用材料已成为国际材料前沿领域一个十分活跃的研究方向,在组织工程中已开始有广泛的临床应用[1]。

未来骨科植入物材料的研究将主要集中在以下几个方面:

(1) 改进和发展生物医用材料的生物相容性评价,使新的评价方法适应新兴生物医用材料的要求,能对材料与机体所有信息进行有机的全面研究和评价。

(2) 对第一、二代生物医用材料进行改性等研究,以达到良好的生物相容、耐蚀性、耐磨性、耐疲劳性以及与人体的生物力学相容性,延长其使用寿命。

(3) 研究新的降解材料,其趋势是开发具有特殊功能、安全可靠的新一代医用植入可降解材料。利用组织工程技术,通过将正常宿主组织细胞与可降解材料相结合,最终建立有特定功能和形态的新的组织和器官,从而达到修复和再造的治疗目的[2]。

(4) 研究新的药物释放体系和药物载体材料,如微包囊、微球药物释放等。

(5) 第三代医用材料的研发,特别是材料中含特定生长因子和基因,促进组织的再生。

(6) 研究具有全面生理功能的人工器官和组织材料,使其具有生理、生化、力学和生命的所有功能,真正实现受损器官的修复。

(7) 纳米技术和生物医用材料相结合。纳米生物医用材料以其独特的性能,展现出引人注目的应用前景。

参考文献

[1] 刘盛辉,郎美东. 新一代生物医用材料[J]. 高分子通报,2005,(6): 113-117.
[2] 奚廷斐. 生物医用材料现状和发展趋势[J]. 医疗器械信息,2006,12(5): 1-4.

索　引

"十二五"国家重点图书出版规划项目

国家科学技术学术著作出版基金资助项目

骨科植入物工程学

（下册）

王成焘　　葛世荣

靳忠民　　樊　铂　　等著

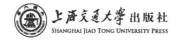

上海交通大学出版社

SHANGHAI JIAO TONG UNIVERSITY PRESS

内容提要

骨科植入物是骨外科治疗中广泛使用的医疗器械，它的品质对治疗效果具有重要的作用。在骨科学与工程学长期交叉融合的基础上，骨科植入物的设计制造已形成完整的知识体系。本书分上、下册，由四篇组成：在第 1 篇基础理论中，阐述了人体骨肌系统生物力学与生物摩擦学；在第 2 篇生物材料学中，阐述了骨科植入物所用传统材料谱系和新材料的特点及应用前景；在第 3 篇植入物设计中，阐述了创伤、脊柱、关节三大类植入物的设计原理及相关数据资料；在第 4 篇植入物制造工艺学中，分别阐述了金属与高分子材料加工以及特有的后处理技术。全书由王成焘教授带领他的团队，并邀请行业内专家共同撰写，其中有关植入物产品检测的内容，由长期主管该领域质量监控检测的相关专家执笔。希望本书对推进我国骨科植入物产品自主开发与创新有所贡献。

图书在版编目(CIP)数据

骨科植入物工程学：全 2 册／王成焘等著. —上海：
上海交通大学出版社，2016
ISBN 978 - 7 - 313 - 14079 - 1

Ⅰ. ①骨…　Ⅱ. ①王…　Ⅲ. ①骨疾病—外科手术—植入术　Ⅳ. ①R687.3

中国版本图书馆 CIP 数据核字 (2016) 第 278960 号

骨科植入物工程学(下册)

著　　者：王成焘等
出版发行：上海交通大学出版社　　　　　　　　地　　址：上海市番禺路 951 号
邮政编码：200030　　　　　　　　　　　　　　电　　话：021 - 64071208
出 版 人：郑益慧
印　　制：苏州越洋印刷有限公司　　　　　　　经　　销：全国新华书店
开　　本：710 mm×1000 mm　1/16　　　　　　总 印 张：64
总 字 数：1192 千字
版　　次：2016 年 10 月第 1 版　　　　　　　　印　　次：2016 年 10 月第 1 次印刷
书　　号：ISBN 978 - 7 - 313 - 14079 - 1/R
定价(全 2 册)：398.00 元

序　一

　　人类经过近百年的努力,终于在 20 世纪 60 年代,由英国医生 Charnley 实现了用人工关节修复病损关节的梦想,并在临床获得推广应用。20 世纪 70 年代末期,国内尚较难引进国外产品。我们通过分析认为,中国的医学界及工程界通力合作、联合攻关,完全有能力把它制造出来,于是,我们和北京 621 所、北京钢铁研究总院、有色金属研究院的工程师们通力合作,通过不断的试验和改进,最终研制成功了我国第一个具有珍珠面的生物固定型人工关节,获得了国家科技进步奖一等奖。面对今天我国市场上琳琅满目的国产人工关节,回忆当年,不禁感慨万千。

　　我认识王成焘教授是在 20 世纪 80 年代末,当时他从德国进修回国,开始从事人工关节摩擦学的研究,在中国机械工程学会摩擦学分会发起成立了"生物摩擦学与植入物工程"专业委员会。我被聘请为该专业委员会的医学顾问,应邀参加了中国第一次人工关节工程学学术会议,后来又多次参加了该专业委员会的年会。在此之前,中华骨科学会也成立了人工关节学组,王成焘教授作为为数不多的工程界成员,几乎参加了所有的年会。他在会议上的学术报告给我们带来了很多工程研究的信息,受到医生们的欢迎,成为大家熟悉的工程界朋友。后来,他和戴尅戎院士合作从事个体化人工关节 CAD/CAM 技术和临床应用研究,获得 2004 年国家科技进步奖二等奖,我是评委之一,对他们的工作成绩给予了充分的肯定。

　　据我所知,王成焘教授在这二十多年中不仅带领他的团队开展工作,还在我国骨科植入物工程界开展了广泛的合作。今天,他把自己二十多年来的研究成果,以及他工程界同事们的工作成果集成,撰写了《骨科植入物工程学》一书,并获得国家科学技术学术著作出版基金的资助,我再次为他的工作成绩感到高兴。我非常支持这本专著的出版。中国骨科植入物工程界二十多年来在国家自然科学基金和各种省、部委科技基金的资助下,开展了大量的工作,确实应该把这些成果做一阶段性的总结。我相信这本著作的出版在我国骨科植入物工程界将会产生一种继往开来的作用。

　　很高兴接受王成焘教授的邀请为这本专著作序，衷心希望我国骨科植入物技术不仅在医学领域，而且在工程技术领域取得蓬勃的发展。

中国工程院院士
2016 年 3 月 11 日

序　二

　　人工关节自 20 世纪 80 年代引进我国骨科临床后,至今已有 30 多年的历史。这项技术不仅有力地推动了骨科临床技术的发展,同时也带动了全世界骨科植入物产业的迅猛发展,形成一个包括关节、脊柱与创伤三大类产品的医疗器械产业,并逐渐形成一个完整的技术体系,"骨科植入物工程学"这一名词应该是对这一体系的概括。

　　1987 年的烟台人工关节年会上,王成焘教授介绍了他所领导的上海交通大学团队在人工关节摩擦学和生物力学方面的研究成果,给我留下了深刻的印象,并由此建立了近 30 年的医工交叉合作。我们的合作范围几乎涉及彼此所感兴趣的各个内容,其中投入精力最多的是个体化人工关节的 CAD/CAM 与临床应用技术。这项合作不仅获得了国家和上海市科技进步奖项,还实现了产业化。王成焘教授在这二十多年里将他的研究进一步深入到骨科植入物工程领域的许多方面,和我国骨科植入物界广大学者和工程师们建立了密切的联系,这是他得以组织撰写这部专著的基础。

　　我国骨科植入物产业经历了早期起步的艰苦发展历程,今天已步入规模化、现代化、自主创新的新时期。在这一背景下,由王成焘教授组织中国的学者和工程师们撰写这本专著,是非常必要,也是非常及时的。我全力支持这本专著的出版,希望它能对我国骨科植入物产业的发展和创新技术人才的培养发挥积极的推动作用。同时,这本专著也将为骨科医学界的广大医务工作者提供参考。

中国工程院院士

2015 年 7 月 28 日

前　言

　　20 世纪中期,人工关节的诞生成为骨科学发展的巨大推力。由关节、脊柱、创伤三大类器械构成的骨科植入物产品链与现代骨外科临床技术相辅相成,将骨科学提升到一个全新的层面。为此,联合国世界卫生组织将 21 世纪第一个十年定为"骨与关节十年",成为全世界骨科领域的大事。

　　骨科植入物的设计与制造融合了当今人体生物力学、人体生物摩擦学、生物材料和数字制造各领域的理论与技术研究成果,形成了完整的理论与技术体系。随着国外骨科新技术的引入,中国骨科临床医学也取得了巨大的进步,并带动了中国骨科植入物产业的迅速发展。据统计,中国目前拥有骨科植入物企业 60 余家,2015 年总产值近 70 亿元人民币,成为我国医疗器械产业的一支重要的力量。可是,多年来我国企业的产品大多引用国外过期的专利,技术水平与国外相比存在很大差距,导致国内大城市的三甲医院基本上都采用国外进口产品。但大多数国外著名品牌植入物,特别是人工关节,主要根据欧美白色人种的解剖特征设计,满足特定地区人民的生活行为需求,与我国民众需求存在着一定的差异。随着我国经济的飞速发展和人民生活水平的提高,人民大众对健康的需求也不断提高,继衣食住行之后,医已经成为人民生活的第五大要素。13 亿人口的需求,将使中国在 21 世纪成为世界上最大的医疗市场,而且提出了开发适合中国患者特点产品的强烈需求。今天,世界上几乎所有著名厂商都已经进入中国。在这种形势面前,一部分中国企业走上了与国外合资或被国外大公司兼并的道路,也有一部分企业选择自主开发适合中国市场的新产品,通过提升科技水平谋求企业发展的道路,形成了一批具有一定规模和较高水平的、具有中国自主品牌的企业,这些企业在我国骨科植入物产业进步中已经并将进一步发挥重要的作用。

　　长期以来,我国自然科学基金、863 计划,以及各省、部委科学基金都非常支持骨科植入物基础理论和产品创新方面的研究工作。1984 年,我作为访问学者从德国 Karlsluhe 大学进修摩擦学回国,向当时中国科学院研究基金(自然科学基金的前身)申报了"人工关节摩擦学机理研究"课题并获得批准,从此开始了近 30 年的骨科植入物研究生涯。我非常感谢国家自然科学基金从 1984 年起直到我退休,对我和我的团队在人工关节领域研究工作从未间断的项目支持,如"非圆人工髋关节的设计理论和应用"、"人工关节计算机辅助设计"、"人工关节的计算机辅助制造关键技术研究"、"个性化人工关节的 CAD/CAM 技术和临床工程系统"等项目,特别是我主持的"中国力学虚拟人"国家自然科学基金重点项目(2006—2009 年)和"亚洲人种髋、膝关节特性研究和人工髋、膝关节基本设计"国家自然科学基金重大国际合作项目(2009—2011 年),使我们团队在理论与设计方面形成了比较完整的体系。

正是在这些项目的推动下,我们与医学界建立了广泛的医工合作,特别是与上海交通大学医学院附属第九人民医院戴尅戎院士开展了近 30 年的有关人工关节的合作研究,科研成果"个性化工人关节 CAD/CAM 技术和计算机辅助临床工程系统"先后获得上海市科技进步奖一等奖(2001 年)和国家科技进步奖二等奖(2004 年)。这些成果进一步被医学界引用,成果也进一步获 8 项省部级科学奖项和 18 项国家授权发明专利。这些成果通过产业化,建立了与产业界的密切合作。这里还应该感谢中国机械工程学会摩擦学分会,于 2000 年批准成立了下属的"生物摩擦学与植入物工程"专业委员会,并委托我主持了长达 12 年的工作,进一步加强了我国骨科植入物研究力量和企业专家的联系和交流合作。2013 年,我组织该专业委员会专家共同撰写的《人体生物摩擦学》专著,荣获中国机械工业科学技术奖二等奖。作为一个长期获得国家科研基金资助的学者,我觉得自己有责任把我们研究团队、合作企业专家所积累的科研成果集成,做一次系统的、阶段性的总结,撰写一本专著,留给后来的年轻学者及工程技术人员,为培养我国植入物自主创新人才作出贡献。

本书内容主要来自我们团队及合作专家的科研和产品研发成果,补充了一定的基本知识,使全书具有完整性。第 1 章总论主要由王成焘教授主持撰写,提出骨科植入物工程学由 5 大支撑学科和 4 大部分组成,并构成全书的体系。其中,植入物种类及其在临床中应用的适应证,邀请与我们长期合作的国内著名医院医学专家撰写,他们是:上海市第一人民医院王秋根教授、汪方副教授(1.2.1 节);上海市长征医院袁文教授、陈华江教授(1.2.2 节);上海交通大学医学院附属第九人民医院王友教授、严孟宁副教授(1.2.3 节);广州军区广州总医院张余教授、马立敏工程师(1.2.4 节);上海市华山医院陈世益教授、高凯副教授(1.2.5 节)。

基础理论部分由国家千人计划学者、英国利兹大学靳忠民教授主持撰写,并且由他为该部分撰写了结束语。其中,第 2 章与第 3 章生物力学部分由上海交通大学王冬梅副教授撰写。第4章生物摩擦学部分由靳忠民教授和他的国内外华人研究团队撰写，他们的工作被公认为处于国际领先地位，并与我们至今保持紧密的合作。

生物材料学部分由天津医疗器械质量监督检验中心（以下简称"中心"）教授级高级工程师齐宝芬、樊铂主持撰写，并为该部分撰写了结束语。其中，第5章由中心张鹏工程师撰写；第6章由中国科学院沈阳金属研究所杨柯教授和中心董双鹏工程师撰写；第7、8、10章由中心董双鹏、张述工程师撰写，其中，生物陶瓷材料部分由中国科学院上海硅酸盐研究所常江教授及其团队撰写；第9章由中国矿业大学罗勇副教授和上海交通大学李祥副教授合作撰写。

骨科植入物设计部分由王成焘教授主持撰写，并为该部分撰写了结束语。其中，第11章由上海交通大学陈晓军副教授、林艳萍博士和王成焘教授撰写；第12、14、17章由王成焘教授和上海大学华子恺副教授撰写，上海晟实医疗器械科技有限公司、江苏常州华森医疗器械有限公司提供了宝贵的资料；第13章最初由原常州奥斯迈医疗器械科技有限公司、长期从事人工膝关节设计的程鸿远高级工程师负责，后由上海交通大学王建平博士在他工作的基础上完成全章的撰写，后者在博士生期间从事人工膝关节的研究工作；第15章的15.1节～15.5节由宋勇博士和齐继宗高级工程师撰写，前者长期在美国骨科植入物领域从事脊柱植入物设计研究，现应聘回国领导博能华医疗器械（上海）有限公司的产品研发工作，后者为该公司研发部经理。15.6节和15.7节由深圳清华大学研究院刘伟强教授团队的王松博士、廖振华博士（高级工程师）、柯昌保工程师撰写，该团队出色完成了国家863有关人工椎间盘的研究项目，并实现了产业化。15.8节由上海交通大学李祥副教授撰写。在我国医学3D打印领域做出卓越成绩的北京大学第三医院骨科刘忠军教授、蔡宏副主任医师为本书撰写了15.9节。第16章由董双鹏工程师撰写，他在攻读硕士学位期间师从王成焘教授，从事创伤植入物力学研究。

植入物制造部分由中国矿业大学葛世荣教授主持撰写，并为该部分撰写了结束语。为反映我国骨科植入物制造的现状与水平，该部分邀请了长期工作在制造第一线的专家根据自己的实践进行撰写。第18章由外科植入物行业协会副理事长孙建文负责，他曾在我国第一个人工关节企业北京京航生物科技有限公司任总经理，其中18.3节和18.4节由他邀请北京昌航精铸技术有限公司谢文偕高级工程师、袁渊和谢雄伟工程师撰写；19.1节、19.3.1节和20.1节由黄孝敏工程师撰写，他曾就读于上海交通大学，本科与硕士期间师从王成焘教授，从事人工关节的研究，后自主创业，成为骨科植入物行业企业家；19.2节由福斯润滑油（中国）有限公司产品管理部高嵩总监撰写;19.3.2 节～19.3.3 节,21.4 节由山高刀具(上海)有限公司大中华区高级技术培训经理(前技术总监)王玮和技术总监苏国江撰写;19.4 节由托纳斯贸易(上海)有限公司总经理孙为民博士撰写。这些公司是我国骨科植入物行业切削液、刀具和回转体加工解决方案的重要提供单位。20.2 节由上海交通大学李祥副教授撰写;20.3 节由江苏常州华森医疗器械有限公司刘忙仔工程师撰写;第 21 章主要由跨骏塑胶贸易(上海)有限公司杨秀云高级工程师撰写,她是业内熟知的高分子材料专家;第 22 章由天津医疗器械质量监督检验中心樊铂教授级高级工程师和焦永哲工程师撰写,国内所有骨科植入物目前主要交由该部门检测。

我们希望通过这本专著的撰写,充分反映我国骨科植入物的科学技术水平,进一步加强国内学术界与产业界的交流与合作,凝聚我国骨科植入物设计制造的专家群体,为中国骨科植入物事业的发展作出贡献。

最后,对两位前辈,北京 301 医院卢世璧院士和上海交通大学医学院附属第九人民医院戴尅戎院士致以崇高的敬意和真诚的感谢。他们不仅在骨科植入物临床医学,而且在植入物设计与产品研发方面是同行公认的领军学者,对本书的撰写给予了热情的支持。

受作者水平的局限,诚恳希望海内外的同行对本书提出批评和指正。

王成焘

2016 年 5 月 1 日于上海

目 录

第3篇 骨科植入物设计学

第4篇   骨科植入物制造与检测技术

第3篇
骨科植入物设计学

　　今天,骨科植入物的设计已完全建立在计算机辅助设计的技术基础上。人体解剖数字模型成为植入物数字设计的依据。当需要参照实物产品时,必须通过逆向工程建立参照物的数字模型。传统的"设计必须考虑能否制造"的思维模式,在3D打印技术出现后,将逐步转化为"只要设计得出就制造得出"的思维模式,使植入物的创新设计进入一个新的历史时期。这些技术成为新一代植入物设计者的基础能力。

　　关节、创伤、脊柱3大类植入物的发展历史和当前植入物临床失效统计分析是新一代设计者必须了解的知识,它可以使人们避免重复历史教训,清楚认识下一步需要解决的问题。本书阐述了每一类植入物设计的基本内容和方法,在此基础上,产品都会以其独到的特点,在市场上取得自身的价值。随着制造技术的进步,植入物的个体化设计成为不可阻挡的发展趋势。

第 11 章　骨科植入物设计中的数字技术

本章阐述人体解剖组织三维建模、逆向工程、3D 打印技术的具体内容,它们成为今天植入物设计的共性技术。

11.1　计算机图像处理与三维建模

无论是设计标准系列还是个体化植入物,宿主骨部位的解剖模型都是基本依据。国外一些著名品牌植入物厂商无不宣称自己拥有存量丰富的人体数据库,所有产品都经历了这些人体数据的考核,充分表明人体数据的重要性。

11.1.1　医学图像处理基本原理与软件

医学图像处理技术是"数字医学"及现代骨科植入物设计的基础与核心技术。其主要内容是对已获得的人体图像进行分析、识别、分割、解释、分类、配准以及三维重建与显示等处理,目的是增强或从中提取特征信息。图像可以来自不同设备和模态,如数字 X 射线、CT、MRI、超声、PET 或 SPET 等。

1. 图像分割

图像分割是图像处理的关键步骤,是将图像分成各具特性的区域并提取出感兴趣目标的技术和过程,从而为定量、定性分析提供基础,同时它也是三维可视化的基础。图像分割是图像处理、图像分析和计算机视觉等领域最经典的研究课题之一,也是最大的难点之一,其理论与方法至今未获得圆满的解决。在医学领域,图像分割也一直是非常活跃的研究课题,近年来,已发表许多新的研究成果,提出了许多新颖的算法[1]。

分割算法可根据像素灰度值的不连续性和相似性,分为利用区域间灰度不连续性的基于边界的算法和利用区域内灰度相似性的基于区域的算法。主流医学图像分割算法包括区域增长法、分水岭法(见图 11.1)[2]、可变形模型法[3]、Level set 法[4]、Markov 随机场法[5]、Voronoi-diagram 法[6]、模糊连接法[7]以及联合法等。此外,还包括结合特定理论工具的方法,如人工神经网络法、基于小波变换的方法、基于统计学的方法、基于分形的方法、基于数学形态学的方法等。

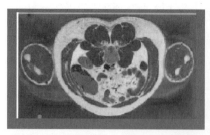
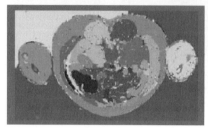
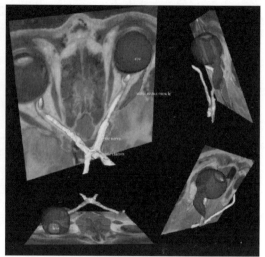

图 11.1　使用分水岭算法对可视化人体计划(visible human project，VHP)中的彩色切片数据进行分割，分割结果包括眼直肌、视神经、眼球等解剖结构[8]

2. 图像配准

图像配准是指通过寻找一种(或一系列) 空间变换，使两幅图像的对应点达到空间位置和解剖结构上的完全一致。因为不同模态的医学影像提供人体相关组织的不同信息，如 CT 具有较高的空间分辨率，有利于定位病灶；MRI 对软组织成像清晰，有利于确定病灶范围；而 PET 和 SPET 虽然空间分辨率较差，但却提供了脏器的功能和代谢信息，所以临床医生迫切希望对不同图像信息进行适当的集成，将多幅不同模态的图像融合起来获得更多的信息(见图 11.2 和图 11.3)。根据图像配准的不同性质，可将其分为很多不同的类型，如根据空间维数的数目和时间是否为附加维这两点可以分为 2D/2D、2D/3D、3D/3D 图像配准；根据配准所依据的特征可分为基于外部特征和基于内部特征两大类；根据变换的性质可分为刚性变换、仿射变换、投影变换和曲线变换 4 种；根据用户交互性的多少，可分为交互的、半自动的和自动的 3 种；根据配准的医学图像模态可以分为单模图像之间的配准、多模图像之间的配准和患者与模态之间的配准这三种。根据配准过程中变换参数的确定方式可以分为两种：一种是通过直接计算公式得到；另一种是通过在参数空间中寻求某个函数的最优解得到。

常用的图像配准方法有基于特征的配准方法(如 ICP 法[9]、头帽法)、矩和主轴法、基于灰度的方法(如最大互信息配准法[10])等。此外还有许多其他配准方法，如最大相似性法[11]、局部频率法[12]，能用于大尺度变形的流体动力学法[13]，基于FFT 的方法[14]和由粗到精进行迭代的金字塔法[15]等。

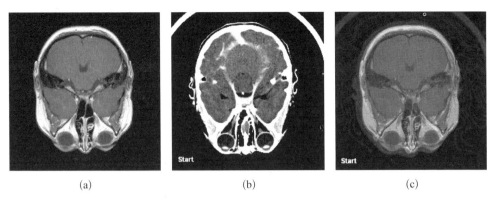

(a)　　　　　　　　(b)　　　　　　　　(c)

图 11.2　CT 与 MRI 图像的配准[16]

(a) CT;(b) MRI;(c) 配准后

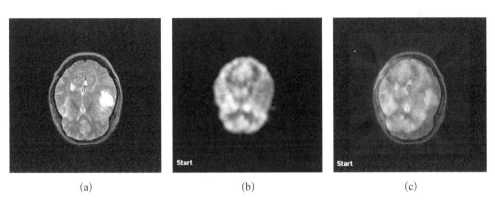

(a)　　　　　　　　(b)　　　　　　　　(c)

图 11.3　PET 与 MRI 图像的配准[17]

(a) MRI;(b) PET;(c) 配准后

3. 医学图像处理算法平台的国内外研究现状

医学图像处理算法主要研究领域目前都已经有非常多的成熟算法,并且新的算法还在不断出现。除了在算法研究方面的努力外,一些研究组织为了更好地利用现有的算法,避免重复的劳动,开发了许多算法平台(algorithms toolkit),这些算法平台不仅封装了他们自己的算法,还封装了很多已经成熟的相关算法。著名的算法平台库包括 VTK/ITK、Cedara IAP、IDL、AVW 等,其中,Cedara IAP、IDL、AVW 为商业化软件工具包,而 VTK/ITK 可免费下载,功能十分强大,近年来在计算机图形学、图像处理及三维可视化领域的应用非常普遍。

VTK 作为一套源代码开放的 C++类库,于 1993 年 12 月由美国 GE 公司研发部门的 Will Schroeder、Ken Martin、Bill Lorensen 三人首次发布,后由美国 Kitware 公司负责维护,最新版本为 VTK6.1[18,19]。它容纳了众多优秀的图像处理和图形生成算法,是一个面向对象的计算机图形、可视化技术及图像处理软件系统,可在 C++、Tcl、Java 和 Python 语言环境下使用。整个系统包括 700 多个 C++类、350 000 多行 C++源代码,以及 215 000 多行自动生成的 Tcl 打包代码(Java 和 Python 情况类似)。VTK 软件系统有两大对象模型:一类是作为所有图形基础的图形模型;另一类是可视化过程的数据流模型。其中,图形模型主要用来将数据集的几何形状展示为直观的三维图形,并对实体、光照、照相机、绘制窗口等属性进行设置和操作,完成图像生成和用户交互的功能。

ITK(insight segmentation and registration toolkit)的主要目的是提供一个医学影像分割与配准的算法平台[20,21],它起源于美国的 VHP 计划。1999 年,由美国国家卫生院 NIH 下属的国家医学图书馆 NLM 出资资助 6 家单位(包括 University of North Crolina, University of Utah, University of Pennsylvania 等 3 所大学,以及 Kitware、GE、Insightful 等 3 家商业公司),合作开发一个分割与配准的算法研发平台,最新版本为 4.5。与 VTK 不同的是:ITK 大量使用了 1998 年以后 ANSIC++标准里面的新特性,尤其是 Template 模板,并且 ITK 整个就是基于范型编程(generic programming)这种设计思想来设计与实现的。ITK 提供了几乎所有主流的医学影像分割与配准算法,现在还一直在持续地进化,它已经并且将继续为医学影像领域内的研究人员提供一个分割与配准算法的仓库和基础[20,21]。

在国内,中国科学院自动化研究所的田捷研究员所领导的医学影像处理研究组也成功发布了 MITK(medical imaging toolkit)——集成化的医学影像处理与分析 C++类库[22]。MITK 和 VTK 的风格类似,采用传统的面向对象的设计方法,而没有采用 ITK 的范型编程风格,目前版本为 2.4。

11.1.2 患体软硬组织的三维建模

三维建模的主要目的就是将由 CT、MRI 等数字化成像技术获得的人体信息,使用计算机图形学技术,直观地表现为三维效果,从而提供用传统手段无法获得的结构信息。其算法可分为两大类:面绘制(surface rendering)和体绘制(volume rendering)。

1. 面绘制

面绘制是指基于三维体数据场构造出等值面的方法。所谓等值面是指空间的一张曲面,在该曲面上,函数 $f(x, y, z)$ 的值等于用户设定的某一定值(通常为阈值分割算法中的最小阈值)。等值面构造方法主要有 Cuberille 法[23]、Marching Cube 法[24]以及 Dividing Cube 法[25]。

Lorensen 和 Cline 于 1987 年提出了 Marching Cube(MC)算法,是目前最流行的三维重建与显示技术之一。MC 算法的最初应用是针对规则的三维空间数据场,如 CT、MRI 等断层医学图像数据。后来,Hoppe 将 MC 算法应用于任意不规则、非线性体数据,进行大规模散乱数据的曲面重建与显示。MC 算法以体数据场中由相邻最近的 8 个体元所构成的立方体为最小等值面搜索单元,利用线性插值求出每一个立方体体素的三角剖分的构型,进而将整个物体表面以三角形网格的形式表示出来,其中等值面与体元的相交类型有 15 种构型模式,如图 11.4 所示。

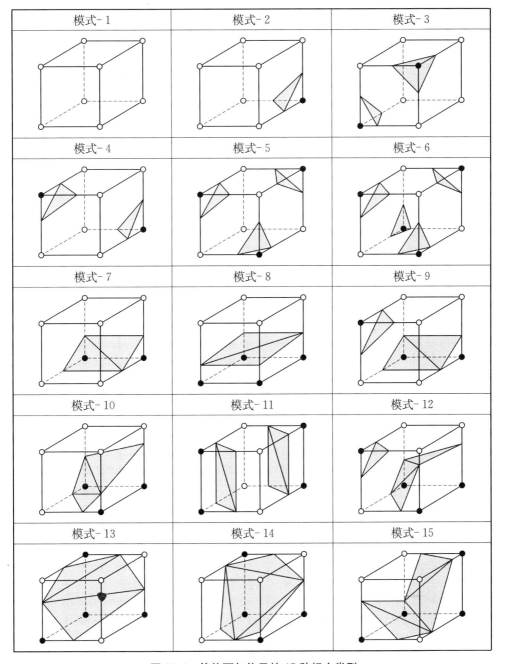

图 11.4　等值面与体元的 15 种相交类型

由于用 MC 算法得到的网格模型所含的三角面片数目非常巨大，为了便于数据的存储与传输，以及对网格模型的旋转、平移、缩放、切割等交互操作，需要对网格模型进行简化，在保证网格生成质量的前提下，除去冗余数据信息。较典型的网格简化算法有：Turk 于 1992 年提出的重新布点法[26]；Schroeder 于 1992 年提出的顶点删除法[27]；Hoppe 于 1993 年提出的能量优化法[28,29]以及于 1996 年提出的累进网格法；Garland 和 Heckbert 于 1997 年提出的基于二次误差测度（quadric error metrics，QEM）法[30]；Lounsbery 和 Derose 于 1994 年提出的小波分解法[31]。

2. 体绘制

体绘制包括在 1988 年由 M. Levoy 等提出的 Ray Casting 算法[32]、在 1991 年由 D. Laur 等提出的 Splatting 算法[33]、在 1994 年由 P. Lacroute 提出的 Shear Warp 算法[34]，以及最近出现的基于图形硬件 GPU 的加速算法等。

体绘制是一种直接由三维数据场产生屏幕上的二维图像的技术。类似于数字图像的二维光栅，可以把体数据场看为一个三维光栅。首先对体数据场的数据进行分类处理，不同类别赋予不同的颜色和透明度值，然后根据空间中视点和体数据的相对位置确定最终的成像效果。因体绘制涉及非常复杂的投影计算，所以计算量非常大，算法速度较慢，一般不能实现实时绘制。随着硬件性能的提高，自 1994 年 Brian Cabral 等提出使用纹理映射来加速体绘制以来，基于图形硬件 GPU 的加速算法正逐渐成为主流[35]。

面绘制和体绘制两者各有自己的优点和适用范围。如果对已经分割出来的单一组织的数据进行三维重建，首选表面绘制。因为表面绘制用到的数据量小、重建速度快，也完全能够满足应用的需求。而且在有些情况下，如虚拟内窥镜，当需要在器官内部进行可视化模拟时，必须用表面绘制的方法进行重建。体绘制适用于对多个器官的 CT 或 MRI 扫描图像进行重建，有利于观察各器官之间或病灶与正常组织的空间位置关系，所以在实际的临床应用中有较大的意义。它的缺点是数据量太大，对硬件的要求较高。图 11.5 显示了使用作者自主开发的 MedIMPro 医学图像处理软件，对一例颌骨缺损患者的颅颌面 CT 数据分别进行面绘制和体绘制的结果。

11.1.3　骨科植入物的数字设计

在骨科植入物数字化设计方面，目前国内外主要依赖于逆向工程 CAD 软件，通过一系列的曲线、曲面等编辑操作，创建出所需的个体化植入物三维几何模型。曲面建模的方法一般有以下 3 种：

（1）根据 B-Spline 曲线或 NURBS（非均匀有理 B 样条）曲线，进行曲面建模。

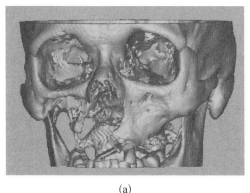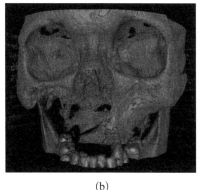

(a)　　　　　　　　　　　　　　(b)

图 11.5　应用 MedIMPro 软件进行面绘制和体绘制

（a）面绘制；（b）体绘制，颚骨位置处作为配准基准点（用于手术导航）的钛钉十字沟槽清晰可见

（2）以三角 Bezier 曲面为原始数据，进行曲面构造。

（3）将曲面结构重新划分，以多面体的形式进行逼真模拟。

最终，骨科植入物数字化设计建模的一般步骤如下：

首先利用 CAD 软件读取测量对象的特征数据，包括点、线、面数据等，然后对测量点进行过滤、排序、编辑、分割、求精等后续操作，最后利用 CAD 软件的曲面造型功能分别拟合生成若干个封闭、光滑的分块曲面，并将各块曲面进行光顺、拼接、延伸、过渡、裁剪等操作，得到符合要求的骨科植入物数字化曲面模型。图 11.6 所示为利用 Geomagic 及 UGNX8.5 软件设计的患者骨盆肿瘤切割后的个体化植入物数字模型，图 11.7 为该植入物与骨盆的装配图。

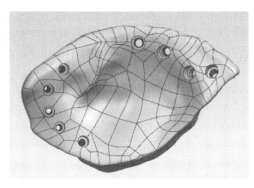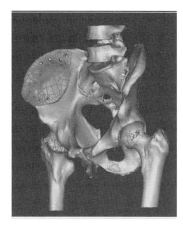

**图 11.6　利用 Geomagic 及 UGNX8.5 软件
设计的患者骨盆肿瘤切割后的
个体化植入物数字模型**

**图 11.7　个体化骨科植入物与
骨盆的装配图**

11.2　逆向工程

参考市场已有产品进行植入物设计是今天普遍的做法,这种参考往往不满足于外形的观察,而是希望进行几何测量。逆向工程就是在这种需求下产生的数字技术,它通过各种数字扫描手段获取参照物的几何数据,然后利用专门的软件建立其三维数字模型,使对象成为可精确测量分析的数字化参照物。

11.2.1　逆向工程定义及其在植入物设计中的应用

逆向工程(reverse engineering,RE),又称反求技术,是一种与传统设计制造过程截然相反的设计流程。广义的逆向工程研究对象包括产品实物、软件(图纸、程序、技术文件)或影像,其最终产品除了实现形状逆向外,还包括功能逆向、材料逆向等[36]。这里仅讨论基于计算机辅助设计技术对产品实物的逆向工程。在这一前提下,逆向工程可定义为:逆向工程是通过测量装置来测量产品原型的表面数据或内腔数据,经专门的数据处理软件处理后提取产品原型的几何特征,构建产品原型的虚拟三维模型,再进行模型验证与修正后用于生产制造。

逆向工程主要用于对难以精确表达的曲面形状或未知设计方法的构件形状进行三维重构和再设计,它不是简单的复制或模仿过程,而是一个运用计算机辅助设计对产品进行分析再设计等创新处理过程。逆向工程可优化现有产品的性能、缩短新产品的开发周期,从而提高设计开发效率[37]。

骨科植入物设计的逆向工程基本过程如图11.8所示。

逆向工程是一个综合性的设计过程,包括实物数字化技术(三维扫描技术)、数据处理技术、图形处理技术(曲面重建技术)和加工技术等,其中,产品原型的实物数字化技术(或三维扫描技术)、测量数据的预处理及三维重建技术是逆向工程中的关键技术。

逆向工程中的实物数字化技术(三维扫描技术)是通过特定的测量设备和测量方法,获取产品原型表面离散点的几何坐标数据并保证测量精度的测量技术。逆向工程的首要任务是获取产品原型表面的三维坐标信息,以实现自由曲面的重构及产品的制造。三维扫描技术可将产品原型的空间外形和结构等立体信息转换为计算机能直接处理的数字信号,为实物数字化提供了方便快捷的技术方法。

三维扫描技术的关键在于如何快速获取产品原型的立体信息,而获取产品原型数据的三维扫描方法和扫描设备有多种,其扫描原理、构造、性能、成本和适用范围也不尽相同。根据三维扫描测量探头或测量传感器和被测量实物是否接触,三

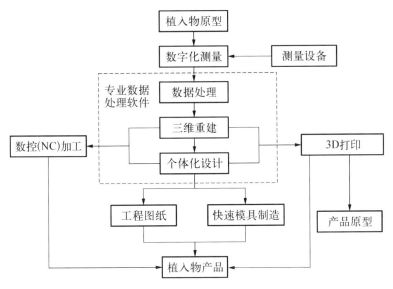

图 11.8　骨科植入物逆向工程工作流程

维扫描技术的测量方式可分为接触式和非接触式测量两大类,其中三坐标测量仪是典型的接触式三维扫描设备,而三维激光扫描仪是典型的非接触测量设备,下面两节将重点介绍这两种典型的测量设备和测量方法。

11.2.2　三坐标测量仪

　　三坐标测量仪(coordinate measure machine,CMM)是一种典型的接触式三维扫描设备。接触式测量方法的基本原理是使用连接在测量装置上的测头(或称探针)直接接触被测实物,根据测量装置的空间几何结构得到测头的坐标。

　　三坐标测量仪是将测头装在由 3 个互相垂直的运动轴(X 轴、Y 轴、Z 轴)建立起的一个直角坐标系内,测头可沿上下、左右、前后 3 个方向移动,测头的运动轨迹由测球中心来表示。测量时把被测实物安放在工作台上,当测头与实物表面接触时,三坐标测量仪的检测系统分别测量其在 3 个方向的位移,便可知道测球中心点在坐标系中的精确位置。控制测头在被测实物表面移动、触碰,可以完成整个表面的三维测量。为保证采集数据的合理有效性和安全性,规划曲面扫描路径时,应考虑如下因素:

　　(1)扫描路径须尽量全面覆盖被测表面,即工件装夹后要使测头尽可能一次测完所有被测对象。

　　(2)扫描路径应尽量符合 CAD 软件的曲面重构方式。

　　(3)被测实体表面上的凸台、凹陷及夹具固定位置应有利于测量的操作和测头的移动[38]。

几种常见的三坐标测量仪结构形式及其优缺点如下：

（1）固定桥式三坐标测量机。该结构桥框固定不动，X 向标尺和驱动机构可安装在工作台下方中部，工作台绕 Z 轴偏摆小，整机刚性强。该结构的主要优点是运动稳定性好，运动误差小，适用于高精度测量，但因其工作台为移动式，所以承载力较小，结构敞开性不好，主要用于高精度的中小机型。

（2）移动桥式三坐标测量机。该结构是目前应用最广泛的一种结构形式，敞开性好，结构简单，承载能力强，工件安装在固定工作台上，受地基影响相对较少。但这种结构的 X 向驱动位于桥框一侧，桥框移动时易产生绕 Z 轴偏摆，这种偏摆导致测量仪器的轴线与待测工件的轴线不在同一直线上，因此不符合阿贝原则，会引起较大的阿贝误差，测量精度相比固定桥式较低，因而该结构主要用于中等精度的中小机型。

（3）悬臂式三坐标测量机。该结构具有很好的敞开性，结构简单，操作性能好，质量轻，测量速度较快，但当滑架在悬臂上做 Y 向运动时，会使悬臂的变形发生变化，故测量精度不高，一般用于测量精度要求不太高的小型测量机。

（4）龙门式三坐标测量机。该结构与移动桥式结构的主要区别是它的移动部分只是横梁，移动部分质量小，整个结构刚性好，有利于精度与动态性能的提高，三个坐标测量范围较大时也可保证测量精度，是大尺寸工件测量的首选。

总的来说，三坐标测量仪的优点是测量精度和可靠性高，对被测物体的材质、颜色、反射性没有特殊要求，对于不具有复杂内部型腔、特征几何尺寸多、只有少量特征曲面的零件，是一种非常有效可靠的三维数字化手段，但不适合对软质、易碎、易变形、超薄样件进行测量，对尺寸小于测头直径的细微部分的测量受到限制。由于采用接触式测量，导致测量速度慢、测量数据密度低，测量过程需人工干预，还需要对测量结果进行探头探伤及探头半径补偿，这些不足大大限制了其应用的范围[39]。

11.2.3 三维激光扫描技术

三维激光扫描方法是非接触式测量的典型方法。非接触式测量是利用某种与物体表面发生互相作用的物理现象，如光、声和电磁等，来获取物体表面的三维坐标信息。非接触式测量在采集数据时扫描头通常不与被测实物产生接触，从而不会对被测实物产生变形影响。非接触式测量由于其高效性和广泛的适应性，因而进行了大量的研究，并且克服了接触式测量的一些缺点，在逆向工程领域的应用日益广泛。非接触式获取方法的优点在于扫描速度快，适于软组织物体表面形态的研究，主要缺点在于受物体表面反射特性的影响，并存在遮挡现象[40]。

三维激光扫描测量原理：每一个扫描云点的测量都是基于三角测量原理进行的，并且根据激光扫描的传感驱动进行三维方向的自动步进测量。三角测量原理的实现，是通过激光发射器发出的激光束经过反光镜（三角形的第一个角点）发射到目标上，形成反光点（三角形的第二个角点），然后通过 CCD（三角形的第三个角点）接受目标上的反光点，最后基于两个角度及一个三角底边计算出目标的景深距离（Y 坐标），再经过激光束移动的反光点的位移角度差及景深距离计算出另外两个方向上的距离（X、Z 坐标）。三维激光扫描数据经过简单的处理就可以直接使用，无须复杂的费时费力的数据后处理；且无须和被测物体接触，可以在很多复杂环境下应用。

三维激光扫描技术是基于测绘技术发展起来的。不同于传统测绘技术，三维激光扫描仪对确定目标的整体或局部进行完整的三维坐标数据测量，这就意味着激光测量单元必须进行从左到右、从上到下的全自动高精度扫描测量，进而得到完整的、全面的、连续的、关联的全景点坐标数据（点云）。三维激光扫描测绘技术可以真实描述目标的整体结构及形态特性，并通过扫描测量点云编织出的"外皮"来逼近目标的完整原形及矢量化数据结构[41]。

总体来说，非接触式扫描的优点可以归纳如下：① 无须进行测头半径补偿；② 扫描速度快、自动化程度高、扫描面积大，数据量大且数据较为完整；③ 不受样件的材质和厚薄影响，可以扫描材质较软的以及不合适直接接触式扫描的物体，如橡胶、纸制品、工艺品、文物等。非接触式扫描排除了摩擦力和接触压力引起的模型变形测量误差，能充分反映被测量样件的表面形状信息，适于各种复杂模型的三维高速测量。非接触式扫描的缺点主要有：

（1）大多数非接触式光学扫描头都是靠工件表面对光的反射接收数据的，因此对零件表面的反光程度、颜色等有较高的要求。

（2）对于一些细节位置，如边界、缝隙、曲率变化较大的曲面，容易丢失数据。

（3）扫描时扫描头角度与被扫描物体之间有角度限制，否则会增大扫描误差。

（4）易受环境光线及散光的影响，故噪声较高，噪声信号的处理比较困难。

三维激光扫描仪按照扫描平台的不同可以分为机载（或星载）激光扫描系统、地面型激光扫描系统、便携式（手持式）激光扫描系统。手持式三维激光扫描仪加速和简化了扫描处理，其自定位特性保证了扫描过程中无须额外的跟踪装置。扫描过程中，手持式三维激光扫描仪会实时捕捉目标点，进而计算和记录其各自相对于扫描仪的位置。这些目标点会对扫描物体进行定位，定位后手持三维激光扫描仪即可对采集物体的三维尺寸数据扫描。通过使用目标点，便可使用户在测量中自如地移动扫描仪到任何位置，被测物也可以移动。这一优点使工程师们能非常方便地扫描任何尺寸、任何形状以及进行内外部扫描。

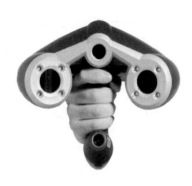

图 11.9　HANDY 3D SCAN 便携
手持式三维激光扫描仪
（Creaform 公司）

便携式激光扫描系统是骨科植入物逆向工程中常用的三维激光扫描仪（见图 11.9）。

11.2.4　点云数据的处理与建模

1. 数据预处理

利用三坐标测量仪或三维激光扫描仪获得产品原型表面的三维坐标后，得到的是一个离散点的集合，这个点的集合称为点云（point cloud）。根据点云数据采集设备所采用的机械驱动装置以及数据采集原理的不同，采集到的点云数据分布有完全散乱和呈一定规则分布两种类型。完全散乱数据是指数据没有任何规律、随意地分布；呈一定规则分布的数据是指其测量过程是按照一定的路径测量的，测量点之间的相邻信息也是显然的，如按照轮廓或层面进行测量将得到一系列扫描线，每条扫描线包含一系列的点[42]。

获得点云数据仅仅是逆向工程的第一步，在对物体进行三维重建之前，需要对点云数据做如下一些必要的数据处理：

（1）噪点去除。由于测量过程中人为或随机因素引起的误差有可能出现坐标异常点，需要将其剔除。

（2）数据补缺。当测量数据因阻塞和可及性问题而导致数据缺损时，要对测量数据加以延拓和修补。

（3）密集数据的匀化处理。有时数据过于密集时，还要对其进行匀化处理。

（4）数据压缩。随着测量精度的提高，点云数据量可高达几兆甚至上百兆字节，其中包含大量的冗余数据，因此需要对数据进行压缩。

（5）数据分割。复杂拓扑结构的物体表面往往包括许多特征，为了满足重建曲面的拓扑结构要求，还要对测量数据进行区域分割，重现曲面的过渡、裁剪等信息。

（6）多视点云拼合。当不能一次测量全部实体模型的数据信息时，就需从不同角度多次测量同一实体模型，对所测得的数据点进行拼合以形成实体的整体表面数据点云[40]。

2. 三维建模

在获取物体表面采样点的点云数据并经过预处理后，还必须用多边形、曲线、曲面等形式将模型描述出来，才能把物体的三维立体外形在计算机屏幕上真实地显示出来，并生成与加工制造应用软件接口的数据文件，这个过程称为三维建模。

点云数据经三维建模后的主要表现形式为网格模型和曲面模型。

1）网格模型

因其存储简单、表达形式统一简洁，且能表达复杂的拓扑关系，易于调整其拓扑关系，所以广泛应用于各个领域，成为主流的三维几何模型表现形式。三角网格模型有如下突出的优点：

（1）三角网格曲面表达能力强。三角网格模型能表达任何拓扑结构和形状的物体表面，这种表达方式简洁，且利于后续的计算处理，例如碰撞检测、模型编辑等。

（2）对三角面片的几何处理和绘制已得到高速图形硬件的支持。基于网格的特征提取在人脸识别、计算机视觉、自由曲面质量控制、地形学等领域有非常重要的应用，因此研究基于网格的特征提取算法，具有十分重要的理论和实际应用价值。

点云网格重建的目的是寻找采用点的一个拓扑连接关系，逼近原始曲面，构造各顶点间相互连接的三角网格模型。

2）曲面模型

常见的表达形式有 Bezier 曲线曲面、B 样条曲线曲面和 NURBS 曲线曲面等，自由曲线曲面表达形式简单，易于改变曲面的拓扑结构，但是它难以表达复杂的拓扑结构。根据重建曲面和采样点云之间的关系可将三维曲面建模分为两大类：插值法（interpolation）和逼近法（approximation）。插值法是在两个相邻测量点数据中插值，得到通过这些点的曲线。以插值方式来建立曲线，优点是所得到的曲线必会通过所有的型值点，因此曲线与数据点的误差为零；其缺点是当数据点数量过大时，曲线控制顶点也相应增多；同时，若型值点中存在噪声，则建立的曲线不够平滑。因此，使用插值法拟合曲线，最好先将数据平滑化即去除噪声和数据精简。采用逼近方式来拟合曲线，首先必须要指定一个允许误差值（tolerance），并设定控制顶点的起始数目，用最小二乘法求出一条曲线后，将测量的型值点投射到这个曲线上来，求出点到曲线的误差量，若最大误差量大于允许误差，则要增加控制顶点的数目，再重新以最小二乘法来求曲线，直到测量的点投影到曲线后的所有误差值小于允许误差。插值法得到的重建曲面完全通过原始数据点，而逼近法则是用分片线性曲面或其他形式的曲面来逼近原始数据点，从而使得到的重建曲面是采样点云的一个逼近。逆向工程的最终目标是能够从产品原型实物出发，自动地构造出该物体的几何模型，以便运用现有的 CAD 造型工具对其进行再设计，或者利用 3D 打印实现物体的快速仿制[40]。

3. 数据处理与建模软件

逆向工程中数据处理及三维建模需要借助专业软件来实现，专业数据处理软件通过处理和优化密集的扫描点云以生成更规则的结果点云,这些规则的点云可以应用于 3D 打印,也可以根据这些规则的点云构建出最终的 NURBS 曲面,再输入到 CAD 软件进行后续的结构和功能设计工作,最终用于制造加工。

目前主流应用的四大逆向工程专业软件为 Imageware、Geomagic Studio、CopyCAD、Rapidform。Imageware 由美国 EDS 公司出品,后被德国 Siemens PLM Software 所收购,现在并入旗下的 NX 产品线,是最著名的逆向工程软件。Imageware 因其强大的点云处理能力、曲面编辑能力和 A 级曲面的构建能力而被广泛应用于汽车、航空、航天、消费家电、模具、计算机零部件等设计与制造领域。Geomagic 是一家世界级的软件及服务公司,总部设在美国北卡罗来纳州的三角开发区,旗下产品 Geomagic Studio 是广泛应用的逆向工程软件,Geomagic Studio 可根据任何实物零部件自动生成准确的数字模型,为新兴应用提供理想的选择,如定制设备大批量生产、即定即造的生产模式以及原始零部件的自动重造。CopyCAD 是由英国 DELCAM 公司出品的功能强大的逆向工程系统软件,为来自数字化数据的 CAD 曲面的产生提供复杂的工具,为各个领域的逆向、正向设计提供高速、高效的解决方案。Rapidform 是 INUS 技术公司的旗舰软件,能够为了多种用途处理三维扫描数据,包括制造业和质量控制、医疗和考古学领域。

11.2.5　骨科植入物的反求

人的骨骼结构存在着很大的差异,标准化的假体不能适用于所有的患者,为了更好地发挥假体的作用,提高患者的生存质量,要求假体在设计上更适合于每个患者的骨骼结构和力学要求[43]。骨科植入物大多具有复杂的曲面特征,通过对标准骨科植入物的反求和计算机辅助设计,可以实现对骨科植入物的分析和个体化设计。本节将以个体化人工膝关节为例,介绍骨科植入物的逆向工程过程。

1. 数字化测量

对于有个体化假体需求的患者,使用标准的人工关节难以满足其治疗需求。人工关节通常具有工作表面形状独特、曲面复杂的特点,曲面形状直接影响其工作性能,要自行设计这一复杂曲面必须经过多次的设计与试验,需要大量的时间、人力和财力的投入。在知识产权允许的前提下,通过对现有标准人工关节进行反求,在人工关节重建模型上进行个体化设计,既满足了患者的个体化需求,又缩短了设计周期,最大化降低成本。

图 11.10 所示为一标准人工膝关节,包括股骨组件[见图 11.10(a)]、UHMWPE 胫骨插入物[见图 11.10(b)]和胫骨平台基座[见图 11.10(c)]。逆向工程的第一步也是关键的一步,是对反求原型进行精确的数字化测量,以获取代表

产品原型的表面离散点的几何坐标,同时保证测量精度。图 11.11 为对图 11.10 (a)中股骨组件进行激光扫描,图 11.12 为扫描所得未经处理点云数据。图 11.13 为处理后的点云数据。

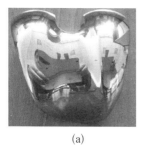
(a)

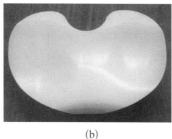
(b)

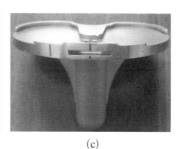
(c)

图 11.10　标准人工膝关节模型

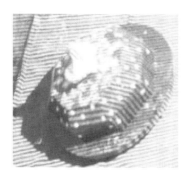

图 11.11　激光扫描过程

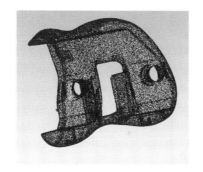

图 11.12　扫描后未处理的点云数据

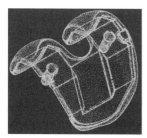

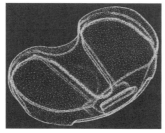

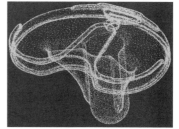

图 11.13　数据处理后的点云数据

2. 数据处理及三维网格模型

　　无论是接触式或是非接触式测量,由于测量工具与测量方式的限制,都不可避免地因人为或随机因素引起噪点,即坐标异常点,在对测量数据进行曲面拟合之前,必须对这些噪点进行剔除处理,以保证结果的准确性和精确性。

　　经三角形网格化的植入物网格模型如图 11.14 所示。这种 STL 格式文件的离散三角形网格曲面只含有各个三角形网格单元的顶点坐标及单位法矢量,具有数据结构简单、造型快速灵活、拓扑适应能力强且计算效率高等特点,虽然网格模型不如参数曲面模型那样含有充足的几何信息,但对于后续3D打印或数控加工来说,其信息量已经足够。

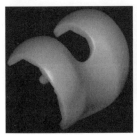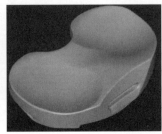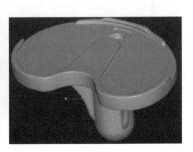

图 11.14　三角形网格化模型

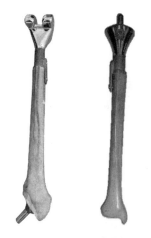

图 11.15　个体化骨科植入物实物

3. 个性化设计及加工

骨科植入物与患者个体匹配与否主要取决于植入物的设计。植入物的个体化设计必须符合人体工程学、生物力学要求,同时要解决植入物体内定位的问题。植入物的个体化设计往往需要临床经验丰富的医师和工程师合作完成[43]。图 11.15 就是在反求出标准膝关节假体后,考虑到患者膝关节部位因肿瘤治疗需求大段截除,专门设计的个体化假体。

完成个体化设计后,植入物模型可通过数控加工技术或 3D 打印加工技术来实现个体化植入物产品的制造。当前,针对参数曲面模型的数控加工自动刀轨生成算法研究比较成熟,但基于三角形网格模型的数控加工方法研究相对较少,如果对逆向工程生成的三角形网格模型直接进行数控加工,可减少骨科植入物复杂曲面的重构过程,缩短个性化骨科植入物的设计周期,提高生成效率并降低成本。近年来飞速发展的金属直接 3D 打印技术可直接利用网格模型,为骨科植入物的快速制造提供了技术支持。

11.3　3D 打印技术

3D 打印技术,早期称为快速原型技术(rapid prototyping,RP),用于制作产品的原型模型,直观地进行造型与人机工程学分析。它一出现就受到医学界重视,通过打印患者骨骼模型,进行诊断与手术规划,往往取得传统 X 线片与 CT 影像无法取得的效果。近年来,这一技术发展为可以采用医用金属材料直接打印植入物,就此开辟了植入物设计制造的新纪元。

11.3.1 3D 打印技术基本原理

在计算机中,任何物体的三维数字模型,都可以沿高度方向分割成一系列的薄片。3D 打印技术就是按计算机分解出的每一薄层断面形状指令,通过各种技术手段用材料"打印"出这些薄片,并通过这些薄片的叠加,制造出立体的物品,如图 11.16 所示。每层薄片厚度越薄,制造出来的物品尺寸精度越高,表面也越光滑。由于它能将计算机中的三维设计快速地转化为实物模型,长期以来又将其称为快速成型技术,由于它采用层层打印叠加方法制造,制造界又称之为增材制造技术。

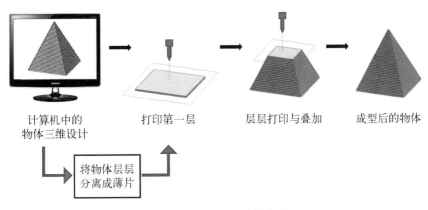

图 11.16 3D 打印制造技术原理

11.3.2 非金属 3D 打印技术

按断层"打印"方法的不同,非金属 3D 打印技术目前主要有 6 种。

1. 立体印刷(stereo lithography apparatus, SLA)技术

立体印刷技术是采用光固化原理的 3D 打印技术,工作原理如图 11.17(a)所示:在容器中储有特殊的液态光敏树脂;一个可垂直升降的工作台在计算机控制下处于液面下约 0.1 mm 处,使台面上覆盖一层液体树脂薄膜;扫描振镜在计算机控制下将激光束按零件断面形状进行扫描,被激光光斑扫到的液态树脂固化,犹如在平面上印刷出一薄层固态树脂断层;然后,工作台往下移动 0.1 mm,液面再次覆盖到已固化断层的上表面,进行第二层扫描固化,如此层层叠加,最后形成一个由固化光敏树脂构成的实物模型[见图 11.17(b)]。图 11.17(c)是典型设备。光固化成型所能达到的尺寸精度约为 0.1 mm,公差可控制在 0.012 mm 以内。光固化法优点是：精度是各种方法中的最高者；强度好。缺点为：速度低；成形中需要辅以支撑。当需要制作小尺寸、高精度、带有细微解剖结构的骨模型(如颅骨)时,通常采用该种方法。目前还产生一种用喷头选择性喷洒光敏树脂通过激光固化的技术,可以节约光敏树脂的使用量,并通过光敏树脂不同的颜色,制作出彩色的模型。新推出的光法固化成型法(digital light procession，DLP),采用低能量光敏树脂和激光整体断面投影技术,克服了光斑来回扫描断层速度慢的缺点,使这项技术获得更大的发展空间。

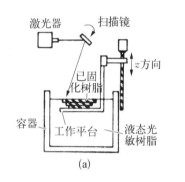 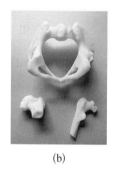 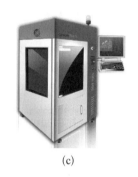

(a)　　　　　　　　(b)　　　　　　　　(c)

图 11.17　SLA 技术工作原理

2. 分层实体制造(laminated object manufacturing，LOM)技术

由于 SLA 技术需要激光光点对断面的每一细部进行扫描,因此加工时间较长。LOM 技术是针对这一缺点产生的早期 3D 打印技术。工作原理如图 11.18(a)所示：采用单面具有黏性的特殊纸张为材料,激光只需要对断面轮廓进行扫描切割；将切割出的纸张断面层层粘叠,最后形成纸质的三维实物模型[见图 11.18(b)]。图 11.18(c)是典型设备。LOM 技术的优点为：成型效率高,制造成本低。缺点为：需要切除大量周边的废弃材料,材料利用率低；表面质量稍差。在医学中

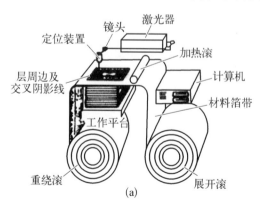

(a)

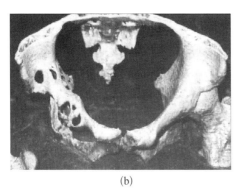
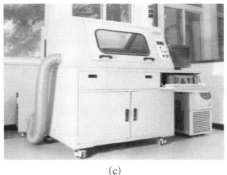

(b)　　　　　　　　　　　　　　　　(c)

图 11.18　LOM 技术工作原理

适合制作人体骨盆等尺寸较大、精度要求一般的模型。由于制作出来的模型在细微部分强度较差，这一技术目前已逐渐淡出。但是，国外已开发出金属薄膜间热黏结技术，使 LOM 技术继续得到发展。

3. 熔融沉积成型(fused deposition modeling，FDM)技术

这是一项不需要激光器的增材制造技术。工作原理如图 11.19(a)所示：将高分子材料制成丝状，输送给末端加热头熔融；加热头在计算机控制下按零件断面形状进行熔料涂覆，形成薄断层；通过断层的逐次叠加，最终形成三维实体模型[见图 11.19(b)]。图 11.19(c)是典型设备。丝材可由 PLA，ABS 等高分子材料制成。丝的直径通常从 0.20 mm 到 0.40 mm。在断面方向尺寸精确度可以达到 0.25 mm。该方法优点为：设备价格较低，适合普及推广；所用的材料成本低、种类多、利用率高。缺点为：成型效率低、精度低、表面质量较差。可用于一般手术规划模型的制作。

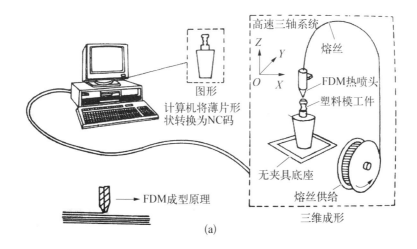

(a)

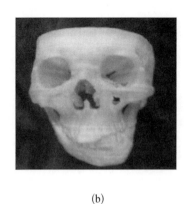
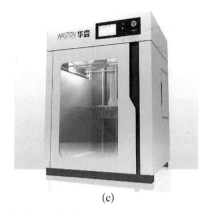

(b)   (c)

图 11.19　FDM 技术工作原理

4. 选择性激光烧结(selected laser sintering, SLS)技术

与 FDM 技术不同,这里将高分子材料制成粉末进行打印。工作原理如图 11.20(a)所示:在工作台上将粉材铺撒成薄层,用滚筒抹平;由激光光斑按断面形状进行选择性烧结;通过断面层层叠加,最终形成实体模型[见图 11.20(b)]。图 11.20(c)是典型设备。SLS 技术优点为:成型件强度高、可选用的材料种类多、

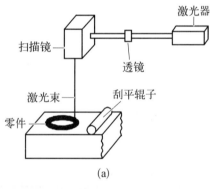

(a)

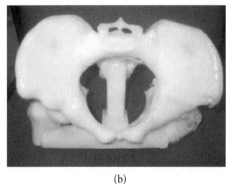
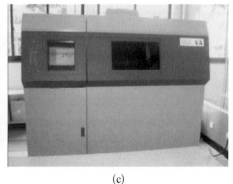

(b)   (c)

图 11.20　SLS 技术工作原理

速度较快;与其他方法相比最大的优点是通常不需要支撑。缺点为:精度较差;能量消耗高;成品疏松多孔,表面粗糙,需要进行后续修饰处理。目前,SLS 技术是医学领域使用面最广的方法。

5. 3D 打印(three dimension printer, TDP)技术

这又是一种避免使用激光器的增材制造方法。工作原理如图 11.21(a)所示:将材料粉末铺撒到工作台面上,在计算机的控制下,喷头将一种特殊的黏结剂按断面形状选择性地喷洒在铺粉尘表面;黏结剂上的粉材将被黏结;活塞下降一层厚度,再行铺粉;通过层层喷洒黏结剂和铺粉,最后形成由粉材黏结而成的实体模型[见图 11.21(b)]。图 11.21(c)是典型设备。该方法优点为:通常设备带有多个彩胶喷嘴,随着黏结剂的颜色不同,所形成的模型可以是彩色的。缺点为:模型强度较差,需后续烘干处理。

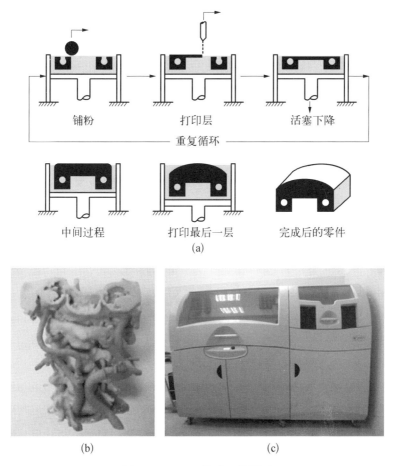

图 11.21　TDP 技术工作原理

11.3.3　非金属3D打印技术在骨科植入物中的应用

尽管早期出现的3D打印技术采用的是非金属材料,但是在医学界依然获得广泛的应用。上海交通大学的相关成果在2004年获国家科技进步奖二等奖,通过产业化,在10年时间里为全国医院提供了7 000余例3D打印临床服务。主要包括:手术规划与演练用骨模型制作;个体化植入物设计用骨模型制作;植入物设计快速原型制作;与植入物临床应用配套的手术导板制作。

1. 手术规划与演练

X光片的出现,使医生在术前得以看到患者患病部位的影像。CT与磁共振医学成像技术的出现,使医生能够看到病灶部位的一系列断层图像。这两大技术在临床医学中具有里程碑作用,它使医生制订手术方案的所需信息不断提升到更为科学的层面。今天,通过骨骼CT影像数据处理和建模,利用3D打印技术可以制作出1∶1的患骨实物模型,使医生在手术打开患病部位之前不仅能仔细看到,而且可以触摸到"患骨",是骨科信息技术的第三次提升,使一些原本很难进行的手术成为可能。

图11.22所示为某企业的一个临床案例,一幼儿先天性下肢畸形,利用图中所示的3D打印骨模型,港大深圳医院医生科学地制订了手术规划,使手术获得圆满成功。

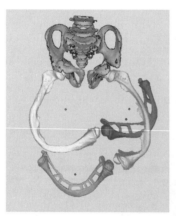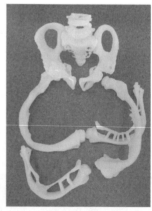

图 11.22　提供手术规划用的 3D 打印模型

正因为三维骨模型的重要作用,我国一些医院在院内建立了为全院服务的骨模型3D打印中心,其功能相当于一个"立体影像科",这种模式在医院中成为一种发展趋势。

患者病损部位的三维模型已从骨骼模型发展为"骨骼-肌肉-血管-神经"系统组合模型[见图11.21(b)]。不仅用于术前手术规划,而且用于高难度手术的仿真演练,包括一些新型高难度植入物产品的设计与临床使用培训。

2. 个体化骨科植入物设计用骨模型制作

个体化植入物的特点就是"量体裁衣、度身定做",仅仅依靠二维影像数据很难实现量体裁衣,成为个体化植入物技术实现的瓶颈。3D 打印模型的出现使这一问题迎刃而解。

图 11.23(a)所示为颅骨破损患者,传统的治疗技术是由医生在手术室按破损轮廓当场裁剪、弯制钛网进行修补,操作复杂、手术时间长、风险大。现在利用患者 CT 影像[见图 11.23(b)],通过计算机三维建模,用 3D 打印技术制造出破损颅骨实物模型[见图 11.23(c)],使制造商得以在术前精确制作出修复体[见图 11.23(d)],保证临床中能准确方便地植入[见图 11.23(e)],大大缩短手术时间,提高手术质量[见图 11.23(f)]。

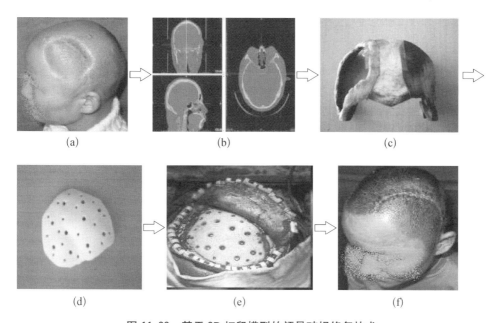

(a)　　　　　　(b)　　　　　　(c)

(d)　　　　　　(e)　　　　　　(f)

图 11.23　基于 3D 打印模型的颅骨破损修复技术

这项技术进一步被应用到半骨盆修复等高难度手术中。图 11.24(a)为一个利用患者骨盆 3D 打印模型设计和制造的骨盆修复体,它不仅完美地修复了患者骨盆缺损部位[见图 11.24(b)],而且保持了患者左右腿同等长度,避免术后跛行[见图 11.24(c)]。

图 11.25 为根据骨折模型设计制作的个体化接骨板。

3. 植入物设计快速原型制作

一个新型植入物开发后,可以利用 3D 打印技术制作植入物的1∶1仿真模型,通过仿真模型对植入物设计进行各种几何形态的考核、临床使用情况的直观分析、

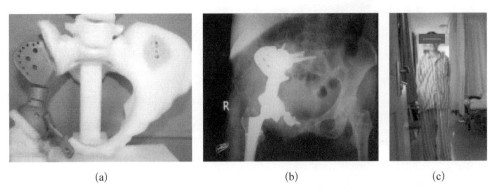

(a)　　　　　　　　　　(b)　　　　　　　　　　(c)

图 11.24　基于 3D 打印模型的半骨盆修复体设计与临床手术

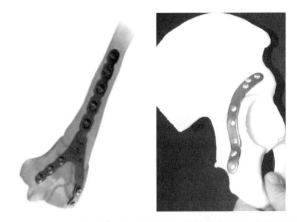

图 11.25　根据骨折模型设计制作个体化接骨板的典型案例

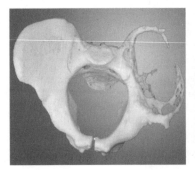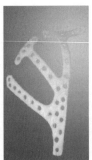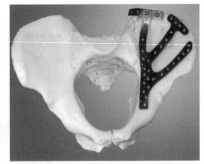

图 11.26　植入物设计的原型制作

产品临床手术可行性模拟考核与设计优化。如图 11.26 所示为骨盆肿瘤修复手术所用个体化接骨板 3D 打印模型与实物。

4. 精准手术导板

计算机辅助手术规划使很多复杂的手术方案得以制订。但是，如何在临床中严格按照规划精准施行手术,这成为必须解决的问题。术中导航技术和手术机器人技术是一个发展方向,但普遍推广还需要一定的经济实力和学习过程。近年来,基于 3D 打印技术的数字化手术模板被广泛运用到临床中。

对脊柱侧弯等患者,通过钉-棒系统进行融合手术是目前的主要治疗手段[见图 11.27(a)],要将椎弓根钉准确植入椎体是一项难度很高的医术[见图 11.27(b)]。今天,医生在计算机所建立的患体三维模型上确定好钉道后,通过导板设计[见图 11.27(c)]和 3D 打印,快速制作出术中使用的植钉导板[见图 11.27(d)],明显提高了手术的精准性和可靠性[见图 11.27(e)]。该方法由昆明军区总医院提出,目前已在全国医院广泛应用,并发展到更多的手术领域。图 11.27 是本书作者的案例。

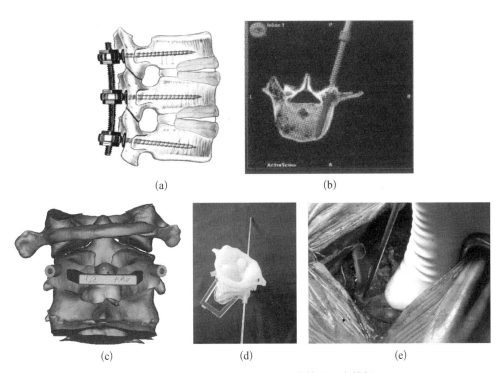

图 11.27　脊柱椎弓根钉植入用的精准手术模板

图 11.28 是上海交通大学医学院附属第九人民医院口腔科研发的一种利用患者自体带血管腓骨修复缺损颌骨的治疗技术。医生不仅需要在计算机上制订手术规划[见图 11.28(a)],还需要制作出腓骨的实物模型和截骨模板[见图 11.28(b)],通过实际截拼试验,确定最佳的修复方案[见图 11.28(c)]。3D 打印技术制作出截骨模板,临床中完全根据模板进行操作,保证了这一高难度手术的精准施行。这种数字模板技术在口腔种植、脊柱手术等多个领域都被广泛使用。

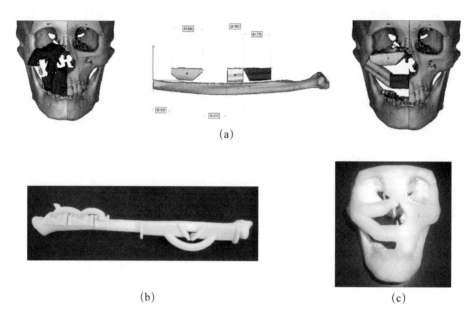

(a)

(b)　　　　　　　　　　　　　　(c)

图 11.28　手术模板与精准手术

（a）计算机辅助手术规划；（b）腓骨模型与手术模板；（c）术前手术模拟

11.3.4　金属直接 3D 打印技术

通过非金属 3D 打印技术的铺垫，用实际金属材料进行 3D 打印的技术和设备在近几年取得很大的成功。目前普遍采用金属粉末选择性熔融技术，即将金属粉末利用能量束的热作用，在计算机控制下选择性地熔化，构成薄层断面，通过层层堆积，形成直接可用的金属零件。用于这项技术的能量束有两种：第一种是瑞典 Arcam 公司所开发的电子束熔融成型（electron beam melting，EBM）技术（见图 11.29），在聚焦线圈和偏转线圈的作用下，电子束焦点在计算机控制下对平台上的金属铺粉进行扫描熔融，金属粉末颗粒直径约为 $45\sim100~\mu m$；第二种是选择性激光熔融（selective laser melting，SLM）技术（见图 11.30），激光器功率为 $200\sim400~W$，通过聚焦形成高能量光斑，金属粉末颗粒直径约为 $10\sim40~\mu m$。

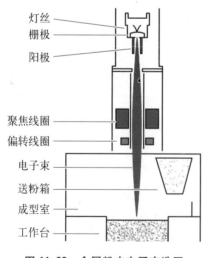

灯丝
栅极
阳极

聚焦线圈
偏转线圈
电子束
送粉箱
成型室
工作台

图 11.29　金属粉末电子束选区熔融技术（EBM）

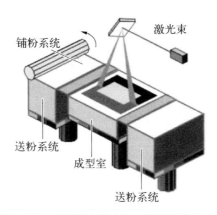

图 11.30　金属粉末激光选区熔融技术(SLM)

11.3.5　金属直接 3D 打印技术在骨科植入物中的应用

1. 金属 3D 打印技术对传统骨科植入物设计与制造工艺带来巨大的改变

人工关节等植入物上的多孔表面发挥着生物学固定的作用,是决定产品性能的关键部位。传统多孔表面制造工艺是通过钛球、钛丝烧结到母体材料表面形成,对母体材料金相组织损伤很大,在我国是一项技术瓶颈。金属 3D 打印技术可以方便地将植入物本体和多孔表面一体化打印制作。通过计算机可以设计不同的孔隙形状、孔隙度和孔隙层厚度,甚至可以设计成多层、梯度分布的优化结构,通过金属 3D 打印技术制造,使植入物的生物学多孔表面更为合理。图 11.31(a)为某企业设计制造的多孔表面钛合金髋臼衬,这里多孔层与髋臼衬本体制成一体。图 11.31(b)为上海交通大学的镶嵌式多孔表面设计之一,它可以避免金属 3D 打印制作大体积植入物效率低的缺点,仅用来制作多孔部分,充分发挥 3D 打印技术制作多孔结构的优势。

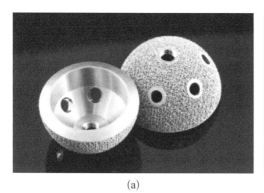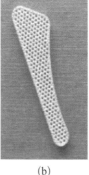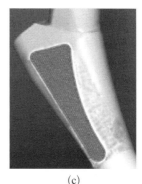

　　　　(a)　　　　　　　　　　(b)　　　　　　　　　(c)

图 11.31　金属 3D 打印技术制作的人工关节多孔表面

金属 3D 打印制作多孔钛的工艺优势进一步体现在各种骨科植入物设计中。图 11.32(a)是北京大学第三医院刘忠军教授研发的颈椎修复体。图 11.32(b)为国外一种多孔关节柄设计,可以大大降低关节柄的结构刚度,从而降低应力遮挡效应。金属 3D 打印将改变植入物由大块实体金属材料构成的传统模式,实现轻量化,并使假体的力学性能与人体骨组织更为匹配,这些都将对未来植入物的设计产生深远的影响。

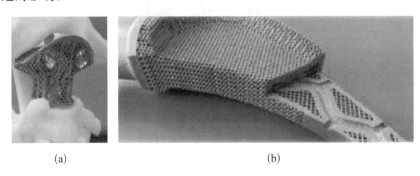

(a)   (b)

图 11.32　金属 3D 打印技术在骨科植入物结构设计中的各种应用

2. 金属 3D 打印技术将有力推动个体化骨科植入物的临床应用

金属 3D 打印技术是个体化骨科植入物临床应用的强大推力。其最大特点是将计算机中的三维设计直接转化为由医用不锈钢、钛合金、钴铬钼合金制成的植入物,不再需要中间繁复的工艺过程和装备,而且可以回避传统制造工艺的限制,实现结构的优化。过去依靠合金毛坯通过加工中心雕刻制作,费时费工,而金属 3D 打印制作效率明显提高。图 11.33 是国内采用这项技术制作的个体化骨科植入物案例。

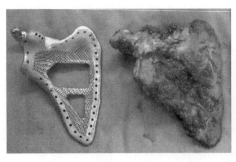 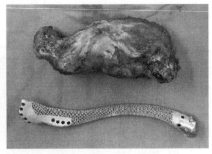

图 11.33　3D 打印技术制作的个体化骨科植入物(取自西京医院案例)

由于 3D 打印技术将个体化骨科植入物的制造提升到了一个全新的技术层面,人们设想,未来医院自己可以建立制作中心,根据医生的治疗需求和设计,快速打印出植入物以提供临床使用。

3. 金属 3D 打印技术将使骨科植入物生命化成为可能

现有的骨科植入物由人工材料制成,是一种无生命物体。组织工程开辟了一条用生命体修复病损组织的技术途径,但距离临床使用还有漫长的道路。因此,在传统无生命的植入物中添入有生命的骨组织,是目前可能用较短时间进入临床应用的植入物创新技术,它的目标如下:

(1)形成人工材料与骨组织组合式植入物,共同满足植入物解剖形态与力学性能的需求,尽量减少大块异物在人体中的存在。

(2)通过植入物中的骨组织,实现植入物与软组织的长合。首先是与相关肌肉的长合,而与肌腱、韧带的长合则是努力的目标。

(3)与组织工程学的不同点在于,这种植入物金属骨架具有早期的力学承载力。

图 11.34 所示为本书作者利用金属 3D 打印技术设计制造的多孔钛合金支架,可以通过改变支架的微观孔隙结构特征,如孔隙率、孔隙尺寸等参数及其梯度分布,实现支架机械强度和刚度的自由调节,实现与人体骨骼力学性能的适配。单纯的多孔钛合金支架可以制成植骨块,应用于骨缺损的填充修复。图 11.35 为作者设计的下颌骨案例,其中图 11.35(a)为小孔结构,图 11.35(b)为大孔结构。

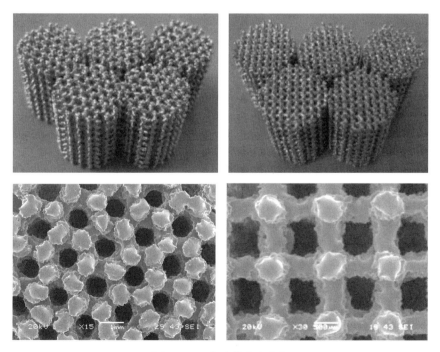

图 11.34　多孔钛合金支架

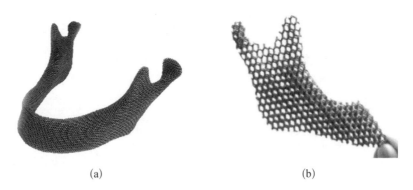

(a) (b)

图 11.35　金属 3D 打印技术制作的骨科植入物

以图 11.35(b)所示大孔结构为基础制作的骨科植入物,为融入生命活体提供了生长空间。例如,通过在多孔钛合金支架上复合纳米羟基磷灰石[见图 11.36(a)]、聚合物海绵[见图 11.36(b)]、海藻酸盐材料[见图 11.36(c)],可为细胞、骨组织提供一个更好的生长微环境。图 11.37(a)为本书作者进行的动物试验,结果表明,支架中的骨细胞生长良好[见图11.37(b)(c)]。

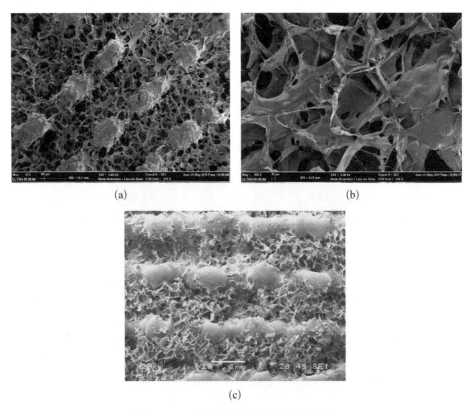

(a) (b)

(c)

图 11.36　多孔钛/壳聚糖复合多孔支架

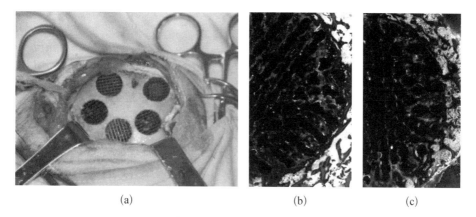

（a）　　　　　　　　（b）　　　　　　　　（c）

图 11.37　在金属复合多孔支架中生长的骨组织

参考文献

［1］　田捷，赵明昌，何晖光. 集成化医学影像算法平台理论与实践［M］. 北京：清华大学出版社，2004.

［2］　Beucher S，Meyer F. The Morphological Approach to Segmentation：The Watershed Transformation［M］. Dougherty E R. Mathematical morphology in image processing. Boca Raton：CRC Press，1993：433－481.

［3］　Sermesant M，Forest C，Pennec X，et al. Deformable biomechanical models：Application to 4D cardiac image analysis［J］. Medical Image Analysis，2003，7(4)：475－488.

［4］　Sethian J A. Level Set Methods［M］. Cambridge University Press，1996.

［5］　Besag J. On the statistical analysis of dirty pictures［J］. Journal of the Royal Statistical Society，Series B (Methodological)，1986，48(3)：259－302.

［6］　Imelinska C，Downes M S，Yuan W. Semi-automated color segmentation of anatomical tissue［J］. Computerized Medical Imaging and Graphics，2000，24(3)：173－180.

［7］　Udupa J K，Samarasekera S. Fuzzy connectedness and object definition：theory，algorithms，and applications in image segmentation［J］. Graphical Models and Image Processing，1996，58(3)：246－261.

［8］　Cates J E，Whitaker R T，Jones G M. Case study：an evaluation of user-assisted hierarchical watershed segmentation［J］. Med Image Anal.，2005 9(6)：566－578.

［9］　Besl P J，Mckay N D. A method for registration of 3D shapes［J］. IEEE Transactions on Pattern Analysis and Machine Intelligence，1992，2(14)：239.

［10］　Wachowiak M P，Smol Ikova R，Tourassi G D，et al. Generalized mutual information similarity metrics for multimodal biomedical image registration . Engineering in Medicine and Biology［C］. 24th Annual Conference and the Annual Fall Meeting of the Biomedical Engineering Society. Houston，Texas，USA，2002，2：1005－1006.

[11] Zhu Y M, Cochoff S M. Likelihood maximization approach to image registration[J]. IEEE Transactions On Image Processing, 2002, 11 (12): 1417 - 1426.

[12] Liu J, Vemuri B C, Marroquin J L. Local frequency representations for robust multimodal image registration[J]. IEEE Transactions on Medical Imaging, 2002, 21(5): 462 - 469.

[13] Wollny G, Krugel F. Computional cost of nonrigid registration algorithms based on fluid dynamics[J]. IEEE Transactions on Medical Imaging, 2002, 21(8): 946 - 952.

[14] Stone H S, Orchard M T, Chang E-C, et al. A fast direct fourier — based algorithm for subpixel registration of images [J]. IEEE Transactions on Geoscience and Remote Sensing, 2001, 39(10): 2235 - 2241.

[15] Thévenaz P, Ruttimann U E, Unser M. A pyramid approach to subpixel registration based on intensity[J]. IEEE Transactions On Image Processing, 1998, 7 (1): 27 - 39.

[16] http: //cmp. felk. cvut. cz/cmp/courses/DZO/slidy/ITK-Public-Registration. pdf.

[17] http: //www. springerlink. com/index/46590175h425325t. pdf.

[18] Schroeder W, Martin K, Lorensen B. The visualization toolkit: an object-oriented approach to 3D graphics[M]. New Jersey: Prentice Hall, 1997.

[19] http: //www. vtk. org/.

[20] http: //www. itk. org/.

[21] Yoo T S. Insight into images: principles and practice for segmentation, registration, and image analysis[M]. AK Peters, Wellesley, MA, 2004.

[22] http: //www. mitk. net/.

[23] Herman G T, Liu H K. Three-dimensional display of human organs from computed tomograms[J]. Computer Graphics Image Processing, 1979, 9(4): 1 - 21.

[24] Lorensen W E, Cline H E. Marching cubes: a high resolution 3D surface construction algorithm[J]. ACM Computer Graphics, 1987, 21: 38 - 44.

[25] Cline H E, Lerensen W E, Ludke S, et al. Tow algorithms for the 3D reconstruction of tomograms[J]. Medical Physics,1988,15(3): 320 - 327.

[26] Turk G. Re-Tiling polygonal surfaces [C]. Proceedings of the Computer Graphics, Siggraph'92. 1992. http: //www. gvaatrnh edu/nennlP/facultv/erea. turk/mv naners/ retile. pdf.

[27] Schroeder W J, Zarge J A, Lorenson W E. Decimation of triangle meshes[J]. Computer Graphics, 1992, 26(2): 65 - 70.

[28] Hoppe H, DeRose T, Duchamp T, et al. Mesh optimization [C]. Proceedings of Siggraph'93. 1993. http: //citeseer. nj. nec. com/hoppe93mesh. html.

[29] Hoppe H. Progressive meshes[C]. In: Proceedings of the Siggraph'96. 1996: 99 - 108. http: //www. research. microsoft. com/research/graphics/hoppe/.

[30] Garland M, Heckbert P S. Surface simplification using quadric error metric [C]. Proceedings of the Siggraph'97. 1997: 209 - 216. http: //graphics. cs. uiuc. edu/-

garland/papers/quadrics. pdf.

[31] Matthias E，DeRose T，Duchamp T，et al. Multi-Resolution analysis of arbitrary meshes ［C］. Proceedings of the Compute Graphics，Annual Conference Series，Siggraph. Los Angeles，1995：71－78. ftp：//ftp. cs. washington. edu/pub/graphics/TR950102. ps. z

[32] Levoy M. Display of surfaces from CT data［J］. IEEE Computer Graphics and Application，1988，8(5)：29－37.

[33] Laur D，Hanrahan P. Hierarchical splatting：a progressive renement algorithm for volume rendering[J]. Computer Graphics，1991，25(4)：285－288.

[34] Lacroute P，Levoy M. Fast volume rendering using a shear-warp factorization of the viewing transformation[J]. In Proceedings of Siggraph 94，ACM Siggraph,1994：451－458.

[35] Cabral B，Cam N，Foran J. Accelerated volume rendering and tomographic reconstruction using texture mapping hardware［J］. ACM（Association for Computing Machinery）Symp. Volume visualization，1994：91－98.

[36] 金涛,陈建良,童水光. 逆向工程技术研究进展[J].中国机械工程,2002，13：1430－1436.

[37] 孙进,李耀明. 逆向工程的关键技术及其研究[J].航空精密制造技术,2007，43：5－7.

[38] 黄卫东,彭小冬. 基于三坐标测量机的复杂曲面的逆向工程技术与实践[J].机电技术，2004，2：22－25.

[39] 蔡宽. 基于点云的三维重建技术研究[D].哈尔滨：哈尔滨工业大学,2010.

[40] 胡寅. 三维扫描仪与逆向工程关键技术研究[M].武汉：华中科技大学,2005.

[41] 毛方儒,王磊. 三维激光扫描测量技术[J].宇航计测技术,2005，25：1－6.

[42] 鞠华. 逆向工程中自由曲面的数据处理与误差补偿研究[D].杭州：浙江大学,2003.

[43] 栾杰,庄洪兴,归来,等. 三维重构和快速成形技术制备个性化人工整形植入物的研究[J].中华整形外科,2009.

第 12 章   人工髋关节设计

本书第 1 章阐述了人工髋关节的临床应用。在第 2、3、4 章中阐述了相关的解剖学、生物力学与摩擦学基础理论。在此基础上,本章阐述人工髋关节具体的设计原理与方法。

12.1   人工髋关节的发展历史与临床使用失效分析

12.1.1   人工髋关节的发展历史

人工髋关节发展的历史,是一百多年来众多医生勇于创新、相互借鉴、不断提升、努力发展的历史。工程界、特别是材料科学领域的成果是其发展的有力支撑。了解这段历史,将使假体设计者了解前人做过的工作,吸取前人的教训,从前人的工作中获得启发,更好地将人工髋关节技术继续向前推进。

表 12.1 展示了人工髋关节发展历史、各阶段代表人物和他们的主要贡献[1-10],可大体归纳为如下 6 个阶段:

(1) 早期阶段:人工髋关节出现之前,对关节强直、疼痛、股骨头坏死等患者,医生主要采用 Girdestone、Balchaler 等人的粗隆间截骨术进行治疗,股骨近端与髋臼软骨直接接触,这种治疗方法显然不妥,但就此迈开人工髋关节研发的步伐。

(2) 启蒙阶段:人们尝试用各种中间物隔断这种直接接触,突出代表是 Smith Peterson,他用玻璃球罩置于股骨近端,后进一步采用钴铬钼合金球罩,尽管效果不尽人意,但开辟了人工股骨头置换的技术路线。

(3) 人工股骨头研发阶段:代表性成果有 Judet 兄弟的丙烯酸酯(后采用钴铬钼合金)短柄人工股骨头;Moore、Thompson、Aufranc 等人的钴铬钼合金长柄人工股骨头等,可是皆因疼痛和假体松动而失败,但他们的工作为后续全髋人工关节的研究奠定了基础。

(4) 金属与金属配副全髋假体研发阶段:人工股骨头置换临床效果的不足,推进了全髋关节假体的研究。鉴于当时材料科学的水平,人们很自然走上以钴铬钼合金股骨头与钴铬钼髋臼配副的道路。限于当时制造工艺的水平,关节假体的摩擦与磨损太大,临床效果不佳,但指出了向低摩擦人工关节发展的研究方向。值得注意的是,Mckee、Farrar、Haboush 等在他们研发的假体固定中开始采用了骨水泥技术。

(5)人工全髋关节研发成功并不断完善阶段:主要贡献来自英国医生Charnley。他致力于钴铬钼股骨头与高分子材料髋臼配副的低摩擦关节假体研究。在纪念他的博物馆中陈列了各种摩擦试验装置。起初他采用氟塑料(teflon),在工程师们的帮助下,进一步采用具有优良自润滑性能的超高分子量聚乙烯材料,最终取得成功。Charnley 的关节假体不仅具有低摩擦性能,而且耐磨性也能满足临床的需求,是医学与摩擦学研究成功结合的典范。他同时采用了骨水泥固定技术,形成完美的技术组合。从此,人工髋关节置换术广泛进入了临床应用,并在很大程度上扩大了骨科的业务领域,Charnley 被全世界誉为"人工关节之父"。他的低摩擦设计进一步成为人工膝关节等其他人工关节设计的基础。

在 Charnley 的基础上,人们进行了一系列的完善与提高,重要的发展包括:钛合金的应用;带多孔表面非骨水泥固定技术;球头与假体柄分离及锥面配合技术;金属髋臼杯技术;三代骨水泥技术等。

(6)继续发展阶段:大量的临床使用暴露出一系列新的问题,促使全髋关节假体的研究至今仍在继续进行。重点问题是聚乙烯磨损颗粒带来的骨溶解和无菌性松动,导致假体在人体内服役时间仅为 15～20 年,不能满足今天的临床需求。现代的制造工艺足以保证金属配金属全髋假体、陶瓷配陶瓷全髋假体的制造质量,出现了 MOM、COC 假体,以及基于 MOM 技术的表面置换假体。

和表 12.1 所示人工髋关节发展历史相关的实物图片如图 12.1 所示。

表 12.1　人工髋关节的发展历史

发展阶段	年　代	代表人物	技　术　特　点	临床应用效果
人工关节出现之前	19 世纪中叶	Girdestone Balchaler	提出并发展了股骨头切除截骨术,在股骨截骨端部构造假关节,用于关节疼痛、股骨头坏死、股骨颈骨折等临床治疗	术后关节能保持一定的活动度,患者疼痛减轻或无痛,但不能获得正常关节的活动度和稳定性,目前已不作为首选的治疗方案,但成为人工髋关节手术失败后的挽救措施,在当今临床中偶有使用

（续表）

发展阶段	年 代	代表人物	技 术 特 点	临床应用效果
启蒙阶段——采用间隔物构造关节面	1800—1900 年	Verneuil Murphy 等	在股骨颈截骨术基础上,采用某种材料将股骨端部截骨面与髋臼表面隔离,成为这一历史时期中关节外科领域研究的主要技术路线	普遍由于疼痛和隔离物松动而失败
	1880 年	Ollier	利用关节周围软组织肌肉作为隔离物,形成新的关节面成形术	我国至 20 世纪 60 年代尚有人用此方法
	1890—1891 年	Gluck	用象牙作为隔离材料雕刻成关节球头与臼,用松香、石膏粉固定,开创人工髋关节先河	由于疼痛和隔离物松动而失败
	1895 年	Robert Jones	用金箔作隔离物	失败
	1910 年	Dethert	用橡胶制作假体施行全髋关节置换术	失败
	1918 年	Baer	用膀胱黏膜作隔离物	失败
	1919 年	Delbet	用增强橡胶制成股骨头状隔离物,思路接近人工股骨头技术	由于疼痛和隔离物松动而失败
	1923 年	Smith Peterson	提出铸型关节成形术,在股骨截骨端植入铸造玻璃罩杯,形成关节球头	由于疼痛和隔离物松动而失败[见图 12.1(a)]
	1925 年		进一步用赛璐珞(viscaloid)制作股骨截骨端罩杯	
	1926 年	Hey Groves	采用象牙钉,短柄头颈假体	由于疼痛和隔离物松动而失败
	1930 年	Carnochan	采用木质隔离衬片	不稳定,有菌,失败
	1933 年	Smith Peterson	采用硼硅酸玻璃(pyrex)	由于疼痛和隔离物松动而失败
	1934 年	Rehn	用不锈钢杯置入髋关节脱位患者的髋臼	
	1937—1938 年	Smith Peterson	采用钴铬钼合金制成截骨端金属罩杯	施行有 1 000 例,长期疗效不佳,金属杯与股骨头磨损,股骨头坏死,疼痛[见图 12.1(b)]
	1939 年		用酚醛塑料(bakelite)制作罩杯	

（续表）

发展阶段	年　代	代表人物	技　术　特　点	临床应用效果
人工股骨头发展阶段	1939 年	Harold Bohlman	研制出钴铬钼股骨头	置入后 2.5 年取出（患者因其他原因死亡）
	1940 年	Valls	完成短弯柄模型股骨头置换术	髋臼损伤、疼痛、效果不理想
	1940—1941 年	Bohlman, Austin, T. Moore, R. Thompson	提出自锁型人工股骨头，直柄，带自锁孔，成为后来 Moore 型假体；后又设计出长直柄和长弯柄人工股骨头假体，后来成为 Muller、Harris 全髋关节的原形	髋臼损伤、疼痛、效果不理想
	1946—1958 年	Judet 兄弟	研发出丙烯短柄人工股骨头，后因磨损改为不锈钢，进一步又改为钴铬钼合金	有 300 例临床使用报道，早期效果良好，后因松动、磨损和磨粒引发炎性反应，应用受阻［见图 12.1(c)］
	1950—1957 年	Moore, Thompson 等	研制出钴铬钼半髋关节，采用植入髓腔的长柄设计，柄部无窗孔或开设窗口，用于加强柄的固定，这一设计后来成为后续人工关节研发的重要参考	髋臼损伤、疼痛、效果不理想［见图 12.1(d)］
	1957 年	Aufranc (Smith Peterson 的助手)	继承 Smith Peterson 的技术路线，研发钴铬钼合金半髋置换	共完成 1 000 例，15 年随访优良 82%。因半髋置换共同的问题：髋臼损伤和疼痛，最终被取代
	1951 年	Leventhal	研发出钛股骨头	
	1952—1957 年	Willse	用冷固化丙烯酸酯骨水泥进行动物试验，为人工关节骨水泥应用作出贡献	骨水泥技术被沿用至今
人工全髋关节探索阶段 金属对金属（MOM）时代	1938—1939 年	Philip Wiles	研发出不锈钢对不锈钢（MOM）全髋人工关节，股骨头类似 Judet 结构，用一枚螺钉固定，髋臼杯采用法兰边固定于臼缘	施行 6 例，因松动而失败［见图 12.1(e)］
	1939 年	Haboush McBride 等	研制出钴铬钼对钴铬钼（MOM）全髋人工关节	效果不佳

（续表）

发展阶段	年　代	代表人物	技　术　特　点	临床应用效果
人工全髋关节探索阶段 金属对金属（MOM）时代	1951—1956 年	McKee-Farrar	研发出不锈钢对不锈钢（MOM）全髋人工关节，采用骨水泥固定，其中人工股骨头采用 Thompson 设计，金属臼采用他们自己的设计，后由 McKee 将不锈钢改为钴铬钼合金	高摩擦造成术后松动，进一步引发断柄[见图 12.1(f)]
	1957 年	Gaenslen，McBride，Urist	研制出钴铬钼 MOM 全髋人工关节，将髋臼杯钉在盆骨上，成为随后人工髋臼设计的参照	摩擦过大，效果不佳
	1953—1959 年	Haboush	采用 McKee-Farrar 全髋人工关节，首先采用骨水泥固定	效果尚可
人工全髋关节研发成功——推广使用并发展阶段	1959—20 世纪 60 年代	Charnley	致力于低摩擦人工全髋关节研究，提出钴铬钼球头配氟塑料（teflon）髋臼	磨粒刺激诱发炎症反应
		Charnley	将工程领域研发成功的聚乙烯材料及时移植到人工髋臼中，构成低摩擦人工关节副，临床应用取得成功，从此开辟了人工关节置换的骨科临床医学新时代，其球头直径为 22.225 mm，并采用了骨水泥固定技术	具有优良的摩擦学性能：摩擦因数低，磨损寿命满足临床需求，临床效果良好，患者基本恢复关节活动功能
	1970 年	Maurice Muller	用 32 mm 球头代替 Charnley 22.225 mm 球头，以增加关节活动度，采用弯曲的香蕉形关节柄	被临床采用
	1971 年	Aufranc，Turner	采用直径 32 mm 球头，对柄形进行改进，提出 Aufranc-Turner 系列人工髋关节	被临床采用
	20 世纪 70 年代	Harris，Galante	提出多层金属网生物固定和解剖型关节柄设计	被临床采用

（续表）

发展阶段	年代	代表人物	技术特点	临床应用效果
人工全髋关节研发成功——推广使用并发展阶段	1982—1988年	Harris	首先提出金属髋臼杯设计,用骨水泥固定于骨盆	被临床采用
	1982年	Austin,Moore,Dennis,Bobyn	提出微球多孔(珍珠面)关节柄和臼杯,后者用3枚螺钉固定于骨盆,用骨水泥将聚乙烯臼固定于臼杯中	被临床采用
	1980年	Growninshield	提出钴铬钼柄Iowa型关节,设计开发有HD-2、TiBacⅡ等产品	被临床采用
		Lord	提出沿柄全长珍珠面关节柄设计	由于应力遮挡,股骨近端骨吸收严重
	20世纪70年代后期	Zweymuller	提出压配(press-fit)关节柄设计	效果良好,被后续假体设计广泛应用
	1982年	Charles,Engh,Dennis,Bobyn	提出 AML（anatomic medullary locking)髋假体系统：① 采用 Austin Moore柄,珍珠面仅占1/3柄长；② 采用 Lunceford聚乙烯臼和带珍珠面金属臼杯,用骨水泥将臼固定于杯中；③ 采用32 mm球头,用锥面配合将球头与柄链接,提出可置换球头设计理念	① 珍珠面长度适合,避免了股骨近端应力遮挡,翻修时也易于拔出；② 可置换球头设计被广泛采用
	1987年	David Hungerford	提出 PCA(porous coated anatomic)髋假体系统：钴铬钼柄材；微孔表面解剖型柄	
	1988年	Zimmer公司的Jorge Galante和W. H. Harris	提出 HCP（Harris 和 Galante)型髋假体系统：钛合金锻造柄；钛丝多孔表面,占柄长1/2;螺钉固定臼杯	早期部分患者因假体下沉、松动而失败,改进后成功应用

（续表）

发展阶段		年　代	代表人物	技　术　特　点	临床应用效果
人工全髋关节研发成功——推广使用并发展阶段		1987 年	Robin Ling 提出，由 JoMiller 补充完善	将 Charnley 采用的骨水泥技术改进，采用骨栓对中器堵塞远端	效果很好，普遍应用，成为第二代骨水泥技术，随后出现骨水泥离心或真空搅拌技术，称为第三代骨水泥技术
		20 世纪七八十年代	Wagner	提出双杯半髋置换	一度推广，因髋臼侧软骨磨损，淡出主流手术
		1999 年	Zimmer	推出高交联 UHMWPE 材料 Longevity	开辟了高交联技术在 UHMWPE 材料中的应用，大大提高了髋臼假体的耐磨性
新技术进一步发展阶段	金属对金属MOM	1988 年	Sulzer 公司（瑞士）	推出 Metasul 钴铬钼球头配钴铬钼髋臼全髋人工关节产品，并在欧洲上市	使新一代 MOM 假体进入临床应用
		1999 年	Sulzer 公司	第二代 Metasul MOM 人工髋关节产品，FDA 批准上市	
		2004 年	Sulzer 公司	32 mm Metasul MOM 产品，FDA 批准上市	
		2001—2003 年	Wright 公司和 Biomet 公司	直径 32～60 mm MOM 全髋人工关节产品，FDA 批准上市	
		2010 年	各家生产 MOM 型髋关节假体的公司	Metasul 假体应用 12 年，全球累计 12 000 例，最初临床反映良好	和 MOM 表面置换假体一起，因金属离子析出影响孕妇腹中胎儿，被叫停使用，形成又一次退出临床风波
	陶瓷对陶瓷COC	1957 年	Lippmann	提出氧化铝陶瓷头半髋人工关节	因陶瓷球头与柄部锥面配合处微动摩擦而失败
		1970—1972 年	Boutin	研制出第一例氧化铝陶瓷人工全髋关节，是 COC 技术的先驱	因破裂、移位和松动而失败
		1973—1984 年	Griss、Mittelmeie、Harris、Salzer	在氧化铝 COC 全髋人工关节研发中作出不断的贡献	因破损率高，不被临床看好
			Anthropometric	研制成直径 28 mm 的氧化铝陶瓷球头，配聚乙烯髋臼（CPE）	磨损虽低于钴铬钼球头配聚乙烯髋臼，但仍存在陶瓷破损问题

发展阶段	年 代	代表人物	技 术 特 点	临床应用效果
新技术进一步发展阶段 — 陶瓷对陶瓷COC	1995 年	Ceramte 公司（曾用名 Feldmuhle）	高纯度氧化铝陶瓷 BIOLOX® forte 问世,力学性能显著提高,较好解决了破裂问题	被临床采用
	2003 年 1 月 31 日		FDA 批准 28 mm 和32 mm COC（BIOLOX® forte）上市	被临床采用
	2006 年		FDA 批准 28 mm、32 mm 和 36 mm 复合陶瓷（氧化锆增韧）BIOLOX® delta 陶瓷球头上市,用于 COP 全髋人工关节	因优异的临床表现日益在全球普及,但在欧美国家,存在假体在人体中使用时,个别患者发出摩擦声响的问题
	2008 年	Firkins	研制出氧化铝陶瓷球头对钴铬钼合金（COM）全髋人工关节	磨损率仅为 MOM 的 1/100,磨损颗粒明显小于 MOM
表面置换	1960 年	Townley	研制成聚尿烷髋臼和带髋内柄金属股骨头表面置换术	仅为科研尝试
	1968 年	Muller,Boltzy	研制骨水泥固定钴铬钼 MOM 表面髋关节系统	仅为科研尝试
	1970—1975 年	Cerard	开发出双极金属表面置换系统,后被双动型人工股骨头取代	因摩擦力大,限制了关节活动,临床失败
	1972 年	Freeman	开发出聚乙烯股骨表面与钴铬钼合金髋臼表面髋关节置换系统,采用骨水泥固定	仅为科研尝试
	1976 年	Salzer	研发 COC 表面髋关节系统,采用生物学固定,髋臼假体用了一枚螺钉辅助固定,股骨侧假体旋入预先准备好的股骨头上	随访发现固定松动,失败

（续表）

发展阶段	年代	代表人物	技术特点	临床应用效果
新技术进一步发展阶段				
表面置换	1978 年	Wagner	骨水泥型金属-聚乙烯表面置换系统	松动，股骨颈骨折并发症高，1991 年开发出非骨水泥固定系统，但尺寸过大
	1983—1989 年	Amstutz，Kabo	研制成 MOM 表面置换髋关节系统，1984 年改为混合固定，1989 年将股骨假体内表面设计成带斜度柱形	为 MOM 表面髋关节走向成功提供了宝贵经验
	1980—1990 年		MOM 表面置换基本淡出	
	1997 年	Smith Nephew（S&N）	研发出伯明翰系统 BHR（Birminghan hip resurfacing system）：① 股骨侧骨水泥固定，髋臼侧生物学固定；② 采用高碳钴铬钼合金，耐磨性更好	Treacy 144 例临床，5 年随访良好；Back 230 例临床，25～52 周后成功率 99.4%
	至今	CONSERVE（Plus）ASR(J&J) DUROM（Zimmer）BHR(S&N)	相继有多种品牌产品上市	对年轻患者是值得选用的过渡治疗手段，但存在缺点：① 引发骨股颈骨折；② 当髋臼杯角度安装位置不正确时，引发高摩擦与磨损

MOM 表面置换首先被发现存在离子析出问题，随后 MOM（尤其是大头尺寸）卷入同样质疑中，以至全世界基本退出使用。

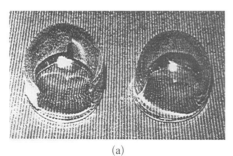

(a)

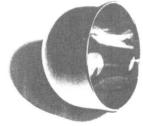

(b)

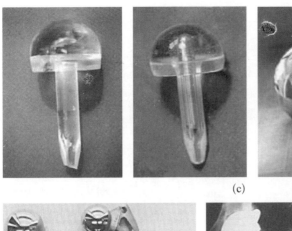
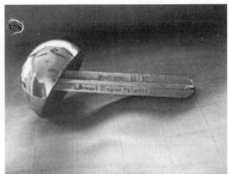

(c)

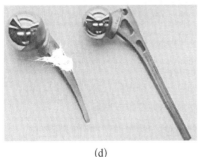
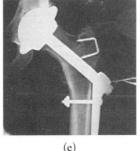
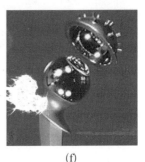

(d)   (e)   (f)

图 12.1 历史上的人工髋关节

12.1.2 中国人工关节制造业的发展

表 12.2 简要归纳了我国人工髋关节技术引进和发展的历程：

（1）早期阶段：在中国的大医院，普遍沿袭西方的粗隆间截骨术，或是根据对 Judet、Moore 等技术的了解，制造一些类似的植入物。

（2）自主研发生产与国外产品涌入阶段。随着我国改革开放，国外人工髋关节技术为我国医学界和工程界所了解，并引进到国内。具体反映在 3 个方面：

a. 医工结合，开展研发工作。北京 301 医院卢世璧院士和北京 621 所、钢铁研究总院、有色金属研究院等单位合作，系统开展了假体设计、关节柄制造、珍珠面制作工艺等研究，开发出我国第一款全髋人工关节。上海交通大学医学院附属第九人民医院戴尅戎院士和上海交通大学王成焘教授合作，研究建立了我国个体化人工关节数字制造系统，为医学界提供个体化人工关节等植入物产品服务。这些产品都获得 CFDA 颁发的产品注册证。

b. 诞生了一批民营企业。孙元以 621 所为依托组建了我国第一个人工关节企业——北京京航医疗器械公司。之后，我国人工关节民族企业相继成立，满足了我国低端医疗市场的需求。与此同时，产生一些中外合资企业，如钢铁研究总院与瑞士 PLUS 公司合作成立了我国第一个人工关节合资生产企业——PLUS -钢研医疗器械股份有限公司。

c. 与此同时,国外各大著名关节公司的产品通过销售代理纷纷进入中国市场,如 Zimmer、Stryker、Depuy、Biomet、Howmedica、LINK 等,产品基本垄断了我国高端医疗市场。

(3)产业升级和纳入全球化生产阶段。具体反映在 4 个方面:

a. 通过优胜劣汰,一批民族产业脱颖而出,如北京百幕京航、爱康谊诚、春立正达、纳通、威高等。生产形成规模、设备先进,产品质量提升,开始进入自主研发阶段。

b. 一批国外著名企业在中国落地建厂生产,如 Zimmer、Biomet、强生、Stryker 在浙江和江苏建厂进行本地化生产。

c. 一批国外著名企业并购中国民族产业,如捷迈(Zimmer)收购了北京蒙太因,在中国生产供国内外需求的人工关节产品。

d. 有实力的民族产业跨出国门,并购国外著名企业,生产面向国内外的产品。如上海微创骨科并购美国 Wright 公司的大关节部分,开启了我国骨科植入物企业并购国外企业的先河。

表 12.2 中国人工关节发展历程

阶段	年代	代 表 者	技 术 特 点	临床应用效果
早期:跟踪国外不成熟技术	20 世纪 40 年代起	国内各大医院	采用 Girdlestone 股骨头颈切除假关节成形术,Batchelor 股骨转子间截骨和股骨上端叉形截骨成形术,治疗关节疼痛、股骨头坏死与关节强直患者	尽管效果不理想,但在当时是主要的治疗方法
	20 世纪 50 年代后期	武汉等医院	参照 Judet 人工股骨头技术,自制人工股骨头,用牙托粉填充,V 形髓内钉髓腔固定	两年后因松动、疼痛失败
	1965 年	上海手术器械六厂	生产 Judet 直柄人工股骨头	因松动、疼痛而失败
		上海手术器械六厂	生产 Moor 型人工股骨头	假体柄太细,在髓腔内稳定性不足,松动率高

（续表）

阶段	年代	代 表 者	技 术 特 点	临床应用效果
模仿和引进国外人工关节技术（改革开放后）	20世纪70年代	上海手术器械六厂	试制不锈钢MOM人工全髋关节，后改为钛合金和钴铬钼合金，采用上海和天津研制的骨水泥固定	产生与国外MOM假体同样的不佳效果
	1980年前后	国内各大医院	纷纷引进国外人工全髋关节产品与技术	期间据统计共施行439例，416例属股骨头坏死，23例属上端肿瘤素性股骨头坏死及股骨头骨折，取得一定的效果
			试用钛合金内锁型人工股骨头，用骨水泥固定	效果不佳
			试用 Smith Petersen MOM人工髋关节	脱位、股骨颈坏死、假体下沉、股骨短缩疼痛，效果不佳
国外产品涌入阶段自主研发生产和	1978—1982年	北京301医院卢世壁	研制成功我国无骨水泥珍珠面钴铬钼 MPE人工全髋关节	取得国产人工全髋关节研发成功，1991年获国家科技进步奖一等奖
	20世纪七八十年代	民营企业生长，1973年北京621所建成我国第一家人工关节企业：北京京航生物医学工程公司，后改名为京航医疗器械股份有限公司	引用与卢世壁合作成果，钛合金铸造的人工髋关节	进入临床应用
	1990年之后	国外著名公司大举进入：Zimmer、Stryker、Biomet、 Howmedica、LINK、DePuy等	推销国外产品	进入中国人工关节市场，占领大城市主流医院绝大部分市场
		出现一批民族产业与合资企业：兰德尔-蒙太因（1998年）、PLUS-钢研（1995年）	模仿生产国外产品	进入人工关节市场，使本土产业最终取得中国市场50%占有率的成绩
	2001—2004年	上海交通大学、上海第二医科大学	研发出个体化人工关节数字制造技术并产业化	获2004年国家科技进步奖二等奖，为全国医院服务至今

（续表）

阶段	年代	代 表 者	技 术 特 点	临床应用效果
产业升级与国际化阶段	2000—2014 年	优胜劣汰，一批民族产业升级，出现大型企业和一批坚守企业，如：爱康谊诚医疗器械公司、春立-正达医疗器械公司、京航百慕航材公司、力达康公司等。同时纳通医疗集团、威高集团等进入关节制造领域	步入自由研发	稳定占有一定比例的市场份额
	从 2004 年起	一批国外著名企业在中国落地生产	Biomet（巴奥米特）、强生、Stryker 在浙江和江苏建厂，进行本地化生产	使中国本土生产的产品，其质量和设计潮流逐渐与国际接轨
	2007 年之后	一批国内优秀企业被国外公司收购，如 2007 年施乐辉（Smith and Nephew）收购了普鲁斯；2010 年捷迈（Zimmer）收购了蒙太因。同时国内优秀的企业也开始向外收购，例如微创骨科在 2013 年收购了美国 Wright 公司的大关节部分	外资公司通过收购直接进入中国本土，进行多品牌销售和制造	主要以制造为主，提高制造水平，同时进行本土研发

12.1.3　人工髋关节术后失效统计分析及面临的改进

人工髋关节虽然在临床中获得推广，但临床失效的统计分析表明它依然是一项需要进一步发展的技术，并指明了具体努力方向和发展近景。

1. 人工髋关节术后失效统计

欧美很多国家和地区建立了人工关节置换手术与失效事件的统计机制，并用各种形式发布统计报告。其中北欧的瑞典[11,12]、挪威[13]两国开展最早，丹麦[14]、德国、美国[15]、英国[16,17]、加拿大[18]、澳大利亚[19]、新西兰、罗马尼亚[20]、斯洛伐克[21]等随后一一建立，目前还建立了欧洲整体性的统计系统[22]。

根据瑞典全髋关节置换登记系统于 2009 年的报告[11]，1979—2008 年该国共施行 297 853 例髋关节置换病例，按 1979—1991 年与 1992—2008 年两个时间段植入的假体分别进行统计分析,其术后存活率(及失效率)随术后时间变化的曲线如图 12.2 所示。从图 12.2(a)中可以看到,两个时间段相比,术后 17 年存活率提高 4 个百分点,失效率降低了 22%,这主要归功于人工关节产品和骨水泥技术的进步。图 12.2(b)为非骨水泥假体统计结果,两个时间段相比,术后 10 年存活率后者提高约 17 个百分点,失效率降低约 55%,这应归功于多孔表面技术的进步。同为 1992—2008 年植入的假体,非骨水泥假体 17 年存活率与骨水泥假体相比相差 18.6 个百分点,存活率明显不及骨水泥假体,说明非骨水泥固定技术还有

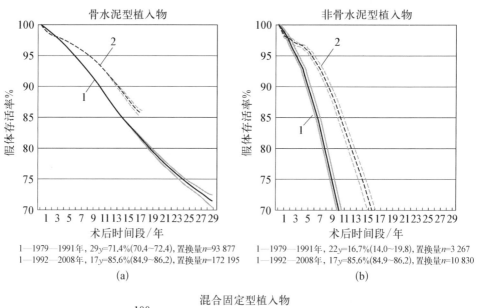

1—1979—1991 年, 29y=71.4%(70.4~72.4), 置换量n=93 877
1—1992—2008 年, 17y=85.6%(84.9~86.2), 置换量n=172 195

(a)

1—1979—1991 年, 22y=16.7%(14.0~19.8), 置换量n=3 267
1—1992—2008 年, 17y=85.6%(84.9~86.2), 置换量n=10 830

(b)

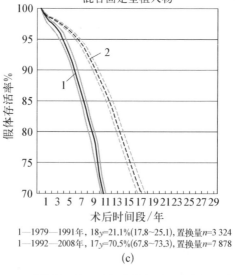

1—1979—1991 年, 18y=21.1%(17.8~25.1), 置换量n=3 324
1—1992—2008 年, 17y=70.5%(67.8~73.3), 置换量n=7 878

(c)

图 12.2　瑞典关于人工髋关节的术后累计存活率统计[11]

很多研究工作要做。从图 12.2(c)可知,1992—2008 年植入的混合型固定假体存活率略高于同期植入的单一非骨水泥假体。根据瑞典对近 10 年植入假体存活率的预测,对于 10 年存活率:骨水泥假体可达 93%、非骨水泥和混合型假体约为 85%~87%;对于 20 年存活率:骨水泥假体可达 85%、非骨水泥和混合型假体约为 65%。

　　瑞典 2009 年报告还给出不同年龄和性别患者人工髋关节术后存活率统计结果(见表 12.3)。从表中可见:因女性关节负荷与活动度低于男性,60~75 岁老年人骨水泥假体 17 年存活率中,女性高于男性 6.7 个百分点;但非骨水泥假体 17 年存活率,男女性相近。50 岁以下男性、女性患者骨水泥假体 17 年存活率分别低于老年男性、老年女性 12.8 和 18.1 个百分点;非骨水泥假体分别低于老年男性、老年女性 16.9 和 24.9 个百分点。与骨水泥固定相反,由于 50 岁左右男性宿主骨质量高于 50 岁左右已过更年期的女性,非骨水泥假体界面结合质量高于女性,所以假体存活率男性高于女性。两个年龄段假体存活率的比较表明,目前的假体用于50 岁以下患者存活率明显降低。

表 12.3　瑞典关于性别和年龄的髋关节 17 年假体存活率统计

假体固定类型	60~75 岁		50 岁以下	
	男性	女性	男性	女性
骨水泥假体	83%	89.7%	70.2%	71.6%
非骨水泥假体	80%	80%	63.1%	55.1%

　　图 12.3 所示是瑞典关于人工髋关节失效类型的统计。从图 12.3(a)可以看到失效类型所占比例逐年的变化:无菌性松动始终是人工关节翻修的首位原因,约占 50%~60%;感染与脱位占第二位,稳定在 13%~16% 的水平;断柄在 10 年中的变化较小,始终保持在 8%~10%。图 12.3(b)显示了各种失效发生的时间段:在围术期与术后两年内,失效形式以脱位和感染为主,脱位占全部失效的 38.5%,感染占全部失效的 25.9%,它们在术后 2~6 年内逐年下降,然后始终处于低位;断柄在术后整个时间段里发生率始终为 6%~9%,似乎是一个与假体术后使用时间无关的失效形式;松动在术后两年仅占全部失效的 18.4%,随磨损和骨溶解作用的增加,在 2~6 年内失效比例逐年上升,6 年之后,成为关节假体的主要失效形式,约占到失效总数的 85%。

　　图 12.4 所示为挪威公布的各类失效所占比例逐年变化的统计资料[13]:松动是失效的主要形式,并从 20 世纪 90 年代起逐渐改善,稳定在 50%~60% 水平;骨溶解是无菌性松动的主要诱发因素,这里把已发生骨溶解但尚未导致假体松动的现象单列,约占 5%;与瑞典的统计相同,感染呈上升趋势,约占 15%~18%;脱位呈增长态势,保持在 15%~18% 水平;断柄现象较少,但始终存在,约占 3%~5%。

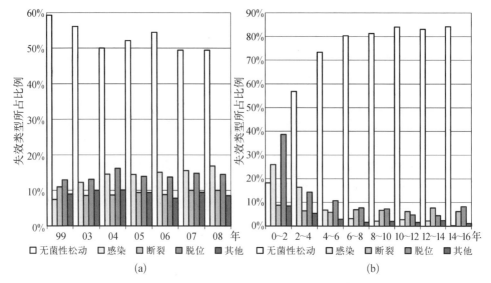

图 12.3 瑞典人工髋关节失效类型的统计[11]

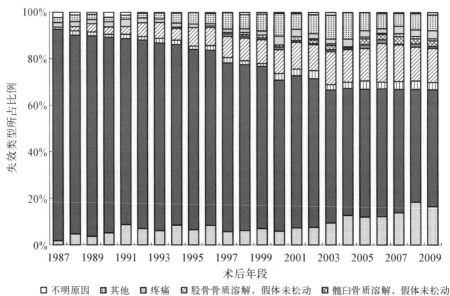

图 12.4 挪威人工髋关节失效类型的统计[13]

2. 脱位失效分析与解决途径[23]

按脱位后球头相对髋臼的位置，人工髋关节常见的脱位形式有上脱位[见图 12.5(a)]、前脱位[见图 12.5(b)]和后脱位[见图 12.5(c)]。后脱位是最常见的类型，在髋关节屈曲、内收、内旋超过一定范围时出现。其次为前脱位，在髋关节后伸、外旋时出现。

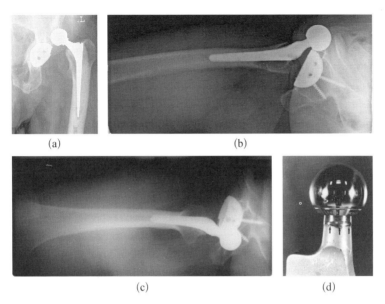

(a)　　　　　　　　　(b)

(c)　　　　　　　　　(d)

图 12.5　临床中的脱位失效

脱位是力学作用的结果，以额状面为例，如图 12.6 所示。在股骨头中心作用有外力 F、力矩 M，内收肌群力 RMF、外展肌群力 AMF 和关节反力 RFH，它们时时处于平衡状态。髋关节在稳定状态下工作，最大活动范围为 θ，如图 12.6(a)所示。在图 12.6(b)中，关节颈部与髋臼边缘接触，处于活动极限位置，如果力系的平衡尚能保持，关节依然可以工作，但患者将明显感到活动受到限制。如果外力矩 M 超过软组织的平衡力矩，关节将以接触点 C 为支点撬动，对外围软组织产生附加推力；同时髋臼边缘与球头顶部接触，关节反力 RFH 将产生一个促使球头向外滑移的分力 FS；如果软组织能对抗这些脱位力，关节将在这一不稳定状态下工作，如图 12.6(c)所示。假体无论在图 12.6(b)或图 12.6(c)状态下工作，都将在颈部造成擦痕，如图 12.5(d)所示。当软组织无法抗拒上述脱位力时，球头中心将进一步向外滑移，当位移量 s 达到球头半径 $r(=D/2)$ 时完全脱出，处于上脱位失效状态，如图 12.6(d)所示。同样，可以在矢状面通过髋关节周边肌群的力学作用，分析前、后脱位的力学机理。

加大球头直径可以增加假体活动范围 θ 和极限滑脱位移量 s，由此增加稳定性。根据临床脱位失效的分析，目前在克服假体脱位方面的技术措施如下：

(1) 设计中增大假体的头颈比。这就要求假体有大的球头和壁厚更薄的髋臼。UHMWPE(包括高交联 UHMWPE)很难解决这一需求。MOM 假体一度很好地解决了这一问题，但今天面临离子析出的困扰。薄壁髋臼 COC 假体在努力研发中。无金属杯的 PEEK 材料髋臼是人们解决问题的期望之一。

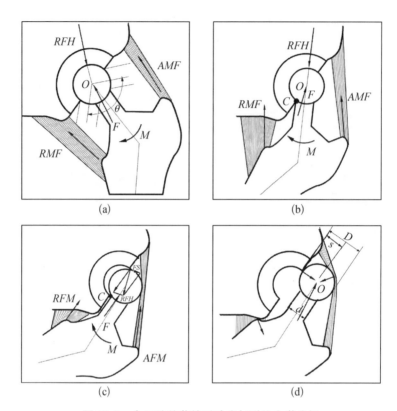

图 12.6　人工髋关节的活动度与脱位力学分析

（2）保证髋臼的正确植入。术后至两年内脱位的重要原因含医源性因素,缺少经验和技巧的医生常常不能保证髋臼正确地植入位置。对于先天性髋关节脱位(DDH)患者,由于患者的解剖形态不能作为植入的参考,完全依靠医生经验和手术技巧,手术质量不能保证。国外为此研发手术导航和机器人辅助手术技术,但 3D 打印手术导板应该是今天理想的解决方案。

3. 断柄失效分析与解决途径[24]

关节柄断裂是假体失效事故中较为严重的情况(见图 12.7),受到医生和假体设计人员的高度重视。断柄在翻修术中不易取出,给翻修术带来很大困难。

断柄通常是人体运动时关节柄中的循环变应力所引发的疲劳强度破坏,但当患者

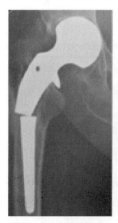
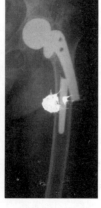

图 12.7　人工髋关节断柄失效实例

受到巨大冲撞时,柄部也可能发生静强度破坏,或先产生裂纹,随后一段时间发生疲劳断裂。

人工髋关节柄部的疲劳强度在 ISO"带柄股骨部件疲劳性能的测定(ISO7206—4：2002)"等标准中已做出严格控制。我国也已将 ISO 标准通过等效替代转化为中华人民共和国医药行业标准,并按此标准对产品进行检测。因此,理论上关节柄不应该在使用中出现疲劳断裂。可以认为,断柄失效主要是由术后使用中的多种小概率因素引起,它大体来自如下几个方面：

(1) 医源性因素。如假体松动后未及时行翻修术；假体尺寸选择与患者不匹配；假体植入位置不佳,过度内翻；骨水泥使用不当,使用中骨水泥层破裂等。因此,提供临床医生科学的假体选择手段,提供正确植入的手术工具,使用第三代骨水泥技术等,应成为假体供应商完整的技术服务内容,可以减小断柄的医源性因素,但根本杜绝断柄还取决于松动失效的解决。

(2) 患者因素。受到外力冲撞,如老年患者跌倒。大多数关节柄部设计都能承受跌倒时的载荷。若同时叠加上材质不佳的因素,则很可能产生初始裂纹,在后续的运动中疲劳断裂[24]。

(3) 材质与制造工艺的不稳定性。初始疲劳裂纹总是首先在最大应力区杂质和缺陷处萌生。多孔表面制作中若损伤母体材料,也会导致材料缺陷,通常是我国产品生产中的瓶颈。3D 打印多孔表面制作工艺是解决这一瓶颈问题的有效途径。即使通过 CFDA 的检测,产品生产质量的不稳定依然会导致关节柄断裂。

4. 松动与磨损失效分析与解决途径[25,26]

无菌性松动是导致人工髋关节置换中、远期失效与翻修的首位因素。除国外的统计分析外,张京航的文章报告了 2002 年 12 月至 2007 年 12 月北京市人工关节类产品可疑不良事件报告 32 例[27],其中,关节假体松动占 8 例,约占 25%,同样位于人工关节失效原因的首位。

临床上,尚无人工髋关节无菌性松动诊断的金标准,医生一般通过患者的临床表现和 X 光片进行判断。疼痛是评估无菌性松动的重要线索。Lavernia 等进行了 98 例行 THA 患者术后 1 年的随访研究发现[28]：能良好预示髋臼假体松动的临床检查指标依次是股骨轴向叩击痛、髋关节外旋产生疼痛和髋部疼痛；能良好预示股骨柄假体松动的临床检查指标依次是股骨轴向叩击痛、髋关节内/外旋产生疼痛、大腿区疼痛、髋部和膝部疼痛。它与感染性疼痛最大的区别在于,假体松动所引起的疼痛与负重有密切关系。

X 光片是诊断无菌性松动的常规途径。图 12.8(a)的 X 光片显示假体周围出现明显透亮线,说明假体与骨界面整合不良,是无菌性松动的重要指征。图 12.8(b)显示股骨近端骨溶解,股骨柄假体松动、下沉。图 12.8(c)显示髋臼假体周围、下方及股骨近端出现巨大骨溶解。

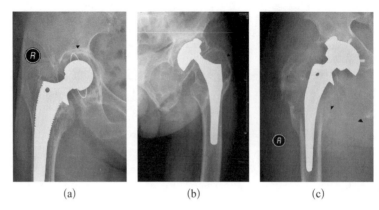

(a)　　　　　　(b)　　　　　　(c)

图 12.8　典型松动案例

"假体-界面-宿主骨"构成一个完整的力学固定系统。构成该系统的 3 个部分都可能引发松动失效。

(1) 界面本身没有形成强度足够的结合。此时,临床会发现关节没有发生严重磨损,球头位置正常,但假体已经松动,是早期松动的主要机理[见图 12.8(a)]。

引发该现象的临床因素包括:采用骨水泥固定时,没有使用中置器和骨水泥枪等第三代骨水泥技术,导致界面结合质量不佳;采用多孔表面固定时,临床植入假体时关节柄压配的力度不够,界面存在较大的微动量,骨小梁无法长入,导致界面没有形成良好的早期固定。

引发该现象的设计制造因素包括在骨水泥固定假体中,因关节柄设计不当,致使骨水泥层因应力过大,发生蠕变或疲劳破裂;或预涂骨水泥假体的预涂层与关节柄本体剥离。在非骨水泥固定假体中,因柄形或多孔表面的设计失误,导致骨不长入或长入不足;或多孔表面制造质量不佳,HA 涂层、钛球或钛丝多孔烧结表面与本体剥离。

从国外髋关节假体的 20 年存活率统计来看,非骨水泥固定是一项仍需进一步提高的技术。

(2) 应力遮挡引发近端骨吸收。由于假体的植入,关节柄近端宿主骨中的应力明显低于天然股骨中的数值,产生应力遮挡。按照 Wolff 效应,该处的骨量将明显的消退,形成骨吸收区,导致固定的失败和假体松动,是远期假体松动的诱发因素之一。柄形的设计将对宿主骨中的应力分布具有重要的影响,是关节柄设计的重要关注点。

(3) 磨粒侵入界面引发的骨溶解。此时,临床会发现假体发生磨损,球头位置明显偏置,伴随骨溶解和松动。磨损与松动两种现象紧密关联,是中、后期松动的主要机理[见图 12.8(b)(c)]。

　　图 12.9 是人工髋关节与膝关节中的磨粒流。来自髋关节各磨损部位的磨粒都会汇集流过关节柄近端,进入固定界面[见图 12.9(a)]。而人工膝关节的磨粒流与固定界面擦肩而过。

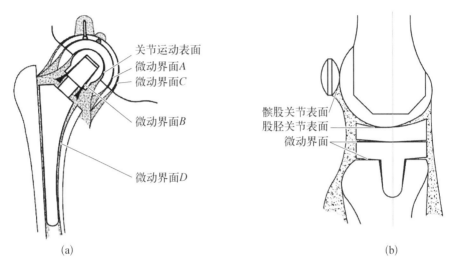

图 12.9　人工关节中的磨粒流

　　本书第 4 章已阐明磨粒渗入到固定界面从而导致骨溶解的生物学机理。这种磨粒反应尤以高分子量聚乙烯磨粒为著。在正常的人工髋关节中,因机械磨损导致髋臼几何形态破坏失效的寿命可达 40 年。临床经常发现髋臼假体还没有磨损到机械失效程度,但骨溶解引发的松动失效已经发生,假体磨损寿命实际上受磨粒生物学反应限制,我们称之为生物学磨损寿命,研究发现,这一寿命严重时仅为 12 年,青年人更短,这是术后中、晚期无菌性松动保持高位的重要原因[26]。

　　正因为人工膝关节中的磨粒流大量通过固定界面周边,而不是直接侵入界面,因此,人工膝关节率先发生的通常是磨损失效,而非松动。

　　提高关节副的抗磨性是解决磨损松动的根本技术途径,这也是 MOM、COC 等研究的主要目的。通过医学手段阻断磨粒生物学反应链,是延长寿命的另一个途径。

　　除关节表面磨损外,关节柄-骨水泥界面、骨水泥-骨界面、多孔假体-骨界面、关节柄与球头锥面配合部位、髋臼与髋臼杯之间的微动磨损同样产生大量的磨粒,其也会诱发局部骨溶解,这是设计中必须关注的要素。

　　如果关节柄近端界面很快形成一圈假体与宿主骨结合良好的“防线”,将有效防止磨粒侵入固定界面。髋臼假体的固定螺钉孔是磨粒进入假体与盆骨结合面的通道,它将导致钉部周边的骨溶解,为此对不使用的钉孔要设置堵塞元件。

12.2 典型髋关节假体的分类与结构

12.2.1 髋关节假体的分类与标准

1. 髋关节假体的分类

ISO7206－1∶2008(E)手术植入物-部分和全髋关节假体-第1部分：分类与尺寸标注(Implant for surgery－Partial and total hip joint prostheses－Part 1∶Classification and designation of dimensions)对人工髋关节分类做出了规定，如图12.10与图12.11所示。

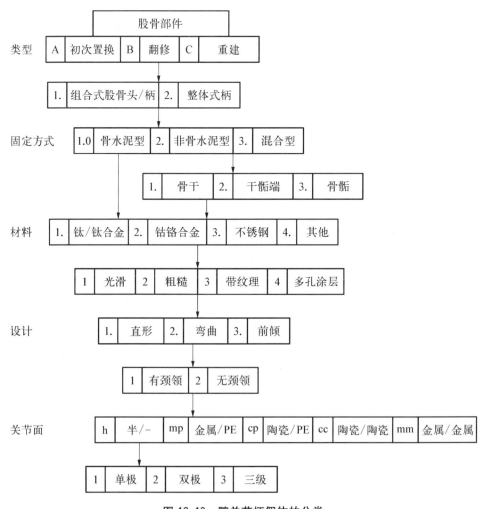

图 12.10　髋关节柄假体的分类

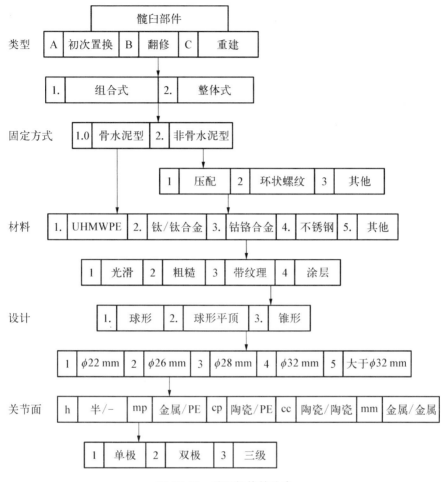

图 12.11　髋臼假体的分类

2. 髋关节假体的相关标准

有关植入物材料的标准见本书第 2 篇相关章节。

这里给出有关髋关节假体设计的标准,包括:结构、涂层、力学性能检测等,在设计时必须遵守。

表 12.4 给出相关的 ISO 标准及 ASTM 标准。

表 12.4　人工髋关节相关 ISO 标准及 ASTM 标准

ISO 14630	无源外科植入物　通用要求
ISO 21534	无源外科植入物-关节置换植入物-特殊要求
ISO 21535	无源外科植入物-关节置换植入物-髋关节置换植入物的专用要求
ISO 7206 - 1	外科植入物-部分和全髋关节假体-第 1 部分:分类与尺寸标注

（续表）

ISO 7206 - 2	外科植入物-部分和全髋关节假体-第 2 部分：金属、陶瓷及塑料材料关节面
ISO 7206 - 4	外科植入物-部分和全髋关节假体-第 4 部分：带柄股骨部件疲劳性能的测定
ISO 7206 - 6	外科植入物-部分和全髋关节假体-第 6 部分：带柄股骨部件头部和颈部疲劳性能的测定
ISO 7206 - 8	外科植入物-部分和全髋关节假体-第 8 部分：有扭矩作用的带柄股骨部件疲劳性能
ISO/WD7206 - 9	外科植入物-部分和全髋关节假体-第 9 部分：带柄股骨部件的股骨头固定抗扭矩性能测定
ISO 7206 - 10	外科植入物-部分和全髋关节假体-第 10 部分：组合式股骨头抗静载力测定
ISO/CD7206 - 12	外科植入物-部分和全髋关节假体-第 12 部分：金属髋臼抗变形性能
ISO 14242 - 1	外科植入物-全髋关节假体磨损-第 1 部分：磨损试验机的载荷和位移参数及相应的试验环境条件
ISO 14242 - 2	外科植入物-全髋关节假体磨损-第 2 部分：测试方法
ISO 14242 - 3	外科植入物-全髋关节假体磨损-第 3 部分：轨道支撑型磨损试验机的载荷和位移参数及相应的试验环境条件
ISO 13779 - 2	外科植入物-羟基磷灰石-第 2 部分：羟基磷灰石涂层
ISO 13779 - 4	外科植入物-羟基磷灰石-第 4 部分：涂层黏结强度的测定
ASTM F1044	磷酸钙涂层和金属涂层的剪切试验方法
ASTM F1147	磷酸钙涂层和金属涂层的拉伸试验方法
ASTM F1160	磷酸钙涂层、金属涂层和磷酸钙/金属复合涂层的剪切疲劳试验与弯曲疲劳试验方法
ASTM F1854	外科植入物用多孔涂层立体学评价的试验方法
ASTM F1926	磷酸钙涂层环境稳定性评估试验方法
ASTM F1978	使用 Taber 研磨机测试金属热喷涂涂层耐磨性的试验方法
ASTM F2565	外科植入物用大剂量辐射交联超高分子量聚乙烯制品标准要求

表 12.5 为我国相关的 GB 与 YY 标准。

表 12.5 人工髋关节相关的 GB 与 YY 标准

GB 23101.2	外科植入物-羟基磷灰石-第 2 部分：羟基磷灰石涂层（ISO 13779 - 2）
GB 23101.4	外科植入物-羟基磷灰石-第 4 部分：涂层黏结强度的测定（ISO 13779 - 4）

（续表）

GB 18279	医疗器械-环氧乙烷灭菌确认和常规控制(ISO 11135)
GB 18280	医疗保健产品灭菌-确认和常规控制要求-辐射灭菌(ISO 11137)
YY0118	关节置换植入物-髋关节假体
YY/T 0809.1	外科植入物-部分和全髋关节假体-第 1 部分：分类与尺寸标注(ISO 7206 - 1)
YY/T 0809.2	外科植入物-部分和全髋关节假体-第 2 部分：金属、陶瓷和塑料材料关节面(ISO 7206 - 2)
YY/T 0809.4	外科植入物-部分和全髋关节假体-第 4 部分：带柄股骨部件疲劳性能的测定(ISO 7206 - 4)
YY/T 0809.6	外科植入物-部分和全髋关节假体-第 6 部分：带柄股骨部件头部和颈部区疲劳性能的测定(ISO 7206 - 6)
YY/T 0809.8	外科植入物-部分和全髋关节假体-第 8 部分：有扭矩作用的带柄股骨部件的疲劳性能的测定(ISO 7206 - 8)
YY 0117.1	外科植入物-骨关节假体锻、铸件 Ti6Al4V 钛合金锻件
YY 0117.2	外科植入物-骨关节假体锻、铸件 ZTi6Al4V 钛合金铸件
YY 0117.3	外科植入物-骨关节假体锻、铸件钴铬钼合金铸件
YY/T 0343	外科金属植入物液体渗透检验(ISO 9583)
YY/T 0772.3	外科植入物-超高分子量聚乙烯-第 3 部分：加速老化方法(ISO 5834 - 3)
YY/T 0772.4	外科植入物-超高分子量聚乙烯-第 4 部分：氧化指数测试方法(ISO 5834 - 4)
YY/T 0772.5	外科植入物-超高分子量聚乙烯-第 5 部分：形态评价方法(ISO 5834 - 5)
YY/T 0811	外科植入物用大剂量辐射交联超高分子量聚乙烯制品标准要求(ASTM F2565)

12.2.2　全髋关节假体的典型结构

1. 全髋关节假体的基本结构

Charnley 时代，人工髋关节的关节柄与关节球头做成一体，UHMWPE 髋臼通过骨水泥直接固定于盆骨，这种结构现在已被更为合理的结构取代。

图 12.12 为全髋关节假体的典型基本结构，包括 3 个主要部分：关节柄、关节副和髋臼杯。

1）关节柄

关节柄是人工髋关节与患者股骨结合的主要手段，从 Charnley 开始沿用至今，是临床普遍接受的结构。它采用骨水泥或非骨水泥多孔表面与股骨连接。但是，现有关节柄结构存在很多问题，如对患者股骨髓腔有较大的破坏；股骨侧存在应力遮挡；

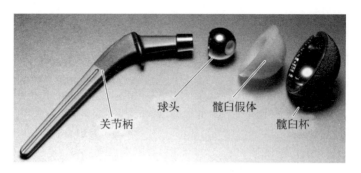

球头　髋臼假体

关节柄　　　　　　髋臼杯

图 12.12　髋关节假体典型结构

柄部与股骨的连接界面存在微动和微动磨损;骨溶解和相应产生的松动问题尚未彻底解决。因此,这种结合手段面临进一步的改进,具有很大的创新发展空间。

2) 关节副

关节副是髋关节假体的核心部分。它由球头(人工股骨头)和髋臼假体(髋臼衬)两部分组成,其材料配副的发展构成髋关节假体发展历史的主线。摩擦学是其理论基础。Charnley 的成功在于他选择了低摩擦副设计,其为生物摩擦学研究的典型成功案例。对摩擦副的磨损寿命研究推动着关节假体技术的进步,从传统钴铬钼球头与 UHMWPE 配副,发展到与高交联 UHMWPE 配副,MOM 与 COC 配副以及更多的配副,是人工关节领域远未结束的研究课题。球头通过锥度配合与关节柄连接。UHMWPE 髋臼假体与髋臼杯通过各种结构方式连接,形成各制造商产品的特色。

3) 髋臼杯

早期 UHMWPE 髋臼假体直接通过骨水泥固定于盆骨。多孔表面非骨水泥(生物学)固定技术的产生,使多孔表面钛金属髋臼杯成为髋臼固定的主要方式。

2. 骨水泥型全髋关节假体结构

图 12.13 是典型骨水泥固定全髋关节假体结构。关节柄具有表面光滑[见图 12.13(a)]与表面带沟槽[见图 12.13(b)]两类设计。髋臼背部同样具有加强骨水泥连接的沟槽。在关节柄远端设有保持柄身处于髓腔中轴位置的中置器或骨水泥远端塞[见图 12.13(c)]。

3. 非骨水泥型及混合型全髋关节假体结构

图 12.14 是非骨水泥全髋关节假体的典型结构。主要特点在于关节柄[见图 12.14(a)]与髋臼杯[见图 12.14(b)]表面覆有一层具有引导和诱导骨小梁长入的多孔表层,通过骨组织的长入实现假体与宿主骨的连接。多孔层有钛珠烧结、钛粉喷涂、钛丝烧结、HA 喷涂等多种工艺结构,在关节柄部可覆盖关节柄全长或近端局部。金属直接三维打印技术已被用于假体多孔表面的制作中。

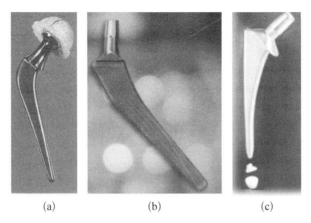

(a)　　　　　　(b)　　　　　　(c)

图 12.13　骨水泥固定全髋关节假体

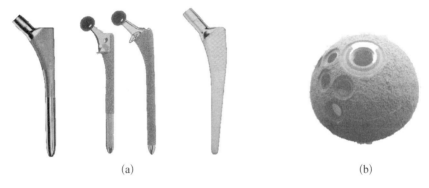

(a)　　　　　　　　　　(b)

图 12.14　非骨水泥全髋关节假体

12.2.3　半髋关节假体结构

图 12.15 是典型的半髋关节假体，具有单动型[见图 12.15(a)]与双动型[见图 12.15(b)]两种结构。为增加关节的活动度，很多制造商开发出双动型半髋关节假体：其钴铬钼股骨球头与 UHMWPE 髋臼构成内层关节副；UHMWPE 髋臼背部与外表面抛光的钴铬钼合金大球头组合，与天然髋臼的软骨层接触，形成外层关节运动副。在双动髋关节假体中，金属股骨头较通常的全髋关节假体的球头小，因此这一层

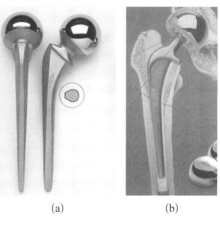

(a)　　　　　　(b)

图 12.15　半髋关节假体的典型结构

关节活动度较小,主要满足下肢屈伸运动,不足的活动度由外层关节副补偿。与单动型半髋关节假体相比,与双动型假体匹配的软骨层受摩擦的频率和强度明显降低。

12.2.4 表面置换型髋关节假体结构

图 12.16 是股骨头表面置换型假体的典型结构,全部用钴铬钼合金制成。人体股骨头此时需切削至与金属球头内腔适配,通过骨水泥固定。中心杆部固定于股骨颈的几何中轴线。金属髋臼内表面与金属球头构成关节副,外表面制作成多孔表面,与宿主骨形成生物学固定。

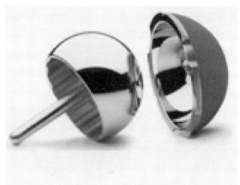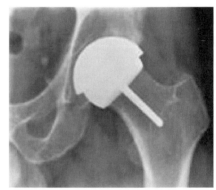

图 12.16 股骨头表面置换假体

各种髋关节假体的使用适应证已在第 1 章阐述。

12.3 髋关节假体的结构设计

用于髋关节假体的材料在本书第 2 篇已做出详尽的阐述。这里阐述假体的结构设计。

12.3.1 设计依据及相关参数

关节假体总体设计的首要依据是对象群体的解剖学参数与行为学参数,这些参数随对象的不同而不同。因此,必须首先明确所设计产品的受体对象。

1. 解剖学参数

股骨侧解剖参数有股骨头直径、股骨颈尺寸、颈干角、前倾角、股骨髓腔几何形态与尺寸等,包括它们的尺寸变化范围与统计值。

髋臼侧解剖参数有髋臼直径、髋臼前径、髋臼外倾角与倾覆角、髋臼周边几何形态与尺寸等,包括它们的尺寸变化范围与统计值。

股骨与骨盆的三维数字几何模型是开展数字化设计的平台。

2. 行为学参数

人类下肢的日常行为运动包括步行、跑步、上/下楼梯、下蹲、下跪、坐与起立等,一些特殊职业人群还会有自身的特殊运动。与欧美人群相比,下蹲与下跪在中国乃至在东方民众中是多发性行为运动。此外,跪坐、盘腿坐等则是这些地区民众多发且具有特色的日常行为运动。在典型行为运动中关节的活动范围和受力是假体设计的又一主要数据,它来自人体骨肌生物力学分析。

长期以来,国外著名厂商的设计主要针对欧美白色人种,包括其解剖学特征与行为学特征。鉴于中国未来巨大的市场需求,这些制造商纷纷开发针对中国市场的产品。自主开发针对国人特点的人工关节是我国人工关节技术发展的重要目标。作者在国家自然科学基金"中国力学虚拟人"和"亚洲人种髋、膝关节特性研究与人工髋、膝关节基本设计"项目研究中建立了相关的数据库,希望能成为设计我国人工关节产品的依据,相关内容见本书第 3 章。

12.3.2　摩擦学设计

构成关节摩擦副的硬相材料主要为钴铬钼合金和陶瓷,普通钛合金被实践证明不适用于关节摩擦副。构成关节摩擦副的软相材料主要为 UHMWPE,包括高交联和各种填充改性 UHMWPE。目前,PEEK 等材料开始冲击 UHMWPE 在人工关节中的一统地位。关节假体摩擦副可以是硬相配软相,也可以是硬相配硬相。根据摩擦学理论,同一种材料构成摩擦副是不合理的,如钴铬钼配钴铬钼的 MOM 关节假体,而 MOP、MOC 才是符合摩擦学原理的关节配副。研究各种材料配副的主要目标就是提高假体抗磨损性能,本书第 4 章给出了详尽的分析比较。

人工髋关节可按图 12.17 所示的模型做弹性流体动力润滑(EHL)计算[29],求解在一个运动周期内髋关节最小膜厚的变化。润滑膜由滑液通过关节面切向运动[见图 12.17(a)]和挤压运动[见图 12.17(b)]这两种流体动力效应共同生成。步态运动计算结果如图 12.17(c)所示。从图中可以看出,在人体步态每个周期内,随润滑膜厚的变化,髋关节相继处于弹性流体动力润滑、混合润滑和边界润滑 3 种状态中。在站立相,由于载荷大、角速度小,因此挤压运动占主导作用,膜厚由初期高值迅速降低。中间可以看到由切向运动形成的局部膜厚增大峰值。而在摆动相,由于载荷小、角速度高,切向运动把被挤出去的关节液又重新带入关节,形成高的膜厚值。这项计算求解过程复杂,但为人工髋关节中的润滑状态做出了清晰的分析。

研究表明,人工髋关节的 EHL 分析可以仅考虑关节面之间的挤压运动。

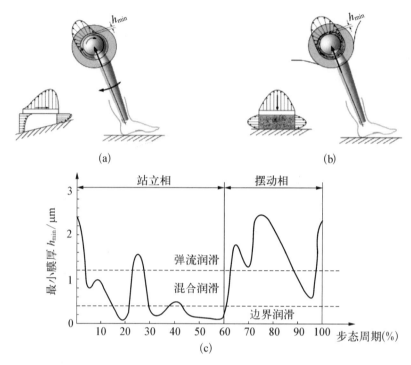

图 12.17 在一个步态周期中，人工髋关节的关节表面润滑膜厚度变化

图 12.18 是根据男/女性正常行走时关节力变化数据，采取纯挤压 EHL 方法得出的关节膜厚计算结果[30]，步态周期为 1 Hz。从中可见：女性由于体重和关节力较小，其膜厚减薄过程比男性缓慢。图中的横线 c 是由粗糙度决定的全 EHL 润滑临界值，从中可见，在人工髋关节置换术后，女性的全 EHL 膜润滑时间 t_s 较男性 t_s 长。

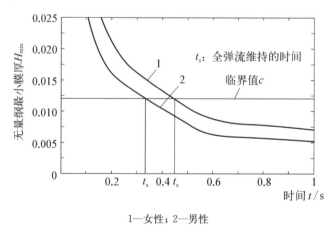

1—女性；2—男性

图 12.18 人体正常行走时最小膜厚随时间的变化

利用该计算方法可对各参数影响做出分析(步态周期为 1 Hz),如图 12.19 所示。

(1) 球头直径 D:随着 D 增大,全 EHL 膜维持的时间 t_s 增长[见图 12.19(a)]。

(2) 球头-臼窝半径差(径向间隙)c:c 越小,t_s 越长[见图 12.19(b)]。大的间隙将使关节润滑状态恶化。因此,在保证关节副不因髋臼变形而卡死的前提下,球头与臼窝应具有精密的小间隙配合。间隙应成为关节假体制造质量的严格控制要素。

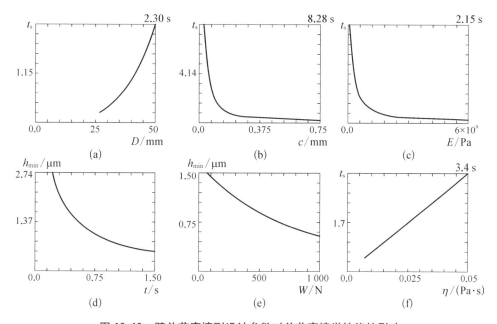

图 12.19 髋关节摩擦副设计参数对关节摩擦学性能的影响

(3) 髋臼衬材料的弹性模量 E:E 越小,t_s 越长[见图 12.19(c)]。因此,MOP 假体润滑膜厚较 MOM、COC 高。这里同时说明了天然关节中低弹性模量软骨组织对 EHL 膜增厚作用的机理。

(4) 步态周期时间 t:用不同步速计算,发现一个步态的循环周期越短,膜厚越大[见图 12.19(d)]。从这点出发,患者置换人工关节后宜小幅快走,而非大幅慢行。

(5) 患者体重 W:W 越大,最小膜厚越小[见图 12.19(e)]。因此,对这类患者应选用大直径球头。

(6) 滑液黏度 η:随着 η 增大,t_s 增长,呈线性关系[见图 12.19(f)]。但一般人工关节置换术都不再保留关节囊,仅靠组织液润滑,因此,滑液的 η 值下降。

球头直径是影响关节假体摩擦学性能的重要参数。如图 12.19(a)所示,球头直径大,EHL润滑膜厚保持的时间长,为有利的一面。但根据图12.18,关节最终有一半以上时间将进入边界润滑状态,这时,球头直径越大,摩擦与磨损越大,是加大球头直径的不利一面。图12.20是一个步态周期中的比摩擦功W_F(摩擦功与球头直径为32 mm时的摩擦功之比)与球头直径关系的计算结果,它表明两种因素综合后,存在一个最不利的球头直径范围:30～35 mm[见图12.20(a)]。利兹大学的大量试验证明了这一结论[见图12.20(b)],从图中可见,同一材料配副,在直径为22～32 mm的范围内,随球头直径加大,假体寿命降低;而在球头直径为35～54 mm的范围内,球头直径增大,寿命增加。对于MOP假体,由于人体髋臼解剖尺寸的限制,球头直径不可能大,因此直径设计范围处于曲线峰顶左侧,此时球头直径小,磨损小。临床实践证明,球头直径为22 mm、28 mm的假体磨损状况均优于直径为32 mm的假体,目前较多使用球头直径为28 mm的假体。MOM假体由于髋臼壁厚较薄,球头可设计为大直径,尺寸位于曲线顶峰右侧,随球头设计直径增大,假体磨损率降低。

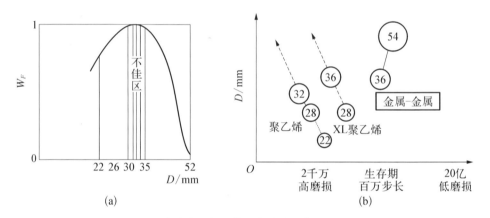

图 12.20　球头直径与关节副摩擦功及磨损寿命的关系

12.3.3　假体柄部的设计

关节柄的功能是将股骨头假体固定于股骨。自Charnley第一个成功的人工髋关节设计问世以来,用关节柄固定股骨头的方法沿用至今,并形成今天厂商的众多设计。图12.21为YY/T 0809.1(ISO7206-1)规定必须标注的人工髋关节柄几何参数。关节柄的设计主要考虑如下因素:

(1) 假体固定的稳定性。包括手术初期固定的可靠性;长期负重状态下假体在髓腔中的抗下沉能力;在坐姿与下蹲状态起立时,假体将承受很大的旋转扭矩,固定界面需具有足够的抗旋转能力;长期使用中的抗松动能力等。由于磨粒的骨溶解效应,松动问题已成为当前人工髋关节失效的主要形式。可以认为,目前关节柄的固定技术还不能解决最终的松动问题。

（2）强度。包括静强度与疲劳强度，是在保证固定功能前提下重要的设计指标。材料科学和有限元分析技术的进步，已使我们完全可以设计出强度可靠的关节柄。但更多的因素需要在满足强度前提下予以综合考虑，从而形成一个力学优化问题。

（3）应力遮挡。关节柄与股骨组成一个力学系统，两者在刚度方面的差异将导致来自股骨头的力流大量通过假体向下传递，在股骨近端产生应力遮挡现象，最终导致近端骨吸收和假体松动。因此，在保证强度的前提下，关节柄刚度分布成为设计者的重要考虑。

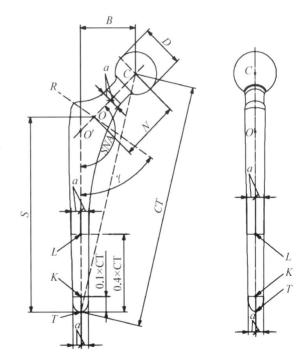

B—股骨头偏心距；
C—股骨头名义中心（若为组合式，
　　按中等颈长股骨头）；
CO—股骨颈轴；
CT—股骨头中心到股骨柄最远端点
　　的距离；
D—股骨头直径；
K、L—距离 *T* 点指定长度的点，用于对
　　股骨柄轴做出定义；
O—股骨颈轴与预期截骨线的交点；
O'—股骨颈轴与股骨柄轴的交点；
a—两边长度相等；
N—颈长；
R—预期截骨线（应由制造商规定）；
S—柄长；
SNA—颈干角；
T—股骨柄最远端点；
TKL—股骨柄轴；
γ—截骨角。

图 12.21　人工髋关节柄部主要几何参数

（4）界面。关节柄通过与宿主骨的连接界面实现固定。目前主要有骨水泥型和非骨水泥型两种连接方式。界面的接触区域、连接能力、连接的耐久性等直接影响关节柄的固定。界面的微动和微动磨损是破坏连接的潜在因素，设计中需通过仿真计算进行分析。

（5）股骨骨量的损失。在满足上述要求的前提下，争取术中骨量最少损失将是理想设计的指标。完好的骨内膜与松质骨存留量对保持骨的健康与活性至关重要。

（6）大腿疼痛。临床证明，关节柄远端与股骨内壁的集中接触应力是术后大腿疼痛的根源。

（7）置换手术的操作性。包括手术工具的设计制造，医生术中制备髓腔的方便性，以及翻修手术中关节柄取出的可行性等。

下面阐述具体设计内容。

1. 柄型

目前可归纳为5类柄型：香蕉柄、解剖柄、锥形柄、锥形与柱状复合柄、模块化锥柱复合柄。

（1）香蕉柄［见图12.22(a)］。它在20世纪六七十年代一度使用。它参照股骨正位片髓腔内缘曲线设计，顺势延伸形成股骨颈。在髓腔制备中骨损失量小，柄的弯曲使其产生良好的抗旋转能力。但制造工艺复杂，特别是髓腔锉的制造不便，与随后出现的柄型相比，临床效果优势不明显，新的设计较少采用。

（2）解剖柄［见图12.22(b)］。柄部除在正位片中与髓腔匹配外，在侧位片中也与弯曲的髓腔匹配，呈弧状，相当于ISO分类中的前倾柄。这种设计的目的是实现柄与髓腔尽可能多的接触，增加假体在髓腔中的充填度，是早期的设计理念。实际上，关节柄远端与髓腔过多的接触，反而导致大腿疼痛、近端应力遮挡和骨吸收。解剖型假体必须区分左右腿，增加制造成本与库存。髓腔锉设计制造难度加大，手术要求提高。相比其他设计，临床没有发现明显优势。在20世纪80年代时兴一段时间后，逐渐淡出。

（3）锥形柄［见图12.22(c)］。假体的设计轴线为直线，又称为直柄。在正位与侧位片中假体都呈上大下小的锥形，在假体下沉时实现三维空间的楔紧，具有很好的抗下沉能力。对于非骨水泥固定关节柄，一般假体大于柄腔2 mm，在植入时通过敲打，使关节柄与宿主骨界面形成压配合（press fit），骨小梁容易长入柄部的多孔表层中。配合面的斜度一般为5°～10°。由于远端柄刚度减小，有利于改善近端的应力遮挡效应，同时能避免柄的端部与股骨接触形成集中应力，引发患者大腿疼痛。这种柄型术中髓腔制备方便，但假体放置位置不易控制。

（4）锥形与柱状复合柄［见图12.22(d)］。近端是锥型柄，中段和远端为圆柱形柄，两者的分段比例在各种产品中不一。椎体部分使假体具有良好的抗下沉性。柱形柄与股骨干髓腔在术中通过铰刀预制的壁面配合，形成近端与远端两个支点，使假体产生最大的抗倾覆力矩。圆柱段与壁面为滑动配合，在髓腔制备时具有导向作用，假体容易正确放置，防止术中内翻，克服了锥形柄位置不易控制的缺点。为降低近端应力遮挡效应和远端接触应力，远端圆柱表面开有增加柔性的沟槽，甚至制成叉状。这种柄型主要用于非骨水泥固定假体。

（5）模块化锥柱复合柄（见图12.23）。主要用于非骨水泥固定假体。将

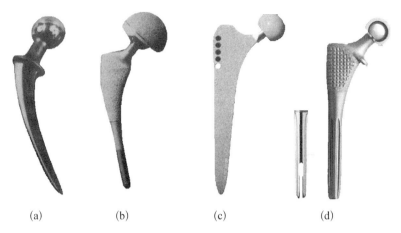

(a)　　　　　(b)　　　　　(c)　　　　　(d)

图 12.22　关节柄类型

上述复合式假体的锥体部分与圆柱体部分分别制造，通过配合面组合。假体干骺端制成套筒，圆柱柄可以从不同角度植入，调节前倾角。锥体套筒具有多种规格，可按照患者干骺端髓腔形状选择，达到最佳匹配。这种设计最大的担心是结合部的微动磨损。临床发现部分患者远端骨溶解，可能与此相关。图 12.23(a)为 S - ROM 组合柄，图 12.23(b)为 Link MP 组合柄。目前主要用于翻修手术中，适合各种骨缺损患者，当一体化柄不能满足时，组合式柄具有灵活的选择。

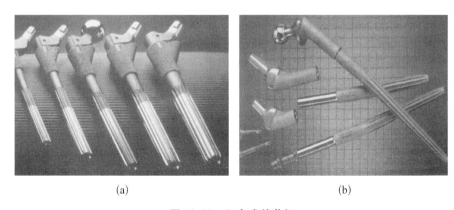

(a)　　　　　　　　　　　(b)

图 12.23　组合式关节柄

关节柄上部与颈部交接处可设置一肩部，通常称为"领"。设计者想利用这肩部搁置于股骨截骨面的端面，防止关节柄下沉，但是关于关节柄是带领[见图 12.22(a)(d)]或不带领[见图 12.22(b)(c)]，临床存在争论。赞成者认为通过领可以将股骨头传来的负荷直接传递到股骨干的皮质骨上，使皮质骨上的应力状态接近天然股骨。反对者认为由于领的搁置作用，阻碍了关节柄的下沉和楔紧作用,反而导致松动发生。这些都需要通过临床实践进一步考核。但锥形柄通常无领。

柄的端部通常制成半球面或子弹头形状,减少端部接触应力,保持良好的骨内膜血运,避免引起患者大腿术后疼痛。

2. 柄的断面

柄的断面初期为圆或椭圆截面,之后产生矩形或外侧宽内侧窄的梯形截面。

关节柄横截面的形状设计要点:

(1)横截面应处于有效髓腔内,即在股骨距以内的空间内,如图 12.24 所示。

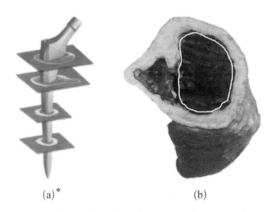

(a)*   (b)

图 12.24　有效髓腔与关节柄断面(*取自 DePuy 产品样本)

(2)断面形状以界面压应力分布缓和为目标。图 12.25 为 3 种断面设计,有限元计算表明,图 12.25(a)形状简单,但 4 个角部存在峰值应力;图 12.25(c)应力缓和,但形状复杂,不便于加工;图 12.25(b)应该是最佳选择。

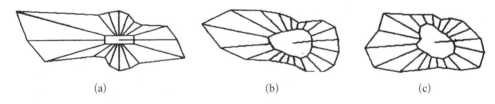

(a)   (b)   (c)

图 12.25　断面形状与界面压应力分布

(3)关节柄在髓腔中的充盈度。早期设计希望关节柄在髓腔中具有足够的充满程度,最大限度利用髓腔空间来满足关节柄强度设计的需求。但是,过大的截面使柄的刚度加大,导致应力遮挡,为此产生中空的柄部近端设计。必须注意的是,关节柄与皮质骨之间必须具有一层松质骨层,以缓和界面压应力的传递,其厚度近端一般不得少于 2 mm。

(4)断面形状应该尽量使界面上的剪切应力转化为压应力。

在柄部圆柱段设计中,通过铰刀制备的股骨中段髓腔与柄的圆柱段贴合面大小取决于铰刀直径。铰刀直径大,髓腔被铰刀切削的骨量大,髓腔圆柱面成形范围大,与圆柱柄的贴合面也大。在设计中可通过计算机模拟,予以考虑,如图 12.26 所示。

3. 柄长与植入角度

图 12.21 中对柄长 S 做出了定义。同时规定:CT 值$\leqslant$120 mm 为短柄;120 mm$<CT$ 值$<$250 mm 为普通柄;CT 值$\geqslant$250 mm 为长柄。

从本书第 7 章已知,关节柄长度增加,关节柄与宿主骨界面的接触压应力分布缓和,但柄部的弯曲应力将提高。因此,关节柄长度在

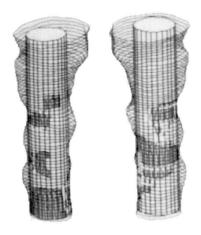

图 12.26　圆柱柄与铰刀加工后髓腔表面的贴合(阴影部分)

界面应力与柄部强度两者之间存在一个最佳值。除翻修用假体外,一般长度不越过股骨干髓腔最狭部,约为 120~150 mm 之间。

图 12.27 为作者团队的一项不同柄长的有限元计算(两次断柄案例),同样形状的关节柄具有两种长度,通过骨水泥固定,分别在股骨头与大粗隆处加载。计算表明,当关节柄长度为 150 mm 时,最大弯曲应力已超过钛合金的弯曲疲劳强度[见图 12.27(a)];当关节柄长度为 120 mm 时,柄部最大弯曲应力低于钛合金的疲劳弯曲强度[见图 12.27(b)]。

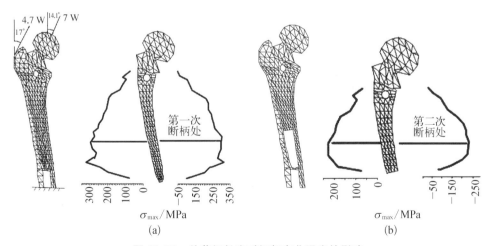

图 12.27　关节柄长度对柄部弯曲强度的影响

关节柄在手术中植入的角度对关节柄强度有非常重要的影响。图 12.28 是作者团队的有限元计算结果。这里模拟了正位、内翻 8° 和外翻 8° 三种计算位置,结果

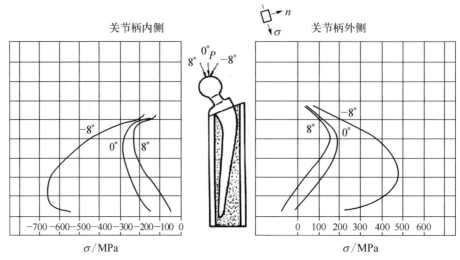

图 12.28 关节柄安放位置对柄部强度的影响

发现：当假体内翻−8°时,关节柄最大应力发生在距离远端 1/3 处,数值超过钛合金的疲劳强度,意味着关节柄远期必然发生疲劳断裂；当计算位置处于外翻 8°时,关节柄上最大应力发生在近端 1/3 处,数值明显降低；中立位假体最大应力同样发生在近端 1/3 位置,数值小于钛合金疲劳强度。这项计算表明,在人工关节置换中,应尽量避免假体处于内翻位。从最大弯曲应力发生位置,还可以反过来判断假体置换位置是否正确,对关节柄断裂失效分析做出评定。图 12.27 案例中的关节柄显然是安放在内翻位置。

4. 颈部

颈部设计内容包括：

(1) 颈干角(SNA)。天然股骨颈干角处于 115°～140°范围内。假体设计一般为 130°～135°。有些厂商在 120°～140°之间设计有多种规格。

球头中心与股骨中性线的距离称为偏心距(B),是衡量外展肌作用于髋关节的重要动力因素,与颈长相关。颈干角越小,偏心距 B 越大,可以提高臀中肌的张力,增加髋关节的稳定性。而高偏距会使关节柄外侧承受更大的拉应力,关节柄出现高的扭转应力,造成假体或骨水泥层的疲劳断裂。目前各厂商推出高偏距假体,供临床选择应用。

(2) 颈长(N)。髋关节假体通常提供多种颈长,由医生根据患者解剖及外展肌群状态选择。也有厂商通过调节球头锥面配合区段形成多种颈长,如图 12.29 所示。颈长范围一般为 35～45 mm,也有厂商设计至更长。

(3) 颈部形状。一般设计为根部粗、前端细的圆锥状,最细直径约为 10～14 mm,锥角一般为 3°～5°。也有将接近球头部位的圆锥体与关节柄融合,形成高强度颈部设计。

假体颈部是 YY 和 ISO 标准规定的强度检测内容,必须满足检测要求。股骨头直径与颈部直径之比(头颈比)与关节活动度相关,颈部直径过大将使活动度降低,增加关节脱位的风险。有些厂商在保证主平面颈部弯曲强度的前提下,将前、后侧面削平,以增加假体内外旋的活动度。

(4)与球头的配合。早期的人工髋关节关节柄与球头制成一体,今天已全部采用锥面配合的组合式结构。图 12.29 所示为 YY/T 0809.1(ISO7206 - 1)规定必须标注的球头与颈部配合结构尺寸。锥度各厂商不一,一般在 $5°30'$ 左右。当与德国史郎泰克公司陶瓷球头配合时,该厂商具有特殊的要求。

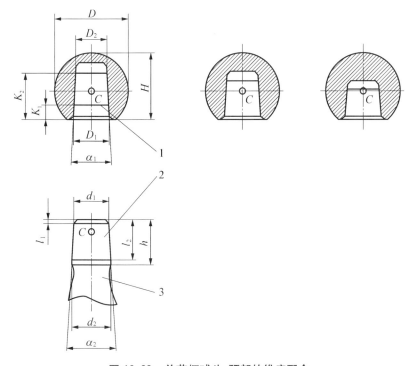

图 12.29　关节柄球头-颈部的锥度配合

5. 宿主骨应力

应力遮挡是关节柄设计重要的考虑因素。图 12.30 是作者的一项有限元分析,图(a)为天然股骨的应力分布,可以看到,此时应力流主要通过股骨的皮质骨传递。图(b)为同样载荷条件下,置换入一个简单设计关节柄后股骨上的应力流分布,此时应力主要通过关节柄传递到关节柄远端股骨皮质骨区段,近端皮质骨应力明显消失。目前,即使良好设计的关节柄,植入后股骨近端皮质骨上的应力较正常生理状态低 $30\%\sim60\%$。图(c)为作者基于当前金属 3D 打印技术设计的多孔钛

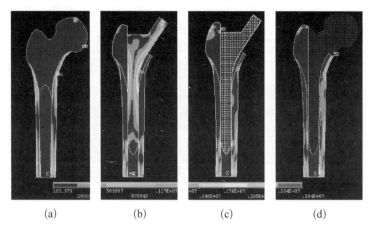

图 12.30 关节柄刚度设计与应力遮挡

合金关节柄，由于关节柄刚度的降低，股骨原来应力遮挡区段的皮质骨上应力明显增加。图(d)为理想带领的多孔关节柄设计，可以看到，皮质骨上的应力流在内侧几乎恢复到天然骨的水平。这项分析表明，合理降低关节柄的刚度，使其接近股骨刚度，对降低应力遮挡具有显著的作用。目前出现多种关节柄近端中空的设计，目的相同。

由于过去关节柄的结构几乎定型，人们主要通过降低关节柄材料的弹性模量来降低关节柄刚度，在 3D 打印技术出现的今天，可以从另外一条技术路线进行努力。

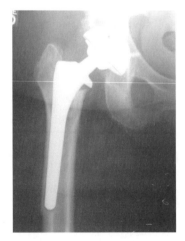

图 12.31 股骨干的骨改建

关节柄导致股骨干部发生的骨改建，是关节柄这种连接方式的弊病，图 12.31 是术后跟踪获得的骨改建 X 光片。当未来关节置换术对象进一步年轻化后，这种因宿主骨应力改变引发的骨改建将是导致手术远期失败的重要因素。

6. 非骨水泥型关节柄多孔表面设计

多孔表面设计与制造质量是非骨水泥固定的成败所在，一个好的表面可保证正常人在 6～12 周达到生物学固定。为达到压配合目的，假体横向尺寸比髓腔应大 2 mm 左右。如果压配不良，假体多孔表面与宿主骨缝隙大于 1 mm，骨小梁将长入困难。

1）多孔表面分布

图 12.32(a)(b)中，关节柄多孔表面具有沿全部柄长和局部柄长两种设计。由于全长分布带来远端假体与宿主骨有力的长合，导致近端应力遮挡。另外，在翻

修时由于关节柄与宿主骨长合面积过大,过于牢固,造成假体取出困难,如今多数采用近端 1/3 左右区段微孔层分布设计。

微孔层沿柄周整圈分布将形成一道隔离带,阻断磨粒进入假体与宿主骨界面的通道,已成为目前常用的设计理念。图 12.32(c)是 Zimmer 公司的一款设计。

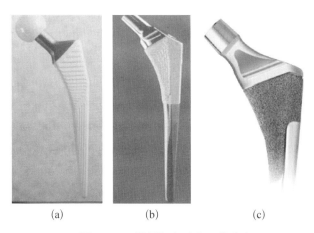

(a)　　　　　(b)　　　　　(c)

图 12.32　股骨柄多孔表面的分布

2）微孔结构

目前主要采用钛丝、钛球熔结,或用钛浆、HA 喷涂技术制作多孔表面层。

(1)微孔尺寸。研究表明,适合骨小梁长入的最佳孔径为 300 μm 左右,小于 50 μm 或大于 400 μm,都不利骨长入。理想的孔隙度为 20%～40%。

(2)微孔结构。早期多数采用微球烧结表面,临床表明,钛丝纤维表面翻修率最低[6]。由于金属直接 3D 打印技术的出现,使多孔表面孔隙梯度设计与制作成为现实。梯度分布以外层大、里层小为原则,通常在 100～400 μm 范围内。但如果用于传统设计假体表面,由于层厚很小,意义不大。

3）羟基磷灰石(HA)涂层

羟基磷灰石等离子喷涂表面已得到很多厂商采用,能取得良好的界面结合效果。涂层厚度约为 50～150 μm。涂层与母体的结合强度是主要考核指标,应可承受 35 MPa 的剪切应力。历史上曾发生脱壳现象,但当前的技术可保证结合的可靠性。假体内表面一般先经过喷砂处理,待羟基磷灰石层降解后,骨组织进一步与喷砂表面长合,效果良好。

4）金属直接 3D 打印多孔表面

目前具有两种设计:

(1)与母体结构一体化设计。其多孔表层与母体在计算机三维设计中融为一体,结合强度非常可靠。孔的小梁结构可优化,根部可设计成向母体过渡,进一步加强结合强度。缺点是同时需要采用 3D 打印工艺制作母体结构部分,效率较差。图 12.33(a)是一体化多孔表面髋臼杯的典型结构。

(2) 装配式多孔层设计。多孔层与母体分离,可以节约金属 3D 打印的时间,提高效率,降低成本。图 12.33(b)是作者的设计之一,获得国家授权发明专利[31]。

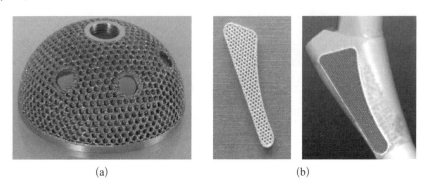

(a)　　　　　　　　　　　　(b)

图 12.33　金属 3D 打印多孔表面

7. 骨水泥固定关节柄

本书作者以关节柄与宿主骨界面压力分布最缓和、界面最大压应力最低为目标函数,研究得到的优化柄形如图 12.34 所示。图 12.34(a)为计算初始状态,图 12.34(b)为优化计算结果。研究发现柄部近端出现一个收缩区。实际上,任何两个弹性体相互接触,都存在边缘效应,即在接触边缘产生集中应力,如机械零件的过盈配合边缘,一对齿轮轮齿的接触边缘等。在机械设计中通常采用边缘修正的方法缓解这种边缘峰值应力。关节柄在近端端部收缩是同样的原理。国外研究得出同样的结论,如图 12.34(c)所示[9,32,33]。

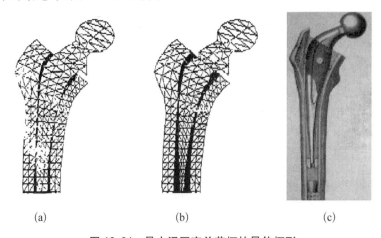

(a)　　　　　　　　(b)　　　　　　　　(c)

图 12.34　骨水泥固定关节柄的最佳柄形

骨水泥固定关节柄设计要点：

1）骨水泥壳

骨水泥不是黏结材料，而是填充材料，一方面渗入髓腔松质骨孔隙，另一方面包围关节柄，通过机械作用将假体固定在宿主骨中。关节柄实际上置于一个骨水泥壳中。壳的壁厚太薄，在长期变化载荷作用下将疲劳碎裂。研究表明最小壁厚不得小于 2 mm，整个壳的骨水泥厚度为 2～5 mm。

假体在髓腔中正确定位是保证骨水泥壳壁厚均匀合理的重要因素，今天的骨水泥假体都附加远端定位器。图 12.35 所示为一些典型结构。

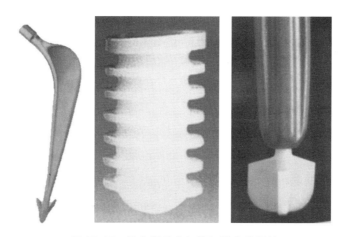

图 12.35　骨水泥关节柄的远端定位设计

2）假体表面设计

目前存在两种观点：

（1）表面粗糙论。其认为假体的粗糙表面可以让骨水泥渗入，通过机械嵌合可形成牢固结合界面，为此，表面应通过喷砂处理打毛，有些产品专门设计沟槽，加强这种嵌合作用。

（2）表面光滑论。其认为骨水泥在长期载荷作用下，将发生塑性变形（见本书第 7 章），壳腔最终将扩大，假体通过下沉可以形成压紧配合，但界面微动不可避免。如果表面粗糙，将起锉刀作用，形成大量骨水泥磨粒，为骨溶解的重要起源。为此，应将表面尽量抛光。

两种设计最终都将有待临床实践加以检验。

为形成良好的抗旋转能力，关节柄表面常开设轴向沟槽。

（3）骨水泥表面预涂技术。该技术得到一些厂商采用，初期稳定性增加，但假体与骨水泥层表面结合强度有待确认，松动后骨水泥磨粒增加，导致界面骨溶解，假体松动。

12.3.4　髋臼假体设计

髋臼假体一般为半球形。图 12.36 所示为 YY/T 0809.1(ISO7206 - 1) 规定的部分髋臼结构及必须标注的尺寸。

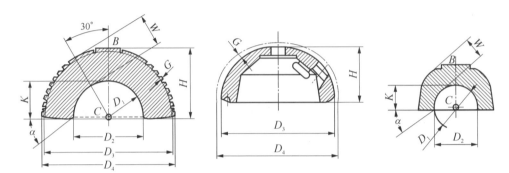

图 12.36　髋臼的结构及主要尺寸

1. 骨水泥固定与非骨水泥固定髋臼

早期超高分子量聚乙烯髋臼通过骨水泥直接固定于人体臼部。后期发展了聚乙烯髋臼与钛金属髋臼杯组合式结构,通过髋臼杯背部多孔表面与宿主骨形成生物学固定,临床证明其优于直接骨水泥固定方式。所以,目前临床中即使股骨柄采用骨水泥固定,髋臼假体也常常采用非骨水泥固定的臼杯系统,出现了混合式人工全髋关节置换技术。但对于年龄在 70 岁以上的老年患者、骨质疏松症及骨生长机能障碍者,仍应采用骨水泥固定的髋臼。图 12.37(a)是典型的骨水泥固定髋臼假体,图 12.37(b)是典型的非骨水泥固定髋臼假体。

金属髋臼杯与宿主骨主要通过紧压配合形成初期的连接,如果多孔界面质量缺陷,或是手术操作不当,导致宿主骨-假体界面之间存在微动,未能形成早期长

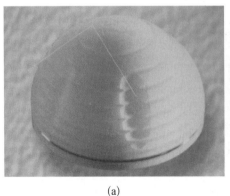

(a)

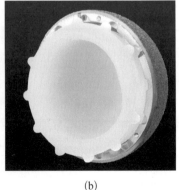

(b)

图 12.37　典型髋臼假体

合,存留的间隙将为磨损颗粒在骨-假体界面扩散提供通道,导致假体周围出现大面积骨溶解[33]。

2. 髋臼的厚度

股骨头中心一般位于髋臼端平面。股骨头中心与髋臼平面的关系影响活动度,中心位于平面外,活动度大,但接触面小;位于平面内,活动度小,易发生边缘撞击。

在非骨水泥型髋臼系统中,髋臼厚度由髋臼杯与聚乙烯内衬两部分厚度组成。

人体髋臼解剖尺寸是先天决定、不容设计者改变的,髋臼假体的设计只得在天然髋臼与人工股骨头之间有限的空间中进行。增加人工股骨头的直径是增大髋关节假体活动度的需求,但增大球头直径必然导致减薄髋臼厚度,而髋臼总壁厚受到强度与耐磨性的限制,必须有足够的数值。髋臼假体的设计将在这些矛盾因素中做出优化选择。

根据人体髋臼部位的解剖尺寸,髋臼杯的外径一般为 40~70 mm。从图 12.20 可知,球头直径具有一个合理范围,目前 MOP 髋假体球头直径在 22~32 mm 之间,常用值为 28 mm。将球头直径增大到 40 mm 以上是设计者的期望,这就要求内衬厚度或髋臼杯厚度减薄。

髋臼杯厚度减薄,在植入人体后容易产生较大的变形。临床和尸体研究表明,薄壁髋臼杯植入人体后,坐骨棘与髂骨棘的收聚导致髋臼杯的变形[34,35]。按照图 12.19 所示,关节副配合间隙减小能使摩擦界面形成良好的润滑,但是,在间隙过小的情况下,关节副对上述髋臼受力变形的容忍度将降低,反而导致流体润滑膜的破坏。髋臼杯的变形还将导致臼杯与内衬的界面不匹配度增大,加大配合面的磨损,最终造成骨溶解与松动。目前,钛合金的髋臼杯壁厚约为 4~8 mm,一般为 (0.08~0.12)×髋臼杯外径。

髋臼内衬的厚度与聚乙烯材料的机械磨损寿命相关。模拟试验与临床实践都表明,关节副的机械磨损量约为(0.1~0.2 mm)/年。一个 6 mm 壁厚的内衬磨尽寿命至少需 30 年。但实际上在此之前,因磨粒骨溶解效应,假体早已松动失效。因此,内衬厚度不由机械磨损寿命确定。根据这一观点,内衬厚度可以减小,高交联聚乙烯的优良磨损性使薄壁内衬的设计更为大胆。但是,薄壁聚乙烯内衬缓和冲击的效果将降低,内衬有可能因冲击疲劳应力的作用而碎裂。临床表明,小于 4 mm 的内衬效果不好。最好的设计是通过有限元分析对髋臼杯与内衬厚度分配进行优化。

PEEK 材料的出现,从技术上有力地支撑了薄壁髋臼假体的设计。杯口的边缘部分常常做成斜面,增加活动度,减少股骨颈与杯口的撞击。

3. 髋臼杯与聚乙烯内衬的结合面

聚乙烯髋臼内衬与髋臼杯结合面设计涉及下列几点:

（1）内衬在髋臼杯中的定位、承载方式及与髋臼杯内表面的配合。

（2）内衬的轴向锁定。

（3）内衬的抗旋转设计。

它的设计关系到内衬的强度、蠕变与磨损。

聚乙烯内衬与金属髋臼杯之间的结合方式经历了三代技术的发展[36]：

（1）第一代在 20 世纪 80 年代开始使用。图 12.38（a）为第一代髋臼的纵截面[37]。许多设计都带有一个薄壁聚乙烯凸缘，髋臼杯内侧与聚乙烯内衬之间依靠圆柱面配合定位，其余部位留存空隙。在关节承载时，凸缘支撑着整个内衬，使内衬与球头柔性贴合。在内衬中部设有环槽，与髋臼杯上的棱圈构成轴向锁定。临床使用表明，在载荷作用下凸缘极易破碎，内衬与髋臼杯界面出现磨损，最终导致内衬与髋臼杯脱离，成为该类产品翻修的最大原因[38]。

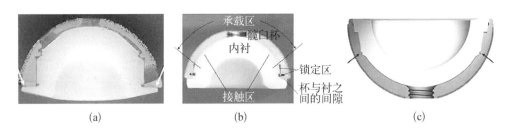

图 12.38　内衬与髋臼杯之间的固定

（2）第二代于 20 世纪 90 年代开始发展。图 12.38（b）为第二代髋臼杯的纵截面[36]，以 Depuy Duraloc 系统为典型。相比第一代，第二代最大的特点在于凸缘增厚，而且与髋臼杯端面具有间隙，不再承受载荷；内衬与髋臼杯具有良好的贴合，成为承载的主要部分；减少了降低支撑面的螺纹孔。该系统设计了一种特殊的弹簧卡圈，弹入内衬的环槽中，构成轴向锁定。第二代髋臼开始大量使用在惰性环境中照射的高交联超高分子量聚乙烯内衬材料[38]，提高了抗磨损性能，但降低了髋臼受外力冲击时缓冲能力[39]。有的设计曾经将配合面制造成镜面，以防止微动磨损，但临床没有显示理想的效果。临床实践发现，高边缘设计会使活动度减小，边缘撞击，引发脱位。

（3）21 世纪初出现了第三代设计。图 12.38（c）所示为第三代髋臼的纵截面[36]，为 Zimmer 公司 Continuum™ 髋臼系统。其特点在于：内衬与髋臼杯采用锥面配合并承载，去除凸缘结构及承载功能，也不靠内衬与髋臼杯球面配合承载；聚乙烯内衬不再高出髋臼杯，因此当发生冲击时能避免内衬边缘的破碎；如箭头所示，内衬锁定机构改为由内衬表面突出，嵌进髋臼杯的内壁，使内衬上的应力集中进一步减少，当使用高交联超高分子量聚乙烯内衬时，从而能够降低髋臼破碎的风险[36]。

内衬的抗旋转功能通常采用凸舌与髋臼杯相应菊花状凹槽相配的结构，如图 12.39 所示。

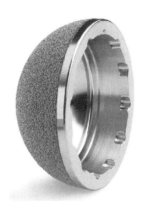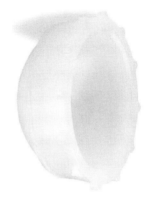

图 12.39　典型的内衬周向抗旋设计

4. 髋臼杯与宿主骨之间的固定

历史上曾经采用自攻型螺纹髋臼杯，如图 12.40 所示是 PLUS 公司早期的产品，它能形成良好的初期固定，但后期效果不佳，而且手术难度大，现已淘汰。

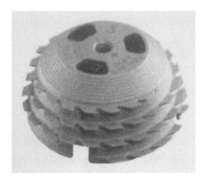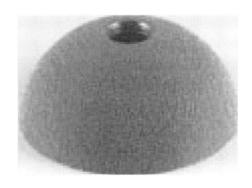

图 12.40　自攻型螺纹髋臼杯　　　　图 12.41　带有多孔表面的非骨
　　　　　　　　　　　　　　　　　　　　　水泥固定髋臼杯

髋臼杯多孔表面生物学固定是现代髋臼杯固定的主流模式（见图 12.41）。用半球面髋臼锉在人体髋臼上制备髋臼窝。髋臼杯与髋臼窝之间采用压配合连接，在术中用专用工具打入，为实现界面良好的结合，通常做出如下设计：

（1）选用较髋臼锉大一号的髋臼杯，一般外径较髋臼窝直径略大 1 mm，形成过盈量。但此方法容易造成髋臼骨折。

（2）为使配合面压力分布合理，特别是在髋臼杯边缘区域具有可靠的压应力，将杯的外表面设计成由不同的半径组成，在边缘区半径略大 1 mm 或更多。

（3）降低髋臼杯顶部高度，避免髋臼杯顶部与髋臼窝接触，因为这将严重妨碍侧面形成足够的压配合。

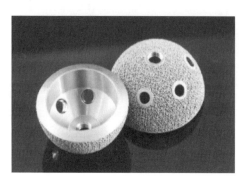

图 12.42　表面采用金属 3D 打印多孔结构的髋臼杯

多孔结构曾经采用钛珠烧结工艺制备，现逐渐淘汰。目前大多采用钛丝烧结、微钛球等离子喷涂、HA 等离子喷涂等工艺。孔隙尺寸一般为 $100\sim400\ \mu m$，孔隙率一般为 $60\%\sim70\%$。临床表明，钛丝烧结表面翻修率最低。

金属 3D 打印技术的出现，使髋臼表面多孔结构与髋臼杯母体实现整体打印制造，这将成为今后的主要制造手段。图 12.42 所示为我国爱康宜诚公司的金属 3D 打印髋臼杯。

为提高初始稳定性，非骨水泥固定髋臼杯通常设计有辅助增强措施，目前具有带辅助结构与带螺钉两大类型。

1）带辅助结构髋臼杯

在金属髋臼杯背面设置抗旋转钉凸［见图 12.43（a）］或边缘棘突［见图 12.43（b）］提供初始稳定性。这种方法如果手术不当，会影响界面的紧密配合。

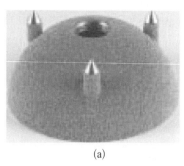
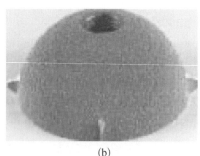

(a)　　　　　　　　　　　(b)

图 12.43　带有辅助增强结构的髋臼杯

2）带螺钉的髋臼杯

研究表明，这种方法由于螺钉的辅助压紧作用，效果较好。钉孔通常设计成部分球面形状，使螺钉在术中可以调节方向（见图 12.44）。

钉孔会减少髋臼杯的支撑表面，故钉孔的数量不宜设置过多。

由于髋臼杯与内衬界面存在微动磨损，螺钉孔是磨粒进入髋臼杯与宿主骨界

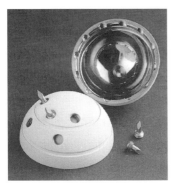
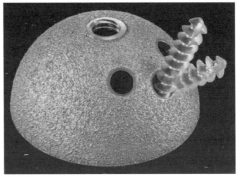

图 12.44　带螺钉的髋臼杯假体

面的重要途径,会造成界面骨溶解和松动,因此,对不使用的螺钉孔必须用钉孔塞堵塞。

临床发现,最大骨长入区域为螺钉、棘突周围。

5. 内衬的取出设计

大多数情况下,翻修时只需更换内衬,为此应在设计中考虑撬出内衬的措施。同时,还设计有翻修时取出髋臼杯的预留螺钉孔等。这些细节设计在临床中非常重要。

6. 骨水泥固定人工髋臼结构设计

典型结构如图 12.45 所示。

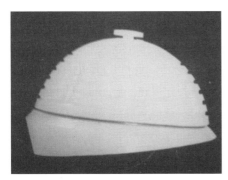
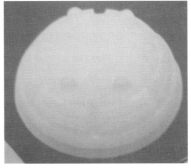

图 12.45　骨水泥固定聚乙烯髋臼

骨水泥固定髋臼假体手术技术要求高,由于很难做到骨床界面无血液,因此结合强度会受到影响。

骨水泥固定聚乙烯髋臼通常在髋臼外表面设置沟槽,包括纬线与经线方向的沟槽,保证髋臼与骨水泥的嵌入锚合。

聚乙烯对 X 射线具有透过作用,不能在 X 线片中显示,故在髋臼上设置用于显影定位的金属环。

有的髋臼在外表面分布设置一些 2 mm 突起,以保证骨水泥厚度沿表面均匀分布。

12.4　人工髋关节设计的有限元分析

关节柄部设计涉及 3 项固体力学问题:柄的自身强度、宿主骨上的应力状态与应力遮挡、柄与宿主骨界面的微动。这些问题都可以通过有限元建模计算加以分析。一个优化的柄部设计是上述各方面因素的综合结果。

髋臼杯与聚乙烯内衬系统的有限元分析可以用于确定系统的应力状态和变形,成为厚度设计的理论依据。

12.4.1　"股骨-髋关节假体"系统有限元分析模型

1. 有限元模型的建立

通常建立"股骨-髋关节假体"系统有限元模型,分析关节柄和股骨上的应力与应变状态。模型可以是二维的[见图 12.46(a)],用于快速近似分析,当关节柄接近平面板状形态时,计算结果可以满足分析的需求。比较多的是仅取股骨近端建立的三维模型[见图 12.46(b)],对于分析关节柄设计,其基本可以满足需要。完整的股骨-关节柄系统模型[见图 12.46(c)]能给出股骨全面的应力/应变状态。

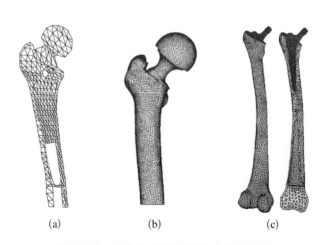

(a)　　　　　　(b)　　　　　　(c)

图 12.46　关节柄-股骨系统的有限元建模

各种模型都可以仿真骨水泥固定和生物学固定,所有固定界面上的节点是共有的。还可以将界面设定为接触状态,进行界面微动的仿真分析。

单元的物理性能参数如表 12.6 所示。

表 12.6　单元的物理性能

材　　料	弹性模量/MPa	泊　松　比
钴铬钼合金	200 000～230 000	0.35
钛合金	110 000	0.33
皮质骨	17 600	0.30
松质骨	3 000	0.45
骨水泥	300	0.45

2. 约束条件

在半段股骨的模型中,将股骨下部节点固定约束。对于全股骨模型,则将股骨远端左右髁上的节点固定约束。

3. 载荷条件

1) 模仿人体静止单腿站立加载[40]

在关节头部施加集中的关节力 $F = 2.75W$,与人体垂直轴线夹角为 21°,指向球头中心;在大粗隆处施加一集中的外展肌群力 $P = 2W$,与人体垂直轴线夹角为 30°,与大粗隆相切,W 为人体体重,单位为 N[见图 12.47(a)]。

为接近真实,可以将关节力与外展肌力在作用区节点进行分布加载,甚至通过髋臼接触加载[见图 12.47(b)]。

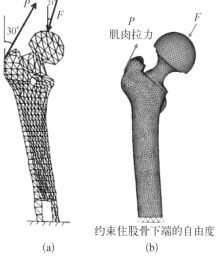

(a)　　　　　　(b)

图 12.47　模型的加载

2) 简单步态仿真加载

实际测量表明,在人体正常行走时,关节力可能达到人体重量的 4(女性)至 6 倍(男性)。此时可以将图 12.47 中的关节力予以放大,外展肌力同比增大。

3) 仿真加载

通过人体行为运动计算,得出相应的关节力与肌肉力,将其施加于关节假体球头与股骨的肌肉附着区,进行更为仿真的计算。

12.4.2　柄部强度分析

1. 静强度和疲劳强度

当患者受到巨大冲撞时,柄部可能发生静强度破坏,或产生初始裂纹,随后发生疲劳破坏。一个好的设计应保证假体在患者跌倒冲击时不发生破坏。

当关节柄上的最大应力超过材料的疲劳极限时,柄部将在承受一定循环次数的周期变化载荷后发生疲劳断裂。如果低于疲劳极限,理论上关节柄可以承受载荷无限次作用而保持不断。

2. 疲劳断口

断口通常隐含着丰富的事故信息。图 12.48(a)所示是长期使用后断柄案例,其典型地展现了疲劳断口的 3 个特征区域,即在柄部最大拉应力区(上方箭头处)首先出现原始疲劳裂纹区;以此为起源,在交变应力作用下初始裂纹呈扇形波纹状推进,形成裂缝发展区,由于裂缝两边表面相互碰撞研磨,因此断口呈现光亮带;随着裂缝的扩大,有效承载截面不断缩小,当剩余截面无力承受外载荷时发生脆性断裂,形成带静破坏特征的脆性断裂区(下方箭头处)。该断口表明这是一起超载引发的疲劳破坏,因超载不大,假体经历了漫长的疲劳过程,最后静断裂区很小,说明假体的材质很好。图 12.48(b)所示的断口同样可见原始裂纹区(1 处),但断口波状发展痕迹仅隐约可见,没有形成研磨光亮带,说明疲劳过程发展较快,加之断口的脆性断裂区(2 处)较大,因此断裂原因多在材质方面。如图 12.48(c)所示,脆性断裂区占断口大部分,说明关节柄经历数万次应力循环后即告断裂,材料质量差,载荷过大,断裂位置存在应力集中。

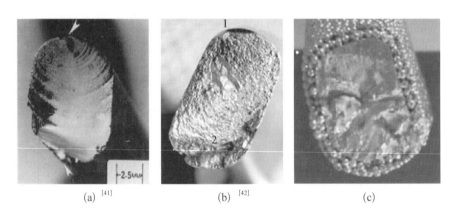

(a) [41]　　　　　(b) [42]　　　　　(c)

图 12.48　人工髋关节柄断裂破坏的不同形式断口

3. 疲劳强度标准

人工髋关节柄部、头颈部以及髋臼的静强度与疲劳强度在 ISO 标准(见表 12.4)和 YY 标准(见表 12.5)中都已做出规定,需按此标准对产品进行检测。因此,关节柄产品在使用中不应该出现疲劳断裂等强度问题。

4. 站立相关节柄部应力状态

图 12.49 所示是模拟 ISO 试验状态的关节柄假体有限元分析。采用二维模型按正位、外翻 8°与内翻−8°计算[图 21.49(a)],同时按正位加载状态进行柄部表面

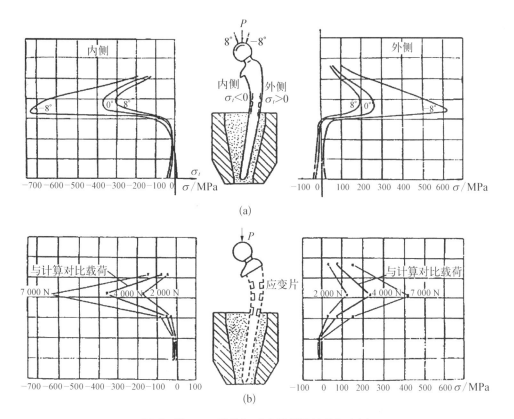

图 12.49　ISO 关节柄试验的模拟计算与实测

应力实测[图 21.49(b)]，载荷 $P=4\,000\,N$。计算与实测结果对照相近，表明二维计算的可信性。内翻 $-8°$ 的应力明显加大，外翻 $8°$ 应力小于正位，说明手术中假体位置的重要性，宁可外翻，切勿内翻。

图 12.50 为一名半髋置换手术患者术后 11 年的断柄失效分析案例[43]。患者行翻修术前钛合金股骨柄断成三段，第一断口位于距远端 28% 柄长处；第二断口距远端 54% 柄长处，翻修术后取出的假体如图 12.50(a)所示，图 12.50(b)为第二断口，具有明显的疲劳断裂特征。采用图 12.46(a)和 12.47(a)二维有限元模型，分别模拟第一次断柄与第二次断柄时的应力状态。骨水泥固定，患者体重为 65 kg。按步态动载计算，相应关节力为 $4\,116\,N$，大粗隆处约束力为 $2\,764\,N$，计算结果如图 12.50(c)所示。第一断柄处断裂计算结果的最大计算应力与断口的位置完全一致，处于距远端 1/3 柄长处，是典型的因假体内翻引起的断柄失效现象。对剩余的假体模型再一次做有限元建模计算，同样可以看到最大应力位置与断柄位置十分吻合，断口具有明显的疲劳发展过程痕迹。分析表明这种早期设计的关节柄过长，而断裂后的长度基本够用。由于两种状态最大计算应力都没有超过钛合

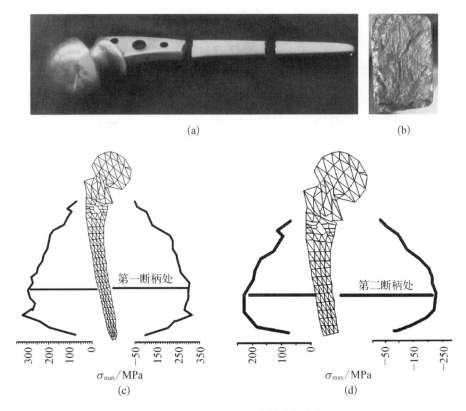

图 12.50　断柄有限元失效分析案例

金的疲劳极限(700 MPa),因此对材质提出怀疑,经断口材质分析发现,材料成分中 Al 与 V 没有达到 ISO 标准,最终评定这是一起设计、手术质量与制造质量综合引发的失效事件。

　　图 12.51 所示为一女性患者摔倒导致关节柄断裂案例的有限元分析[24]。摔倒初期柄部出现裂纹[见图 12.51(a)],4 个月后因疼痛入院,发现柄部断裂[见图 12.51(b)]。图 12.51(c)是翻修后取出的断柄实物。这里利用健侧股骨 CT 数据建立股骨三维模型,并通过镜像处理转化为患侧股骨模型;通过激光扫描建立假体三维模型;通过两者的额状面投影与患者正位 X 光片比对,将两模型装配,建立患者"股骨-假体"系统几何仿真模型并做有限元网格划分;在假体球头和大粗隆处分别施加 2 400 N 关节力与 1 600 N 肌肉力。采用有限元软件 Ansys 10.0 做三维有限元仿真计算,结果如图 12.51(d)(e)所示。最大主应力出现在关节柄近端 1/3 处和关节的颈部,属于正常应力分布状态,说明假体手术位置正常。最大应力值为 113 MPa,远小于钛合金疲劳极限,说明假体长期处于正常工作状态。将上述有限元计算模型改造为在大粗隆处施加横向冲击力(6 000 N),以模拟跌倒。计

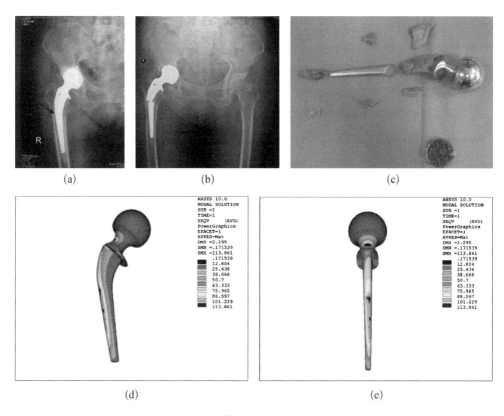

图 12.51　关节柄断裂失效有限元分析

算所得最大应力为 525 MPa，低于钛合金材料静断裂强度（895～930 MPa），说明良好设计的关节柄即使经受跌倒冲击也不应断裂。对断裂区观察发现，实际裂纹位置处于计算中高应力区上边缘，此处正是多孔烧结表面与光柄的交接处，是烧结工艺引发的高应力集中区，而且母体材料因烧结受到破坏。

12.4.3　应力遮挡分析

应力遮挡是由于高刚度假体的植入，使原作用于股骨近端的应力大部分通过假体传递到远端，近端骨应力降低。此时，骨组织因缺乏应力刺激而导致骨质疏松、髓腔扩大、皮质变薄。应力遮挡效应与关节柄部的刚度设计相关，是关节柄材料、外形与尺寸设计的综合结果。

在本书第 2 章中给出了天然股骨在一个步态中有限元计算案例，根据该项计算可做出股骨内、外、前、后侧表面沿股骨长度方向的应力分布曲线，如图 12.52 中黑实线所示。对照图 3.53 可见，在股骨内侧近端出现全股骨中最大应力区，而在中、远端由于高应力区偏转向外侧，因此内侧应力明显降低，股骨外侧与前后侧应

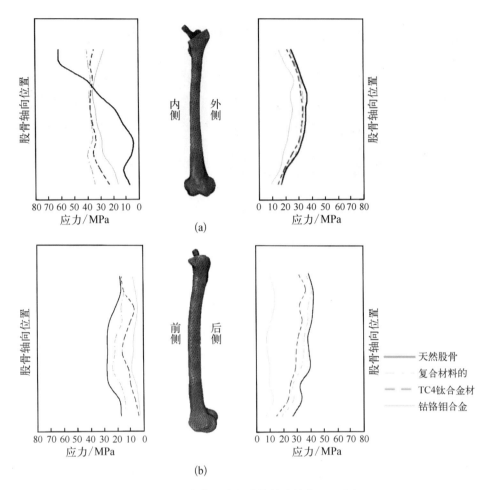

图 12.52 关节柄应力遮挡效应的有限元分析

力沿轴向变化规律相类似,都是从近端开始逐渐增大,在股骨干的中部达到最大,之后逐渐减小。

为了分析不同弹性模量的假体对股骨应力遮挡水平的影响,刘石磊建立了钴铬钼假体-股骨系统、钛合金假体-股骨系统和复合生物材料假体-股骨系统。其中,钴铬钼的弹性模量为 210 MPa,钛合金的弹性模量为 110 MPa,而将复合材料的弹性模量设置为 16.8 MPa,即接近于股骨皮质骨的弹性模量。

对于计算结果,依旧取股骨对应的内、外、前、后 4 条路径下的应力水平,并通过与天然股骨计算对比,对 3 种材料下的应力遮挡现象进行分析,如图 12.52 所示。分析结果表明,复合材料假体柄对股骨产生的应力遮挡效应最小,小于钛合金假体柄产生的应力遮挡效应;而钴铬钼假体柄产生的应力遮挡大于钛合金假体柄产生的应力遮挡效应。这就证明了弹性模量对人工髋关节置换术后应力遮挡效应的重要性。同时,随着假体柄刚度的降低,股骨近端的应力遮挡效应降低的水平比远端大。对股骨的前后侧和内外侧计算结果分析可知,改变材料的弹性模量对股骨内外侧应力遮挡效应的改变不是很明显,但对于股骨前后侧的应力遮挡效应的改变很明显,这说明股骨的前后侧对假体柄的材料属性的敏感性大于股骨的内外侧。

值得提醒的是,造成应力遮挡的根本原因在于假体部分取代了天然股骨的应力流。假体刚度越大,取代越多。假体材料的弹性模量仅仅是降低假体刚度的一个方面,柄部的刚度设计有时是更重要的措施。因此,出现了近端中空的低刚度关节柄设计。在金属直接 3D 打印工艺出现后,进一步出现近端多孔结构的设计,图 12.30 所示的计算对此做出了分析证明。

强化近端假体与宿主骨的结合可改善近端应力遮挡。研究表明,多孔涂层范围对应力遮挡效应有很大影响。近端涂层可以使股骨近端集中更多的应力负荷,减少应力遮挡;全涂层的假体可以获得更好的生物学固定,但也导致应力遮挡效应更加明显。因此目前趋向使用近端多孔涂层假体。

12.4.4　微动分析

1. 表面微动及其后果

关节柄与宿主骨组成一个力学系统,在关节力作用下,系统整体发生弯曲变形。由于关节柄与宿主骨材质不同、刚度不同和变形量不同,界面之间必然发生相对运动。其相对运动量很小,在微米级,因此通常称为界面微动。它对关节柄的固定带来重要的影响,主要如下:

(1)生物型固定关节柄的研究表明,微动量进入 $50\sim150~\mu m$ 区域,宿主骨界面会形成纤维组织,骨小梁无法长入多孔表面,固定作用无法形成,并引发微动磨损。微动量应控制在 $28\sim50~\mu m$ 范围内,保证可靠的骨长入环境[44,45]。

(2)界面微动磨损产生磨粒,直接进入宿主骨,引发骨溶解效应,导致假体松动。界面微动还具有泵吸效应,是外界磨粒进入关节柄界面导致骨溶解的重要原因。

2. 柄-宿主骨界面的微动计算

关节柄设计的微动性能可用有限元接触模型进行计算评估。关于有限元接触分析的基本理论已在本书第 2 章介绍。图 12.53(a)是作者团队建立的"假体柄-宿主骨"有限元接触计算模型之一,这里假体为 SL - PLUS 关节柄;采用四面体实体网格单元 C3D10M,它适用于 ABAQUS 中的接触问题;在股骨的近端内侧划分出皮质骨和松质骨,皮质骨和松质骨之间的网格单元采用是共节点方式;假体柄和松质骨、皮质骨之间不是共节点接触,但为了计算微动量的方便,在建立三维网格时,将假体和股骨接触部分的网格节点一一对应,并在有限元计算软件中设立接触关系。由于关

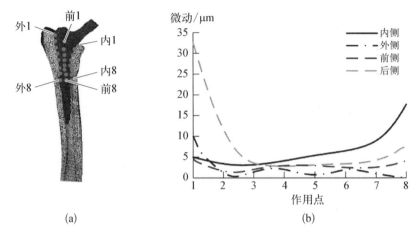

图 12.53　微动的分布

节柄大多采用压配型设计,这里过盈量设定为 50 μm,按正常步态加载。

从图 12.53(b)中可以看出,除内侧外,假体柄的近端微动量大于其中段和远端的微动量,这一结果与 Kadir 等的计算结果相一致[46]。假体柄在近端的微动量在 4 条路径上的排序为:后侧最大,外侧次之,之后是前侧和内侧。假体柄的后侧最大微动量达到了 32.74 μm,中段和远端在 10 μm 以下,计算结果的数值远远小于 50~150 μm 的警区。Callaghan 等对两种不同设计非骨水泥假体柄用体外试验的方法测量其微动[47],其各位置微动平均值约为 3~24 μm,作者团队的仿真计算结果与其测量结果较为一致。

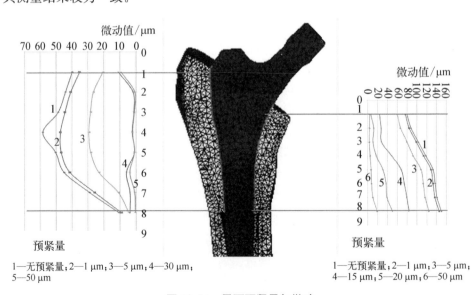

图 12.54　界面预紧量与微动

3. 微动与预紧量

微动与假体植入时的紧度相关。随着预紧量的增加，微动量降低。如图 12.54 所示是作者团队的研究结果。从中可见：随着预紧量（过盈配合量）的增加，微动量随之减小；对于股骨的内侧和前侧，预紧量的增加对减低微动的作用，在 $5\sim30\ \mu m$ 之间效果明显，从 30 μm 增加到 50 μm 时效果减弱；对于股骨外侧和后侧，5$\sim$ 15 μm 之间效果明显，从30 μm 增加到 50 μm 时效果明显减弱；如果继续增加预紧量，对微动的降低效果会继续减弱，超过 100 μm 的压配量将会导致股骨的破裂[47]。因此，并非预紧量越大越好。

研究进一步表明，关节柄的轮廓形状对预紧量敏感性具有一定的影响。关节柄设计中应该进行界面微动计算考核。

12.4.5　髋臼的有限元分析

髋臼的有限元接触分析可以帮助确定髋臼内衬与髋臼杯整体的变形、考核内衬的强度。图 12.55 是一无髋臼杯简化计算案例。

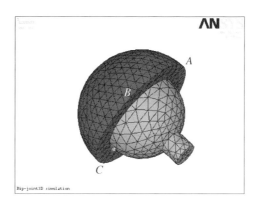

图 12.55　人工髋关节聚乙烯内衬和股骨头有限元网格模型

1. 有限元分析模型建立

采用有限元分析软件 ANSYS10.0 建立人工髋臼和股骨头的实体模型。对三维有限元模型进行网格划分，三维有限元网格模型如图 12.55 所示。球头直径为 28 mm，髋臼厚度为8 mm。髋臼材料 UHMWPE 的弹性模量为 1.4×10^3 MPa，泊松比为 0.46；球头材料 CoCrMo 合金的弹性模量为 2.3×10^5 MPa，泊松比为 0.35。

2. 边界条件和加载

对股骨球头与髋臼的界面定义接触关系，并按照表 12.7 给定载荷，根据髋关节的结合形式确定载荷分布在髋臼顶部面积受力部位的节点上。

这里针对右腿髋关节建模，取双腿静止站立、缓慢步行中的受力情况进行力学计算。将髋关节的复杂受力（体重、外展肌群的拉力、臀肌肌群肌力、髂胫束肌力）

化简为一个合力。设人体体重为 75 kg,人工髋关节所受载荷大小和方向列于表 12.7 中。

表 12.7 几种日常生活行为中髋关节受载情况　W—人体体重(N)

状　　态	受 力 大 小	受 力 方 向
双腿静止站立	1/3W	平行于身体轴线向下
后跟着地	4.64W	与矢状面成 24.4°,与冠状面成 30°
足趾离地	4.33W	

3. 双腿静止站立状态人工髋臼接触应力

从图 12.56 可见,最大应力和变形的发生部位位于髋臼上部外侧边缘处(箭头指处),图中 A、B、C 位置与图 12.55 对应。在双腿静止站立状态下,髋臼上的最大接触应力、应变与变形数值如表 12.8 所示。与 UHMWPE 的屈服极限相比数值均很小,仅处于弹性变形的初始阶段。表 12.9 同时列出了不同球头直径的计算结果。

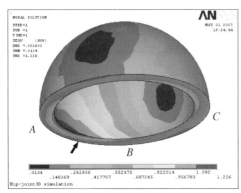
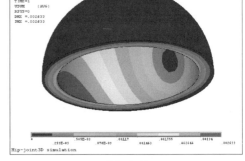

<table>
<tr><td>(a) Mises应力</td><td>(b) 变形</td></tr>
</table>

图 12.56 双腿静止站立态人工髋臼接触应力

表 12.8 双腿静止站立态,不同内径髋臼上的最大应力、应变和变形

股骨头直径/mm	最大接触应力/MPa	最大应变($\times 10^{-3}$)	最大变形($\times 10^{-3}$)/mm
28	1.226	0.879	2.633
32	0.965 449	0.690	2.018
36	0.746 54	0.534	1.597
40	0.594 563	0.425	1.295
44	0.360 842	0.258	1.05

（续表）

股骨头直径/mm	最大接触应力/MPa	最大应变($\times 10^{-3}$)	最大变形($\times 10^{-3}$)/mm
48	0.302 578	0.216	0.886
52	0.256 777	0.184	0.756
56	0.221 062	0.158	0.653

4. 步行状态髋臼接触应力

图 12.57 所示为人体在缓慢步行状态下后跟着地时，人工髋臼的应力和变形分布情况。由于后跟着地时，股骨位于身体冠状面前侧，并与之呈一定角度，结果显示，髋臼的作用部位偏靠后侧，在边缘处有集中应力（箭头指处）。

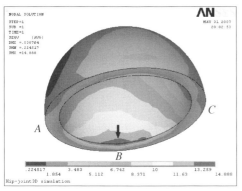
(a) 应力分布

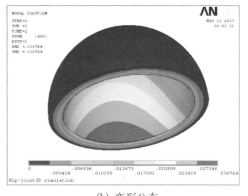
(b) 变形分布

图 12.57　后跟着地态，28 mm 髋臼的应力、应变、变形分布情况

图 12.58 所示为人体在缓慢行走状态下足趾离地时的计算结果。由于此时股骨位于身体冠状面后方，髋臼的应力集中产生在髋臼前侧（箭头指处）。

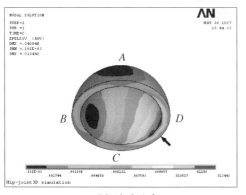
(a) 应力分布

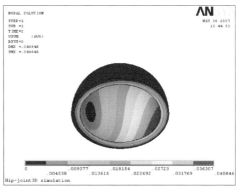
(b) 变形分布

图 12.58　足趾离地态，28 mm 髋臼的应力、应变、变形分布情况

表 12.9 给出了不同球头直径的计算结果。从表中可知,人体在缓慢行走状态下足趾离地时,人工髋臼上的最大接触应力、最大应变与 UHMWPE 的屈服极限相比较,大部分处于弹性变形阶段,其中直径为 28 mm 的髋臼接近塑性变形范围。

表 12.9 步行状态、不同内径髋臼上所受最大接触应力、应变和变形

股骨头直径/mm	最大接触应力/MPa		最 大 应 变		最 大 变 形/mm	
	足跟着地	足尖离地	足跟着地	足尖离地	足跟着地	足尖离地
28	14.888	18.799	0.010 645	0.013 442	0.030 764	0.040 846
32	10.559	14.308	0.007 571	0.010 229	0.023 616	0.031 435
36	8.595	11.139	0.006 144	0.007 962	0.018 697	0.024 968
40	6.806	9.074	0.004 865	0.006 484	0.015 184	0.020 325
44	4.224	7.34	0.003 021	0.005 248	0.012 34	0.016 849
48	3.541	6.254	0.002 532	0.004 469	0.010 403	0.014 206
52	3.009	5.325	0.002 151	0.003 805	0.008 89	0.012 131
56	2.591	18.799	0.001 852	0.003 464	0.007 686	0.010 846

12.5 髋关节假体的细分设计

人工髋关节技术发展到今天已非常成熟,除研究进一步减少失效、延长使用寿命的技术外,人们开始把注意力投放到一些特殊的临床需求,设计生产针对这些细分市场的假体产品。

12.5.1 用于宿主骨缺损的髋关节假体

1. 股骨缺损假体

股骨缺损可能因肿瘤切除产生。股骨侧肿瘤可能发生在近端股骨头部位、中段股骨干部位、远端膝关节部位。大多数肿瘤型假体设计为全髋关节假体带股骨干修复节段。由于股骨干肿瘤截除长度不可预知,制造商通常设计为多节段可拼接模式,如图 12.59 所示。各节段通常采用锥面配合连接。为防止旋转,有些设计采用防旋止口,但制造工艺比较复杂。有些设计不带止口,临床表明也能可靠防止旋转。

对于整段股骨缺损假体,此时髋、膝关节都必须置换,可以参照图 12.60 所示的各种组合结构设计。

由于大段骨缺损,原有假体与肌肉组织的连接通常受到破坏,可采用假体预留的孔洞与肌腱缝合。

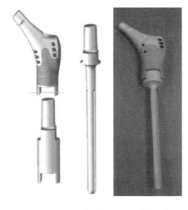

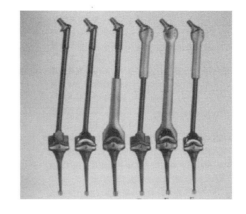

图 12.59　肿瘤型髋关节假体　　　　图 12.60　整段股骨缺损假体

在翻修手术中,由于先前手术造成的损伤,股骨侧翻修型假体带有加长的关节柄,以便利用新的股骨段髓腔加强固定。柄部的强度是必须考虑的要素,必要时需用其他手段辅助。

2. 髋臼侧肿瘤型假体

人体髋关节部位骨缺损大多发生于髋关节部位肿瘤、先天性髋臼发育不正常,如先天型髋关节脱位(DDH)等患者。这类手术所用的髋臼假体通常都带有外伸的支撑结构。图 12.61 列出一些典型结构。

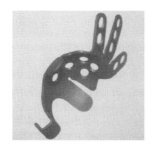
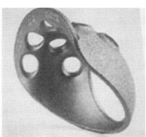
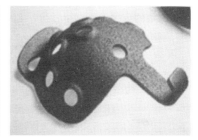

图 12.61　用于髋关节骨缺损的髋臼假体

这种情况下,个体化髋臼假体是理想的选择。

12.5.2　针对亚洲东、南地区市场的人工髋关节设计

亚洲东南地区的民众具有行为学和解剖学两大特点,从而对关节假体的设计提出特殊的要求。

1. 行为学特点

在生活中,蹲、跪与盘腿坐行为多发,如中国广大地区如厕采用蹲姿,日本妇女

在生活中习惯采用特殊的跪坐,中国北方地区民众常常在炕上盘腿就座用餐与交谈等。

上述行为特点产生对下肢关节假体的大活动度需求。对于髋关节假体,不仅要求具有大的屈伸运动范围,而且反映在屈伸、外展/内收、内/外旋 3 个方向的综合运动上。

2. 解剖学特点

在本书第 3 章给出中国人种与欧美白色人种在髋关节部位的解剖学统计差异,它们中的一些数据将对髋关节假体设计带来一定的影响。

由于这种解剖学与行为学差异将以综合的方式影响髋关节假体设计,本书作者提出一种分析髋关节假体置换后活动度的参考球面分析法,如图 12.62 所示[48]。这里,以球头中心为球心,以人工髋关节股骨颈长度为半径做一个球面,称其为“参考球面”。股骨的任何行为运动,股骨颈的中心轴线都将在参考球面上绘制出一条轨迹曲线,如图中的步态、上楼梯和下跪曲线。与此同时,将人工髋关节股骨颈贴住髋臼边缘,在参考球面上画出一个代表髋关节最大活动位置的极限圆,如果参考球面上任意一条运动轨迹在该极限圆内,意味着关节假体可以安全工作;如果轨迹曲线越出极限圆,意味着股骨颈与髋臼边缘碰撞,将引发脱位失效。

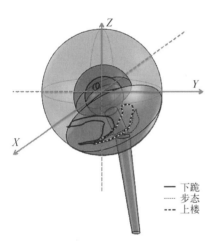

图 12.62   髋关节活动度的参考球面分析法

— 下跪
······ 步态
--- 上楼

这种分析方法同样适合天然髋关节的研究。我们对中国汉族的上述典型行为运动进行了 700 人的统计测量。其中髋关节部位解剖数据采用统计学平均数据,髋臼前倾角为 18.42°,倾覆角为 48.86°;欧美人的数据使用 Stem 等人的测量结果,髋臼前倾角为 23°,倾覆角为 39°。对两者进行分析的结果如图 12.63 所示。明显可见国人样本群步态轨迹居于极限圆的中部[见图 12.63(a)],而欧美人的轨迹接近极限圆的边缘[见图 12.63(b)],说明国人样本群的髋关节具有很大活动裕度。

作者用参考球面分析法进行中国患者人工髋关节参数的研究。这里:球头直径分别为 22 mm、28 mm 和 36 mm;股骨颈直径为 14.7 mm;颈干角皆为 130°。3 种假体头颈比分别是:1.50(22 mm/14.7 mm);1.90(28 mm/14.7 mm);2.45(36 mm/14.7 mm)。外圆是极限活动范围,内圆是可靠活动范围。

图 12.64 为 3 种假体、在 6 种典行行为运动中的参考球面法活动度分析结果。

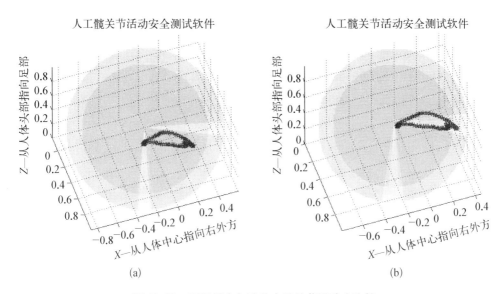

图 12.63　测量样本与欧美人髋关节活动度比较

运动参数采用统计学中的平均值。

球头直径为 22 mm 的人工髋关节运动分析结果如图 12.64(a)所示。步行、慢跑和下楼梯在内圆范围内，因此这三种行为运动是安全的；上楼梯行为超过内圆，接近外圆边缘附近，容易发生假体边缘撞击；下跪动作的轨迹略微超出外圆范围，说明该动作将引起假体边缘撞击，严重时会有脱位发生的可能；最危险的是下蹲行为，它的轨迹很大部分已经超过了假体的最大活动范围，说明至少有 1/2 人群做该动作极易引起假体脱位失效，其属于高危动作，使用该种类型假体的患者在术后应避免下蹲动作。

球头直径为 28 mm 的人工髋关节运动分析结果如图 12.64(b)所示，步行、慢跑和下楼梯这三种行为运动是安全的；上楼梯行为刚刚超过内圆区域，说明该行为有轻微的脱位风险；下蹲行为轨迹有很大部分超过了假体极限活动范围，属于引发脱位的高危动作。

球头直径为 36 mm 的人工髋关节运动分析结果如图 12.64(c)所示，步行、慢跑和上、下楼梯这四种行为运动是安全的；下跪动作的轨迹没有超过外圆区域，略有脱位风险；下蹲行为轨迹仍有较小部分超过了极限活动范围，可能发生脱位。

利用该分析方法，对我国大部分患者的解剖统计数据和 6 种行为运动数据进行研究，参照盘腿坐的髋关节位置数据，结果表明，适合我国大部分患者髋关节假体头颈比应不小于 3.5。

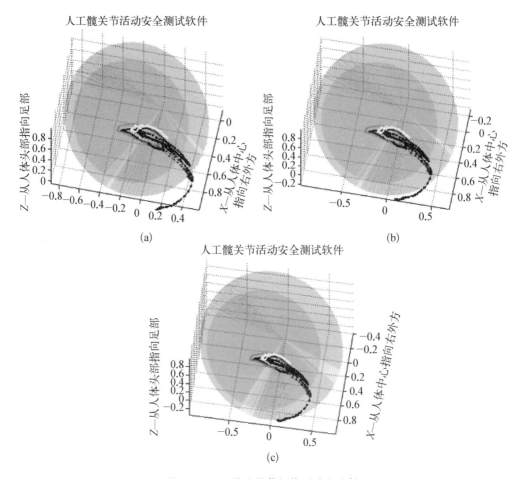

图 12.64　3 种髋关节假体活动度比较

12.5.3　表面置换髋关节假体的设计

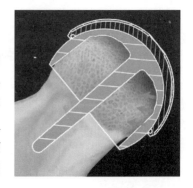

图 12.65　MOM 髋关节假体
的典型结构

MOM 髋关节假体结构如图 12.65 所示。目前所有 MOM 表面置换髋关节假体大多采用钴铬钼合金铸造假体。髋臼侧为非骨水泥固定,具有珠表面或等离子喷涂钛金属表面。球头假体采用骨水泥固定。为保证假体中轴杆的正确植入方位,在国外,表面置换通常采用术中导航或导板辅助技术。表面置换已得到临床的认可,其适应证见本书第 1 章。

表面置换通常采用 MOM 设计。由于髋臼部分实现钴铬钼合金一体化结构,可腾出空间给股骨头,因此可实现人工股骨头的大直径设计,增大了假体活动度。采用表面置换的患者很少发生脱位失效。

这种假体由于没有进入股骨髓腔的关节柄,对患者的伤害减少,作为一种过渡性的手术,通常用于年轻患者,为将来置换留出假体寿命时间。但股骨颈骨折、股骨侧假体松动是临床中需要进一步解决的问题。

表面置换假体因采用 MOM 设计,随同 MOM 假体离子析出问题的产生,一并受到影响。实际上,钴铬钼球头配钴铬钼髋臼的设计是摩擦学设计中的大忌,因为金属组织结构相同的摩擦副极易发生黏着磨损,磨损颗粒的增加会导致金属离子的大量析出。正因为如此,COM 设计似应为一种选择。

12.6　人工髋关节技术的发展前景

从各国失效统计分析中可以看出,人工髋关节置换术是一项仍需要进一步发展的技术。为将现有产品 15~20 年的生存率进一步提高,必须在假体抗无菌性松动方面实现显著的技术突破。聚乙烯材料的改性、PEEK 等新材料的进入、COC 假体的不断完善,都是摆在人们面前的具体工作。但从战略性层面展望,人工髋关节技术可能会朝着以下方向发生根本性变化。

(1) 关节摩擦副在硬对硬,即 COC 道路上发展的同时,人们可能会逆向思维,进一步研究软骨的摩擦学机理,重新回到保留正常软骨的半置换技术中,进一步研发出"软对软"材料配对的关节假体。

(2) 目前的关节柄技术相当于图 12.66(a)电线杆插入地面的固定技术,因改变了力流的走向,应力遮挡始终是该领域难以回避的问题。图 12.66(b)是大

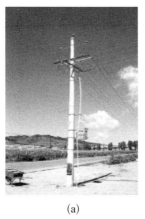 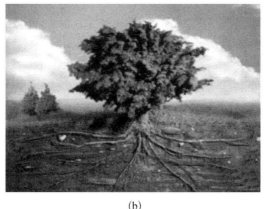

(a)　　　　　　　　　　　　(b)

图 12.66　两种固定技术

树固定于地面的技术,树根分布于土地中。未来的关节假体可能会充分利用股骨近端丰富的松质骨区,采用树根式的固定技术,回避应力遮挡问题。前述图 12.30 的计算表明了它的可能性,金属三维打印技术的出现提供了实现该设想的技术支撑。

(3) 未来关节假体应最大限度恢复患者的正常生活行为,需要一个大活动度;使用寿命应达到40~50 年,以适合年轻患者需求;具有不会引发骨改建的假体结构与力学设计。只有在这些方面产生突破性的技术,这一目标才有可能最终实现。

参考文献

[1] 毛宾尧. 人工髋关节外科学[M]. 北京:人民卫生出版社,2002.

[2] 毛宾尧,庞清江,吕厚山. 人工髋关节外科学[M]. 北京:人民卫生出版社,2010.

[3] 张先龙,蒋垚,陈云苏. 人工髋关节外科学[M]. 北京:人民军医出版社,2009.

[4] 徐林. 人工髋关节置换手术学[M]. 上海:第二军医大学出版社,2009.

[5] 于建华,李晓辉. 人工关节置换与翻修[M]. 北京:人民卫生出版社,2010.

[6] Robert L. 人工髋膝关节置换[M]. 第三版. 周勇刚,王岩主译. 北京:人民军医出版社,2009.

[7] 毛宾尧. 人工全髋关节翻修技术[M]. 上海:上海科学技术出版社,2007.

[8] Jonathan P. 成人关节重建与置换——骨科核心知识[M]. 吕厚山主译. 北京:人民卫生出版社,2009.

[9] Mow V C, Huiskes R. 骨科生物力学暨力学生物学[M]. 汤亭亭,裴国献,李旭,等主译. 山东:山东科学技术出版社,2009.

[10] 徐卫东,毕霞,裴福兴. 人工关节手术与康复[M]. 北京:人民军医出版社,2007.

[11] The Swedish Hip Arthroplasty Register. Annual report shortened version 2008 [EB/OL]. Http://www. shpr. se.

[12] The Swedish Knee Arthroplasty Register. Annual report 2010 [EB/OL]. Http://www. knee. nko. se/english/online/thePages/publication. php.

[13] The Norwegian Arthroplasty Register, the Norwegian Cruciate Ligament Register, the Norwegian Hip Fracture Register, Centre of Excellence of Joint Replacements. Report June 2010 [EB/OL]. Http://nrlweb. ihelse. net/eng/Report_2010. pdf.

[14] Dansk Hoftealloplastik Register — Årsrapport 2008 [EB/OL]. Http://www. dhr. dk.

[15] Bozic K J, Kurtz S M, Lau E, et al. The epidemiology of revision total hip arthroplasty in the United States [J]. J Bone Joint Surg. Am. , 2009, 91(1): 128 - 133.

[16] National Joint Registry for England and Wales. 6th annual report 2009 [EB/OL]. Http://www. njrcentre. org. uk.

[17] The Scottish Arthroplasty Project. Annual report 2010 [EB/OL]. Http://www. arthro. scot. nhs. uk.

[18] Canadian Joint Replacement Registry (CJRR). The hip and knee replacements in Canada — 2008 - 2009 annual report [EB/OL]. Http://www. cihi. ca/cjrr.

[19] Australian Orthopadic Association National Joint Replacement Registry (NJRR). Annual report 2010 for hip and knee arthroplasty [EB/OL]. Http://www. scribd. com.

[20] Romanian Arthroplasty Register. Repport 2010 [EB/OL]. Http://www. rne. ro.

[21] Slovakian Arthroplasty Register (SAR). Six years of Slovakian arthroplastyregister [EB/OL]. Http://www. sar. mfn,sk.

[22] European Arthroplasty Register (EAR). Quality of datatsets for outcome measurement, market monitoring and assessment of artificial joint implants [EB/OL]. Http://www. ear. efort. org.

[23] 周海,王燎,王金武,等.人工髋关节脱位失效的生物力学分析与推理[J].医用生物力学, 2012,27(1): 13 - 20.

[24] 黄敏,廖广姗,周海,等.人工髋关节断柄失效的力学分析与推理[J].医用生物力学,2012, 27(2): 171 - 177.

[25] 廖广姗,李慧武,王金武,等.人工髋关节无菌性松动失效的生物力学分析与诊断推理 [J].医用生物力学,2012,27(3): 251 - 257.

[26] 王成焘,靳忠民,廖广姗,等.人工髋关节磨损分析和临床失效诊断推理[J].医用生物力学,2012,27(3): 1 - 9.

[27] 张京航,周立新,田波,等.150 例骨科植入物可疑不良事件报告分析[J].中国药物警戒, 2009,6(5): 291 - 294.

[28] Lavernia C J, Alcerro J C. Quality of life and cost-effectiveness 1 year after total hip arthroplasty [J]. J. Arthroplasty, 2010, 26(5): 705 - 709.

[29] 沈继飞,王成焘,王野平.人类天然关节和人工关节润滑机理的探讨[J].上海交通大学学报,1986,20(6): 103 - 117.

[30] Wang C T, Wang Y L, Chen Q L, et al. Calculation of elastohydrodynamic lubrication film thickness forhip prostheses during normal walking [J]. Tribology Transactions, 1990, 2(33): 239 - 245.

[31] 李祥,王成焘.局部可控多孔结构人工关节假体的制备方法: 中国,2008100395636[P]. 2008 - 06 - 26.

[32] Huiskes R,Boeklagen R. The application of numerical shape optimization to artificial joint design [M]//Spilker R L, Simon B R. Computational methods in bioengineering. New York: The American Society of Mechanical Engineers, 1988: 185 - 198.

[33] Huiskes R, Boeklagen R. Mathematical shape optimization of hip-prosthesis design [J]. J. Biomech. , 1989, 22: 793 - 804.

[34] Jin Z M, Meakins S, Morlock M M. et al. Deformation of press-fitted metallic resurfacing

cups. Part 1. Experimental simulation [J]. Proc. Inst. Mech. Eng. H., 2006, 220: 299 - 309.

[35] Springer B D, Habet N A, Griffin W L, et al. Deformation of 1 - piece metal acetabular components[J]. J. Arthroplasty, 2012, 27(1): 48 - 54.

[36] Ries M D. Review of the evolution of the cementless acetabular Cup [J]. Orthopedics, 2008, 31(12): 88 - 91.

[37] Kuesswetter W. Implantation von Hueftgelenkendoprothesen mit oder ohne Zement? [J]. Deutsche Meclizinische Wochenschrift, 1990, 115: 1688 - 1689.

[38] Udomkiat P, Dorr L D, Wan Z. Cementless hemispheric porous-coated sockets implanted with press-fit technique without screws: average ten-year follow-up [J]. J. Bone Joint Surg, 2002, 84(7): 1195 - 1200.

[39] Baker D A, Hastings R S, Pruitt L. Study of fatigue resistance of chemical and radiation crosslinked medical grade ultrahigh molecular weight polyethylene [J]. J. Biomed Mater. Res, 1999, 46: 573 - 581.

[40] 王成焘. 人体生物摩擦学[M]. 北京：科学出版社, 2008.

[41] Miller E H, Shastri R, Shih C I. A case report Fracture failure of a forged vitallium prosthesis [J]. J. Bone Joint Surg Am., 1982, 64(9): 1359 - 1363.

[42] Hernandez-Rodriguez M A L, Ortega-Saenz J A, Contreras-Hernandez G R. Failure analysis of a total hip prosthesis implanted in active patient [J]. Journal of the mechanical behavior of biomedical materials, 2010, 3(8): 619 - 622.

[43] 凌玲, 王成焘. 股骨假体裂断实例分析 [J]. 上海交通大学学报, 1996, 30: 158 - 164.

[44] Britton J R, Lyons C G, Prendergast P J. Measurement of the relative motion between an implant and bone under cyclic loading [J]. Strain, 2004, 40(4): 193 - 202.

[45] Cristofolini L, Varini E, Viceconti M. In-vitro method for assessing femoral implant-bone micromotions in resurfacing hip implants under different loading conditions [J]. Proceedings of the Institution of Mechanical Engineers, Part H: Journal of Engineering in Medicine, 2007, 221(8): 943 - 950.

[46] Abdul-Kadir M R., Hansen U, Klabunde R, et al. Finite element modelling of primary hip stem stability: The effect of interference fit [J]. Journal of Biomechanics, 2008, 41(3): 587 - 594.

[47] Callaghan J J, Fulghum C S, Glisson R R, et al. The effect of femoral stem geometry on interface motion in uncemented porous-coated total hip prostheses. Comparison of straight-stem and curved-stem designs [J]. The Journal of Bone and Joint Surgery American, 1992, 74(6): 839 - 848.

[48] 周海, 季文婷, 王成焘, 等. 髋关节假体脱位分析软件的设计与开发[J]. 生物医学工程学进展, 2011, 3(32): 139 - 142.

第 13 章　人工膝关节设计

　　本书第 1 章阐述了人工膝关节的类型与临床应用。第 2、3、4 章阐述了相关的解剖学、生物力学与摩擦学基础理论。在此基础上，本章阐述人工膝关节具体的设计原理与方法。作者用一定的篇幅介绍了人工膝关节的发展历史，为的是使设计者了解过去，更好地进行设计创新。

13.1　人工膝关节的发展历史及面临的改进

　　人工膝关节伴随着生物力学、膝关节置换术、材料科学、计算机技术、制造技术的发展而发展。人们从早期的概念设计到针对各种膝关节病症的治疗需求而制造出现今各种膝关节假体，已经历了百余年的过程。需要强调的是，在人工膝关节的发展历程中，一些具有创新思想和勇于实践的术者始终是膝关节假体及其植入技术的发明者。而解剖学、生物力学和膝关节置换术等的长足进步是膝关节假体逐步成熟的基础。

　　现代的全膝关节置换术起于 20 世纪 70 年代，成熟于 80 年代。伴随着膝关节置换手术数量的大量增加、产业的形成以及各种技术标准的形成，现代膝关节假体临床的有效率大幅提升[1]。膝关节假体及其器械的材料、设计、体外试验、临床试验和制造等的技术标准完善于 20 世纪 90 年代。在产品研发过程中，全面且准确地贯彻这些标准是提高研发成功率和降低风险的有效途径之一。目前，国内各企业在膝关节假体及其器械的设计、试验和制造上与国际先进水平还有较大差距，绝大多数企业没有或刚介入人工膝关节领域，企业的研发技术人员急需了解其基本的技术要求，回顾人工膝关节发展史对我们研发膝关节新产品有借鉴意义。

13.1.1　人工膝关节的发展历史

1. 早期发展

1890 年，德国人 Themistokles Gluck 设计了一种由象牙和金属制成的铰链型膝关节假体(见图 13.1),并将其植入到一个俄国人的体内[2],但临床结果并未像他预想的那么好。

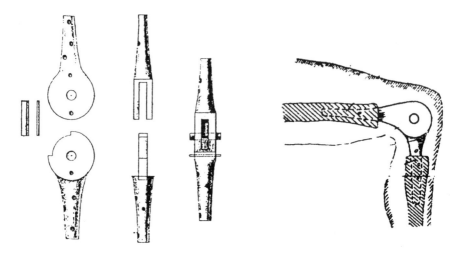

图 13.1　Gluck 设计的铰链型膝关节假体

随着人们对膝关节功能的认识逐步加深,20 世纪 40 年代后,又有几种类型的铰链型膝关节假体投入临床试验(见图 13.2)。

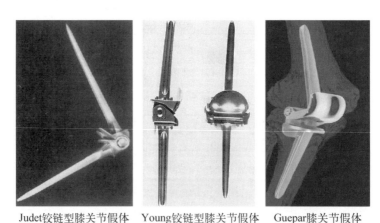

Judet铰链型膝关节假体　　Young铰链型膝关节假体　　Guepar膝关节假体

图 13.2　早期膝关节假体

1952 年,德国人 Walldius 设计了一种如图 13.3 所示的铰链型膝关节假体并植入人体。1953 年,美国人 Townley 设计了一种金属制胫骨部分膝关节假体(见图 13.4),并将其植入人体。1958 年,MacIntosh 描述了一种用于治疗疼痛性膝关节内外翻畸形的丙烯酸树脂制胫骨部件。20 世纪 60 年代初,Mckeever 设计了一种类似假体,用于治疗类风湿关节炎,如图 13.5 所示[2]。

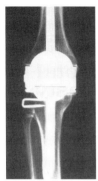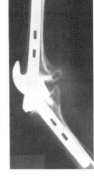

图 13.3　1952 年德国人 Walldius
设计的膝关节假体

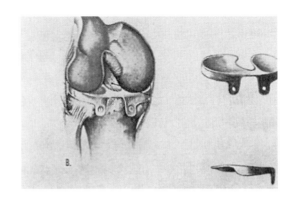

图 13.4　Townley 胫骨部分膝关节假体

　　而此类假体虽可以在短期内恢复膝关节对线和稳定性,但晚期往往发生假体下沉和脱位(见图 13.6)。

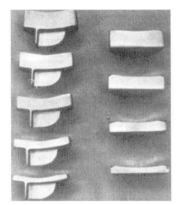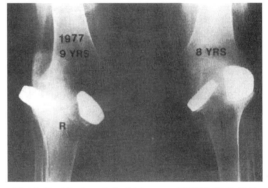

图 13.5　MacIntosh 和 Mckeever
部分胫骨假体

左侧为 Mckeever 假体,右侧为
MacIntosh 假体

图 13.6　MacIntosh 和 Mckeever 晚期临床 X 光片

2. 膝关节假体的成长期

　　20 世纪 60 年代至 70 年代初,几个重大事件以及早期的临床积累促使了 70 年代早期的全膝关节假体的设计高潮。这些事件包括:

　　(1) 1960 年,聚甲基丙烯酸树脂(骨水泥)作为固定材料的使用。

　　(2) 1963 年,高密度的聚乙烯作为摩擦副材料的引入。

　　(3) 1971 年,美国食品药品监督管理局(FDA)批准甲基丙烯酸树脂(PMMA)在美国使用。

　　70 年代早期出现的各种全膝关节假体设计对后续的全膝关节假体的开发奠

定了良好的基础,其中一些设计理念仍为现代的设计者们所尊崇。这一时期出现了按膝关节解剖仿真和按功能两种不同的设计技术路线。

首先介绍解剖仿真设计,解剖型设计的特征如下:

(1) 仅置换或替代关节面。

(2) 保留交叉韧带和大多数软组织。

(3) 植入物设计成避免与软组织约束相冲突的形状。

下面分别就几种解剖型设计进行分析:

1) Gunston 膝关节假体(见图 13.7)

1968 年,Gunston 设计了第一个骨水泥型膝关节表面置换膝关节假体——多中心膝关节假体。改进型的 Gunston 假体(见图 13.7),由于手术技术较为复杂、临床效果相对较差,未得到持续发展。

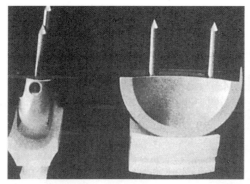
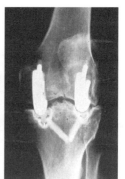
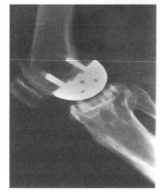
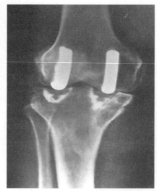
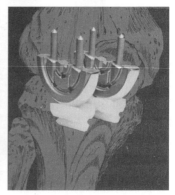

Gunston 骨水泥型"雪橇"假体

图 13.7　改进型的 Gunston 假体(1970 年)

2) Kodama-Yamamoto 人工膝关节(见图 13.8 和图 13.9)

股骨部件是带有人工股骨髁的解剖型设计;整体式聚乙烯胫骨部件中部有用于保留交叉韧带的凹槽;非骨水泥固定。1970 年,MARK Ⅰ型首先为两个设计者使用,1975 年又推出了 MARK Ⅱ型,1985 年推出了经改进的 MARK Ⅲ型。

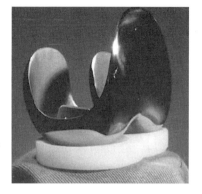

图 13.8　Kadama-Yamamoto 膝关节假体(1970 年)

其中 MARK Ⅰ只进行了较少的植入。MARK Ⅱ型使用了 10 年,有短期临床随访报告和 1 000 例多中心临床统计报告[3]。

MARK Ⅲ相对于 MARK Ⅱ型有以下改进:① 股骨部件的材料由不锈钢改用 CoCrMo 合金;② 改进结构以增加非骨水泥型的压配合所需的强度;③ 增加了胫骨部件与胫骨平台的接触面积;④ 增加髌骨部件。

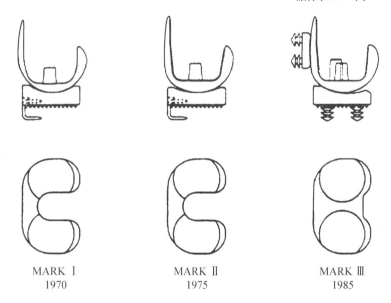

MARK Ⅰ
1970

MARK Ⅱ
1975

MARK Ⅲ
1985

图 13.9　Kodama-Yamamoto 膝关节假体的发展

3) UCI 人工膝关节(见图 13.10)

UCI(University of California at Irvine)全膝关节假体是 Waugh 等设计的,于 1972 年投入临床使用。其主要特点为:① 股骨髁采用铸造工艺生产和胫骨平台采用模压工艺生产;② 无屈曲限制。

4) Anatomic 全膝关节假体(见图 13.11)

Charles O. Townley 医生于 1972 年在 AAOS 达拉斯年会上介绍了 Anatomic 全膝关节假体,这是一种保留交叉韧带的表面置换全膝关节假体。其特点为:① 有非对称的髌骨滑车,为非对称解剖型股骨髁;② 形似半月板的胫骨平台;③ 表面主要为非一致性设计;④ 是第一种带有髌骨假体的设计。

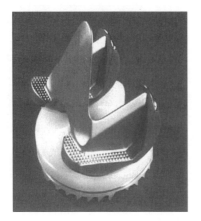

图 13.10　UCI 膝关节假体
（1971 年）

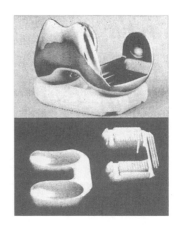

图 13.11　Anatomic 膝关节假体
（1971 年）

5）Leeds 全膝关节假体（见图 13.12）

Seedhom 医生于 1972 年首先介绍了该设计，其特点为：① 股骨部件前部设计有适应髌骨屈曲的关节面；② 无须髌骨置换；③ 整体式聚乙烯胫骨部件为两个凹形滑道的椭圆形；④ 关节面几何形状允许屈曲时前后移动以及旋转。

解剖型设计的主要难点在于：① 较为复杂的几何形状难于制造；② 对于大多数医生来说，手术技术过于复杂；③ 保留交叉韧带，但多数医生考虑交叉韧带的切除对于畸形矫正有必要性。

下面介绍功能型膝关节假体。

功能型设计的主要特征为：① 膝关节的机能简化为髁及交叉韧带的切除，如图 13.13 所示，保持屈曲与伸展间隙一致更为重要；② 无解剖型设计的意图。

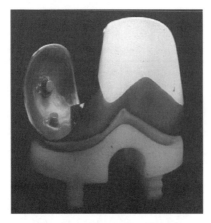

图 13.12　Leeds 膝关节假体
（1972 年）

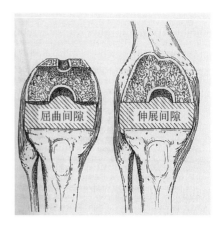

图 13.13　膝关节屈曲与伸展间隙

下面是功能型假体设计的典型事例。

1) Freeman-Swanson 假体(见图 13.14)

1971 年,Freeman 和 Swanson 首先发表该假体的设计,而在其后的 1973 年继续发展了 ICLH 假体,1980 年发展了 Freeman Samuelson 假体。其特点为:① 前后交叉韧带切除;② 一种"槽内滚动"设计;③ 增大的接触面积(关节面);④ 植入物安装在松质骨(多孔骨)面上。

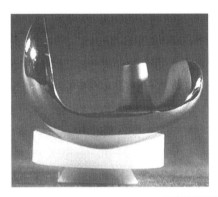

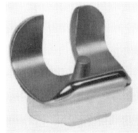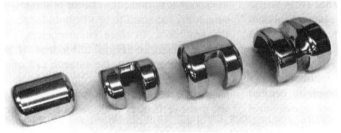

图 13.14　Freeman-Swanson 膝关节假体

Freeman 认为:① 器械的重要作用在于正确地对线;② 股骨和胫骨截骨使用髓内定位法保证正确角度的截骨;③ 截骨后用衬垫检查截骨间隙;④ 应具有为保持韧带平衡的张紧装置。

2) 双髁膝关节假体(见图 13.15)

纽约特种外科医院(HSS)的 Walker、Ranawat、Insall 和 Inglis 等医生于 1971 年推出了双髁全膝假体。其特点为:① 保留交叉韧带;② 一体的股骨部件;③ 分离的胫骨部件;④ 无髌骨置换。

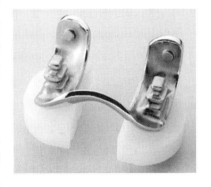

图 13.15　HSS 设计的双髁型全膝关节假体(1971 年)

该假体经临床使用后，HSS 总结结论如下：① 髌股关节成形术应考虑；② 交叉韧带的保留有碍于畸形的纠正；③ 骨水泥不足以固定两个分体的胫骨部件，因此固定是失败的。

3) 双髁全膝假体[见图 13.16(a)]

HSS 的 Ranawat 于 1974 年设计了双髁假体。其特点为：① 前交叉韧带切除；② 为后交叉韧带保留而设计的后侧开槽；③ 设计了髌骨置换的滑槽。

4) 全髁假体[见图 13.16(b)]

1974 年，HSS 的 Insall 推出了全髁假体。其特点为：① 前后交叉韧带切除；② 考虑了前部的凹形滑槽和髌骨假体；③ 股骨和胫骨部件的半径部分匹配以保证松解后的稳定性。

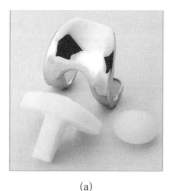 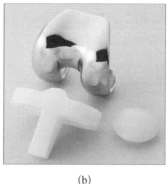 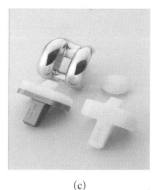

(a)　　　　　　　　　　(b)　　　　　　　　　　(c)

图 13.16　HSS 设计的全膝关节假体

(a) 双髁型全膝关节假体(Ranawat 设计，1974 年)；(b) 全髁型全膝关节假体(Insall 设计，1974 年)；(c) Insall-Burstein 后稳定型全膝关节假体(IB I，1978 年全聚乙烯胫骨部件，有金属胫骨托的胫骨部件，1980 年)

5) Insall - Burstein 后稳定型膝关节假体[见图 13.16(c)]

Insall 与 Albert Burstein 工程师合作，在全髁假体的基础上，于 1980 年设计了一款以两人名字命名的后稳定型膝关节假体——IB I。IB I 的设计特点为：① 凸脊及定位柄；② 髌骨假体；③ 匹配的几何形状；④ 设计更多的精密器械用于对线。

Insall 与 Albert Burstein 又在 IB I 的基础上发展了 IB II(见图 13.17)。Insall 在 20 世纪 90 年代又设计了 NexGen LPS 后稳定型全膝假体系统。Insall 是骨水泥固定和后稳定型膝假体设计理念的倡导和实践者。

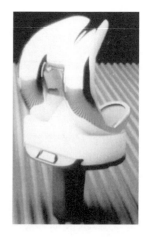

图 13.17　IB II 后稳定型全膝假体

6）PCA 假体（见图 13.18）

由 Hungerford 及其助手设计、Howmedica 公司生产的 PCA（多孔涂层解剖型）全膝假体于 1984 年上市，其主要特点为：① 通用的器械；② 六次截骨；③ 平坦的远端平台；④ 热压的超高分子量聚乙烯；⑤ 非骨水泥固定；⑥ 所有部件上都有多孔涂层；⑦ 因为较小的接触面积而导致的高接触应力从而致使聚乙烯磨损增加，被公认为是全膝假体主要的失效模式之一（见图 13.19）。

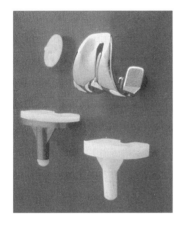

图 13.18　PCA 全膝假体

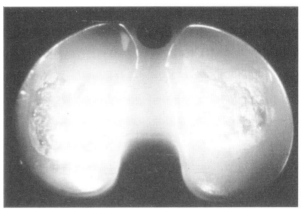

图 13.19　聚乙烯的磨损

正如所有关节植入物所遇到的问题一样，全膝关节置换术的两个最重要的问题是松动和磨损。从理论上说，高匹配的关节面（见图 13.20）可以降低接触应力，从而减少聚乙烯磨损，进而减小骨溶解的可能性，但同时限制了活动度，增大了冲击力，使松动的可能性增加；而低匹配的关节面则与反相之（见图 13.21）。

图 13.22 是 20 世纪 70 年代至 80 年代全膝关节假体的发展及传承关系的总

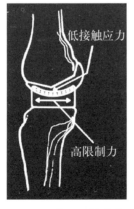

图 13.20　高匹配的关节面

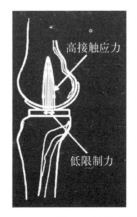

图 13.21　低匹配的关节面

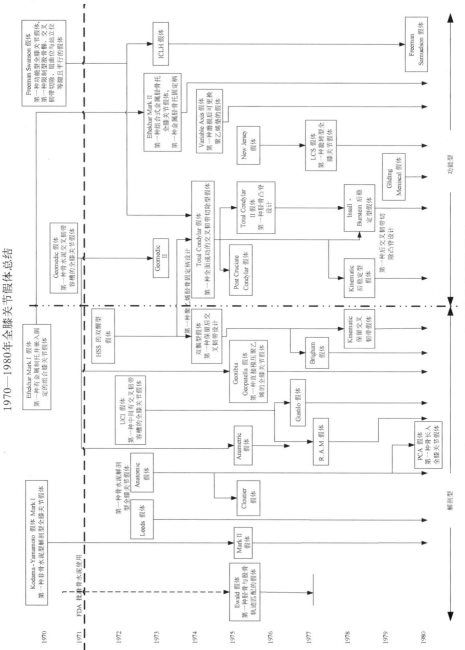

图13.22 1970—1980年全膝关节假体发展

结,这阶段共性特点是:

(1) 股骨部件是一个可以同时覆盖股骨内外侧髁的整体部件。

(2) 胫骨部件是一个可以同时置换胫骨平台内外侧髁的整体部件。

(3) 骨水泥(PMMA)用于假体固定。

(4) 股髌关节面不认为必须在设计中考虑,某些方案的股骨部件虽有髌骨滑车设计,但髌骨假体未设计。

(5) 可将它们分为两大类型设计,即解剖型设计和功能型设计。

3. 膝关节假体的成熟期

进入 20 世纪 80 年代,各个公司在总结 70 年代各种膝关节假体设计经验的基础上,陆续推出了各项产品,直至现在,各主流公司的现行产品都是基于现代的全膝关节置换术而开发的产品。

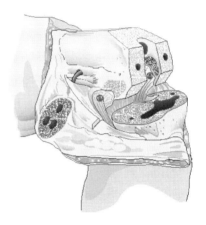

全膝关节置换术的典型的截骨过程分为:股骨截骨五面,胫骨截骨一面以及髌骨截骨一面(见图 13.23)。

力轴是通过股骨头中心至踝关节中心的连线。在股骨解剖轴对线时,通常采用髓内定位法;而胫骨解剖轴对线时,可采用髓内或髓外定

图 13.23　全膝关节置换术的截骨

位法。其中,胫骨解剖轴与力轴重合,股骨解剖轴与力轴间存在夹角。

股骨远端截骨垂直于力轴,截骨量等于股骨假体的厚度。以股骨远端截骨面作为基准,用四合一截骨板截前面、后面、前斜面、后斜面时,股骨的旋转对线十分重要。通常外旋 3°可以得到较为满意的结果。一些医生也尝试其他对线方法,但是由于解剖标志的不明显,很难精准对线。

1977 年,低应力(low contact stress, LCS)全膝关节假体试图解决这一问题,该类型设计现在通常被称为旋转型全膝关节假体(mobile bearing total knee system)。

股骨四合一截骨时采用后髁定位或前髁定位原则。当采用后髁定位时,应避免 NOTCH 现象,为此应增加截骨量。胫骨截骨时,除了以力轴或胫骨解剖轴为基准外,应考虑胫骨平台的后倾角。在胫骨截骨和股骨截骨完成后,应采用间隙技术(见图 13.12)原理(或等量截骨技术原理)检查韧带屈曲位和伸直位的平衡。

目前,已经形成了不同类型的膝关节产品,表 13.1 列出了 20 世纪 80 年代后的典型全膝关节系统。表 13.2 列出了主要的关节公司现行销售的全膝关节系统。

表 13.1　1980 年后的全膝关节系统

上 市 时 间	产 品 名 称	公 司 名 称
1980 年	LCS 旋转型全膝假体	Depuy
期间	PCA 全膝关节系统	Howmedica
1983 年	AGC 全膝关节系统	Biomet
1984 年	PFC Sigma 全膝假体	J&J
期间	Miller-Galante 全膝假体	Zimmer
1987 年	Natural 全膝假体	Intermedics
1989 年	IB Ⅱ 后稳定型全膝假体	Zimmer
期间	Kinemax 全膝假体	Howmedica
1990 年	Duracon 全膝假体	
1992 年	Interax 全膝关节系统	
1993 年	Profix 全膝关节系统	Smith & Nephew
1994 年	Optetrak 全膝关节系统	Exactech
1995 年	NexGen 全膝假体	Zimmer
期间	Advance 全膝关节系统	Wright
1996 年	Scorpio 全膝关节系统	Stryker
1997 年	Medial-pivot 全膝假体	Wright

表 13.2　主要关节公司的现行全膝关节系统

公司名称	关节系统名称	假 体 类 型
Zimmer	NexGen	初次植入(CR、PS 和旋转型)、返修型、高屈膝型
Depuy	PFC-Sigma	初次植入(CR、PS 和旋转型)、返修型、高屈膝型
Stryker	Scorpio NRG	初次植入(CR、PS)、返修型
Stryker	Triathlon	初次植入(高屈膝 PS)、返修型
Smith & Nephew	Genesis Ⅱ	初次植入(CR、PS)、返修型、包括骨水泥型及非骨水泥型
Biomet	Vanguard	初次植入(CR、PS)、返修型、高屈膝型
Exactech	Optetrak	初次植入(CR、PS)、返修型、高屈膝型

13.1.2　现行的设计及相关标准体系

现行膝关节植入物的设计及相关标准主要有国际标准、美国标准和国内的标准,其中国际标准和美国标准较为完整和成体系。

1. 国际标准

膝关节植入物相关的国际标准是国际标准化组织(ISO)的技术委员会 TC 150(technical committee 150,TC 150)外科植入物专业技术委员会负责起草和发布的。TC150 现在下设 7 个分技术委员会和 4 个工作组,7 个分技术委员会分别是:

(1) TC 150/SC1——材料分技术委员会。

(2) TC 150/SC2——心血管植入物和体外系统分技术委员会。

(3) TC 150/SC3——神经外科植入物分技术委员会。

(4) TC 150/SC4——骨和关节置换分技术委员会。

(5) TC 150/SC5——内固定和脊柱器械分技术委员会。

(6) TC 150/SC6——有源植入物分技术委员会。

(7) TC 150/SC7——组织工程医疗产品分技术委员会。

4 个工作组分别是:

(1) TC 150/WG7——基础标准工作组。

(2) TC 150/WG8——乳房植入物工作组。

(3) TC 150/WG10——外科植入物的使用和回收工作组。

(4) TC 150/WG12——植入物涂层工作组。

与 TC 150 有关的技术委员会还有 TC 61(塑料)、TC 106(齿科)、TC 106/SC8(齿科植入物)、TC 168(义肢与整形)、TC 194(医疗器械的生物学评价)、TC 198(健康保健产品的灭菌)、TC 201(表面化学分析)、TC 201/SC7(电子光谱学)、TC 210(医疗器械质量管理及其相应方面)和 TC 215(健康信息)。

TC 150 中有关膝关节植入物的相关标准的制定分成 3 个等级,第一等级即为最高等级,对于膝关节植入物来说,ISO 14630:2012《非有源外科植入物-一般要求》为第一等级标准;ISO 21534:2007《非有源外科植入物-关节置换植入物-特殊要求》为第二等级标准;ISO 21536:2007《非有源外科植入物-关节置换植入物-膝关节植入物的专门要求》以及其他膝关节植入物相关的标准为第三等级标准。

与膝关节植入物相关的国际标准见表 13.3。表 13.3 中不仅列出了 TC 150相关标准,也列出了其他相关技术委员会的标准。在设计产品时,如何选择所适用的标准可参考 ISO/TR 16142。

表 13.3　人工膝关节设计相关国际标准

ISO 7207 - 1：2007 Implants for surgery - Components for partial and total knee joint prostheses - Part 1：Classification，definitions and designation of dimensions 外科植入物-部分和全膝关节假体部件-第一部分：分类、定义和尺寸的给定	TC 150/SC 4
ISO 7207 - 2：2011 Implants for surgery - Components for partial and total knee joint prostheses - Part 2：Articulating surfaces made of metal，ceramic and plastics materials 外科植入物-部分和全膝关节假体部件-第二部分：金属、陶瓷和塑料材料制成的关节面	TC 150/SC 4
ISO 21534：2007 Non-active surgical implants - Joint replacement implants - Particular requirements 非有源外科植入物-关节置换植入物-特殊要求	TC 150/SC 4
ISO 21536：2007 Non-active surgical implants - Joint replacement implants - Specific requirements for knee-joint replacement implants 非有源外科植入物-关节置换植入物-膝关节置换植入物的专门要求	TC 150/SC 4
ISO/TR 14283：2004 Implants for surgery - Fundamental principles 外科植入物-基本原则	TC 150
ISO 14630：2012 Non-active surgical implants - General requirements 非有源外科植入物--一般要求	TC 150
GB 17100 - 1997 外科植入物用铸造钴铬钼合金	TC110/SC1
GB 23101.1 - 2008 外科植入物-羟基磷灰石 第 1 部分：羟基磷灰石陶瓷	TC110/SC1
GB 23101.2 - 2008 外科植入物-羟基磷灰石 第 2 部分：羟基磷灰石涂层	TC110/SC1
GB/T 16886.19 - 2011 医疗器械生物学评价 第 19 部分：材料物理化学、形态学和表面特性表征	TC248
GB 23102 - 2008 外科植入物 金属材料 Ti - 6Al - 7Nb 合金加工材	TC110/SC1

（续表）

GB 4234 - 2003 外科植入物用不锈钢	TC110/SC1
GB/T 12417.2 - 2008 无源外科植入物 骨接合与关节置换植入物 第 2 部分：关节置换植入物特殊要求	TC110/SC1
GB/T 19701.1 - 2005 外科植入物 超高分子量聚乙烯 第 1 部分：粉料	TC110/SC1
GB/T 19701.2 - 2005 外科植入物 超高分子量聚乙烯 第 2 部分：模塑料	TC110/SC1
GB/T 22750 - 2008 外科植入物用高纯氧化铝陶瓷材料	TC110/SC1
YY 0117.1 - 2005 外科植入物 骨关节假体锻、铸件 Ti6Al4V 钛合金锻件	TC110/SC1
YY 0117.2 - 2005 外科植入物 骨关节假体锻铸件 ZTi6Al4V 钛合金铸件	TC110/SC1
YY 0117.3 - 2005 外科植入物 骨关节假体锻铸件 钴铬钼合金铸件	TC110/SC1
YY 0502 - 2005 膝关节假体	TC110/SC1
YY 0605.12 - 2007 外科植入物 金属材料 第 12 部分：锻造钴-铬-钼合金	TC110/SC1
YY 0605.9 - 2007 外科植入物 金属材料 第 9 部分：锻造高氮不锈钢	TC110/SC1
YY/T 0772.5 - 2009 外科植入物-超高分子量聚乙烯-第 5 部分：形态学评定方法	TC110/SC1

2. 美国标准

ASTM 是美国试验及材料协会(American Society for Testing Materials)的简称,研究和制定材料规范和试验方法标准,还包括各种材料、产品、系统、服务项目的特点和性能标准,以及试验方法、程序等标准[4]。其组织模式与国际标准化组织一致,设有各种技术委员会,与膝关节植入物有关的标准是 F04 技术委员会(医疗和外科材料及装置,medical and surgical materials and devices)负责起草和发布。现 F04 技术委员会下设 23 个分技术委员会,与膝关节植入物有关的分技术委员会有:

（1）F04.11——聚合物材料。

（2）F04.12——冶金材料。

（3）F04.13——陶瓷材料。

（4）F04.15——材料试验方法。

（5）F04.16——生物相容性试验方法。

（6）F04.22——关节成形术。

ASTM 标准分为以下 6 大类型：

（1）标准试验方法（standard test method）：它是为鉴定、检测和评估材料、产品、系统或服务的质量、特性及参数等指标而采用的规定程序。

（2）标准规范（standard specification）：它对材料、产品、系统或项目提出技术要求并给出具体说明，同时还提出满足技术要求而应采用的程序。

（3）标准惯例（standard practice）：它对一种或多种特定的操作或功能给予说明，但不产生测试结果的程序。

（4）标准术语（standard terminology）：它对名词进行描述或定义，对符号、缩略语、首字缩写进行说明。

（5）标准指南（standard guide）：它对某一系列进行选择或对用法进行说明，但不介绍具体实施方法。

（6）标准分类（classification）：它根据其来源、组成、性能或用途，对材料、产品、系统或特定服务进行区分和归类。

3. 国内的标准

国内的相关标准主要由全国外科植入物和矫形器械标准化技术委员会（SAC/TC110）归口管理。国内标准主要有国家标准和行业标准两类。由于国内人工关节产业较发达国家起步晚，相关标准技术水平及标准体系程度较低，20 世纪 90 年代膝关节相关标准开始起草或发布。进入 21 世纪后，随着国内人工关节产业和临床应用的快速发展，相关标准体系逐步完善，也逐渐与国际标准和先进标准接轨。

现在的 SAC/TC110 借鉴先进标准，近十年内起草和归口管理的标准在逐步增加。与膝关节植入物相关的标准还涉及医疗器械生物学评价标准化技术委员会（SAC/TC248）、全国医用输液器具标准化技术委员会（SAC/TC106）和医疗器械质量管理和通用要求标准化技术委员会（TC221）等。

在产品研发过程中，按照预期用途设计并达到标准要求是满足产品基本要求的前提。在选用标准时，不仅应注意与产品基本要求相关的先进标准，而且应注意体外测试和试验标准以及生产过程中应遵守的标准；另外，设计技术指标的确定可以依据某些标准确定，但是注重这些指标的检测或试验方法也是非常重要的。此外这些技术指标一般是使用要求的最低限度而未必是该工艺流程中的极限，所以了解这些工艺流程也是十分重要的。

13.1.3　人工膝关节置换术后失效分析与面临的改进

膝关节失效外在形式主要包括疼痛(84％)、肿胀(76％)、逐渐的内外翻变形(19％)、关节不稳(17％)、行动僵硬(17％)、假体异响、假体钳制(4％)，以及髌骨疼痛、髌骨假体半脱位，髌骨假体异响(4％)。究其原因，发现假体聚乙烯组件磨损占72％，骨质溶解占22％，金属摩擦导致滑膜炎达到9％，假体断裂达到6％，髌骨假体半脱位和错位占4％，不明败血症占5％。具体而言可以概括为以下几个方面。

1. 短期失效及其对策

1) 手术感染

人工关节假体最主要的早期失效形式是手术感染，在现代人工关节置换手术中感染的发生率已降到1％以下，但由于每年进行的人工关节置换手术的数目庞大，所以发生感染的病例数依旧十分可观。

早期发现的感染通过手术清理创面、结合抗菌治疗基本可以保留关节假体。如果感染已经导致关节假体松动，则必须彻底地进行手术治疗，对全部假体、骨组织和周围软组织都需要进行处理，更换新关节假体后也能达到满意的疗效。对于肌体组织毒性引起的感染，通过更换新的关节也可以成功地解决问题。

2) 脱位

人工全膝关节置换术后常见的脱位情况有髌骨半脱位、股胫关节脱位等。

膝关节最常见的是髌-股关节脱位，有许多原因可以引起这种脱位。全膝关节置换手术后，膝关节过量的外展会使髌骨在运动时受到外侧的力，这会使髌骨脱位或半脱位。胫骨假体与胫骨平台存在相对转动角度也会影响髌骨的稳定性，尤其某些滑动平台型假体在屈伸时候允许胫骨组件与股骨髁存在一定量的相对转动，这会给髌骨的正常运动轨迹造成一定影响。股骨假体组件与股骨的相对转动同样会造成髌骨脱位或半脱位，股骨假体相对股骨内旋使髌骨滑车面内侧偏置，会使相对外侧安置的髌骨的运动轨迹不能保证。

3) 活动范围受限

活动受限是另一种失效形式。例如术后膝关节屈曲需要至少达到90°屈伸范围，以便正常完成从椅子上起立、坐下以及上下楼梯所必需的功能。

导致活动范围较小的主要原因是假体位置安装不良。例如：手术时如果髌骨假体安放太靠前，会引起膝关节伸展变紧；假体在设计方面也有许多其他因素限制膝的屈伸，如股骨后髁配合过厚的聚乙烯衬垫会使膝弯曲时韧带过于拉紧。

对患者进行术后教育以及患者的积极配合也是取得良好疗效的重要条件，例如是否使用被动连续运动康复机、是否有护士的培训与热情鼓励以及物理疗法等都对术后的活动范围都有影响。

2. 中期失效及其对策

膝关节置换术的中长期效果也取决于手术中假体是否置入正确位置。在全膝关节置换手术中力线对位不正，导致关节承受的力不在中心、偏于某侧，这是产生松动的根本原因。另一个引起松动的主要原因是假体承受过大压力，在某些行为下，冲击载荷作用在天然骨与骨水泥的接触面上会产生相当大的压力，导致假体固定的松动。假体设计也与松动有很大关系，约束越多的假体越容易产生松动，这些约束最终都会增加骨与骨水泥界面之间的压力。早期许多固定铰链结构的假体出现高松动率的事故，就能很好地证明这种情况。所以设计关节假体时，减小骨与骨水泥间的压力也是必须考虑的因素之一。

3. 远期失效

关节假体的磨损与断裂是远期失效的常见形式，是假体失效事故中较为严重的情况，通常由机械性原因引起。关节假体的高分子量聚乙烯材质组件易于磨损甚至断裂，而金属材质的柄、板的主要失效形式是断裂。

1）断裂

早期的全膝关节假体，由全聚乙烯材质的胫骨组件、髌骨假体和金属的股骨髁构成，当时出现假体断裂的情况很少见。近年来，金属基体的胫骨组件使用得越来越多，金属胫骨托的断裂时常发生。金属背板且带有多孔涂层的胫骨假体组件尤其容易发生断裂，因为多孔涂层降低了金属基板的强度，在金属上造成许多微小的沟壑，这些都会导致局部应力过大，引发断裂。

大多数全膝关节的机械失效是因为手术操作不当、假体设计问题以及假体选型失误所致，医生应该针对具体情况选择恰当的假体，在手术过程中应该合理地安放假体，这是影响假体能否长期使用的根本因素。

如图 13.24 所示，术中照片显示胫骨组件的引导柱断裂于髁间凹处，立柱前方底部有明显聚乙烯磨损。如图 13.25 所示，髌骨聚乙烯材料断裂成 4 个同心圆环的形状，金属基体的边缘已经磨损。

2）磨损

全膝关节置换术中，金属基体的髌骨假体组件最容易出现这类磨损问题，已经发生的许多案例存在髌骨假体的聚乙烯材料关节面被严重磨损的情况，甚至露出金属基体层（见图 13.26）。同时也常见胫骨假体的磨损，如图 13.27 所示。

Kulkarni 等通过对比应用相同胫-股关节假体的 124 例置换髌骨和 143 例未置换髌骨的全膝关节置换术后 10 年随访结果认为[5]，决定全膝关节置换术（total knee arthroplasty, TKA）术后髌-股关节并发症的最主要因素在于假体滑车表面的设计，而不是是否置换髌骨。Glaser 等认为髌-股关节的并发症主要由假体植入

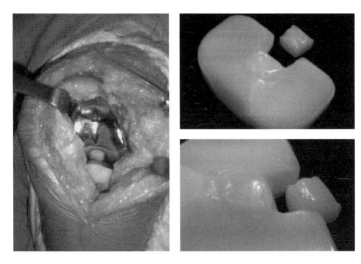

图 13.24　全膝关节肌体中胫骨组件断裂示意图

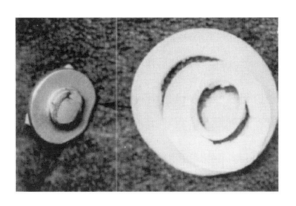

图 13.25　髌骨假体的断裂示意图

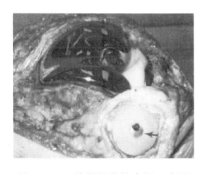

图 13.26　髌骨假体的磨损示意图

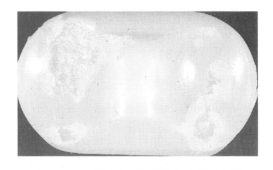

图 13.27　胫骨聚乙烯假体的磨损示意图

关节后接触压力的增加及接触面积的减少而引起。其通过膝关节标本的测试发现膝关节的高峰接触压发生在聚乙烯假体的边缘，并超过其屈服强度，认为减少髌骨假体的边缘负荷和接触压可减少全膝关节置换术后的髌-股关节并发症及失败率。

因此在髌骨假体和髌骨滑车面的设计方面有很多的提升空间,通过优化的设计能大大降低髌-股并发症的发生率。

Takahashi 等在全膝关节置换术中使用压敏胶片测量胫-股、髌-股关节的压力分布[6],可以了解压应力在膝负重面产生的剪力,可避免术后脱位和过度磨损等疗效不佳的情况。Kaper 等认为股骨假体本身设计成 3° 的外旋较手术时外旋假体更有助于减少髌-股关节并发症的发生[7]。膝关节屈曲时髌骨的接触区域对髌-股关节假体有着明显的影响,研究表明,髌-股关节的偏心负荷常导致髌骨假体以及假体-骨界面剪力的增加。如果这种术中采用压力测试方式进行手术指导能够应用于临床,术后膝关节活动度以及韧带张紧度就能够得到保证,将会对未来全膝关节置换手术的疗效带来巨大的提升。

3) 人工膝关节失效率和存活率分析

人工膝关节使用效果的重要指标是其失效率和存活率,下面分别通过数据的统计结果进行分析。

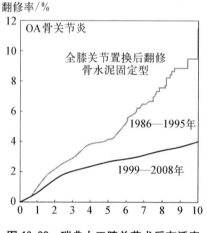

图 13.28　瑞典人工膝关节术后存活率与失效率统计

图 13.28 所示为瑞典人工膝关节术后生存率与失效率统计。1986—1995 年植入的骨水泥固定假体 10 年翻修率为 12%,存活率为 88%;1999—2008 年植入的假体 10 年翻修率为 3.5%,存活率为 96.5%,说明人工膝关节技术进步很大[8]。

图 13.29 所示为挪威公布的膝关节假体存活率统计。1994—1996 年间植入的假体 10 年存活率为 90%;2000—2002 年间植入的假体 10 年存活率为 95%;近期施行的人工全膝关节置换,其术后存活率 15 年约为 93%、20 年约为 90%[9]。

总体上,膝关节假体的 10 年失效率为 5%,其 15～20 年的失效率预计为 7%～10%。人工膝关节假体的失效形式有松动、脱位、磨损、断裂,其主要原因与假体型号的选择及手术技术水平等因素关系密切[10,11];患者自身方面主要与关节术后活动程度、假体非正常因素断裂等症状有关;术后感染主要是手术的问题。人工关节的失效率目前仍不能令人满意,需对感染、脱位、断柄、磨损松动等失效进行分析,进一步改进;特别是非骨水泥假体的失效率还有待大幅度降低,提高界面技术。

就目前而言,对于关节假体置换手术失效原因进行判断缺乏实用、有效的手段

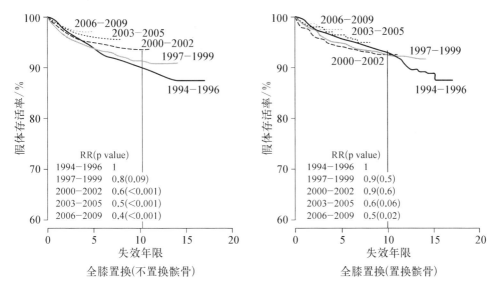

图 13.29　挪威公布的膝关节假体存活率统计

和方法来界定,尤其是患者自身因素引起的失效。因此急需一种定性定量的分析手段,在技术方面进行大的突破,使用当代更加先进的方法和技术来对关节假体植入手术的事故进行分析处理,快速、合理地得知关节假体根本的失效原因。

13.2　典型膝关节假体的分类与结构

在膝关节假体发展的早期——20 世纪六七十年代,主要是按照膝关节假体的设计功能分为解剖型和功能型两大类。而膝关节假体的初期,主要以铰链型为主。

20 世纪 70 年代后期,又出现旋转型膝关节假体。80 年代随着临床例数的增加,膝关节置换术和假体设计逐渐成熟,各公司针对不同的适应证开发出不同类型的膝关节假体。90 年代的典型设计至今还在临床中大量使用,并经临床证实其具有良好的临床有效率。

因临床的适应证、假体结构特征以及摩擦副(关节面)的不同,将各种假体设计进行分类对于掌握设计要领十分重要。

13.2.1　膝关节假体的分类

目前,国际和国内标准中已经进行了关于人工膝关节假体的分类,从不同的角度出发,膝关节假体的分类有所不同。综合 ASTM、ISO 和 YY 标准,膝关节假体的分类如下。

(1)总体上,按照限制程度将全膝关节假体分为限制型、半限制型和非限制型

3个类型。

　　a. 限制型关节假体：限制在超过一个解剖面上，并由一个可动的相关节连接的部件或多个连接在一起或者有关联关系的部件组成的关节假体。

　　b. 半限制型关节假体：限制假体通过关节面的几何表面在一个或多个面内的位移或（及）旋转，且无关节连接的关节假体。

　　c. 非限制型关节假体：最低限度约束假体在一个或多个面内的运动且其部件无关节连接的关节假体。

　　（2）依据术中需置换的关节面来分类，膝关节假体分类如图13.30所示，分类如下。

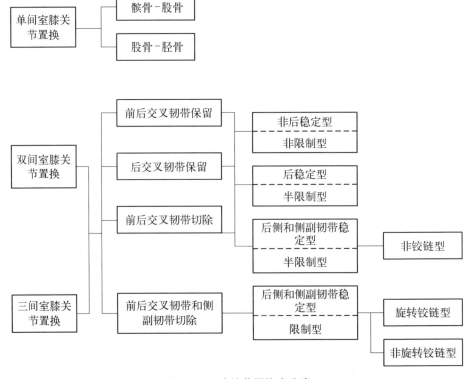

图13.30　膝关节置换术分类

　　a. 单间室膝关节假体：置换膝关节内侧或外侧股骨-胫骨关节面的一套植入部件（见图13.31）。

　　b. 双间室膝关节假体：同时置换膝关节内侧和外侧股骨-胫骨关节面的一套植入部件（见图13.32）。

　　c. 三间室膝关节假体：同时置换膝关节内侧和外侧股骨-胫骨关节面，以及用髌骨部件置换髌骨-股骨关节面的一套植入部件（见图13.33）。

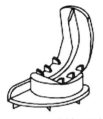

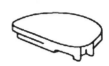
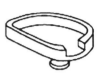

旋转型单间室膝关节假体　　　　　　　固定型单间室膝关节假体

图 13.31　单间室膝关节假体

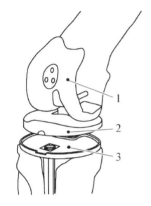
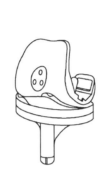
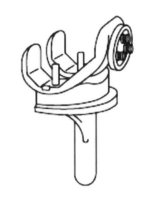

图 13.32　双间室膝关节假体　　　　**图13.33　三间室膝关节假体**

1—股骨部件;2—胫骨垫;3—胫骨托

（3）双间室和三间室膝关节假体依据韧带对保障膝关节假体的稳定性分类，分类如下。

a. 前后交叉韧带保留型。

b. 后交叉韧带保留型（见图 13.32 和图 13.33）。

c. 前后交叉韧带切除型（见图 13.34）。

d. 前后交叉韧带及侧副韧带切除型（见图 13.35）。

本节通过分析目前人工膝关节的不同假体类型，从人工膝关节设计角度出发，对人工膝关节的不同类型总结如下。

（1）根据限制程度：限制型、半限制型和非限制型 3 个类型。

（2）根据仿生的程度：解剖型和功能型假体。

（3）根据髁面匹配程度：高匹配（低应力）和低匹配假体。

（4）根据韧带保留与否：前后交叉韧带保留型；后交叉韧带保留型；前后交叉韧带切除型；前后交叉韧带及侧副韧带切除型。

（5）根据胫骨托的固定形式：骨水泥固定和非骨水泥固定型假体。

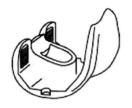 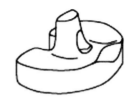 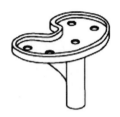

图 13.34　半限制型双间室膝关节假体(固定型、后稳定型)

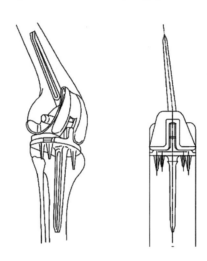

图 13.35　限制型全膝关节假体(铰链型)

(6) 根据胫骨部件之间的连接形式：活动平台和固定平台假体。

(7) 根据术中需置换的关节面来分类：单髁、双间室、三间室假体。

(8) 根据是否有轮柱机构：后稳定型和非后稳定型假体。

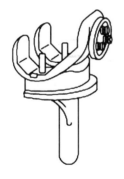

图 13.36　膝关节假体
基本结构

1—股骨部件；2—胫骨垫；
3—胫骨托；4—髌骨部件

13.2.2　人工膝关节的基本结构

在 ASTM F2083 - 11 标准中，全膝关节假体的组成分为股骨部件(femoral component)、胫骨部件(tibial component)和髌骨部件(patella component)(见图 13.36)。同时定义如下：

(1) 股骨部件：固定在股骨上并于胫骨部件和髌骨部件或人体髌骨互为关节的摩擦部件。

(2) 胫骨部件：固定在胫骨上并与股骨部件互为关节的摩擦部件,其典型构成为一个整体的超高分子量聚乙烯部件,或由两个主要部件组成,即一个金属制的胫骨托和一个超高分子量聚乙烯部件。

（3）髌骨部件：固定在人体髌骨上并与股骨部件关节连接的摩擦部件。

13.3　膝关节假体的结构设计

本节主要针对常规非限制型人工膝关节介绍人工膝关节的结构设计，包括人工膝关节的总体设计、与膝关节设计相关的基本参数确定、典型人工膝关节结构（交叉韧带保留型和去除型）、股胫关节面设计、股髌关节面设计以及人工膝关节组件连接和界面设计。

13.3.1　总体设计及基本参数确定

人工膝关节的设计起源于西方，经历了由简单的单髁假体、双髁假体、全髁假体到现代人工膝关节假体的一系列演变过程。一般地，现代人工膝关节的总体设计原则是：依据人体膝关节解剖、运动和力学参数，分析现有人工膝关节的结构和手术方法，结合假体的失效和稳定性改进措施，通过顺应膝关节双关节面的解剖结构，改善膝关节稳定性，减少关节组件之间磨损、松动、脱位，再现天然膝关节运动功能，以满足患者长期的满意度和更长的假体存活期。

对于人工膝关节总体设计而言，必须首先明确膝关节的解剖、运动、力学、功能和假体结构特征参数[12]。

1. 解剖学参数

膝关节的关节参数有：膝关节力线、解剖轴线及其夹角、关节线、Q 角、内外翻角度、屈伸间隙、股胫角[13]。

股骨侧参数有：股骨前后径（AP）、内外径（ML）、股骨前后和内外径比值（AP/ML）、上髁轴线、后髁轴线、股骨髁面几何形态与尺寸等，包括它们的尺寸变化范围与统计值。

胫骨侧参数有：胫骨平台外侧前后径、内侧前后径、胫骨平台前后和横径比（AP/ML），胫骨平台后倾角、胫骨平台几何形态与尺寸等，包括它们的尺寸变化范围与统计值。

髌骨参数有：髌骨厚度、高度、宽度。

2. 运动与力学参数

涉及膝关节的屈伸、滚动、滑动、侧移和轴位旋转，以及膝关节屈伸过程中胫股关节和髌股关节的动态三维运动参数。包括屈曲、内收外展、内外旋以及远近、内外和前后的平移。

膝关节高屈曲过程中胫股关节和髌股关节的受力变化，主要包括关节面正向力、切向力、扭转力矩、弯矩[14,15]。

3. 行为功能参数

人类下肢的日常行为运动包括：步行、跑步、上/下楼梯、下蹲、下跪、坐与起立等。上下楼梯要求膝关节屈曲 90°~120°；入浴出浴要求膝关节达到 135°屈曲；而文化或宗教需求的下蹲、跪和盘腿坐甚至要求达到 165°左右屈曲[16]。屈曲为膝关节步态活动时的最大动作，其屈曲角度为 57°~71°。最大内、外旋转角度为 12°~19°。最大内、外翻角度为 5.2°~13.4°。股骨相对于胫骨向后滑动 7~15.6 mm。在步态运动的动力学方面，关节面的最大轴向作用力为 2.3~7.1 倍体重，前后方面受力为 0.35~2.3 倍体重，内外侧方面受力较少，为 0.13~1 倍体重。膝关节屈曲的扭转力矩接近 30 N·m，内外翻的力矩为 24~45 N·m。步态下的内外旋扭力矩为 8.2~17 N·m。除正常步态情况下，若人体于快步行走，上、下楼梯或举重物时，其膝关节的受力明显增加。以上、下楼梯为例，下楼较上楼关节的受力弯矩大。上楼梯时，膝关节屈曲力矩、内外旋转、内外翻的弯矩分别为 57.1 N·m、7.8 N·m 和 39.4 N·m；下楼梯时膝关节的屈曲力矩较大，分别为 146.6 N·m、15.5 N·m 和 59.5 N·m。髌股关节的受力在正常步态下为 0.2~1.8 倍体重，但若是在跑步或跳跃时其可增大至约 11 倍体重[13]。

4. 人工膝关节基本结构参数

人工膝关节基本结构尺寸参数主要包括：① 股骨部件尺寸参数：股骨深度、股骨宽度、股骨内髁深度、股骨前端高度、股骨后端高度（见图 13.37）；② 胫骨部件尺寸参数：胫骨髓内柄直径、胫骨髓内柄长度、胫骨深度、胫骨宽度、凸起高度、胫骨垫厚度（见图 13.38）；③ 髌骨部件尺寸参数：髌骨厚度、髌骨宽度（直径）（见图 13.39）。

总体上，人工膝关节分为限制型、半限制型和非限制型（根据限制程度分类）3 类；常规膝关节置换采用非限制型假体，而非限制型假体主要有两种流派，即后交叉韧带去除型和保留型人工膝关节，进一步还可以根据材料、功能、匹配度、固定形式、加工方法等分为很多不同类型。尽管人工膝关节的分类类型有很多，其一般

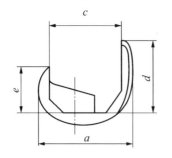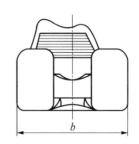

图 13.37　股骨部件尺寸参数

a—股骨深度；*b*—股骨宽度；*c*—股骨内髁深度；*d*—股骨前端高度；*e*—股骨后端高度

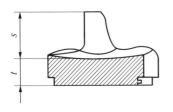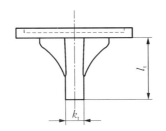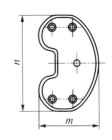

图 13.38　胫骨部件尺寸参数

k_t—胫骨髓内柄直径；l_t—胫骨髓内柄长度；m—胫骨深度；n—胫骨宽度；s—凸起高度；t—胫骨垫厚度

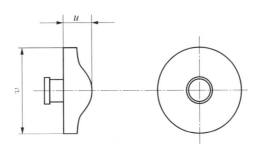

图 13.39　髌骨部件尺寸参数

u—髌骨部件厚度；v—髌骨部件宽度（直径）

结构总是包括股胫关节面、股髌关节面、股骨部件、胫骨部件和髌骨部件。本节分别针对以上一般结构的设计进行叙述。

13.3.2　典型人工膝关节结构

非限制型假体主要有两种典型假体：后交叉韧带去除型和保留型人工膝关节（见图 13.40）。

1. 后交叉韧带去除型假体

最初由 Insall 开发出的全髁式膝假体，为后交叉韧带（PCL）保留型[17]。股骨部件包括两部分关节面，一个为股骨前髁面，与髌骨相匹配，髌骨假体为聚乙烯材料，圆拱形设计，背面居中单短柱固定；另一个为股骨内外侧髁面，与胫骨假体相匹配，双髁形态为对称设计，矢状面曲率半径由前向后逐渐减小；胫骨平台使用整块聚乙烯，两侧为凹面设计，伸直时与髁的形合度高，不允许轴向旋转，屈曲时与髁的形合度降低，允许一定程度旋转和滑动；平台凹面间设计了髁间嵴，以稳定关节面防止脱位；平台背面设计中央柱插入胫骨髓腔，增加了稳定性；平台的前后缘高度相等，即无后倾角。这种全髁式假体更接近现代膝关节假体，但如果牺牲了后交叉韧带则会出现膝关节后向不稳定[18]。因此，Insall 与工程师 Albert Burstein 合作，又推出了 Insall-Burstein 后稳定膝假体，确立了凸轮-立柱机制的设计，从此确立

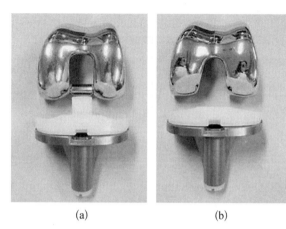

(a)   (b)

图 13.40 后交叉韧带去除型和保留型人工膝关节

(a) 后交叉韧带去除型假体;(b) 后交叉韧带保留型假体

了现代后稳定型假体的形态[19]。

后交叉韧带去除型假体的基本理念为：通过胫骨平台中央棘突与股骨假体髁间的凸轮相匹配,部分替代后交叉韧带,形成人工膝关节的后滚,胫骨衬垫与股骨髁的匹配度较高。

2. 后交叉韧带保留型假体

后交叉韧带保留型假体的股骨部件,也包括股胫关节面和股髌关节面。但是,股骨的内外侧髁连接部位相对偏上,为留出后交叉韧带股骨止点部位留出必要空间;胫骨平台衬垫以及金属托后方重要区域的马蹄形槽的尺寸较大,为容纳后交叉韧带胫骨侧止点而设计;胫骨平台衬垫后方较平坦,无立柱结构;股骨髁间无凸轮结构。

后交叉韧带保留型假体的基本理念为：通过后交叉韧带的制导作用来发挥膝关节的后滚机制,从而改善膝关节的活动度。较为平坦的胫骨平台内衬减少了膝关节的限制。

后交叉韧带去除和保留型假体在后滚程度、磨损形式以及手术的难易程度方面存在差异,目前,对于是否保留 PCL,在理论上仍然存在争论。现代流行的膝关节设计中,两种不同设计理念的假体均有典型的代表。两者目前多有融合,观点对抗性减弱的同时,互相吸收各自的优点及设计理念,并且均有临床随访良好的假体一直沿用至今。

13.3.3 股胫关节面的设计

人工膝关节的结构主要包括股胫关节和股髌关节两部分。股胫关节型面主要由股骨内外侧髁面、股骨髁间结构和胫骨平台型面相匹配构成。股髌关节型面主要由股骨前髁面和髌骨型面相匹配构成。

股胫关节面的设计(见图 13.41)形式大体分为以下几种：① 后交叉韧带去除型假体；② 后交叉韧带保留型假体；③ 固定平台假体；④ 活动平台假体；⑤ 骨水泥固定型；⑥ 非骨水泥固定型。股骨和胫骨假体的结构也随之改变。

通常人工膝关节运动功能的设计指标为：屈曲范围为 $0°\sim135°$，内外旋范围为 $\pm15°$，股骨髁假体相对胫骨部件的前后滑动距离为 $5\sim7$ mm，侧向滑移距离为 $2\sim3$ mm[20]。无特殊要求的膝关节结构设计可以据此进行。

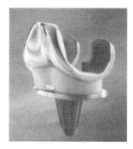 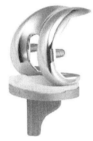 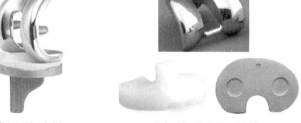

后交叉韧带保留型假体(可活动和固定平台)　　　后交叉韧带去除型假体

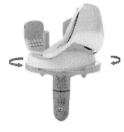 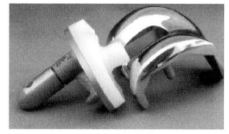 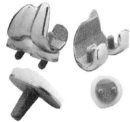

活动平台假体　　　　固定平台假体　　　　生物固定型假体

图 13.41　股胫关节面的设计类型

1. 股骨内外侧髁面结构设计

人工膝关节股骨内外侧髁面设计涉及两个基本理论："J"形瞬时旋转中心理论和膝关节股骨髁面的多半径或单半径理论[21]。

1)"J"形瞬时旋转中心理论

经典膝关节运动学认为，在矢状面，膝关节的伸屈运动并非围绕着同一个旋转中心，而是根据运动的过程产生多个瞬时旋转中心。在膝关节由伸直到屈曲的过程中，连续标出每个运动的瞬时旋转中心，其屈曲轴线不断由股骨髁的前上方向股骨髁的后下方移动，即膝关节的瞬时旋转中心呈反写的"J"形轨迹(见图 13.42)。

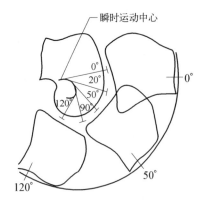

图 13.42　膝关节瞬时运动中心

经典的反"J"[21]形瞬时旋转中心理论可以圆满地解释为获得足够的活动度,膝关节骨性结构必须满足的两个条件之一,即随着膝关节不断屈曲股骨后髁的曲率半径必须不断减小,以避免股骨后方与胫骨上端发生撞击。另一条件是膝关节屈曲过程中胫股关节的接触点必须不断后移,即经典膝关节运动学中认为的"后滚"。与此同时,"J"形瞬时旋转中心现象的存在,充分体现了生物界解剖与功能相适应的基本法则。

随着膝关节逐渐屈曲,躯体中心远离膝关节,重力的力臂延长,对伸膝装置提出了更高的要求。"J"形瞬时旋转中心理论认为,膝关节屈曲过程中,膝关节屈曲轴线不断由前上方向后下方移动。屈曲轴线后移使髌骨到屈曲轴的距离增大,即随着膝关节逐渐屈曲,伸膝装置的力臂不断延长。

目前使用的绝大多数假体均按"J"形瞬时旋转中心理论来设计,假体从股骨远端向后髁移行的过程中,曲率半径逐渐变小,膝关节瞬时旋转中心后移。

2) 膝关节股骨髁面的多半径或单半径理论

目前股骨部件的假体设计中主流的观点是多半径设计,该观点是基于瞬时运动轴心的理论,即在股骨后髁部分半径变小,如图 13.43 所示。

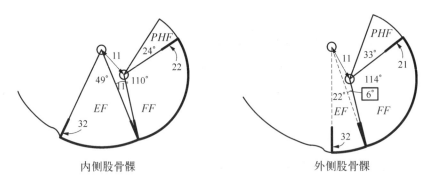

内侧股骨髁　　　　　　　　外侧股骨髁

图 13.43　股骨远端矢状面关节面滑道形状

EF—站立位关节面;*FF*—屈曲位关节面;*PHF*—后角区

部分现代功能解剖学与运动学研究认为,股骨髁关节面是单一曲率半径的圆弧,膝关节的伸屈运动沿单一屈曲轴线进行。该屈曲轴线位于股骨内、外侧后髁,与内、外上髁的连线接近。有些假体以此作为设计指导思想,将股骨髁部件设计成单一半径,如图 13.44 所示。单一曲率半径理论并不能否定前述的"随着膝关节不断屈曲股骨后髁的曲率半径必须不断减小"。事实上，Scorpio 假体的单一半径设计仅限于 15°～75°。传统的人工膝关节一般采用多半径的设计，个别的假体在冠状面上以单一半径设计，以便获得更高的匹配度和自由度。

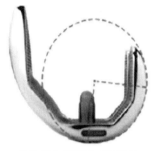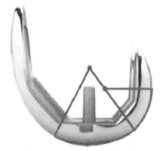

股骨髁矢状面单半径设计　　　　　股骨髁矢状面多半径设计

图 13.44　单半径和多半径设计对比

3）股骨内外侧髁冠状面设计

股骨冠状面内外髁前部滑道曲率较小，而后部曲率较大，后部的截面半径与矢状面屈曲位关节面半径接近，屈曲位的关节面类球关节面。常规假体的股骨冠状面为单一半径设计（见图 13.45）。

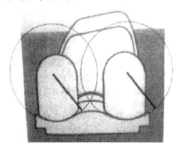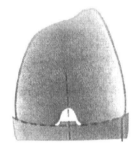

图 13.45　股骨内外侧髁冠状面单半径设计

股骨假体依据不同的设计类型而改变，比如，对于交叉韧带保留型假体，其股骨髁间设计开口，以便容纳交叉韧带；而后交叉韧带去除型假体的股骨髁间可以设计为封闭或半封闭髁间；股骨假体与骨组织界面之间可以依据骨水泥固定与否采用小空腔结构或多孔生物固定结构。

2. 胫骨衬垫设计

胫骨平台的解剖在形态和结构上是不对称的，其截骨面为不规则椭圆形，内侧平台较大，接近半圆形；外侧平台较小，接近椭圆形；如图 13.46 所示。将截骨面冠状位最大径确定为胫骨平台横径，矢状位最大径确定为胫骨内侧平台前后径，外侧 1/4 处矢状径确定为胫骨外侧平台前后径。

胫骨平台衬垫的设计，是与股骨髁型面相匹配的（见图 13.47）。基于不同的

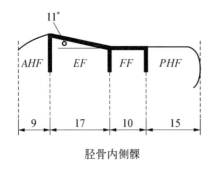
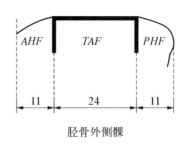

胫骨内侧髁   胫骨外侧髁

图 13.46 胫骨近端矢状面关节面滑道形状

AHF—前角区;EF—站立位关节面;FF—屈曲位关节面;PHF—后角区;TAF—胫骨关节面

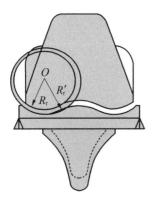

**图 13.47 胫骨平台衬
垫的设计**

设计理念,有不同的设计形式。进行胫骨衬垫的结构设计,需要确定衬垫与股骨髁相匹配的矢状面和冠状面曲率半径以及宽度、前后径、高度。胫骨衬垫的宽度和前后径依据胫骨截骨后的形态学参数确定。而其内外侧髁面的设计需要根据股骨内外侧髁矢状面和冠状面的曲率半径相匹配进行。

股骨髁假体与聚乙烯垫片假体间为一一对应关系,以确保胫-股关节面具有最佳的匹配度(见图 13.48)。对于股胫关节,注意确定合理的股骨-胫骨关节面曲率半径比,以获得适当的接触面积和较低的接触应力,在确保运动功能实现的基础上,尽可能降低接触应力,改善聚乙烯衬垫的磨损程度。如某膝关节假体的股骨/胫骨半径比为0.96∶1。

股骨髁部件与胫骨衬垫的匹配度是衡量关节面对应关系的重要参数,匹配度越高,关节面越大,关节的接触压力也越小,理论上摩擦也会越小。但高匹配会带

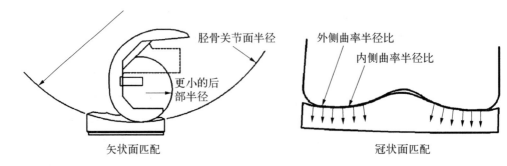

矢状面匹配   冠状面匹配

图 13.48 胫骨关节面匹配设计

来高限制性,在膝关节的多维运动中应力将向假体和骨的界面转移,造成松动的概率加大。因此,在匹配度和限制性这一对矛盾中需要寻求一个平衡点,以较高的匹配度来减少摩擦,同时又能给股骨部件在胫骨关节面上具有一定的自由度,并且能够实现后滚。匹配度的变化是通过胫骨平台垫片的曲率变化来调节的。冠状面的几何形状同样会影响接触的压力,以往的轮-平面接触设计会造成点接触因而增大局部磨损,而平面-平面接触设计在侧翻时会造成边缘撞击而被放弃。

目前大多数厂家设计的胫骨假体为对称性假体,其内、外侧平台具有相等的前后径而对称。如 DePuyPFC、LIKGEMINIMK Ⅱ、ZIMMER、UNITED、WRIGHT设计的内、外侧胫骨平台尺寸相一致,为对称性假体。LIKGEMINIMK Ⅱ 设计的内、外侧胫骨平台尺寸则不同,为非对称性、解剖型假体。相对于骨性结构而言,胫骨平台的解剖在形态和结构上是不对称的,胫骨内侧平台比外侧平台大。胫骨假体的对称设计没有考虑到胫骨平台的骨性解剖结构,单纯强调胫骨内侧平台覆盖,而忽视了胫骨外侧平台假体的悬挂。在不对称胫骨截骨面上使用一个对称的胫骨平台假体的共同问题是:胫骨平台假体的外侧悬挂、胫骨内侧平台覆盖面少、旋转对线不良。当使用对称假体适合内侧平台时,可能出现胫骨假体外侧悬挂。股骨假体的外侧髁可能碰撞胫骨平台假体悬挂的外侧部分,导致胫骨假体内旋。相反地,当使用对称假体适合外侧平台时,胫骨内侧平台覆盖不够。这将导致胫骨平台假体的内侧边缘位于松质骨上,而不是皮质骨上,使得胫骨平台假体潜在下沉,导致内翻对线[12]。而且,当试图在较小外侧平台上匹配一个对称胫骨平台假体的后侧方时,将导致胫骨假体内旋。胫骨假体的内旋伴随着增加的边缘负荷,会引起旋转半脱位和胫骨平台聚乙烯的早期失败。此外,胫骨平台假体的不良旋转伴随着髌骨假体的磨损,可能导致髌骨假体不均匀的髌骨轨迹,甚至髌骨半脱位、脱位[8]。

胫骨平台的几何尺寸大小(胫骨垫片的长、宽和厚度),会随着不同体形的人体和手术中不同的截骨深度而发生改变。

胫骨假体依据不同的设计类型而改变(见图 13.49),如对于交叉韧带保留型

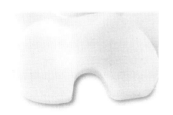
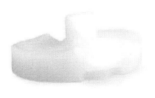
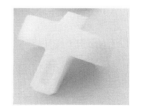

图 13.49 胫骨假体设计类型

假体,其平台髁间无明显棘突;而后交叉韧带去除型假体的胫骨髁间通常设计为立柱形式,以部分替代后交叉韧带的功能,保持股胫关节的稳定性。

13.3.4　髌股关节面的设计

髌股关节面的设计主要包括两个部分(见图 13.50),一个是股骨部件的前髁面设计,另一个是髌骨假体型面设计,这两者之间相互匹配,完成髌股关节的相对运动。

1. 股骨前髁面设计

常见的股骨前髁面,其结构设计高度匹配正常解剖形状的髌骨关节面,这种设计使得髌骨能够在整个关节面运动过程中光滑地沿前髁轨迹活动,可以减少髌骨剪切应力,改善髌股关节面的受力环境[14],如图 13.51 所示。

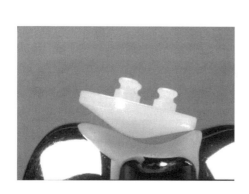

图 13.50　髌股关节面

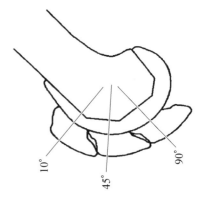

图 13.51　股骨前髁面与髌骨

对于滑车/髌骨关节面,当前常用的股骨假体多为不对称设计,主要指冠状面上股骨滑车外翻 5°～7°,部分假体外侧髁高于内侧髁。股骨假体滑车的外翻轴线与股骨干和伸膝装置相平行,可有效地降低髌股关节间的剪切应力。

早期的股骨假体的前髁面滑槽较浅,导致了较高的髌骨半脱位及脱位率。最近设计的假体已经考虑到这个问题,并给予髁间窝附加截骨,以便加深截骨深度,使得加工出的髌骨滑槽更接近正常解剖形态。另外一个设计改进的地方是增加髌骨滑槽远端的宽度,因为早期的髌骨假体设计在屈膝超过 90°时仅提供髌骨两个小块区域的接触。

2. 髌骨假体设计

解剖型髌骨假体设计的理论基础为:关节置换假体设计的原则之一就是重建膝关节运动的正常机制,尽最大可能使假体的设计接近解剖状态,维持原有软组织的力学和稳定机制,保证假体有最大接触面和最小的接触应力[22,23]。同时 Insall

认为,假体符合力学因素应优先于解剖复制正常膝关节运动的动力学原理。因此,常见的髌骨假体都属于模仿正常人体髌股关节形态的解剖型 PFA 假体[5]。

髌骨假体的形态也有不同的设计(见图 13.52),但许多设计在髌骨轨迹正常时匹配度良好,而偏斜时容易发生点接触。髌骨假体后方支柱结构有单柱和三柱两种,现代设计多采用穹顶状三柱固定的全聚乙烯假体,穹顶状曲率面与股骨滑车可以在髌骨偏斜时仍获得良好匹配[24]。过去采用较多的带金属背的假体,在实际使用中由于发生了较高的失败率,所以目前很少采用。

加深、加长的髌骨滑轨可以减小髌骨假体在高度屈曲时所受的压应力及剪切应力。股骨髁假体上的髌骨沟槽较为宽大(上半部分),而对髌骨限制小,髌骨易获得更为自然的滑动轨迹,髌骨假体外形采用同样的球面设计,可以在术中互换,并可保证在整个活动范围内髌-股接触面具有最佳的匹配度。

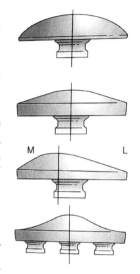

图 13.52　髌骨假体设计类型

M—内侧；L—外侧

13.3.5　膝关节假体组件间连接及假体-宿主骨界面的设计

人工膝关节的结构中,除了股胫关节面和髌股关节面的基本设计外,还包括股骨部件与股骨骨组织的连接界面设计、胫骨衬垫与胫骨托的连接设计以及胫骨托与胫骨骨组织的连接界面设计[25]。

1.　骨部件与股骨骨组织的连接界面设计

由于假体安装到人体之后需要经常活动,所以其必须有稳定的固定结构。临床结果表明,骨水泥固定可以获得较长期的稳定结构,而早期没有采用骨水泥固定的假体较容易松动,因此目前临床医师大多采用骨水泥固定假体。骨水泥可以加在股骨侧、微孔表面、羟基磷灰石涂层等处,这些地方都是很理想的固定方式,如图 13.53 所示。在股骨侧更多的设计是骨水泥固定,当前的股骨假体多数以中央杆加翼状设计固定于股骨远端。股骨部件的非骨水泥设计中除了骨的接触面采用涂层技术外,一般都设计有可采用螺钉的固定方式。

2.　胫骨衬垫与胫骨托的连接设计

胫骨假体由胫骨衬垫和胫骨托(金属底座)(见图 13.54)两部分构成。胫骨平台截骨后,金属底座在胫骨的前/后、内/外位置要充分覆盖切面,但又不可凸出于骨外。胫骨假体前凸会刺激髌韧带,向内/外凸出会刺激胫、腓侧副韧带,多数人工膝关节大小不同,依序排列的胫骨假体,以力求切骨面的妥帖覆盖,如此可以减低

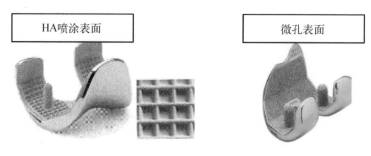

图 13.53　骨部件与股骨骨组织的连接界面

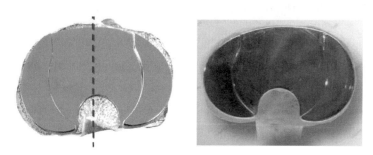

图 13.54　非对称解剖型胫骨假体

骨-骨水泥界面上的应力,同时还可以预防胫骨部件向后侧脱位。

　　常见的胫骨垫片的锁定机构(见图 13.55)由 3 方面构成:胫骨平台周边有连续的高边、胫骨平台的两个后角有卡槽、胫骨平台的中央固定孔(可以限制垫片的移动并防止其拔出)。这些锁定机构在固定垫片的同时可以最大限度减小垫片与胫骨平台间的磨损。

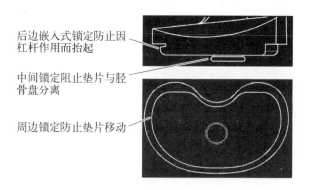

图 13.55　胫骨垫片的锁定机构

　　胫骨垫片的锁定有单鸠尾和双鸠尾锁定机构,如图 13.56 所示为双鸠尾锁定结构。

　　胫骨假体有组件式、全聚乙烯一体式以及带金属背托一体式。组件式胫骨假

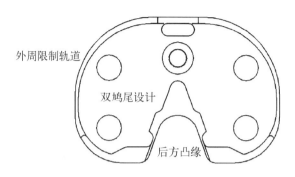

图 13.56　胫骨平台基座锁定机制设计图

体的金属胫骨平台有骨水泥固定翼型设计、微孔涂层翼型设计以及骨水泥固定梯形柄设计等。所有骨水泥固定型胫骨平台都有骨水泥填充槽,可以提高假体的固定强度,非骨水泥固定型胫骨平台也可以有螺钉孔设计,可安装螺钉固定,如图 13.57 所示为胫骨侧非骨水泥固定结构。胫骨平台假体在设计上具有向上及向下的型号兼容性,可以在保证最大胫骨骨面覆盖的同时维持正确的胫-股关节面匹配度。

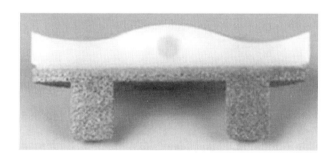

图 13.57　胫骨侧非骨水泥固定结构

13.4　膝关节假体设计的有限元分析

13.4.1　膝关节假体有限元建模

对在 ABAQUS-6.5.1 软件(HKS,Pawtucket,RI)中建立的有限元模型,进行约束和加载,分析全膝置换后膝关节胫股关节以及髌股关节的相对运动和接触面上的应力分布。图 13.58 显示为全膝置换后的有限元分析模型及其应力状态。

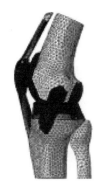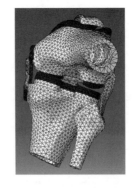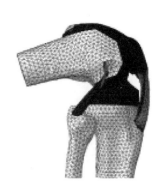

图 13.58　全膝置换有限元模型

13.4.2　股胫关节假体有限元分析

　　如图 13.59 和图 13.60 所示分别为尸体生物力学试验与有限元仿真分析结果中,股骨相对胫骨的旋转和平移对比曲线图。

　　随着膝关节屈曲的加深,胫骨的内旋不断增加,股骨相对胫骨最大外旋约 13°,到屈曲大约 90°时,股骨的相对外旋开始减小;屈曲 30°后到 90°屈曲之间,股骨发生 2.5°左右的外展。随着屈曲角度增大,开始股骨相对的内收角度不断增大,到屈曲约 130°时内收约 8°。随着屈曲加深,置换后膝关节股骨向后的平移增加,到 90°屈曲后向后平移减小;股骨髁从伸直位到屈曲约 60°,向远端发生大约 3 mm 的微小移动,在高屈曲时脱离胫骨平台表面发生抬离;在整个屈曲过程中,内外侧方向发生 5 mm 之内的较小平移。

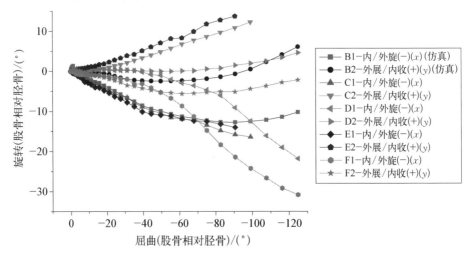

图 13.59　实验和有限元计算中股胫关节的相对内外旋和内收外展

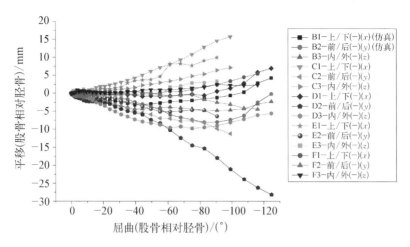

图 13.60　实验和有限元计算中股胫关节的相对平移

图 13.61 和图 13.62 分别为全膝置换后胫骨关节聚乙烯假体上,在典型屈曲位置下,接触应力的有限元分析与尸体试验相比较的结果。从图可以看出,随着屈曲的加深,在伸展位时应力相对较高,随后应力减小;到 15°左右应力开始增

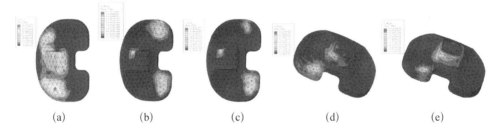

图 13.61　各角度屈曲时胫骨聚乙烯假体上的接触应力

(a) 0°;(b) 30°;(c) 60°;(d) 90°;(e) 120°

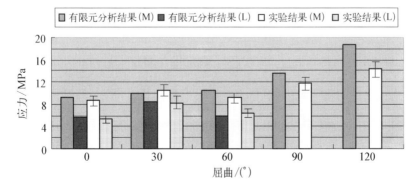

图 13.62　实验与有限元模型胫骨聚乙烯假体上的应力比较

M—胫骨假体内侧;L—胫骨假体外侧

加;从屈曲 $30°$ 到 $90°$ 的应力值变化不大;在 $90°$ 屈曲之后,应力随着屈曲的加深而增长。

13.4.3　髌股关节假体有限元分析

图 13.63 和图 13.64 所示分别为有限元仿真和尸体试验得到的 $0°\sim130°$ 置换后膝关节髌股关节相对旋转和平移运动曲线。与天然膝关节类似,随着股胫关节屈曲的加深,髌股关节的屈曲与股胫关节的屈曲基本成线性比例变化;同时伴随髌骨相对股骨 $5°$ 之内的内倾;同时向后方和远端平移[15]。从膝关节伸直位到接近

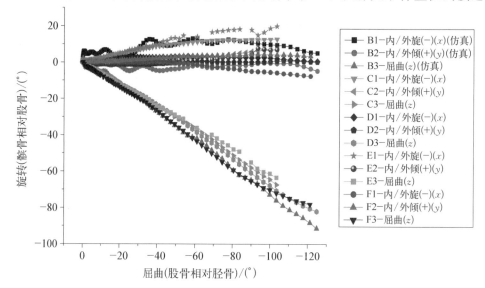

图 13.63　实验和有限元计算中髌股关节的相对屈曲、内外旋和内收外展

$130°$ 屈曲,髌骨屈曲约 $92°$,最大内旋约 $14°$,内倾小于 $5°$;髌骨向后平移约 57 mm;与天然膝近似,髌骨向远端最大平移也发生在大约 $90°$,但是,位移略小,为 45 mm,其后相对平移减小;与天然膝所不同的是,髌骨相对股骨发生最大 $14°$ 的内旋;髌骨相对股骨发生向外侧的小于 5 mm 的较小平移。

通过比较可以看出,在仿真结果与体外测量结果中,髌骨相对股骨的旋转非常吻合,随着股胫关节屈曲的加深,髌股关节的屈曲与股胫关节的屈曲基本成线性比例变化,同时发生 $6°$ 之内的内外倾以及最大 $20°$ 的内旋。

图 13.65 所示为置换后髌骨接触应力的仿真结果;图 13.66 所示为全膝置换后髌骨聚乙烯衬垫在典型屈曲位置下的接触应力及其与尸体试验相比较的结果。随着膝关节屈曲,髌骨与股骨接触区域向髌骨近端偏移。在屈曲 $90°$ 之前,接触应力的变化不大。而髌骨接触应力在高屈曲时发生较高应力的应力集中,在 $120°$ 屈曲时最大接触应力达 34 MPa。在低屈曲阶段,天然髌股关节接触位置比 TKA 的

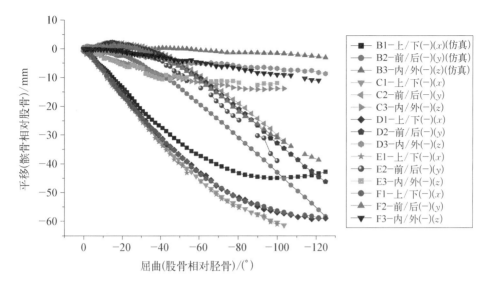

图 13.64　实验和有限元计算中髌股关节的相对平移

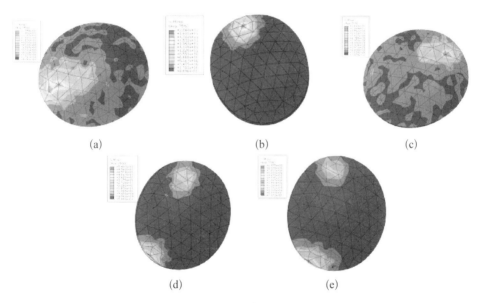

图 13.65　各角度屈曲时髌骨衬垫上的接触应力

(a) 0°；(b) 30°；(c) 60°；(d) 90°；(e) 120°

更靠近远端,但是在深屈曲阶段,三者没有明显区别。胫骨髌骨角三者近似,天然髌骨在高屈曲时的旋转大于置换膝。髌股关节的接触点随着屈曲增加向髌骨的远端移动。但是,置换的接触点平移相对天然的较小[15]。在早期屈曲,置换的接触位置比天然更靠近近端。

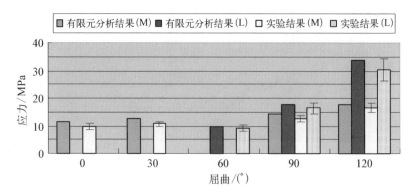

图 13.66　实验与有限元模型之间髌骨聚乙烯假体上的应力比较

M—胫骨假体内侧；L—胫骨假体外侧

13.4.4　人工膝关节设计的生物力学分析

通过以上对于全膝置换膝关节运动和接触应力的尸体试验与有限元分析结果的比较分析，结果表明，本节有限元模型的计算结果与尸体试验的测量结果具有相对较高的一致性，所建立的有限元模型可以对于膝关节下蹲动作的运动、接触等力学行为进行评估[26]。

与天然膝关节相比，置换后膝关节发生较少的股骨后滚。置换后膝关节仿真和尸体试验，复制了这种股骨后滚的减少。在不同活体活动下，全膝置换后的膝关节与健康人相比，胫骨内旋发生较大减少。置换后膝在 0°～30°屈曲之间没有发生锁定机制。随着屈曲增加，胫骨内旋增长较慢，或保持常量的旋转。这些区别同样被其他文献所报道[27,28]。其原因与关节几何形状以及韧带结构的改变相关[29]。天然膝前交叉韧带在伸直位张紧，对胫骨施加向外的扭矩[27,30]。因此，由于置换膝切去了前交叉韧带，会引起在伸直位时锁紧机制的缺失。相似地，后交叉韧带能够促进股骨后滚，切除后交叉韧带的置换膝会引起股骨后滚减少[31,32]。然而，后交叉韧带保留的置换膝并不能充分重建膝关节生理的后滚，这表明软组织平衡的改变，置换假体元件的限制，可能会阻碍后交叉韧带功能的实现[33,34]。

较高的接触压力是限制膝关节假体临床应用寿命的主要原因，导致膝关节假体的过度磨损和疲劳断裂。股胫关节接触问题一直是学者们所关注和研究的重点[35-37]。关节接触面上过高的接触压被认为是导致膝关节退变的重要原因之一，同时也是导致全膝关节置换术后假体过度磨损和聚乙烯衬垫疲劳性破裂的缘由。全膝关节置换术后，其股胫关节接触应力的大小与假体设计有关。Collier 和 Write 等通过对人工膝关节翻修术中取出的高交联聚乙烯衬垫进行分析后发现，低匹配度聚乙烯垫片由于形成了更高的关节间隙接触压从而导致了更多的聚乙烯磨损[38]。Szivek 等借助于压敏片对数种不同设计的假体在理想的对位对线状态下股胫关节间隙接触压的测量也证实[39]，相同的受力状况下，匹配度越高的假体有着越大的接触面积和越低的接触压。另有大量的文献则证实，相对于固定平台膝关节假体而言，旋转平台膝关节假体能够提供更大的股胫关节接触面积和更低的接触压[40,41]。

对于当前广泛使用的后稳定型固定平台人工膝关节，胫骨假体旋转不当将导致关节活动过程中胫骨柱状突与股骨假体髁间部的撞击(box-post impingement)，从而形成胫骨柱状突内或外侧的过度磨损、变形，并由于应力向超高分子量聚乙烯-金属托界面的传导，从而导致高分子量聚乙烯衬垫背面的磨损以及假体的早期松动[42]。Klein 等在力学实验机上对胫骨柱状突与股骨髁间凹因撞击所形成的扭转力矩进行了测量[43]，他们认为，股胫骨假体间旋转对位不良所致的轮柱机制的撞击是导致全膝关节置换术后膝关节活动受限的重要原因之一，同时也是导致术后假体松动和过度磨损的重要原因。

本章对所建立全膝关节置换后的有限元模型，从过伸 15°到屈曲 130°的动态屈曲行为进行了计算，根据计算结果表明，在整个屈曲运动过程中，相对较高的接触应力主要发生在胫骨超高分子量聚乙烯平台的 3 个区域，如图 13.67 所示。

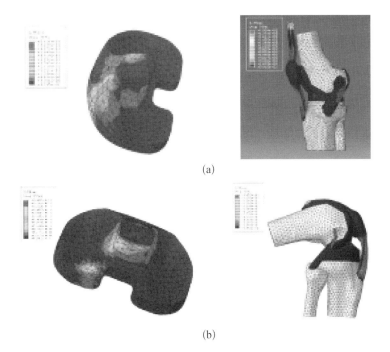

(a)

(b)

图 13.67　在胫骨高分子聚乙烯平台上发生的 3 个主要高接触应力区域

(a) 过伸 15°时的应力；(b) 屈曲 120°时的应力

在膝关节过伸过程中,在胫骨平台轮柱和平台前部的交界处发生应力集中,峰值接触应力逐渐增加,直至过伸15°时应力达到最大值25.58 MPa,如图13.68所示。同样,Huang等建立有限元模型,进行胫骨轮柱与股骨假体髁间凹接触分析,发现与此有类似的结果。同时,在过伸过程中,伴随发生胫骨轮柱侧面的较高的应力集中[44],与本节的计算结果也是一致的。轮柱机制的发生,是出现这种应力集中的直接原因,此时胫骨柱状突与股骨假体髁间部发生撞击,导致峰值接触压急剧增高。

通过观察比较股骨内外侧髁的接触,可以发现在膝关节屈曲达到80°以上的屈曲过程中,由于同时伴随发生大约15°的股骨内旋,导致股骨与胫骨假体在屈曲80°以上时,在股骨外侧髁没有接触发生。此时,对于广泛使用的后稳定型固定平台的膝关节假体,胫骨柱状突与股骨假体髁间部发生撞击引起胫骨平台外旋。因此,后方内侧软组织张力明显下降,外侧软组织张力提高,直接导致股胫关节内外侧髁的接触不对称,胫骨轮柱发生过度磨损和变形[6]。如图13.68所示,当股骨相对胫骨的屈曲达到120°时,胫骨柱状突与股骨假体髁间部发生撞击(box-post impingement),此时在胫骨柱状突的后方,产生较大的接触应力集中,峰值接触压达到25.38 MPa。膝关节假体股骨与胫骨平台发生了扭转,这种扭转是由胫骨柱状突与股骨假体髁间部发生撞击引起的,是引发膝关节运动范围受到限制的主要原因[29]。同时,股胫关节之间属于高分子量聚乙烯和钴铬钼金属接触界面,这种应力集中的发生是高分子量聚乙烯假体后方磨损以及假体早期松动的主要原因[42,43]。

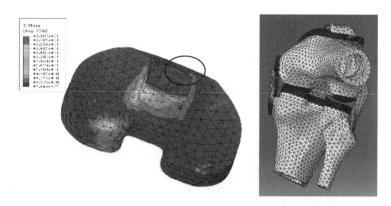

图13.68 膝关节的轮柱碰撞

当膝关节屈曲达到120°时,在胫骨平台的后方接近后侧缘处发生较高的峰值接触应力,达到股骨与胫骨假体在髁部接触应力的最大值21.71 MPa,如图13.69(a)所示。此时,股骨假体的后侧缘与胫骨平台内侧髁后部、接近后侧缘处接触,由于接触面积急剧减小,直接导致相对较高的接触应力。从图13.69(b)中可以看出,在这一区域由于高接触应力的作用而出现严重的磨损失效[45]。

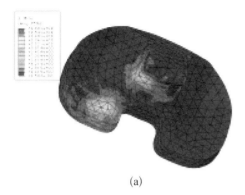 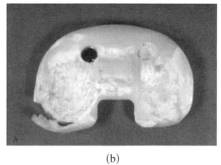

(a)　　　　　　　　　　　　　　(b)

图 13.69　膝关节的大屈曲高接触应力和磨损

对于髌股关节,在膝关节屈曲过程中,由于股四头肌、髌韧带的作用,在屈曲90°之前,随着屈曲的加深,尽管负荷不断增长,接触应力的变化却不大。而在屈曲90°之后却产生高达 34 MPa 的应力集中。这是由于随着屈曲加深,当髌股关节屈曲大约 60°后,髌骨与股骨的内外上髁分别接触,使得接触面积增加,然而,尽管在髌股关节面的负荷增加,但是接触应力的变化却不大。当膝关节屈曲超过 90°后,随着股骨髁间凹的加宽,在股四头肌腱与髌腱的综合作用下,髌骨的周向边缘与股骨两侧髁接触,接触面积急剧减小,从而发生较高的应力集中。

在从全伸展到最大负重屈曲活动中,天然髌股关节接触位置比 TKA 的更靠近远端,但是在深屈曲阶段,两者没有明显区别。天然髌骨在高屈曲时的旋转大于置换膝。在置换膝中发现一些髌股关节分离现象,但是在天然健康膝中没有这种现象[14]。在高屈曲时,置换前后膝髌股关节的接触压力有较大的改变,内外侧面的接触压力没有明显区别。

置换膝相对天然膝发生更多的髌股关节上部接触以及更大的髌骨倾斜。置换后髌骨的运动形式比天然较易发生变化。置换后的髌股关节的非正常运动会降低伸肌的有效力矩。置换后膝的髌股关节并发症是 TKA 翻修的主要原因之一[46-48]。这种并发症导致许多医生认为在患者发生关节炎并且关节软骨保持良好时应避免髌骨置换[49,50]。但是,也有研究表明,不置换髌骨的翻修率会有所增加,在 TKA 同时置换髌骨会好于二次翻修[51-53]。

本研究数据显示在超过 60°屈曲后,接触区域比较稳定地处于髌骨近端部分。Stiehl 等通过透视对标准后交叉韧带保留型和后稳定型假体(非高屈曲)进行活体研究[54]。他们对于接触点位置研究的结果与本研究的高屈曲的结果一致。Omori 等进行了置换前后髌股关节运动的体外比较[55],没有发现置换前后髌骨关节运动的明显区别。这两个研究同样都采用的是股四头肌肌腱的单独加载。

髌骨与滑车的分离会干扰伸肌机制的作用,从而导致膝关节的生物力学行为恶化。因此,进行髌骨测试时应考虑这一现象,尤其当分离后回位时会引起冲击力的作用。有研究者报道髌股假体在全伸展位的分离[56]。他们报道,86%的交叉韧带保留型 TKA 以及 44% 的后稳定型 TKA 出现分离。这些以前的报道没有发现健康关节的分离,与本研究一致。非正常现象的出现可能与 TKA 引起膝关节周围软组织改变相关。

总结本章试验和分析结果表明,对于固定平台膝关节假体而言,在膝关节伸直位,胫骨假体出现胫股关节更小的接触面积和更高的接触压峰值。关节屈曲的过程中,由于伴随而来的胫骨的内旋,使得胫股关节接触压的最低值并非保持在胫骨假体的旋转中立位。

在小于 120°屈曲的过程中,膝关节的稳定性依靠关节接触(包括半月板)、肌肉力加载以及周围韧带等软组织张力维持。膝关节在高屈曲(被动屈曲)阶段的运动,较少受到肌肉力加载的影响,较大程度地受到关节后方软组织(后方关节囊、半月板、肌肉、脂肪和皮肤)的约束[14]。胫骨的相对迁移由于受到后方软组织的约束,在高屈曲阶段胫骨前移受到后方软组织约束。因此在进行假体设计时,应考虑设计高屈曲度时关节的约束,而且其有助于胫骨的内旋,可有效防止高屈曲早期假体与后方组织的碰撞,替代膝关节后方软组织的约束机制。

髌股关节的接触点随着屈曲增加向髌骨的远端移动。但是,置换后髌股关节的接触点平移相对天然的较小。在早期屈曲,置换的接触位置比天然髌股关节更靠近近端。但是,在深屈曲时,三者没有明显区别。早期髌股关节屈曲产生区别可能有以下几点原因:① 髌韧带的收缩;② 关节线抬高;③ 由置换引起的松弛、收缩或髌上囊的打开。在全伸展位,置换膝的股胫关节接触点比天然膝的更加靠后,从而引起髌股关节相互作用的改变。

尽管髌股关节接触点位置改变的确切原因仍然不能明确,但这一位置的变化对于 TKA 是有利的。聚乙烯假体和部分切除的髌骨之间,由材料性能的差异常会导致在膝关节大动态负荷下发生植入体的松弛[57]。接触点保持在髌骨质心会减少所不希望的髌股关节反作用力的偏置,以及髌骨假体上的作用力矩。加载位置转移到髌骨假体中心附近会减小骨与聚乙烯之间的应力,这是由于在该区域的圆顶形聚乙烯有更厚的厚度。

13.5　膝关节假体的细分设计

13.5.1　高约束型膝关节假体

非限制型假体和部分限制型假体对膝关节本身的稳定性有一定的要求,尤其是胫、腓侧副韧带的平衡和稳定作用对膝关节置换术后维持人工关节的正常功能非常重要。胫骨截骨厚度过大时若发生腓侧副韧带断裂，就不得不选用限制性较高的假体甚至需要使用铰链型膝关节假体，如图 13.70 所示。

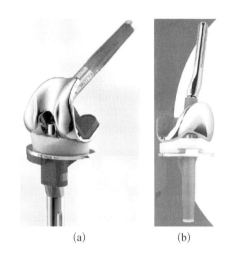

图 13.70　限制型全膝关节假体（旋转铰链型）
（a）蛇牌的 ENDURO 旋转铰链全膝关节假体；
（b）ZIMMER 的 NexGen 旋转铰链全膝关节假体

全限制型膝关节假体以铰链式膝关节为代表（见图 13.71），此类假体的铰链设计提供了足够的机械稳定性，因而可应用于膝关节肿瘤截除术后以及膝关节稳定性丧失的全膝翻修术。单纯铰链膝关节假体的长期随访结果显示有较高的松动率，一般已不再应用于初期的全膝置换术。但近年来，各种可旋转铰链膝关节假体的设计已能获得与非限制膝关节接近的伸屈/旋转活动度，因而，对膝关节稳定性丧失的病例而言，仍不失为一种较好的选择。此外，各类假体还可与各种垫片、可调式加强物以及髓内固定杆相配合，以适应修复骨缺损和重建对线以及翻修术和肿瘤切除后保肢手术的需要。

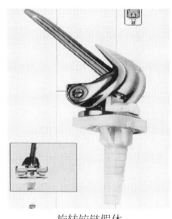
旋转铰链假体

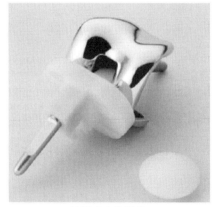
铰链式翻修假体

图 13.71　铰链式膝关节

高限制型膝关节假体如 CCK、TC3 等，针对膝关节不稳定采用更高大的胫骨凸和更匹配的股骨设计，以获得侧向和后方的稳定性。如图 13.72 和图 13.73 所示，分别为半限制型双间室膝关节假体（固定型、后稳定型）和限制型全膝关节假体

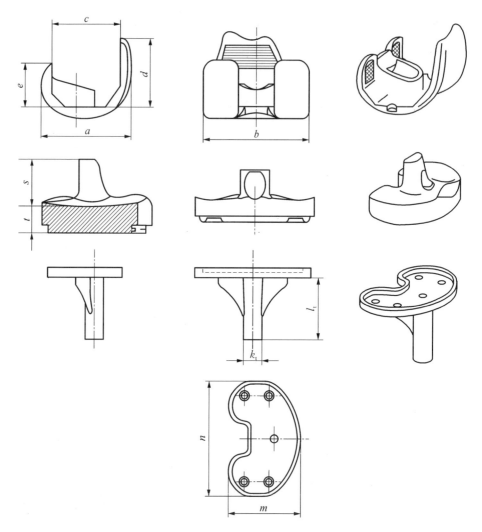

图 13.72 半限制型双间室膝关节假体（固定型、后稳定型）

a—股骨深度；b—股骨宽度；c—股骨内髁深度；d—股骨前端高度；e—股骨后端高度；k_t—胫骨髓内柄直径；l_t—胫骨髓内柄长度；m—胫骨深度；n—胫骨宽度；s—凸起高度；t—胫骨垫厚度

（铰链型）的基本结构和主要设计参数。

不同限制程度的全膝假体的选择：膝关节假体的机械限制提供了假体的机械稳定性，但同时与关节的活动度形成了一对矛盾。一般来说，较少限制的假体可以获得更好的关节运动功能，而对关节稳定结构的完整及操作技术有更高的要求。较多限制的假体在设计上提供了假体关节额外的机械稳定性，但因此可能会导致切骨较多和损失部分关节活动度，并且可能由于其限制性导致假体与骨界面的机械松动。

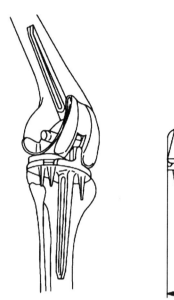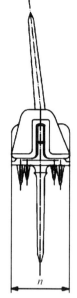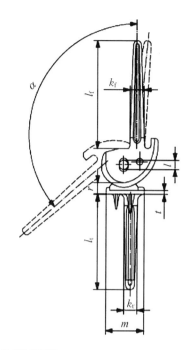

图 13.73　限制型全膝关节假体(铰链型)

r—截骨间隙;l—销直径;t—胫骨垫厚度;k_t—胫骨髓内柄直径;k_f—股骨髓内柄直径;l_t—胫骨髓内柄长度;l_f—股骨髓内柄长度;m—胫骨深度;n—胫骨宽度;α—屈曲角度

13.5.2　大屈曲度膝关节假体

文化和生活习惯等方面的功能性活动,常常要求膝关节能够达到高屈曲,如图 13.74 所示。膝关节的活动度是决定全膝关节置换成功与否的重要因素之一。对于包括中国人在内的亚洲人种、中东人口,由于生活方式、宗教或专业作业活动等的需要,常常进行下蹲、跪以及盘腿坐这类要求膝关节高屈曲的活动,这就使得 TKA 术后达到高屈曲成为这类患者的重要目标[24,58]。

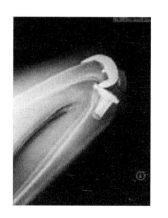

图 13.74　置换后的人工膝高屈曲

1. 高屈曲膝关节假体设计背景

普通假体不能完成高屈曲活动的原因很大程度上是在于高屈曲时,由于 TKA 术切除了半月板、交叉韧带等软组织,膝关节假体的设计和手术改变了膝关节的结构,造成高屈曲时不稳定因素的增加[59-61]。

对于膝关节疾病进行全膝置换后,多数患者不能满足在充分改善功能的同时,执行下蹲和跪的活动功能。比如,Weiss 等人对于三百多位进行 TKA 术后 1 年以上的患者进行的调查统计,经高屈曲人工膝关节置换后,没有充分的证据表明人体的运动范围或行为功能明显地改善(见表 13.4)[59]。

要达到获得高屈曲的活动度的同时又能保持良好的稳定性这一目标比较困难,这就不仅要求精巧的假体设计,而且要有良好的手术技术[62]。

为适应这些功能的要求,近年有很多假体制造商已开始进行高屈曲假体的设计和制造。目前,常用的高屈曲假体包括:① LPS‐F(mobile bearing and fixed bearing designs)(Zimmer, Warsaw, IN, USA);② PFC Sigma RP‐F(DePuy Orthopaedics, Inc., Warsaw, IN, USA);③ Scorpio Super‐Flex Fixed Bearing (Stryker, Inc., Mahwah, NJ, USA)等,如图 13.75 所示。这些高屈曲假体的设计,均致力于在改善稳定性的同时又能实现高屈曲。

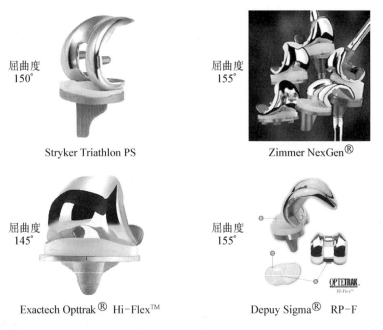

屈曲度 150°

Stryker Triathlon PS

屈曲度 155°

Zimmer NexGen®

屈曲度 145°

Exactech Opttrak® Hi‐Flex™

屈曲度 155°

Depuy Sigma® RP‐F

图 13.75　各种高屈曲假体

2. 高屈曲膝关节假体设计特点

髌股关节力在高屈曲时增大,此时假体的设计应多考虑髌骨聚乙烯假体的中部以及靠近近端部分,因为这是最高接触力的作用区域。因此,在这一区域改善与股骨假体的匹配会有利于增大接触面积以及减小接触应力。

膝关节置换假体的设计应当考虑适应高屈曲,应使髌骨与股骨接触面积达到最大,尽可能延伸滑车至股骨远端末梢。人工髌骨假体的内侧髁和相应的内侧面设计为凹陷,有利于在高屈曲时的定位,减小前方软组织的张力[6]。最小化聚乙烯后唇部的高度、去除金属股骨髁后方骨组织、避免股骨部件向前和远端放置以及股骨假体后

表 13.4 人工膝关节置换术后统计

		屈 曲		活 动 度		屈曲挛缩		特殊评分		标 准 评 分	
		术前	术后	术前	术后	术前	术后	术前	术后	术前	术后
Nutton et al. (2008)	标准	107(15)	106(15)							F: 45.3(15.4)	F: 84.3(10.6)
	高屈曲	108(15)	110(17)							F: 50.7(15.9)	F: 76.9(19.7)
Weeden, Schmidt (2007)	标准	121	120			2.0	0.6			C: 46(21—66)	C: 92(68—100)
	高屈曲	122	133			1.8	0.6			C: 44(22—68)	C: 93(70—100)
Bin, Nam (2007)	标准	122.9(17)	124.3(9.2)	115(22.5)	123(10.4)	11.7(9.3)	1.0	58.4(14.2)	92.5(5.3)		
	高屈曲	123.3(13.1)	129.8(5.2)	117.9(18.8)	129.4(5.4)	9.2(9.3)	0.6	55.9(8.6)	94.0(4.5)		
Ng et al. (2008)	标准	105(15)	105(13)			7(7)	1(3)				
	高屈曲	104(17)	106(14)			5(6)	1(2)				
Kim et al. (2005)	标准			126	136	6	0	62	90(75—100)	28	92.5(82—100)
	高屈曲			127	139	5	0	61	89.4(70—100)	36	91.6(70—100)
Huang et al. (2005)	标准	112	126							C: 39(12—55)	C: 94(86—100)
	高屈曲	110	138							C: 42(10—62)	C: 96(88—100)
Seon et al. (2005)	标准	127.4	128.5	115.8	127.1	−0.5	1.4	48.1(22—70)	90.7(77—100)		
	高屈曲	127.5	130.7	114.5	129.7	−1.0	1.0	46.7(20—68)	92.8(71—100)		
Laskin (2007)	标准	116	118			−0.5	−0.5			68	90
	高屈曲	117	133			−1.0	−0.7			66	92
Gupta et al. (2006)	标准	116	116	110	116					C: 57(18—79)	C: 95(79—99)
	高屈曲	117	125	110	125					C: 56.9(19—79)	C: 94(77—99)

a. 屈曲,活动度,屈曲挛缩

（续表）

b. 假体名称及文献摘要

文献	假体类型
Nutton et al. (2008)	LPS LPS-F
Weeden, Schmidt (2007)	LPS LPS-F
Bin, Nam (2007)	LPS LPS-F
Ng et al. (2008)	LPS LPS-F
Kim et al. (2005)	LPS LPS-F
Huang et al. (2005)	LPS LPS-F
Seon et al. (2005)	MBCR LPS-F
Laskin (2007)	Genesis II PS Genesis II High-flex PS
Gupta et al. (2006)	PFC Sigma RP PFC Sigma RP-F

髁加高和加厚,会减少前方股骨皮质与聚乙烯后边碰撞。但是,应当避免在后方边沿的接触以避免聚乙烯的损坏,这种接触会限制旋转,使旋转小于正常时。要模仿正常膝的内侧,接触面的位移要限制,也许应当减轻后部的聚乙烯以避免撞击。

天然膝关节的内侧接触更加靠近髁间斜坡,也与半月板接触。甚至在高屈曲时,接触的 1/2～1/3 在胫骨后方。碰撞发生在后方股骨皮质与后部胫骨。在外侧,接触更加位于后方,除极度胫骨外旋外,没有碰撞。当在胫骨施加内外扭矩时,胫骨旋转较小。全膝置换后膝关节也发生类似的运动,同时,在轮柱机制的限制下,内外胫股关节压力分布不均的状况更为明显[61]。基于此种原因,高屈曲假体设计要针对后髁屈曲半径加长、偏置的加厚的改变进行修正[63]。这些改变有助于增加股骨后滚、平移从而利于达到高屈曲。在膝关节假体设计中适当增加股骨假体后髁的高度和厚度,还有助于避免在高屈曲下出现较高峰值接触应力的应力集中(见图 13.76)。

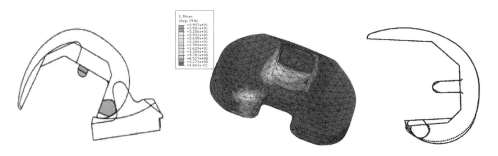

图 13.76　膝关节假体的轮柱碰撞及相关设计改进

13.5.3　女性膝关节假体

随着假体设计的改进、材料学的发展、外科技术及麻醉方法的提高,TKA 在更大年龄范围中得到推广应用,并发症明显减少,已经成为治疗膝关节疾病最重要的手术之一。然而膝关节假体设计大多是根据男性膝关节参数进行的,这对女性患者是否合适有待进一步考证。手术医生在膝关节置换过程中,经常会遇到假体不匹配,需通过改换假体型号,进一步截骨来适应假体的不匹配,这不但增加了手术时间,而且增加了骨量丢失。因此,人们开始思考男女性膝关节是否存在差异,以及是否需要设计出女性专用假体。

男女性膝关节的差异事实的确存在:① 在膝关节疾病中,女性与男性比例为7∶1;② 女性组织的肿胀、弹性及脂肪的分布,髌股关节炎的发生率不同,女性膝关节有更大的纵横比,更大的 O 角,更小的股骨滑车前突距离。

很多研究已经发现,当股骨髁假体的前后径足够时,女性的股骨髁内外径常常窄于男性。术中发现股骨髁假体前后径与截骨面十分吻合，但内外径却往往偏小，而内外径吻合时其前后径却偏大[64]。同时，也经常出现股骨髁下部吻合时，股骨髁前部或股骨髁前斜面却偏大或偏小，这些对于个子比较小的女性来讲表现得尤为突出。在股骨髁前后径/股骨髁内外径比值方面来看，女性明显大于男性（女：0.87，男：0.83），而胫骨内侧平台前后径/胫骨平台横径比值方面则恰好相反（男：0.68，女：0.66）。

女性平均膝关节的Q角较男性平均膝关节的Q角大。而标准性别通用型膝关节假体的设计是根据男女性平均膝关节的O角度设计的。因此髌骨轨迹不是很理想，会导致髌骨轨迹异常，需要手术时调整。因而这种差异必须反应在滑车沟轨迹的设计上。

基于接受膝关节置换的病例女性偏多的特点，Zimmer公司已有专门为女性设计的Gender膝关节假体出现。

标准性别通用型膝关节假体是根据男性的股骨及胫骨解剖参数设计出来的。目前已经发现男女膝关节解剖的差异，并得到了解剖差异的相关参数。性别特异型膝关节假体设计在原来的假体基础上进行了调整：增加膝关节股骨假体滑车凹槽的角度，女性股骨假体滑车沟设计较男性外翻3°，以解决女性患者TKA术后髌骨轨迹不良率高于男性的问题；并且通过提高髌骨的轨迹，减少侧方韧带的松紧度[7]。

史赛克骨科材料公司的性别特异型膝关节系统（triathlon knee system）已经生产上市。股骨远端假体是根据Hitt测量的人体数据设计的，缩小了股骨远端横径的距离。总共有8个型号的假体，每级假体之间的前后径不超过3 mm，同时增加了7°的前倾角度以减少前侧皮质骨过多切除。Harwin等报道了使用性别专用型假体两年的经验，并对668例此类膝关节系统进行了早期随访。在对668例置换了性别特异型膝关节假体的患者两年的随访中，再手术及翻修率为零。无1例患者发生术后假体相应并发症，需要行膝关节侧方松解的患者只占1.9%，平均膝关节活动度为129°。关节评分从术前的78分提高到术后的182分。Harwin并未提到膝关节置换术后男女性结果的不同，认为提高更好的假体适合度将可能提高临床效果[65]。

Zimmer的健达膝是已经注册生产的性别特异型膝关节假体。通过校准AP/ML的比率，这套膝关节系统跟原来的NexGen膝关节一样，不仅能减少前翼的厚度，同时增加了滑车轨迹的角度。这些调整基于修正膝关节股骨假体AP/ML值，当男女性股骨髁高（AP）相同时，女性的股骨髁宽（ML）更小。当女性患者选择AP匹配的标准股骨假体时，假体的横径必定过大，导致假体悬出内外侧髁边缘，这将对周围软组织造成激惹，影响软组织平衡；当选择横径匹配的膝关节假体时，则假体前后径不足，即"假体过小"，必须对股骨前方或后髁过量截骨。这两种选择都会导致不良后果，因此重新设计适合女性股骨的假体的AP/ML值是非常有必要的。

女性与男性相比，股骨内、外侧滑车前突距离更近。当应用标准性别通用型膝关节假体时,女性股骨前方易于造成填塞,导致软组织激惹和影响伸膝装置。解决方案是使膝关节假体的前翼更薄,同时重新设计滑车沟的位置和深度。

13.5.4　单间室膝关节假体的设计

膝关节单髁置换术(unicompartmental knee arthroplasty,UKA)开始于 20 世纪 50 年代,1957 年,McKeever 首先介绍一个 Vitallium 胫骨平台假体,随后在 1958 年,MacIntosh 介绍了一种丙烯酸胫骨平台假体,并将这种假体应用于临床,进行了 6 年的随访,称"取得了满意的效果"。1968 年,Gunston 设计了膝关节内外侧双间室限制性假体,其股骨的曲率与胫骨聚乙烯的曲率完全相同,代表了早期的设计理念。但其胫骨假体的横径较窄,导致胫骨部分下沉,这种假体的早期翻修率在 10%左右。Goodfellow 等根据人工全膝关节的成功经验,设计了牛津半月板承重单髁假体,它由弧形的股骨假体、平坦的胫骨假体及其间活动的塑料衬垫组成,有胫股间更好的一致性,减少了应力集中,活动的胫骨衬垫避免了限制性假体产生的问题,但假体植入后早期的脱位率较高。这一阶段 UKA 的成功率较低,部分原因是假体在设计上存在缺陷,在冠状面上狭窄的胫骨部分使应力集中,而胫骨对股骨假体的限制又加重了这种效应,最终导致假体下沉,引起早期的松动。20 世纪 90 年代,随着外科技术的进步以及器械和假体设计的改进,UKA 的成功率逐步提高,1993—2003 年,多个研究中心经过 6~14 年的随访,报道 UKA 的成功率为 87%~98%。近年来,UKA 被成功地运用于膝关节内侧骨关节炎的治疗,该手术可以阻止关节炎向另外一侧髁发展,使症状长期得到缓解,并具有创伤小、恢复快、最大限度保留骨量、患者接受度高等优点。

人工膝关节单髁元件有两种:固定式以及可动式系统。多轴心的膝关节假体由 Gunston 于 1968 年设计,其元件主要是代换膝关节的内外髁。Marmor 于 1973 年发表首款单髁人工膝关节,并将其设计使用于临床置换单侧股骨髁软骨面。其设计的股骨滑槽很窄且包含 1 个固定桩,胫骨元件则是嵌入式设计。Goodfellow 等设计的 Oxford 半月板型承载系统由股骨与胫骨元件间接触表面的高吻合度减少接触应力,并借助聚乙烯元件在胫骨金属背衬上的移动以减少元件高限制度所衍生的问题。

现代单髁系统的股骨元件通常包含 2 个锚状固定柄或 1 个脊部并伴有 1 个固定柄,而胫骨元件通常包含数个固定柄、1 个脊部或是粗糙表面以加强元件固定(见图 13.77)。而单髁股骨元件内外侧突出的宽度不同于其他膝关节系统。股骨元件的厚度设计必须与骨髁远端及后侧切除的骨厚度相当。骨切除的方式主要是能让股骨滑槽置放于切除的骨面上,而胫骨金属背衬的尺寸取决于胫骨前后方向与内外方向的切除表面。聚乙烯厚度是由膝弯曲与全伸展时的残余空间而定。此外,胫骨元件分为组合式或单一式设计,即有金属背衬和不包含金属背衬的全聚乙烯型。如图 13.78 所示,其分别为旋转型单间室膝关节假体和固定型单间室膝关节假体的基本结构和主要结构参数。

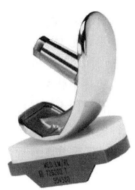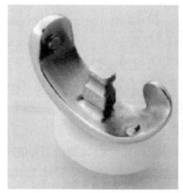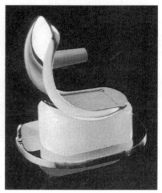

图 13.77　单间室膝关节假体

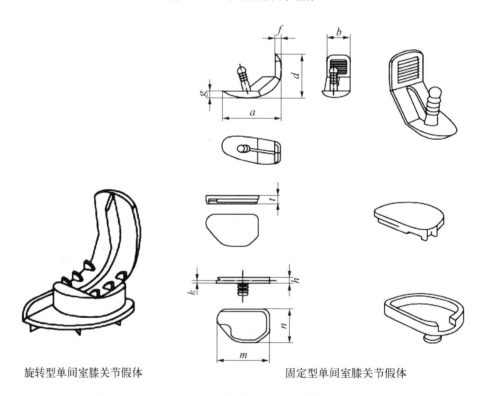

旋转型单间室膝关节假体　　　　　　固定型单间室膝关节假体

图 13.78　旋转型和固定型单间室膝关节假体基本结构参数

a—股骨深度;*b*—股骨宽度;*d*—股骨前端高度;*f*—股骨前端厚度;*g*—股骨远端厚度;*h*—胫骨托厚度;*k*—胫骨部件最小厚度;*m*—胫骨深度;*n*—胫骨宽度;*t*—胫骨垫厚度

大多数的单髁系统固定均需依赖骨水泥固定,无骨水泥式设计有松动与下沉的问题。骨水泥固定或不正确的骨水泥固定技术是发生失败病例的重要因素。大部分文献都建议单髁系统应使用骨水泥固定。

单髁假体属于非限制性假体。对于单纯的内侧或外侧间隔的病变,理论上可以选择单髁置换,成功的单髁置换手术可以最大限度地保存关节的组织结构和运动功能,并为二次 TKA 手术留有余地。但单髁手术对手术操作技术的要求较高,不准确的手术可能会导致失败,此外,单间隔的病变往往伴有膝关节的力线改变,有时截骨手术也能达到较好的效果。而施行单髁置换术时,若不能纠正膝关节的负重力线和获得良好的平衡状态,手术仍可能导致失败,因而,单髁假体置换在膝关节置换外科中所占的比例较小。

13.6　人工膝关节技术的发展前景

人工膝关节置换术,作为一项常规手术,被用来减轻患者关节疼痛、恢复关节力线以及关节功能等,手术成功率达 90% 以上,已经是一项成熟的手术技术。同时,根据人工膝关节的发展历程、各国对于不同人工膝关节的结构设计、手术技术和失效等的统计分析,人工膝关节置换术要获得十分满意的功能需求又能保持良好的稳定性比较困难。这就不仅要求精巧的假体设计,而且要有良好的手术技术。同时要求人工膝关节的设计和手术技术要随着人体膝关节生物力学、材料科学、摩擦磨损研究、数字化技术、加工工艺等的进步而不断发展,以期达到再现天然膝关节运动功能的远期目标。总体上,人工膝关节技术需要以下几个方面结合发展:

1. 膝关节生物力学特征分析

针对高屈曲失稳,进行生物力学特征的研究和分析。对于膝关节假体,由于膝关节生物力学特点的复杂性,其临床应用效果更多地受到膝关节静态力学及刚体运动学、柔体动力学特点的影响。因此,除了材料的磨损特性及固定方式外(借鉴髋关节假体),膝关节的设计更多考虑摩擦学、生物力学及运动学特征。材料学之外的许多临床因素更多地决定了膝关节假体置换的临床效果,如膝关节的畸形状态、手术技术、下肢力线矫正情况、软组织平衡技术[6]、感染控制等。从早期的单平面运动的限制型假体发展到后来的非限制型假体以及现代的活动承重型假体,无一不是因其力学及运动学的因素而演变。

2. 摩擦、磨损研究

不仅对于人工膝关节,天然膝关节也同样存在强度、摩擦、磨损的改变,人工膝关节的关节面及假体界面的相对运动和微动以及受力会引发磨损的加剧,甚至引起假体的断裂等摩擦磨损、材料强度问题。因此对于人工膝关节假体的设计和手术的优化而言,不仅要进行生物力学特性研究,还要研究其材料强度、摩擦、磨损现象。

3. 材料性能研究

从材料学角度看,在所有应用生物材料的骨科领域中,人工膝关节材料发展最为活跃,也最具代表性。从材质上,近40年来未有太多改变,包括钴基合金、钛合金、聚乙烯、钽、碳纤维(小关节)、陶瓷、羟基磷灰石以及固定关节假体所用的骨水泥(聚甲级丙烯酸甲酯,PMMA)等;从材料学上,其改变主要包括关节面的耐磨性处理工艺,如钽金属骨小梁的应用、聚乙烯交联程度的改进等。应当不断寻求同时满足骨骼生物力学、磨损及生物相容性等特性的生物材料。

4. 人工膝关节结构设计优化

根据人体膝关节生物力学、材料科学、摩擦磨损研究、数字化技术、加工工艺等的最新研究成果,进行人工膝关节股骨、胫骨和髌骨部件型面,尤其是假体柄、股骨、胫骨平台与骨组织界面匹配设计及其优化。

5. 手术技术的优化

人工膝关节置换术是与膝关节的运动、应力、肌肉和韧带受力相关的,由于假体结构和手术技术的改变,引起运动、肌肉和韧带、应力的改变,造成假体置换的失效。人工膝关节设计技术的改进要与手术技术的优化相结合。

6. 医工结合及其转化研究

国际上任何一种知名关节的设计无不来自医学专家和工程设计人员紧密合作的结果,Peter Walker 在 HSS 创建了生物工程学系,促成其设计的系列化人工膝关节至今引导着国际人工关节的设计潮流。由此产生的交叉学科——医学工程学极大地促进了医疗器械的发展。因此,加强医工结合及其转化研究是提高人工膝关节设计水平的必然选择。

参考文献

[1] Dennis D A, Komistek R D, Scuderi G R, et al. Factors affecting flexion after total knee arthroplasty [J]. Clin Orthop Relat R, 2007, 464: 53 - 60.

[2] 王慰年. 人工膝关节:理论基础与临床应用[M]. 上海:复旦大学出版社,2004.

[3] Charnley J, Cupic Z. The nine and ten years results of low-friction arthroplasty of the hip [J]. Clin Orthop Relat R, 1973, 95: 9 - 25.

[4] Murphy M, Journeaux S, Russell T. High-flexion total knee arthroplasty: a systematic review [J]. Int Orthop, 2009, 33(4): 887 - 893.

[5] Kulkarni S K, Freeman M A R, Poal-Manresa J C, et al. The patellofemoral joint in total knee arthroplasty: is the design of the trochlea the critical factor? [J]. J. Arthroplasty,

2000, 15(4): 424 - 429.

[6] Takahashi T, Wada Y, Yamamoto H. Soft-tissue balancing with pressure distribution during total knee arthroplasty [J]. J. Bone Joint Surg (Br), 1997, 79 - B: 235 - 239.

[7] Kaper B P, WoolSey M, Bourn R B. The effect of built-in external femoral rotation on patellofemoral tracking in the genesis II total knee arthroplasy [J]. J. Arthroplasty, 2000, 15(8): 964 - 969.

[8] Knutson K, Robertsson O. The Swedish knee arthroplasty register [J]. Acta Orthop, 2010, 81(1): 5 - 7.

[9] Centre of excellence of joint replacements. Report June 2010 [EB/OL]. (2010)[2011 - 11 - 07]. http://nrlweb. ihelse. net/eng/report_2010. pdf.

[10] Pellicci P M, Salvati E A, Robinson H J. Mechanical failures in total hip replacement requiring reoperatation [J]. J Bone and Joint Surg Am, 1979, 61(1): 28 - 36.

[11] 张京航,周立新,田波,等. 150 例骨科植入物可疑不良事件报告分析[J]. 中国药物警戒, 2009,6(5): 291 - 294.

[12] Wang J, Ye M, Liu Z, et al. Precision of cortical bone reconstruction based on 3D CT scans [J]. Comput Med Imaging Graph, 2009,33(3): 235 - 241.

[13] 吕厚山. 人工关节外科学[M]. 北京:科学出版社,1998.

[14] Sharma A, Leszko F, Komistek R D, et al. In vivo patellofemoral forces in high flexion total knee arthroplasty [J]. J Biomech, 2008, 41(3): 642 - 648.

[15] 王建平,张琳琳,王成焘. 人体膝髌股关节相对运动分析[J]. 上海交通大学学报,2009, 43(7): 1043 - 1046.

[16] 王建平,吴海山,王成焘. 人体膝关节动态有限元模型及其在 TKR 中的应用[J]. 医用生物力学,2009,24(5): 333 - 337.

[17] Insall J N, Easley M E. Surgical techniques and instrumentation in total knee arthroplasty// Surgery of the Knee [M]. Insall & Scott ed. New York: Churehill Livingstone, 2001.

[18] Gunston F H. Polycentric knee arthroplasty. Prosthetic simulation of normal knee movement [J]. Journal of Bone & Joint Surgery, British Volume, 1971, 53(2): 272 - 277.

[19] Fukagawa S, Matsuda S, Tashiro Y, et al. Posterior displacement of the Tibia increases in deep flexion of the knee [J]. Clin Orthop Relat R, 2010, 468: 1107 - 1114.

[20] Healy W L, Della Valle, CJ, Iorio, R. , et al. Complications of total knee arthroplasty: standardized list and definitions of the knee society knee [J]. Clinical Orthopaedics and Related Research, 2013, 471(1): 215 - 220.

[21] 吴海山. 人工膝关节外科学[M]. 北京:人民军医出版社,2005.

[22] Nakayama K, Matsuda S, Miura H, et al. Contact stress at the post-cam mechanism in posterior-stabilised total knee arthroplasty [J]. J Bone Joint Surg. Br. 2005, 87(4): 483 - 488.

[23] Argenson J N, Scuderi G R, Komistek R D, et al. In vivo kinematic evaluation and design

considerations related to high flexion in total knee arthroplasty [J]. Journal of Biomechanics, 2004, 38(2), 277 - 284.

[24] Long W J, Scuderi G R. High-flexion total knee arthroplasty [J]. The Journal of Arthroplasty, 2008, 23(7): 6 - 10.

[25] Rao A S, Engh J A, Engh G A, et al. Mechanical stability of well-functioning tibial baseplates from postmortem-retrieved total knee arthroplasties [J]. Journal of Arthroplasty, 2010, 25(3): 481 - 485.

[26] 王建平,钱理为,王成焘. 人体膝关节几何模型仿真[J]. 系统仿真学报,2009,21(10): 2806 - 2809.

[27] Argenson J N, Komistek R D, Mahfouz M, et al. A high flexion total knee arthroplasty design replicates healthy knee motion [J]. Clinical Orthopaedics and Related Research, 2004, 428: 174 - 179.

[28] de Bruin P W, Kaptein B L, Stoel B C, et al. Image-based RSA: roentgen stereophotogrammetric analysis based on 2D - 3D image registration [J]. J. Biomech. 2008, 41(1): 155 - 164.

[29] Mulholland S J, Wyss U P. Activities of daily living in non-Western cultures: range of motion requirements for hip and knee joint implants [J]. International Journal of Rehabilitation Research, 2001, 24(3): 191 - 198.

[30] Pandit H, Ward T, Hollinghurst D, et al. Influence of surface geometry and the cam-post mechanism on the kinematics of total knee replacement [J]. Journal of Bone and Joint Surgery, British volume, 2005, 87 - b(7): 940 - 945.

[31] Carr B C, Goswami T. Knee implants-review of models and biomechanics [J]. Materials and Design, 2009, 30(2): 398 - 413.

[32] Li G, Papannagari R, Li M, et al. Effect of posterior cruciate ligament deficiency on in vivo translation and rotation of the knee during weightbearing flexion [J]. The American Journal of Sports Medicine, 2007, 36(3): 474 - 479.

[33] Murphy M, Journeaux S, Hides J, et al. Does flexion of the femoral implant in total knee arthroplasty increase knee flexion: a randomised controlled trial [J]. J. Knee, 2014, 21(1): 257 - 263.

[34] Misra A N, Hussain M R, Fiddian N J, et al. The role of the posterior cruciate ligament in total knee replacement [J]. Journal of Bone and Joint Surgery, American volume, 2003, 85(3): 389 - 392.

[35] Bartel D L, Bicknell V L, Wright T M. The effect of conformity, thickness, and material on stresses in ultra-high molecular weight components for total joint replacement [J]. Journal of Bone and Joint Surgery, American volume, 1986, 68(7): 1041 - 1051.

[36] Bartel D L, Rawlinson J J, Burstein A H, et al. Stresses in polyethylene components of contemporary total knee replacements [J]. Clinical Orthopaedics and Related Research, 1995(317): 76 - 82.

[37] McNamara J L, Collier J P, Mayor M B, et al. A comparison of contact pressures in tibial and patellar total knee components before and after service in vivo [J]. Clinical Orthopaedics and Related Research, 1994(299): 104 – 113.

[38] Collier J P, Mayor M B, McNamara J L, et al. Analysis of the failure of 122 polyethylene inserts from uncemented tibial knee components [J]. Clinical Orthopaedics and Related Research, 1991(273): 232 – 242.

[39] Szivek J A, Cutignola L, Volz R G. Tibiofemoral contact stress and stress distribution evaluation of total knee arthroplasties [J]. Journal of Arthroplasty, 1995, 10(4): 480 – 491.

[40] Matsuda S, White S E, Williams V G, et al. Contact stress analysis in meniscal bearing total knee arthroplasty [J]. Journal of Arthroplasty, 1998, 13(6): 699 – 706.

[41] Jones R E. High-flexion rotating-platform knees: rationale, design, and patient selection [J]. J. Orthopedics, 2006, 29(9 Suppl): S76 – 79.

[42] Puloski S K, McCalden R W, MacDonald S J, et al. Tibial post wear in posterior stabilized total knee arthroplasty. An unrecognized source of polyethylene debris [J]. Journal of Bone and Joint Surgery, American volume, 2001, 83 – A(3): 390 – 397.

[43] Klein R, Serpe L, Kester M A, et al. Rotational constraint in posterior-stabilized total knee prostheses [J]. Clinical Orthopaedics and Related Research, 2003(410): 82 – 89.

[44] Huang C H, Liau J J, Huang C H, et al. Stress analysis of the anterior tibial post in posterior stabilized knee prostheses [J]. Journal of Orthopaedic Research, 2007, 25(4): 442 – 449.

[45] Casey D, Cottrell J, DiCarlo E, et al. PFC knee replacement: osteolytic failures from extreme polyethylene degradation [J]. Clinical Orthopaedics and Related Research, 2007 (464): 157 – 163.

[46] Bayley J C, Scott R D. Further observations on metal-backed patellar component failure [J]. Clinical Orthopaedics and Related Research, 1988(236): 82 – 87.

[47] Figgie H E, Goldberg V M, Heiple K G, et al. The influence of tibial-patellofemoral location on function of the knee in patients with the posterior stabilized condylar knee prosthesis [J]. Journal of Bone and Joint Surgery, American volume, 1986, 68(7): 1035 – 1040.

[48] Nagura T, Dyrby C O, Alexander E J, et al. Mechanical loads at the knee joint during deep flexion [J]. Journal of Orthopaedic Research, 2002, 20(4): 881 – 886.

[49] Enis J E, Gardner R, Robledo M A, et al. Comparison of patellar resurfacing versus nonresurfacing in bilateral total knee arthroplasty [J]. Clinical Orthopaedics and Related Research, 1990(260): 38 – 42.

[50] Healy W L, Wasilewski S A, Takei R, et al. Patellofemoral complications following total knee arthroplasty. Correlation with implant design and patient risk factors [J]. Journal of Arthroplasty, 1995, 10(2): 197 – 201.

[51] Boyd A D, Ewald F C, Thomas W H, et al. Long-term complications after total knee arthroplasty with or without resurfacing of the patella [J]. Journal of Bone and Joint Surgery, American volume, 1993, 75(5): 674 - 681.

[52] Ahmed A M, Burke D L, Hyder A. Force analysis of the patellar mechanism [J]. Journal of Orthopaedic Research, 1987, 5(1): 69 - 85.

[53] Komistek R D, Dennis D A, Mabe J A, et al. An in vivo determination of patellofemoral contact positions [J]. Clinical Biomechanics, 2000, 15(1): 29 - 36.

[54] Stiehl J B. A clinical overview patellofemoral joint and application to total knee arthroplasty [J]. Journal of Biomechanics, 2005, 38(2): 209 - 214.

[55] Omori G, Koga Y, Bechtold J E, et al. Contact pressure and three-dimensional tracking of unresurfaced patella in total knee arthroplasty [J]. The Knee, 1997, 4(1): 15.

[56] Komistek R D, Kane T R, Mahfouz M, et al. Knee mechanics: a review of past and present techniques to determine in vivo loads [J]. Journal of Biomechanics, 2005, 38(2): 215 - 228.

[57] Pappas M J, Makris G, Buechel F F. Titanium nitride ceramic film against Polyethylene [J]. Clin. Ortho. Rel. Res. , 1995, 317: 64 - 70.

[58] Han H S, Kang S B. Brief followup report: does high-flexion total knee arthroplasty allow deep flexion safely in Asian patients? [J]. Clinical Orthopaedics and Related Research, 2013, 471(5): 1492 - 1497.

[59] Weiss J M, Noble P C, Conditt M A, et al. What functional activities are important to patients with knee replacements? [J] Clin Orthop Relat R, 2002, 4(04): 172 - 188.

[60] McAuley J P, Harrer M F, Ammeen D, et al. Outcome of knee arthroplasty in patients with poor preoperative range of motion [J]. Clin. Orthop. Relat. Res. , 2002(404), 203 - 207.

[61] Parrate S, Pagnano M W. Instability after total knee arthroplasty [J]. J. Bone Joint Surg. Am. , 2008, 90(1): 184 - 194.

[62] Meneghini R M, Pierson J L, Bagsby D, et al. Is there a functional benefit to obtaining high flexion after total knee arthroplasty? [J]. J. Arthroplasty, 2007, 22(6 Suppl 2): 43 - 46.

[63] Tanaka A, Nakamura E, Okamoto N, et al. Three-dimensional kinematics during deep-flexion kneeling in mobile-bearing total knee arthroplasty [J]. The Knee, 2011, 18(6): 412 - 416.

[64] Rodríguez-Merchán E C, García-Tovar O I. The unstable knee prosthesis [J]. Rev esp cir ortop traumatol (English edition), 2009, 53(2): 113 - 119.

[65] Harwin S F, Greene K A, Hitt K. Early experience with a new total knee implant: maximizing range of motion and fanction with gender-specific sizing [J]. Surg Technol Int, 2007, 16: 199 - 205.

第 14 章　其他人工关节设计

　　人工髋、膝关节是目前临床使用最多、最广泛的关节假体。随着技术的发展和临床经验的积累，相关技术不断向人体其他部位关节转移，出现肩、肘、腕、踝，以及手指、脚趾等各种人工关节产品设计及临床置换技术。近来，人工颞下颌关节也进入临床使用。人工关节技术逐渐发展成为遍及人体全身关节的假体设计制造与临床置换技术。

14.1　肩关节假体

　　图 14.1 为目前典型的人工肩关节置换术[1]。

　　人工肩关节置换术在治疗肩关节骨性关节炎、类风湿性关节炎、肱骨近端粉碎性骨折、肱骨头缺血性坏死、无法修复的肩袖撕裂和（或）关节病等方面具有重要的地位，其能够有效地缓解患者的疼痛、尽可能地恢复肩关节功能，包括活动度和肌肉力的作用。虽然人工肩关节置换与人工髋、膝关节置换几乎同时开始研究，但由于肩关节结构复杂、活动范围大、置换质量要求高等因素，目前的肩关节假体长期置换效果均不如人工髋、膝关节。

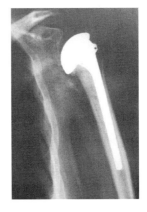

图 14.1　人工肩关节置换术

14.1.1　技术发展历程

　　早在 1892 年，法国医生 Pean 在巴黎采用由铂和橡胶制成的假体，成功地为一位肩关节结核性关节炎患者实施了首例全肩关节置换术，并于 1893 年报道了手术的过程和结果。但是，两年后因患者结核感染复发，手术失败，取出假体[1,2]。1953年，Neer 采用金属人工肱骨头治疗肱骨近端粉碎性骨折，取得了初步的效果，逐渐将肩关节置换术用于治疗肩关节创伤性、退行性及关节炎等病变。20 年后，Neer 进行了改进，增加了聚乙烯关节盂假体，使其成为经典的非限制型人工全肩关节假体，Neer 于 1971 年和 1974 年分别在《骨与关节外科杂志》(JBJS)上发表了有关人工肱骨头和全肩关节置换术的指征、并发症、疗效及疗效评估标准的文章。随后，以 Neer 型假体为代表的一些非限制型和半限制型全肩关节假体相继问世并用于临床，开创了肩关节置换的新篇章[3]。20 世纪 80 年代以来，随着肩关节解剖学、生物力学、生物材料等研究的深入和临床经验的积累，肩关节假体的设计和制造工艺取得了显著进展：固定方式由单一骨水泥固定发展为骨水泥、非骨水泥固定等多种方式；整体式结构发展为组合式结构；1988 年，肩关节表面成形术开始用于临床。研究表明：全肩关节置换早、中期（10 年内）的随访结果优良率达 90％以上[4]；若在 50 岁以前进行半肩关节置换，术后 10 年的假体生存率为 82％，20 年生存率为 75％[2]。尽管如此，和人工髋、膝关节一样，假体的磨损、松动是始终困扰的问题，翻修术也比较困难。

14.1.2　肩关节假体的结构类型

肩关节置换包括人工肱骨头置换（人工半肩假体）、人工全肩关节置换和表面置换 3 类[5,6]。

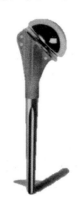

图 14.2　人工肱骨头[7]

1. 人工肱骨头

多用于肱骨头缺血性坏死或肱骨骨折，但关节盂软骨完整的患者，典型结构如图 14.2 所示[7]。头部为组合式，可选取不同的肱骨头尺寸。半肩关节假体还可与不同类型关节盂假体配合，作为全肩关节置换使用。

2. 人工全肩关节[5,6]

多用于各种肩关节病，如骨关节病、风湿性关节炎、骨肿瘤等。全肩关节假体有 3 种类型，即限制型假体、非限制型假体和半限制型假体。

（1）限制型肩关节假体属球窝型假体，是最早设计的肩关节假体。一个直径较小的球头安放在臼窝中，通过结构措施使臼的内球面越过球头的半球面，从而球头稳定地置于臼窝中不会脱离，形成限制，以此防止肩关节脱位。但这种设计不符合肩关节原有的解剖特点，需切除较多的骨性结构，关节活动度小，因头-臼边缘冲击导致假体松动，并发症高，目前除特殊场合外，应用较少。图 14.3 是一种逆置式限制型肩关节假体[7]，球头位于肩胛骨一方，臼窝位于肱骨侧，与人体解剖结构相反。

（2）非限制型肩关节假体是一种仿人体肩关节解剖结构的肩关节假体，又称解剖型假体，典型结构如图 14.4 所示。它由一个金属肱骨头和一个聚乙烯肩胛盂假体组成，两者通过接近仿生的曲面接触。由于两部分假体之间无任何机械性连接，其稳定性完全依赖周围完整的软组织加以约束。主要用于肱骨头坏死、肱骨近

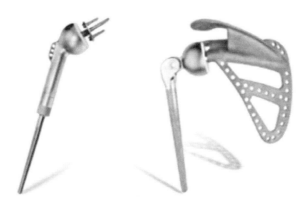

图 14.3　逆置式限制型人工全肩关节[7]

端骨折等患者。肱骨头中心位置可设计成非调节式[见图 14.4(a)]或可调节式[见图 14.4(b)][7]两种，后者球头中心与连接销轴中心有一偏心距，旋转球头可调节肱骨头中心位置，并通过将定位销螺钉旋紧在不同钉孔加以锁定。临床常使用可调节式假体。

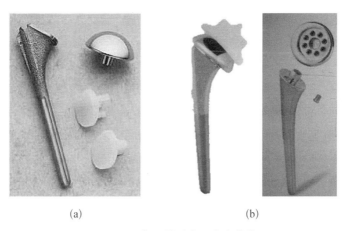

(a)　　　　　　　　　(b)

图 14.4　非限制型人工全肩关节

　　(3) 半限制型假体。肩盂假体比非限制型假体多一圈"边罩"，使肩盂关节面呈"杯型"以加深肩盂的深度，加强对肱骨头的包裹限制。由于肩盂假体未完全包裹肱骨头，因此没有完全限制盂肱关节的活动。

　　图 14.5(a)所示为一种半限制逆置式全肩关节假体[7]，臼杯与球头包埋较深，球臼位置逆置，主要用于肩袖撕裂无法修复、肩关节功能丧失，肩关节翻修患者，目前主要用于老年患者，长期随访结果还不明确。该假体的设计使肱骨头假体接触回转中心外移，增加了三角肌力臂以旋转肩关节而不依靠肩袖，但增加力臂的同时也增加了假体周围的应力，增加了假体松动和假体周围骨折发生的风险[2]。

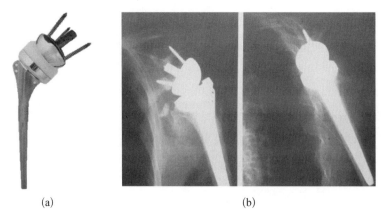

(a)   (b)

图 14.5　半限制逆置式人工全肩关节

（4）人工肩关节表面置换假体。肩关节表面置换是近 20 年发展起来替代传统肩关节置换的一种方法，典型结构如图 14.6 所示。它具有如下优势：不需要肱骨近端截骨，最大限度地保留了骨量；手术时间短；术后假体周围骨折发生率低；易于肩关节翻修。主要用于年轻患者，中、短期随访效果良好。长期疗效有待进一步观察[2]。

14.1.3　人工肩关节设计参数

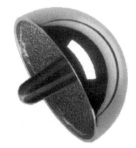

图 14.6　表面置换人工
肱骨头[2]

人工肩关节设计的重要参数包括：肱骨头颈干角、肱骨头后倾角、肱骨头曲率半径和肱骨头高度。在肩关节置换手术中，医生将根据患者的个体情况从产品系列中选择参数适合的假体进行手术。但是，目前中国临床应用的肩关节假体都是国外著名公司的产品，它们是根据欧美人种的解剖学统计结果进行设计的，应用在中国临床手术时，往往发现假体尺寸有不尽人意的现象。为自主研发适合我国患者的产品，作者团队和上海仁济医院合作进行了国人上肢解剖学参数的测量与统计研究，测量了 180 具正常人肱骨的解剖参数，其中 100 具右上肢和 80 具左上肢[8]。有 77 具是男性，103 具是女性，年龄从 19 岁至 86 岁。测量在样本数据处理后所建立的三维数字模型上进行。

这里选择部分国外解剖型人工肩关节产品进行参数对比，它们是：Tornier 公司的 Aequalis Press-Fit Shoulder Prosthesis；Stryker 公司的 Solar Total Shoulder System；Zimmer 公司的 Anatomical Shoulder System 和 Smith & Nephew（S&N）公司的 Cofield 2 Shoulder System。

1. 肱骨头颈干角

作者团队的测量统计结果：肱骨头颈干角的平均值为 132.4°±4.7°，最大值为

147.1°，最小值为 122.4°。而且在 130°～135°之间的分布率达到 67.5%。

Tornier 公司产品提供了 4 种颈干角可以选择，即 125°、130°、135°和 140°，临床选择颈干角时，选择偏小的切骨方式安装假体。Stryker 和 S&N 两家公司的产品均推荐以 130°的颈干角进行肱骨头的切除，这个角度和我们统计的平均值接近。Zimmer 公司的颈干角可以任意调节角度，调节范围为 113°～165°，覆盖了三维数字测量结果的整个统计范围。

2. 肱骨头后倾角

肱骨头后倾角的测量一般是在二维图像上进行的，这就对图像的获得提出了一定的要求，即扫描的轴线需要垂直于肱骨干的轴线。而基于三维立体模型的测量，能够真实地反映肱骨头轴线和肱骨干轴线的空间位置关系。作者团队的测量结果：范围在 $-3.1°\sim40.3°$ 之间，平均值为 21.1°，这个值的个体差异性比较大，分布比较分散。

S&N 公司推荐手术中将肱骨头后倾角设置为 35°左右。同样 Tornier 和 Stryker 公司分别推荐 30°～40°和 35°～40°的设置范围。但是我们的测量结果仅有 22% 的样本后倾角在 30°～40°范围中，而大多数的值分布在 0°～30°之间，这与上述 3 个公司的产品差别较大。Zimmer 公司所提供的解剖学假体的后倾角可以在 $-30°\sim30°$ 之间任意调节，因此可以适用于大多数的患者。重建真正满足个体肩关节的解剖学组织结构是现代肩关节假体置换发展的需要。

3. 肱骨头的高度与直径

肱骨头的高度与直径是假体设计的重要依据，通常用肱骨头高度 H 与半径 R $(=D/2)$ 之比控制。目前的假体设计取 H/R 为 0.75。我们三维数字测量结果的平均统计值与这个设计相符。

如图 14.7 所示，S&N 假体与我们三维测量统计数据相差较大，普遍大于测量结果的平均值；Zimmer 和 Tornier 公司的两种解剖型假体系列与我们的测量统计平均值比较接近，在 D 小于 43 mm 时，统计平均值略大于上述假体参数。Stryker 公司提供了在肱骨头直径相同、肱骨头高度不同情况下的选择，以适应不同的患者（见图 14.8），其中总有一款与我们的平均值相近。Tornier 公司在 50 mm 和 52 mm 分别提供了两个选择，一个是符合假体设计依据，头高比为 0.75 的置换假体头，还有肱骨头高度偏大的置换假体头 $D50\times H19$ 和 $D52\times H23$。同样，Zimmer 公司在 3 个直径的假体中分别提供了肱骨头高度偏大的置换假体头 $D48\times H20$，$D50\times H21$ 和 $D52\times H23$。

从以上 4 个参数的比较，可以看出国外的肩关节假体参数与我们三维数字测量结果的统计值存在一定的差别，差别最大的是肱骨头后倾角。

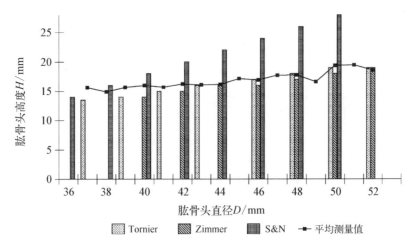

图 14.7　中国人体肱骨头高度/直径测量结果与著名厂商产品的比较

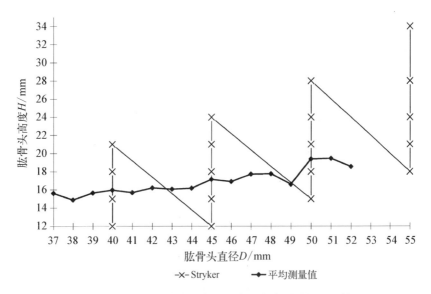

图 14.8　国外厂商产品参数与我国人体测量结果比较

14.2　肘关节假体

图 14.9 为目前典型的人工肘关节置换术[1]。

人工肘关节可用于肘关节强直、肘关节类风湿关节炎、损伤性关节炎、肘部骨缺损引起的肘关节不稳定、骨畸形愈合、老年性肱骨远端粉碎性骨折等患者。自20 世纪 40 年代末人工肘关节置换术首次应用于临床以来，已先后研制出多种不同类型的肘关节假体并应用于临床。特别是近 20 年来，随着人们对肘关节解剖和生物力学认识的不断深入，人工肘关节置换术已有很大进展，关节假体也从简单的单轴铰链型发展为复杂的非限制解剖型。与人工髋、膝关节相比，人工全肘关节的发展相对滞后，虽然手术的远期效果已有很大提高，但仍未能解决重建肘关节时所遇到的一些关键问题[2,9]。

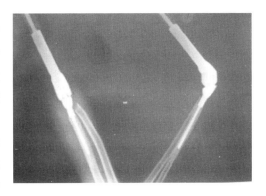

图 14.9　人工肘关节置换术

14.2.1　技术发展历程

人工肘关节的发展经历了 4 个时期[2]：

第一期：肘关节切除成形术及肘关节解剖成形术（1860—1947 年）。Verneil（1860 年），Ollier（1882 年）先后为肘关节结核强直患者行骨膜下肘关节切除术，肱骨远端、尺骨近端肘关节切除。19 世纪初，美国医生 Hass 提出功能性肘关节成形术：肱骨远端做楔形切除，留下部分肱骨给尺骨近端作为杠杆的支点。这些方法都没有达到关节重建的目标。

第二期：完全限制型与部分限制型人工肘关节置换阶段（1948—1970 年）。系金属对金属铰链型人工肘关节假体，代表性成果有 Dee、GSBI、Swanson 型假体等，短期内有良好的疼痛缓解率和功能改善效果。Schuind 等的研究表明[10]，限制性假体因铰链只具有屈伸运动一个方向的自由度，不能满足人体天然肘关节多方位的运动需求，使其在人体生理性自发的内收/外展和内外旋运动欲望下产生强大的生理性力，在骨-假体、骨-水泥结合界面处产生冲击性剪切应力，在长时间作用下最终导致无菌性松动，无法为临床接受。

第三期：非限制型全肘关节假体技术出现阶段（1971—1975 年）。为克服骨-假体生理性行为力引发的冲撞，出现了各种模仿关节正常解剖关系，由金属与聚乙烯假体组成的非限制解剖型假体提供天然的肘关节旋转运动，从而被临床接受。欧洲和亚洲多用 Souter 及 Kudo 型这一类假体。

第四期：半限制型金属对聚乙烯铰链假体和非限制型金属对聚乙烯重建关节面关节置换术出现（1976 年至今）。前者仍带有一个铰链，但有一定的多方位自由度。其适用范围广，是目前临床常用的假体。

半限制型和非限制型两种假体是目前肘关节假体发展的两个方向。两者均可在一定程度上减少限制性,减少骨与骨水泥界面的应力传递,进而降低假体的松动率。但选择何种假体仍有争议,临床上一般取决于关节的稳定性和残余骨组织的条件。如患者肘关节运动明显受限制,但骨质状况良好,关节基本稳定,且患者年纪较轻,非限制型假体是较理想的选择。如患者存在明显的骨质破坏或严重骨缺损且年龄较大时,应选择半限制型假体[9]。

14.2.2　人工肘关节的结构类型

1. 非限制型假体

非限制型假体的基本设计原理在于模仿肘关节正常解剖关系,降低或避免限制型假体松动的弊病。其由金属与聚乙烯两部分组成,典型结构有 Kudo 假体[见图 14.10(a)]和 Souter 假体[见图 14.10(b)],后者通过重建关节面,使肘关节的应力通过残余或重建的侧副韧带传导,机械负荷则通过内、外侧柱得到分散[11];通过降低骨-骨水泥界面的应力而使假体松动率降低[12,13]。

非限制型肘关节假体分单纯表面置换及有柄表面置换两种,无柄的单纯表面置换早期即可能发生松动,假体的翻修率很高。Kudo 等发现肱骨部分向近端下沉的比例高达 70%[14]。有柄表面置换假体虽有所改进,但仍存在关节不稳定和尺神经损伤等问题,如 Kudo Ⅲ 型假体为带柄部的肱骨部件,但 Liung 等报道应用该类假体的 32 例患者中,有 10 例发生柄部断裂,断裂点发生在柄体结合部,且常出现于肱骨髁部已发生骨吸收的患者[15]。目前已发展到 Kudo Ⅴ 型。

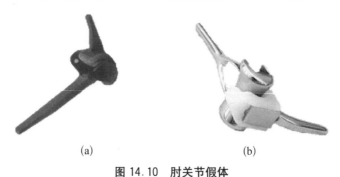

(a)　　　　　　　　　　(b)

图 14.10　肘关节假体

(a) Kulo 假体;(b) Souter 假体

2. 半限制型假体

将完全限制型肘关节假体的铰链改为较为松散的铰链,允许一定的内收外展运动,因此将其称为半限制型肘关节假体,是目前临床使用的主流假体。

半限制型假体主要有两类,即有凸缘型和无凸缘型[16,17]。

较早使用的都是无凸缘型,包括 Coonrad、GSB Ⅱ 和 Pritchard Mark Ⅱ 型。由于铰链结构的失效和轴心套管发生移位,导致该类型的假体失效率较高。如

Pritchard Mark Ⅱ假体的 8 年有效率只为 43%。

　　有凸缘假体的代表是 Coonrad-Morrey 型［见图 14.11(a)］和 GSB Ⅲ型［见图 14.11(b)］，其肱骨部件的松动率相对较低。其中 Coonrad-Morrey 假体为松弛的铰链，允许 8°的内收外展和 8°的内外旋，由于是永久性连接装置，可避免脱位，并且假体的下端增加了凸翼，可防止肱骨柄向后上方移位和轴向旋转；也可以在前方嵌入植骨块加强固定，目前是一种理想的、临床使用最广泛的假体。GSB Ⅲ型假体凸缘部分可帮助承载肱骨髁部，减少传导到骨-骨水泥界面的应力。

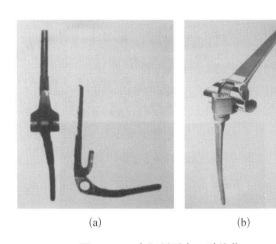

(a)　　　　　　　　　　　　(b)

图 14.11　半限制型人工肘关节

14.3　腕关节假体

　　图 14.12 为当前典型的人工腕关节置换术[1]。

　　腕关节是人体功能比较复杂的关节之一，同时也是许多骨科疾病和外伤多发部位，如类风湿性关节炎、骨关节炎、化脓性或创伤性关节炎等。在全腕关节置换术（total wrist arthroplasty，TWA）出现前对患者主要是施行关节融合手术。直到 1890 年，Themistocles Gluck 施行了世界上第一例象牙全腕关节成形术，腕关节置换术方才进入人们的视野。腕关节置换术的目标既为缓解发病腕关节的疼痛，更为了改善和恢复腕关节的生理功能。

　　腕关节假体经历了四代的发展。

　　（1）第一代硅橡胶（具有真正临床意义）腕关节假体 1962 年由美国医生 Swanson 设计，于 1967 年应用于

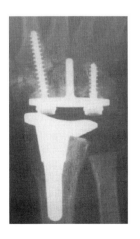

图 14.12　人工腕关节
置换术

临床[18]。

这是一种由硅胶制成的铰链式结构腕关节假体,活动度主要依赖于硅胶本身的弹性,允许 60°的被动屈伸和 10°的桡尺向偏转。临床表明,假体在缓解疼痛和恢复运动功能方面的疗效比较满意,但长期随访发现假体断裂、下沉等并发症发生率较高。Schil 等[19]经 10 年随访研究发现,假体断裂率达 31%,假体下沉和腕骨高度丢失达 82.5%。1982 年,Swanson 做了改进,但终究没有获得广泛应用。

(2) 第二代假体问世于 20 世纪 70 年代。瑞士医生 Meuli 和美国医生 Volz 推出的全腕关节假体是这一时代的两个典型。

a. Meuli 假体于 1970 年推出[20],采用球窝式设计,是一种非限制型关节。这种假体经历了两次改进,图 14.13(a)为 1986 年 MWPⅢ型假体,由桡骨侧关节柄、掌骨侧关节柄和球窝关节组成。桡骨、掌骨侧关节柄由钛铝铌合金制作,掌骨侧两个关节柄分别插入第二、第三掌骨髓腔内,桡骨侧两个关节柄一起植入桡骨髓腔内,皆采用骨水泥固定,如图 14.13(b)所示。钛铝铌合金球头表面具有氮化钛涂层,与 UHMWPE 材料制成的关节窝匹配,可提供三个方向的运动(屈伸、尺桡偏和旋转)。Meuli 等[21]报道 38 例第三代 Meuli 假体置换的结果,平均随访 5.5 年,优良率达 80%。

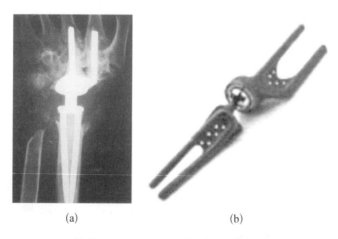

(a)　　　　　　　　　(b)

图 14.13　Meuli MWPⅢ型腕关节假体

b. Volz 假体[22]于 1973 年推出,是一种半限制型关节。桡骨侧为单柄,早期掌骨侧为双柄,分别插入第二、第三掌骨[见图 14.14(a)],但出现了一些问题,后来 Volz 等又设计了单柄结构的假体,经头骨插入第三掌骨[见图 14.14(b)]。关节柄皆由钴铬合金制成。超高分子量聚乙烯滑块与桡骨侧镶接,与掌骨支撑面相关节的地方做成凹面,与掌骨侧金属头组成关节副,可在屈伸和桡尺偏方向做有限的活动。Bosco 等[23]报道应用 Volz 假体的长期随访结果,18 例患者平均随访 8.6 年,9 例随访超过 10 年,8 例无痛或仅有轻度疼痛,4 例掌骨侧松动,1 例桡骨侧松动,其

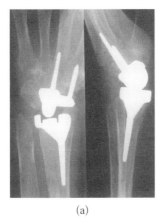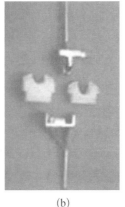

(a)   (b)

图 14.14 Volz 腕关节假体

远期结果比较满意。

这两种假体早期都将旋转轴心设于背桡侧,结果出现了松动和平衡问题,Meuli 假体的松动率较高,Volz 假体的平衡问题更突出。因此说明,旋转中心设置是腕关节假体设计中的一个重要之处。

(3) 第三代假体是在对腕关节功能解剖及运动力学进一步理解的基础上推出的一些设计,如 Trispherical 假体(Osteonics)、Biaxial 假体(DePuy)、改良 Volz 假体 RWS(Howmedica)、改良 Meuli 假体 MWPⅢ(Sulzer Orthopaedics)等。

a. Trispherical 假体[24]是一种半限制型假体,最初出现于 1979 年,人工关节的掌侧部分与桡侧部分用钛合金组成,掌骨部分有一大一小两个柄,大的中央柄插入第三掌骨,小的短叉柄插入舟骨和第二掌骨,桡骨侧假体关节柄插入桡骨。关节柄用骨水泥固定。掌骨假体头部为一椭球面,桡骨假体头部与 UHMWPE 关节块连接,与掌骨假体的椭球面形成球窝关节。同时,聚乙烯滑块的突起分别插入两者中,形成一个限制轴,防止关节脱位,但在正常运动范围内并不承载,如图 14.15 所示。这种假体可提供 15°的桡偏和尺偏,90°的掌屈和 80°的背屈。Figgie 等报道 34 例患者的 35 个假体置换,平均随访 9 年,28 个假体优良,优良率为 82%。2 个假体因松动和疼痛而做腕关节融合术,7 个假体的掌骨侧和桡骨侧 X 光片显示部分有透亮区。

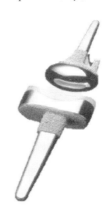

图 14.15 Trispherical
腕关节假体

b. Biaxial 假体是一种半限制型假体,设计于 20 世纪 80 年代初期,并于 1983 年开始应用于临床[25]。和 Trispherical 假体类似,假体掌骨部分由钴铬合金制成,顶端为椭圆形,与桡骨部分的 UHMWPE 面形成关节。桡骨部分也是金属材料,支撑面的形状模拟了自然状态下腕关节的屈伸和桡尺偏的角度。假体柄用骨水泥固定。假体的近端表面设计为多孔涂层。尽管应用这类假体的置换结果令人鼓舞,但有研究表明各种并发症发生率仍达 20%~30%,松动依旧是其主要问题,脱位和半脱位也常发生,并且会造成正中神经受压和屈肌腱磨损。

(4) 第四代假体是 20 世纪 90 年代投入临床使用的人工腕关节,典型代表为 Menon 于 1998 年设计的 Universal 假体[26]。

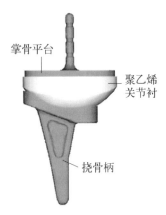

掌骨平台

聚乙烯关节衬

桡骨柄

图 14.16 Universal 腕关节假体

这是一种非限制型假体,掌骨部分由一个钛板和一个中央柄组成,钛板呈卵圆形,中央柄插入头状骨后用骨水泥固定,中央柄的两侧各有一个钉孔,同时用两根螺钉加强,既防止假体旋转,又对腕骨施行融合术。UHMWPE 关节与钛板镶连。桡骨部分假体采用钴铬钼合金,关节柄用骨水泥固定,头部制成与 UHMWPE 关节匹配的关节面,组成关节副,并且关节面有 20° 的倾斜角度(见图 14.12 和图 14.16)。Menon 在 9 年间共做了 50 例患者的 57 个 Universal 假体置换,最常见的并发症是假体掌侧脱位(6 例)、桡骨部分松动(2 例),未发现腕骨部分松动,桡骨部分下沉没有进行性发展。Divelbiss 等[27]报道 19 例患者的 22 个假体置换,随访时间虽较短但统计分析详尽,其结果与 Menon 结论相近。2002 年出现的 Universal Ⅱ型全腕系统保留了第一代产品的优点,通过计算机分析技术和实验测验,生物力学特性更趋合理。Adams[28]在第 55 届美国骨与关节年会上报告使用 2002 版 Universal 假体置换的 25 例初期结果非常好。当时全美超过 125 例置换的结果,均无脱位的报道。

14.4 踝关节假体

图 14.17 为目前典型的人工踝关节置换术[2]。

14.4.1 技术发展历程

早期很多踝关节疾病通过融合术治疗。人工全踝关节置换最早提出于 20 世纪 60 年代。1963 年,Richard Smith 试图通过球-窝结构假体来置换患者的踝关节,从而代替踝关节融合术,但因其踝部不稳

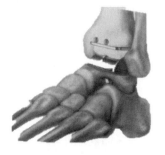

图 14.17 人工踝关节置换术

定,无法正常行走而放弃。1970 年,Morton Murdock 将髋关节假体翻转 180°行踝关节置换术,早期成功率为 80%～85%,但远期不理想。1970 年,Lord 和 Marrotte 进行了第一次真正意义上的人工全踝关节置换术,所用假体为二组件式,胫骨部分为金属材料,距骨部分为 UHMWPE 材料,术中加行距下关节融合[29]。进入 20 世纪的 80 年代后,共有 20 多种踝关节假体被临床应用。这些假体多为二组件式假体,主要采用骨水泥固定。80 年代以后的 10～15 年间,人工踝关节发展技术由于较高的松动率和半脱位而陷入停滞,甚至有人认为踝关节和腕关节一样,具有难以逾越的未知障碍。

人工踝关节置换术的进一步发展与足踝生物力学研究密切相关。自 20 世纪 90 年代起,人们开展踝关节生物力学和运动学的研究,从深化的踝关节生物力学概念出发,认识到疾病种类、肌力平衡、骨接触面、固定方式等,都对踝关节假体构成影响。认识到踝关节正常运动轨迹为横轴、纵轴和垂直轴等多向运动,而在运动过程中接受多向应力,包括压应力、扭应力和剪应力等,这种多轴运动的剪力和扭力对假体固定具有很大的破坏性。只有在人工全踝假体设计中充分考虑这些因素,方能使假体的存活率提高。进一步的主要改进包括生物学固定,并扩大其间固定面积,改进固定方向;假体的骨接触面全部改为喷涂微孔化,同时,微孔表面进行 HA 喷涂;为主要抵消矢状位剪力,胫、距骨内设矢向骨内柱;足伸屈范围与内外翻范围受到严格限制,以增加稳定性;滑动核做成生物活动光滑面及形状限制式部件。随后 10 余年中所施行的全踝置换患者越来越多,翻修率明显下降,即使翻修,其间隔期也大大延长,疗效趋于稳定,已有 10～15 年随访报道,称达到满意的中远期疗效。Waldemar. Link STAR 假体的设计改进,推动了其他踝假体的改进,其中包括 HINTERGRA 踝假体、Salto 踝假体、Buechel-Pappas 踝假体、TNK(NJ)陶瓷假体等。

纵观近几年所发生的踝假体设计改进,逐渐出现趋同化。其主要设计理念包括半限制理念;多轴运动协同理念;由 2 件套转变为 3 件套;胫骨侧为平板形;滑动核上面为平面,下面为凹弧形;距骨侧为凸弧形球面;生物固定法;要求对胫骨、距骨的切骨尽量减少。但是由于居高的松动率、假关节、不愈合、韧带痛、步态僵硬和步速下降等并发症,使得人工踝关节置换术至今仍然没有取得像人工髋、膝关节那样满意的临床效果。

14.4.2　人工踝关节假体的基本结构与类型

根据假体的限制程度,人工踝关节可分为限制型、非限制型和半限制型假体[30-32]。

1. 限制型假体

该类假体对某个方向的活动有限制,如对前后向或对旋转向的限制,常用的有铰链式设计,能提供极强的内稳定,不易脱位,也不形成对内外踝的撞击。但高限制型假体在正常踝关节运动时产生的应力易集中于骨与骨水泥界面,产生很高的假体松动率,尤其是胫骨部件。代表性假体包括 Oregon 假体、Buchlolz 假体、Smith 假体等。

2. 非限制型假体

代表性假体有 Geoge/Buchholz、Newton、STAR 假体等。这类假体基于解剖仿生设计,稳定性依赖踝关节周围韧带。这种设计能减少应力集中,但其不稳定性和对内、外踝及软组织的撞击是产生临床并发症的原因。

HINTEGRA 全踝假体由 Hintermann 等人于 2000 年发明[33],属于非限制型、三组件式的假体(见图 14.18)。通过对 116 例的 122 个踝置换进行平均 18.9 个月的随访,91 踝(75%)为创伤性关节炎,16 踝(13%)为原发性骨关节炎,术后满意率为 84%,踝关节完全无疼痛率为 68%。

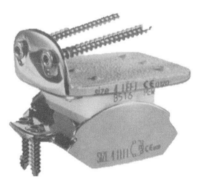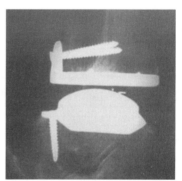

图 14.18　HINTEGRA 非限制型全踝假体

3. 半限制型假体

半限制型假体也称第三代假体。就其设计理念来说,既允许有限的背屈和跖屈运动,又允许有严格限定的内旋和外旋活动,同时还有少量的前后滑移运动,其活动满足了足部运动的基本需求。但在实际应用时,只有为数不多的假体能承受运动应力,包括剪力、扭力和压应力等的频繁作用,并经得起 10~15 年或更长时间的考验。

目前最常见的半限制型假体设计大多为三组件式,材料上多采用金属/UHMWPE/金属组合,假体的固定多采用生物固定,如 STAR 假体、Agility 全踝假体等。

图 14.19 为 Link 公司 STAR 型假体,于 1978 年进入临床使用。一个可移动的聚乙烯滑动核(HDP)置于胫骨滑动基板与距骨帽之间,HDP 厚度为 4.15 mm,与距骨接触面积为 320 mm^2,与胫骨接触面积为 600 mm^2。踝关节伸

屈运动发生于聚乙烯与距骨间,内外翻发生于下位关节,上关节面可在软组织与双踝限制下前后左右滑动,以及做内外旋运动。因此,能防止骨-假体界面或骨-骨水泥界面应力增加和集中。该假体植入骨内部分在胫骨内为矢状平行双柱,距骨内为矢状深板。采用非骨水泥固定,早期为 HA 涂层,后改为纯钛加钙磷酸盐(TiCaP)涂层,能经受步行、慢跑等运动。Wood 等对 1993—2000 年间的 200 例非骨水泥 STAR 踝关节置换进行了平均 46 个月(24～101 个月)的随访[34],假体 5 年生存率为 92.7%。近年,类同 STAR 假体设计又有许多报道,显示 10 年以上高生存率的报道增多。

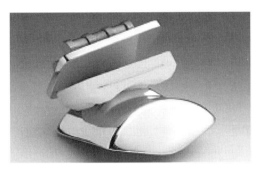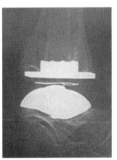

图 14.19　STAR 半限制型人工全踝关节

AGILITYTM 假体由 Dupuy 公司生产,三组件式、非骨水泥固定,目前在美国应用最为广泛(见图 14.20)。Stephen 等[35]对 126 例的 132 个踝置换进行了平均 9 年的随访,除去 33 例(36 踝)患者术后因其他原因死亡不计,有 14 例(11%)进行返修或踝关节融合,1 例进行了截肢,余下的 78 例(81 踝)患者中,手术效果满意率大于 90%。

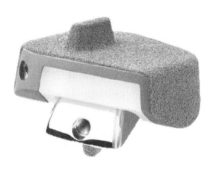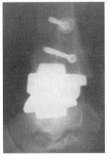

图 14.20　AGILITYTM 半限制型人工全踝关节

14.4.3　人工踝关节置换的生物力学问题

人工踝关节技术的发展紧密依靠足踝生物力学的研究,所以现在假体植入后的生物力学分析具有特别重要的意义。

踝关节是人体负重最大的关节,而且必须满足矢状面、额状面、横截面 3 个平面内的运动,使踝关节假体设计与置换术产生特有的复杂性。因此,行踝关节置换必须兼顾患者的工作活动强度、病因、关节畸形和强直程度等因素,置换术的适应证也就变得越来越局限。

就足踝部的生物力学特征而言,因病损累及多个关节和关节内外结构均可引发退行性病变,因而进行研究十分困难。轴向和旋转应力如何从小腿向足踝部传导,这一点相关了解甚少。实际上与其他关节假体一样,踝关节置换在临床和生物力学上成功与否和假体外形设计与软组织张力之间的平衡有着密切的联系。

临床随诊评估表明:置换 STAR 踝关节假体后,患者一般行走无疼痛,但长距离步行或下楼梯时存在轻度疼痛。患者还可提踵用足趾站立,使踝关节伸直 4~5次,提示跖屈功能良好,但术后若有下肢肌肉萎缩则会影响到这一作用。

术后肌电图显示:负重相中期股直肌和股二头肌作用期延长以稳定负重的下肢。摆动相末期腓骨长肌出现特定的期前收缩使踝关节跖屈,为负重期的动作做准备。胫前肌肌电图正常。腓肠肌大致正常,但活动期延长。值得注意的是,未行手术的对侧下肢诸肌有模仿手术侧肌肉活动从而保持双下肢动作对称的倾向。

术后步态分析表明:早年的临床资料显示术后步频和步长减少可导致步行速度下降,但步态对称而且有节律;由于行走速度下降,在步态负重中期和足推进期,足与地面作用力的垂直分力和前后分力均有下降,负重相末期步态加速相减低;踝关节的动力学改变是对称性的,足跟触地期踝关节闭屈增加,负重相中期和末期以及摆动相前期踝关节背伸不足;负重相末期以及摆动相前期踝关节背屈严重不足,下肢推进力减弱。

Wood 等认为[34],除踝关节动力学原因之外,也与术前病变致残和致残时间有一定关系。他进行了 10 例踝关节置换(STAR)后的步态分析,发现步态测试时,平步无明显畸形,步速、步长正常(术后 2 年);如果加大步速和步长,患踝侧显示推进期延迟(5.7%~9.1%)、负重相延长(2.8%~7.2%);令高抬腿原地跑步,急躁推进期延迟 12.4%、负重相延长 8.7%;再令恢复平步行走,推进期和负重相重新恢复到正常或接近正常(1.7%~3.1%)。

Kofoed 等评价步态分析结果时指出[36,37]:步态分析实际是更多地在检查踝关节置换后患踝的背屈和跖屈的程度。采用 STAR 假体后,如果踝关术后骨小梁长入假体接骨面顺利,在 6~12 周骨愈合期间即从事了踝关节的功能康复训练,做到患踝的背屈>14°、跖屈>18°~21°,背屈度和跖屈度总和超过 25°~30°时,步态分析可以做到无异常发现,其负重相、推进期与正常无异。Kofoed 进一步指出,要求假体术后有 25°~30°活动度,其实是总体上违背了 STAR 假体设计生产的初衷。因为设计者并不要求术后有这样的活动度,只要求术后维持 9°~16°的活动度,可以满足上、下楼梯和平步的要求即可,过大的活动度影响踝假体的稳定性及其存活时间。不论背屈和跖屈度是多少,或是过分大,只要其中有一个指标,如背屈度<9°或跖屈度<14°,在平步步态分析中就会表现出滞态。因此,Nelissen 认为不能苛求人工全踝置换后患者的步态、劳动能力都要达到正常人或同龄人一样。

14.5　技术的进一步发展

经过 80 余年的研究和探索,髋、膝关节置换达到了目前的临床成功。但人体其他部位的关节假体技术远远没有达到那样的水平。这是由于长时间以来人们对这些关节假体还没有付出足够的努力。随着人们对其他部位的关节假体的研究越来越重视,可以预言,依据现在的科技能力,要达到现今髋、膝关节置换那样的疗效肯定不需要 80 年,再有 10 年将会获得成功。

展望人体其他部位关节假体的发展,作者认为人们需要进一步做如下的工作:

(1) 人工髋关节由于髋部位解剖结构单纯,使人们得以集中精力研究低摩擦关节副、骨水泥固定和生物学固定技术。它虽然为人工肩、肘、腕、踝关节假体的研发提供了重要的参照,但实践表明,后者这些关节由于解剖结构和运动的复杂性,现有髋关节假体的技术远远不能满足需要。必须从这些关节自身的生物力学研究中获得更多的理论支撑,才有可能取得进一步的突破。

(2) 尽管如此,人工髋、膝关节技术由于现有的领先优势,估计对其他关节假体的研发仍然会发挥进一步的示范作用,以成功的技术引导其他关节假体的技术进步,如陶瓷关节技术、PEEK 等新材料的应用、新的涂层技术与金属 3D 打印多孔表面制造技术等。

(3) 几乎所有的关节假体设计都经历了从限制型到仿生非限制型的发展路径,最后又都归结到半限制型的设计理念中。看来未来的假体应该在参照解剖结构、依据力学机理、以最大程度功能重建为目标的半限制型技术路线下进一步发展。

(4) 没有投入就没有成功,目前,还有一些关节假体刚刚引起人们的关注,如人工颞下颌关节[见图 14.21(a)]、人工手指关节[见图 14.21(b)]和脚趾关节[见图 14.21(c)]等。随着临床医学的进步,它们在未来肯定会同样获得广泛的应用,对它们的研究已刻不容缓。

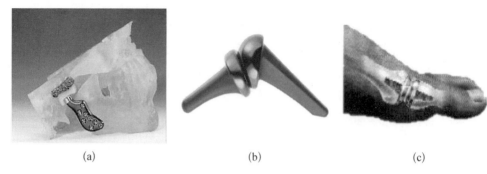

(a)   (b)   (c)

图 14.21　人体中需要进一步投入研究的关节假体

(a) 人工颞下颌关节；(b) 人工手指关节；(c) 脚趾关节

参考文献

［1］　于建华，李晓辉. 人工关节置换与翻修［M］. 北京：人民卫生出版社，2010.

［2］　王成焘. 人体生物摩擦学［M］. 北京：科学出版社，2008.

［3］　黄公怡，王晓滨. 肩关节置换术的应用及并发症预防［J］. 中华骨科杂志，2002，22(4)：252-255.

［4］　Cofield R H，Edgerton B G. Total shoulder arthroplasty complications and revision surgery ［J］. Instra Course Lect，1990，39：449-462.

［5］　Walch G，Broleau P. Prosthetic adaptability：a new concept for shoulder arthroplasty ［J］. J Shoulder Elbow Surg，1999，8(5)：443-451.

［6］　Torchia M E，Cofield R H，Settergren C R. Total shoulder arthroplasty with the Neer prosthesis：long-term results ［J］. J Shoulder Elbow Surg，1997，6(6)：495-505.

［7］　北京市春立正达医疗器械股份有限公司产品样本 www. clzd. com.

［8］　Zhang L，Yuan B，Wang C，et al. Comparison of anatomical shoulder prostheses and theproximal humeri of Chinese people ［C］//Proceedings of the institution of mechanical engineers. J. Engineering in Medicine，2007，221(8)，921-927.

［9］　杨述华. 肘关节成形术的历史. 协和医院骨科网，http://www. xieheguke. com，2007-06-28.

［10］　Schuind F，O' Driscoll S，Korinek S，et al. Loose-hinge total elbow arthroplasty：an experimental study of the effects of implant alignment on three-dimensional elbow kinematics ［J］. J Arthroplasty，1995，10：670-678.

［11］　Schuind F，O' Driscoll S，Korinek S，et al. Changes of elbow muscle moment arms after total elbow arthroplasty ［J］. J Shoulder Elbow Surg，1994，3：191-199.

［12］　蒋协远，公茂琪，张力丹，等. 人工全肘关节置换的进展［J］. 中华外科杂志，2003，41(9)：694-697.

［13］　Gschwend N，Loehr J，Ivosevic-Radovanovic D，et al. Semi-constrained prostheses with special reference to the GSBIII prosthesis ［J］. Clin Orthop Relat Res，1988，(232)：

104 - 111.

[14] Kudo H，Iwano K，Nishino J. Cementless or hybrid total elbow arthroplasty with titanium-alloy implants：a study of interim clinical results and specific complications [J]. J Arthroplasty, 1994, 9：269 - 278.

[15] Ljung P，Bornmyr S，Svensson H. Wound healing after total elbow replacement in rheumatoid arthritis — Wound complications in 50 cases and laser-Doppler imaging of skin microcirculation [J]. Aeta Orthop Scand, 1995, 66：59 - 63.

[16] Blewitt N，Pooley J. An anatomic study of the axis of elbow movement in the coronal plane：relevance to component alignment in elbow arthroplasty [J]. J Shoulder Elbow Surg, 1994，3：151 - 158.

[17] Sanchez-Sotelo J，O'Driscoll S，Morrey B F. Periprosthetic humeral fractures after total elbow arthroplasty：treatment with implant revision and strut allograft augmentation [J]. J Bone Joint Surg（Am）, 2002, 84：1642 - 1650.

[18] 陈山林，田光磊. 腕关节假体的临床应用[J]. 国外医学·骨科学分册,2005,26(5)：283 - 287.

[19] 翟利锋，俞学中. 全腕关节置换术进展[J]. 国外医学·骨科学分册,2005,26(4)：217 - 220.

[20] Meuli H C. Arthroplasty of the wrist [J]. Clin Othop Relat Res, 1980, 149：118 - 125.

[21] Meuli H C. Total wrist arthroplasty. Experience with a non-cemented wrist prosthesis [J]. Clin Orthop Relat Res, 1997, 342：77 - 83.

[22] Volz R G. The development of a total wrist arthroplasty [J]. Clin Orthop Relat Res, 1976, 118：209 - 216.

[23] Bosco J A 3rd，Bynum D K，Bowers W H. Long term outcome of Volz total wrist arthroplasties [J]. J Arthroplasty, 1994：9(1)：25 - 31.

[24] Figgie M P，Ranawat C S，Inglis A E，et al. Trispherical total wrist arthroplasty in rheumatoid arthritis [J]. J Hand Surg（Am）,1990, 15(2)：217 - 223.

[25] Cobb T K，Beckenbaugh R D. Biaxial long stemmed multipronged distal components for revision/bone deficit total-wrist arthroplasty [J]. J Hand Surg Am, 1996, 21(5)：764 - 770.

[26] Menon J. Universal total wrist implant：experience with a carpal component fixed with three screws [J]. J Arthmplasty, 1998，12(4)：515 - 523.

[27] Divelbiss B J，Sollerman C，Adams B D. Early results of the universal total wrist arthroplasty in rheumatoid arthritis [J]. J Hand Surg（Am）, 2002：27(2)：195 - 204.

[28] Adams B D. Total wrist arthroplasty [J]. Orthopedics, 2004，27(3)：278 - 284.

[29] 陈宾，翁习生，邱贵兴. 人工全踝关节置换[J]. 实用骨科,2005,11(5)：428 - 431.

[30] 毛宾尧. 人工踝关节的发展和展望[J]. 中国矫形外科杂志,2005,13(14)：1045 - 1048.

[31] Henne T D，Anderson J G. Total ankle arthroplasty：a historical perspective [J]. Foot Ankle Clin, 2002, 7：695 - 702.

[32] Michelson J D，Schmidt G R，Mizel M S. Kineroatics of a total arthroplasty of the ankle：comparison to normal ankle motion [J]. Foot Ankle Int, 2000, 21：278 - 284.

［33］ Hintermann B，Valderrabano V，Dereymaeker G，et al. The HINTEGRA ankle：rationale and short term results of 122 consecutive ankles ［J］. Clin Orthop Relat Res，2004，(424)：57 – 68.

［34］ Wood P L，Deakin S. Total ankle replacement：the results in 200 ankles ［J］. J Bone Joint Surg Br，2003，85：334 – 341.

［35］ Knecht S I，Estin M，Callaghan J J，et al. The Agility total ankle arthroplasty：seven to sixteen-year follow-up ［J］. J Bone Joint Surg Am，2004，86：1161 – 1171.

［36］ Kofoed H，Lundberg-Jensen A. Ankle arthroplasty in patients younger and older than 50 years：a prospectire series with long-term follow-up ［J］. Foot Ankle Int，1999，20(8)：501 – 506.

［37］ Kofoed H. Scandinavian total ankle replacement (STAR) ［J］. Clin Orthop Relat Res，2004，424．73 – 79.

第 15 章　脊柱类植入物设计

在本书第 1 章中,从临床医学角度阐述了脊柱手术的类型、所使用的植入物及其相关的适应证。在此医学背景知识基础上,本章系统阐述脊柱钉-棒系统、椎间融合器、人工椎间盘三大类脊柱植入物的结构设计知识及相关的力学计算。在本章的开始,作者用一定的篇幅介绍了脊柱类骨科植入物的发展历史,为的是使设计者了解过去,更好地进行设计创新。

15.1　脊柱类植入物的发展简史

脊柱外科的历史为后人提供了宝贵的经验教训。治疗脊柱创伤和病变一直是一个具有挑战性和复杂性的问题。从古埃及、希腊、罗马中世纪和文艺复兴时期至今,追溯历史,有大量的医学界人士对脊柱疾病的治疗作出了巨大的贡献。在过去四千年医学漫长而曲折的道路上,无数的创新和发展面世。在对脊柱、脊柱病变和治疗的研究中,人们提出了有趣的问题,各个时期的知识水平怎样? 在各个不同时期有哪些新的理论,手术器械和技术开始引入? 脊柱治疗的后续发展如何? 谁是当代脊柱外科的先驱? 回顾历史,时间浓缩了宝贵的经验,使我们能从中找到有价值的答案。脊柱植入物的发展伴随着脊柱外科的历史演进而发展,也始终伴随人类对脊柱疾病认识提高而发展,它经历了从无到有、由简及繁、由解剖型到功能型和生理型的变化过程[1-8]。

15.1.1　古代、中世纪和文艺复兴时期的脊柱外科

1. 古代

(1) Imhotep(3000—2500 年 BC)。古埃及时期《Edwin Smith》文稿的作者,是一位医生。这本书第 1 章谈到脊柱和颅骨损伤的治疗,以及骨赘、畸形、肿瘤等疾病可能是由肺结核和麻风病引起的。书稿中描述和讨论了 48 个案例,其描述和讨论的方法与我们现今的方法一模一样。古埃及人已熟悉了脊髓损伤和诊断。例如,病例 48 描述了对一个脊柱扭伤或骨折伴脊髓损伤患者的体检、诊断和治疗。

书中提到:"检查",你应该询问该病患,"伸直你的腿";"诊断",如果只是脊椎的扭伤,将因为脊椎扭伤的疼痛而导致腿处于收缩状态,如果脊椎断了,将不能够移动他的腿;"治疗",患者应该平卧。这个例子说明古埃及医生能够明确区分有无神经功能缺损的损伤。

(2) Hippocrates(460—370 年 BC)。《希波克拉底文集》是他的主要著作之一。希波克拉底对脊柱疾病、损伤和畸形特别感兴趣。他发明了一种脊柱伸展台,该手术台配有绞车、滑轮和用于脊柱骨折复位和脊柱畸形复位的牵引框架。希波克拉底建议用夹板和塑形铅板来固定骨折。这种改良版脊柱伸展台一直使用到20 世纪中叶。

(3) Herophilus(大约 330 年 BC)。古希腊卡尔西登市的一位医生,他解剖了超过 100 具的人类尸体,研究过神经系统,并区分了肌腱和神经。他沿脊髓研究了周围神经的起源和途径,直到肌肉,并描述了运动神经和感觉神经间的差异。

(4) Aurelius Cornelius Celsus(25BC—50AD)。Celsus 是一位医学著作编纂者。他的著名著作《De Medicina》被认为是希波克拉底著作之后最重要的早期医学著作之一。Celsus 有很多关于脊柱骨折的发现,比如颈椎骨折可能会引起呕吐和呼吸困难,经常导致死亡。据他的观察,下脊椎段骨折导致腿部的无力或麻痹,以及尿潴留或尿失禁。

2. 中世纪

(1) Galenus(129—200 年,古罗马)。Galenus 是罗马皇帝安东尼皮乌斯(136—161 年)和马可奥勒留(161—180 年)统治时期著名的外科医生和病理学家。由于他是角斗士的外科医生,可以接触到众多外伤和角斗士的尸体。Galenus 对脊柱的解剖和病理解剖、脊柱外科手术等有着重要的贡献,他引进了"后凸""前凸"和"侧凸"等术语。Galenus 也是第一个描述脊柱结核的人。

(2) Paul(625—690 年,希腊)。他的经典著作《Netae Medici Opera》(7 本)提供头部和脊椎创伤的详细描述和头骨骨折的分类(裂隙、切口、挤压、凹陷和拱形骨折)。Paul 设计了一套用于神经外科的手术器械,很可能是第一个引入外科手术治疗脊柱骨折的医生,并将其作为一种常规手术。依据他的观点,伴有脊髓损伤的椎板骨折病例,手术打开脊柱椎管是一种选择性治疗方法。

(3) Rhazes(865—925 年)。Rhazes 是第一个提出完整"脑震荡"概念的外科医生之一。他是最早描述脊柱裂及其变异的医生之一。他发明了一种针对脊柱扭伤、骨折和畸形手法治疗和复位的系统。

(4) Rogero(大约 1170 年,意大利)。他是一位一流的外科医生,并促进了中世纪意大利传统的手术发展。他的名著《Practica Chirurgiae》有着巨大的影响力,他提出了几个原创和重要的手术方法。Rogero 诊断脊柱损伤的方法在今天看来依然耐人寻味,例如测试颅骨骨折患者的硬脑膜撕裂与否,可令患者屏住呼吸,外科医生通过查看脑脊液泄漏或气泡判断。

3. 文艺复兴时期

(1) Avicenna(Ibn Sinna)(980—1037 年)。他是一位波斯的乌孜别克族内科兼外科医生。他的著作《Canon Medicinae》是基于 Hyppocrates 和 Galenus 的著作基础上,对这些先前医学家们理念有着进一步创新和发展的百科全书式著作。Avicenna 研究外周疼痛综合征的神经起源。他开发和实行了一套成熟的手法治疗体系。

(2) Guy de Chauliac(1300—1368 年)。Guy de Chauliac 是 14 世纪最伟大的外科医生。凭着他对外科解剖的精准理解和知识,他的著作和文章终结了外科手术的"黑暗时代"。他是诊断方面的杰出人士、熟练的外科医生,并且有着极高的职业道德。他的著作《Collectorium chirurgiae》(1363 年)被推崇为最有影响力的外科教科书。这个杰作包含 3 个部分:创伤、骨折与脱位。通过他的许多学生,Guy de Chauliac 影响了 15 世纪和 16 世纪的外科手术界。

(3) Ambroise Paré(1509—1590 年)。Ambroise Paré 熟知内科和外科手术的古代文献和实践。他于 1564 年出版了他的奠基性著作《Dix livres de Chirurgie》。他介绍了很多原创性的理念、方法和技术。在伴脊髓损伤的脊柱骨折病例中,Ambroise Paré 重拾了 Paul 的椎板切除术。他发明了一种很可能是有史以来第一个后路融合术,将破碎的椎板放回原处,以求骨性愈合。Ambroise Paré 建议脊柱骨折和畸形患者必须复位,长期卧床休息和使用铅支架。

15.1.2　脊柱创伤与病变治疗技术的发展

1. 创伤

脊柱创伤是基本疾病分类学中自古就有的病种,而且古代医生都应用几乎所有的保守治疗方法,如手法复位、牵引和固定等。

(1) Francis Glisson(1597—1677 年)。在 17 世纪,这位著名的英国外科医生在解剖、外科和儿科领域作出了重要贡献。佝偻病在 19 世纪末期之前都称为 Glisson 氏病。Glisson 对颈椎损伤、畸形和不明原因的疼痛综合征的病例引入了间接牵引治疗。在某些病例中,Glisson 吊索依然在使用。颅骨牵引在随后的 400 年得到进一步的发展,开发了不同的钳子和吊环等器械。W. G. Crutchfield 在 1933 年引入他原创的头骨钳。颅骨牵引至今被广泛应用于不同的病例。

(2) Henry Cline(1750—1827 年)。这位英国外科医生对伴有脊髓损伤或压迫的脊柱骨折病例常规应用椎板切除。

(3) Sir Astley Cooper(1768—1841 年)。他是一位非常权威的医生,他发表了

对一批患脊柱创伤的病例进行椎板切除术治疗后的临床结果,他认为这种手术带来的是灾难性的临床效果。然而,Sir Astley Cooper 认为如果该技术能够得到改善,这种治疗可能是有价值的。他还认为相对于"等待和观望",椎板切除术是比较好的选择。

(4) Joseph Francois Malgaigne(1806—1865 年)。1847 年,Malgaigne 通过过伸并用枕头和床单直接加压重新引入了脊柱骨折复位技术。事实上他重复了 2000 年前希波克拉底的技术,当时希波克拉底使用了一个充气的猪膀胱以复位脊柱骨折节段。

(5) William MacEwen(1848—1924 年)。英格兰外科医生,他对脊髓损伤病例重新运用椎板切除术行椎管减压,效果令人满意。与此同时,Antoine Chipault (1866—1920 年)在法国广泛传播椎板切除术。直到 20 世纪 60 年代之前,这个手术都被称为 Chipault 手术。

(6) Albert Hoffa(1859—1907 年)。德国创伤外科医生,是现代德国矫形外科的创始人之一。Albert Hoffa 运用过度伸展方法复位脊椎骨折(1896 年),这种治疗方法在德国接下来的 50 年中成为标准技术。当时在骨骼诊断领域发生了一场革命,Wilhelm Conrad Röntgen(1845—1923 年)在 1895 年发明了"X 光",这一革命性的发现完全改变了包括脊椎损伤和畸形在内的骨骼病理学的诊断。3 年后,"Deutsche Chirurgie"(1898 年)发表了脊柱的第一个 X 光片,曝光时间历时 12 min。这种方法对于评估和监测脊柱畸形等疾病的发展是非常有价值的。

(7) Lorenz Böhler(1885—1973 年)。一位著名的奥地利维也纳创伤外科医生,在 20 世纪二、三十年代,他将现代骨折治疗包括脊柱骨折治疗的认识、理论和实践归纳总结成为一个完整的体系。他的著作《Die Technik der Knochenbruchbehandlung》(超过 15 个版本)仍然是最流行的经典教材,尽管与现代激进的骨科手术方法比要显得保守。Böhler 发明了一个非常实用的骨折脱位的病理解剖和病理机制的分类,至今仍适用。

(8) Frank W. Holdsworth(1904—1969 年)。英国谢菲尔德皇家医院外科医生。他报道了第一个使用"固定网"来稳定不稳定脊柱骨折的病例。Holdsworth (1963 年)发表了他原创的两柱病理解剖的概念和脊柱骨折的分类。他确定了"后路韧带复合体"稳定脊柱节段的重要性。

(9) F. Denis,一位美国外科医生。在 1983 年他发表了至今适用的三柱概念与分类。后来,在他的分类基础上,F. Magerl 等制订了全面的 AO 分类,目前常用于大多数创伤中心。然而,前述的 Böhler 和 Holdsworth 在脊柱骨折理论和实践方面的贡献仍然重要。

2. 结核性脊椎炎

(1) Percival Pott(1713—1788 年)。伦敦 St. Bartholomew 医院首席外科医生。1799 年,Pott 治疗了一个奇特的截瘫病例。起初,他以为是外伤,但是当他进行脊椎穿刺时吸出的不是血液而是脓液。然后,他做手术切开引流了椎旁脓肿,他称之为"寒性脓肿"。Pott 描述了脊柱结核的三联征——驼背、截瘫、寒性脓肿。结核性脊椎炎至今仍被称为 Pott 病。此后近 150 年结核的经典治疗包括长期卧床、石膏固定、阳光疗程、一般健康加强措施和饮食。在 19 世纪和 20 世纪,瑞士、法国、英国、德国等地有很多疗养院开放。在 19 世纪末(1894 年),伟大的先驱 V. Ménard 在法国滨海贝尔克的海事医院对由结核性脊椎炎造成的截瘫采用肋骨与横突切除术来解压。该 Ménard 手术至今仍被成功地应用。

(2) Fred H. Albee(1876—1945 年)。美国纽约残障医院矫形外科医生,国际外科医生协会主席(1943 年)。1909 年,Albee 对结核性脊椎炎病患进行骨移植来固定脊柱(于 1911 年首次发表)。他介绍了对其他关节融合术的各种植骨方法(Albee 手术),并在国际上赢得了广泛认可。

(3) 1911 年,R. Hibbs 对脊椎炎患者利用了取自体棘突的自体骨来连接椎板间的间隙(后路椎板间融合),这个手术方式引起了较长时间的争议。后来,链霉素和其他抗结核药物带来了药物治疗的一大进步。

(4) 自 20 世纪 60 年代至今,激进的外科病灶清除术和固定变得越来越流行。A. R. Hodgson 和他的团队在香港对结核性脊椎炎患者引入椎体次全切和前路植骨融合。

3. 退行性椎间盘病变

(1) Joseph S. Barr(1901—1964 年)。美国马萨诸塞州总医院的主任和哈佛医学院矫形外科教授,他和助手 W. J. Mixter 一起,对椎间盘脱垂和突出进行了具有革命性意义的描述(在 1933 年新英格兰外科协会会议的报告),他们对下腰痛的患者引入了椎间盘切除术作为常规的治疗方法。此手术至今仍然是脊柱外科最常用的手术,虽然后椎板切除有可能导致节段性不稳的问题。

(2) Ralph B. Cloward(1908—2000 年)。夏威夷檀香山著名的美国神经外科医生、夏威夷大学神经外科主任。他推荐在椎间盘切除后使用从移除的椎板或棘突自体骨来进行椎间融合(1943 年)。这种技术被称为腰椎后路椎间融合术(PLIF),一方面恢复椎间隙的高度,另一方面稳定相邻椎体。他于 1945 年首次报告了 1 300 多例患者的非常良好的治愈效果。这个广泛推行的概念是当代椎间融合的基础。

(3) 1948 年,D. King 推出通过螺丝旋入椎间关节来稳定脊柱。与此同时,Lane 和 Moore 专为椎间盘病变或后椎板切除不稳定的患者利用植骨来进行前路椎间融合术。

目前各种植入物被广泛地用于解决退行性椎间盘疾病、节段性不稳定、退行性滑脱、退行性脊柱侧弯、腰椎手术失败综合征等问题。

15.1.3 脊柱畸形治疗技术的发展

1. 脊柱畸形病理学研究

(1) Nicholas Andry(1658—1742 年),一位在法国宫廷非常杰出的医生。在他的著作中(1741 年)引入了术语"ORTHOPEDIA/矫形"。Andry 对脊柱畸形的病理及儿童成长过程中脊柱畸形的发展、预防和治疗作出了重要贡献。我们不应该忘记,矫形外科的标志仍是"Andry 树型标志",该树型显示了年轻人用于矫正脊柱畸形的矫正力量。

(2) Jean André Venel(1740—1791 年)。著名的瑞士医生,1780 年于瑞士 Orb 创立了世界上第一家骨科医院,命名为"LABBAYE"。他发明并应用了用于矫正骨骼畸形的一系列的方法和器械。Venel 推出了几款用于脊柱侧弯保守治疗的支架。在 1785 年 11 月 11 日的洛桑自然科学协会上,他关于脊柱畸形治疗的演讲仍有历史意义。该报告概念清晰而精准,直到今天,一些 Venel 的支架矫正原则仍然是有效的治疗方法。

接下来的两个世纪在脊柱畸形的不同方面有许多进展。理论和实践的发展得以更好地理解和治疗这种困难的疾病。在 20 世纪中叶,在脊柱畸形的病因学、诊断学和治疗领域的研究有非常重要的发展。这些著名的脊柱侧弯专家分别为:J. Cobb(1903—1967 年),纽约残障医院主任(1948 年,脊柱侧弯讲座课程);J. Moe(1905—1988 年),明尼苏达州双城脊柱侧弯中心主任(脊柱侧凸研究学会发起人和第一任主席,1966 年),J. Risser、W. Blount、J. James、A. Ferguson、L. Goldstein、D. King、R. Roaf、P. Stagnara、Y. Cotrel、K. Leatherman、J. Lonstein、A. Nachemson、J. Hall 和其他很多医生。

2. 运动/体操治疗方法

Nicholas Andry 是第一个系统介绍运动疗法治疗脊柱侧弯的医生。19 世纪,在英国、德国、法国等国家用体操治疗脊柱畸形很流行。伸展拉伸在贵族少女中被用于矫正身姿。

在 18 世纪、19 世纪和 20 世纪,矫形体操(Orthopaedic Gymastics)在德国和瑞典非常流行。这些地方成立专门的中心进行矫形体操和力学治疗(如幼儿园、学校、疗养院等)。Peter Ling(1728—1796 年)推广了所谓的"瑞典壁"和"瑞典体操"。H. W. Berend(1809—1873 年)于 1842 年在柏林创立了著名的有 120 个床位的体操矫形研究所。

Daniel Gottlob Schreber(1808—1861 年)。他在莱比锡创建了第一家捷迈体操幼儿园，来预防和矫正脊柱畸形。

K. H. Schildbach(1824—1888 年)。他创立了德国莱比锡的第一家大学矫形外科诊所。

F. Schede(1882—1975 年)。莱比锡大学矫形外科医院主任(1924—1945 年)，他使用一个较为复杂的机械力学治疗系统，并结合运动和支架来矫正骨骼畸形(诊所内有个室内游泳池，1928 年)。

R. Klapp(1873—1948 年)。柏林一位著名的机械力学治疗家，他推出了所谓的"矫形蠕变"来矫正脊柱侧凸，并于 1936 年在柏林奥运会上展示了他的治疗方法。

Wilhelm Schulthess(1855—1917 年)。这位著名的瑞士医生在苏黎世创办了一家专注于脊柱畸形的诊所。他引入了许多新方法，如用脊柱侧弯弯度仪进行诊断，用三维测量和矫正脊柱畸形的设备治疗脊柱畸形。Wilhelm Schulthess 是从三维角度了解脊柱侧弯畸形的先驱。当代的治疗就是基于这个重要的概念。

3. 石膏固定治疗脊柱畸形

很多古代医生(如 Hippocrates、Avicenna、A. Paré 等)使用牵引和石膏固定来治疗脊柱畸形。在 19 世纪和 20 世纪，Sayre、Schulthess、Calot 等人也在使用。

Lewis Albert Sayre(1820—1900 年)。美国外科医生，他广泛应用巴黎石膏进行校正和固定脊柱畸形、骨折及病变。首先，1874 年，一个患脊柱炎的 4 岁女孩用 Sayre 石膏背心被成功治愈。后来，各种类型的石膏模型被用于脊柱侧弯和驼背的治疗。

1950 年，纽约骨科医院的 Joseph Risser 引入了全身石膏治疗。在接下来至少 30 年内被常规使用。在某些情况下，这种方法和 Hibbs 脊柱融合结合。然而由于这种方法烦琐且效果差，现在很少使用。

后来，Risser 的石膏治疗被 Y. Cotrel 的 EDF(Elongation 延伸，Derotation 反旋，Flexion 弯曲)石膏所替代。这种方法的有效应用需要特殊的伸展台和石膏技术。现在很少使用这种方法，几乎完全被金属植入物取代。

4. 脊柱畸形的支架治疗

正如上文提及，像 A. Paré 在 16 世纪引入的金属支架一样，巴黎石膏模型和皮革支架在 19 世纪和 20 世纪很流行，如 Bonnet、Sayre、Schulthess、Hessing 等人使用的支架技术。

A. B. Bonnet(1802—1868 年)。法国外科医生，他宣传用加载复位矫形器和矫形设备来治疗骨骼疾病。他对使用支架治疗脊柱损伤和畸形作出了重要贡献。

所谓"Goutière"装置是指从颈椎向远侧延伸到骨盆的两个侧面夹板并用绷带连接起来(1860 年)。这个装置在当时非常流行,也用于脊柱侧弯的治疗。

W. Blount(1900—1992 年)。威斯康星州密尔沃基儿童医院的主任,脊柱畸形的现代支架治疗先行者。他在 1953 年引入了 Milwaukee 支架,这是一个巨大的进步,该装置有效、可转换,不过不易穿戴。紧接着是后 Blount 时期,该时期的特点是出现大量种类众多的矫正支架(P. Stagnara-Lyoner 支架、Michel 和 Allègre-3 点支架、Watts 等的波士顿支架和许多其他的变形)。支架的保守治疗,虽然被一些医者质疑,但至今仍然被广泛使用。

5. 脊柱畸形的手术治疗

Henri Victor Bouvier(1799—1877 年)。法国解剖学家和外科医生,他用系统体操的方法治疗脊柱畸形。Bouvier 也是外科手术治疗脊柱侧弯的先驱。针对脊柱凹侧缩短的肌肉实行单边肌切除术。这一革命性的方法可追溯至 1835 年,他发表了一部非常优秀的图谱,展示了骨骼不同的病理变化,以及脊柱畸形对内脏器官灾难性的影响。

Jules Guerin(1801—1886 年)。法国外科医生,他介绍了"脊柱侧弯手术的彻底矫形"。此项手术治疗手段受到了当时最权威的外科医生 Joseph F. Malgaigne 的尖锐批评,并导致了一场审判,但是最后陪审团接受了"对于科学出版物的自由评论不应该受到起诉"的原则。

Richard von Volkmann(1830—1889 年)。德国著名的外科医生。他发明了胸廓成形术这一对脊柱侧弯所致驼背患者的矫正术。该脊椎外手术直至现在还成功运用于不同类型的脊柱畸形治疗中。

Paul Harrington(1911—1980 年)。美国休斯敦的著名整形外科医生。现代外科治疗脊柱侧弯与他的名字和他所做的工作紧密相关,他是现代脊柱外科治疗脊柱侧弯的奠基人。1962 年,他发表了由他独创的用于矫正和固定脊柱的金属植入物研究成果(他于 1953 年开始开发棒和钩)。在谈到内固定时,我们必须提到的是,在 Harrington 的革命性方法之前,就有了用金属植入物矫正和稳定脊柱的先驱 Berthold Hadra(1891 年)和 Fritz Lange(1907 年)。而脊柱融合术治疗脊柱侧弯则是由 Russell A. Hibbs(1924 年)开创的。因此,我们可以比喻说 Harrington 在脊柱外科领域中站在了"巨人的肩膀上"。不过,Harrington 的发明也开创了脊柱手术的新时代——使用金属器械。有相当一段时间,哈氏棒一直是脊柱侧弯治疗领域的"金标准"。

Allan Frederick Dwyer(1920—1975 年)。澳大利亚外科医生。1964 年,他推出了针对治疗脊柱侧弯的前路手术。Dwyer 使用一组特殊的器械和植入物(螺钉和钛缆),并通过缩短凸侧曲线从而矫正脊柱侧弯。后来,这个理念又进一步被

Kostuik、K. Zielke、Kaneda 等人发展延续下去。

K. Zielke,德国脊柱外科医生。1976 年,他推出了前路去旋转脊椎融合术(VDS)用于矫正脊柱侧弯。Zielke 将 Dwyer 的理论发扬光大,其中包括使用一组植入器械和工具(螺纹棒和螺钉)的"去旋原则"。直到今天,各种 VDS 的手术依然被许多脊柱外科医生成功应用。

1980 年,Kaneda 等(日本)介绍了前路植入物(螺钉和棒),该植入物构造更坚固,具备更大载荷力,从而能够更好地矫正脊柱侧弯。

E. Luque,墨西哥整形外科医生。E. Luque 和 A. Cardoso(1977 年)介绍了使用有形体弧度圆形金属棒和椎板下金属丝的节段性脊柱固定器(SSI)。它价格便宜、性能稳定、无须术后支架或石膏固定,适用于肌源病理性和麻痹性畸形,也可用于脊髓受损的截瘫患者。虽有一些严重并发症的报道,但并没有影响到 Luque 氏技术在当时脊柱外科手术中发挥的重要作用。

Y. Cotrel 和 Jean Dubousset,法国矫形外科医生,同样也是脊柱侧弯手术领域的重要人物。1983 年,他们推出了 CD 内固定器械,在脊柱畸形矫形中应用三维矫正的概念。原先此款器械有多组植入物系统,并在最初确保了很强的矫正力和稳定性,免去了术后支架固定。这款经典系统也存在一些缺陷,因而才有现今我们见到的大量椎弓根螺钉的改进和发展。

15.1.4　脊柱融合与固定技术的发展

1. 后路脊柱融合术

Russell A. Hibbs(1869—1932 年)。美国纽约骨科医院外科医生。1911 年,Hibbs 医生应用了一项融合技术,运用棘突的自体骨来连接脊椎炎患者的椎板间空间(后路椎板间融合)。1924 年,他引入了经典的针对椎间关节融合和脊柱侧弯畸形的关节融合术。1929 年,他出版了第一本体系庞大的儿童脊柱侧弯融合操作技术。Hibbs 医生还介绍了退行性脊柱疾病的后路腰骶融合术。Hibbs 被认为是现代外科治疗脊柱侧弯的先驱。

2. 金属类植入物的脊柱固定技术

Berthold Ernest Hadra(1842—1903 年)。犹太得克萨斯医学院外科医生,他被公认为是金属植入物用于脊椎固定的先驱。1891 年,Hadra 使用银丝来固定颈椎骨折脱位。

Fritz Lange(1864—1952 年)。德国著名整形外科医生。他运用金属棒(直径4 mm)和穿过棘突底部的金属丝来固定脊椎炎和其他脊柱畸形,即所谓的"人工钢铁脊柱"。在 1907 年的美国外科医生年会上,他为美国的外科医生展示了这种技术。

R. Roy‐Camille(1927—1994 年)。法国巴黎矫形外科医生。1963 年,他介绍了将椎弓根螺钉与钢板连在一起,用于固定不稳定的脊柱节段。1970 年,R. Roy‐Camille 是第一个使用螺丝和挂钩、棒及板连接的人。这种技术让脊柱外科的发展突飞猛进,并以不同的改良款式被广泛应用至今。R. Roy‐Camille 的固定原理仍然被视为是脊柱外科的"常青树"。

3. 前路脊柱融合术

W. Müller(1880—1954 年)。德国医生,他首先报道脊椎炎和腰椎滑脱经腹膜前路融合的临床结果(1906 年)。日本矫形外科医生 Iwahara 在同一时间也发表了经腹膜外途径前路融合的临床结果。

Walter Mercer(1891—1971 年)。苏格兰爱丁堡大学教授,他从理论上证明了脊柱功能单元(FSU)的良好稳定性需要椎间融合术。

Norman L. Capener(1898—1975 年)。1932 年,Capener 首先报道从生物力学的角度考虑前路腰椎融合手术比较合理,但对脊椎不稳定病例在技术上有诸多困难。

J. Burns 于 1993 年报道一例 14 岁男孩,脊椎滑脱,采用胫骨植骨前路融合术行 L5‐S1 治疗。

Ralph Cloward(1908—2000 年)。他是许多脊柱外科手术成就的贡献者,其中包括颈椎前路手术。1958 年,他研究出后来被广泛应用的颈椎前路减压和固定技术,用来治疗椎间盘突出、骨折、颈椎病等。

Arthur Ralph Hodgson(1915—1993 年)。中国香港 Duchess of Kent Royal 儿童医院主任,他采用前路手术方法和植骨融合治疗结核性脊椎炎病例——即所谓的"香港手术"。

Harmon(1963 年)采用圆柱形骨移植的前路椎间融合。N. Böhler 于 1964 年首先介绍了金属板的前路固定,随后由 Morscher、Magerl‐Grob、Caspar 等人推出了很多类似装置。Bagby 等人于 20 世纪 70 年代初介绍了用金属融合器置换椎体和椎间盘,从此开启了不同设计和不同材料的颈椎和腰椎融合器的纪元。

15.1.5　人工椎间盘和髓核技术的发展

在 20 世纪 50 年代期间启动了椎间盘假体测试。A. Nachemson 是一位令人尊敬的瑞典脊柱外科医生。他向尸体椎间盘内注入自凝性液体硅橡胶,同时进行了一系列生物力学测试,证明能相对恢复该椎间盘活动性(1950 年)。U. Fernström 是瑞典的整形外科医生。他植入了第一个"人工椎间盘"(20 世纪 50 年代后期),即一个金属球(实际上是一个大的 SKF 轴承中的球),试图再现人类天然椎间盘的"球-关节"活动机制。同时,Harmon 使用了钒合金球作为人工髓核,并曾短期内经商业化,让超过 150 名患者接受了 Fernström 的人工髓核装置,但效果差,出现了节段性过度活动和假体下沉进入椎体终板和椎体。

20 世纪 80 年代,现代椎间盘假体测试在德国复兴。K. Schellnack 和 K. Büttner 来自德国柏林"Charité"大学医院。他们开发了第一个腰椎间盘假体。Zippel H. 教授于 1984 年首次完成植入该种椎间盘的手术,并于 1989 年首次报道了该椎间盘假体的临床结果。由于移位和金属疲劳断裂等问题的显现,K. Schellnack 和 K. Büttner 开发出了新型号(SB 型 Charité Ⅲ)。后来,第一款颈椎间盘假体问世(Gill,1998 年)。非融合的椎间盘置换技术引发的争议延续至今。即使如此,椎间盘假体的探索、发明和改进到今天也没有结束。

总之,从 Hippocrates 起,一批杰出的医生对脊柱创伤、结核、侧弯、椎间盘退变、椎管狭窄等脊柱病变推出了一系列保守治疗和手术治疗技术,本节列举的医生仅是其中的一部分。用于脊柱矫形手术的各种器械,在 20 世纪下半叶进入快速发展阶段,这些新型植入物奠定了现代脊柱外科的基础。

脊柱外科的历史仍在延续。今天,昂贵的矫形和内固定器械大军充斥着市场,而我们是这场技术革命的目击者。然而,真正能证明新型植入物优势的研究少之又少。在我们看来,迄今为止,20 世纪那些最伟大的脊柱外科医生倡导的基本原则仍然没有改变,仍然没有一个"最好"的器械能适用于每一位患者和每一种脊柱疾病。只有时间能最公平地评价这些器械的有效性和安全性。

15.2　脊柱植入物分类

脊柱内固定植入物的分类方法随着脊柱外科技术的发展和演进也由简及繁。它们按临床使用、技术结构、解剖部位和手术方法的不同而不同。临床上通常以解剖部位来分类和叙述。下面以列表的方式加以叙述(见表 15.1)。

表 15.1　临床应用解剖分类

分　类		典 型 内 植 物
颈前路	融合固定系统	(1) 颈前路钢板固定系统 (2) 颈椎前路椎间融合器 (3) 颈椎人工椎体
	非融合系统	(1) 人工颈椎间盘 (2) 经椎体微创椎间盘减压术 (3) C2 齿突骨折固定螺钉

(续表)

分　类		典　型　内　植　物
颈后路		(1) 枕颈后路内固定：枕颈后路融合和固定椎弓根螺钉-钩-棒系统 (2) 颈后路椎弓根螺钉 (3) 颈后路椎板钢板内固定系统（单开门、双开门钢板）
颈胸椎后路		椎弓根螺钉固定系统
胸腰椎前路	融合固定系统	(1) 胸腰椎前路钢板 (2) 胸腰椎侧路椎体钉＋棒 (3) 胸腰椎人工椎体
	非融合系统	腰椎前路人工椎间盘
胸腰椎后路	融合固定系统	(1) 后路椎弓根螺钉＋棒＋板 (2) 小关节突螺钉 (3) 骶髂关节融合螺钉 (4) 棘突间融合板
	非融合系统	(5) 人工髓核 (6) 人工小关节 (7) 棘突间撑开器 (8) 各种纤维环增强/修复材料或装置 (9) 椎弓根螺钉＋弹性棒，动力棒 (10) 椎体球囊成形
骶、髂骨植入装置		(1) 腰骶骨椎弓根螺钉 (2) 骶髂关节融合螺钉
椎间融合器		(1) 颈椎间融合器 (2) 腰椎前路椎间融合器(ALIF) (3) 腰后路椎间融合器(PLIF) (4) 腰经椎间孔椎间融合器(TLIF) (5) 腰斜方入路椎间融合器(OLIF) (6) 胸腰椎侧路椎间融合器(XLIF, CrossFuse, DLIF) (7) 经骶骨轴向腰骶椎融合器(Trans 1) (8) 经椎间孔可扩展椎间融合器

15.3　颈椎内固定系统

本节着重叙述当今脊柱植入物设计和结构的一般原则，而不一一介绍具体的每一款产品的手术适应证、手术入路、手术步骤等技能部分。

15.3.1　颈椎后路内固定系统

1. 颈枕内固定技术

颈枕(occipito-cervical)固定通常由枕部固定和颈椎固定装置两个部分组成。枕部固定装置由不同几何形状金属环或板构成,其表面排布有用于螺钉固定的圆孔,比较理想的设计是这些圆孔应尽量与颅骨枕部的"人"字缝走向相对应,因为该部位较其他部位的骨质厚,固定钉不易穿透颅骨。枕骨螺钉一般用 3～5 枚直径为 3～4 mm,长为 10 mm、12 mm、14 mm 或 16 mm 的骨皮质螺钉。颈椎左右两侧的固定棒借助胸颈椎板钩(C2 - C4)或颈椎侧块螺钉或椎弓根螺钉固定于颈椎上。椎弓根螺钉直径多为 3.5 mm,长度为 12～22 mm。如有必要,两棒之间可用横向连接器相连,因此,整体结构的抗扭转力大大提高。固定棒的顶端与枕骨固定金属板相连。棒与枕骨环或板之间有一个 110°的夹角,手术中可根据具体情况以弯棒器调整此角度(见图 15.1)。另外也可以通过设计一个可调活动关节结构,依据需要随时调整所需角度并固定该角度(见图 15.2)。这种可调角度的设计目前也越来越普遍。

2. 颈椎后路钉棒固定系统

如前面介绍,去掉枕骨的固定部分,单纯用侧块螺钉和椎弓根螺钉加上棒组成颈后钉棒系统。所谓侧块螺钉和椎弓根螺钉本质上没有什么差别,只是钉植入的部位不同而已。椎弓根是整个椎体中最轻的骨质部分,经椎弓根螺钉固定是目前最为可靠的脊柱后路内固定技术。固定棒的材质绝大多数为钛合金。圆形固定棒的特点是其弧度可任意进行 360°机械性弯棒调整。此技术是在原钉-板技术的基础上发展而来的,其基本结构可视为常规椎弓根钉缩小版(见图 15.3),现为主流

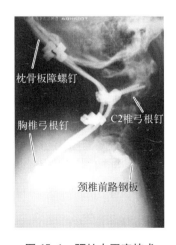

枕骨板障螺钉

胸椎弓根钉

C2椎弓根钉

颈椎前路钢板

图 15.1　颈枕内固定技术

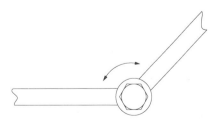

图 15.2　可调活动关节结构

内固定技术,已为广大脊柱外科医生所熟知。随着小直径椎弓根螺钉的出现和三维影像技术的发展,现在技术也越来越成熟。临床上主要用于解决骨折、肿瘤等椎管减压术后导致后方的结构缺如和不稳定问题。

3. 颈椎后路钩-棒固定技术

颈后路的固定装置也可以通过椎板钩(见图15.4)的装置固定于颈椎的椎板上。椎板钩直接与棒相连。其优点是手术操作技术较植入椎弓根螺钉或侧块螺钉容易,但固定的强度、稳定性和可靠性较椎弓根钉差。随着椎弓根钉手术技术的广泛推广应用,现在单纯颈椎椎板钩的临床使用已非常少,偶尔会见到与椎弓根螺钉混合作用的情况。

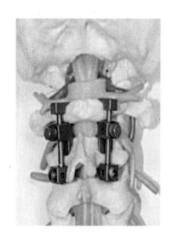

图 15.3　颈椎后路钉棒固定系统

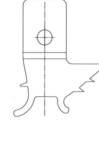
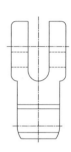
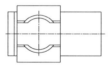

图 15.4　颈椎后路钩-棒固定技术

4. 颈椎后路钉-板固定技术

颈椎钉-板系统是颈椎后路较为早期的固定装置。比较典型的一款设计是原Sofamore-Danek公司的AXIS颈后路内固定系统。它们多由侧块螺钉和钢板组成。螺钉有不同长度,钢板上的螺孔设计可以让螺钉在孔内纵向和横向有较大的摆动距离,而螺钉均能与钢板之间有较大的接触面积。部分钢板因为在其侧边,上面和下面均设计有槽,钢板能向任何方向弯曲,包括扭转。最早期的钢板没有这样的机构,其万向弯板能力明显较固定棒差,所以手术中操作起来比较麻烦。另外,所有椎骨螺钉的小径在接近螺钉头部最后三道螺纹的位置为一锥形退刀位,不带螺纹,避免了应力集中,使在钢板与椎骨螺钉的界面上即使受到过多的拉力时也不至于断钉。

15.3.2　颈椎前路内固定系统

1. 颈前路钢板内固定系统

颈前路减压加椎间融合术(anterior cervical disc fusion,ACDF)是当前治疗

颈椎退行性变等疾病最为常见和经典的术式。

椎间融合现大多用不同材质的椎间融合器,如聚醚醚酮(PEEK)、碳素纤维、钛合金等,也可用同种异体骨或自体骨。为了使失稳的颈椎获得早期的制动和后期的骨性融合,通常都使用颈前路钢板内固定,这已得到学术界的认可。所有的颈前路钢板都是为了增加颈椎前柱的稳定性和保持颈椎的生理弧度。钢板在总体的设计上按生物力学分为两大类:固定型和动力型(见图 15.5 和图 15.6)。固定型是目前临床上使用最多的颈前钢板类型,与普通骨折创伤钢板相似,使用简单,固定可靠。动力型钢板是在类似于骨创伤加压钢板概念的基础上衍生而来,即依据生物力学的 Wolff 定律,骨生长只有在生物力学的应力环境作用下才能在形态、构造及力学性质上都进化成为相应环境下的最优结构。动力型钢板的设计使得固定螺钉或滑动块与钢板间在重力的作用(如患者立位时)有适度的滑动,重力可以直接向骨融合的生长面传导,从而减少了钢板螺钉的应力遮挡作用,促进骨折面愈合和塑形。在动力型钢板的钉孔设计上大多采用纵向长方形的钉孔设计,植入螺钉时应尽可能靠近长形钉孔的远离融合部位端,这样可以预留一定空间让螺钉向融合节段部位滑动,以达到加压融合的目的。还有一种动力板的设计是钉孔与固定钢板的钉孔一样均为圆孔,但与钉孔相连的是一滑动板,该板与主体钢板间可以滑动。植入螺钉时的原理与长形孔的方法相似,应先将滑动板推向远离融合节段端,再植入螺钉,这样滑动板可以向融合端加压滑动。

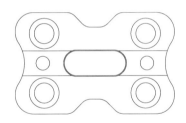
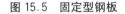
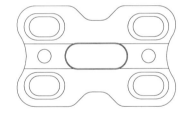

图 15.5　固定型钢板　　　　　图 15.6　动力型钢板

有不少的文献报道动力型钢板在骨痂或骨桥形成,以及融合率方面优于普通固定钢板,也有报道两者无差别。目前临床上动力型颈前钢板没有普通钢板普及,特别是用于多节段融合和骨折的患者。与骨科创伤钢板相似,颈椎钢板按防止螺钉从钢板退出的锁定机制分类,目前市场上大体归类为下列几种:

(1) 阻挡型(blocking):在钢板上设计有一可旋转的盖板盖在植入的螺钉头上防止螺钉退出(见图 15.7 和图 15.8),或在钢板上安置或加工如同按扣一样的弹簧结构,螺钉植入后弹簧丝(见图 15.9)或片可以恢复原位将螺钉头盖住,这些结构都可以起到阻止螺钉退出的作用。这种结构的优点是使用方便、操作简便,是目前市面上的主流产品。缺点是如果螺钉角度过大,阻挡装置有可能不能完全覆盖钉头。

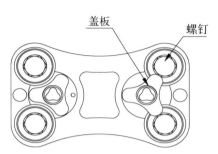

图 15.7　可旋转盖板阻挡结构

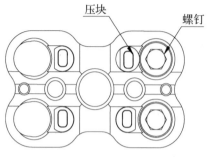

图 15.8　自锁型钢板

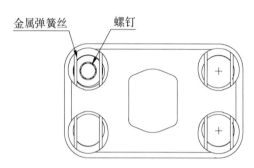

图 15.9　弹性钢丝阻挡结构

（2）自锁型（locking）：自锁型钢板在螺钉拧紧后可保证螺钉牢固固定于钢板上。这种机制通常是通过螺钉近螺头部的螺纹与钢板钉孔自身的螺纹和其他机械结构发生锁定关系，从而防止螺钉与钢板分离退出。这种结构的缺点是螺钉的进入角度要求比较高，否则锁定装置很难对合，目前临床上用得越来越少。

（3）子母螺钉型：先将母钉拧入，然后再将子钉拧入母螺钉钉头，以达到母钉膨胀固定于钢板，防止母钉脱出的效果（见图 15.10）。这种结构的特点是锁定效果牢靠。缺点是手术步骤烦琐，要备有两套螺钉系统。

颈椎钢板在设计的原则上大体都有两个弧度，以便与颈椎前方的解剖生理曲度相匹配（矢状面和水

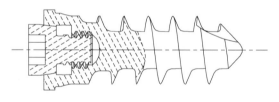

图 15.10　字母螺钉型结构

平面的两个前凸弧），如图 15.11 所示。矢状面的弧度可以在术中依据患者的具体解剖情况通过弯板器来适度微调，而水平面的弧度大体与颈椎椎体前缘一致，无须调整。另外，颈前钢板的表面要光滑，无锐性突起，以免磨损食道。钢板的厚度也是要考虑的因素。钢板太厚可能会对食道造成刺激，引起异物感或咳嗽。目前市面上大多数的钛合金钢板厚

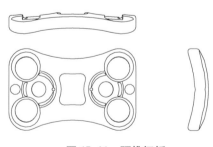

图 15.11　颈椎钢板

度在 1.8～2.5 mm 之间。

15.4　胸腰椎后路内固定系统

各种后路的脊柱复位固定系统均来源于几种基本器械的不同组合和发展。常用的后路脊柱固定基本器械包括可以植入不同脊柱节段的各种钉、钩、棒、板和横向连接器。胸腰段的椎弓根螺钉系统除了钉和棒尺寸不同外,在设计上没有差别。以往有不少的钢丝、钢缆、Harrington 氏棒和 Luque 氏棒,现在临床上已几乎不用,在本节不予介绍。

15.4.1　椎弓根螺钉内固定系统

椎弓根螺钉内固定系统从介绍到广泛推广经历了重重困难,但它最终大大推动了脊柱外科疾病手术治疗的进程。脊柱后路椎弓根螺钉系统是目前脊柱外科使用最多的内固定系统,约占国内脊柱外科手术的 70% 以上。目前,各种直径与长度的椎弓根骨螺钉正广泛应用于脊柱后路的手术中。在胸椎、腰椎,最常用的是后路经椎弓根椎体螺钉技术,但同样设计的椎弓根螺钉也可以用于脊柱的前外侧路的手术,这通常是用于脊柱肿瘤、结核和骨折的患者。利用这些螺钉可连接纵向矫形棒进行脊柱的多节段固定。椎弓根钉主体部分大多为钛合金,在 X 光下显影,对磁共振图像的干扰较小。

目前最为常见的一套完整的椎弓根螺钉系统是钉棒系统,在钉棒系统之前是钉板系统。钉棒系统的结构组成如图 15.12 所示。

常用部件组成如下:

1)椎弓根固定螺钉

(1)固定钉(见图 15.13)的钉头和钉体为一整体,在一直线上,钉头与钉体不能活动。固定钉主要用于短节段,上下椎弓根在一直线上,或在长节段固定时与万向钉混合使用。它不同于万向椎弓根螺钉,固定棒由螺帽直接固定在钉头本身结构上。因此,固

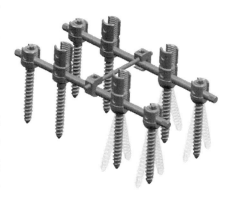

图 15.12　典型钉棒系统

定钉的固定比较可靠,不会像万向钉一样可能产生松动或微动。因此,在临床上发生断钉情况时,也以固定钉多见。缺点是在安装固定棒时由于角度或对线不好等情况,使用起来不如万向钉方便。

(2)万向椎弓根螺钉(见图 15.14):钉头可以在一定角度范围内任意方向活动,通常是整体 15° 的范围。螺帽固定矫形棒的同时,也将钉头固定在所需的方位。

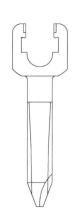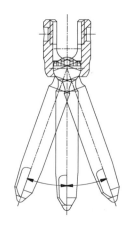

图 15.13　椎弓根固定螺钉　　　　图 15.14　万向椎弓根螺钉

矫形棒都是间接通过一压环或直接与钉头接触,螺帽拧紧后使所有结构成为一固定整体。在脊柱侧弯或畸形,或长节段固定时,万向钉特别适用。

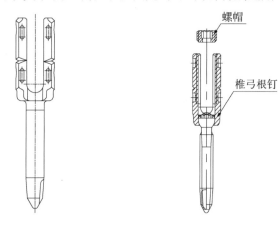

图 15.15　提拉钉　　　　　　　图 15.16　万向提拉钉

　　(3) 提拉钉(见图 15.15):既可以是固定钉也可以是万向钉(见图 15.16)。在设计理念上与同类的固定钉和万向钉都一样,仅仅是在钉头部加长,并在正常钉头长度的部位设计有预折断线。加长部分的螺纹与钉头部分螺纹一致,螺帽可以在棒放入钉槽后一直向下拧,有压棒和提拉椎体的效果。提拉和螺帽锁紧完成后,加长部分可以从预折线部分折断,加长部分折断后的螺钉与原固定钉或万向钉保持一致。提拉钉临床上主要用于脊柱滑脱的复位畸形的治疗。另外,为了达到提拉的效果,有时提拉不是通过钉头的加长来完成,而是通过压棒器(persuider)来实现提拉压棒,这种靠器械来实现的提拉效果不如加长提拉钉好,提拉的程度也相对较小。

　　2) 螺帽与钉头

　　螺帽是在矫形棒安装入钉头后将棒由上往下锁紧于钉头的装置。目前螺帽与钉头的设计有螺纹锁定(见图 15.17)和非螺纹锁定(见图 15.18)两种装置,临床上各有利弊。螺纹锁定为比较传统的主流产品,医生习惯使用这类产品,在拧紧的过程中有很好的器械回馈感。其缺点是在螺纹锁定过程中可能出现错丝或滑丝,多圈旋拧螺帽费时,螺帽拧紧的程度不易准确掌握,时常发生滑丝而损坏螺帽或钉头螺纹。因此,为应对锁紧螺帽的扭力不一致所导致的螺帽损坏问题,也有不少厂家设计有带扭力限定的螺帽,当扭力达到一定的设定值(通常为 $10\sim12\,N\cdot m$ 左右)时,螺帽上与上钉器接触的部分主动与螺帽断开,从而达到每个螺帽的松紧程度尽量均匀一致。另外,还有一种设计是扭力限定扳手(上钉器)。它与扭力限定螺钉不同,它是将扭力限定于上钉的工具。当扭力达

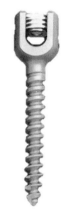

图 15.17　螺纹锁定

到限定值,扳手即刻卸力,不能再加力继续拧紧,达到保护螺帽的作用。非螺纹锁定装置,其钉头设计有一特殊缺口,锁定过程和力量基本由器械控制,单一动作即可完成,尽可能地排除了人为因素,锁定可靠,力量也均匀一致。目前该类设计为非主流产品,医生需一定时间来适应新概念,以及改变使用习惯。

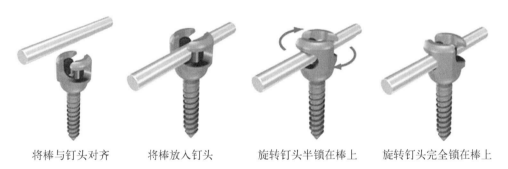

将棒与钉头对齐　　　　将棒放入钉头　　　　旋转钉头半锁在棒上　　　旋转钉头完全锁在棒上

图 15.18　矫形棒的非螺纹锁定

3)矫形棒

矫形棒是纵向连接椎弓根钉的圆形棒材装置。钉棒组合是目前临床上最为常见的使用方法,它已取代了以往的钉板和复位固定(reduction fixation,RF)钉系统。依据临床使用部位、结构和不同的应用,可选择不同的直径,胸腰椎常见直径有 4.5 mm(胸段);5.5 mm,6.0/6.25 mm(腰段);国外少数公司也有 7.0 mm 的产品。除了直径以外,矫形棒也可是其他生物材料,如钴铬钼合金。在不增加直径的情况下,使用同样直径的钴铬钼合金棒可以增加强度,用于脊柱侧弯的患者。但钴铬钼合金对磁共振影像的干扰比钛合金大,术后可能会对于使用磁共振随访来评估神经等软组织造成一定困难。近年来也有用高分子材料做成矫形

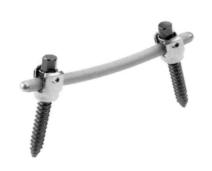

图 15.19 聚醚醚酮(PEEK)钉-棒系统

棒的,如聚醚醚酮(PEEK)(见图15.19)和聚氨酯(PU)。其设计的理念是该类材料的弹性模量和抗疲劳性能优于钛合金和钴铬钼合金,它们用来设计弹性固定装置,用来防止临近节段病变。但这类装置在美国 FDA 的上市批准中均是以固定融合的装置审批的,它们并没有被列入脊柱非融合系统(motion preservation)。目前也无明确长期临床随访数据证实该类装置可以预防临近节段病变、增加融合率或缩短融合时间。

4) 横向连接器

横向连接器(见图 15.20)是连接于两平行棒之间的钛合金结构,通常在多节段固定时,在两棒之间可以加装横向连接器,使整体结构的抗扭转力大大提高。在设

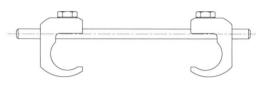

图 15.20 横向连接器

计时要考虑人体解剖部位尺寸,便于安装。它有不同长度尺寸可供选择。选择好大体尺寸后,其长短和角度还可进一步适度调节。

5) 侧块

侧块是一种与椎弓根钉连接的旁伸支架,用于辅棒系统,其结构如图 15.21 所示。

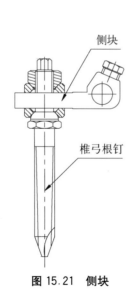

图 15.21 侧块

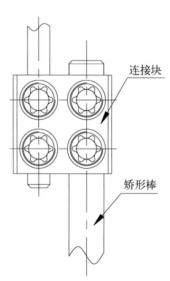

图 15.22 矫形棒连接块

6) 矫形棒连接块

矫形棒连接块是用来连接(加长)矫形棒的。其结构特点是在一方形的金属块内有两条平行并与固定棒直径相对应的孔道,将固定棒首尾分别插入孔道内,再用螺钉将固定棒固定,从而达到连接两棒和加长的目的(见图 15.22)。

15.4.2　骶骨螺钉内固定系统

骶骨是脊柱三维解剖结构中特殊的部位,它不具有典型的椎弓根,骨质具有相对多孔性。腰骶角的存在导致局部存在切应力,使得现有的各种腰骶椎固定手术出现骶骨螺钉松动、拔钉、断钉等问题,直接影响了内固定强度。

由于骶骨的特殊性,骶骨螺钉的固定有多种方法,这里不一一叙述。骶骨螺钉在结构设计上与普通椎弓根螺钉一致,只是直径增粗和长度加长。另外,依螺钉固定的角度和入路的不同,如从髂骨垂直入路,需有侧向连接器(见图 15.23)。

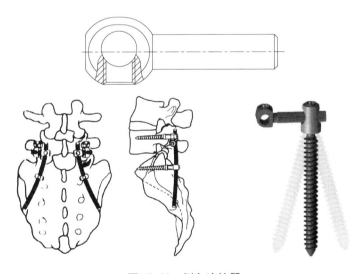

图 15.23　侧向连接器

15.4.3　小关节螺钉内固定系统

脊柱小关节即关节突关节,由上椎体的下关节突和下椎体的上关节突及关节囊所组成,具有稳定脊柱、引导脊柱运动方向的功能(见图 15.24)。大多小关节突固定装置是通过微创手术实现的。脊柱小关节螺钉是近年来发展较快的内固定技术之一,它的特点是创伤小,大多可以经皮完成,从而减少软组织的剥离,保存临近的小关节结构(见图 15.25)。力学测试表明它的力学强度和稳定性与传统的椎弓根螺钉相当。在临床使用中,它可以完全或部分取代常规椎弓根螺钉的使用(见

图 15.26 及图 15.27），从而达到与椎弓根螺钉相同的疗效。多个临床研究表明，与传统的椎弓根螺钉比较，小关节突螺钉用于融合术后假关节形成和再次手术的发生率低，疼痛评分减低明显，并发症少。

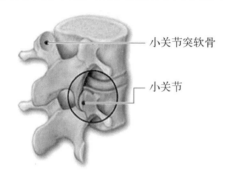

图 15.24 小关节解剖

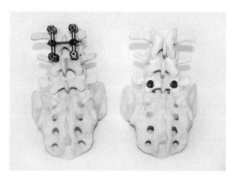

图 15.25 椎弓根螺钉与小关节螺钉单节段固定比较

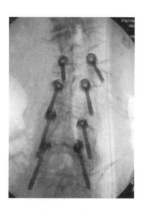

图 15.26 全小关节突螺钉固定

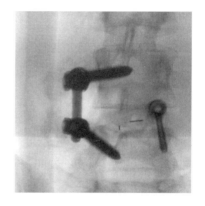

图 15.27 椎弓根螺钉与小关节螺钉混合使用

小关节突在人体腰骶部的解剖结构特点是关节面由下段的平行于冠状面（L5 - S1 和 L4 - 5）逐渐随着节段的上升转为平行于矢状面（L3 - L4，L2 - L3 和 L1 - 2）。这种结构上的差异使得小关节螺钉的设计上有多样性，以便于临床上使用。总体来讲，小关节螺钉的设计大致可分为经小关节突-椎弓根、经椎板和经小关节突 3 类（见图 15.28）。

1) 经小关节突-椎弓根型小关节螺钉

这类小关节螺钉最适用于下腰段，如 L5 - S1 和 L4 - L5，这两个下腰节段的小关节的关节面趋于与冠状面平行，也是临床退行性病变的好发部位，临床上的绝大部分患者病变在此部位。螺钉基本可以从后向前穿过同侧小关节突的上下关节面，从而进入到同侧的椎弓根内［见图 15.29(a) 和 (b)］，图 15.29(c) 为其三维示意图。

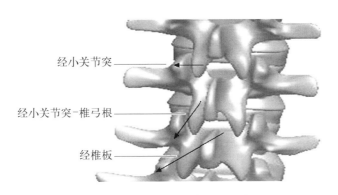

图 15.28 不同小关节螺钉入路

经小关节突
经小关节突 - 椎弓根
经椎板

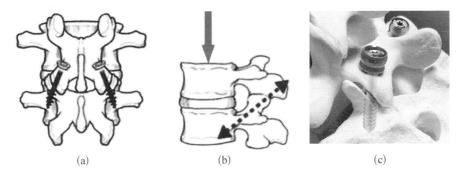

(a)   (b)   (c)

图 15.29 经椎弓根小关节螺钉入路

如果要再往上节段应用(L1 - L2,L2 - L3 和 L3 - L4),由于关节面趋于平行矢状面,如果还想从同侧穿经小关节的上下关节面突进入椎弓根,这样的进入角度就往往受到位于中线的棘突的限制,因此部分手术技术要将棘突切除再植入小关节突螺钉。很多脊柱植入物公司都有这类螺钉,特别是以微创技术见长的公司。以下介绍比较有代表性的该类螺钉的设计。

(1) FacetFuse™小关节螺钉(Spine Frontier 公司):该螺钉为全钛合金材质,空心钉设计可穿过导针,用于微创和小切口手术。与其他小关节螺钉不同,它采用万向钉头设计,钉头活动度较常规椎弓根螺钉大,更能适应小关节突角度的解剖变化(见图 15.30)。带齿盖帽的设计能增加钉头和小关节突的接触面积和稳定性,这种设计特别适合与加压螺钉配合使用(见图 15.31)。螺钉前端的进入椎弓根和椎体部分螺纹采用大间距的松质骨加压螺纹设计。螺钉直径为 4.5 mm,有长30 mm、35 mm 和 40 mm 3 个长度。

(2) Javelin® 微创锁紧小关节螺钉系统(美国 Amedica 公司):该螺钉系统是第一个唯一能锁紧螺钉和螺帽界面的经椎弓根小关节螺钉系统(见图 15.32 和图15.33)。它的特点是一旦螺钉与螺帽锁定,整个植入物就成了一个不能分离的整体,使得整个螺钉锁紧在小关节上,防止螺钉退出(见图 15.34)。空心钉设计便于穿行导针(见图 15.35),因此该系统可用于经皮或开放手术,给医生提供灵活的选择。总体上讲这个系统除了螺钉与螺帽界面的锁定设计,其他与前面介绍的 FacetFuse™小关节螺钉颇为相似。万向钉设计,总活动度为 40°(见图 15.36)。螺钉的尺寸如图 15.37 所示。

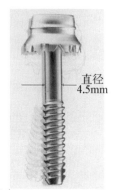

直径 4.5mm

长度：30 mm、35 mm、40 mm

图 15.30　FacetFuse™小关节螺钉

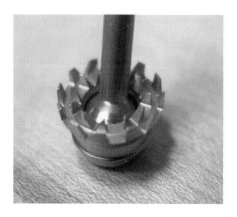

图 15.31　FacetFuse™螺钉钉头内侧

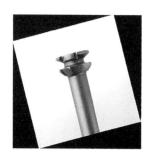

图 15.32　Javelin 螺钉头部与螺帽的锁定结构

图 15.33　Javelin 螺帽垫片结构

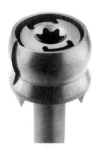

图 15.34　Javelin 钉头组合结构

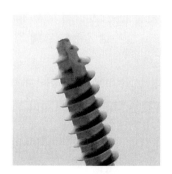

图 15.35　Javelin 空心钉和螺纹设计

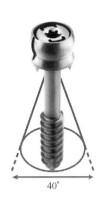

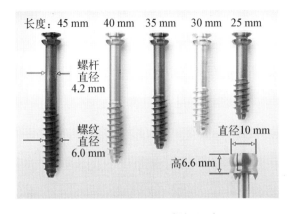

　　图 15.36　Javelin 万向钉设计　　　　　图 15.37　Javelin 螺钉尺寸

　　(3) 其他类型的经小关节-椎弓根型小关节螺钉(见图 15.38～图 15.41)：大多最适用于 L4 - L5 和 L5 - S1，它们主要是穿过上下小关节的表面而进入椎弓根，达到加压固定。用于上腰节段时受棘突的阻挡，有时也要将棘突部分或完全切除才能植入。在螺钉设计方面，美国 Interventional Spine 公司的 PERPOS^{TMP} PLS 螺钉系统中称为 BONE - LOK 的螺钉比较有特点，它由远端为双螺纹松质骨加压螺钉的螺杆、套在螺杆上的套筒、一个与用于和小关节表面贴服的万向垫片和一个可装拆提拉杆组成，如图 15.39(a)所示。适度加压在融合固定中是一个很重要因素。BONE - LOK 在设计中有一特殊的单向棘齿套管结构，它将钉锚的植入和加压分解为两个步骤(也称为继发性加压)，即先植入锚钉，然后经特殊器械通过提拉杆提拉锚钉、压迫垫片，使得近端的套筒沿密集单向棘齿向远端滑动，利用套筒不能后退的设计达到适度加压锁紧的功能，如图 15.39(b)所示。植入完成后拆除提拉杆，螺钉头部以外没有残留，使螺钉长度在手术现场与解剖结构完美匹配，不需要制备各种螺钉长度，减少库存。

　　因为小关节突螺钉大多经皮微创手术，所以螺杆多为空心设计，便于导针通过。大多数的小关节螺钉的前端都是松质骨加压螺钉的设计。

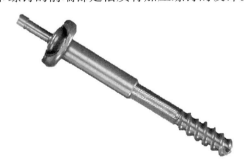

　　　　　　　图 15.38　BONE - LOK 小关节螺钉

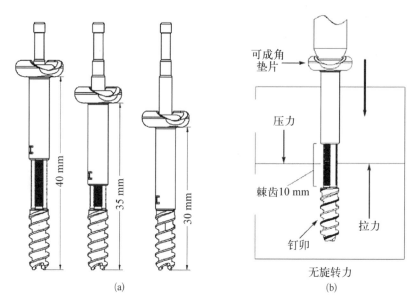

图 15.39　BONE‐LOK 螺钉的工作原理

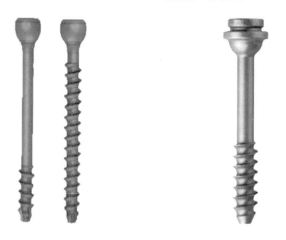

图 15.40　Trans 小关节螺钉　　　图 15.41　Nuvasive 小关节螺钉

2）经椎板小关节螺钉

经椎板小关节螺钉可以说是前面经小关节突-椎弓根螺钉的延伸。它主要加长了螺钉的长度，并适当改变了入路的角度，大部分的经小关节突-椎弓根螺钉也可以用于经椎板小关节螺钉。如前所述的小关节突的解剖特点，L4‐L5 以上的小关节突的关节面趋于向矢状面变化，由于棘突的存在使得在同侧难以将小关节螺钉经小关节面进入椎弓根。因此，我们须在对侧将螺钉穿过椎板和棘突再进入小关节突和部分椎弓根，从而解决入路角度的问题，同时也可完全保留棘突的原有结构。这种经椎板小关节突螺钉在临床的植入技术上比前面单纯的经椎弓根的小关节突螺钉稍复杂,因为该螺钉需要准确地穿经椎板、小关节突和椎弓根 3 个解剖结构。通常设计一穿刺导规以确保准确穿入(见图 15.42)。

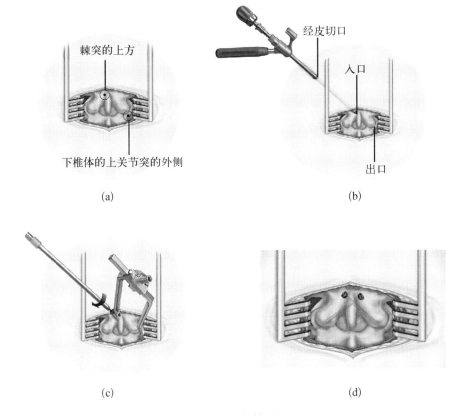

图 15.42　穿刺导规

(a) 螺钉进出的解剖结构;(b) 螺钉的经皮进入点;
(c) 选择性应用导规;(d) 双侧经椎板小关节螺钉解剖示意

这类螺钉比较有代表性的是美敦力(Medtronic)Facet Screw(见图 15.43)和强生公司的 Discovery™ 小关节螺钉(见图 15.44)。设计上都比较简单,为普通空心钛合金螺钉结构。

3) 经小关节突固定系统

在传统的经椎弓根小关节突螺钉的基础上,原美国 US Spine 公司(现美国 Amedica 公司)开发了一种十分简易的经小关节突的螺栓固定系统。螺栓本身仅穿通小关节突的两关节面,并由近端和远端带齿垫片夹具加压固定小关节,而螺栓本身不进入椎弓根。整个系统由两部分组成:小关节突螺栓(见图 15.45)和小关节突螺栓枪(见图 15.46)。螺栓全都是术前装配好的无菌产品,术中不用组装。植入物为钛合金材质,有不同的长度可供选择(见图 15.47)。该装置同样也是最适

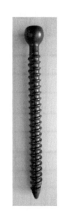
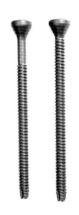

图 15.43　Medtronic　　　　图 15.44　Discovery™ (DePuy)

用于 L4 - L5 和 L5 - S1。为便于手术操作,术中并要求将棘突切除。该装置的特点是操作较传统的经椎弓根小关节突螺钉更简便,更节省手术时间(见图 15.48)。生物力学对比测试表明,这种经小关节的固定装置与传统的椎弓根螺钉固定在活动范围和脊柱节段稳定性方面整体相当。但测试数据也显示,带同种异体骨植骨的经小关节突固定螺栓在活动度方面较带同种异体骨植骨的椎弓根螺钉稍大,这意味着小关节螺栓能更好地让负载分担,而不至于应力集中在螺栓与骨的界面。这种微量的微型延伸有利于降低断钉和早期临近节段退变的风险,这些并发症常见于坚强的椎弓根螺钉固定。

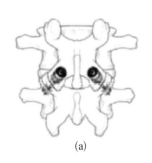
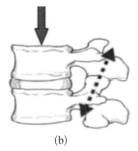
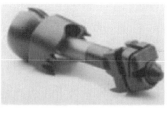

(a)　　　　　　　　(b)

图 15.45　经小关节突螺钉入路与螺栓

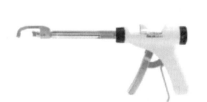
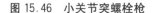
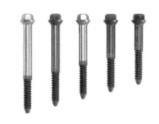

图 15.46　小关节突螺栓枪　　　图 15.47　螺栓长度为 30～32 mm

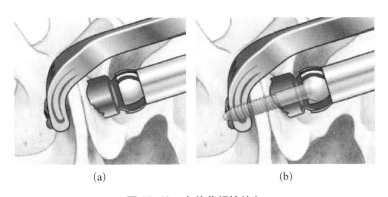

(a)　　　　　　　　　　　(b)

图 15.48　小关节螺栓植入

15.4.4　骶髂关节螺钉融合系统

骶髂关节(sacroiliac joint 或 IS joint)由骶骨与髂骨的耳状面相对而构成(见图 15.49)。其大小个体差异较大,即使在同一个人两侧也不尽相同。对于人类,骶骨支撑脊柱,而骶骨又由两侧的髂骨支撑。在临床范畴,大多数骶髂关节功能紊乱和退行性病变也可看成是脊柱外科的延伸部分,属于脊柱外科。但骶髂关节的创伤多伴有骨盆骨折,后者多属创伤骨科。

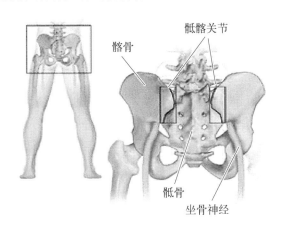

髂骨　　　骶髂关节

骶骨　　　坐骨神经

图 15.49　骶髂关节解剖示意图

以前对于骶髂关节的退行性病变和骶髂关节紊乱症没有十分有效的治疗。通常首先是局部封闭注射等保守治疗,患者病痛可以得到暂时缓解,但很难根治。其次也可以进行开放性的骶髂关节融合术,手术创伤较大,开展不是很普遍。近年来随着对这类疾病的认识和诊断水平的不断提高,以及微创技术的发展,采用微创内固定的手术治疗使这些疾病的治疗取得了长足进展,得到了较好的临床效果。这类产品和技术在欧美国家已有很多,技术原理和手术方法都大同小异,这里介绍有代表性的两种产品。

1. TriCor 骶髂关节融合系统

TriCor 骶髂关节融合系统是美国捷迈(Zimmer)脊柱公司代理、由美国 X‐Spine 研发生产的产品。该产品在 X‐Spine 公司的产品名为 SILEX™,实为同一产品。该系统包括不同直径和长度的空心螺钉用于不同患者的解剖尺寸。螺钉均为符合 ASTM136 标准的钛合金材质,并可供选择外层有纯钛镀层的螺钉。纯钛涂层符合 ASTM1580 标准。所有的螺钉为一次性使用。螺钉钉体上设计有开口,植骨材料可通过开口引入到融合部位。双螺纹压缩螺距设计可以压缩骶髂关节,加强固定和融合。纯钛浆涂层有助于骨性附着生长和稳定。

手术器械设计从后外侧入路,直接显露骶髂关节并进行骶髂关节的去骨皮质,这个去皮质步骤能促进融合。钻头可以自动采集自体骨组织,将这些植骨材料放置在融合部位或放在螺钉内加强融合效果。典型的融合术式如图 15.50 和图 15.51 所示。

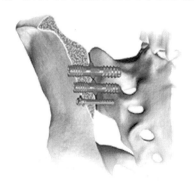

图 15.50　骶髂螺钉植入部位

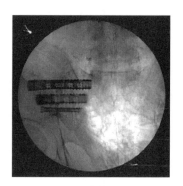

图 15.51　骶髂螺钉植入后 X 光片(A‐P 位)

TriCor 骶髂关节融合系统由以下配件组成:

(1) 直径为 12.5 mm 的锚钉,30～70 mm 长(长度每 5 mm 递增),钛浆涂层增加摩擦力和提供生物活性表面,钉体开口可将植骨材料送达骶髂关节融合部位(见图 15.52)。

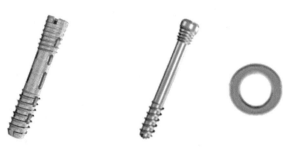

图 15.52　锚钉　　　　　图 15.53　锁定螺钉和垫片

（2）直径为 7 mm 的锁定螺钉，30～70 mm 长（长度每 5 mm 递增），选配的 13 mm 垫片用来分散负荷（见图 15.53）。

2. iFuse 骶髂关节融合螺钉系统

iFuse 骶髂关节融合螺钉系统是由美国 SI-Bone 公司开发的微创手术植入物系统。它主要是为传统开放性骶髂关节融合术提供另一种治疗选择，其适应证与其他同类装置一样。手术是将 3 枚钛金属植入物通过手术方式横跨植入骶髂关节，形成一牢靠和坚固的结构来融合和稳定骶髂关节（见图 15.54）。手术植入通过一小切口，费时大约为 1 h。使用 iFuse 系统无须骨形态蛋白（BMP）和自体骨移植，也无须椎弓根钉棒、空心钉、空心加压螺钉、关节间带螺纹融合器和其他骨折固定螺钉。iFuse 植入物的设计较为特别，为三角形设计，这种外形设计减少了旋转。坚强的钛合金结构和植入物的几何形状可使融合部位获得即刻的稳定性，同时严密配合也减少了植入部位的微动。该植入物和手术技术与其他腰椎融合装置的应用不冲突。与其他骶髂关节螺钉一样，该系统采用微创手术入路，它较传统骶髂关节手术入路创伤小。通过大量的临床应用和文献报道，该系统具有临床的有效性和安全性，是用于骶髂关节融合治疗的选择方法之一。微创手术入路较传统骶髂关节手术入路创伤小。

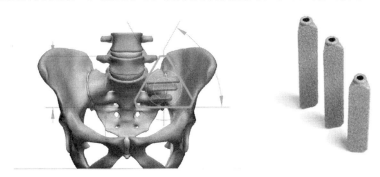

图 15.54　iFuse 骶髂关节融合螺钉系统

15.4.5　棘突融合钢板固定系统

脊柱棘突间融合钢板是近年来在脊柱外科出现的一种新型后路内固定技术。该装置是用微创方法植入棘突间的一种非椎弓根螺钉辅助融合固定器械。它通过脊柱后路融合节段部位的小切口，在棘突间侧方将融合钢板固定附着在脊柱棘突上，对脊柱的骨性组织结构破坏极小，出血少，对脊髓和神经组织损伤危险极低，操作技术安全简单，容易翻修。棘突间融合钢板这类装置通常术中在融合钢板间植骨（自体骨或同种异体骨）。棘突间融合钢板一般只用于单节段的非颈椎段的脊柱（T1-S1）。但随着技术的成熟和扩散，临床适应证也在不断地扩大，有不少多节段叠加安装临床使用案例。通常该装置与腰椎前路融合术（ALIF）、腰椎后路融合术(PLIF)、腰椎椎间孔入路融合术(TLIF)和腰椎侧路融合术(XLIF,DLIF)联合使用,它可完全和部分取代后路的椎弓根螺钉的内固定。该装置在作用原理上除了有融合固定棘突的作用外,其本身实质上可在体内起到一持续撑开固定器作用,从而可以达到扩大椎间孔、减轻椎间盘突出和缓解神经根压迫的目的。近来也有不少单独使用棘突间融合钢板来治疗退行性脊柱病变、椎管狭窄、椎间盘突出的报道,获得了极好的疼痛缓解和功能改善的临床效果。术中视病情的需要和术者的判断力也可结合施行椎板减压和小关节突融合术。临床主要用于椎间盘退行性病变、腰椎滑脱、椎管狭窄和创伤等。

不少国外厂家都有棘突间融合钢板产品上市,设计上各有一些特点,但基本原理都是大同小异。

BacFuse棘突融合钢板最大的特点是两融合板的连接部比较宽,呈一瘪桶状结构,有不同的宽窄供棘突间撑开高度选择[图15.55(a)]。该瘪桶部的宽度直接决定棘突间撑开的距离,它直接接触到上下棘突的基底部[图15.55(b)]。而两棘突融合板内侧的棘齿仅仅是咬合在上下棘突面上,起到更进一步的支撑和保持原位固定作用。该瘪桶结构也可作为植骨材料的填充腔隙,它靠上下棘突侧和前侧有三个窗口与外相通,以利骨性组织长入促进融合[图15.55(c)]。两侧钢板的"S"形设计使多节段连续叠加安装成为可能[图15.55(d)]。

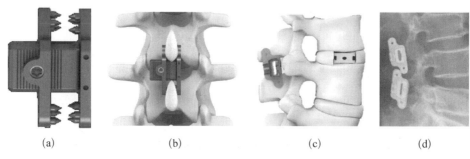

(a)　　　　　　(b)　　　　　　(c)　　　　　　(d)

图15.55　BacFuse棘突融合钢板

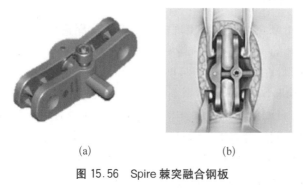

(a)　　　　　　(b)

图15.56　Spire棘突融合钢板

Spire结构较BacFuse简单[见图15.56(a)],两融合板间的连接杆比较细小,连接杆只有一个型号尺寸,其连接部没有像BacFuse的瘪桶状连接部一样的直接支撑功能,而是依靠棘突融合板内侧的棘齿咬合脊柱棘突来达到撑开和固定作用[见图15.56(b)]。

融合板没有"S"形可多节段叠加的使用设计。

15.5　脊柱内固定系统的有限元分析

作为案例,这里阐述椎体骨折内固定方案力学效果的有限元分析与比较。

椎体骨折后,钉棒系统是临床上常用的脊柱内固定系统,不同的固定方案的生物力学效果具有较大差异,因此,通过有限元计算分析不同固定方案的力学效果对于优化治疗方案具有重要的参考价值。

1. 爆裂性骨折三维有限元模型的建立

在完整 T11 – L1 三维有限元模型上建立 T12 椎体爆裂性骨折线模型,如图 15.57 所示。同时,建立单运动节段固定模型[见图 15.58(a)]、短运动节段 4 钉固定模型[见图 15.58(b)]、短运动节段 5 钉固定模型[见图 15.58(c)]。

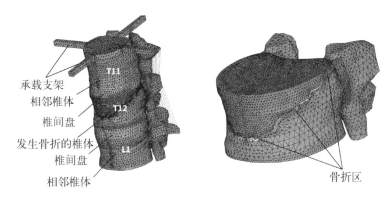

图 15.57　T11 – L1 爆裂性骨折模型

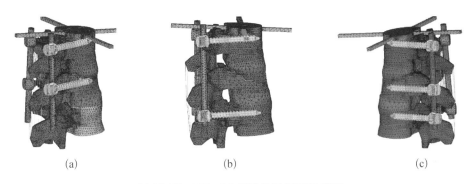

(a)　　　　　　　　　(b)　　　　　　　　　(c)

图 15.58　T11 – L1 爆裂性骨折固定模型

(a) 单节固定;(b) 短节 4 钉固定;(c) 短节 5 钉固定

2. 爆裂性骨折不同固定方案的对比分析

约束 L1 椎体的下表面,在刚性加载核上施加 420 N 垂直压缩载荷和 8 N·m

(扭矩的单位：N·m)的屈伸、侧弯、扭转载荷。计算分析不同载荷下 4 个模型的生物力学行为特性,计算结果如图 15.59 所示。

从图 15.60 和图 15.61 可以看出,单运动节段的固定不能提供足够的稳定性,而短节段 5 钉固定可以保证相对理想的稳定性和活动度。

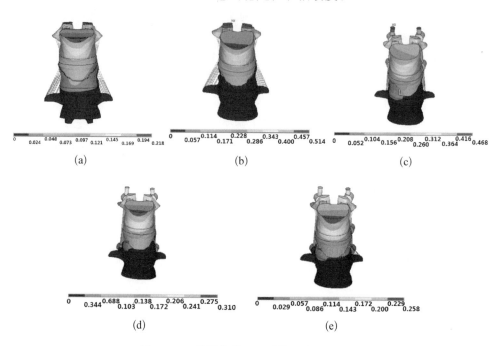

图 15.59　前屈载荷下五种模型的位移分布
(a) 正常模型;(b) 骨折模型;(c) 骨折单节固定模型;
(d) 骨折短节 4 钉固定模型;(e) 骨折短节 5 钉固定模型

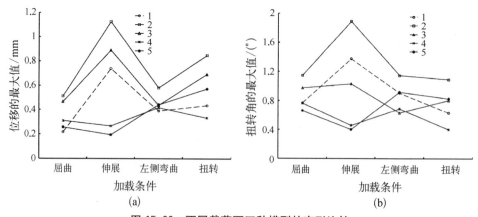

图 15.60　不同载荷下五种模型的变形比较
(a) 位移;(b) 扭转
1—完整脊柱;2—骨折脊柱;3—骨折单节固定;4—骨折短节 4 钉固定;5—骨折短节 5 钉固定

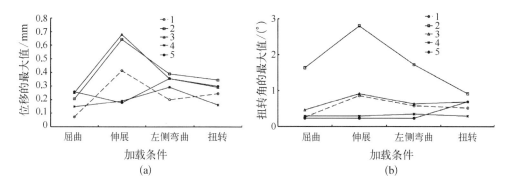

图 15.61　五种模型中 T12 在不同载荷下的变形比较

(a) 位移；(b) 扭转

1—完整脊柱；2—骨折脊柱；3—骨折单节固定；4—骨折短节 4 钉固定；5—骨折短节 5 钉固定

15.6　椎间融合器

15.6.1　椎间融合器的诞生

　　脊柱融合是脊柱外科应用最广泛的技术之一，主要通过建立脊柱即刻稳定以及植入物的骨生成、骨诱导、骨传导作用来促进脊柱骨性融合，已被公认对于这类疾病有较好的疗效。20 世纪 50 年代，Cloward 首先提出后路腰椎融合术（PLIF）[9]，该技术已发展成为当今脊柱外科基本术式之一。但单纯的后路腰椎融合有很大的弊病，为了促进脊柱融合，Cloward 等相继提出在椎管减压后椎体间植骨的设想，并应用于临床。在随后的临床应用中，单纯椎间植骨暴露出不少缺陷：① 椎体不融合率高且易形成假关节；② Dennis 等认为几乎 100% 的患者有术后椎间隙高度丢失，不能从根本上解决根管狭窄、小关节承受异常应力等问题[10]。

　　为了克服这些不足，1979 年，Bagby 开发了一个不锈钢中空带孔柱状体，内部填塞减压手术中切除之骨碎片，用于马的颈椎椎间融合术，称 Bagby 笼（Bagby basket），获得了 88% 的融合率。1983 年，Bagby 与 Kuslich 合作，将该技术用于人的腰椎椎间融合手术[11]，并增加了表面螺纹，材料使用钛合金，即为 BAK（Bagby and Kuslich）融合器，术后证实达到了较好的融合效果。

　　此后，椎间融合器（interbody fusion cage，简称 cage）在椎间融合术中的应用逐渐增多，其应用能维持椎间隙的高度、恢复前中柱的支撑、增加椎间孔容量、解除神经根受压、防止椎间隙塌陷及假关节的形成[12]。

　　椎间融合器是继椎弓根内固定后的重要进步。在生理上，80% 的脊柱负荷由椎间盘传递，单纯后路椎弓根内固定时，负荷完全由后方结构传递，可能导致内固定失败,如断钉和螺钉切割椎弓根移位。对伴有骨质疏松的患者或需矫正畸形(滑椎、后凸、侧弯)的患者来说,椎间融合器尤为重要。单独使用融合器时,融合器可陷入椎体或移位,故多与后路内固定联合应用。使用融合器后,后路内固定的要求也可降低。部分椎间融合器普通病例可不用椎弓根内固定,简单的经椎板的关节突螺钉固定即可。目前,利用椎间融合器实现椎间融合已成为治疗腰椎不稳、腰椎管狭窄、退变性椎体滑脱、退变性脊柱侧弯、假关节及退变性椎间盘疾病等颈部、胸腰部、腰部疾病的主要手段。

椎间融合器的基本结构类型及适用部位如图 15.62 所示。

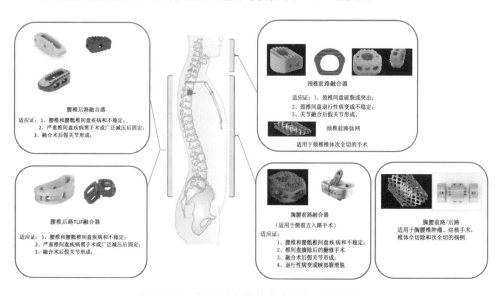

图 15.62　椎间融合器基本类型与适用部位

15.6.2　椎间融合器的设计原理

椎间融合器的设计原理来源于 Bagby 提出的撑开-压缩稳定(distraction-compression stabilization)效应[13]。Brodke 等也通过实验证实,融合器的稳定性主要来源于其获得撑开-压缩效应和界面负荷均分作用[14],即在植入椎间融合器后,撑开力能够使融合节段的肌肉、纤维环和前、后纵韧带处于持续张力状态,使融合节段和融合器达到三维超静力学固定,同时其上、下螺纹能够旋入上、下终板,起自稳作用。其次,椎间融合器具有良好的解剖学支架功能。一方面,通过恢复椎间隙的高度,以恢复脊柱前、中柱的应力及稳定,恢复、维持、稳定脊柱固有生理凸起,扩大椎间孔,缓解神经根的受压。椎间隙高度的恢复可以间接地复张由于椎间隙高度的丢失而致折叠的黄韧带和被压缩的纤维环,从而使中央椎管的狭窄得到明显的改善,增加椎管前后径,减轻原有椎管内占位[15,16]。另一方面,融合器还可以为脊柱提供即刻和早期的融合稳定性,能够通过撑开-压缩所产生的作用力与反作用力获得抗剪切、旋转效应。融合器的中空结构为其内的松质骨融合提供了良好的力学环境,从而达到界面永久融合的目的。

15.6.3　常见椎间融合器类型

常见的椎间融合器按照形状可分为螺纹状、矩形和垂直环形 3 种,其制造材料通常有钛合金、聚醚醚酮(polyetheretherketone,PEEK)、碳纤维等。

1. 螺纹状融合器

以 BAK 及 TFC 为代表的钛合金带螺纹水平圆柱形椎间融合器(见图 15.63)作为最早应用于临床的椎间融合装置,得到了广泛的应用并取得了确切的疗效。1992 年,Kuslich 和 Dowdle 分别施行第一例人的后路和前路 BAK 融合术。植入后,融合器表面的螺纹可咬合上、下终板,达到自稳。纤维环、前后纵韧带由于被撑开,处于张力状态,形成"撑开-压缩张力带"效应,从而维持融合器的稳定和椎间隙的高度。尽管螺纹状融合器的疗效已到得证实,但是在其长期的临床使用过程中也发现了很多问题[17,18]:① 融合器表面的螺纹对终板的切割导致终板破坏,且融合器与终板接触面积小,局部压强增大,易引起下沉;② 圆柱形椎间融合器上预留的孔较小,孔内填充的植骨材料与上、下椎体终板之间的接触面积有限,减低了融合率;③ 与方形融合器比较,撑开相同的椎间隙高度,需植入直径更大的圆柱形椎间融合器,在植入过程中,需切除更多的椎板及小关节,导致后方结构大量损伤,破坏了稳定性,占用了更多的椎间隙空间,使得能够植入碎骨块的空间有限,降低融合效果。并且植入大号的融合器的过程中,必然对神经根及硬膜的牵拉增多,导致损伤的风险增大。

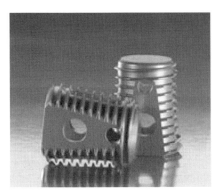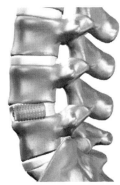

图 15.63　螺纹状椎间融合器

2. 矩形融合器

近年来,矩形融合器的研究及应用较为广泛。常见的设计为中空长方体形或子弹头形,中空上下两端及侧面均有大孔,与椎体接触的一面两边有齿状设计,防止其从间隙内脱出。其框架结构在力学上起到支撑的功能,中空部分置入的自体松质骨则有融合作用。其中,最具代表性的是聚醚醚酮融合器,如图 15.64 所示。PEEK 材料的优点:可透过 X 光,也可做 CT 和 MRI 检查;弹性模量接近人体皮质骨,应力遮挡小;具有抗腐蚀性、较好的生物相容性、融合率高,是目前国外应用最广的融合器。但在临床使用中也暴露出一些问题,如:融合器松动、神经根损伤、融合器塌陷、椎间隙及椎间孔高度减小、椎间不融合等[19]。

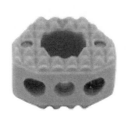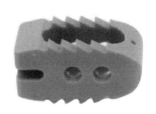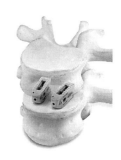

图 15.64　PEEK 椎间融合器

碳纤维椎间融合器是 Brantigan 和 Steffee(1991 年)根据三面皮质骨结构设计并应用于后路腰椎融合术的矩形融合器(Brantigan I/Fcage,I/Fcage)。碳纤维材料的弹性模量接近人体皮质骨,应力遮挡较小,能有效恢复脊椎的生理弯曲。其上下表面的棘状突起可有效地防止融合器的滑移。其突出的优点是碳纤维椎间融合器透光性好,前后缘镶有钛珠,可透过普通 X 光准确清晰地观察植骨融合情况。碳纤维椎间融合器取得了较好的临床效果,但碳纤维材料容易造成关节内感染、滑膜炎、淋巴扩散,且脆性大,容易造成融合器装置破坏,引起组织学反应。

如图 15.65 所示的矩形钛合金椎间融合器在临床上也广泛的使用,并取得了较好的临床效果。但也暴露出较多的问题,如不能从 X 光片判断其内部骨融合情况、存在应力遮挡、异物感、金属结构松脱等并发症。另外,在 CT、MRI 图像产生伪影不利于对融合器的影像学评价,这些均限制了其临床应用。

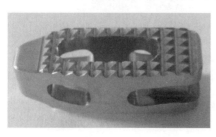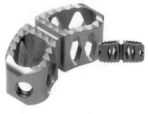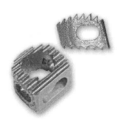

图 15.65　矩形钛合金椎间融合器

3. 垂直环形融合器

垂直环形融合器以 Harms-mesh 钛笼和环形融合器等为代表，如图 15.66 所示。其设计开始于 20 世纪 70 年代初，主要模拟环状的自体或同种异体长骨圈的骨移植。90 年代由 Harms 设计的 Harms-mesh 钛笼是目前应用最为广泛的融合器之一。与前两种设计不同的是，该型融合器是垂直放置的，可在术中根据融合需要剪切钛笼，以调整高度。一

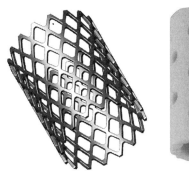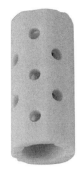

图 15.66　垂直环形融合器

般应用于前路融合，并需配合前路或后路的固定。该型融合器可提供即时的脊柱前柱稳定，并能基本恢复椎间隙高度，故常用于因椎体感染、结核、畸形、骨折而需行椎体次全切除术后脊柱稳定性重建，其边缘过于锐利，植入后下沉不可避免，且有发生断裂、倾斜的可能。

除手术技术因素外，椎间融合器的结构与材料对远期疗效起着关键作用。不同手术方式加之不同椎间融合器往往意味着不同的临床效果。理想的腰椎椎间融合器应能纠正腰椎畸形，保持节段稳定直至完全融合，并提供有利于融合的理想力学环境。但随着随访时间的延长，目前临床上使用的各类椎间融合器都存在着移位、沉降、应力遮挡、邻近部位骨吸收、迟发性炎症反应等并发症，而且越来越多。此外，如何使得融合器更符合人体解剖特点，真正达到个体化要求，也是必须考虑的问题。因此，椎间融合器的发展还有很长的路要走。未来的椎间融合器将向着更大的融合面积、更接近正常脊柱生理曲度、更方便的植入路径、更符合人体正常椎间隙解剖学形状、更好的生物相容性、更符合正常脊柱生物力学特性等方面发展。

4. 3D 打印多孔结构融合器

随着 3D 打印技术的不断发展，一种基于 3D 打印技术的新型多孔结构椎间融合器（见图 15.67）已成为研究热点，这种多孔结构融合器克服了传统钛合金融合器与人体骨组织弹性模量不匹配的缺陷，具有适合骨长入的微孔结构，能有效克服移位、沉降、应力遮挡等问题。

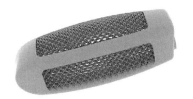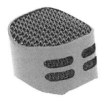

图 15.67　多孔钛合金融合器

15.6.4　融合器力学性能有限元分析

1. 几何模型与计算载荷的确定

这里利用 ANSYS13.0 软件模拟分析 PEEK 材料椎间融合器在人体颈椎、胸腰椎部位各种受力状态下的应力应变特性,从而从系列产品中找出承载能力最差的规格产品,送交 CFDA 有关部门检测。用于颈椎、胸腰椎部位的椎间融合器几

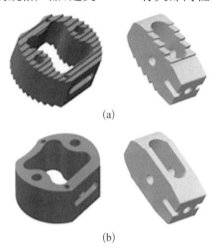

(a)

(b)

图 15.68　椎间融合器 CAD 模型及其简化模型

何模型如图 15.68(a)所示。为便于对椎间融合器的有限元分析,按照参考文献[20]将有待分析的融合器模型上、下表面小齿简化为平面,如图 15.68(b)所示。通过将载荷加于齿面的非简化模型与简化模型对比计算,可以证明这种简化的可行性,简化前后的应力变化趋势一致。建立与椎间融合器上表面完全匹配的上终板模型,以向椎间融合器施加载荷。根据参考文献[20]和[21],分别采用 45 N、350 N、400 N(正常情况下颈椎、胸腰椎所承受的重量)垂直载荷、45°剪切载荷以及在压缩状态下施加扭矩模拟脊柱垂直压缩、剪切和扭转运动。

各承载状态下不同椎间融合器的载荷值如表 15.2 所示。

表 15.2　融合器计算载荷

	垂直载荷	剪切载荷	扭　矩
颈椎间融合器	45 N	45 N	5 N·m
胸腰椎间融合器	350 N	350 N	/
腰椎间融合器	400 N	400 N	/

2. 颈椎融合器有限元分析计算

模型导入:导入的颈椎融合器模型如图 15.69 所示。针对该模型,选用三维实体单元。选用单位为 SI(mm)。

材料属性:模型中椎间融合器及上终板材料如表 15.3 所示。

截面属性:截面类型定义为实体,各向同性材料。

将融合器与上终板模型进行组装,并在上终板和椎间融合器之间建立接触对,如图 15.70 所示。

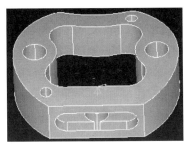

图 15.69　导入的颈椎融合器模型

表 15.3　材料属性

材　　料	弹性模量	泊松比
椎间融合器	3 660 MPa	0.4
上终板	3 000 MPa	0.25

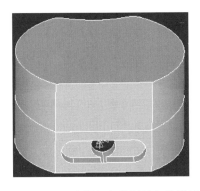

图 15.70　融合器与上终板的组装模型

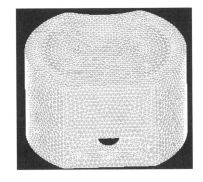

图 15.71　网格划分后的颈椎融合器模型

施加边界条件与载荷：在椎间融合器下表面建立约束（UX\UY\UZ=0），上终板分别施加总和为45 N的面载荷、45N 45°剪切载荷和 45 N 正压力载荷下5 N·m的扭矩 3 种工况。

网格划分：采用自由网格划分技术，四面体单元进行网格划分，如图 15.71 所示。选择单元库为标准单元库，确定二次单元（Quadratic），确定单元的特性为完全积分单元。

分析计算所得 45 N 面载荷条件下，颈椎融合器模型的应力应变云图如图 15.72 所示，其最大应力和最大应变分别为 1.75 MPa 和 1.32×10^{-6}。

分析计算所得 45 N 45°剪切载荷条件下，颈椎融合器模型的应力应变云图如图 15.73 所示，其最大应力和最大应变分别为 4.72 MPa 和 6.89×10^{-6}。

其他仿真条件不变，对颈椎融合器上终板在 45 N 正压力的基础上施加 5 N·m 的扭矩，得到的应力应变云图如图 15.74 所示，其最大应力和最大应变分别为 50.77 MPa 和 9.61×10^{-5}。

3. 胸腰椎融合器有限元分析计算

颈椎融合器模型如图 15.75 所示。

椎间融合器及上终板材料如表 15.3 所示。各向同性材料。

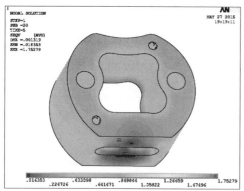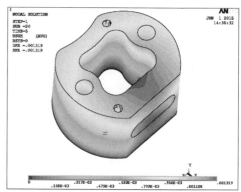

图 15.72　45 N 面载荷条件下颈椎融合器应力应变云图

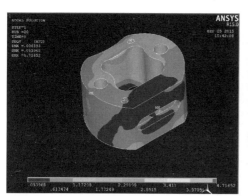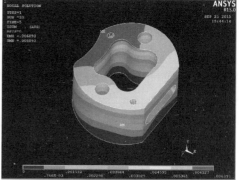

图 15.73　45 N 45°剪切载荷条件下颈椎融合器模型的应力应变云图

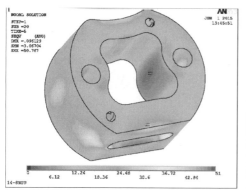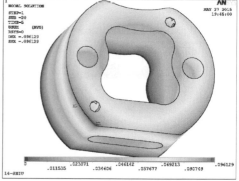

图 15.74　45 N 正压力的基础上施加 5 N·m 扭矩载荷条件下颈椎融合器的应力应变云图

将融合器与上终板模型进行组装，并在上终板和椎间融合器之间建立接触对，如图 15.76 所示。

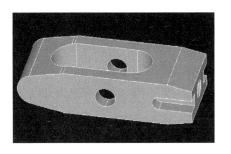

图 15.75　导入的胸腰椎融合器模型

在椎间融合器下表面建立约束（UX\UY\UZ＝0），上终板分别施加总和为 45 N 面载荷和 45 N 的 45°剪切载荷两种工况。

采用自由网格划分技术，四面体单元进行网格划分，如图 15.77 所示。

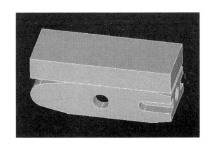

图 15.76　胸腰椎融合器与上终板的组装模型

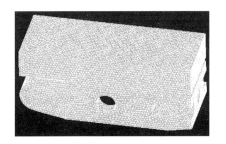

图 15.77　网格划分后的胸腰椎融合器模型

分析计算所得 45 N 面载荷条件下，胸腰椎融合器模型的应力应变云图如图 15.78 所示，其最大应力和最大应变分别为 35.26 MPa 和 2.98×10^{-5}。

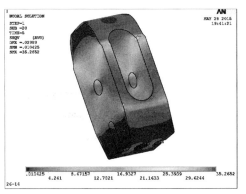

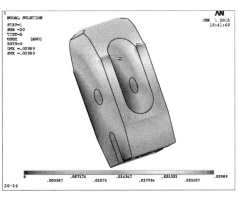

图 15.78　45 N 面载荷条件下胸腰椎融合器应力应变云图

分析计算所得 45 N 45°剪切载荷条件下，胸腰椎融合器模型的应力应变云图如图 15.79 所示，其最大应力和最大应变分别为 105.2 MPa 和 1.29×10^{-4}。

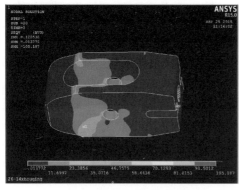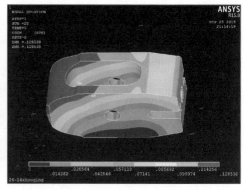

图 15.79　45 N 45°剪切载荷条件下胸腰椎融合器模型的应力应变云图

15.7　人工颈椎间盘

15.7.1　发展历程

人工椎间盘置换术（artifial cervical disc replacement，ACDR）是脊柱非融合手术的重要代表。人工椎间盘的试验研究，从 20 世纪 50 年代开始，经过一些曲折，在 80 年代该技术复兴，到 90 年代成为临床可供选择的方法之一。进入 21 世纪后，人工椎间盘得到了广泛认可并取得蓬勃发展，其中人工颈椎间盘起步略晚于人工腰椎间盘，但到目前为止也有近 20 年的临床经验[22]。

1956 年，van Steenbrugghe 首次提出椎间盘假体的概念，17 年后，他和 Urbaniak 等报道了第一个人工椎间盘假体植入黑猩猩体内的情况，这是第一例针对动物的椎间盘置换术。最早应用于临床的人工椎间盘于 1964 年由瑞典医生 Fernström 完成[23]，他们将不锈钢球样假体植入腰椎和颈椎的椎间盘间隙，共将 191 枚假体植入了 125 名患者身体中。随后，南非的 Reitz 和 Joubert 也报道使用金属假体置换颈椎间盘治疗顽固性头痛和颈臂痛，对大量病例进行长达 7 年的术后随访，发现假体移位和下沉率高。而且 Fernström 本人也承认临床效果差，故金属假体逐渐被临床淘汰。

20 世纪 80 年代，脊柱关节成形术再次兴起，当时主要是研制和使用腰椎间盘假体。1982 年，德国的 Schellnack 和 Buttner-Janz 开始了 SB Charite 人工腰椎间盘应用的研究，这是第一款真正意义上的人工腰椎间盘（见图 15.80）。他们基于低摩擦率的原则（该原则在整个关节置换中被证明是成功的），在两个非常光滑的金属终板中间用关节连接 1 个超高分子量聚乙烯滑动核，在纤维环的容纳中模仿髓核运动。1984 年，H. Zippel 教授首次完成该椎间盘的植入。1989 年，Charite

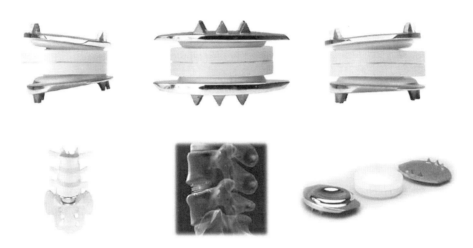

图 15.80　SB Charite 假体

假体的临床结果首次被报道。后来,由于第一代 Charite 假体在临床上出现了移位和金属疲劳断裂等问题,又开发了新一代的 SB Charite 假体,并在随后的十几年里不断更新和改进。SB Charite 三代假体的研究在欧洲取得了一定的进展,并取得了很好的临床预期效果,也为其他假体的开发提供了借鉴和信心。

人工腰椎间盘在 20 世纪 90 年代进入蓬勃发展时期,人工颈椎间盘也在这一时期开始出现,但早期的人工椎间盘大多经历了多个阶段的研发才逐渐成熟。如 Prestige 人工椎间盘由 Cummins 假体发展而来,是由英国 Frenchay 医院医学工程部的 Bristol 于 1989 年开始设计研究,经历了 Prestige Ⅰ、Prestige Ⅱ、Prestige ST 和 Prestige LP 共 4 个发展阶段,如图 15.81 所示,其中 Prestige LP 由 Prestige ST 演变而来,与其他 Prestige 假体相比,其做了比较大的改动,在与上、下椎体终板的接触面上增加了锯齿状的轨道,使假体与骨质的接合更加牢固。这一时期大量人工颈椎间盘设计涌现,如 1990 年法国 Marnay 发明并开始植入的 Prodisc 人工椎间盘假体,2002 年开始应用于颈椎,第一例 Prodisc - C 在 2002 年 12 月 14 日植入。1990 年,美国西雅图神经外科医师 Vincent Bryan 设计了 Bryan 颈椎间盘假体。但直到 20 世纪末期,仍只有 Prestige、Prodisc、Bryan 等少数颈椎间盘假体拥有临床随访试验。

进入 21 世纪以来,随着人工椎间盘研发和手术技术日益成熟,人工颈椎间盘置换术也得到了大多数临床医生和患者的认可,欧美医疗器械公司和科研机构研发的假体不断出现,人工椎间盘置换术作为脊柱非融合技术的代表,逐渐得到广泛应用并受到高度关注。如 Nevasive 公司的 Cervitech PCM(porous coated motion)颈椎人工椎间盘在 2002 年首次应用于人体,2008 年投放美国市场。LDR 公司的 Mobi - C 人工颈间盘最初于 2004 年投放市场,目前已经在全球范围内有超过

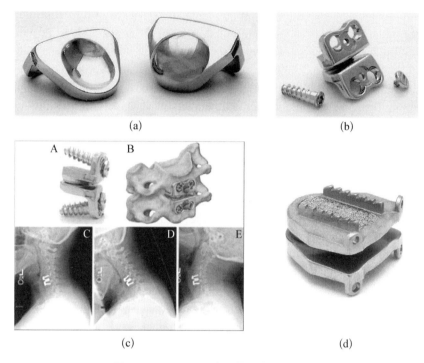

(a)　　　　　　　　　　　　　　　　(b)

(c)　　　　　　　　　　　　(d)

图 15.81　Prestige 人工椎间盘发展历程

(a) 第一代 Prestige I;(b) 第二代 Prestige II;(c) 第三代 Prestige ST;(d) 第四代 Prestige LP

6 000 例成功病例。史塞克公司的 CerviCore 颈椎间盘假体是一种钴铬合金-聚乙烯的鞍状关节假体,Depuy 公司的 Discover 颈椎假体则是一款钛合金-聚乙烯球窝关节假体,两者在最近几年都获得发展和应用。此外,新型人工椎间盘仍在不断出现,如 Spinal Motion 公司的 Kineflex 颈椎假体、Aesculap 公司的 Activ - C 假体、Globus Medical 公司的 SECURE - C 假体等(见图 15.82)。而 Pioneer(先锋公司)的 NuNec 假体和 Spinal Kinetics 公司的 M6 - C 假体则是近几年最新研发的假体。

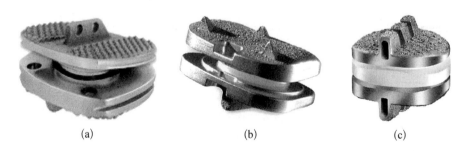

(a)　　　　　　　　　　(b)　　　　　　　　　　(c)

图 15.82　几款新型人工颈椎间盘

(a) Kineflex - C;(b) Activ - C;(c) SECURE - C

在中国,目前国产人工颈椎间盘假体依然空白。鉴于此,国家"十二五"科技支撑计划批准了"新型人工椎间盘"项目,并由深圳清华大学研究院联合国内 7 家科研单位、医院和企业共同承担,开发出了适合国人骨骼特征的人工颈椎间盘产品,并完成了山羊和猴子动物试验,目前产品正在开展临床前的检验。

15.7.2　结构和材料设计

本节阐述目前人工颈椎间盘在结构和材料等设计技术方面的若干要点和发展趋势[22]。

1. 不同运动保留设计

运动保留是针对人工颈椎间盘在运动恢复和载荷传递方面而进行的结构设计。根据设计理念的不同,可将现有产品分为球窝结构、鞍状结构以及封闭髓核设计 3 种(见图 15.83),它们在关节活动度(range of motion,ROM)的功能保证方面有所不同。

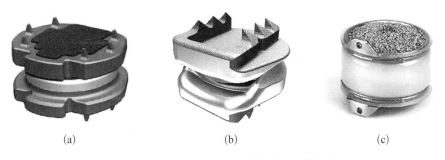

(a)　　　　　　　　(b)　　　　　　　　(c)

图 15.83　不同运动保留设计的人工颈椎间盘

(a) Discover;(b) CerviCore;(c) Bryan

(1) 球窝结构设计。如 Discover,它通过从功能上进行仿生设计,采用聚乙烯髓核球头与钛合金上终板的球窝形成球窝结构,其中髓核与下终板固定在一起,该设计结构简单,易于实现运动要求,是主流的结构设计。

(2) 鞍状结构设计(或称为滑动髓核设计)。如 CerviCore,它设计有不固定的旋转中心,可以在假体旋转运动时实现椎间隙高度方向的分离运动,使运动模式更符合颈椎的天然结构,其主要问题在于设计复杂。

(3) 封闭髓核结构。如 Bryan,它由聚氨酯材料包围成一个桶状封闭结构,可以防止磨屑溢出。最新的 Kinetics 椎间盘也属于此类设计,不同的是它的外围是由聚乙烯材料编织而成。总体上,该类设计的产品较少。

不同运动保留设计在假体的旋转中心(center of rotation,COR)设计上有很大不同。具有滑动髓核和鞍状关节的假体旋转中心在屈伸运动和侧弯运动时是不固定的,以模仿正常椎间盘的 COR。具有球窝关节的假体有固定的 COR,迫使其以预定的方式进行运动。具有封闭髓核的假体在生物力学性能上最接近正常椎间盘,具有重建正常 COR 轨迹和耦合运动的可能,但也存在运动度过大、给后方小关节及韧带过多压力的问题。

2. 不同运动限制设计

人工椎间盘要模拟正常运动,其结构设计必须满足脊柱运动学特点,同时充分考虑旋转中心的运动度,据此又可分为限制型、半限制型和非限制型(见图 15.84)。

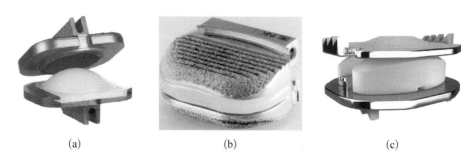

    (a)   (b)   (c)

图 15.84　不同运动限制设计的人工颈椎间盘
(a) Prodisc - C;(b) PCM;(c) Mobi - C

(1) 限制型:主要代表是 Prodisc - C,它有一个靠近椎间盘中心的固定旋转中心,位于椎间盘下方椎体内。

(2) 半限制型:有 Prestige LP、CerviCore 等。Prestige LP 具有可动的瞬时旋转中心,既能抵抗轴向负荷,又能允许进行前屈/后伸、侧弯及轴向旋转运动。CerviCore 既能容许假体前屈/后伸时旋转中心在下位椎体移动,又能保证左/右侧弯时旋转中心处在上位椎体中间。

(3) 非限制型:Bryan、PCM、Mobi - C 均为非限制型。Bryan 的瞬时旋转中心位于椎间盘中央,能随时变化。PCM 完全靠软组织来实现活动度限制。Mobi - C 的髓核采用特殊设计,使其在运动中能自我调节到正常瞬时旋转中心的位置。

限制型假体的运动主要由自身控制,允许较小运动度,易保证运动可控性,但对植入位置要求十分严格。非限制型假体允许一定的平移,能保证假体正常或接近正常的物理运动,但出现脱位及过度运动的可能性较大,同时可动的瞬时旋转轴易造成小关节应力增加。半限制型假体既能够限制过度运动,又能对假体植入位置要求相对宽松,但也需考虑应力增加的问题。

3. 不同即刻固定设计

人工颈椎间盘植入人体后,多采用机械方法,使之紧密附着于上、下椎体,防止植入后近期移位。根据不同即刻固定方式可分为螺钉固定、龙骨固定、倒齿固定。

(1) 螺钉固定:Prestige ST 中限定性的锁固螺钉通过假体前翼插入椎体,实现假体关节上、下两部分和相应椎体间的即刻固定。

（2）龙骨固定：Prodisc‐C 上、下终板上各有一个垂直的龙骨，术后龙骨插入上、下椎体提供假体的即刻固定。

（3）倒齿固定：Discover 在上、下终板上各均布 6 枚倒齿，倒齿插入上、下椎体实现即刻固定。

螺钉固定易保证假体早期固定的稳定性，但会限制假体进入椎体间的深度，难以实现准确的中线对齐。龙骨固定稳定性好，不易脱出，但植入时需进行额外的椎体骨切除，在某些病例中还会在邻近节段假体植入和植入物翻修术中引起椎体骨折。倒齿固定是一种新发展的固定方式，其设计保证了手术节段椎体的完整性，便于进行术中假体位置的调整、双节段病变患者邻近节段假体植入及必要的植入后远期翻修。

人工椎间盘与上、下椎体终板表面贴合的部位称为足印面，其形状、尺寸影响假体与上、下椎体的贴合度和覆盖面积，是重要的设计要素。

4. 不同关节配副材料设计

人工椎间盘根据关节配副材料的不同可以分为 3 类，分别是金属‐金属（MOM）、金属‐聚合物（MOP）和陶瓷‐陶瓷（COC）。

（1）MOM 配副。该配副下的假体具有较好的抗磨损性能，因此磨屑颗粒较少，但是金属离子的释放会导致一定生理毒性。常见的产品有 CerviCore 和 FlexiCore 等，所用的金属主要是钴铬钼合金。

（2）MOP 配副。该配副下的假体具有较好的综合性能。金属一般是钴铬合金和不锈钢，也有一些企业在尝试钛合金的可行性。聚合物一般是 UHMWPE 或者聚氨酯，其优点是能够减震，力学性能较优异，但聚合物材料的磨损较严重。如 Discover 为钛合金终板与 UHMWPE 髓核配副。而 PCM 则是钴铬合金与聚乙烯配副，其聚乙烯的磨损就较为严重。

（3）COC 配副。该配副优点是耐磨性很好，不足在于陶瓷材料易破碎，从而降低假体寿命。该类设计的产品较少，Cervidisc 椎间盘在关节面上基本属于这类设计，其关节面主要是锆和 HA 组成的陶瓷材料滑动面。

5. 不同涂层设计

人工椎间盘与宿主骨结合面表面喷涂特殊涂层有利于假体的长期固定。常见喷涂材料有钛粉、磷酸钙、HA 等。钛粉具有与松质骨相似的多孔结构，易于骨组织长入和附着。磷酸钙生物相容性较好，同时具有足够的强度。在椎间盘涂层技术方面，现在国外产品都采用纯钛和磷酸钙的双层涂层，或纯钛涂层两种方法，但是这两种涂层不具备骨诱导性。第二代涂层 HA 具有优良的生物相容性和骨诱导性，是目前常用的涂层材料。

骨形态发生蛋白是唯一具有骨诱导活性的生长因子,其家族中有近 20 种蛋白,其中 BMP-2 作用最强。人骨形态发生蛋白可以诱导未完全分化的间质干细胞向成骨细胞方向分化、增殖,形成软骨和新生骨,对骨折修复的启动、发展、调控及改建起重要作用。随着骨诱导因子的广泛应用,人们开始把目光转向了生物活性骨修复材料和活性涂层的开发。含 BMP 的生物活性涂层可在假体-骨界面间隙诱导大量新骨形成,加强假体与骨组织结合。国外有许多大公司也在努力开发新一代含 BMP 诱导因子的生物活性涂层技术和相关的产品,目前国内也在进行相关技术的开发,但其临床应用效果仍有待进一步验证。

15.7.3 生物力学性能——离体颈椎标本研究

1. 颈椎生物力学评估方法

置换术后颈椎的生物力学性能是评价人工颈椎间盘的重要内容,更是判断手术成败的关键指标,因此开展颈椎生物力学试验对临床具有重要指导意义。国内外常见颈椎生物力学评估主要分为两种方式:体外(in vitro)和体内(in vivo)。

体外评估最常采用的是离体颈椎标本试验,它能够快速反映置换效果,但考虑到颈椎结构和材料的复杂性带来的分析误差,体外评估结论并不能完全反映患者术后疗效,但作为一种简单有效的评估方法,体外评估广受学者认同。人体颈椎标本无疑是离体生物力学试验的最佳选择,能直接反映颈椎术后恢复效果,然而人体标本取材困难并且受伦理道德限制,寻找组织形态学、生物力学特性与人体相近的动物标本就成为重要的替代性选择。国内外学者研究了猪、羊、小牛脊柱与人体脊柱的生物力学特性差异。Brown 等研究发现猪颈椎的 C1-C2 节段以及猪胸椎的上、中部与人体脊柱相应部位最相似[24];猪颈椎的 C3-C7 节段并不适合作为人体脊柱研究的替代模型。DeVries 等首次开展多节段羊颈椎(C2-C7)生物力学特性研究[25]。试验表明,羊颈椎标本平均运动范围分别为屈伸 77°,侧弯 130°和旋转 64°,中性区占最大运动范围的比例约为屈伸 63%,侧弯 72%,羊颈椎大幅度的中性区将促成与人体类似的颈椎耦合运动。此外,其囊韧带和小关节等部位在维持屈伸、旋转运动稳定方面起重要作用。盛孙仁等研究发现,猪颈椎的 C2-C3、C6-C7 节段的生物力学特性接近人体颈椎特性[26],因此在颈椎离体生物力学试验中可成为人体颈椎标本的替代选择;而小牛颈椎的活动度普遍大于人体颈椎,但 C2-C3、C3-C4 节段的生物力学特性与人体颈椎特性比较相似。综上所述,针对颈椎不同生物力学测试需求,可选择动物标本的合用节段作为替代模型,但相比人体颈椎标本,动物标本仍不可避免地具有局限性。

体内评估包括动物试验和临床验证[22]。动物试验能很好地验证假体植入后的生物相容性、骨长入效果及运动保留能力,还可避免假体直接植入人体造成不良反应,一般采用山羊、犬来模拟人体颈椎,是假体应用于人体前非常关键的一步。如 Cunningham 等在山羊体内植入 12 枚 PCM 颈椎间盘假体,并于术后定期观察长入情况,结果显示假体表面的钛/磷酸钙涂层有助于骨质长入。Adamo 采用德国杜宾犬进行颈椎间盘置换术,术后核磁共振成像(MRI)照片表明假体植入位置均较理想,随访 12 个月结果显示,脊髓压迫消失,运动恢复效果满意,未出现相邻节段退变现象及其他并发症。临床验证则能更直接反映患者术后恢复情况,结果可信度最高,但需要长期随访。如 Quan 等对 21 例患者植入 27 枚 Bryan 椎间盘,随访 8 年,采用 Odom 标准评价,20 例患者临床效果满意,1 例存在假体后移。

2. 离体颈椎标本试验测试方法

目前研究颈椎生物力学性能最广泛使用的是离体颈椎标本试验,常用的测试手段有柔度法和刚度法。柔度法又称为纯力矩控制法(load-controlled protocol utilizing pure moment)[27],有两个主要优点:一是施加在颈椎标本末端的力矩与施加在标本每个椎节的力矩完全一致;二是试验全程施加在标本上的力矩保持不变。刚度法又称为位移控制法(displacement-controlled protocol)[28],以颈椎标本最终转动角度为控制条件,标本末端施加的力或力矩在试验过程中可变。通常为偏心加载,将上下运动方向的轴向力转化成夹具的偏心加载力和力矩,从而使颈椎标本同时具有平移与旋转复合的耦合运动模式,进而模拟颈椎天然运动(前屈后伸、左右侧弯)。Panjabi 认为,位移控制法不及纯力矩控制法定义明确[27]。因为位移控制法的旋转角度是基于合适的旋转中心而言,理想中合适的旋转中心应使颈椎产生最接近天然的生理运动,但理想的旋转中心并不容易准确界定且难以保持不变,例如颈椎融合术后其旋转中心就会发生变化。如果试验条件设置的旋转中心与自然运动的中心不符,则很可能导致颈椎标本的运动受限或超出自然运动范围,甚至产生损害。然而,目前颈椎标本试验主要用于比较融合术与非融合术的生物力学差异,需关注不同术式对相邻节段运动及椎间压力的影响。纯力矩控制法的特点是施加在颈椎每个椎节的力矩都一致且不变,无论何种术式后其相邻节段所受的力矩都不会改变,难以比较不同术式对相邻节段的影响。相比而言,位移控制法对此则更有优势,术后标本整体均会旋转同样角度,若手术节段运动角度发生改变,相邻节段运动角度必然出现代偿性增加或减少,以实现整体运动角度不变,便于观察各种术式对相邻节段的影响。

综合上述两种试验控制方式的优点,Panjabi 提出新的混合试验方法(hybrid multidirectional test method)[27],在标本上附加合适的随动载荷(follower load),先施加一定的纯力矩,使颈椎标本在无损伤前提下达到合适运动角度;然后对颈椎标本进行模拟手术,术后施加可变化的力矩,使术后颈椎的整体运动角度与初始状态一致(例如融合术后颈椎标本刚度变大,为使颈椎整体达到术前运动角度,须适度增加施加的力矩），从而便于计算比较手术节段和相邻节段的运动变化率。随动载荷主要作用是模仿人体颈椎肌肉的运动稳定功能。但也有部分研究认为，施加随动载荷后，会造成颈椎标本功能节段的运动角度、弯矩和剪切力变小[29]，如果此种生物力学试验是针对不同术式的对比评估，因标本功能节段的各项生物力学参数变小，可能会使不同术式之间的生物力学差异弱化。因此在试验中是否应施加随动载荷应视试验目的而具体考虑。总体来说，由于颈椎标本运动的复杂性及显著的个体差异，目前国际上尚无一种公认的理想的试验方法，但新的混合试验方案因兼具力矩与位移控制法的优点，已得到较广泛应用。

3. 离体颈椎标本试验发展方向

在人工颈椎间盘快速发展的近 20 年内，采用离体颈椎标本研究颈椎生物力学已逐渐成熟并对临床提供了重要指导，如评估置换术后颈椎相邻节段生物力学规律、对比不同假体植入后对颈椎运动分布和关节面应力的影响、分析置换术在运动恢复和稳定性保持能力方面与传统融合术的区别等。随着临床手术的进步和发展，除了上述 3 个传统研究领域外，离体颈椎标本生物力学试验也出现了以下 3 个新的发展方向。一是新型植入器械及手术术式的生物力学试验研究；二是多节段手术及混合术（hybrid surgery，HS）生物力学研究；三是颈椎耦合运动生物力学研究[30]。

脊柱外科手术经历了椎弓根螺钉技术、脊柱融合术、脊柱非融合术甚至微创手术等几个发展阶段。随着脊柱植入物的不断创新，新型植入器械及手术术式不断出现，因此相应的离体颈椎标本生物力学试验也得到了发展。如融合术中，相对传统的颈前路植骨融合并采用钢板固定（anterior cervical plate system，ACP）技术，新型零切迹椎间融合内固定系统（spacer with integrated plate system，SIP）逐渐进入临床应用，其优势为不需另植入固定板，手术时间缩短，零切迹设计可将对颈前部软组织的刺激降到最低，但 SIP（最广泛应用的产品名称为 Zero‐P）是否能有效取代 ACP，并且降低吞咽困难发生率仍需广泛验证。在非融合领域，新型人工颈椎间盘的应用依然需要经过严密的生物力学验证，如 Colle 等研究了新型金属‐金属界面马鞍状人工颈椎间盘（产品名称为 CerviCore）的生物力学特性，发现这种新型人工颈椎间盘能够基本保留颈椎的运动能力及生物力学特性。Pioneer（先锋公司）则推出了新型 PEEK 对 PEEK 关节面的 NuNec 颈椎间盘，它采用了"凸轮"固定装置，但其生物力学性能仍需验证。

虽然人工颈椎间盘置换是非融合术最常见的术式，但临床也使用一些其他类型颈椎非融合器械，如颈椎动态稳定器（dynamic cervical implant，DCI），其主要特点包括：钛合金材料 U 型一体化设计，不会产生磨屑；在颈屈伸时具有较强的抗张力和抗压力，但仅能少量抗旋转和平移，且应对侧弯能力较差，生物力学研究显示

DCI 能基本保持颈椎的动力学特性并对相邻节段软组织影响较小。全颈假体（total cervical prosthesis，TCP）是美敦力公司的新型产品，由上、下两个终板和中间椎体组成，上、下两终板允许 6°的运动范围，该公司针对这一产品开展了大量的离体标本研究。此外，后路非融合系统、棘突间产品、小关节突装置、椎间盘内修复装置等新型器械和手术术式的颈椎生物力学性能也可采用离体标本试验进行研究。总体来说，无论融合术或非融合术领域，均在不断探寻更先进的治疗理念及更完善的植入器械设计。针对新型植入器械和手术术式的生物力学研究，可为临床提供多角度更全面的参考，预估其使用效果及风险，是临床研究及新器械开发必不可少的重要环节。

在非融合术领域，针对单节段 ACDR 的生物力学研究已证实其具有较好的手术节段运动保留能力，长达 5 年随访的良好结果也证明其可为患者提供一种耐久性较好的治疗方案。近年来，多节段 ACDR 也得到了研究。如 Faizan 等研究双节段颈前路椎间盘切除及钢板融合术（Anterior cervical discectomy and fusion，ACDF）、ACDR 对相邻节段的影响[31]：双节段 ACDF 使得术后标本刚度较初始状态增至两倍，术后相邻节段 ROM、小关节面压力、椎体终板压力均显著增加；而双节段 ACDR 各参数与初始状态相近。混合术是指在颈椎不同节段分别实施 ACDF 和 ACDR。其目的是尽可能保留部分手术节段的运动能力，避免多节段融合术后相邻节段出现的代偿性运动增大。另一方面，由于 ACDR 手术适应证要求严苛，多节段置换可能难以满足手术要求，且 ACDR 在多节段手术中的应用尚不如在单节段手术中普遍。为此，一些专家认为若两个及以上节段病变，只要其中一个符合 ACDR 适应证，就可实施混合术。如 Jia 等总结采用人体颈椎标本模拟双节段 ACDF、ACDR 及 HS 的研究进展[32]，发现 ACDF 组手术节段 ROM 最小，邻近节段 ROM 增加；ACDR 组手术节段及邻近节段 ROM 均无明显变化；HS 组则介于两者之间。Barrey 等的研究发现，位于融合术相邻节段的 ACDR 并没有出现显著的运动过度现象[33]，从生物力学角度来说，HS 是一种可选择的术式。Lee 等实验发现，两种 HS（置换融合互换）在降低相邻节段的代偿性运动、减少颈椎术后转动力矩等生物力学特性方面相比双节段 ACDF 均有显著优势[34]。Martin 等模拟实施双节段 ACDF 后[35]，相邻节段再次病变并采用 ACDR 治疗的三节段 HS 方式，试验发现三节段 HS 使得颈椎标本转动所需扭矩相比单纯 ACDR 显著增加。

综上所述，由于 ACDR 可保留手术节段生理运动能力，ACDF 则可避免手术节段的小关节退变及过度运动，因此 HS 可视为在 ACDR 和 ACDF 间达到的一种平衡。然而，目前临床对于 HS 仍然看法不一。有专家认为，目前的人工颈椎间盘假体均是针对最常见的单节段置换手术设计，当其应用于混合术时，对假体耐受负荷的能力、使用寿命等均需提出更高的要求。相比单节段 ACDR，位于融合术相邻节段的人工颈椎间盘假体所处力学环境更为苛刻,需承担更复杂的综合应力,其长期疗效仍有待临床评价。国内方面,深圳清华大学研究院刘伟强课题组采用颈椎标本系统地研究了单节段置换、单节段融合、二节段置换、二节段融合、三节段融合、三节段混合等术式下颈椎的生物力学性能,为国产颈椎假体研发提供了数据支撑[22,36,37]。

　　颈椎解剖结构复杂,其运动具有明显的耦合特性。耦合是指颈椎的运动是一个在矢状面、冠状面、横断面3个平面的复合运动。Panjabi等采用颈椎标本行屈曲-伸展运动时[38],耦合运动不明显,仅伴有矢状面的少量前后平移。而当颈椎进行左右侧弯及左右旋转工况时,均显著地耦合同方向的旋转运动或侧弯运动。蒲婷等试验发现,颈椎运动以侧弯耦合的程度最大(绕 X 轴旋转分量达 35%)[39],且实施 ACDR 后颈椎耦合运动规律与初始相近。Nagamoto 等首次采用 3D MRI 手段[40],观测发现正常人组和颈椎病患者组在进行头部旋转运动时,其颈椎的耦合运动模式几乎一致。以上研究均显示,颈椎在进行侧弯和旋转运动时,耦合现象最为显著。但目前离体试验研究中常将其运动分解为前屈后伸(FE)、左右弯曲(LB)、左右旋转(AR)6 种工况的独立运动,并未真实模拟人体的颈椎运动。因此,颈椎耦合运动生物力学研究也将是未来的一个发展方向。如 Daniels 等在测试常规屈曲、伸展、左右侧弯、左右旋转基础上[41],加测 4 种耦合工况:屈伸侧弯耦合、侧弯旋转耦合、屈伸旋转耦合、屈伸侧弯旋转耦合。实验结果表明,ACDF 相比初始状态及 ACDR,所有工况下其手术节段 ROM 均显著降低,其上、下相邻节段 ROM 均呈增加趋势。

4. 颈椎重要生物力学参数的研究

　　采用离体标本研究颈椎生物力学常用的参数有颈椎运动范围、关节突关节内压力、髓核内压力、椎间孔形态、刚度和椎间高度等。其中颈椎运动范围是指术前与术后手术节段和相邻节段在 6 个自由度内的运动角度。除了上述生物力学研究常用参数,研究者亦对颈椎关节旋转中心、颈椎运动角度常用范围、颈椎终板与椎间盘足印面匹配度等展开研究。Anderst 等通过在体影像学方法发现人体颈椎行动态屈伸运动时[42],颈椎从 C2 - C3 到 C6 - C7,平均旋转中心位置逐渐上移,平均旋转中心前后变化的幅度逐渐减小,差异均具有显著性。Cunningham 等则通过离体标本试验[43],发现 ACDR 术后其旋转中心和初始状况类似,均集中在下椎体的后 1/3 位置,与上述 Anderst 的结果类似;而 ACDF 术后旋转中心出现较大发散,特别是在手术节段 C6 - C7 和下相邻节段 C7 - T1 的部位出现。正常情况下,人体颈椎行屈伸、侧弯、旋转运动时,可以达到较大的 ROM。但研究发现,日常生活的绝大部分动作仅需使用脊柱最大 ROM 的小部分,其中包括颈椎最大 ROM 的 20%～40%。而洗淋浴、俯身拾物等具有最大整体运动,其颈椎的偏移速率超过 10°/s。Thaler 等采用 CT 扫描手段[44]发现 4 款常用人工颈椎间盘(Bryan、Prestige - LP、Discover、Prodisc - C)植入人体后,各款最大尺寸型号的足印面相比椎体终板的前后径和横径而言,分别偏小 53.5% 及

51.1%。研究认为人工颈椎间盘足印面与椎体终板不够匹配的状况,可产生不正确的旋转中心及载荷分布,影响小关节压力,并导致植入物坍陷、松脱、异位骨化甚至因失效需接受再次手术。随着颈椎手术特别是非融合手术的不断发展,颈椎重要力学参数如旋转中心分布、常用角度区间、足印面匹配度等,对植入假体的运动特性设计、结构尺寸设计、术中定位、离体试验工况设计等有重要指导意义。

15.7.4　生物摩擦学性能——脊柱模拟器磨损评估方法

1. 磨屑病和假体松动机理

人工椎间盘置换术的特点是假体具有运动功能,植入后因承受人体载荷和完成脊柱运动功能,假体自身内部运动关节面、假体与周围组织的界面之间都存在因摩擦作用产生的磨损现象。因此,在人体复杂力学和生理环境的长期作用下,假体易出现磨损失效并产生大量磨屑颗粒,磨损微粒聚集易诱发炎症反应,致使假体周围骨溶解并造成无菌性松动,导致假体寿命严重缩短,临床上将这种现象称为“磨屑病”[45]。与人工关节(如髋关节、膝关节等)中出现的磨屑病相同,由于假体是采用人工材料制作的关节组件取代出现病变或损坏的椎间盘,不具备自然界生命力的代谢作用,人工椎间盘关节面磨损是必然存在的现象,而且假体材料的磨损每年都在延续,磨损颗粒也一直在累加,这个因素必然会影响到假体自身的使用寿命。大量的临床医学研究已证实,与人工关节相同,人工椎间盘的磨损是假体后期松动的重要因素之一,其临床意义不仅在于假体本身破坏所引起的机械性失效,还在于磨损可产生大量具有诱导假体周围骨溶解生物反应的颗粒物质。

人工椎间盘的松动机理与人工关节类似,目前认为假体界面磨损所产生的磨损颗粒是主导因素,其次是假体固定后的应力遮挡问题,两者共同作用的结果引发骨溶解和吸收,并最终导致人工椎间盘置换的失效。目前国内外的研究已基本达成一致,认为体内假体周围磨屑颗粒的聚集是导致骨溶解的主导原因,其主要作用机理包括炎症的发生和溶骨的形成:由于磨屑颗粒的大量聚集,在假体骨界面会聚集大量细胞,包括成纤维细胞、巨核细胞、中性粒细胞、淋巴细胞和最重要的破骨细胞,这些细胞一方面会与磨屑颗粒反应,如吞噬磨屑颗粒等,造成炎症;另一方面会导致一些细胞释放生物学信号,如释放细胞因子,有些会增强破骨细胞的活性,导致骨溶解的发生,而随着磨屑颗粒的增加骨溶解会加重,最终引起假体松动。此外,界面微动现象也会影响假体磨损,进而导致磨屑产生,最终影响假体置换效果。随着假体植入年龄的年轻化以及患者对更高运动质量的追求,假体的生物摩擦学性能越来越受到重视。积极开展人工椎间盘生物摩擦学特性的研究,掌握置换关节材料在生物机体环境内的磨损行为,对于提高人工椎间盘的使用质量、降低假体松动发生率、延长其临床寿命和减轻患者痛苦具有重要现实意义。

2. 磨损性能测试和评估方法

一般来讲,假体中长期磨损寿命和稳定性的综合评估有以下 4 种主要途径:临床在体试验和翻修、山羊和猴子等动物试验、有限元疲劳磨损寿命评估、脊柱模拟器磨损寿命测试评估。其中临床在体试验和翻修能最真实、精确地反映假体的生物摩擦学性能,但是难度最大,由于涉及人体,关系到患者的切身利益,需要格外谨慎,而且一旦开展翻修试验,则意味着患者将承受巨大的病痛折磨和经济压力,因此,该方法具有代价大、耗时长、观察不便等显著缺点。山羊猴子等动物试验评估具有动物体正常运动的优点,且能较真实反映假体在体生物摩擦学性能,但缺点在于时间长、花费巨大且动物的运动模式以及生理解剖结构与人体有显著差异。有限元疲劳磨损寿命评估则具有花费小、时间短、易于评估等优点,但缺点也是显而易见的:该方法发展还不成熟,采用的算法可靠性仍有待进一步验证,与实际磨损结果还有很大差异性。脊柱模拟器磨损寿命测试评估具有操作相对简单、试验周期相对较短、试验花费相对人体和动物试验来说要小很多、可靠性较高等优点,其主要缺点在于该方法重点模拟人体脊柱的特殊运动,与真实的运动和载荷模式有些区别,此外测试环境也只是尽可能逼近真实生理环境。但相对其余 3 种方法,脊柱模拟器磨损评估方法还是具有可靠性、稳定性、经济性的最佳组合,也是目前人工椎间盘在设计制造阶段和中长期生物摩擦学性能尤其是磨损性能评估的主要方法[46]。

3. 脊柱模拟器磨损评估方法

脊柱模拟器磨损评估方法主要流程如下:首先,准备若干人工椎间盘测试样品/产品,将测试样品安装在试验机上;该试验机或者关节模拟器须能实现脊柱主要运动模式(屈曲运动、侧弯运动、扭转运动),按照相应的国际、国内或行业磨损测试试验标准,设置合适的载荷幅度、运动模式及其频率、润滑环境、测试周期等试验参数,这些参数要尽可能模拟椎间盘实际生理、力学环境,通过开展连续模拟测试,进行中长期生物摩擦学评估。一般来讲,整个试验周期要达到 1 000 万次磨损循环周次,约连续耗时 3~6 个月。测试期间要不断更换润滑液,并合理统计假体质量损失。

完成假体的磨损测试后,还需要通过一些参数和方法来评估假体的磨损情况,其中最常用的指标是假体质量或体积损失率,通常以 mg/MC 和 mm³/MC 为单位,表示经过 100 万次磨损测试后假体的质量或体积损失情况。此外,还可采用形貌分析手段(如电子显微镜等)对磨损形貌进行表面观测,分析假体的磨损机理、失效模式、磨损区域、特征、轨迹、程度等摩擦学性能。如 E. Philippe 等分别按照 ISO18192-1 和 ASTM F2423-05 标准,采用相同的假体研究磨损轨迹的不同。他们采用球槽关节假体,在两个标准规定的试验环境范围内设计了 7 种不同的运动模式,采用 4 种脊柱模拟试验机进行试验。结果表明有 4 种试验后磨损轨迹为椭圆形（elliptical sliding tracks），其余 3 种为曲线和带状轨迹（curvilinear and ribbon-shaped wear paths）。磨损形貌隐藏了很多重要的摩擦学信息，对于分析磨损机理和指导假体设计具有重要意义[47]。与假体的磨损形貌类似，磨屑中也隐藏了很多重要的摩擦学信息，例如磨屑颗粒的尺寸、大小、成分、数量、形状等特征与磨损机理的关系，根据颗粒信息反推磨屑产生的原因，磨屑颗粒的成分、形态、数量与生物毒理的关系等。目前国际 ISO 组织已有专门针对磨屑颗粒分离分析的试验标准，即 ISO 17853—2011（植入物材料的磨损-聚合物和金属材料磨屑-分离和表征），大部分关于磨屑颗粒的分离和分析均是基于此测试方法。

4. 脊柱模拟器磨损评估测试标准

目前，中国国家标准体系中尚无专门针对人工椎间盘假体的规范标准和模拟试验标准。人工椎间盘的磨损测试方法和试验标准主要参考国际上的规定。国际 ISO 组织和美国 ASTM 协会均对人工椎间盘的磨损评估制定了相应的标准，主要有 ISO 18192 - 1、ISO 18192 - 2、ASTM F2346 和 ASTM F2423[48,49]。其中 ISO 18192 - 2 规定的是人工髓核的测试，而 ASTM F2346 规定的是人工椎间盘的静态和动态力学测试。因此，针对人工椎间盘的中长期磨损测试评估，最常使用的测试标准是 ISO 18192 - 1[50,51]。两种磨损测试标准对测试原理、方案、流程等均做了详细的说明和规定，但仍有一些不同，尤其是假体测试环境参数方面，这些参数的不同也预示着磨损测试国际标准还需要完善和统一，而这也是两个国际组织定期召开会议、修改标准的主要原因。两个标准对人工椎间盘磨损测试的运动幅度、载荷大小、频率、温度、润滑液等参数的对比如表 15.4 所示（为了便于对比，这里也给出了腰椎假体的测试参数）。标准的制定是为了使不同假体的测试结果更好地统一，且更易实现对比。为了更好地接近临床实际，随着科技的进步，试验条件的改进，制定的标准也在不断更新和完善[52]。

表 15.4　ISO 和 ASTM 磨损测试标准主要参数的对比

测 试 参 数	ISO 18192 - 1. 2011		ASTM F2423 - 11	
	颈椎	腰椎	颈椎	腰椎
屈伸运动（FE）	$\pm 7.5°$	$+6.0°/-3.0°$	$\pm 7.5°$	$\pm 7.5°$
侧弯运动（LB）	$\pm 6.0°$	$\pm 2.0°$	$\pm 6.0°$	$\pm 6.0°$
轴向旋转（AR）	$\pm 4.0°$	$\pm 2.0°$	$\pm 6.0°$	$\pm 3.0°$
运动频率/Hz	1.0±0.1（最高 2.0）		2.0	
载荷/N	50～150	600～2 000	100	1 200（900～1 850）
载荷频率/Hz	1.0	2.0	2.0	2.0
温度	(37±2)℃		(37±3)℃	
蛋白质浓度	牛血清，20±2 g 蛋白质/L		牛血清，20 g/L	

（续表）

测 试 参 数	ISO 18192 - 1. 2011		ASTM F2423 - 11	
	颈椎	腰椎	颈椎	腰椎
润滑液添加剂	叠氮化钠/其他抗菌/ 抗真菌添加剂		叠氮化钠/其他抗菌/ 抗真菌添加剂	
溶液收集间隔（MC）	0.5		1.0	

5. 脊柱运动模拟器

人工椎间盘体外中长期磨损评估方法中最重要的试验设备就是脊柱运动模拟器，这是一种专门用于模拟脊柱日常运动的关节模拟器，类似于人工髋膝关节假体磨损中使用的髋膝关节模拟器。人体颈椎日常的运动主要有 3 种：前屈后伸运动（flexion/extension，FE）、左右弯曲运动（lateral bend，LB）、左右轴向旋转（axial rotation，AR）。因此，脊柱模拟器也必须实现这三种主要运动模式。各国仪器设备制造商和研究机构，目前已开发出多款脊柱磨损评估模拟器。脊柱模拟器的运动和控制精度直接关系到假体磨损寿命的真实性，因此，一般要求脊柱模拟器的运动必须非常精确。世界上现有最主要的几款脊柱磨损评估模拟器有：美国 MTS Bionix Spine Wear Simulator、德国 Endolab Spine Simulator、美国 Bose Spinal Disc Fatigue/Wear System、美国 Laveen Spine Wear Simulator、英国 Prosim Spine Wear Simulator、美国 AMTI Spine Wear Simulator 等。深圳清华大学研究院率先引进国内第一台 MTS Bionix Spine Motion Simulator。以上现有的脊柱磨损评估模拟器的共性是：均可实现脊柱的 3 种典型运动模式，并且均是多站台（multi-station）模式（3、6、12 等），载荷和频率精确可控，拥有环境舱（水浴/小牛血清溶液/生理盐水）等。各个试验机的主要不同在于模拟器可实现的运动自由度个数及种类不完全相同，例如 Endolab 试验机只能实现 4 个自由度的运动，即 FE、LB、AR、AF（axial force）运动，而 MTS 可施加 6 个自由度，增加了前后剪切（shear-anterior posterior，S - AP）和侧向剪切（shear-lateral translation，S - LT）运动。此外，试验机的控制模式也不尽相同，主要分为气动和液动。但由于国际试验标准针对颈椎间盘的运动只规定了 3 种日常运动和轴向载荷共 4 个自由度，因此，以上不同厂家的试验机均可满足人工颈椎间盘中长期磨损评估的测试。

6. 人工颈椎间盘磨损评估现状——脊柱模拟器磨损评估方法

评估可以分为两类：一是探索性质的评估，以研究影响假体磨损性能主要因素为主，如结构设计、材料选择、载荷运动模式、涂层设计等；二是针对特定的人工椎间盘产品，按照相应测试标准进行磨损寿命评估，以确定是否满足相应文件的要求，最终目的是希望获得医疗器械审批机构的认可和审批，以进入临床。近 20 年来主要人工颈椎间盘假体的磨损率情况以及相关研究中不同材料配副的磨损率情况汇总于表 15.5 中[47]。

表 15.5　人工颈椎间盘假体及不同材料配副的磨损率

假　　体	关节面配副	主要磨损率	备　　注
Bryan	钛合金-聚氨酯	1.2 mg/MC	参考 ASTM,2003
		0.97 mm³/MC	参考 ASTM,2004
Prodisc-C	CoCr-UHMWPE	1.99 mg/MC	参考 ISO,2008
		2.11 mm³/MC	
Prodisc-C	CoCr-UHMWPE	1.82 mg/MC	改变运动和载荷
		2.74 mm³/MC	模式,2008
Prestige-C	不锈钢-不锈钢	0.18 mm³/MC	2004
Prestige ST	不锈钢-不锈钢	0.53~0.73 mm³/MC	
Discover	Ti6Al4V-XPE	2.1 mg/MC	参考 ISO,2007
		2.3 mm³/MC	
Discover	CoCrMo-PE	4.1 mg/MC	2007
Kinfiex C	CoCr-聚合物	0.38 mm³/MC	参考 ASTM
Activ-C	CoCr-UHMWPE	1.0 mg/MC	参考 ISO,2009
		1.07 mm³/MC	
M6-C	CoCr-CoCr	0.44 mm³/MC	参考 ASTM,2007
TDA-C	—	0.5~1.2 mm³/MC	2010
TDA-C	PEEK-PEEK	2.8 mg/MC	2011
Nunec-C	PEEK-PEEK	0.31 mm³/MC	2009
		0.40 mg/MC	
Nunec-C	PEEK-PEEK	0.26~0.89 mm³/MC	参考 ISO 和 ASTM, 不同组合条件,2012
Nunec-C	PEEK-PEEK	2.5 mg/MC	参考 ISO,2013
参考 Activ-C 设计	PEEK-PEEK	1.4 mg/MC	参考 ISO,2010
		1.08 mm³/MC	
	CFR-PEEK-on-CFR-PEEK	0.02 mg/MC	
		0.014 mm³/MC	
	PEEK-PEEK	0.8 mg/MC	
		0.62 mm³/MC	
TDA-C Ball-on-socket	PEEK-PEEK	2.8~7.7 mg/MC	参考 ISO,2012

根据表 15.5 统计结果可以看出,人工颈椎间盘测试的主要配副模式是金属-聚合物,当采用钴铬钼合金-聚乙烯配副时,聚合物的磨损率大约在 1.0~2.0 mg/MC 之间,略小于钛合金-聚乙烯配副,这也说明了钴铬钼合金相对钛合金有更好

的耐磨损性能。对于 Prestige 假体,发现不锈钢-不锈钢材料配副下的磨损率远远小于钴铬钼合金-聚乙烯,这也验证了金属-金属配副相对金属-聚合物配副有更好的耐磨损性能。值得注意的是,目前很多学者开始研究 PEEK - PEEK 配副的可能性,通过将其制作成人工颈椎间盘假体后,发现大部分研究中该配副的总磨损率均小于 1.0 mg/MC。然而,也有一些学者研究发现,PEEK - PEEK 磨损率接近3.0 mg/MC,因此,关于该配副在人工颈椎间盘中的应用还未达成一致。

15.7.5 关节面配副选择和延寿设计

1. 假体关节面配副材料选择

人工椎间盘常用的生物材料主要有金属、聚合物和陶瓷 3 类[53]。金属材料方面,最初,不锈钢合金由于延展性好、价格低廉而被人们重视(如 316 L 型低碳奥氏体不锈钢),但其力学性能、生物相容性不及后发展起来的钴、钛等金属。钴铬合金耐磨性、耐腐蚀性和综合机械性能较好,常加入钼以降低微粒大小,改善机械性能,同时表面形成的氧化钴和氧化钼还可增强抗腐蚀性。但其弹性模量过高,MRI 成像质量不佳。钛金属的机械性能不及钴铬合金,但抗腐蚀能力和组织相容性更优,同时弹性模量低、MRI 成像质量好。以纯钛和 Ti -6Al - 4V 应用最为广泛。纯钛强度、刚度不及 Ti -6Al - 4V。鉴于 V 和 Al 有一定毒性,尚有学者对 Ti - 6Al - 4V应用于人体持保留态度。聚合物材料方面,最常用为 UHMWPE,其摩擦因数低,能形成光滑关节面,但耐磨性差,易产生碎屑。其他聚合物,如聚氨酯,具有更强的可压缩性和吸收震荡能力,能很好地应对突发的轴向负载。最近几年,聚醚醚酮逐渐登上关节配副材料的舞台,并开始发挥作用。陶瓷材料方面,主要有氧化铝和氧化锆,具有良好的耐磨性、抗生理腐蚀性、生物相容性。

具体针对现有人工颈椎间盘产品,主要有钴铬钼合金-聚乙烯、钴铬钼合金-钴铬钼合金、钛合金-聚乙烯以及陶瓷-陶瓷等材料配副模式。但每种材料配副均有待改进之处:金属-金属配对(不锈钢和钴铬合金)耐磨损性能尚可,但金属离子长期释放的影响不容忽视;全陶瓷假体的全面应用则仍需克服严重的破裂风险;而钛合金- UHMWPE 材料配对,因具备合适的硬度弹性,低摩擦因数,影像学性能优异(脊柱手术对影像学有高要求)以及能吸收并减少振动,是目前最常用、最有前景的人工椎间盘关节材料配副。此外,目前也有新的聚合物-聚合物材料配副出现,如 Pioneer(先锋公司)的 NuNec 假体采用了 PEEK - PEEK 的材料配副模式,据研究,该配副具有良好的透 X 光能力以及较好的耐磨损性能。

2. 关节面材料耐磨改性及延寿设计

除了通过选择合理的关节面配副材料外,还可以利用表面工程技术,通过对材料表面进行耐磨改性处理来实现假体的延寿设计。聚合物材料方面,由于髋膝关节假体的发展远成熟于人工椎间盘,而聚乙烯是人工髋、膝关节最常用的聚合物材料,早在 20 世纪 90 年代,人们就发现聚乙烯耐磨性较差,尤其是与钴铬钼合金等进行配副,会产生大量磨屑颗粒,对假体骨溶解有着直接影响。因此,近 20 年来广大科研工作者针对聚乙烯耐磨性进行了广泛而深入的研究,也开发出了很多耐磨改性工艺和方案,有效地改进了聚乙烯的耐磨损性能[53]。例如化学改性中,在离子注入交联方面,熊党生、葛世荣等曾注入 O、N、C 离子,A. Valenza 等曾注入 Xe、H、He、Ar 等离子改性。辐射交联方面,一般采用 γ 射线照射 UHMWPE,辐射量大小对效果影响显著,此外,还有电子束、质子辐照、紫外辐射等。化学交联方面,主要有过氧化物、环氧乙烷、硅烷交联等。物理改性中,主要是填料填充改性,对于无机陶瓷粒子或金属粒子,常见的有 SiO_2、Al_2O_3、$CaCO_3$、羟基磷灰石(HA)、ZnO 等,与粒子直径、种类、加入量等有关;聚合物纤维方面,如聚丙烯、PE、PTFE 等;其他材料,如石墨、碳纤维、玻璃纤维等。此外,还有一些研究者将填料填充与辐射交联等方法结合起来进行研究,都取得不错的效果[54]。

金属材料方面,钛合金是人工颈椎间盘的首选,这是因为相对于其他金属材料,钛合金的生物相容性更优,不会出现钴铬钼合金中金属离子释放导致的生物毒性。同时弯曲强度仅是钴铬合金和不锈钢材料的一半,而其在轴向和扭转强度方面则更接近人体骨骼,所以其应力遮挡较小。此外,它还具有极佳的耐腐蚀性能,相对不锈钢和钴铬钼合金,更能适应体内复杂的生理环境。更重要的是因颈椎部位神经血管较为密集,对术后成像(MRI、CT)特性要求高,相对于钴铬合金与不锈钢,钛合金具有极佳的成像性能。尽管钛合金具有耐磨性极差的致命缺点,然而对于承载载荷较小的人工颈椎间盘来说,钛合金是难以取代的首选材料,国外厂商尝试采用钛合金表面硬化处理,使其满足颈椎关节的耐磨损要求。针对钛合金耐磨改性,主要的表面处理工艺技术有热氧化、离子注入、物理气相沉积、化学气相沉积、表面渗元素、激光改性等。未来优异薄膜的制备要求是沉积技术复合化,薄膜组成多元化,晶体纳米化,组成和结构多层化、梯度化。此外,通过对新型不锈钢进行掺杂(N、Cu)、涂层(ZrCN、TiO_2、Ti - WC)等改性,可使其力学性能、抗腐蚀性、生物相容性等得到很大改善。如高氮无镍奥氏体不锈钢在力学性能、耐蚀性、抗凝血性、安全性等方面均显著优于传统不锈钢。对钴铬合金进行渗氮、涂层(钛硅、DLC)也可显著提升其性能[53]。

15.7.6　有限元方法的应用

有限元法在人工颈椎间盘的设计评估、生物力学分析和假体磨损寿命预测等方面均有应用。在假体的设计评估和脊柱生物力学分析方面,有限元方法在预测脊柱运动角度、运动范围等方面和离体颈椎标本试验结果方面呈现出良好的一致性。与传统的离体颈椎标本试验相比,成本低、计算周期短、可以计算传感器所难于测量的内部应力应变;与动物试验相比,没有伦理道德方面的担忧,不需要建立动物与人之间力学规律的对应关系,具有很多优越性。在假体磨损寿命预测方面,可以节约体外长期磨损试验的大量时间,并显著降低试验成本,能够较便捷地评估新设计产品的磨损寿命。有限元应用在脊柱的设计评估和生物力学分析上,要从模型的建立、网格的划分、边界及载荷条件的施加 3 个方面保证其分析的正确性和精确性。另外,有限元方法要基于临床应用模拟出实际的手术方式,如植入椎间盘时切除前纵韧带,保留两侧部分的纤维环等。图 15.85 为利用有限元方法对置换后脊柱生物力学分析的效果图[55,56]。目前有限元建模方法具有以下 4 个新进展:建立更细致化的微观结构;常见椎骨参数权重的个性化研究;采用新标定校准和赋值方法使模型更准确化和自动化分网赋值方法[57]。

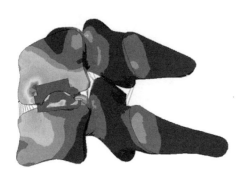

图 15.85　脊柱生物力学分析效果

　　人工椎间盘置换术作为融合手术的改良,其对运动功能的恢复和稳定性的保持与传统融合技术的比较一直是争论的焦点,特别是其植入后对邻近节段和关节面应力的影响,而有限元法可方便地计算出脊柱内部应力应变。人工椎间盘具有不同的结构设计(固定髓核和非固定髓核)、不同的材料属性(均匀弹性体、多刚度弹性体、有纤维外层的弹性体和有纤维外层的水凝胶)、不同的置换方式(全椎间盘置换或人工髓核置换),目前有限元法研究重点集中在不同人工椎间盘设计理念对椎体应变、纤维环剪切应变、骨重建刺激、运动角度、曲率半径、旋转中心变化的影响等多个方面。如 Lee 等研究固定髓核设计(Prodisc - C)和可移动髓核设计(Mobi - C)之间的生物力学差异[58],指出可移动髓核设计会显著增加运动范围、关节面应力和韧带张力,但其髓核压力小于固定髓核设计。Faizan 等研究发现[59],对于髓核的不同设计而言,球型设计受力大于椭球型设计,髓核位置靠下可减小关节面应力。Crawford 等使用机械力学试验法、尸体试验和有限元模型评估 3 种设计对姿势的影响:姿势控制置换装置,球窝设计和球槽设计,结果显示前者会控制姿势处于一种前凸位置,后两者则可以在运动范围内自由活动[60]。原芳等基于中国可视化人的首例男性数据建立了人体颈椎 C5 - C6 节段的有限元模型[61],选用 Prestige LP 和 Discover 分别作为不固定旋转中心和固定旋转中心结构的代表建模,对置换前后颈椎在常见运动工况下的颈椎生物力学变化做了计算、分析和探讨,发现不固定旋转中心的假体运动范围大于固定旋转中心的假体,适当限制运动范围可能更有益于人工椎间盘置换后的远期疗效。

为了进一步研究假体旋转中心的固定类型、固定位置及旋转中心数目对节段内部应力应变的影响,樊瑜波等采用 5 种不同的球窝关节假体:旋转中心固定在下终板式(BS-FI)、旋转中心固定在上终板式(BS-FS)、旋转中心在下终板移动式(BS-MI)、旋转中心在上、下终板之间移动式(DA-M)以及多数目旋转中心式(SA-V),通过有限元方法分析了其在屈曲和伸展两种工况下,置换脊柱所表现出的生物力学特性,指出在屈曲工况下 SA-V 及 BS-FS 假体在整个节段刚度和手术节段的稳定性方面要优于 BS-MI 和 BS-FI 假体,且不会提高植入节段对整体运动的影响能力,但其在骨界面的应力分布要比其他类型的假体严重。另外,也有学者基于有限元方法,同时对旋转中心和曲率半径两个参数进行了横向和纵向的对比分析。Rousseau 基于球窝关节假体,按照旋转中心的位置及曲率半径进行了3 种组合:中心无偏置+大半径、中心后偏置+大半径、中心后偏置+小半径[62],指出不同的组合对 ROM 的影响差异不大,但中心后偏置与相对较大半径的组合设计会使小关节的应力降至最低。此研究没有改变假体的植入位置,目前已有文献通过将曲率半径和植入位置进行组合,研究了球窝关节型假体在 3 种不同的曲率半径(4 mm、5 mm、6 mm)及 5 种植入位置(以椎间间隙中间位置为核心,并在前后左右方向分别偏置 2 mm、1.2 mm、1 mm、1 mm)情况下所表现出的不同的生物力学特性,指出曲率半径的大小仅在屈曲工况下对节段运动范围、小关节应力及关节囊韧带张力产生明显影响,而植入位置的不同对这三者的影响会涉及所有的工况。综上所述,人工椎间盘的设计要对曲率半径、旋转中心及植入位置等结构参数进行优化,并且在临床上应根据患者的实际情况以及假体的生物力学性能选择合适的人工颈椎间盘。

人工颈椎间盘置换与融合相比,最大的优势在于对邻近节段运动的保留,有限元研究中,常建立颈椎模型模拟置换与融合两种手术方法来比较两者运动保留能力。李斌等以 Bryan 假体为原型建模[63],研究 C4/5 运动范围变化,指出人工颈椎间盘植入后颈椎运动范围仅后伸受限,邻近节段椎间盘应力增加不超过 10%,而融合后上位节段、下位节段应力分别增加 70%、40%。鉴于临床上双节段置换手术的增加,双节段置换研究也正受学者关注。Faizan 等建立了完整组、双节段置换、双节段融合、单节段融合加置换 4 种颈椎模型来研究双节段置换对于颈椎的影响[59],结果显示,单节段融合加置换对邻近节段的影响最小,双节段置换会使邻近节段运动范围、关节应力和终板压力增加。

在用有限元方法评估磨损寿命方面,目前研究不是十分广泛,主要集中于销盘配副,而以人工椎间盘为对象的研究较少。因为磨损机理包括了黏着磨损、磨粒磨损、疲劳磨损和腐蚀磨损 4 种类型,对假体磨损的数字仿真也就变得十分困难。总体上,主要是基于 Archard 黏着磨损模型计算黏着磨损量;基于 Rbainowicz 建立的磨粒磨损模型计算磨粒磨损量,并且目前关于磨粒磨损的仿真研究主要集中于二体磨损的表面形貌和磨损预测,对三体磨损的仿真研究较为欠缺;疲劳磨损的数值仿真研究主要集中于用力学和断裂力学方法建立疲劳磨损模型,用有限元法进行参数定量计算和疲劳裂纹行为的数值模拟;腐蚀磨损的数值模拟目前仍尚未得到深入研究。在磨损数值模拟中,接触模型、加载过程和收敛条件、材料表面变形过程、磨损计算模型都十分重要。假体磨损的数值模拟主要研究流程是利用 ABAQUS 或者 ANSYS 软件自带或者改进的磨损模型对假体进行仿真,判断设计参数和试验参数对磨损的影响,如载荷、旋转中心、材料设计、三维模型完整性、剪切力等因素。

总体上,有限元方法在人工椎间盘置换后的脊柱生物力学研究中应用较为广泛,在假体磨损的数值模拟领域仍有待深入研究。

15.7.7 人工颈椎间盘发展展望

总体来说,人工颈椎间盘经过 20 年的研制及试用,作为一项新的技术,它改变了传统的"切除-固定-融合"的脊柱融合手术理念,更符合人体的解剖学和运动生理学。但是,目前仍有一系列问题需要改进。即使设计再精细的假体,也一样涉及因年龄增长而存在的骨质疏松以及材料磨损导致的假体松动、下沉的问题。解决这一问题的关键一方面在于扩大假体与终板周围的接触面积,以使负荷分散,并减少对中心强度较低的松质骨的应力,以及根据个体椎体骨小梁的分布特征放置假体等,另一方面则需要合理地进行关节面配副材料的选择和改性设计。因此,现有的人工颈椎间盘产品依然无法完全满足人们的需求,有关人工颈椎间盘的研发和完善仍然需要不断推进。

首先,理想的假体设计仍应遵循以下原则:① 保持椎节的运动,维持颈椎的生物力学性能,理想的假体应能够模拟颈椎复杂的生理运动,重现椎间盘所有平面上的正常运动范围、强度。② 重建椎间隙的高度。颈椎间盘退变大都伴有不同程度的椎间隙塌陷,皱缩的软组织压迫脊髓、神经根,小关节应力增加。植入人工椎间盘后应能重建椎间隙的高度,恢复应力分布。③ 有良好的生物相容性。假体应能在人体内长期存在,其降解产物无致癌性和器官毒性,尽可能避免产生炎症、神经损害等明显的组织病理反应。④ 耐久性、安全性。理想假体应为永久植入性,因此,应保证假体不会损坏,且磨损碎屑应控制在一定范围内,以保证其磨损寿命。⑤ 短期和长期固定。人工椎间盘假体应能维持及时固定和长期骨性固定。⑥ 可翻修。在置换失败后,假体应易于翻修。

未来人工颈椎间盘研发趋势主要集中在 3 个方面：一是面向理念创新的新产品设计；二是面向特定种群的几何结构设计；三是面向磨损寿命的材料设计。

1. 面向理念创新的新产品设计

未来的产品一方面可借鉴现有假体的设计思路，另一方面也需要在理念上进行创新，以开发出新一代产品。如从运动保留方式上看，M6 - C 颈椎假体从功能上和形态上共同进行仿生设计，提供了一种全新的人工颈椎间盘设计思路，假体不仅模拟了人体解剖生理结构，也设计了终板、髓核和纤维环 3 个部分，与椎间盘结构极为相似，该设计在未来产品研发中极具参考价值，是今后颈椎间盘假体设计的一种重要思路（见图 15.86）。此外，新发展的倒齿固定，较传统的螺钉固定、龙骨固定在术中调整、术后长入及中长远考虑中更具优势，将逐渐跻身主流设计。另外，由于半限制型假体兼具限制型和非限制型的优势，也将更受青睐。

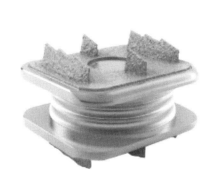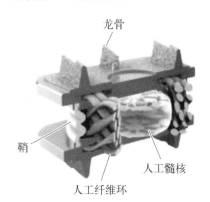

图 15.86　新型 M6 - C 人工颈椎间盘

2. 面向特定种群的几何结构设计

因现有人工椎间盘市场上的产品均是引进国外产品，虽然有齐全的尺寸系列，整体质量上较优，但是国外厂商在开发产品时参考的依然是欧美人种，在很多方面与国人的骨骼解剖结构有显著不同，比如具体的终板尺寸、假体受力点等，因此未来的一个方向便是研发在结构设计上与特定种群更贴合的产品。在这个过程中，特定人群的脊柱生理解剖特征（如终板具体的尺寸参数、产品系列）和随着年龄、性别以及地域的不同而导致的细微变化就显得格外重要。未来仍需要建立相应的专用数据库，根据核心数据的统计学规律来设计符合特定种群的椎间盘产品。通过该方法，不仅可以改进国外现有产品在几何结构设计方面的不足，也体现出了假体的区域化和个性化差异。

3. 面向磨损寿命的配副材料设计

磨损问题在所有人工关节中都普遍存在，人工颈椎间盘也不例外。长期以来，人工关节的磨损一直是限制假体寿命的瓶颈，研究表明磨损颗粒所引发的组织反应,可导致骨溶解,降低假体置换成功的概率,极大地影响假体的使用寿命。虽然总体上假体磨损是一个综合问题,涉及假体结构设计、材料设计、固定方式、手术操作、假体植入位置、患者活动度、骨骼质量等因素,且其中的很多因素具有随机性,但在假体的设计研发阶段仍需要尽量保证假体自身具有较好的生物摩擦学性能,尤其是耐磨损性能。现有假体的耐磨使用寿命一般只有 15～20 年,与40～50 年的临床需求相差甚远。因此,未来人工颈椎间盘的研发将着重于以下 3 个方向:一是开发新型材料,如新一代金属材料、新型 PEEK 聚合物材料等,如 NuNec 假体即采用了 PEEK 材料(见图15.87);二是合理选用关节面配副材料,如钛合金-交联聚乙烯配副等,如新型人工颈椎间盘 Discover 采用半交联 UHMWPE 髓核,具有更优的抗磨损性能、机械性能和抗氧化性能;三是对传统或新型材料进行表面耐磨改性处理,通过表面耐磨涂层改变配副关节面的材料类型,如含 DLC 膜的人工颈椎间盘假体的开发。

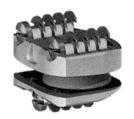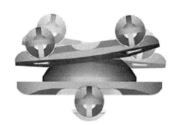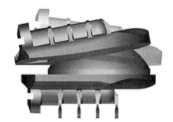

图 15.87　新型 NuNec 人工颈椎间盘

15.8　人工腰椎间盘

15.8.1　发展现状

人工腰椎间盘置换术(artificial lumbar disc replacement,ALDR)自诞生半个多世纪以来在临床上已积累大量临床病例,也得到广泛认可。因人工腰椎间盘的研发要早于人工颈椎间盘,15.7.1 节在对人工颈椎间盘研发历程介绍时已同时做了详细说明,这里关于人工腰椎间盘的发展历程不再赘述。随着脊柱生物力学、材料学、运动学等相关学科的深入研究,国外人工腰椎间盘研究得到了长足的发展,在全球百余种人工腰椎间盘中,目前 Charité、ProDisc、Maverick、FlexiCore、Mobidisc、Active‐L 等 10 余种假体已成功进入临床,并成为市场上最常见假体[64,65],如图 15.88 所示。而通过美国食品药品监督管理局(FDA)批准的两款最重要的腰椎假体则是可行单节段置换的 Charité 假体及可行双节段置换的 ProDisc‐L 假体。截至目前,Charité 假体的应用总病例数已达万余例;而 ProDisc‐L 假体累

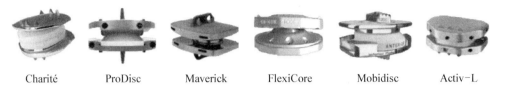

| Charité | ProDisc | Maverick | FlexiCore | Mobidisc | Activ-L |

图 15.88 几种典型的人工腰椎间盘

积治疗病例也已达 5 000 余例。

在国内,在 1998 年由广州中山大学孙逸仙纪念医院骨外科刘尚礼、黄东生等首次引进了人工腰椎间盘置换术,后来他们在 SB Charite 假体的基础上进行改进,设计出了符合中国人解剖结构的 SMH(Sun Yat-sen memorial hos-pital,SMH)型人工腰椎间盘,并于 1999 年开始投入临床试用,取得了一定的临床效果,但截至目前,国内人工腰椎间盘市场仍全部由国外进口产品占据,国内自主研发的人工腰椎间盘仍处于努力进入市场阶段。

15.8.2 设计原理

用于替换病变腰椎间盘的假体既要允许一定范围和一定程度的运动,又要能够对脊柱起稳定作用。基于腰椎的生理解剖结构和生物力学特征,人工腰椎间盘假体的设计有其特定的设计目标:有效缓和与控制术后患者疼痛;纠正异常运动;重建椎间隙高度、重建前凸角、重建顺时旋转轴从而保护神经组织;恢复脊柱运动,避免邻近节段退变;假体最大程度上接近正常生理椎间盘形状和运动功能。若考虑恢复假体运动功能则要对假体结构进行合理设计,若考虑到植入人体内持续应用 40 年以上则要对材料进行合理设计[64,65]。总体上,人工腰椎间盘与人工颈椎间盘在结构设计和材料设计方面都具有相似性,15.7.2 节已做详细介绍,这里需要指出的是,人工腰椎间盘承受的轴向载荷要远大于人工颈椎间盘,如表 15.4 所示,因此人工腰椎间盘对材料设计,尤其是关节面配副材料有更高的耐磨损要求,目前假体关节面主要是 MOM(钴铬钼-钴铬钼)和 MOP(钴铬钼- UHMWPE)两种材料配副模式。

15.8.3 不同种类人工腰椎间盘

1. 经典人工腰椎间盘

目前,美国食品与药品监督管理局(FDA)已批准可应用于临床的假体是行单节段置换的 Charité 及行双节段置换的 ProDisc - L。而 Maverick、FlexiCore、Mobidisc、Active - L 等临床应用有待批准。现对第一代球/窝结构设计的 4 种人工腰椎间盘假体,即强生生产的 Charité、新迪思生产的 ProDisc - L、美敦力生产的

Maverick 及史塞克生产的 FlexiCore 假体进行简要介绍如下[64,65]。

Charité™（见图 15.89）是由钴铬钼合金的上、下终板和一个自由浮动的超高分子量聚乙烯核心组成。上终板下平面呈凹形，髓核为双凸面结构，下终板上平面为凹面结构。上、下终板均设计有 6 个倒齿结构，实现初始固定。为了实现骨的长入从而达到长期固定，1988 年，在上、下终板添加等离子喷涂多孔钛及磷酸钙涂层的 Charité™ 假体（见图 15.90）出现在美国以外地区。该种假体的植入方式是先将金属板打入椎间隙，在终板放置满意后再单独行聚乙烯核心的植入。由于不同个体腰椎间盘具有差异性，设计人员设计了 7 种不同几何规格的假体，且每组具有 4 个可用角度，即 0°、5°、7.5°和 10°。Cunningham 等实验表明，Charité 的旋转中心与植入的节段及相邻上节段的旋转中心大体一致。且与正常椎间盘相比，植入 Charité 假体后未对相邻节段的运动范围造成负面影响。有研究表明，植入 Charité 后重现了正常脊柱中带角度的耦合平移运动。Lemaire 报道了在发生扭转时小关节承受相当于正常节段 2.5 倍的负荷，并且由于该设计是三片式结构，中间的髓核有脱出的风险。

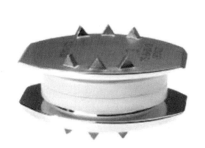

图 15.89　典型 Charité 假体

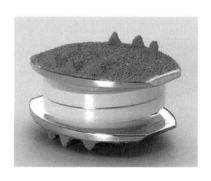

图 15.90　含多孔钛及磷酸钙涂层 Charité 假体

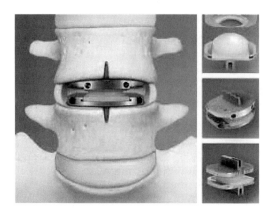

图 15.91　ProDisc - L 人工腰椎间盘

图 15.91 所示为 ProDisc - L（又名 ProDisc II），是 ProDisc 系列第二代产品，该假体是由下平面凹形的上终板，上表面为凸形关节面、下表面为扁平锁定面的聚乙烯髓核及上平面具有和髓核相嵌合的槽的下终板组成。上终板上平面具有 6°和 11°两种角度以适应不同的前凸角，而下终板下平面是平的。上、下终板材料为钴铬钼合金（Co-Cr-Mo），上、下终板与椎骨接触的表面均涂有钛颗粒涂

层促进骨长入。上、下终板各设计有一个锯齿状的中心脊棱及两个位于部件前缘后方的刺突,从而防止植入后再发生移动。终板的足印面面积设计为最大限度的尺寸,并且椎间盘的高度可调整,从而降低假体沉陷的风险。由于髓核一端固定,ProDisc‐L 因此形成了一种半限制型球窝关节,可实现前屈 13°,后伸 7°及侧屈±10°的运动范围,且所有方向旋转中心始终固定在下方脊棱上,但不能进行剪切运动或平移运动。压缩时椎间盘运动忽略,拉伸时椎间盘可自由运动。非单个关节生物力学的研究表明,ProDisc‐L 几乎具有和正常椎间盘同样的运动功能。

　　Maverick 是由下平面呈凹面的上终板和上平面呈穹顶结构的下终板组成的两片式结构,如图 15.92 所示。终板材料选择的是钴铬钼合金,该种生物材料耐久性、寿命及耐磨性都得到了增强,良好的协同作用提供了终生的运动稳定性。有研究者假设一年腰椎进行约 12.5 万次显著的弯曲运动和 20 万次非显著性运动,应用于 Maverick 参数测试试验,发现经历 100 万次显著弯曲后,其形态学结构基本没改变,即相当于临床使用 31.5 年。为了适应不同的个体病例,椎间盘的上、下终板棘的高度从 11 mm 缩短至 7 mm,从而能够很好地达到初始固定。为了短时间利于骨的长入从而实现长期固定,每片结构的后方旋转中心、球窝结构表面都有羟基磷灰石涂层及粗糙表面刻蚀。这种棘和羟基磷灰石的组合设计良好地实现了短期和长期的生物力学特性。与其他全腰椎间盘相比,最大的特点是其两片式结构使医生在手术时更方便快捷,并降低了早期灾难性失败的概率。

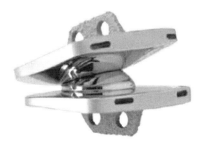
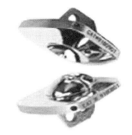

图 15.92　Maverick 人工腰椎间盘

FlexiCore 由下平面呈凹形的上终板、压配固定球、半圆锥形罩和下终板组成,如图 15.93 所示。该椎间盘上、下终板均为钴铬钼合金。由上、下基板组成围绕终板中部 C 固定旋转的关节连接方式,从而防止基板病理半脱位。在加工制造过程中,关节球始终位于球窝内,构成整体性关节装置,这样就避免了假体在受张力情况下发生分离,从而保持

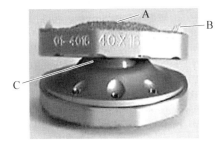

图 15.93　FlexiCore 人工腰椎间盘

始终单一关节结构,便于手术医生的夹持及操作。上、下终板的两侧倒齿 B 提供初始固定,终板表面喷以等离子钛涂层 A 促进骨性固定,从而达到长期固定的目的。该关节允许 15° 的屈伸和侧向弯曲运动,超出了正常腰椎运动的生理范围。内部旋转装置的限制目的是运动转动超过 5°,从而降低小关节面的病理负荷。基板形态为中央穹顶近似圆锥体形,椎体终板陷窝,可最大限度增加接触面积,减少下沉。

综上可知,目前几种经典的人工腰椎间盘均具有各自的显著特征:SB Charité Ⅲ 是 Charité 体系中最新款,翻修手术较易;ProDisc－L 为半限制型结构,能够保护小关节;Maverick 为两片式结构,消除了假体脱出的风险;FlexiCore 是一体化设计,使每侧旋转角度降低 5°;Mobidisc 可减轻关节应力,邻近节段椎间盘无受累现象;Active－L 可多角度植入,易翻修,有最大的终板覆盖面积,从而减少假体对椎管内脊髓的压迫。

2. 新型人工腰椎间盘

近年来,部分学者综合考虑腰椎间盘置换术后腰椎功能保持、生理特性恢复、与人体相容性及持久性等,提出了新型腰椎非融合技术,即仿生人工腰椎间盘和组织工程人工腰椎间盘。

目前人工腰椎间盘置换术为非生理性设计,会使脊柱生物力学改变。为了避免长期的并发症,具有髓核和纤维环结构及渗透、膨胀性能的仿生人工腰椎间盘得到了开发。该种假体具有仿生纤维增强、渗透性、黏弹性和椎间盘变形等性能。由生物活性三维组织和可吸收羟基磷灰石组成的三维椎间盘是仿生人工椎间盘假体的一种,且第一个拥有全部前路和部分后路两种器械设计。Yoshihisa 等对其研究表明,三维重建可重新排列旋转中心位置于下终板平面矢径后 1/3 处或手术节段周围位置。在体外单独行前路或后路手术与正常节段相比生物力学特性相同,表明具有极好的临床潜能。该类型人工腰椎间盘在膨胀性能、黏弹性能、震动吸收能力等方面更接近正常腰椎间盘,与经典人工腰椎间盘相比,仿生人工腰椎间盘在磨损、邻近节段退变和关节面过度承载方面均相对减少。

另一方面,有研究指出,生物力学的改变会诱发椎间盘细胞、基质蛋白酶等的病变进而导致椎间盘退变,因此,处理内部病变也是治疗下腰疼的重要方法之一。国外 Bowles 等研究认为,利用髓核组织和纤维环组织组成的组织工程全椎间盘置换术(TE－TDR)可能成为脊柱临床治疗的重要手段,并指出 TE－TDR 通过连接相邻椎体,可产生细胞外基质,并可保留原有脊柱高度和机械性能。但他们也指出,使用的生物材料必须能够重建髓核压力,保证纤维环的完整性,并能满足体内生理和载荷环境。目前,TE－TDR 的挑战主要有:① 在椎间盘间长出功能组织;② 保证植入到脊柱,并确保连接邻近椎体;③ 发展能够承受椎间复杂机械载荷的植入体。

3. 国内人工腰椎间盘研究状况

国外进口产品基于欧美人体结构设计,相对亚洲人种并不太适合,而且价格昂贵,研发国产化假体十分必要。深圳清华大学研究院依托"十二五"国家科技支撑"新型人工椎间盘"课题,也在尝试人工腰椎间盘的国产化,目前已建立了国人腰椎间盘数据库(含 1 000 余例健康人的腰椎参数),并根据该数据库统计学分析规律开发了基于国人骨骼形态特征的人工腰椎间盘,先后完成了一体式假体(见图 15.94)和植入器械一体化设计(见图 15.95)的实验室研发。

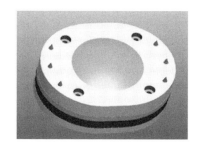
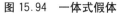
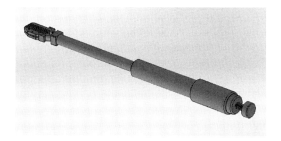

图 15.94　一体式假体　　　　　图 15.95　植入器械一体化设计

15.8.4　人工腰椎间盘置换术生物力学分析

Lee 和 Goel 等指出,人工腰椎间盘假体的生物力学标准应当和临床学标准统一起来。生物力学的标准包括:屈曲压缩及旋转压缩时,运动的保存;震动的吸收;本节段或邻近节段异常应力的缓解;稳定性以及对线对位方面等。临床标准包括:疼痛的减轻;功能的恢复;比脊柱融合术更低的并发症发生率;更短的复原时间以及易于植入和翻修等。对其进行生物力学分析主要有离体标本方法和有限元方法。

1. 人工腰椎间盘体外生物力学分析——离体标本方法

人工腰椎间盘置换术已从单节段置换发展到了双节段置换,大部分体外研究主要集中在 L3 - S1 节段[65]。但也有进行全节段的研究,如 Daniele 等对全节段的生物力学进行了测试。长期的研究表明,各节段体外生物力学差异性显著($P <$ 0.05),且 L4/5、L5/S1 节段所受载荷最大,是极易退变的部位,因此绝大部分的研究均集中在 L4/5 节段。手术路径分为前路、后路和侧路。现应用较多的是前路,Schmidt 等指出前路和斜路手术法植入效果差异性不显著,且节段性前凸均显著增加。

体外进行试验时,加载方式分为轴向压缩载荷、旋转力矩或两者相结合。试验时,在特定的加载方式下对标本的各生理参数进行分析,如载荷的传递、分配和作用效果等。有研究指出,与正常脊柱相比,置换后的人工腰椎间盘所受各个方向的载荷更大,主要集中在终板和后部关节部位,且压缩载荷增加高于 30%,后脊柱所

受压力载荷减少 $5\%\sim7\%$。上、下终板横向剪切力显著增大，且通常是正常脊柱的 2 倍。运动范围（ROM）体现了脊柱活动功能，因此对运动范围的研究也是生物力学研究的重要部分。ROM 过度增加将导致关节接触面过度增加，造成狭窄和引起疼痛。不同结构的人工腰椎间盘在植入到标本中所能够实现的 ROM 均是有差异的。关节和肌肉等组织对脊柱所受载荷传递、功能性保持和恢复都起到不可或缺的作用。有研究显示，由于软组织切除，节段旋转刚度降低导致小关节承载增加，但植入人工腰椎间盘后前屈小关节应力增加，人工腰椎间盘后置时小关节载荷降低。因人工腰椎间盘具有一定的抗旋转载荷性能，术中将其放置于椎间隙中央或中央偏后可降低术后小关节应力。

2. 人工腰椎间盘的有限元法评估

临床上常见的人工腰椎间盘结构主要包括两种类型：固定髓核设计结构和可移动髓核设计结构。图 15.96 所示为这两种结构的有限元分析对比效果。有研究指出[66,67]，固定髓核假体结构会使小关节接触应力和腰椎节段的运动范围明显提高，而移动髓核设计结构会在一定程度上提高手术节段的运动范围，降低小关节的应力，但是此结构会减小相邻节段的运动范围，且植入节段的应力的减小幅度要小于邻近节段。另外，Moumene 等通过研究固定髓核和移动髓核两种设计结构及其植入位置对小关节应力和髓核应力的影响[68]，指出在轴向旋转工况下移动髓核设计植入到椎间间隙的任一位置所产生的小关节应力要明显小于固定髓核。Rundell 等构建了两个腰椎运动节段的有限元模型（L4-L5 和 L5-S1）用以评估移动髓核假体高度、假体前凸角度、前后方向的植入位置以及整个脊柱节段在矢状面的方向对腰椎间盘置换冲击的敏感性[69]，指出如果对假体前凸角度评估不足将会导致最大的冲击风险，因此临床上应该考虑这些参数，选择合适的手术方式来降低手术风险。目前，大多数学者在通过有限元对不同的结构参数进行分析时，都忽视了参数的组合，已有文献采用概率有限元分析[70]，将植入位置、假体半径、疤组织、小关节

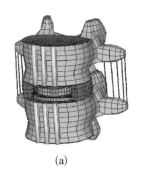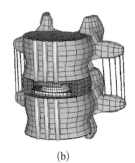

(a)　　　　　　　　　　　(b)

图 15.96　髓核设计结构有限元分析

(a) 可移动髓核；(b) 固定髓核

间隙作为 4 个输入参数,通过 1 000 组随机的不同参数之间的组合去计算和观察其对椎体的旋转、椎间内压以及小关节接触应力的影响,以此确定出合适的参数范围,这种有限元研究方法相对来说比较新颖,可以为临床提供一定的理论指导。

15.8.5　人工腰椎间盘生物摩擦学性能——脊柱模拟器磨损评估方法

人工腰椎间盘的磨损测试方法、流程和评估手段与前面所述人工颈椎间盘相似,这里也不再赘述。表 15.6 为采用脊柱模拟器磨损评估方法评估人工腰椎间盘假体及不同材料配副的磨损率[47]。根据磨损率数值可知,针对新型的PEEK - PEEK 配副来说,目前报道的 4 例研究结果均证实,其总磨损率在 0.5～1.0 mg/MC 之间,因此假体表现出了良好的耐磨损性能。对于钴铬钼合金-聚乙烯配副的假体来说,大部分的研究结果是一致的,假体总磨损率在 10.0～20.0 mg/MC 之间,然而也有一些研究发现假体总磨损率在 2.5～7.5 mg/MC 之间,但这些磨损率数值均远大于人工颈椎间盘假体,说明人工腰椎间盘更易产生磨屑颗粒。与人工颈椎间盘结论相似,当腰椎间盘假体采用金属-金属配副时,假体的总磨损率显著降低。根据上述结果可知,相对传统的 MOM 和 MOP 配副,新型PEEK - PEEK 配副可能是未来的一个重要发展方向,但仍需要更多的测试结果来佐证。

表 15.6　人工腰椎间盘假体及不同材料配副的磨损率

假　　体	关节面配副	主要磨损率	备　　注
TDA - L Ball-on-socket	PEEK - PEEK	1.0 mg/MC	参考 ISO,2012
TDA - L	PEEK - PEEK	0.51 mg/MC	参考 ISO,2007
TDA - L	PEEK - PEEK	0.66 mg/MC	参考 ISO,2008
Nubac - L	PEEK - PEEK	1.20 mg/MC $0.92 \text{ mm}^3/\text{MC}$	参考 ISO,2009
Charité	CoCr - UHMWPE	19.35 mg/MC	参考 ISO,2008
Charité	CoCr - UHMWPE	0.11～0.13 mg/MC	参考 ASTM,2006
Charité	CoCr - UHMWPE	12.2 mg/MC	参考 ISO,2012
Charité	CoCr - UHMWPE	22.3～29.1 mg/MC	增加前后剪切力,2012
Prodisc - L	CoCr - UHMWPE	5.73 mg/MC	2006
Prodisc - L	CoCr - UHMWPE	$9.78 \text{ mm}^3/\text{MC}$	2007
Prodisc - L	CoCr - UHMWPE	16.59 mg/MC	2008
Prodisc - L	CoCr - UHMWPE	12.7 mg/MC	参考 ISO,2010
Prodisc - L	CoCr - UHMWPE	11.6 mg/MC	增加前后剪切力,2010
Prodisc - L	CoCr - UHMWPE	2.0～7.4 mg/MC	不同频率,2010

（续表）

假　　体	关节面配副	主要磨损率	备　　注
Activ - L	CoCr - UHMWPE	2.7~2.85 mg/MC	参考 ISO,2009
Maverick	CoCr - CoCr	4.91 mm³/MC	参考 ASTM,2007
A - MAV - L	CoCr - CoCr	0.43 mm³/MC	参考 ASTM,2007
TDA - L	Metal-Metal	6.2~15.8 mm³/MC	参考 ISO,2008

15.8.6　发展趋势

目前人工全腰椎间盘假体设计发展趋势主要集中在运动功能恢复的结构设计、植入安全、应用时限的材料设计、简化医生手术的一体化假体和植入器械设计等方面[64,65]。

1. 几何结构仿生设计

目前,绝大部分人工腰椎间盘的研究是利用工程手段从而实现接近正常腰椎间盘的生物力学性能,但很难对正常腰椎间盘的耦合运动进行恢复及模仿。与其他人工腰椎间盘假体相比较,仿生人工腰椎间盘具有与正常腰椎间盘接近的膨胀和黏弹性能、震动吸收能力且减少了假体磨损,降低了邻近节段退行性病变的发生率,并降低关节面上载荷过度等现象。面对现有人工腰椎间盘假体的局限性及仿生人工腰椎间盘的优势,仿生人工腰椎间盘的研究势必会是今后的主要研究方向之一。

2. 延长寿命的材料设计

使用寿命的延长也将是人工腰椎间盘未来的一个主要发展方向,与人工颈椎间盘类似,关节面配副材料的合理选择、新型配副材料的开发和材料表面的耐磨改性技术是在材料设计层面提高假体寿命的 3 个主要途径。目前,人工腰椎间盘常用的材料配副设计是钴铬钼合金-钴铬钼合金和钴铬钼合金-聚乙烯两种方式,前者需要注意金属离子的释放,后者需要关注聚乙烯磨屑,都有待进一步改进。随着 PEEK 材料开发及其改性技术的发展,新型 PEEK - PEEK 配副的腰椎假体也开始出现,并表现出了较低的磨损率,将是未来的一个发展趋势。此外,由于钛合金具有良好的生物学性能和更接近皮质骨的弹性模量,尤其是术后成像特性(MRI、CT)远优于钴铬合金和不锈钢,因此若能通过表面改性技术在钛合金等金属表面形成耐磨、耐蚀的 TiN、TiC、DLC、TiO_2 等耐磨涂层,这样不仅充分发挥了钛合金良好的成像特性以及生物相容性等性能,还发挥了摩擦副的高耐磨损性能,因此,这也将成为研制新一代高耐磨损全腰椎间盘假体的一个方向。

3. 一体式全腰椎间盘假体及辅助器械设计

完成人工腰椎间盘功能恢复等方面的设计外,还需要从患者、医生及安全性等方面进行全面的研究。手术创伤的减少、患者痛苦的减轻是外科手术的最高理念。"微创手术"因其在治疗效果、减轻痛苦、恢复周期及医疗成本等方面具有明显的优势而得到骨科医师及科研工作者们广泛的推崇。而进行假体一体化或假体与植入器械一体化的研究，能够使医生根据自己熟悉的手术入路进行微创术，从而达到对周围组织器官损伤最小、减少术后并发症、简化人工腰椎间盘假体置换的步骤、提高手术的安全性与效率及减短手术医生置换时手术操作的学习曲线。因此，一体式全腰椎间盘假体及其辅助植入器械的设计和优化，将成为脊柱外科领域的又一大研究热点。

15.9　基于 3D 打印技术的脊柱植入物

现有的脊柱外科植入物的常规产品已能满足一般退变性疾病的治疗需求，但在一些特殊情况下，比如脊柱肿瘤，由于受累节段以及破坏范围的不确定性，现有常规产品往往无法满足临床需求。3D 打印技术为新型植入物的开发提供了有力的支撑。

15.9.1　3D 打印人工椎体

1. 异型椎体重建

3D 打印技术之所以用于脊柱外科，是因为它可以有效地解决异型椎体切除后重建的难题。人体脊柱中第一节(寰椎)、第二节(枢椎)颈椎以及骶、尾椎属于异型椎体。例如，以往将枢椎肿瘤切除后，后路大多采用枕颈固定系统，而前路只能用圆柱状钛网作为替代和支撑，一般可加用钛板或借用钛网的网孔辅以螺钉与其头端相邻的寰椎及尾端相邻的椎体进行固定连接。这样的固定方式难以使颈椎获得足够的稳定，尤其缺少足够的抗屈伸和旋转能力，因此患者术后需要使用 Halo - vest 做外固定辅助(见图15.97)，直至前路钛网内植骨融合。这个过程可能要持续数月，甚至超过一年，患者很痛苦且生活极为不便。造成此种情形的原因是，前路植入的钛网至多只能起到简单的支撑作用，且最终的稳定要等待钛网内植骨与毗邻骨的长期爬行替代。

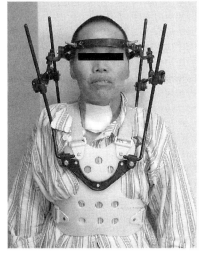

图 15.97　寰枢椎治疗切除术后
Halo-vest 辅助外固定

借助于大量正常人体的脊柱解剖数据分析、计算机辅助设计以及 3D 打印技术，北京大学第三医院骨科设计并打印出金属人工枢椎。它的基本特点：① 形态接近于患者枢椎的椎体，其上方可与寰椎侧块的前弓贴合，下方可与下位椎体有最大的接触面积，减少应力集中；② 接触面为微孔设计，可以有效地发生骨整合；③ 根据患者解剖特点，人工枢椎体上下各预置螺钉孔，便于术中拧入螺钉，既安全又便于操作，可有效获得即刻稳定。2014 年 8 月该医院完成了世界首例 3D 打印枢椎人工椎体植入治疗枢椎肿瘤的病例。图 15.98(a)为 3D 打印金属人工枢椎，图 15.98(b)为患者植入人工枢椎后的侧位 X 光片，术后 1 周患者仅需下颌-胸部支具的保护即可下地行走，较之以前的治疗方式恢复明显加快。通过随访，患者的植入物稳定，且能在 CT 上观察到骨-金属界面发生骨整合。迄今，该医院已经完成了 6 例人工枢椎的植入，且随着技术的日渐成熟，现在患者术后第二天仅需佩戴简易颈围即可下地活动，后路手术也由枕-颈固定演变为寰椎-下颈椎固定方式，由此使患者枕-颈关节的活动功能得以保留。

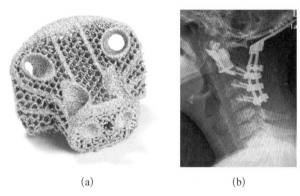

(a)   (b)

图 15.98 钛合金 3D 打印人工枢椎

2. 标准 3D 打印人工椎体

3D 打印构建的椎体在形态与微孔方面比传统加工工艺有着无可比拟的优势。以往在切除椎体后使用钛网重建，其缺点是钛网与上下终板是点或线接触，产生应力集中，容易引起椎体间塌陷；钛网需根据术中情况手工剪裁；钛网中需使用大量自体或异体植骨。新型的 3D 打印人工椎体如图 15.99(a)所示，设计根据人体解剖学数据，对人工椎体的上下表面进行了改进，使其更接近于正常终板的形貌特征，有助于恢复人体正常的脊柱生理弧度。因为和终板成面接触，所以有效地降低了接触应力。图 15.99(b)为术后照片。临床验证的结果可证实这些设计带来的好处。该产品在 2016 年 5 月获得 CFDA 注册批准，获准用于临床。这也是我国首个经过临床验证获得注册的脊柱 3D 打印植入物产品。

对于脊柱肿瘤和异型的椎体而言，通过 3D 打印定制植入物，无疑将会极大地

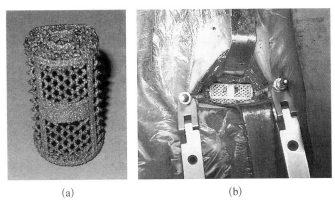

(a)　　　　　　　　　　(b)

图 15.99　钛合金 3D 打印人工椎体

改善手术的操作过程,节约手术时间,简化操作步骤,获得更好的即刻和长期稳定性,可以提高整体的治疗质量。

15.9.2　3D 打印椎间融合器

北京大学第三医院骨科设计了 3D 打印的椎间融合器。现在,常规的椎间融合器制作材料已从钛合金演变为以 PEEK 材料为主,PEEK 材料不仅具有低弹性模量,其透射线率也很好,便于观察椎间融合器内植骨融合情况。椎间融合器用于处理椎间盘病变,术中并不处理椎体,因此术中无植骨来源,需要取自体髂骨或者异体骨、人工骨等。该医院在前期的研究中发现,微孔金属能表现出很好的骨传导作用、甚至骨诱导作用。由于椎间融合的距离相对较短,所以设计了全微孔型和中孔微孔型的椎间融合器(见图 15.100),试图达到不植骨或者少植骨就能获得椎间融合的效果。该医院在 2016 年 7 月获得 CFDA 注册的椎间融合器就是一种经过临床验证、仅需少量植骨的 3D 打印金属椎间融合器,在临床验证中表现出和对照组常规的金属椎间融合器加自体植骨相同的效果。

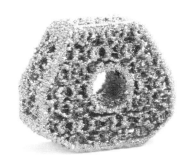

**图 15.100　带有中央植骨孔的
微孔型椎间融合器**

15.9.3　脊柱前后固定的连接系统

在一些累及多节段的脊柱肿瘤病例中,往往需要切除多个椎体,对于这样多节段、大跨度结构的重建,理想的方式是在脊髓周围完成前后融合,即 360°的融合,将后路钉棒系统和前路椎体重建系统进行连接。除了手术技术以外,对植入物的设计提出新的要求。本节作者提出的解决方案是前路采用异型人工椎体,但除了满足骨-金属接触面的骨整合要求,对于金属植入物尚需满足力学强度要求,特别是抗疲劳性能;同时异型的椎体要能够通过上下端的螺钉满足自身稳定的需求,因为

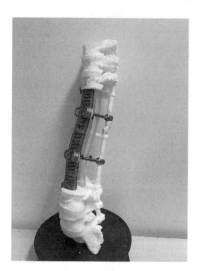

图 15.101　3D 打印定制胸腰椎人工椎体(与后路钉棒系统连接)

通常在多节段椎体切除中已无法使用常规的钢板螺钉进行辅助固定;前路的椎体重建系统需要与后路钉棒系统连为一体。2016 年 6 月,北京大学第三医院骨科对一例累及 5 节胸腰椎的脊索瘤患者进行了临床尝试,并获得成功。该异型的人工椎体长达 19 cm,目前医疗器械公司不能提供此长度规格的钛网或人工椎体。该医院在自行设计的人工椎体侧方做了翼状圆环设计,恰似正常椎体的椎弓根结构。圆环中填充特殊设计的超高分子量聚乙烯膨胀栓,这样可以很容易地从后方将椎弓根螺钉拧入,借助椎弓根螺钉将前方的人工椎体与后方的钉棒固定系统相连接,可达到加强固定效果(见图 15.101)。尽管患者切除了多达 5 节脊椎,但他在术后早期仍可下地活动。

对于脊柱类的疾病,大多数退变性疾病的治疗不需要定制型的植入物,常规的产品可满足要求;但是即便是简单的椎间盘病变切除,如果植入的椎间融合器或者人工椎间盘厚度增加或减少 1 mm,也会增加邻近节段的应力载荷,严重的将导致邻近节段的加速退变。如何提高植入物的精确性,同时兼顾成本价格等因素,是未来在利用 3D 打印开展精准、个体医疗中需要思考和研究的问题。

参考文献

[1] 杨述华.实用脊柱外科学[M].北京:人民军医出版社,2004.

[2] 菅风增,方铁.西方神经脊柱外科发展历史介绍[J].中华神经外科疾病研究杂志,2015,14(5):1671-2897.

[3] Mostofi S B, Who's Who in Orthopaedics [M]. Springer, 2005.

[4] Stryker Spine Museum (CD), 2002 (www.stryker.com).

[5] Mohan A L, Das K. History of surgery for the correction of spinal deformity [J]. Neurosurg Focus, 2003, 14(1).

[6] GainesJr R W. The use of pedicle-screw internal fixation for the operative treatment of spinal disorders [J]. J Bone Joint Surg Am, 2000, 10: 1458-1476.

［7］ Kasliwal M K，Traynelis V C．Motion preservation in cervical spine：review［J］．J Neurosurg Sci，2012，56(1)：13 - 25.

［8］ Resnick D K，Watters W C．Lumbar disc arthroplasty：a critical review［J］．Clin Neurosurg，2007，54：83 - 87.

［9］ Cloward R B．The treatment of ruptured lumbar intervertebral discs by vertebral body fusion［J］．J Neurosurg，1953，10：154 - 168.

［10］ Dennis S，Watkins R，Landaker S，et al．Comparison of disc space heights after anterior lumbar interbody fusion［J］．Spine，1989，14(8)：876 - 878.

［11］ Kuslich S D，Bagby G．The BAK interbody fusion system：early clinical results of treatment for chronic low back pain［C］．8th. NASS Annual Meeting，San Diego，USA，1993，175 - 176.

［12］ 肖智，臧晓方，蔡智．椎间融合器研究进展［J］．医学信息，2014，27(1)：509 - 510.

［13］ Bagby G W．Arthrodesis by the distraction-compression method using a stainless steel implant［J］．Orthopedics，1988，11(6)：931 - 934.

［14］ Brodke D S，Dick J C，Kunz D N，et al．Posterior lumbar interbody fusion．A biomechanical comparison，including a new threaded cage．［J］．Spine，1997，22(1)：26 - 31.

［15］ Ames C P，Acosta F L Jr，Chi J，et al．Biomechanical comparison of posterior lumbar interbody fusion and transforaminal lumbar interbody fusion performed at 1 and 2 levels．［J］．Spine，2005，30(19)：E562 - E566.

［16］ 李佳，欧云生．椎间融合器的研究进展［J］．中国临床医学，2009，16：943 - 945.

［17］ 昌耘冰，徐达传，尹庆水．椎间融合器的研究进展［J］．中国临床解剖学杂志，2003，05，044.

［18］ Button G，Gupta M，Barrett C，et al．Three to six-year follow-up of stand-alone BAK cages［J］．Spine J，2005，5(2)：155 - 160.

［19］ Siddidui A A，Jackowski A．Cage versus tricorical graft for cervical interbody fusion．A prospective randomised study［J］．The Journal of Bone and Joint Surgery，2003，85(7)：1019 - 1025.

［20］ Goel V K，Monroe B T，Gilbertson L G，et al．Interlaminar shear stresses and laminae separation in a disc．Finite element analysis of the L3 - L4 motion segment subjected to axial compressive loads［J］．Spine，1995，20：689 - 698.

［21］ 马金梁，汪洋，黄帆，等．部分可吸收椎间融合器的设计及有限元分析［J］．第二军医大学学报，2012，33(8)：837 - 841.

［22］ 蒲婷．适合中国人的人工颈椎间盘结构设计及生物力学评估［D］．北京：清华大学机械工程系，2014.

［23］ Fernström U．Arthoplasty with intercorporal endoprosthesis in herniated disc and in painful disc［J］．Acta Chir Scand Suppl.，1966，357：154 - 159.

［24］ Robson B K，Tarsuslugil S，Wijayathunga V N，et al．Comparative finite-element analysis：a single computational modelling method can estimate the mechanical properties of porcine and human vertebrae [J]. Journal of the Royal Society Interface, 2014, 11(95): 20140186.

[25] DeVries N A, Gandhi A A, Fredericks D C, et al. Biomechanical analysis of the intact and destabilized sheep cervical spine [J]. Spine, 2012, 37(16): E957 - E963.

[26] 盛孙仁,徐华梓,王向阳,等. 猪、小牛与人颈椎的生物力学比较[J]. 医用生物力学,2010(5): 380 - 384.

[27] Panjabi M M. Hybrid multidirectional test method to evaluate spinal adjacent-level effects [J]. Clinical Biomechanics, 2007, 22(3): 257 - 265.

[28] Pu T, Liu W Q, Liao Z H, et al. Biomechanical comparison of one-and two-level cervical arthroplasty versus fusion [J]. Advanced Materials Research, 2014, 850: 1202 - 1206.

[29] Saari A, Dennison C R, Zhu Q, et al. Compressive follower load influences cervical spine kinematics and kinetics during simulated head-first impact in an in vitro model [J]. Journal of Biomechanical Engineering, 2013, 135(11): 111003 - 1 - 111003 - 11.

[30] 廖振华,刘伟强. 颈椎融合术与非融合术生物力学研究进展[J]. 生物医学工程学杂志, 2016(1): 171 - 176.

[31] Faizan A, Goel V K, Biyani A, et al. Adjacent level effects of bi level disc replacement, bi level fusion and disc replacement plus fusion in cervical spine-a finite element based study [J]. Clinical Biomechanics, 2012, 27(3): 226 - 233.

[32] Jia Z, Mo Z, Ding F, et al. Hybrid surgery for multilevel cervical degenerative disc diseases: a systematic review of biomechanical and clinical evidence [J]. European Spine Journal, 2014, 23(8): 1619 - 1632.

[33] Barrey C, Campana S, Persohn S, et al. Cervical disc prosthesis versus arthrodesis using one-level, hybrid and two-level constructs: an in vitro investigation [J]. European Spine Journal, 2012, 21(3): 432 - 442.

[34] Lee M J, Dumonski M, Phillips F M, et al. Disc replacement adjacent to cervical fusion: a biomechanical comparison of hybrid construct versus two-level fusion [J]. Spine, 2011, 36(23): 1932 - 1939.

[35] Martin S, Ghanayem A J, Tzermiadianos M N, et al. Kinematics of cervical total disc replacement adjacent to a two-level, straight versus lordotic fusion [J]. Spine, 2011, 36(17): 1359 - 1366.

[36] 薛清华. 颈椎融合术后相邻节段椎间盘退化机理的生物力学表征[D]. 北京: 清华大学机械工程系,2013.

[37] 吕聪伟. 颈椎前路三四节段融合与置换混合术的力学特性[D]. 北京: 清华大学生物医学工程系,2014.

[38] Panjabi M M, Crisco J J, Vasavada A, et al. Mechanical properties of the human cervical spine as shown by three-dimensional load - displacement curves [J]. Spine, 2001, 26(24): 2692 - 2700.

[39] 蒲婷,吕聪伟,颜滨,等. 人工颈椎间盘置换术与融合术的生物力学比较[J]. 医用生物力学,2014,29(2):105-112.

[40] Nagamoto Y, Ishii T, Sakaura H, et al. In vivo three-dimensional kinematics of the cervical spine during head rotation in patients with cervical spondylosis [J]. Spine, 2011, 36(10):778-783.

[41] Daniels A H, Paller D J, Feller R J, et al. Examination of cervical spine kinematics in complex, multiplanar motions after anterior cervical discectomy and fusion and total disc replacement [J]. The International Journal of Spine Surgery, 2012, 6(1):190-194.

[42] Anderst W, Baillargeon E, Donaldson W, et al. Motion path of the instant center of rotation in the cervical spine during in vivo dynamic flexion-extension: implications for artificial disc design and evaluation of motion quality following arthrodesis [J]. Spine, 2013, 38(10):E594-601.

[43] Cunningham B W, Hu N, Zorn C M, et al. Biomechanical comparison of single-and two-level cervical arthroplasty versus arthrodesis: effect on adjacent-level spinal kinematics [J]. The Spine Journal, 2010, 10(4):341-349.

[44] Thaler M, Hartmann S, Gstöttner M, et al. Footprint mismatch in total cervical disc arthroplasty [J]. European Spine Journal, 2013, 22(4):759-765.

[45] 王成焘,等. 人体生物摩擦学[M]. 北京:科学出版社,2008.

[46] 王松,廖振华,刘宇宏,等. 人工椎间盘生物摩擦学研究进展:脊柱模拟试验机方法[J]. 摩擦学学报,2013,33(2):202-208.

[47] 王松. 球窝型人工颈椎间盘磨损性能与耐磨机制研究[D]. 北京:清华大学机械工程系,2015.

[48] Graham J, Estes B T. What standards can (and can't) tell us about a spinal device [J]. SAS Journal, 2009, 3:178-183.

[49] Cobian D, Heiderscheit B, Daehn N, et al. Comparison of daily motion of the cervical and lumbar spine to ASTM F2423-11 and ISO 18192-1.2011 standard testing [J]. Journal of ASTM International, 2011, 9(1):1-10.

[50] The International Organization for Standardization. ISO 18192-1. 2011 "Implants for Surgery Wear of Total Intervertebral Spinal Disc Prostheses - Part 1: Loading and Displacement Parameters for Wear Testing and Corresponding Environmental Conditions for Tests" [S]. Switzerland: The International Organization for Standardization, 2011.

[51] ASTM International. ASTM F2423-11 "Standard Guide for Functional, Kinematic, and Wear Assessment of Total Disc Prostheses" [S]. West Conshohocken: ASTM International, 2011.

[52] Blau P J, Budinski K G. Development and use of ASTM standards for wear testing [J]. Wear, 1999, 225-229:1159-1170.

[53] 蒲婷,原芳,廖振华,等. 人工颈椎间盘结构、材料及体外生物力学研究进展[J]. 中国组

织工程研究,2013,17(26):4888 - 4895.

[54] 王松,廖振华,刘宇宏,等. 人工椎间盘关节材料表面耐磨改性研究进展[J]. 功能材料,2013,5(44):609 - 613.

[55] Tang Q, Mo Z, Yao J, et al. Biomechanical analysis of different ProDisc - C arthroplasty design parameters after implanted: a numerical sensitivity study based on finite element method [J]. Journal of Biomedical Engineering, 2014, 31(6):1265 - 1271.

[56] Mo Z J, Zhao Y B, Wang L Z, et al. Biomechanical effects of cervical arthroplasty with U - shaped disc implant on segmental range of motion and loading of surrounding soft tissue [J]. European Spine Journal, 2014, 23(3):613 - 621.

[57] 原芳,薛清华,刘伟强. 有限元法在脊柱生物力学应用中的新进展[J]. 医用生物力学,2013,28(5):585 - 590.

[58] Lee S H, Im Y J, Kim K T,et al. Comparison of cervical spine biomechanics after fixed- and mobile-core artificial disc replacement: a finite element analysis [J]. Spine. 2011, 36(9):700 - 708.

[59] Faizan A, Goel V K, Garfin S R, et al. Do design variations in the artificial disc influence cervical spine biomechanics? A finite element investigation [J]. Eur Spine J. 2012, 21(5):653 - 662.

[60] Crawford N R, Arnett J D, Butters J A, et al. Biomechanics of a posture-controlling cervical artificial disc: mechanical, in vitro, and finite-element analysis [J]. Neurosurg Focus. , 2010, 28(6):E11.

[61] 原芳,蒲婷,廖振华,等. Prestige LP 和 Discover 人工颈椎间盘的生物力学有限元分析[J]. 北京生物医学工程, 2014, 33(1):13 - 20.

[62] Rousseau M A, Bonnet X, Skalli W. Influence of the geometry of a ball-and-socket intervertebral prosthesis at the cervical spine: a finite element study[J]. Spine, 2008, 33(1):E10 - E14.

[63] 李斌,赵文志,陈秉智,等. 人工椎间盘植入术后颈椎邻近节段生物力学变化的有限元分析[J]. 医用生物力学,2010,25(2):94 - 99.

[64] 白文媛,顾洪生,廖振华,等. 人工腰椎间盘假体设计原理与研究进展[J]. 中国组织工程研究,2013,17(39):6978 - 6984.

[65] 柯昌保,廖振华,刘伟强. 人工腰椎间盘研究进展[J]. 国际骨科学杂志,2014,35(6):371 - 373.

[66] Rundell S A, Auerbach J D, Balderston R A, et al. Total disc replacement positioning affects facet contact forces and vertebral body strains. [J]. Spine, 2008, 33(23):2510 - 2517.

[67] Goel V K, Grauer J N, Patel T Ch, et al. Effects of charite artificial disc on the implanted and adjacent spinal segments mechanics using a hybrid testing protocol. [J]. Spine, 2005, 30(24):2755 - 2764.

[68] Moumene M, Geisler F H. Comparison of biomechanical function at ideal and varied

surgical placement for two lumbar artificial disc implant designs: mobile-core versus fixed-core [J]. Spine, 2007, 32(17): 1840 – 1851.

[69] Rundell S A, Day J S, Isaza J, et al. Lumbar total disc replacement impingement sensitivity to disc height distraction, spinal sagittal orientation, implant position, and implant lordosis [J]. Spine, 2012, 37(10): E590 – E598.

[70] Rohlmann A, Mann A, Zander T, et al. Effect of an artificial disc on lumbar spine biomechanics: a probabilistic finite element study [J]. European Spine Journal, 2009, 18(1): 89 – 97.

第 16 章 创伤类植入物设计

本书第 1 章从临床医学角度阐述了创伤手术的类型，所使用的植入物及其相关的适应证。在此医学背景基础上，本章系统阐述钉-板系统、髓内钉和外固定支架的设计基本知识及相关的失效分析。

16.1 创伤骨科治疗的发展

创伤骨科是随着医学技术的发展从骨科学衍生出的一个重要学科分支，主要是针对骨折的治疗。骨折是指由于外伤或病理等原因致使骨骼部分或完全断裂的一种疾病。从人类出现那天起，骨折就成为人们生活中的难题。中医中的"柳枝接骨"技术从古代一直沿用到西方骨科学大举进入中国之前。在西方，骨折治疗技术也经历了从古代到现代漫长的发展历史。创伤骨科始终是国内外医院患者比例最高的科室。

16.1.1 骨折的力学机理

骨组织有两个区别于其他材料的显著特征，即骨组织的生长形态与受力状态密切相关，能根据应力状态的改变重新塑形（Wolff 定律）；另外，骨组织具有自身愈合能力。损伤骨组织的重建过程是一个生物学和力学复杂的相互作用过程。

当骨的某一区域应力超过骨所能承受的极限强度时，就会发生骨折。长骨在承受弯曲载荷时会引起张应力和压应力，而张应力较压应力对骨而言具有更大的破坏性。通常情况下，弯曲应力引起的骨折出现在张力侧，且裂隙以横向为主。旋转骨折是由扭转引起的，在扭转过程中，纵向纤维被剪力拉伸变形，在与旋转轴成 45°时张应力最大，故骨折通常发生在这个角度。顺长骨纵轴承受压力引起的皮质骨骨折，有时可在长骨骨干上观察到，轴向压力在长骨纵轴线上形成剪力最大的斜面，引发骨干斜形骨折。

某些手术或病理性骨缺损会造成正常骨的几何学改变，明显影响骨的断裂抗力。这些缺损包括螺钉孔、手术切除所致的骨槽和骨囊肿。骨缺损或骨质疏松使骨质量减少,降低了骨的强度,使骨内应力集中在体积较小的骨组织上,引发骨折。尤其是骨缺损或螺钉孔等结构性缺陷引起的应力集中,有时在整体较小的负荷下也会引起骨折。Burstein 等研究发现,螺钉会引起骨储存能量的能力明显下降,引起明显的应力集中,这种应力集中随着螺钉周围骨的塑形而逐渐减轻,但当骨愈合螺钉取出后,留下的钉孔会再次引起应力集中。同样皮质骨开窗后,造成开放断面缺损,承受旋转负荷时,应力分布状态很不均匀,较小的力就会造成骨折。另外,骨每天承受反复负荷,或长时间锻炼,可发生显微镜下损伤或称微损伤,如果这种损伤不断积聚超过基体修复能力,就会产生疲劳骨折[1]。

16.1.2 西方早期的骨折治疗技术

1902 年,在埃及 Nagaed Der 出土的木乃伊中发现了最早骨折治疗证据(公元前 300 年),说明古代人已学会用捆绑的方式治疗骨折(见图 16.1)。

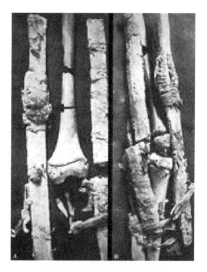

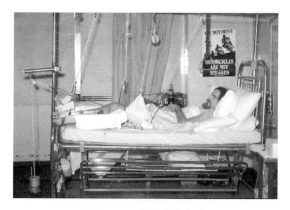

图 16.1　捆绑治疗方式　　　　　图 16.2　牵引治疗方式

公元 100 年,阿拉伯外科医生 El Zahrawi 发明了用面粉和蛋清包裹患肢的方法固定骨折区。1852 年,荷兰医生 Mathijsen 开始使用石膏绷带对患肢进行固定。说明采用外固定限制运动的方法治疗骨折的理念已在逐步发展。

公元 130—200 年,在 Galen 早期著作中出现了对骨折进行牵引治疗的描述。19 世纪中叶开始对骨折进行持续的牵引治疗,这一技术沿用至今(见图 16.2)。

1767 年,Gooch 介绍了功能性支架。200 年后,Sarmiento 使用了石膏与支架相结合的治疗方法,各种石膏材料和热塑支架开始在临床广泛使用(见图 16.3)。

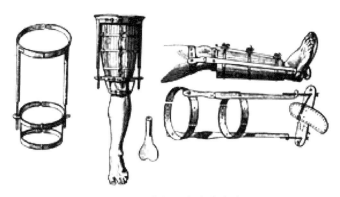

图 16.3　支架固定治疗方式

近百年来，人们对骨折治疗方法和器械进行了不懈的研究。1828—1850 年，欧美的 Rodgers、Cheesman 和 Béranger-Féraud 等人开始用银丝对肱骨和股骨进行缝合和环扎固定。1875 年，Franz Konig 首次报道使用螺丝钉固定骨折。1886 年，Carl Hansmann 在汉堡首次报道使用金属接骨板和螺丝钉固定骨折。1907 年，Albin Lambotte 首次介绍了"骨折接合术（Osteosynthesis）"这一新名词。1907 年，Fritz Steinmann 开始使用 Steinmann 钉治疗骨折。1927 年，Martin Kirschner 开始使用 Kirschner 针（克氏针）治疗骨折。1931 年，Fritz Konig 出版了《Operative Chirurgie der Knochenbrüche》（译：骨折外科手术）一书。1938 年，Robert Danis 使用丝攻和皮质骨螺钉对骨折进行加压双皮质固定。1939 年，Gerhard Küntscher 首次报道使用 V 形髓内钉治疗骨折，并在俄芬战争中大量使用。1941 年，三叶草形截面的 Küntscher 髓内钉（梅花针）面世。1942 年，Gerhard Küntscher 出版了《Technique of Intramedullary Nailing》（译：髓内钉技术）一书。1950 年，Robert Danis 出版了《骨折固定的理论和实践》一书，系统总结了骨折治疗的理论和技术。

在 19 世纪上半叶，骨科手术总是摆脱不了感染的困扰，只有在极其良好的条件下，才能进行骨的手术。随着 Pasteur 物理消毒法的出现，1867 年，Joseph Lister 发明了化学消毒剂，经过 20 多年，外科无菌术得到了长足的发展，为骨科内固定手术的发展创造了基本的条件。但直到 150 年以前，开放性骨折还是意味着截肢或死亡。1870 年的法兰西-普鲁士战争中开放性骨折的死亡率高达 41%，说明当时治疗复杂骨折还存在一定的困难。由于改善了术后治疗方法，美国南北战争时期开放性骨折的死亡率已下降至 26%。第一次世界大战期间，股骨枪弹伤的死亡率高达 80%。随着对细菌污染、交叉感染认识的不断加深和医生对开放伤口的引流处理，开放性骨折的截肢率和死亡率有所下降。

从以上的历史可以看出，人类对骨折的治疗方式、治疗方法以及术后处理等均在逐步的演变和发展[2]。

16.1.3　AO 与 BO

尽管在 20 世纪 40 年代末和 50 年代骨折内固定领域出现了一些优秀的发明家和技术创新,但是对于如何进行手术治疗仍然缺少科学的、公认的"法则"。大多数长干骨和关节骨折往往由于骨折病、关节强直、畸形、创伤性关节炎和感染而导致病人肢体残废。AO 组织正是在这种历史环境下建立的。她的出现改变了这一状态,使骨折治疗进入了一个新的时期。

1. AO 早期的治疗原则

AO(德语:Arbeit Fuer Osteosynthese)中文译为"国际内固定研究学会",1958 年成立,位于瑞士的达沃斯,在英语国家称为 ASIF(Association for the Study of Internal Fixation)。AO 提出了一套完整的骨折治疗观点、理论和方法,成为全球公认的骨折治疗和器械研发的准则。

AO 将骨折治疗方法分为骨块间加压作用、夹板作用、支撑作用几种。通过加压达到坚强固定;争取获得骨折的一期愈合,是 AO 准则两大基本特征,具体包括如下四项基本原则,成为了骨折手术和内固定器械开发的技术目标:

(1) 实现骨折端的解剖复位。

(2) 做到骨折部位的坚强内固定。

(3) 保护骨折端的软组织。

(4) 实现患者早期、主动无痛的活动。

AO 准则是基于该组织最早提出的骨折一期愈合概念,认为在骨折断端间隙极为微小时,新生的哈氏系统可由骨折端直接进入另一骨折端,形成骨的长合。研究发现只有骨折端之间产生一定的压力,才能刺激骨折端生长而达到一期愈合。骨折一期愈合理念曾成为早期 AO 技术追求的主要目标,首次为骨折的治疗确立了标准,获得了相对较为满意的临床结果,所以被大多数骨科医生所接受[3]。

图 16.4 为在这种原则指导下长期使用的加压坚强固定接骨板系统。其原理是通过螺钉的球形下表面压紧接骨板,利用接骨板与骨面的摩擦力提供整个系统的坚强内固定。

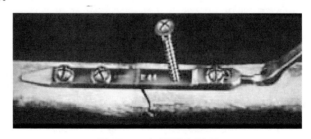

图 16.4　加压固定原理

随着临床应用经验的积累,发现加压坚强固定存在如下的问题:

(1) 感染,包括骨与软组织的感染。

(2) 内固定失败,如内固定物的松动、位移、脱出、断裂等。

(3) 骨折愈合不良,甚至骨折不愈合。

(4) 再骨折。

医生们发现绝对稳定/坚强固定术后 2～5 月,在植入物附近的骨皮质会发生暂时性的骨质疏松,使骨折愈合的时间延长,并会发生再骨折的危险[4]。根据Wolff 定律,早期多数学者将其归因于应力遮挡作用[5,6]。20 世纪 90 年代初,Tepic、Perren 等认识到接骨板和骨的界面在保留骨的血运方面起了重要的不良作用,接骨板压向骨面所产生的摩擦力虽然提供了固定的稳定性,但也会直接干扰接骨板下方骨的血运,造成接骨板下方骨皮质典型的结构性改变。1991 年,E. Gautier[7]、S. M. Perren 等在动物试验研究中发现,即使使用弹性模量较小,应力遮挡作用较小的塑料接骨板,只要接骨板与骨面间存在较紧密的接触,同样会造成接骨板下方骨皮质的早期、暂时性的骨质疏松。所以目前认为,坚强内固定后接骨板下方的骨质疏松并非单纯归因于应力遮挡作用,同时与接骨板下方骨皮质血供受扰有关。

在 20 世纪 60 年代到 70 年代中后期,经典的 AO 原则被广泛应用于临床的骨折内固定治疗。虽然 AO 在成立之初便将保护骨与软组织的血供作为第 3 条原则以引起治疗者的注意,但是在当时的临床实践中,大多数骨科医生过分追求骨折的解剖复位和固定的稳定性,从而忽略了骨与软组织血运的问题,导致了较多临床并发症的出现。

2. AO 原则的发展——生物性接骨术(BO)

临床实践促使人们对骨折的治疗理念从强调固定的机械力学特性向更加重视固定的生物学特性方向转变。使用间接复位方式来降低手术创伤,采用比较弹性的固定方式,并不强调精确的解剖复位,但能促进骨痂的形成,实现"生物性内固定"目标,即现代 AO 骨折治疗原则,又称为 BO(Biological Osteosynthesis)。

BO 原则包含 AO 原则的合理内核,又做出进一步的发展,新的治疗四大原则是:

(1) 通过对骨折复位和固定以恢复原有的解剖关系。

(2) 根据损伤和骨折的具体情况进行稳定的固定,不强调坚强固定和加压。

(3) 保证骨和软组织有充足的血运,减少内固定器械与所固定骨之间的接触面。

(4) 实现患者早期、安全、无痛的活动[8]。

"生物性内固定"的概念仍在进一步的发展。目前公认的"生物性接骨板内固定"技术应包括下列内容:

（1）有限切开周围软组织进行必要的暴露。

（2）使用直接（针对关节面解剖复位）和间接骨折复位技术。

（3）使用较长的桥接接骨板跨越骨折粉碎区。

（4）保留骨折粉碎区的血肿。

（5）最大程度降低植入物与骨面的接触面。

（6）使用锁定的内固定器。

（7）使用更少的固定螺丝钉。

（8）如果配合 MIPPO 技术则更佳[9]。

BO 观点强调微创，无创，在治疗过程中把医源性创伤降到最低，追求骨折稳定和软组织完整之间的一种平衡，特别是对于严重的粉碎性骨折，不追求过分的解剖学复位，减少对软组织再破坏。

16.1.4　关于骨折愈合机理的认识

AO 建立在人们对骨折愈合过程的科学认知基础上，从 AO 到 BO 是这一认知的进一步发展。

骨折的生物力学概念是：当暴力作用超过骨的最大承载能力或外力作用频率超过新骨生长速度时，造成骨的连续性或完整性发生中断，称为骨折。

骨骼是体内最具动力和代谢活力的组织之一，并在整个生命过程中保持活跃性，具有良好的自我修复能力。它的性能和结构随着力学环境的改变而改变，骨折术后的愈合过程中，骨的形态会发生各种改变[10]。

1947 年，Danis[11]提出，骨折在解剖复位、断端坚强固定和紧密接触的条件下，将以一期愈合方式修复，即通过哈佛氏系统直接长入对方断端、间隙新骨组织形成、以新的板层骨取代坏死的骨组织，达到骨折端皮质骨对皮质骨的接触愈合，X光表现为无内、外骨痂形成。一期愈合无须血肿激活和软骨化骨，似乎更符合生理愈合过程。且坚强的内固定允许肢体关节能早期主动、无痛的活动，使骨骼和软组织的正常血运得以恢复，还将增加滑液对关节软骨的营养。伤肢的早期负重大大减少了骨的废用性萎缩，有效地防止了"骨折病"的产生。故坚强的固定，早期的功能锻炼，实现一期愈合曾被以 Muller 为首的 AO 学派所倡导[12]。

正如上一节所述，随着临床实践，产生了新的 AO 理论。发现在非坚强固定条件下，骨折断端存在一定微动，折端在应力刺激下，通过炎症反应，骨痂形成和改建，骨折获得完美连接，这种方式称为二期愈合，组织学表现为膜内化骨和软骨内化骨，骨折愈合是通过骨痂的形成和改造完成，这一过程大致可以分为 4 个时期。

1. 肉芽组织修复期

骨折后，皮质骨中的哈佛氏管、骨外膜、骨外膜内的血管、骨营养动脉全部断裂,大量的血液聚集在骨折端形成血肿,形成含有纤维蛋白网架的凝血块。骨折端由于血供中断,出现局部骨坏死区。多核细胞、巨噬细胞、破骨细胞等侵入骨坏死区,将血肿清除,令新生血管长入,促成大量间质细胞增生,形成肉芽组织,将骨折端初步连接在一起。

2. 原始骨痂形成期

骨折后,骨折端附近的外骨膜开始膜内化骨进程,很快在靠近骨折线处形成明显的环状物,牢固地附着于骨折断端的骨皮质,形成骨膜骨痂。肉芽组织中的间充质细胞沉着在骨折断端上,增殖分化为软骨细胞,开始了软骨内化骨的进程,与骨膜骨痂结合在骨折断端形成外骨痂。与此同时,骨髓和内骨膜通过膜内成骨和软骨内成骨形成内骨痂。内外骨痂相连,完成骨折端的初步愈合。外骨痂血供来自骨膜外组织,特别是骨折端周围的肌肉。这就是 BO 理论再三强调保护骨折区周边软组织的原因。

3. 成熟板状骨形成期

由膜内化骨和软骨内化骨形成的骨痂,逐渐被板状骨替代,最终变为结实的密质骨,骨髓腔也被封闭,形成坚固的骨性连接。原有的血管通道成为哈佛管,构成初始骨单位,然后被破骨细胞清除,新生骨板沉积,初始骨单位被 2 次形成的骨单位替代,成熟的板状骨形成。

4. 再生骨的塑形期

在骨折区形成的骨性连接在应力影响下进入进一步塑形的过程,这是一个成骨细胞和破骨细胞共同活动的结果。破骨细胞先在骨痂上不断钻进,血管随之长入,成骨细胞构造新的哈佛氏系统。在应力作用下,应力最大的部位有更多的新骨沉积,不足的部位通过膜内化骨得到补充,而机械功能不需要的多余的骨痂则被吸收,最终实现骨折区骨的正常形态。

二期愈合强度较高,但微动的量很难控制,如果过度的活动,骨折部将产生过大的应力-应变,骨痂骨化受阻,会导致骨折延迟愈合或不愈合。

一期愈合赖于新形成的骨单位的数量,二期愈合则取决于骨痂的数量、质量和改造的速度。从一期愈合到二期愈合,是对骨折愈合认识不断深入的结果,指导着现代的内固定系统植入物的设计,如有限接触型接骨板、锁定钢板等。

16.2　创伤类植入物的分类

16.2.1　针和钢丝

1907 年,Fritz Steinmann 开始使用 Steinmann 针(斯氏针)治疗骨折。1927

年，Martin Kirschner 开始使用 Kirschner 针（克氏针）治疗骨折。克氏针和斯氏针通常既可用作临时性骨折固定，也可用作确定性骨折固定，由于它们对抗弯曲载荷的能力较差，当单独应用时应辅以支架或石膏。钢针和钢丝基本能够满足固定干骺端或骨骺部的小骨折片，钢针通常在 X 光透视下打入，以保护软组织不受破坏，另外钢针还经常用于干骺端骨折治疗时做导引针使用。

钢丝固定可单独应用或与其他植入物联合使用起捆绑作用。在管状骨斜形、螺旋形或有较大粉碎骨片骨折中有广泛的用途，另外也常用于关节周围的骨折，但临床上常因钢丝捆扎不牢固引起滑动，甚至滑入骨折端，造成骨不连的情况。若捆扎过紧，会造成钢丝断裂而失去固定作用。

16.2.2　接骨板-螺钉系统

1. 接骨螺钉

螺钉既被用于固定钢板，又被用来固定骨质，也被作为拉力螺钉而将骨折片抓持在一起。螺钉分为螺钉头部、螺纹、旋动部分。其中头部形式分为球形、锥形两种，螺纹形式分为浅螺纹、深螺纹、对称螺纹和不称螺纹 4 种，旋动部分形式分为一字槽、十字槽、内六角、四方槽和内三角 5 种，以前三种多见。按按入骨的方式、功能、大小和用于骨的类型而分为自攻螺钉、非自攻螺钉、拉力螺钉、皮质骨螺钉和松质骨螺钉，其材料一般为不锈钢、纯钛、钛合金，还有可吸收复合材料，图 16.5(a)所示为 PDLLA/HA 复合可吸收接骨螺钉，图 16.5(b)所示为金属钛合金接骨螺钉。

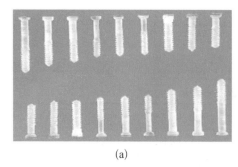
(a)

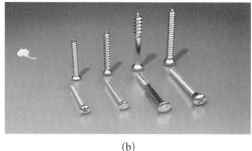
(b)

图 16.5　接骨螺钉
(a) PDLLA/HA 复合可吸收接骨螺钉；(b) 金属钛合金接骨螺钉

AO 组织认为，螺钉的作用力有两个分量，一个是沿螺纹圆弧的切线方向，另一个沿轴向。前者由拧入螺钉的扭矩产生，后者产生轴向拉力。拧入螺钉过程的扭矩中，只有大约 40% 转换成轴向力，50% 用来克服螺钉顶部钻进的摩擦力，余下的 10% 用来克服螺纹表面的摩擦力。在工作台试验中，接骨板螺钉拧紧时大约是单独螺钉承受的扭矩的两倍。而原材料问题、设计不合理、加工缺陷、手术操作不当等均可造成螺钉抗扭矩能力及耐疲劳能力差。螺钉最大扭矩与材料屈服应力成正比,与螺钉直径成三阶正比。同时,截面上最大扭矩出现在最外缘,也就是螺钉的加工表面。螺钉最大断裂扭转角与材料屈服应力和测试段长度成正比,与螺钉直径和材料的切变模量成反比。

2. 接骨板

金属接骨板紧贴于骨,以提供固定的装置。与螺钉配合使用,用于骨折内固定。金属接骨板的形式为直型和异型(见图 16.6),螺孔形式为锥型和球型。金属接骨板的类型根据其原理、结构、功能分为保护性钢板或中和钢板、支持钢板、加压钢板、成角钢板,其材料一般为不锈钢、纯钛、钛合金。

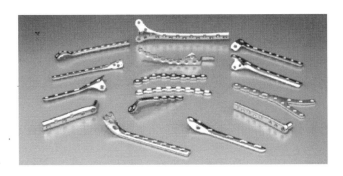

图 16.6　金属异型接骨板

常见接骨板种类多为不锈钢或铬镍钼合金、钛合金等,分为普通钢板(如 Sherman 板和 Lane 板)和加压钢板(如 DCP、LC - DCP 等)两种。另根据不同骨折部位和需要,有各种形态的钢板用于临床:

(1) 加压钢板:主要用于长骨干骨折。

(2) 重建钢板:用于骨盆、肱骨远端、锁骨及外踝骨折等。

(3) 特殊部位专用钢板:股骨髁支持钢板、胫骨平台外侧及远端内外侧支持钢板、跟骨及趾(指)骨接骨板等。颅骨修补钛板用于缺损修补。

(4) 特殊形状钢板:人字形、弧形、L 形、T 形、三叶形及工字形钢板等。

(5) 记忆合金接骨板:目前有一种钛镍形状记忆合金的环抱式接板、骨爪,临床上已应用于各种骨折。长远效果待考察。

特点:钢板作为最常用的骨内固定和修补器材之一,可以适用于任何部位的骨折。因其位于骨的一侧,其所受到的是张应力,而断端受到的是肌力的压缩。来自近端的外力通过螺丝钉传递给钢板,再通过螺丝钉将外力传递到骨折远端,因而钢板固定后易出现"应力遮挡"及"应力集中"现象,使钢板断裂或螺丝钉拔出。另外,钢板与骨面紧密接触,势必对骨皮质血运产生影响。

对于金属接骨板,两种情况可以使其断裂,即单独很大的超载和多发较小的超载"疲劳"。当一个内固定物连接一处很长的缺损并受到不断增加的负荷时(如不断负重),所产生的应力最终会达到强度极限而致内固定物断裂。这种常见的情况被称为"负荷始动断裂"。另一种情况存在于骨折高负重区域。当骨折面吸收而间隙加宽时,内固定的应变最终达到了临界极限——"形变始动断裂"。有效负荷一定时,钢板的断裂则取决于钢板的厚度和间隙的宽度。一块较厚的钢板在较小的弯曲角度会断裂,这是由于在同样弯曲角度上,较厚的钢板承受着较高的应变。对于内固定物的这种分析很为重要,因为在内固定中"形变始动"的情况很常见。

弯曲是金属接骨板在人体内最常见也是最重要的受力状态,大部分接骨板的断裂均与弯曲载荷有关。弯曲强度和等效弯曲刚度是影响接骨板弯曲性能的重要指标,同时对接骨板的疲劳性能也有很大的影响。金属接骨板四点弯曲试验评价的是产品的材料、结构等设计属性而非简单的材料属性。它为评价产品的使用性能提供了一种有效的手段。

金属接骨板-螺钉系统是临床中治疗骨折最常用的手段,以下是几种常用的金属接骨板-螺钉系统介绍:

1) 动力加压——DCP

1960年,首次提出加压固定理念治疗骨折,在此基础上,1969年,出现了动力加压接骨板(dynamic comcompression plate, DCP)(见图16.7)。在螺钉拧紧过程中,螺钉头的球形表面与接骨板球形孔表面产生挤压作用,形成沿板长方向的推力,从而实现对骨折线的加压。1981年,AO组织改良了DCP螺钉孔,并提出了DCU设计概念(dynamic comcompression unit, DCU),从而使接骨板螺钉孔内也能较为自由地进行拉力螺丝钉固定(见图16.8)。

但是上述所有设计思路均围绕坚强固定/绝对稳定的概念。

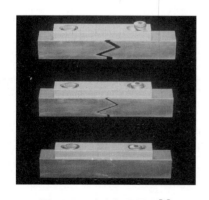

图 16.7 动力加压原理[3]

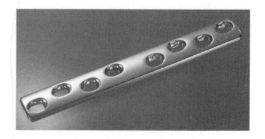

图 16.8 动力加压接骨板(DCU)

2）有限接触动力加压接骨板——LC-DCP

绝对稳定/坚强固定术后产生的不良反应已为大量临床实践所证明[13]。

基于上述研究结果,AO 组织在传统 DCP 接骨板的基础上,1990 年推出了有限接触动力加压接骨板(limited contact-dynamic comcompression plate,LC-DCP),即在接骨板下方制作一些切割槽,减少接骨板与骨的接触面积,从而减少对骨模的破坏。与传统 DCP 接骨板相比,接骨板下方骨皮质的局限性骨质疏松状况得到了改善(见图 16.9)。

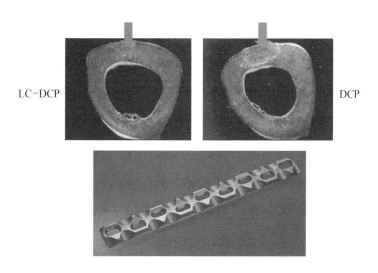

图 16.9　有限接触动力加压接骨板(LC-DCP)

3）点接触接骨板——PC-FIX(见图 16.10)

为了进一步减少接骨板与骨面的接触,最大程度保留骨皮质的血运,1995 年,AO 组织提出点接触接骨板(pointed contact,PC-FIX)技术,在接骨板下方制作一些凸起的点,通过它们与骨接触。

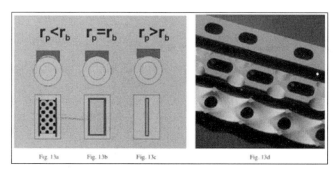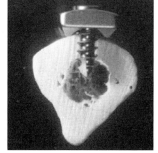

图 16.10　点接触接骨板

4）锁定内固定器——LISS

1995 年，S. Tepic 和 S. M. Perren 在研究的基础上，提出了锁定（Locking）的概念（见图 16.11），螺钉头部与接骨板的孔均带有螺纹，通过拧紧螺纹使螺钉和板锁定为一体，从而出现了内固定器（internal fixator）接骨模式。螺丝钉与接骨板的锁扣固定后，形成一种刚性"L"形结构（见图 16.12）。接骨板分别与骨折线两侧断骨连接，与骨面无紧密接触，最大限度保留了接骨板下方骨皮质的血供。接骨板与螺丝钉锁扣固定的出现是接骨板骨折内固定发展史中的一次革命性的理论变革。

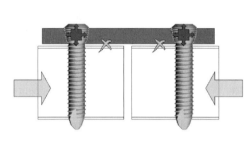

图 16.11　锁定固定

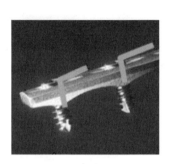

图 16.12　角接骨板

5）微创固定系统——LISS

自 PC - FIX 之后，AO 的 R. Frigg 推出了微创固定系统（less invasive stabilization system，LISS）。此时接骨板通过一个小切口进入皮下骨骼骨折部位，使用体外螺钉孔瞄准器植钉，使手术对软组织的损伤降低到最低程度，见图 16.13。微创固定系统是基于微创外科的原则发展起来的内固定系统。钉与接骨板采用锁定结构，具有成角固定作用的自钻螺钉可以提供更可靠的固定。微创固定系统适合于股骨远端和胫骨近端粉碎性骨折的固定，尤其对骨质疏松患者和假体周围骨折的固定更有其独特的优势。

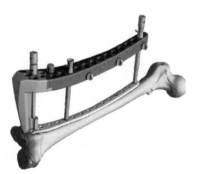
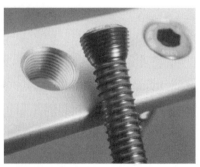

图 16.13　微创固定系统 LISS

6）LCP 锁定加压接骨板（见图 16.14）

在接骨板上的孔同时带有球形槽和螺纹。2001 年，锁定加压接骨板的出现被认为是接骨板发展的里程碑。同一个结合孔可用于普通接骨板螺钉技术、拉力螺钉技术以及锁定接骨板螺钉技术等三种成熟的治疗手段[14]或同时实现加压和锁定机制。后续章节将对以上几种接骨板做详细介绍。

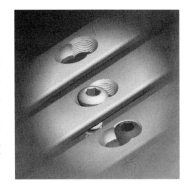

图 16.14 锁定加压接骨板

16.2.3 髓内钉系统

髓内钉用于骨折内固定已超过 100 年的历史，它是在骨的远端至近端髓腔内置入生物相容性好、具有一定强度的内置物，达到骨折断端的连接、复位与固定，图 16.15 为各种髓内钉设计的发展历史。

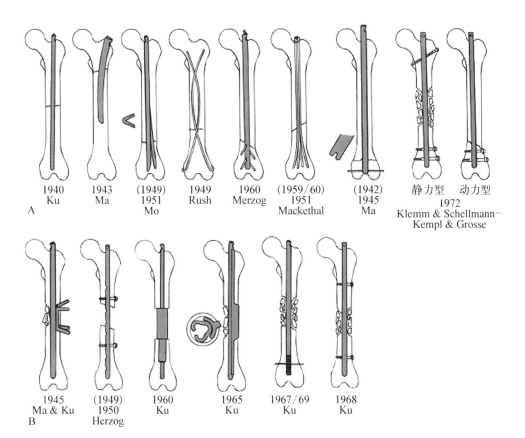

图 16.15 各种形式的髓内钉的发展

最初用象牙栓、金属钉和螺丝钉等作为髓内植入物。1907年，比利时的Albin Lambotte对锁骨骨折采用了金属髓内固定术。随着生物学、生物力学的研究以及材料的进展，使髓内钉技术日臻完善。20世纪50年代初期，我国引进了髓内钉技术，天津和上海生产了不锈钢V形髓内钉和梅花形髓内钉。80年代后，交锁髓内钉逐渐取代了其他类型的髓内钉，成为近年来骨折内固定技术中迅速发展的领域，其在长骨干骨折内固定中已逐渐占据主导地位。

常用多数髓内钉种类都经锻造制成，材料有不锈钢、钴-铬合金、钛、Ti-6Al-4V等。有单根钉和多根钉以及坚强髓内钉和可屈性髓内钉之分。

Künt Scher髓内钉：为应用最广泛的单钉系列，包括V形髓内钉及后又改进的梅花形髓内钉，20世纪50年代后被广泛使用。一般将Künt Scher髓内钉称为标准髓内钉，用于长骨干骨折固定，但现在已应用较少。

交锁髓内钉：最早发明人也是Künt Scher医师。目前常用的有股骨交锁髓内钉、胫骨交锁髓内钉、γ形交锁髓内钉（PFN重建钉，用于股骨粗隆周围骨折）、股骨髁上交锁髓内钉（逆行髓内钉，见图16.16）、肱骨交锁髓内钉。还有加压髓内钉（Huckstep钉）及吴乃庆设计的鱼口交锁髓内钉。此外，还有一种新型用于股骨粗隆、股骨颈基底骨折的Zickel髓内钉。

可屈性髓内钉：多根非带锁的有Ender钉（见图16.17），用于治疗股骨粗隆、胫腓骨骨折等；Rush钉主要用于各种长骨骨折；吴岳嵩设计的矩形髓内钉是一种新型可屈性髓内钉，主要用于胫骨骨折治疗，对股骨下端及肱骨等部位也有较好的效果。

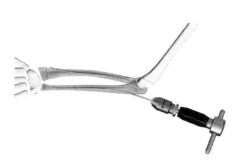

图16.16 通用逆行髓内钉系统

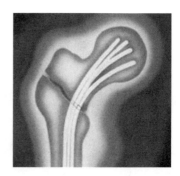

图16.17 Ender钉

其他钉类：Richards/DHS钉，主要用于治疗股骨粗隆部骨折。Richards钉又称加压钢板螺钉系统。动力髋螺钉（dynamichip screw，DHS）是Richards钉的改进，用于粗隆部位的各类骨折；动力髁螺钉（dynamic condylar screw，DCS）用于股骨近端的骨折，主要是靠近小粗隆股骨干骨折，也用于远端的髁间骨折，有良好的力学稳定性。三翼钉、分叉钉等用于股骨颈骨折固定。

髓内钉的特点有：与其他固定器材相比，髓内钉有明显的优势。因其放置在髓腔中央，与骨组织紧密接触，既牢牢地制约着骨的活动，起到了"内夹板"的作用，同时，又与骨骼中轴线重叠，受到周围的压力平衡，一般不会产生"应力遮挡"，更不会对皮质血运产生影响（见图 16.18）。但如因材料问题、手术错误及创伤等也可引起局部或全身并发症或固定失败。

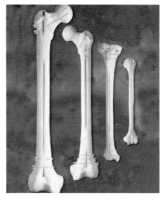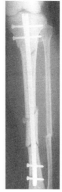

图 16.18　髓内钉固定

髓内钉常用于股骨干及其两端、胫骨干、肱骨干骨折。它可使原来的钢板相对骨的轴线偏心固定改为沿骨的轴线固定，侧方锁钉固定，骨折固定稳定，且骨膜剥离少，在不同的阶段可以加压，均有利于骨愈合。

髓内钉内固定主要的并发症包括急性脂肪栓塞综合征或急性呼吸窘迫综合征、肺栓塞、感染、骨短缩、畸形、筋膜间室综合征、神经损伤、骨不连等。

关于手术时是否扩髓，目前仍存在争议。

扩髓的优点有：

（1）便于插入更粗的钉子，增强稳定（见图 16.19）。

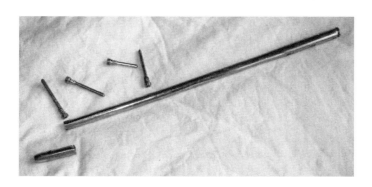

图 16.19　未扩髓引起的髓内钉断裂

（2）增加髓内钉与髓腔的接触面积。

（3）扩髓产生的骨屑有"内植骨"的效应。

扩髓的缺点有：

（1）可能造成骨内膜的热坏死（见图 16.20）。

（2）粗髓内钉插入后引起骨皮质血运损害，扩髓会加重这一改变（见图 16.21）。

（3）开放性骨折可能增加感染机会。

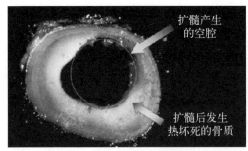
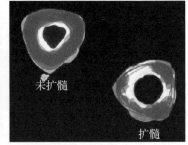

图 16.20 扩髓对血运的影响

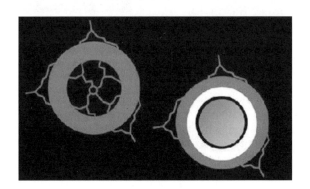

图 16.21 粗髓内钉插入后引起骨皮质血运
损害,扩髓加重这一改变

（4）容易出现 ARDS 等并发症。

（5）延长手术时间、增加出血。

动物试验显示扩大髓腔造成的髓内皮质血供破坏在 8～12 周后恢复。在早期的创伤和扩髓后,最初几周血运减少可能增加感染的危险,尤其是开放性的胫骨骨折。由于感染率高达 21%,扩髓的髓内针不能用于开放骨折。虽然在扩髓的碎屑周围可见骨形成和在扩髓产物中发现有活性的骨细胞,但针对这些物质的骨诱导作用仍存在争议[4]。

16.2.4　骨科外固定支架系统

骨科外固定是指在皮肤外穿放金属骨针,再用机械结构将体外的针端连接起来,行骨断端加压或牵引,达到固定骨折或延长肢体的目的。1843 年,Malgaigne 应用爪形外固定器使骨折两端压缩固定治疗髌骨骨折。1897 年,美国 Parkhill 设计了单侧外固定器,治疗 14 例骨折,取得成功。1902 年,比利时著名骨科医生 Lambotte 设计了可调节的单侧外固定器。1905—1937 年,Boever、H. Judet、Lambotte、Bonnel、Chalier 等均对外固定做出各种改进。1938 年,Hoffmanm 设计了可在 3 个平面上进行调整和有牵引加压功能的外固定器,大大推进了外固定器临床应用的进程。1954 年,苏联 Ilizarov 设计了全环式外固定器,不仅用于治疗骨折,还用于骨与关节的矫形,并可用于肢体延长和骨延长。20 世纪 70 年代以来,我国侯树勋、李鸿起教授以及 AO 组织等均设计了各种骨外固定器。近 20 年来,骨外固定器理论不断完善,器械的材料及结构不断改进,应用技术不断提高,骨外固定器已广泛应用于骨折的治疗、肢体延长及骨关节畸形等领域[1]。

1. 外固定的生物力学原理

Llizarov 医生在 20 世纪 60 年代发现的"张力-应力法则"生物学理论,即"生物组织在持续、稳定、缓慢牵拉下能刺激细胞分裂、生成组织,从而可修复肢体的各种缺损",这种简称为"张应力骨再生"的生物学原理,被誉为是 20 世纪外科领域最伟大的发现。它与其他切除外科、以替代为主的骨科治疗方法(假体置换或游离组织移植等)最大的不同是,医生应用外固定技术的缓慢推拉产生应力,刺激自身局部组织细胞的分裂再生机能,来达到畸形矫正、感染愈合、组织缺损修复等治疗目的,也称为应力刺激理论(应力刺激可分为张应力、压应力和微动应力刺激)。肢体是复合组织,所有参与牵伸的肌肉、筋膜、神经、皮肤等软组织在缓慢牵拉下,皆有类似胚胎发育过程的细胞分裂与组织生成,简称"牵拉成组织(distraction histogenesis, DH)技术"。在这一理念涵盖下,骨外固定技术体系不同程度地应用到骨科绝大多数的创伤、疾病的治疗,而且能够治疗传统骨科技术难以治疗甚至不能治疗的一些重度肢体残缺和疑难骨科杂症,如四肢复杂的开放创伤、大段骨缺损、慢性骨髓炎、先天或后天性严重关节挛缩和四肢畸形、先天性胫骨假关节、四肢缺血性疾病、骨性关节炎等[15]。

2. 外固定支架的优点

外固定支架具有以下方面的优点:

(1) 对骨的血供破坏较少。

(2) 对软组织的覆盖干扰少。

(3) 对合并广泛的软组织损伤的开放、粉碎、复杂的骨折效果较好。

(4) 操作简便,固定可靠,调节方便,能够根据骨愈合进程对稳定性进行调整,减少应力遮挡。

(5) 无须二次手术取出,减少患者痛苦。

(6) 比标准的切开复位内固定需要较少的经验和手术技巧。

(7) 在危险的感染的情况下是良好的选择。

3. 外固定支架的主要组件

外固定支架包括骨针、固定夹和连接杆。最早的骨针用铁钉镀金或用镍铁钉,现在基本均采用不锈钢针。固定夹分为单边和双边两种,固定夹的作用是将骨针和连接杆连接起来组成一个完整稳定的结构。有的固定夹还带有调节作用,可以对骨折进行复位和加压。连接杆一般由不锈钢、铝合金、塑料、碳纤维等制成,起连接骨折端、调节骨折位置、对骨断端进行加压或延长的作用。

4. 外固定支架的基本结构

外固定支架可分为单边形、双边形、多边形,多边形又分为半环形和全环形(见图 16.22 和图 16.23)。

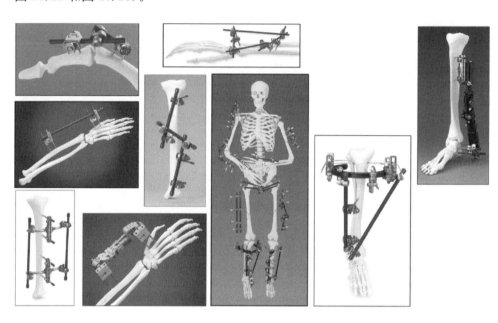

图 16.22　各种类型的 AO 外固定支架

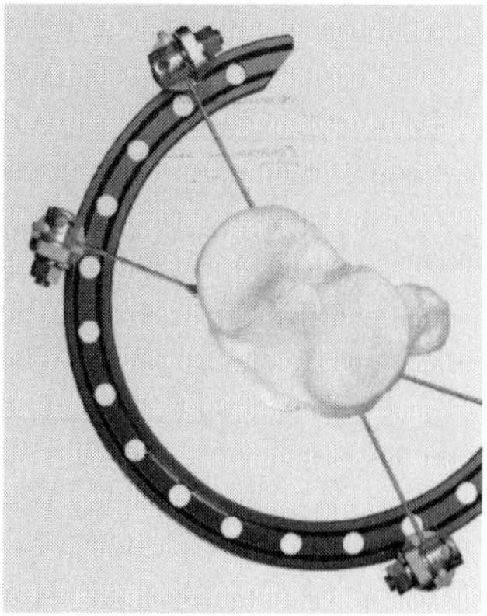

1)单边形

金属骨针从肢体的一侧进针,并穿透对侧骨皮质,固定夹采用万向节和连接杆连接,在肢体一侧固定。结构简单,使用方便。单边形又分为单边单平面和单边双平面构型。单平面的稳定性及抗旋转能力较差,双平面型的稳定性及抗旋转性优于单边形。

2)双边形

金属骨针从肢体的两侧进针,于肢体两侧进行固定。这种外固定器目前已很少使用。

3)多边形

外固定器呈环形或半环形结构,在不同平面从

图 16.23　半环形外固定支架

不同角度进针,增加了外固定器的旋转稳定性。

4) 无针外固定支架

无针外固定支架(见图 16.24)是一种特殊的外固定支架,它不使用金属骨针以避免穿透髓腔。外固定支架的锐尖通过摇摆运动穿透到皮质的浅层,常用于软组织有问题的紧急情况中暂时骨折固定。在胫骨骨折中,可使用无针外固定支架,其优点是不穿透髓腔,为后期髓内针的使用提供便利条件,但这种固定方式的稳定性较差。

随着对外固定支架机械稳定性及骨折愈合关系的深入了解,目前更倾向于使用单边的弹性固定支架,多边形支架更适用于矫形和肢体延长。

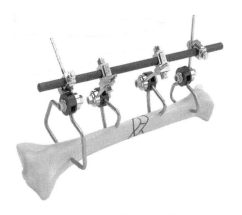

图 16.24　无针外固定支架

5. 外固定支架的机械稳定性

外固定支架的机械稳定性主要体现在其轴向抗压刚度及抗扭转刚度。影响因素包括针的数量、针的类型、针距、针的直径、固定点的位置、单平面或双平面或多平面、加压与不加压等。

(1) 一般认为固定针应在 4～8 枚,针数越多,强度越高,且螺纹针的强度高于普通斯氏针。

(2) 针的直径越大,刚度越大,有测试结果显示,固定针直径由 4 mm 增加到 6.5 mm,外固定支架的总体刚度增加 4 倍。

(3) 针与骨折线的距离越近,连接杆与骨的距离越近,刚度越大。针的间距越大,抗扭转性越好。

(4) 将单平面变换为多平面时,可增加其旋转稳定性。

(5) 当对骨折端加压时,由于断端间的摩擦影响,会增加结构的弯曲刚度和旋转刚度。

6. 外固定支架的使用技巧及护理

对于开放性伤口,首先常规彻底清创,扩创至健康的新鲜组织,可在直视下复位骨折断端;对于非开放性伤口,闭合复位后,分别在骨折近端和远端适宜位置打孔,在骨折线上、下两边各放两枚钢针固定,钢针部位应避开病灶、创面以及重要神经、血管,钢针的直径一般小于骨直径的 20%。

手术时针道周围的软组织张力应松解。皮肤针孔用酒精纱布保护,定期更换敷料或去除包扎的纱布,保持针孔部位清洁、干燥,并引流。术后常规应用抗生素预防感染,活血化瘀药物消肿,接骨续筋药物促进骨折愈合。监测患者体温、血压等生命体征,若发热者应及时对症处理,防止感染的发生;若已经感染,应及时取分泌物做药敏试验,改用敏感的抗生素。对于上肢患者,将上肢悬吊于胸前,拔出引流装置,肿胀消退后,可进行适当手部锻炼。对于下肢患者,需抬高患肢 30°,待消肿后视情况进行功能锻炼,下地行走者需扶拐,患肢不负重。

根据骨折部位的不同,选择不同的外固定器,简单装配,C 型臂透视下调整断端对位,调整好力线,确认无误后给予加压,固定架与皮肤距离以 2 cm 左右为宜,以增加其稳定性,同时便于观察伤口、更换辅料和进行针道护理。对于粉碎性骨折,应先将游离骨块用克氏针或钢丝固定,使其接近于横断骨折以后,再行外固定架固定,方法同横断骨折。对于皮肤缺损严重无法一期愈合的患者,可先固定骨折,待皮肤条件允许后行二期皮瓣转移或植皮术。血管、神经有损伤者,应先修复血管神经,必要时延长刀口,再行外固定器固定。

外固定架的拆除应以患者复查 X 光片作为依据,一般在术后 12~28 周,可根据骨折断端愈合情况给予拆除,拆除早期可用夹板保护。如复查有严重感染者,应及时拆除外固定架,根据情况进行补救治疗。

16.3　接骨板的生物力学分析

随着加压钢板的广泛应用,人们发现接骨板下有明显的骨吸收现象,骨皮质变薄萎缩,呈多孔样改变[16]。X 光片显示骨皮质密度降低。Hidaka 等报道 32 例前臂骨折拆除钢板后 7 例发生再骨折[17],发生率高达 20%。早期学者们多认为这是接骨板的应力遮挡效应所致。因为根据 Wolff 定律:"骨骼结构适应于力学负荷条件。"适当的负荷使骨形成-吸收维持动态平衡,骨形态结构得以保持稳定,过高或过低的负荷将破坏这一平衡,使骨的吸收大于形成,导致骨质密度下降。其微观原因是成骨细胞与破骨细胞的相互作用。在良好的力学环境下,成骨细胞数量增加、胞体增大、合成分泌功能明显增强,以促使骨愈合。而破骨细胞的作用是吞噬和分解非受力骨组织和坏死骨组织,合成并分泌溶胶原酶,对失去应力的胶原进行溶解,合成并分泌糖酵解酶和酸性水解酶对羟基磷灰石结晶进行水解破坏。在无应力区和低应力区,或发生塑性形变区,破骨细胞数量增多,体积增大。这里引入应力遮挡[18]的概念。

目前,骨折固定后应力遮挡效应这一概念是从材料力学中衍变出来的,即当两个或两个以上具有不同弹性模量的成分组成一个机械系统加载时,就会发生载荷及应力、应变重分配现象,具有较高弹性模量的成分承担较多的载荷,使后者少承担或不承担载荷,应变也相应减少,这就是具有较高弹性模量成分所起的应力、应变遮挡效应。骨折不论是行内固定,还是外固定均可恢复一定的骨内部功能性应变,但同时也承担了部分功能性载荷,这就是所谓的应力遮挡效应。

对应力遮挡的定量化描述采用应力遮挡率表示,即

$$\eta = (1 - \sigma_1/\sigma_2) \times 100\%$$

式中,σ_1 为加板固定时骨上应力;σ_2 为未固定时相应位置上应力的大小。

加压钢板的弹性模量远远超过骨的弹性模量,钢板承受了通过折端的大部分应力,骨端缺乏正常的生理性应力刺激,骨的代谢以吸收为主,因而骨皮质发生变薄萎缩。Woo 等用接骨板固定动物正常骨研究显示[19]:接骨板下骨皮质负荷只有正常的 7%。Cochran 等用应变仪测量犬股骨前外侧 AO 4 孔加压钢板固定后固定骨段应力应变发现,固定骨段的平均压应变下降 45%,其中前外侧(板下)下降最显著,为 84%,内侧下降 45%,后外侧下降 27%。这些结果充分证实了接骨板应力遮挡作用的存在。应力遮挡作用早期能避免剪力对骨痂的破坏,而后期将影响骨的模造和改建。陈永强、朱振安等用不锈钢接骨板对兔完整胫骨进行固定[20,21],术后 4、8、12 周取固定骨段标本经偏光、荧光显微镜和电镜观察发现接骨板下骨量丧失,骨孔隙(吸收腔)增加,且胶原纤维蚀损断裂,排列紊乱,并认为这是应力遮挡效应的结果。

而近年的研究表明,钢板下的骨质疏松与骨膜和骨皮质血运受到钢板的阻挡、血供出现障碍亦有关。许多实验已经发现,接骨板植入后与钢板相接触的骨质会发生放射状的渗透性损伤。正常皮质骨血流的方向呈离心性,皮质骨的血供主要来自髓腔滋养动脉,骨外膜的毛细血管主要起骨皮质血液回流的作用,钢板植入后压迫骨外膜毛细血管,使血液回流受阻,进而影响动脉供血。Gunst 用双硫蓝做标记对兔完整胫骨做接骨板固定后局部血循环进行观察[22],术后 10 min,板下皮质骨及邻近区域即可出现缺血表现,24 h 后板下及附近区域的全层皮质骨均受累及。3 周内这种现象维持不变,4 周后缺血区开始缩小,10~12 周血供可完全恢复。而接骨板的材料特性并非皮质骨缺血的直接原因,即使仅以骨蜡涂于骨表面,其下方皮质骨同样会出现血供的紊乱。Perren 等发现[23],与薄的接触面积大的钢板相比,接触面积小的钢板尽管较厚较硬,但对骨血供干扰较小,板下骨质疏松也较轻。因此他们认为钢板下的骨质疏松是钢板干扰了骨的血供,造成板下骨坏死吸收重新塑形的结果。Gimst 认为,接骨板对皮质骨血运的干扰程度取决于其与骨的接触面积,接触面积越大,骨外膜的毛细血管破坏就越多,离心性血液回流受阻越严重,对骨血供干扰就越明显,而与接骨板的刚度和厚度无关。应用与骨干贴附更紧密的较软塑料板会比坚硬的金属接骨板造成更严重的骨质疏松。而底面开槽的接骨板,板下缺血区明显缩小,板下骨质疏松明显减轻。

应力遮挡的减小可以通过改变接骨板材料及结构以降低其弹性模量来实现,

许多学者就降低接骨板应力遮挡效应进行了广泛研究。徐莘香等根据等强度原理[24],设计出中央厚、两侧薄呈 3°倾斜面,螺孔与斜面垂直的梯形加压钢板(TCP),来缓解应力遮挡和偏心受力问题,并根据临床应用结果提出了"骨折愈合的第三种方式"的理论。白凤德等通过研究加压钢板内固定负重状态下的应力遮挡效应得出[25],应力遮挡与钢板的横截面积有关,截面积越小,应力遮挡效应越小,并设计出槽形对向加压钢板。戴尅戎等首先在国内外提出了可变刚度内固定理论[26],通过在传统坚硬接骨板螺孔内加置具有蠕变性能的超高分子量聚乙烯垫圈,构成应力松弛接骨板(SRP)。经动物实验和体外力学实验证实,应力遮挡率随固定时间延长而逐渐下降,板下骨吸收及结构紊乱明显低于对照的坚硬接骨板组。

接骨板对血供的影响也可以通过减小接骨板与骨的接触面积来实现。Perren等在此理论基础上,设计出限制接触动力加压钢板(LC-DCP),钢板下设计成沟槽结构,减少了 50%与骨的接触面积。动物实验证实,术后 3 个月沟槽内即可见骨痂生长,骨折区强度也较传统的 DCP 高。20 世纪 90 年代,Perren 等又设计出 PC-Fix(点接触)[27],进一步减小与骨的接触面积。

但上述两种方法的前提是必须保证接骨板有足够的强度,因为骨折愈合的初期,断端的大部分应力由接骨板承担,而随着骨折的愈合,患者的活动程度也将逐渐剧烈,接骨板承担的应力也随着相应地增大甚至会超过其强度极限而出现断裂,这样的案例临床时有发生。同时接骨板必须有足够的疲劳强度,以避免由于骨折延迟愈合甚至不愈合时的疲劳断裂。

综上所述,接骨板的生物力学就是研究其强度、应力遮挡以及其对血供的影响等。

16.4　接骨板的失效分析

16.4.1　接骨板失效分类

1. 接骨板断裂

接骨板断裂是临床中典型的也是发生率最高的失效形式。断裂原因主要是接骨板上的应力超过其强度极限。接骨板材料选择不合理或材料本身存在缺陷、手术操作不规范以及术后运动等均是引起应力过大的主要原因。另外,当出现骨质疏松或骨折延迟愈合时,接骨板也会因承受反复弯曲应力而出现疲劳断裂。

2. 接骨螺钉断裂

接骨螺钉断裂也是临床中较为常见的失效形式,有时甚至会出现多颗螺钉同时断裂的情形。螺钉按作用形式可分为拉力螺钉、自攻螺钉、自钻螺钉、锁定螺钉等,在体内会承受拉力、弯曲应力以及剪切应力的复合作用。断裂原因与接骨板类似,也基本与材料选择不合理或材料本身存在缺陷、手术操作不规范以及术后运动等因素有关。

3. 接骨螺钉拔出

接骨螺钉固定不牢固而拔出也会导致内固定失效。例如动力髋螺钉(DHS)一度成为股骨粗隆骨折治疗的金标准,但老年骨质疏松患者或内后侧骨皮质粉碎时,螺钉会在股骨头内过度滑动而拔出,导致固定失效甚至可能引起接骨板断裂[28]。又如若把皮质骨螺钉用于固定松质骨,则会导致抓持力不足而固定失效。另外对于粉碎性骨折或复位后存在骨缺损的病例,若未进行一期植骨也会导致螺钉抓持力不足而拔出。

4. 接骨板周围组织病变

这种失效形式虽然没有发生在接骨板本身,但很有可能是由接骨板引起的。

不锈钢材料若未经钝化处理,在体内复杂的环境中极易发生腐蚀,尤其是与螺钉结合处极易发生缝隙腐蚀。腐蚀将会对周围组织造成影响,严重时可能引起感染甚至组织坏死。钛材料与不锈钢材料相比具有优良的耐腐蚀性能,但会释放钒离子,这也是引起组织病变的诱因之一。

另外,若接骨板及螺钉灭菌不充分以及采用非阳极氧化表面处理时,也会引起周围组织的病变。

16.4.2　接骨板失效分析

据北京市药品不良反应中心对近 5 年内收到的 150 例骨科植入物不良事件进行综合分析,金属接骨板失效占 37.3%,位列所有骨科植入物之首,如表 16.1 所示。

表 16.1　150 例骨科植入物失效案例涉及的产品种类及比例[29]

医疗器械名称	报告数量/例	构成比/%
钢板	56	37.3
人工关节	32	21.3
螺钉	22	14.6
髓内针	22	14.6
脊柱内固定系统	6	4.0
空心钉	3	2.0
骨科外固定支架系统	2	1.3
克氏针	2	1.3
钢丝	2	1.3
前交叉韧带固定系统	2	1.3
半月板修复植入物	1	0.7
合计	150	100.0

对上述 150 例骨科植入物可疑不良事件发生原因的初步分析结果为,骨科植入物植入术后由于患者病变情况、术后功能锻炼不当等原因导致不良事件发生的有 48 例;首先考虑器械因素导致不良事件发生的有 18 例;考虑由于操作不当原因导致不良事件发生的有 4 例;不良事件发生不能排除骨科植入物因素的有 80 例[29]。

失效分析主要从操作技术、患者自身及医疗器械本身 3 个方面考虑。操作技术方面主要与患者适应证、骨科植入物规格、型号的选择及术者技术水平等因素有关;患者自身方面主要与病变部位及严重程度、术后功能锻炼是否恰当和骨科植入物是否按时取出等因素有关;医疗器械自身因素主要与产品的固有风险(材料选择、结构设计、加工工艺等),正常使用下出现性能、功能故障或损害,在标签、产品使用说明书中存在错误或缺陷等因素有关[29]。

1. 由操作技术原因导致的接骨板失效

1) 内固定不牢固

足够长度、厚度的接骨板、骨折的解剖复位、按张力带原则固定骨折是获得坚强内固定的基本条件。以股骨骨折为例,AO 技术要求接骨板的长度应至少是股骨骨折端直径的 5 倍,骨折远近端应至少分别有 4 根螺钉,每个螺钉应穿过对侧骨皮质[30]。根据张力带原理,股骨骨折时,其张力侧位于股骨外侧略偏后,当接骨板置于张力侧时,接骨板即承受张力,经接骨螺钉加压后,可消除骨折处张力并转化为压力。若将接骨板固定在应力侧如前侧,则接骨板不但不能使骨折端加压,反会增加原张力侧的张力,使骨折端更加分离,也使接骨板处于连续弯曲的应力下,从而易致接骨板疲劳性断裂[31]。

螺钉长短的选择应适宜,不应剪断,以防破坏其螺纹而引起松动。钢板远端达到松质骨处要用松质骨螺钉,其为自攻螺钉,仅在近侧皮质攻丝,螺钉拧入时将骨小梁挤在一起,增加了螺钉的把持力,若能穿过对侧皮质,其把持力可增加 6 倍。对斜形骨折应用拉力螺钉固定,其加压固定力可达 3 kN(钢板加压力仅为 0.6 kN)。

适当的微动会刺激骨痂生成,有研究发现骨折端间轴向位移为 0.5~1 mm,剪切位移小于 0.8 mm 时对骨折端的愈合结果最好。但当内固定不牢固时,这种微动会转化成间隙移位,有研究表明当骨折端间隙移位值与骨折端的间隙长度比小于 2% 时,骨折将直接愈合,大于 2%~10% 为二期愈合,大于 10% 则不愈合。

2) 未一期植骨

骨折复位后未植骨,这也是接骨板失败的原因之一。若骨折部位内侧骨皮质缺损,内侧失去支持,接骨板弯曲应力支持点由内侧骨皮质移至钢板下,张应力变成弯曲应力,骨折端正常传导的压缩应力全部由钢板单独承受,钢板所受负荷大大增加而导致其失效。对内侧骨缺损者,应当植入全层带皮质髂骨或腓骨建立内侧支持。

骨折愈合与内固定物失效实际上是一个竞赛过程,若在内固定物失效之前骨折已愈合,则也就不存在内固定物失效的问题。而植骨对加速骨折愈合具有重要意义。它能消除粉碎性骨折或骨缺损后的间隙,既有利于骨折的稳定性,又有利于接骨板加压,而且植入松质骨后 6 周左右能形成连接两骨折端的骨桥,产生一个生物接骨板效应,从而减少接骨板所承受的应力,接骨板便不容易失败[32]。有文献主张在治疗股骨中段 1/3 骨折时,要一期移植自体松质骨在钛合金接骨板的对面。因为钛合金接骨板对面骨块即使复位很好,日后也会由于骨质吸收导致轻微不稳定,反复的弯曲应力会导致钛合金接骨板疲劳断裂。通过植骨,在钛合金接骨板对面很快产生大量骨痂,分担部分应力,减少钛合金接骨板断裂的机会。所以长管状骨粉碎骨折治疗,在行坚强固定的同时要常规一期植骨[12]。

3) 未解剖复位

骨折解剖复位的意义在于符合生物力学要求,有利于骨折的稳定性,有利于内固定的牢固性。

人体正常解剖形态是对抗应力的最佳状态,只有获得解剖复位,应力通过骨传导而非钢板传导,才能使钢板所受应力减到最低限度。若未解剖复位而使骨折端间存在间隙,不仅早期骨折端的稳定性不易维持,也为骨折愈合带来不利影响而发生延迟愈合。引起骨折间隙大主要是手术操作引起,钢板若不预弯,加压时会引起对侧骨皮质张开。以股骨为例,其外观为弧形,将接骨板放置在骨的外侧或前外侧,当拧紧螺钉时,骨折端会向钢板靠拢,但同时对侧皮质会张开而间隙增大。正常情况下,接骨板应放置在股骨的外侧,即张力侧,预弯钢板中部相对骨骼面有 2 mm 距离为宜。加压时,可以使对侧骨皮质不张开而不留间隙[33]。

4) 接骨板塑形不良

在治疗锁骨及骨盆等骨折时,应对接骨板塑形以适应骨的特殊形状。例如锁骨为呈"S"形管状骨,外 1/3 呈扁平状,内 1/3 呈棱状柱,于喙锁韧带连接处较粗大。结合这样的解剖特点,重建钢板塑形的时候需要符合其解剖形状,否则容易导致外侧端螺钉未拧入到最大受力部位,导致螺钉松动而失效[34]。

5) 手术操作技术不规范

研究发现,针对同样的适应证,不同的医生会有不同的治疗方法,即使是同样的治疗方法,不同医生之间的操作技术也存在很大差别,且没有统一的操作规范。研究表明,螺钉个数及螺钉的固定扭矩不同也会使接骨板及骨上的应力分布存在很大差异,作者与医生交流发现,许多医生皆是凭个人感觉,认为拧紧即可,这方面在后续的章节中将做详细叙述。

2. 患者自身原因导致的接骨板失效

过早负重行走和无保护运动以及行走时跌倒,这是接骨板失败的又一原因。

AO 接骨板固定股骨骨折不允许早期完全负重行走和无保护活动。荣国威等报道新鲜股骨干骨折的平均愈合时间为 14.7 周[35]，而加压接骨板内固定股骨骨折并不能缩短骨折愈合时间，因此，术后 3 个月内只允许患者有保护的部分负重与活动。应用加压钢板可于术后 3～4 天部分负重（10 kg），16 周后进行非剧烈的正常活动，普通钢板只有在 X 光片证实骨折愈合时，方可完全负重。

3. 植入物质量原因导致的失效

1）由腐蚀导致的失效

腐蚀是接骨板植入失效的重要原因之一。由于材料的腐蚀，导致机体的慢性炎症反应，因而最终不得不取出接骨板。金属接骨板的腐蚀可以 3 种方式影响周围组织：腐蚀电流可能影响细胞的行为、腐蚀过程可能改变周围的化学环境以及腐蚀过程释放的金属离子可能影响细胞新陈代谢。其中以最后一项对人体影响最为严重。

缝隙腐蚀是腐蚀最突出的形式，它常发生在接骨板-接骨螺钉的缝隙处，缝隙处会形成一个氧差电池，在缝隙中的缺氧区域相对于金属的其他部分成为阳极，腐蚀得较快。伤口处的低氧环境则可能加速体内的这种腐蚀反应。缝隙腐蚀可能导致机体对腐蚀产物严重的组织反应，以致不得不手术拆除接骨板。

由两个或两个以上组件组成的植入物可能引起另一种形式的腐蚀，即微动腐蚀。组件植入人体后，会因受力而引起金属组件表面间相对微动，造成金属组件表面钝化膜破裂而引起腐蚀。微动产生的磨损颗粒还会引起周围组织的不良反应。

另一种腐蚀形式是点腐蚀。在人体体液这一含氯离子的介质中，金属对点腐蚀特别敏感。如果溶液缺氧，点腐蚀过程更易发生。点腐蚀的产生和发展也同金属材料表面的钝化膜稳定性以及缝隙腐蚀物的存在有关，一旦钝化膜破裂，以及低氧及含氯离子环境存在时，缝隙大大阻碍了破裂的钝化膜自身愈合的可能性，局部小区域的高电流密度导致腐蚀快速进入金属，而周围大部分金属表面不受影响。

金属接骨板的行业标准中规定，不锈钢材料接骨板的点蚀电位应≥800 mV。测量原理如下：

（1）理论基础：Tofal 关系有：

$$E = a + b \times \lg I \quad （经验式）$$

式中，E 为电极电位；I 为电流密度。

此式反映了活化极化控制（电荷传递控制）的局部阴极、阳极电流密度和电位之间的关系，与依据电化学动力学理论推导的关系一致。

（2）利用线性扫描信号，电压控制恒电位仪给定的变量电位，使其按预定的程序以规定的速度（20 mV/min）连续线性变化，同步地记录相应信号电流，随信号变量（电位）的变化自动绘制出极化曲线，也称为动电位极化曲线（见图 16.25）。

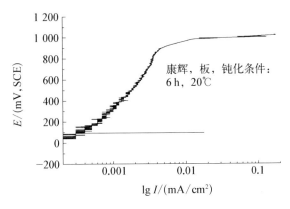

图 16.25　实测极化曲线

2) 锁定接骨板与锁定螺钉配合性能不好引起的失效

锁定接骨板与普通接骨板相比,最主要的生物力学差别在于后者需对骨骼上的接骨板加压,依赖骨-接骨板界面间的摩擦力来保持稳定,锁定接骨板稳定性的获得和维持依赖于成角稳定的接骨板-螺钉界面。由于在螺钉和接骨板间存在成角稳定界面,允许放置的锁定接骨板完全不接触骨骼,因此是符合生物力学观点的内固定器。使用时锁定孔不允许锁定螺钉改变拧入角度,锁定螺钉和锁定孔间超过 5°的成角就可产生冷焊接现象使螺钉固定失败[36],必须进行仔细的操作来确保锁定螺钉的螺纹与锁定孔牢靠结合。若螺钉与接骨板的配合性能不好,会导致螺钉的锁定螺纹对线不良,从而导致螺钉松动和复位丢失甚至螺钉断裂。

3) 植入物材料不合格造成的失效

(1) 不锈钢材料化学成分不合格导致的失效。

外科植入物用不锈钢为铁基耐蚀合金,按金相组织划分,属于奥氏体不锈钢。其中 C、Mn、Cr、Ni、Mo、Cu、N 为合金元素,Si、P、S 为杂质元素,Fe 为余量。由于钢的室温组织大多是由高温的 γ 固溶体——奥氏体变化而来,所以,通常把奥氏体的相对稳定性的大小作为合金元素对铁基固溶体影响的一个重要方面来讨论。那些在 γ-Fe 中有较大的溶解度,并能使 γ-Fe 相对地稳定,即扩大 γ 相区的合金元素称为促成奥氏体的合金元素,C、Mn、Ni、Cu、N 等元素属于这一类。而 Si、P、S 则属于缩小 γ 相区的元素,因而被视为杂质元素,含量被严格控制。C 与 Fe、Cr 形成复杂结构的碳化物,包括 Fe_3C、Fe_2C、Cr_7C_3、$Cr_{23}C_6$ 等。这类碳化物都具有相当高的硬度,是钢中重要的强化相。N 与 Fe、Cr、Mn 形成氮化物,包括 FeN、Fe_2N、Fe_4N、CrN、C_2N、MnN 等,它们在一般情况下被视为夹杂物。外科植入物用不锈钢材料的国家标准 GB 4234 对各元素的含量有明确的要求,如表 16.2 所示。

表 16.2　GB 4234 中对不锈钢材料的元素含量要求

统一数字代号	牌　号	化学成分/%（质量分数）										
		C	Si	Mn	P	S	N	Cr	Mo	Ni	Cu	Fe
S31723	00Cr18Ni14Mo3	≤0.030	≤1.00	≤2.00	≤0.025	≤0.010	≤0.10	17.00~19.00	2.25~3.50	13.00~15.00	≤0.50	余量
S31753	00Cr18Ni15Mo3N	≤0.030	≤1.00	≤2.00	≤0.025	≤0.010	0.10~0.20	17.00~19.00	2.35~4.20	14.00~16.00	≤0.50	余量

我们在日常的产品检测中，经常会发现化学成分不符合要求的情况，尤其是杂质元素超标。例如硫在钢中主要以非金属夹杂物的形式存在。其可以引起钢的热脆性，降低钢的机械性能，特别是钢的疲劳极限、塑性及耐磨性等，同时对钢的耐蚀性及可焊性也有不利影响。磷元素在钢中一般也被看成是有害元素，它能使钢产生冷脆、降低钢的冲击韧性。

多年的临床应用证明，不锈钢植入材料在体内长期使用时，因腐蚀和摩擦磨损等作用会逐渐被破坏，从而释放出金属离子（Fe、Ni、Cr 离子）。其中镍被认为是一种致敏因子，对生物体有致畸、致癌等危害。当镍离子在植入体附近组织中富集时，可诱发毒性效应，引发细胞破坏和发炎等不良反应。国际癌症研究中心预测指出，镍化合物属致癌物质，无论镍还是镍合金都可能对人体产生致癌作用。因此，为了尽可能控制有害镍金属离子的溶解释放，国内外学者相继研制出了多种新型不锈钢以及无镍奥氏体不锈钢，其耐腐蚀和磨损性能得到明显提高，均可用于人工关节、接骨板及接骨螺钉等的制作。

（2）医用纯钛及钛合金材料化学成分不合格导致的失效。

钛是目前已知的生物亲和性最好的金属之一。钛及钛合金的密度较小，比强度高，弹性模量低，其生物相容性、耐腐蚀性和抗疲劳性能都优于不锈钢和钴基合金。

钛及钛合金的缺点是硬度较低、耐磨性差。若磨损发生，首先导致氧化膜破坏，随后磨损的颗粒腐蚀产物进入生物组织，尤其是 Ti6Al4V 合金中含有毒性的钒（V）可导致植入物周围组织的病变。表 16.3 为钛与钛合金的合格成分。

表 16.3　ASTM、ISO、GB/T 13810 化学成分比较一览表

		级别	N	C	H	Fe	O	Ti	Al	V
ASTM F 67	纯钛	1级	≤0.03	≤0.08	≤0.015	≤0.20	≤0.18	余量		
		2级	≤0.03	≤0.08	≤0.015	≤0.30	≤0.25	余量		

（续表）

		级别	N	C	H	Fe	O	Ti	Al	V
ASTM F 67	纯钛	3 级	≤0.05	≤0.08	≤0.015	≤0.30	≤0.35	余量		
		4 级	≤0.05	≤0.08	≤0.015	≤0.50	≤0.40	余量		
ISO 5832 - 2		1 级 ELI	≤0.012	≤0.03	≤0.0125	≤0.10	≤0.10	余量		
		1 级	≤0.03	≤0.10	≤0.0125	≤0.20	≤0.18	余量		
		2 级	≤0.03	≤0.10	≤0.0125	≤0.30	≤0.25	余量		
		3 级	≤0.05	≤0.10	≤0.0125	≤0.30	≤0.35	余量		
		4A、4B 级	≤0.05	≤0.10	≤0.0125	≤0.50	≤0.40	余量		
GB/T 13810		TA 1 ELI	≤0.012	≤0.03	≤0.008	≤0.10	≤0.10	余量		
		TA 1	≤0.03	≤0.08	≤0.015	≤0.20	≤0.18	余量		
		TA 2	≤0.03	≤0.08	≤0.015	≤0.30	≤0.25	余量		
		TA 3	≤0.05	≤0.08	≤0.015	≤0.30	≤0.35	余量		
		TA 4	≤0.05	≤0.08	≤0.015	≤0.50	≤0.40	余量		
ASTM F 136 ELI	Ti - 6 Al - 4V 锻造		≤0.05	≤0.08	≤0.012	≤0.25	≤0.13	余量	5.5~6.50	3.5~4.5
ASTM F 1472			≤0.05	≤0.08	≤0.015	≤0.3	≤0.2	余量	5.5~6.75	3.5~4.5
ISO 5832 - 3			≤0.05	≤0.08	≤0.015	≤0.3	≤0.2	余量	5.5~6.75	3.5~4.5
GB/T 13810 TC4			≤0.05	≤0.08	≤0.015	≤0.30	≤0.20	余量	5.5~6.75	3.5~4.5
GB/T 13810 TC4 ELI			≤0.03	≤0.08	≤0.012	≤0.25	≤0.13	余量	5.5~6.5	3.5~4.5
ASTM F 1295	Ti - 6 Al - 7Nb		≤0.05	≤0.08	≤0.009	≤0.25	≤0.20	余量	5.50~6.50	
ISO 5832 - 11			≤0.05	≤0.08	≤0.009	≤0.25	≤0.20	余量	5.5~6.5	
GB/T 13810 TC20			≤0.05	≤0.08	≤0.009	≤0.25	≤0.20	余量	5.5~6.5	

（3）显微组织不合格导致的失效。

显微组织对产品的性能也有很大影响。对不锈钢材料而言，存在非金属夹杂物是不可避免的，夹杂物主要来自钢的冶炼和浇注过程。非金属夹杂物对钢性能的影响主要表现在钢的使用性能和工艺性能两个方面。使用性能的影响主要表现在疲劳性能、冲击韧性和塑性等方面。

非金属夹杂物对疲劳性能的影响：由于非金属夹杂物以机械混合物的形式存在于钢中，而其性能又与钢有很大的差异，因此它们破坏了钢基体的均匀性、连续性，还会在该处造成应力集中，而成为疲劳源。在外力作用下，通常沿着夹杂物与其周围金属基体的界面开裂形成疲劳裂纹。在某些条件下夹杂物还会加速裂纹扩展，从而进一步降低疲劳寿命。

非金属夹杂物对韧性和塑性的影响：夹杂物的存在对钢的韧性和塑性是有害的，其危害程度主要取决于夹杂物的大小、数量、类型、形态和分布。夹杂物愈大，钢的韧性愈低；夹杂物愈多，夹杂物之间的间距愈小，钢的韧性和塑性愈低。

接骨板通常采用图 16.26 所示的四点弯曲方法进行静力学和疲劳强度考核。加载滚子距离 k 跨两个钉孔，支撑滚子与加载滚子间距 h 跨一个钉孔，δ 为板的挠度。作者在工作中运用四点弯曲法为企业进行力学检测时，经常会发现接骨板存在脆断的情况，如图 16.27 所示。

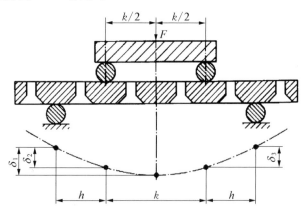

图 16.26　接骨板四点弯曲试验

初步分析断裂原因，可能是由于非金属夹杂物的存在导致韧性下降引起的，为进一步分析失效原因，我们对断口进行了扫描电镜分析，如图 16.28 所示。

扫面电镜分析结果证实了我们最初的判断，在断口上的确发现了非金属夹杂物，其存在导致了金属接骨板韧性下降而脆断（见图 16.29）。为了深入了解非金属夹杂物的影响，我们又对该金属接骨板的疲劳性能进行了分析（见图 16.30）。

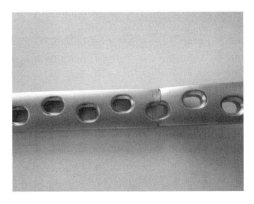

图 16.27 四点弯曲试验中出现脆断的金属接骨板

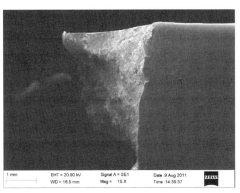

图 16.28 金属接骨板断口扫描电镜分析

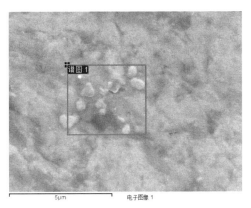

图 16.29 非金属夹杂物

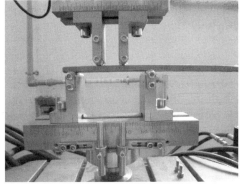

图 16.30 金属接骨板四点弯曲疲劳试验装置

试验结果显示,金属接骨板在频率为 10 Hz 的 300～3 000 N 循环载荷作用下,在 900 000 次循环时就出现了失效,与同类型金属接骨板相比下降约 30%,分析其原因是非金属夹杂物的存在加速了疲劳裂纹的扩展,降低了疲劳寿命。

对钛合金材料而言,外科植入物用钛合金材料的国家标准 GB/T 13810 中规定,钛合金材料的显微组织应符合 A1～A9。我们在日常的检测中也经常发现显微组织不合格的情形,如图 16.31 所示。

对比钛合金材料的金相谱图,图 16.31 所示的纤维组织评级为 A20,远远低于国家标准的要求,我们对其进行了前述的静态及动态性能评价,证实其显微组织对性能造成不良影响。经与生产厂商进行分析得出,显微组织不合格主要是由于热处理工艺造成的。

(4) 加工工艺引起的产品失效。

经作者调查发现,对于金属接骨板产品,目前各生产厂商的加工工艺存在很大

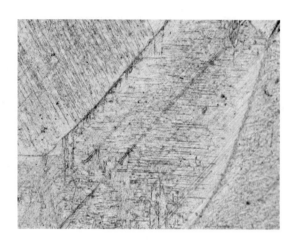

图 16.31　显微组织不合格的金相组织

不同。

　　如角度接骨板的角度处,有的生产企业完全采用机加工的方法而获得,这种工艺对原材料的性能不会造成影响。而有的生产企业是采用锻压然后热处理的工艺而获得,这种工艺对原材料的性能影响很大,若后续的热处理工艺不好的话,会导致上一条所述的显微组织不合格,有的甚至还会降低材料的硬度,进而影响其力学性能。

　　对于金属接骨板的半管型表面,不同企业也存在不同的加工工艺,有的企业直接购买弧形材经机加工完成,有的企业完全采用机加工制成,这两种方法均不会影响原材料的性能。可是有的企业会采用辊压之后热处理的方法获得,与上述情况类似,若热处理工艺不好,会对产品性能造成很恶劣的影响。我们在检测中就发现过这样的问题,如图 16.32 所示。

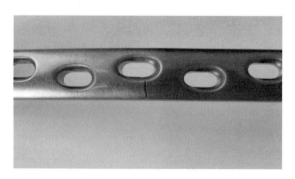

图 16.32　接骨板表面裂纹

　　从图 16.32 中可以看出,经四点弯曲试验后,金属接骨板表面出现了许多裂纹,这是由于热处理温度控制不合格造成材料韧性下降引起的。进一步试验,产品出现了脆断,如图 16.33 所示。

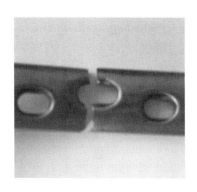

图 16.33　金属接骨板脆断后照片

16.4.3　改进措施

为减小金属接骨板及螺钉失效的发生率,可以从以下几个方面加以改进:① 生产企业应加强质量意识及自身的研发能力,不能盲目地模仿,避免"形似而神不似"的情况。与临床有经验的医生加强交流,根据不同的适应证从产品材质的选择及构型设计上下功夫,临床前应进行充分的评价与验证。产品的标签上对适应证及产品的描述应清晰详细,方便医生选择。② 骨科医生进行手术前应对患者骨折特点进行详细了解,对手术方案应进行充分论证,针对不同的适应证对接骨板接骨螺钉材质及型式的选择、接骨螺钉的枚数选择,固定螺钉的部位以及预紧力等进行合理规划,并对患者术后恢复提供合理的指导。③ 患者术后应谨遵医嘱,进行合理的锻炼与功能恢复,接骨板植入期间不能过早下床活动,不能进行剧烈的活动,以避免断裂失效的情况出现。骨折愈合后应及时取出植入物以免其疲劳断裂。

16.5　骨科创伤的微创治疗系统

20 世纪 60 年代兴起的关节镜技术,今天被认为是骨科领域最早的微创技术。20 世纪 70 年代,国外关节镜外科开始迅速发展。我国 20 世纪 80 年代开始,部分大医院相继开展了关节镜检查及手术。现在,关节镜外科已发展为诊断和治疗关节疾病的一种重要手段,如镜下半月板成形、镜下交叉韧带修复、胫骨平台骨折后的镜下复位小切口内固定等。但直到 1985 年,英国泌尿外科医师 Payne 和 Wickham 首次提出"微创外科(minimally invasive surgery,MIS)"的概念。微创外科才正式成为一个专业的名词。1987 年,在法国医生 Mouret 成功施行了世界首例腹腔镜胆囊微创切除术以后,"微创外科"才逐渐被广泛接受。目前微创外科还没有确切的定义,通常是指以最小的侵袭和最小的生理干扰达到最佳外科疗效的一种新的外科技术,它不是独立的新学科或新的分支学科,而是一种比现行的标准外科手术具有更小的手术切口、更佳的内环境稳定状态、更轻的全身反应、更少的瘢痕愈合、更短的恢复时间、更好的心理效应的手术。它不同于传统的外科技术,也不仅仅是"小切口"。临床上经常会见到对微创的错误理解和错误操作,若过分追求小切口,而不顾切口内组织的损伤,造成肌肉甚至神经、血管的严重损伤,会使治疗结果比"大切口"还差;还有一种情况,如采用髓内钉治疗长骨骨折,对骨折端分离很大的骨折块不做复位处理,结果造成骨折不愈合而失效,使患者还要经历二次手术。所以,应正确理解微创的含义,掌握好适应证,选择合理的方法,提高治疗效果[37]。

传统的骨折治疗由于过分强调坚强内固定和解剖结构重建以提高固定系统的生物力学稳定性,常常以严重损伤骨的血运为代价,而忽视了骨的生物学特性。坚强内固定使植入物承受更大的应力,导致植入物失效的危险性更大;而临床实际应用中应力遮挡、局部血运破坏影响骨折愈合和钢板下骨质疏松等并发症屡屡发生,引发了人们对传统骨折治疗观念的反思。

微创外科理念推动了骨折治疗理念的转变。从 AO 组织早期提倡的骨断端加压和坚强内固定,过渡到强调骨折的生物学治疗(biological osteosynthesis,BO),这一理念目前已为临床医生广泛接受并付诸实践。重视骨折局部软组织的血运、重视骨的生物力学特性是 BO 的内涵。对此,其核心为对长骨骨折不再强求解剖复位,而着重恢复肢体的力线和长度,并更加重视对骨折部位血供的保护和术后早期功能锻炼。在技术上强调采用闭合复位和闭合穿钉,不要求以牺牲局部血供为代价的精确复位和广泛的软组织剥离,不要求内固定物与骨骼间的紧密贴合,甚至不要求骨折端间的绝对稳定,从而使骨折的愈合时间与质量得到进一步的保证。在 BO 理念的指导下,多种创新性的内固定技术与内固定器,包括以"内固定支架"原理为依据的经皮微创接骨术(minimally invasive percutaneous plate osteosynthesis,MIPPO)、点接触式内固定系统(point contact fixator,PC-Fix)、限制性微创内固定系统(limited invasive stablization system,LISS)、锁定加压接骨板(locking compression plate,LCP)相继研发和推广应用,所使用的钉板锁定结构和接骨板-骨皮质有限接触或不接触技术,均是微创外科理念的具体体现,显示出微创理念在医疗实践中所发挥的巨大作用。

尽管有限接触接骨板可以减小接骨板与骨的接触面积,但接骨板下仍会出现骨坏死现象。为此,1995 年 AO/ASIF 的研究小组设计了点接触接骨板 PC-Fix 系统,进一步减小接骨板与骨的接触面积,第二代的点接触接骨板 PC-Fix Ⅱ采用锁定螺钉,区别于普通接骨板通过接骨板与骨的摩擦力传导,锁定的螺钉与接骨板可作为一个整体,纵向应力可通过锁钉直接传到骨折两端。使用单皮质螺钉可以减小对髓腔内血管的破坏,同时采用锁定螺钉设计减小了螺钉与接骨板钉孔之间的微动摩擦,从而减少了离子释放。

LISS 钢板有股骨远端和胫骨近端两种,1999 年由国际内固定研究会推荐使用。采用锁定螺钉固定,接骨板置于骨膜外侧,不与骨干直接接触,故称为内固定支架。自攻、自钻螺钉通过精确的定位系统经皮钻入,不必暴露与剥离周围软组织及骨膜,不破坏血液循环。采用单皮质螺钉可以有效地抓持住骨块,对关节周围或关节内不稳定骨折产生理想的固定效果。Fankhauser 等通过研究肯定了 LISS 单皮质固定的稳定性,他比较了 5 孔 LISS 接骨板、6 孔 DCP 和 7 孔 95°髁塑形接骨板的生物力学特性。在随机配对的实验条件下,将它们用于股骨固定,LISS 发生不可逆变形比 DCP 低 51%,比髁塑形接骨板低 62%。

锁定加压接骨板(LCP)是一种螺钉孔结合动力加压孔与锁定孔设计的新型内固定器。可用作加压接骨板对骨折端加压,也可用作锁定的内固定支架,为临床医生手术方案提供了更多的选择(见图 16.34)。

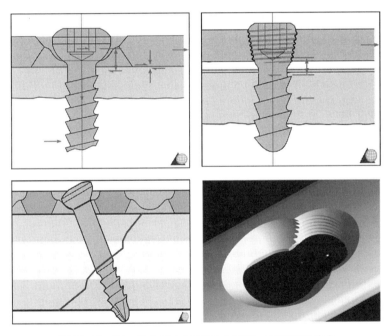

图 16.34　同一结合孔内可以完成任何一种成熟的技术

LCP 配套的有 3 种螺钉:自攻锁定钉、自攻自钻锁定钉和普通螺钉。自攻自钻螺钉专为单皮质固定而设计,若将其作为双皮质固定,锋利的钻头则可能损伤对侧邻近血管、神经和软组织。自攻螺钉可用于单皮质或双皮质固定。普通螺钉仅用于经关节骨折需要解剖复位以及利用螺钉复位骨折块时,作为一种复位螺钉来提供加压作用[38]。

当用作锁定内固定支架时,其作用与 PC-Fix 及 LISS 类似,但 PC-Fix 系统为直角固定于接骨板上,通常很难把远离接骨板的骨块牢牢固定,而 LCP 的钉孔采用偏心设计,可以把远端的骨折块加压固定。LCP 接骨板对骨的把持力强于普通接骨板,因而特别适用于骨质疏松的患者,虽然锁定螺钉的浅螺纹设计对骨的把持力低于传统螺钉,但锁定螺钉与接骨板的锁定机制使得螺钉与接骨板成为一个整体,若出现退钉现象,则所有的螺钉一起退出而使接骨板与骨分离。锁定螺钉锁定后与接骨板的角度是稳定的成角固定,因此可增强对骨质疏松骨的把持力[39](见图 16.35、图 16.36)。从图 16.37 及图 16.38 可以看出,锁定螺钉与常规螺钉比具有更大的抵抗区域。

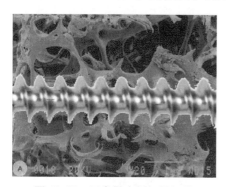

图 16.35　正常骨中螺钉的把持

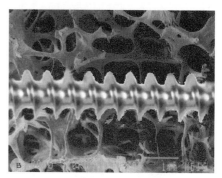

图 16.36　骨质疏松骨中螺钉的把持

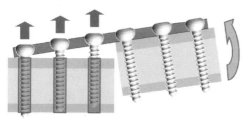

图 16.37　常规螺钉的拔出

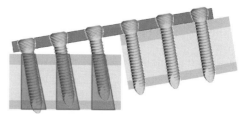

图 16.38　锁定螺钉的拔出

　　锁定接骨板也存在一些缺点,如锁定螺钉与接骨板螺钉孔容易产生"冷焊接"现象而取出困难;钻孔时要用专用套筒拧入接骨板的螺纹中,如果拧入不准确,则螺钉会"锁死"而不能取出;另外,LCP 接骨板价格相对较贵且技术复杂,需要有足够经验的医生实施手术。其远期疗效还需长期临床实践验证。

16.6　创伤类植入器械的进一步发展

16.6.1　新材料的应用

1. 低弹性模量材料

人体皮质骨的弹性模量约为 16.8 GPa,松质骨的弹性模量约为 840 MPa。而外科植入物常用的材料如不锈钢、纯钛、钛合金、钴基合金等,其弹性模量均远大于人体骨的弹性模量。例如,TA3 纯钛材料,其弹性模量约为 102.7 GPa;TC4 钛合金材料,其弹性模量为 110~114 GPa;医用不锈钢的弹性模量约为 200 GPa。弹性模量的差异必将导致应力遮挡的产生。因此在保证强度的前提下尽量降低材料的弹性模量成为骨科材料发展的一个重要方向。目前,市场上已出现碳纤维加强型 PEEK 材料制成的接骨板及髓内钉产品,其弹性模量与骨更接近,但其临床效果仍需长期的临床验证。

2. 可吸收材料

以聚乳酸等为代表的可吸收材料已有很长的临床应用历史,其生物安全性已经临床验证。可吸收材料经数月至数年的时间可在体内完全降解,免去患者二次手术之苦。但其强度低仍然是一大弱点,目前只能应用于非承重部位,如上肢骨及颅颌面等,取得良好效果。若可吸收镁合金材料的技术能有所突破的话,将解决降解材料的强度问题,镁合金材料在上述章节已详细介绍,在此不再赘述。

可吸收材料的降解性能是目前研究的一个热点,随着骨的愈合,可吸收材料将逐渐降解,强度将逐渐降低,如何保证降解速度与骨愈合速度的匹配是目前研究的难点。若能有效控制其降解速度,使骨科创伤产品成为强度与弹性模量可控的植入物,将会是患者的一大福音。

可吸收复合材料也是目前临床研究的一个热点。随着材料的降解,钉孔的位置将会出现一个空洞,影响骨的强度,易导致二次骨折。将磷酸钙或羟基磷灰石等骨诱导材料加入螺钉中,将诱导钉孔处的骨的生长,在软组织修复中将会有很大的应用。

3. 纳米材料

近年来,纳米医学的研究已崭露头角,并在纳米材料、纳米制造、纳米检测等领域取得了令人瞩目的成就。纳米技术使疾病的诊断、检测技术一方面朝着微创、微观、微量或无创方向快速发展;另一方面朝着实时遥控、动态和智能化方向发展。用纳米技术制造的纳米物质与其在自然界中的常规状态相比,其物理性质有着巨大的区别。英国 Bonfield 成功地合成了模拟骨骼亚结构的纳米物质,具有与骨骼相似的强度和密度指数,不易骨折,且与正常骨组织连接紧密,显示了良好的临床应用前景。崔福斋等模仿天然骨骼的形成过程,制备出具有纳米尺寸的羟基磷灰石/胶原复合人工骨材料,在家兔颅颌骨骨缺损的修复实验中发现,其具有良好的生物相容性,能够促进和加速骨折的愈合[40]。

16.6.2　计算机辅助微创技术

微创治疗仍然是目前发展的趋势,近年来,计算机技术的迅速发展促进了微创技术的进步,将物理学、电子技术、计算机技术、材料学和精细加工等多种高科技手段结合,计算机辅助骨科手术(CAOs)综合了当今医学领域的多种先进设备,如CT、MRI、PET、DSA、超声(US)以及医学机器人(MR)等。将透视成像系统与影像导航结合,逐渐形成了计算机辅助手术导航系统(computer assisted surgery, CAS)。通过导航和远程手术系统,外科医师可以开展更加复杂的手术,甚至可以不直接接触患者,而是通过计算机控制的机器人进行远距离遥控手术。计算机辅助技术的应用能对人体骨骼肌肉解剖结构进行显示,帮助骨科医生进行精确的术前和术中定位,规划手术途径,在术中实时监测、跟踪、显示手术器械、病灶及其周围组织,确定植入物的相关位置,减少对周围组织的损伤。骨科医生从繁重的体力和脑力劳动中解放出来,在大大提高了手术安全性的同时,创造出高质量、高精度手术,并为不同的患者提供个性化的治疗。通过良好的人机交换界面以及计算机可视化技术,可以建立包括患者手术部位的形态、功能和特征的计算机三维实体模型和手术场景,进行术前模拟操作,最大限度地规避手术风险,在医学教学和手术准备中发挥积极作用[41,42]。

外科机器人是一个新的研究领域,它把计算机控制技术、机械自动化技术、数字图像处理技术、虚拟现实技术和医疗技术相互结合在一起,改变了传统医疗外科的许多概念,在提高病变定位精度、减少手术损伤、实施复杂外科手术、保证手术成功率等方面显示出其突出优势。

早期的外科机器人系统大都采用工业机器人平台。1985年,Kwoh等报道了第一例医用机器人,该小组利用Puma200工业机器人完成了脑部肿物活组织穿刺中探针的导向定位,结果显示机器人操作不仅明显快于手动调试操作,且使穿刺定位精确度得以明显提高。1991年,ISS公司推出了全球第一个骨科手术机器人产品,即著名的Robodoc,是一种主动式机器人系统,包括一台用于术前规划的计算机和1台安装抓持、切削装置的5轴机械臂以及一个机器人操控平台,通过编程独立完成操作。基于输入的数据和程序,Robodoc可以进行手术规划,自动使用专门的钻头完成骨骼处理,可以纠正一些潜在的人为错误,提高手术的精确程度[42]。而更先进的纳米机器人一旦研制成功,装上特殊的传感器和手术刀,可以完成通常医生难以完成的微型手术,甚至直接进入被污染的组织中清除污染物等,达到真正意义上的微创治疗。

机器人的应用无疑给现代创伤外科手术提供了新思路、新概念。但是,目前尚需解决以下问题:

(1)操作空间比较狭小,手术器械的活动受到限制;三维成像尚未建立,立体感不够强等。

(2)目前无论是机械臂定位系统,还是基于光学导航的定位系统,都存在着精度不足、装置笨重、体积较大、价格昂贵等不足[43]。

另外,新型外科机器人机械机构、新型手术工具、智能传感器等相关技术的开发仍将是未来外科机器人研究的热点和重点。相信随着科学技术的不断发展,外科机器人将引领微创外科进入一个崭新的时代。

参考文献

[1]　吴克俭,侯树勋.骨科实用固定技术[M].北京:人民军医出版社,2007.

[2]　戴尅戎.生物学固定——AO 骨折治疗理念的完善化[C].中华医学会第五届全国创伤学术会议论文集,2003.

[3]　陈鸿辉.现代骨折治疗新理念——生物学固定[J].国外医学.骨科学分册,2003,24(4):196-198.

[4]　鲁迪 T P,墨菲 W M.骨折治疗的 AO 原则[M].王满宜,杨庆铭,曾炳芳,等译.北京:华夏出版社,2003.

[5]　Uhthoff H K,Foux A,Yeadon A,et al. Two processes of bone remodeling in plated intact femora:an Exprimental study in dogs [J]. J. Orthop,1993,11(1):78-91.

[6]　朱振安,戴尅戎,裘世静,等.坚硬接骨板取出后疏松骨结构修复的实验观察[J].中华骨科杂志,1994,14(1):40.

[7]　Gautier E. Effect of different plates on internal and external remodeling of intact long bones [C]. 32nd Ann. ORS. New Orleans,1986,322-331.

[8]　康庆林,张春才,戴力扬.生物学固定(BO)概念、原理与方法[J].中国矫形外科杂志,2003,3:36-45.

[9]　托马斯·鲁迪,克利斯托夫·邵墨.生物学固定-AO 骨折治疗理念的完善化[J].中华创伤骨科杂志,2003,5:45-51.

[10]　Nordin M,Frankel V H.肌肉骨骼系统基础生物力学[M].邝适存,郭霞,译.北京:人民卫生出版社,2008.

[11]　Danis R. The aims of internal fixation [J]. Clin Orthop Relat Res.,1979,23:138-140.

[12]　Müller M E,Allgöwer M,Schneider R,et al. Manual of internal fixation:Techniques recommended by the AO-ASIF group [M]. 3rd ed. Berlin:Springer-Verlag,1991.

[13]　汤欣.锁定加压接骨板(LCP)的临床应用[C].第三届中国国际骨科学术会议,2009,100-102.

[14]　陈凯,杨长伟,王秋根.锁定加压接骨板的应用原则及注意事项[J].中国组织工程研究与临床康复,2008,17:66-69.

[15]　秦泗河,曲龙.骨外固定技术的发展史与骨科自然重建理念的形成[J].中国矫形外科杂志,17(16):1262-1265.

[16]　朱建民,金宗达.骨折的固定与愈合[M].国际外科学杂志,1991.4:223-226.

[17]　Hidada S,Gustilo R B. Refracture of bones of the foream after plate removal [J]. Bone Joint Surg(Am),1984,66.

[18] 刘建国,徐莘香.应力遮挡效应与骨折愈合的实验和临床研究[J].中华医学杂志,1994,(8):483-485.

[19] Woo S L Y. Orthop Res, 1984, 1(1):431-439.

[20] 陈永强,戴尅戎.不同刚度接骨板内固定后骨改建的组织学观察及组织形态学测量[J].骨与关节损伤杂志,1992,7(4):215-218.

[21] 朱振安,戴尅戎,裴世静,等.坚硬接骨板对板下皮质骨结构的影响——扫描电镜观察[J].中华外科杂志,1997,35(7):418-420.

[22] Gunst M A. Interference with bone blood supply through plating of intact bone in current concepts of internal fixation of fracture [M]. Uhthoff HK ed. Berlin:Springer Verlag, 1980.

[23] Perrenn S M, Cordey J, Rahn B A, et al. Early temporary Porosis of bone induced by internal fixation implant:a reaction to necrosis not to stress protection [J]. Clin Orthop Relat Res. , 1988, 232:139-142.

[24] 徐莘香.关于第三种骨折愈合方式[J].中华医学杂志,1989,69(1):4-6.

[25] 白凤德,梁铂坚,朱兴华,等.加压钢板内固定负重状态下应力遮挡效应的生物力学实验研究[J].白求恩医科大学学报,1998,18(8):484-487.

[26] 戴闽,戴尅戎.应力松弛接骨板对板下皮质骨微循环影响的实验研究[J].中华骨科杂志,1998,18(8):484-487.

[27] Perren S M, Buchanan J S. Basic concepts relevant to the design and development of the point contact fixator (PC-fix)[J]. Injury, 1995, 26, 12:B1-B4.

[28] 帅军,苏琦,周玉刚.56例骨科植入物可疑不良事件的分析[J].中国药物警戒,8(10):631.

[29] 张京航,周立新,田波,等.150例骨科植入物可疑不良事件报告分析[J].中国药物警戒,6(5):291-294.

[30] Kambin P, Sampon S. Posterolateral percutaueous suction excision of herniated lumbar iutervertebral discs report of interim results [J]. Clin Orthop Relat Res. , 1986, 207:37-43.

[31] Hijikata S. Percutaueous nucleotomy:a new concept technique and 12 years experience [J]. Clin Orthop Relat Res. ,1989,238:9-23.

[32] Kambin P, Brager M D. Percutaueous posterolateral discectemy. Anatomy and mechanism [J]. Clin Orthop, 1987, 223:145-154.

[33] 李国有.钢板螺丝钉内固定治疗股骨干骨折失败52例临床分析[J].河南外科学杂志,1998,4(2):164-165.

[34] 陆忠辉,童松林.6例锁骨骨折重建钢板内固定失效原因分析[J].浙江创伤外科,2008,13(5):421.

[35] 荣国威,焦玉琛,安士信.Bagby型加压钢板临床应用初步小结[J].创伤骨科学报,1979,3:95.

［36］ Smith W R，Ziran B H，Anglen J O，et al. Locking plates：tips and tricks［J］. J. Bone Joint Surg(Am)，2007，89：2298 - 2307.

［37］ 吴新宝. 正确理解和掌握骨折治疗新知识、新技术［J］. 中华创伤杂志，2012，28(12)：1061 - 1062.

［38］ Sehütz M，Südkamp N P. Revolution in plate osteosynthesis：new in-ternal fixator systems［J］. J Orthop Sci. ，2003，8：252 - 258.

［39］ 吴克俭，侯树勋. 骨科实用固定技术［J］. 北京：人民军医出版社，2007.

［40］ 姚晖，杜昶，杨韶华，崔福斋，等. 纳米羟晶/胶原仿生骨修复家兔颅颌骨缺损的实验研究［J］. 透析与人工器官，2000，(2)：5 - 8.

［41］ 邱贵兴. 以创新为动力促进骨科健康发展［C］. 第三届中国国际骨科学术会议，2009.

［42］ 裴国献，任高宏. 21 世纪骨科领域新技术——微创外科［J］. 中华创伤骨科杂志，2002，4(2)：89 - 95.

［43］ 桂海军，张诗雷，沈国芳. 医用外科机器人应用和研究进展［J］. 组织工程与重建外科杂志，2011，7(1)：55 - 58.

第 17 章 个体化骨科植入物设计

自 18 世纪第一次工业革命以来,产生了大规模生产的模式。当时需大于供,只要企业能生产出产品,总是能销售出去,是制造商主导的卖方市场,市场竞争取决于产量,因此,速度快、成本低、"一件产品生产一万个"的标准化、流水线生产模式应运而生。到 20 世纪末,由于人类生产力的高度发展,市场供需关系发生了逆转,转换为今天客户主导的买方市场。制造商只有生产出更好满足于用户特性或个体需求的产品,才能在竞争中取胜。这种新的市场竞争模式,导致了数控设备、柔性生产线和计算机辅助设计与制造等先进制造技术的蓬勃发展。先进的制造技术使一万个产品,即使每件产品只生产一件,企业也能赢利。正是在这一技术背景下,骨科植入物的个体化生产成为可能,而增材制造(3D 打印)技术的出现,则使个体化植入物进入临床呈不可阻挡的态势。

本书作者将完全按个体需求生产的植入物定义为个体化植入物,而将针对某一特定人群需求设计制造的植入物定义为个性化植入物。本章阐述个体化植入物的设计。

17.1 个体化骨科植入物的临床需求与制造流程

17.1.1 个体化骨科植入物的临床需求

尽管目前临床大量使用标准系列的骨科植入物,但临床始终存在着对个体化植入物的需求:

(1) 对于肿瘤、畸形、翻修等患者,市场上通用的人工关节产品通常不再适用。

(2) 由于损伤的随机性,骨缺损修复体只能是个体化的。

(3) 对于复杂骨折患者,个体化接骨板通常是最佳选择。

由于人体的个体差异,最好的植入物应该"量体裁衣,度身定做",这是医学发展的方向。在现代数字制造技术的支撑下,个体化植入物临床手术量迅速上升。

图 17.1 所示为个体化植入物典型案例。图 17.1(a)是用于先天髋关节脱位患

者(DDH)的人工髋臼,上方相对患者原有解剖位置外倾一个角度,并辅以附加支撑耳部结构。这些辅助结构通常是按患者解剖形态设计的,因此髋臼假体只能是个体化的。图17.1(b)所示髋臼上方因骨缺损需植骨,要求在传统髋臼杯上方增加一遮挡植骨与辅助支撑耳部。图17.1(c)是个体化接骨板典型案例,由于粉碎性骨折的随机性,只有个体化接骨板能够以最紧凑的方式实现接骨治疗。

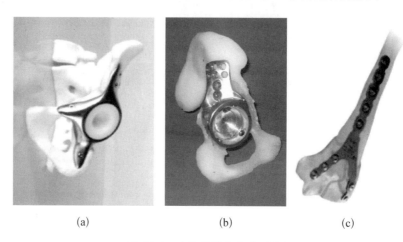

(a)   (b)   (c)

图 17.1　个体化植入物典型案例

　　个体化植入物的主要目标是实现与人体病损部位的个体性匹配,包括解剖形态匹配[见图17.2(a)]、生物力学匹配[见图17.2(b)]或解剖形态与生物力学的综合匹配[见图17.2(c)]。通过良好的匹配,实现解剖形态与力学功能的最大修复。

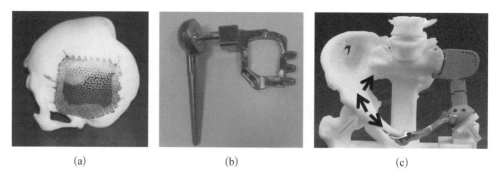

(a)   (b)   (c)

图 17.2　个体化植入物与人体的匹配

17.1.2　个体化骨科植入物的制造流程

　　个体化骨科植入物的设计制造具有如下的特殊性:

　　(1) 患者病损状态的随机性。如骨盆肿瘤患者病损部位切除区、颅骨破损患者破损区等,其位置、尺寸和形状都是不确定的因素,必须利用 CT 或 MRI 影像数据,经过医学图像处理,根据所建立的三维模型加以确定,因此植入物设计只能随机而定,具有清晰的个体性。

（2）临床需求的急迫性。很多情况下,医生针对个体患者形成的手术方案和所需植入物都是在患者入住医院以后形成的,尤其是一些事故创伤患者,事发突然,但却要求用最快的速度完成植入物的设计制造,满足刻不容缓的临床手术需要。

（3）生产过程的特殊性。市场上规格化、系列化的植入物产品都具有比较成熟的设计,在固定的生产线上加工,时间和质量都可以得到保证。个体化植入物系单件设计、单件制作,没有时间进行充分的试验考核,但同样必须保证质量,具有可随时供主管部门监控的法规与体系,因此在生产与质量控制体系上要求具有极高的技术保证与可追溯性。

（4）制造信息的离散性。提出个体化植入物需求的医院和设计制造部门通常位于两个不同的地域,甚至不同的国家,但医工双方之间为完成设计必须进行多方面的信息沟通,开展深入的方案讨论,包括医院方对设计和产品的远程认定。

为满足这些特点,必须依托一个能对临床需求做出快速反应的个体化骨科植入物数字制造系统,该系统是 CAD/CAE 技术、3D 打印、逆向工程、数控加工与CAM 技术,以及网络制造技术的集成,并和医院的信息系统联网,构成一个严密的个体化骨科植入物临床工程系统。它通常由如下几个部分组成:

（1）远程设计系统。通过网络技术,实现远方医院和制造部门之间的远程互动设计,包括讨论院方显示的患者医学影像,听取医生提出的手术方案和对个体化植入物的概念设计;开展医工双方的讨论,确保概念设计在工程上可行;工程方完成植入物的详细设计后,医工双方再次通过网络进行讨论,进行最终修改;当院方对设计认可后,在网上签订相关的责任文本。

（2）数字制造系统。由基本的软、硬件设备组成,包括医学图像处理、建模软件与 3D 打印设备;反求软件与三维扫描设备;计算机辅助设计(CAD)和计算机辅助工程分析(CAE)软件;CAM 软件和各种数控加工设备等。它们应组成一个有机的工程系统。

（3）综合人才系统。这是一个能对临床需求做出快速反应的工程技术团队,包括具有很好的解剖知识,能进行医学图像处理与建模的人才;具有很好的工程背景,能开展工程设计与有限元分析的人才;具有逆向工程能力,能熟练使用 3D 打印设备的人才;具有丰富经验,善于使用各种数控设备进行机械加工的人才,以及能与医生沟通的医工一体化领导人才,并行制造模式是将这些人才集成使用的最好工作模式。

（4）快速物流系统。其是一个能将产品快速送交临床使用的物流系统,包括能以最快的速度将产品送交异地医院的物流系统;一个医院内部精简的签收转送系统。

在接到医院有关个体化植入物的需求信息后,上述临床工程系统将按以下流程工作(见图 17.3):

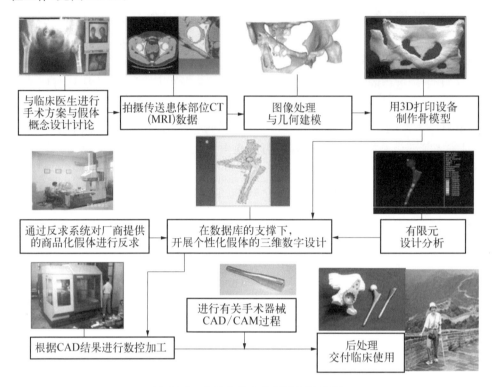

图 17.3 个体化植入物设计制造流程

(1) 首先对医院提供的 CT 或 MRI 影像数据进行处理,建立患骨的三维解剖数字模型。当只需要骨骼的解剖结构时,建模工作相对简单。如果同时需要周边软组织的三维解剖结构,则需要把来自 CT 和 MRI 两种不同模式的医学影像数据,运用多模图像配准技术进行配准,形成一个软硬组织融合的三维数字模型。今天,普遍利用 3D 打印技术制作患体的三维实物模型,更直观地制订手术规划。

(2) 根据三维模型,工程方听取医生的个体化手术方案和植入物概念设计。

(3) 工程方按医生提出的概念设计进行植入物的三维数字设计。

(4) 必要时,还需要对某些市场上已有的产品进行反求,将成熟产品局部的结构引入到个体化植入物的设计中。个体化植入物设计主要体现在与患者宿主骨匹配的部分,并非各部位皆体现个体性。

(5) 对于在强度方面产生疑虑的设计,还应该进行快速有限元分析,确保植入物的可靠性。

(6) 最后形成完整的、针对单一患者的个体化植入物设计,听取医生意见,通过修改,完成设计,进入制造过程。

(7) 对制作的植入物进行表面处理,如对指定部位抛光、喷砂处理、HA 喷涂等。今天,如果个体化植入物的制造采用金属直接 3D 打印技术,多孔表面可在设计中做一体化考虑,在制造中一体化生成,或用 3D 打印技术制作多孔表面镶件,组装到植入物主体中。

(8) 必要时,需同步进行手术工具的 CAD/CAM 工作流程,如髓腔锉、手术导板的设计与制造等。

(9) 进行产品的后续加工,如打印标记、清洗、消毒等。

(10) 完成产品的合理包装保护,通过现代物流系统发送产品,并通过网络向医院方传送相关信息。

上海交通大学课题组关于个体化假体 CAD/CAM 技术与计算机辅助临床工程系统科研成果获 2004 年国家科学技术进步奖二等奖,并实现了产业化应用。

17.2　个体化关节假体

17.2.1　个体化髋关节假体

1989 年,Mulier 等报道了一种术中定制假体的方法[1]。在骨髓腔准备完毕后用自凝医用橡胶浇铸出髓腔模型,并用激光技术对模型进行扫描测量,将测得的数据经计算机处理后输送到数控机床上进行人工关节假体的加工,经清洗、消毒后送入手术室安装。从髓腔测量到加工完成仅需 40 min。采用该方法治疗的病例随访两年,临床疗效令人满意,如图 17.4 所示。

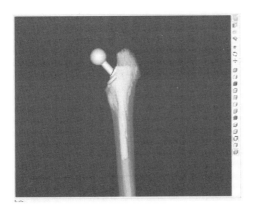

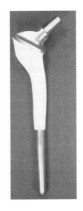

图 17.4　与髓腔完全匹配的个体化
人工髋关节

图 17.5　生物固定解剖型
个体化髋关节

2005 年，Michael Wettstein 等报道利用患者 CT 数据定制的生物固定解剖型髋关节柄假体[2]，如图 17.5 所示，近端喷涂有羟基磷灰石（HA），远端小于髓腔内径，避免远端固定，62 例假体临床应用后平均随访 84.9 个月，结果表明，Harris 评分均值从 61.1 提高到 98.8，无大腿痛抱怨。术后 X 光片随访表明，所有的假体都是稳定的，无位移或下沉。

英国 Royal National Orthopaedic Hospital 的华佳等人长期从事个体化髋关节股骨柄研究与设计[3-15]，由 Stanmore Implants Worldwide 公司制造。假体长度为 140～200 mm，近端 1/3 部分喷涂 HA 涂层，远端高度抛光处理便于插入髓腔，如图 17.6(a) 所示。图 17.6(b) 为股骨柄的设计草图，图 17.6(c) 为股骨柄植入体内后的 X 光图，表明了此类假体达到初始的稳定性，并且最大限度地保留了股骨近端的骨量，10 年假体的平均生存率达到了 97%。

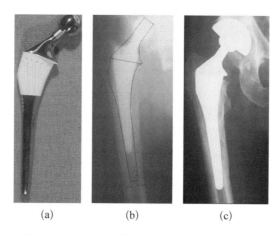

(a)   (b)   (c)

图 17.6　英国华佳等设计的个体化人工髋关节

2010 年，F. S. Santori 等报道了股骨近端负载的定制短髋关节柄的中期临床随访结果[16]。为了重塑股骨近端原始应力传导，获得最佳的假体稳定性，1995 年他们开始定制设计短髋关节柄（见图 17.7），纵向稳定依靠关节柄楔形廓形以及喇叭形截面，带羟基磷灰石涂层。从 1995 年 6 月～2004 年 5 月，临床应用共 129 例，平均年龄为 51 岁，平均随访 8 年。Harris 评分从术前的平均 44 分提升到 95 分；无患者大腿疼痛；总共 5 例翻修，其中两例更换聚乙烯内衬，三例髋臼部件全翻修。X 光显影表明股骨近端总体良好。但发现这类假体不适合于骨量差、曾有干骺端骨折或者先天性髋关节发育不良的患者。

2004 年，第四军医大学龚振宇等与西安交通大学合作，应用反求工程和 3D 打印技术完成了两例下颌骨缺损修复体的设计和制作，经计算机设计和严密制作的修复体术中仅数分钟顺利就位，术后患者面部外形与健侧对称，咬合关系良好，下颌偏斜

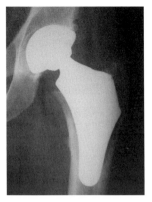
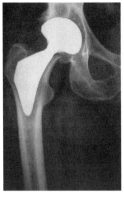

图 17.7　短柄髋关节假体

得到纠正。2005 年,中国人民解放军 411 医院张庆福等与第二军医大学、上海理工大学合作,首先通过 CT 扫描获取下颌骨断层解剖信息,运用三维重建、镜像及 3D 打印技术获得拟修复下颌骨复原实体模型,在此基础上利用铸造手段完成个体化三维钛网修复体的制作,然后将种植体与钛网相连接,构建了个体化功能性修复体。2005年,西安交通大学贺健康等与西京医院合作,利用快速原型技术快速准确地制造出与患者胫骨表面软骨层形状相匹配的半膝关节假体。2007 年,江苏大学张建宏等根据患者膝关节 CT 图像,经图像处理、三维重建和计算机辅助设计,最后利用基于 3D 打印的熔模铸造技术制作了个体化人工膝关节。

　　图 17.8 所示为 1998 年我国早期个体化人工髋关节置换案例。一先天性双侧髋关节严重畸形女性患者,术前行动困难[见图 17.8(a)]。通过诊断,决定双侧施行个体化人工髋关节置换术,利用患者 CT 影像数据建立三维数字模型[见图 17.8(b)],并在当时条件下制作了病骨 3D 打印模型[见图 17.8(c)]。在计算机中进行

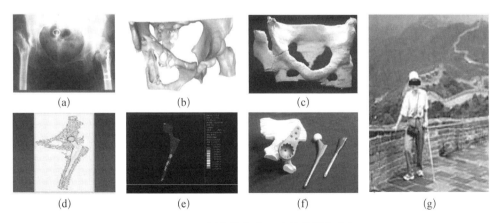

图 17.8　双侧个体化人工髋关节置换案例

了髋关节假体设计[见图17.8(d)]。由于初次开展个体化假体设计,所以对股骨柄进行了有限元分析,证实满足强度要求[见图17.8(e)]。设计针对两侧关节进行,包括个体化髋臼假体,并进行了髓腔锉的设计,在加工中心完成全部制作[见图17.8(f)]。术后效果良好,患者登上了长城[见图17.8(g)]。

图17.9所示为上海市瑞金医院典型案例,女性患者,53岁,石骨症,DHS固定失败[见图17.9(a)]。测量髓腔直径仅为6 mm,决定用定制的加长柄生物固定髋关节假体进行置换[见图17.9(b)]。术中同时采用钢丝辅助将折断的病骨固定于关节柄部[见图17.9(c)]。术后患者行动功能良好。

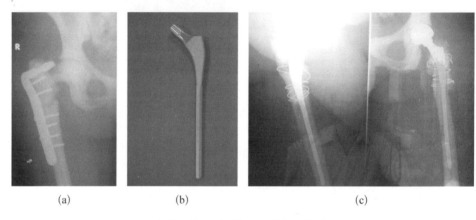

(a)　　　　　　　(b)　　　　　　　(c)

图17.9　个体化人工髋关节案例

图17.10所示为上海交通大学医学院附属第九人民医院典型案例[17],女性患者,55岁,左全髋关节置换术后两年假体松动,假体手术取出术后旷置半年。患者再次入院后,影像学检查显示骨溶解不严重[见图17.10(a)],在髋臼后壁有严重的骨缺损,决定施行全髋关节置换,并在髋臼假体上方植骨,为此髋臼假体上方须带辅助固定的耳部[见图17.10(b)(c)]。术后效果良好,而且保证了髋臼位置左右对称,患者下肢等长[见图17.10(d)]。

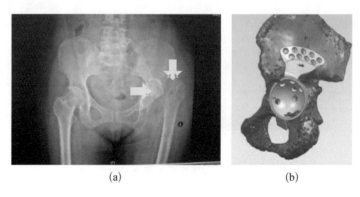

(a)　　　　　　　　　　　(b)

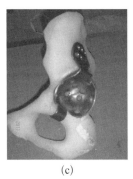
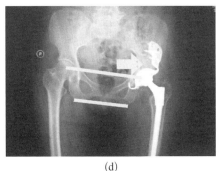

(c)　　　　　　　　　　　　(d)

图 17.10　个体化人工髋臼典型案例一

　　图 17.11 所示为上海交通大学医学院附属第九人民医院案例,患者在外地医院第一次 THR 手术失败[见图 17.11(a)]。3D 打印模型显示,该患者髋臼部位严重骨缺损,需再行翻修术同时植骨[见图 17.11(b)],为此需一带耳部的髋臼假体。与上一案例采用钛板成形工艺不同,这里采用切削工艺制作[见图 17.11(c)]。

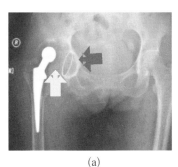
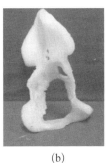
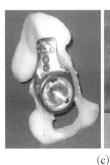
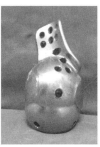

(a)　　　　　　　　　(b)　　　　　　　　(c)

图 17.11　个体化人工髋臼典型案例二

利用金属 3D 打印技术使个体化人工髋臼的设计更为优化(见图 17.12)。

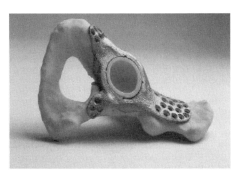
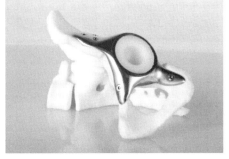

图 17.12　金属 3D 打印制作的个体化髋臼假体

17.2.2　个体化膝关节假体

图 17.13 所示为上海市第十人民医院一儿童患者个体化膝关节置换案例。男性,7 岁,左股骨远端肿瘤[见图 17.13(a)]。由于是儿童,设计了比成人左股骨髁稍小的、保留胫骨骨骺的膝关节假体,假体为后方稳定型设计[见图17.13(b)]。胫骨平台采用生物型固定,不破坏胫骨骨骺。手术效果良好,患者术后 3 个月即可正常行动。

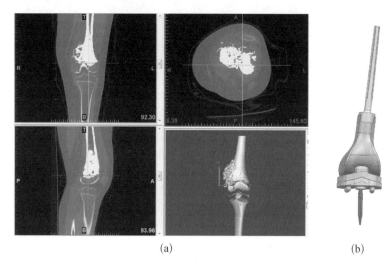

(a)　　　　　　　　　　　　　　(b)

图 17.13　个体化人工全膝关节

如图 17.14 所示为上海交通大学医学院附属第九人民医院案例,患者为男性,12 岁,术前影像学检查显示肿瘤位于股骨干中部偏远端,为中度恶性,已出现病理

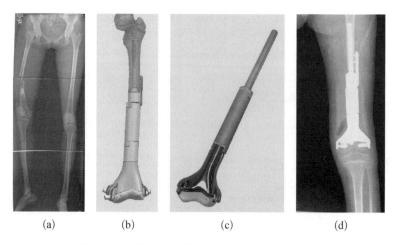

(a)　　　　　(b)　　　　　(c)　　　　　(d)

图 17.14　保留人体膝关节的个体化膝关节手术案例

骨折[见图 17.14(a)]。术前假体设计方案：在影像数据显示肿瘤侵犯的安全区域行股骨截骨，保留患者自身的膝关节。股骨近端假体髓内生物型固定，辅助使用单皮质钢板。假体远端与存留膝关节的接触表面做涂层处理，以促进生物型连接固定，同时与存留膝关节用多角度锁定螺钉固定[见图 17.14(b)(c)]。手术顺利[见图 17.14(d)]，患者术后功能恢复好，日常生活中患侧功能与健侧完全一致，能跑、跳、下蹲，医患双方皆非常满意。

17.2.3　个体化其他关节假体

图 17.15 所示为上海交通大学医学院附属第九人民医院个体化人工肩关节案例。患者为男性，15 岁，肩关节肿瘤[见图 17.15(a)]。设计为一体式直型音叉假体，旋转中心平齐肩峰外侧，假体关节提供限位功能，防止脱位[见图 17.15(b)]。手术效果良好[见图 17.15(c)与(d)]。

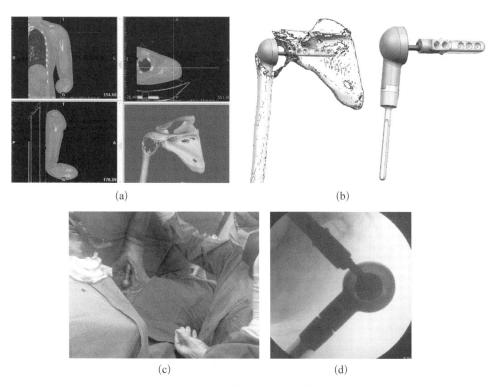

(a)　　　　　　　　　　　　(b)

(c)　　　　　　　(d)

图 17.15　个体化人工肩关节案例

17.3　个体化骨盆植入物

因骨盆病损的不确定性，半骨盆置换术目前主要采用个体化半骨盆假体。

人工骨盆的置换通常兼具个体化人工关节和人工骨两项 CAD/CAM 技术。图 17.16 所示为 2001 年早期人工半骨盆置换的典型临床病例,患者患有良性骨肿瘤,必须进行半骨盆的置换[见图 17.16(a)]。按传统做法需对患侧半骨盆做大面积切除,由于髋臼不复存在,患侧的正常下肢也必须截除。经与患者商定,决定施行半骨盆假体置换术。由医院提供患者 CT 数据文件,通过图像处理完成盆骨三维几何建模工作,并采用 LOM 3D 打印设备制成 1∶1 患骨模型,医工双方根据骨模型确定截骨范围及假体设计,并利用钛板加工制作了盆骨修复假体[见图 17.16(b)]。由于患者股骨完全正常,故选用标准人工股骨头及聚乙烯髋臼假体。手术进行顺利[见图 17.16(c)]。术后 X 光显影显示髋臼的植入位置与健侧髋臼对称[见图 17.16(d)]。术后一年随访结果,患者下肢的行动功能完好[见图 17.16(e)]。

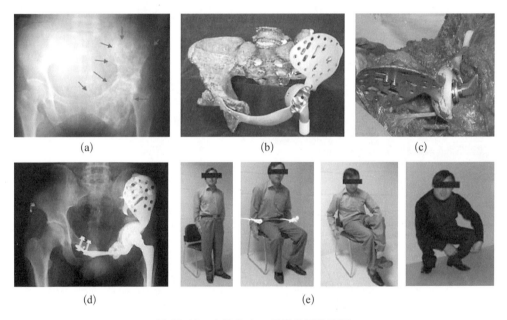

(a) (b) (c)

(d) (e)

图 17.16　个体化人工半骨盆置换案例

上海晟实医疗器械科技有限公司和医学界合作,对个体化半骨盆置换临床状况进行了分析归纳,做出了四种结构预案,实现参数化设计,同时进行了相关的力学分析,可以基本满足临床出现的各种情况,拥有国家专利,如图 17.17 所示。这种建立预案的个体化技术路线既保证假体的个体化需求,又可避免因为接到任务后匆忙设计而产生的失误。该设计尽量实现患侧半骨盆解剖形态的恢复,重建骨盆环的力学结构。它由耻骨构件和髂骨构件两部分组成,髋臼假体借助锥柱与髂骨构件连接为一体。构件与残余耻骨和骶骨的结合部位根据骨的形态、周边血管和神经等软组织的状况进行个体化的解剖匹配设计[见图 17.17(a)(b)],包括螺钉钉道方向以及长度。螺钉中其中至少一枚为锁定钉,锁定钉的钉孔起到钉道的

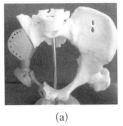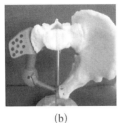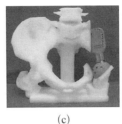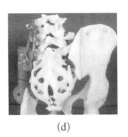

| (a) | (b) | (c) | (d) |

图 17.17 半骨盆假体

定位作用。在临床中,应用3D打印的截骨导板辅助截骨,按照界面解剖匹配安装。如果耻骨段完整,可省去耻骨构件[见图17.17(c)]。如果骶骨保留不够[见图17.17(d)],需要应用椎弓根钉将髂骨构件与骶骨连接固定,此时须在计算机中根据残余骨盆的状况选择椎弓根钉打入的位置,再在髂骨构件上设计放置压棒的孔。若髂骨固定件无合适的位置放置压棒,则需设计附件,将附件通过螺钉固定在髂骨构件上,通过附件将压棒与椎弓根钉连接。

图17.18是上海市第十人民医院案例,髋臼部分与市场标准产品结构相配[见图17.18(a)(b)]。由于进行了详细的预设计与生物力学分析,采用加工中心制造,使手术质量进一步提高[见图17.18(c)(d)],图17.18(e)表明术后效果良好。

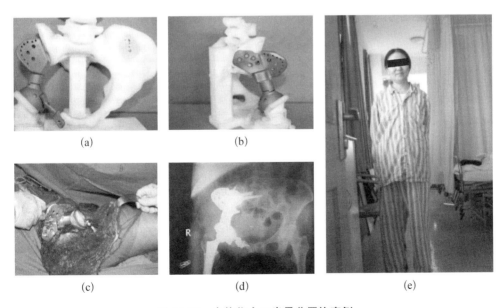

图 17.18 个体化人工半骨盆置换案例

图17.19所示为第四军医大学西京医院骨科郭征等设计的半骨盆假体,获得国家发明专利[见图17.19(a)][18,19]。术中根据肿瘤截骨部位,选择椎弓根螺钉的

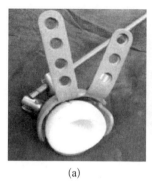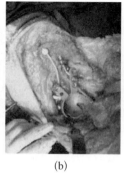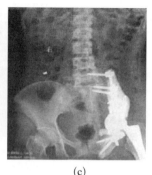

(a)　　　　　　　(b)　　　　　　　(c)

图 17.19　西京医院的半骨盆修复技术

固定位置,上方螺钉可以固定在残留髂骨或骶骨,甚至可以固定在腰椎侧方;下方螺钉可以固定在残留耻骨、坐骨或对侧耻骨上。螺钉头选用万向头,以便棒的安装。髋臼加强网杯可以带翼或不带翼,网杯孔洞套接可调连接卡,使其与固定棒随意组合。网杯有不同尺寸,其大小根据患者髋臼的大小选择,将网杯放在原始髋臼处,注意其角度和位置,先用模棒试行串接,选用 7 mm 固定棒折弯后连接于上、下方螺钉及网杯固定卡,实现与患者的个体化匹配。利用 C 臂机透视进一步确定网杯的位置,保持与对侧髋臼在同一水平,这样骨盆环的稳定连接即完成。根据网杯的尺寸,选择超半径聚乙烯白,抗生素骨水泥固定其在正常的髋臼角度,同时在网杯周围和固定钉周围用骨水泥加强。

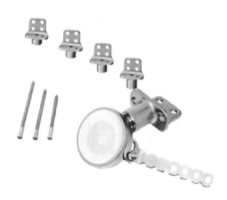

图 17.20　骨盆修复假体

图 17.20 是某企业的骨盆修复体产品[20]。

从图 17.17 至图 17.20 可见,骨盆修复体设计要点有:

(1) 实现骨盆环力流的闭合,保证修复体的力学刚度。

(2) 与骶骨的可靠连接,使结合面的剪切力尽可能减少,螺钉的固定设计足以保证结合面的抗倾覆力矩作用。

(3) 与耻骨的可靠连接。在结构上能实现与本侧耻骨或对侧耻骨的连接。

17.4　个体化骨缺损修复体

17.4.1　用于长干骨缺损的个体化骨修复体

因冲击、碾压、肿瘤等原因,会造成上、下肢长干骨大段缺损,这时可用长干骨修复体修复,由于缺损长度是随机的,通常这种修复体在标准化结构的基础上辅以个体化的组成成分。

图 17.21 所示是上海市第六人民医院的一个案例。一女性患者,44 岁,术前影像学检查显示为股骨肿瘤,肿瘤位于股骨干中段偏近端,瘤体包裹完整,术前影像学检查与病理检查判断为低度恶性肿瘤[见图 17.21(a)]。首先在计算机中进行手术规划,决定大段截骨,并做出假体设计[见图 17.21(b)],股骨近、远端采用髓内生物型固定,辅助使用单皮质锁定钢板及两端锁定交锁。该设计的两端为通用的预案设计结构,中间杆体长度为因患者而异的定制型,通过锥面配合与两端结构榫接[见图 17.21(c)(d)]。术后 X 光片显示手术效果良好[见图 17.21(e)]。

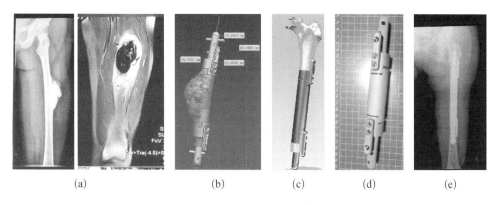

(a)　　　　　(b)　　　(c)　　　(d)　　　(e)

图 17.21　长干骨修复体

图 17.22 所示为上海市第六人民医院的一个案例。一女性患者,9 岁。术前影像学检查示股骨肿瘤,位于股骨干中部偏远端[见图 17.22(a)]。于是制订了相应的假体设计方案:为不破坏股骨骨骺提供的生长机制,在影像数据显示肿瘤侵

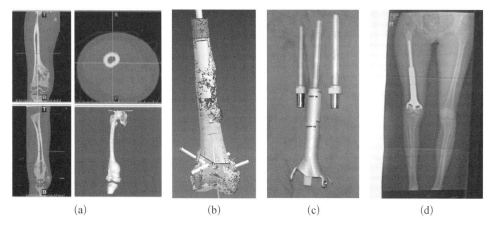

(a)　　　　　(b)　　　　　(c)　　　　　(d)

图 17.22　保留患者天然膝关节的长干骨假体

犯的安全区域截骨,保留患者自身的膝关节。股骨近端髓内生物型固定,股骨远端残骨多角度锁定螺钉固定,与股骨远端接触的假体表面做涂层处理,以促进生物型连接固定[见图 17.22(b)(c)]。患者术后功能恢复良好[见图 17.22(d)],在日常生活中患侧功能与健侧完全一致,能跑、跳、下蹲。设计理念同图 17.13。

17.4.2 用于颅颌面骨缺损的个体化骨修复体

随着我国现代交通和建筑业的发展,车祸与坠落伤发生率提高。颅骨破损是最常见的临床案例(见图 17.23)。由于损伤状态的随机性,骨缺损修复体只能是个体化的。

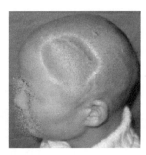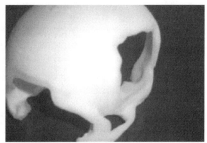

图 17.23 颅骨缺损

传统修复体的制作在临床现场进行:医生用经消毒的纸覆盖在破损处,拓印出破损边缘轮廓;以此为据,现场剪裁和弯制钛网修复体;然后通过钛钉固定于破损位置。这种方法手术时间长、手术质量完全取决于医生的个人技巧。

目前,采用数字制造技术制作颅骨破损修复体的方法有 3 种。

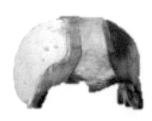

图 17.24 HA 人工骨材料
颅骨修复体

(1) 依据患者颅骨 3D 打印模型,采用 HA 人工骨材料塑形(见图 17.24)。首先通过患者颅骨 CT 图像处理与建模,制作破损颅骨 3D 打印模型;利用该模型制作修复体硅胶模型;通过翻制阴模,制作 HA 人工骨修复体。因 HA 为非金属材料,这种修复体在阳光下不会产生灼热感。

(2) 依据患者颅骨数字模型,采用金属 3D 打印技术制作修复体。首先通过患者颅骨进行 CT 图像处理,建立破损颅骨数字模型;采用专用软件设计与颅骨曲面光顺衔接的、与缺损区边缘吻合的多孔钛板修复体[见图 17.25(a)]。然后采用金属直接 3D 打印设备制作钛金属修复体[见图 17.25(b)]。使用这种修复体的患者在阳光下有灼热感,需防护。

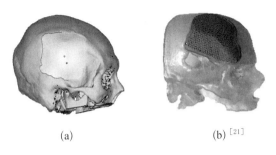

(a)　　　　　　　　　(b)[21]

图 17.25　金属 3D 打印颅骨修复体

（3）依据患者颅骨数字模型，采用成形钛网制作修复体。首先通过患者颅骨 CT 图像处理，建立破损颅骨数字模型；采用专用软件设计与颅骨曲面光顺衔接的、与缺损区边缘吻合的钛板修复体。然后将钛板曲面模型转化为压膜的正、负模具型面［见图 17.26（a）（b）］；在数控铣床上用工程塑料制作压膜，将钛网压制成形［见图 17.26（c）］；剪裁边缘制成钛网修复体［见图 17.26（d）］。

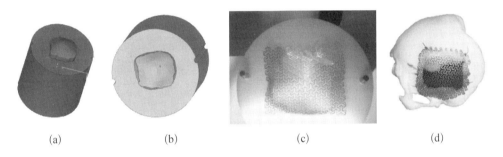

(a)　　　　　　(b)　　　　　　(c)　　　　　　(d)

图 17.26　成形钛网颅骨修复体

也可采用多触点金属柔性模具进行压制。

上述技术同样可用于制作颌面部的骨修复体（见图 17.27）。

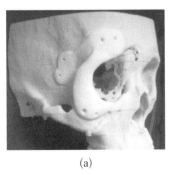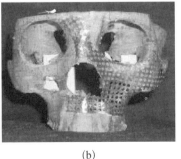

(a)　　　　　　　　　　　(b)

图 17.27　颌面部骨缺损修复体

17.4.3 个体化多孔钛骨修复体

在本书11.3节中已介绍了多孔钛技术,基于该技术可制造形态各异的个体化骨修复体,它具有重量轻、解剖匹配性好、可以构建优化的骨传导孔隙支架等优点,在临床中具有很大的发展潜力。

国外已在骨盆[见图17.28(a)]、下颌骨[见图17.28(b)]、长段骨修复体[见图17.28(c)]等植入物中使用这一技术。

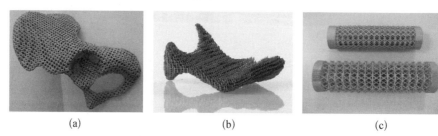

(a)   (b)   (c)

图 17.28　国外多孔钛骨修复体案例

这一技术在我国临床中也已获得使用。图17.29所示为上海交通大学医学院附属第九人民医院案例。一女性患者,36岁,股骨远端肿瘤,术后数年,股骨近端股骨干折断[见图17.29(a)]。决定使用直径为14 mm、长度为175 mm的骨水泥固定柄部+骨修复体节段+压板+近端锁定钉系统进行融合手术[见图17.29(b)(c)]。压板与近端锁定钉用于提高支撑与抗旋转稳定性。考虑到股骨皮质骨单薄(约2 mm壁厚),无法支撑柄部,同时考虑到胫骨端部因骨缺损而缺少足够的支撑面积,决定用金属3D打印的多孔结构植骨块加强局部骨量[见图17.29(b)(c)(d)]。图17.29(e)是术后X光片。

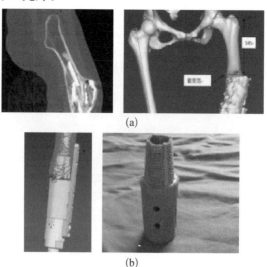

(a)

(b)

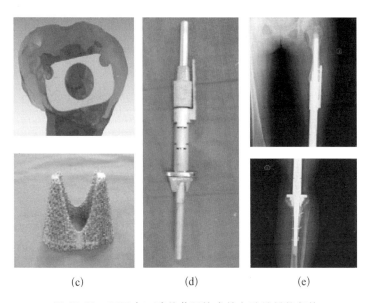

(c)　　　　　　　(d)　　　　　　　(e)

图 17.29　用于人工膝关节置换术的多孔钛骨修复体

17.5　个体化接骨板

由于标准接骨板不适用于每个人的骨骼形态,在很多手术中需要进行二次塑形,这会对植入物造成结构性的破坏,很大程度上增加了术后断裂的可能性。因人定制的个体化接骨板长期以来成为创伤骨科医师的一种愿望,在今天具备了实现的可能。江苏常州华森医疗器械有限公司在规模生产创伤类骨科器械的同时,开展了个体化接骨板临床服务,使个体化接骨板进入临床应用,主要用于如下场合:

(1) 干骺端合并长骨干骨折,标准接骨板长度不能满足要求[见图 17.30(a)]。

(2) 多块骨骨折,标准接骨板不能满足要求[见图 17.30(b)]。

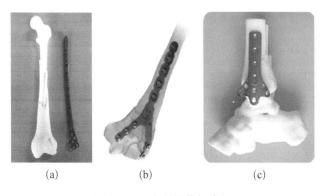

(a)　　　　　　　(b)　　　　　　　(c)

图 17.30　定制接骨板案例

（3）不规则骨骨折，钢板形态与骨折区不能完美匹配[见图 17.30(c)]。

图 17.31 所示为盆骨髋臼凹陷型骨折案例[见图 17.31(a)]。按传统手术方式，术中需将髋臼部复位，并用标准接骨板通过术中塑形固定。现可采用个体化接骨板。先通过 CT 图像处理建立盆骨模型[见图 17.31(b)]，采用 3D 打印制作病骨模型[见图 17.31(c)]，然后由相关企业术前预制了相应的接骨板[见图 17.31(c)]，使手术得以快速、顺利地完成[见图 17.31(d)]。

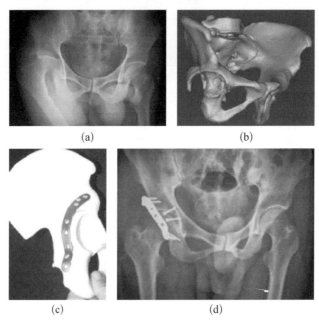

图 17.31　个体化盆骨接骨板

图 17.32 为肱骨近端骨折案例。对这种骨折，临床通常采用桥式固定，但往往在骨折缝部位发生接骨板断裂[见图 17.32(a)]。有限元分析表明，该处由于标准接骨板预制钉孔的存在，导致应力集中，最大应力通常超过材料的疲劳极限[见图 17.32(b)(c)(d)]。

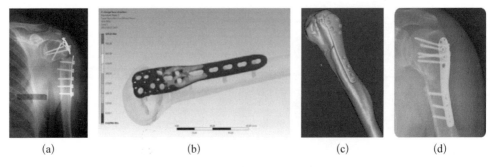

图 17.32　肱骨骨折个体化接骨板

图 17.33 所示为四川宜宾市人民医院案例。一骨盆肿瘤患者[见图 17.33(a)]，男性，30 岁。医院决定进行左侧骨盆肿瘤摘除手术，并做同种异体骨置换[见图 17.33(b)]。通过盆骨 3D 打印模型做出个体化接骨板设计，并打印接骨板模型比对考核，然后制作了个体化接骨板[见图 17.33(c)]。最后，手术顺利，效果良好[见图 17.33(d)]。

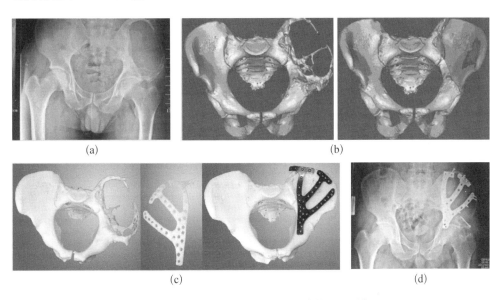

图 17.33　配合异体骨盆骨修复的个体化接骨板

图 17.34 为常州第一人民医院案例，男性患者，19 岁，左腿股骨曾经因骨折做过固定手术，但没有恢复好，远端干部一段骨骼坏死，从而导致骨骼缺失[见图 17.34(a)(b)]。通过 CT 及 3D 打印模型，医院决定截取患者的一段腓骨，用来修补股骨远端坏死骨段[见图 17.34(c)]。然后再根据患者的骨骼量身定做一块股骨远端外侧锁定钢板，将腓骨固定在股骨上[见图 17.34(d)(e)]。最后，手术顺利，效果良好[见图 17.34(f)]。

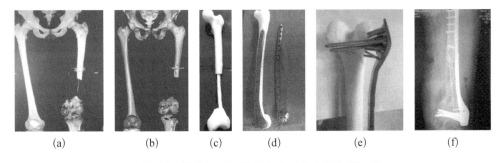

图 17.34　配合异体腓骨修复股骨的个体化接骨板

17.6　个体化骨科手术工具

　　标准化、系列化植入物制造商通常为临床手术配置有成熟的、成套的手术工具。个体化骨科植入物术中同样需要相应的手术工具，其中一些必然也是个体化的。此外，现代临床为实现手术精准化，也常常需要各种个体化的辅助手术工具。3D打印技术为实现上述需求提供了可能。

　　目前，3D打印手术工具主要用于引导摆锯精准切割和手术钻的精准引导定位。

　　图17.35所示是广州军区广州总医院丁焕文手术案例，他决定对患肿瘤的盆骨进行大面积切割[见图17.35(a)]，然后在同种异体骨上按同样轮廓切割[见图17.35(b)]，再进行镶补[见图17.35(c)]，实现个体化骨盆植入手术治疗。这里他采用了一系列3D打印切割模板[见图17.35(d)]，完成了患者盆骨和同种异体骨的精准切割，实现了两者的精准镶配[22]。

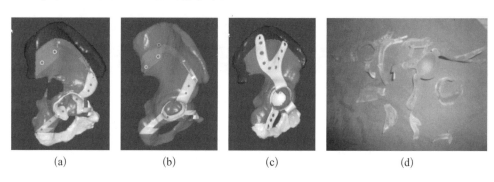

(a)　　　　　　　(b)　　　　　　　(c)　　　　　　　(d)

图17.35　切割导板应用案例

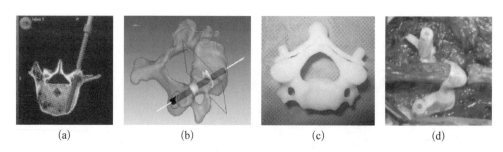

(a)　　　　　　　(b)　　　　　　　(c)　　　　　　　(d)

图17.36　脊柱椎弓根钉植入导板

　　图17.36是昆明军区总医院陆声提出的脊柱椎弓根钉植入导板技术[见图17.36(a)][22]。首先在计算机脊柱三维模型上确定椎弓根钉的入钉点与钉道[见图17.36(b)]，然后以解剖形态复杂的椎板与棘突为定位面，设计引导克氏针

钻孔的导板,并采用 3D 打印技术制作导板[见图 17.36(c)],最后通过导管的引导,保证钉道钻孔的精准方位和深度[见图 17.36(d)]。

图 17.37 是 BIOMET 公司目前在临床中推行的人工膝关节切割导板技术。在膝关节假体植入手术中,必须保证假体基准面与人体下肢力线垂直。传统手术需借助一系列复杂的手术工具予以实现,见本书第 13 章。图 17.37 为最新推行的导板技术,通过股骨 CT 数据处理与建模,确定力线的方位,将选定假体数字模型植入股骨正确位置,按假体供应商手术工具的结构,通过 3D 打印的个体化导板将两组导向钉置于应有的位置[见图 17.37(a)],利用其中一组导向钉定位截骨模块切割基准面[见图 17.37(b)],然后利用另一组导向钉定位截骨模块切割其他配合面[见图 17.37(c)]。这一技术可以大大简化传统手术截骨前的复杂准备工作。这项技术在我国已获得进一步的发展,提出了更多的、不同的设计。

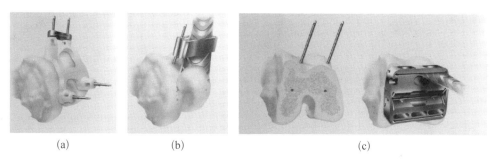

(a)　　　　　　　　(b)　　　　　　　　(c)

图 17.37　人工膝关节定位截骨导板

17.7　个体化骨科植入物的进一步发展

由于人体骨肌系统尺寸和形态具有个体差异,而严重畸形、肿瘤和手术翻修患者又为客观存在,在骨科临床中对个体化植入物的需求将是必然的。这种需求过去受到制造技术水平的约束很难得到满足,但在强调产品个性化的数字制造时代则完全可以实现,并随着制造技术的发展,日益成为常规的产品模式。在 21 世纪,外科医学界公认个体化、微创化、精准化和远程化是发展的四大方向,未来骨科植入物应该更多是个体化、因人定制的。

随着基础技术的进步,包括 CT、MRI 技术的进一步提高,在医院中获得更普遍的使用;计算机医学影像处理与建模技术,特别是软组织建模技术进一步取得突破;以及三维打印技术在精度与速度方面不断提高,个体化植入物"量体裁衣、度身定做"的模式将获得越来越强大的技术支撑。金属 3D 打印技术的出现,使计算机中设计的个体化植入物直接转换为医用金属植入物产品,将成为个体化植入物制造技术的革命性发展与临床应用的巨大推力。

　　已故的中国科学院与中国工程院陈中伟院士生前预言,随着医工的结合与临床工程的发展,在未来的医院中将会设置总工程师。可以想象,在未来的医院内部将建立个体化植入物制作部,根据临床医生的需求和设计,直接制作个体化骨科植入物,提供临床手术使用;或是出现一批以现代云技术为平台的专业制造商,对医院的需求做出快速的反应,提供个体化骨科植入物产品。在口腔修复领域,由后方技工所为前方临床医生提供义齿和口腔修复体的模式沿用已久,这一模式在硬组织外科植入物领域完全可以复制。

　　伴随金属 3D 打印出现的多孔钛技术将为骨科植入物的发展开辟新的纪元,它不仅能提供更好的仿生织构,而且能和组织工程技术相融合,形成非生命体与生命体组合式植入物结构,共同满足修复体的解剖与力学需求,大大降低人工材料在人体中的存在量,更重要的是使植入物不仅与骨组织,而且与相关软组织能够长合。这将成为植入物技术里程碑性的发展,较组织工程提前一步在临床实现应用,而这种植入物的生产模式将是定制型的。

　　生物材料的发展,已经从第一代生物惰性材料发展到今天第二代生物活性与可降解材料,这一材料学的发展给骨科植入物技术带来了巨大的进步。20 世纪 90 年代后期,研究者们开始研究能在分子水平上刺激细胞产生特殊应答反应的第三代生物医用材料。这类生物医用材料将生物活性材料与可降解材料这两个独立的概念结合起来,在可降解材料上进行分子修饰,引起细胞整合素的相互作用,诱导细胞增殖、分化,以及细胞外基质的合成与组装,从而启动机体的再生系统。将植入物与再生医学相结合,是骨科植入物技术革命性的变化。显然,这种植入物只可能在个体化模式下制作。

　　个体化植入物是植入物的发展方向,定将取得不断地发展。

参考文献

[1]　Mulier J C, Mulier M, Brady L P, et al. A new system to produce intraoperatively custom femoral prosthesis from measurement taken during the surgical procedure [J]. Clin. Orthop Relat. Res. , 1989, 249: 97 - 112.

[2]　Wettstein M, Mouhsine E, Argenson J N, et al. Three-dimensional computed cementless custom femoral stems in young patients: midterm followup [J]. Clin Orthop Relat Res. , 2005, 437: 169 - 175.

[3]　Hua J, Walker P S. Relative motion of hip stems under load: an in vitro study of symmetrical, asymmetrical and custom asymmetrical designs [J]. J. Bone Joint Surg. , 1994, 76 - A(1): 95 - 103.

[4]　Hua J, Walker P S, Muirhead-Allwood W, et al. The rationale for CAD - CAM uncemented

custom hips：an interim assessment ［J］. Hip International，1995，5(2)：52 - 62.

［5］　Hua J，Walker P S. Closeness of fit of uncemented stems improves the strain distribution in the femur ［J］. J. Orthop. Res. ，1995，13(3)：339 - 346.

［6］　Walker P S，Mai S F，Cobb A G，et al. Prediction of clinical outcome of THR from migration measurements on standard radiographs A study of cemented Charnley and Stanmore femoral stems ［J］. J. Bone Joint Surg. ，1995，77 - B(5)：705 - 714.

［7］　Iguchi H，Hua J，Walker P S. Accuracy of using radiographs for custom hip stem design ［J］. J. Arthroplasty，1996，11(3)：312 - 321.

［8］　Walker P S，Culligan S，Hua J，et al. The effect of a lateral flare feature on uncemented hip stems ［J］. Hip International，1999，9(2)：71 - 80.

［9］　Zadeh H G，Hua J，Walker P S，et al. Uncemented total hip replacement with subtrochanteric derotational osteotomy in hip joint osteoarthritis with concomitant severe femoral anteversion ［J］. J. Arthroplasty，1999，14(6)：682 - 688.

［10］　Walker P S，Culligan S，Hua J，et al. Stability and bone preservation in custom designed revision hip stems ［J］. Clin. Orthop，2000，373：164 - 173.

［11］　McCullough C J，Remedios D，Tytherleigh-Strong G，et al. The use of hydroxyapatite-coated CAD - CAM femoral components in adolescents and young adults with inflammatory polyarthropathy：ten-year results ［J］. J Bone Joint Surg ［Br］，2006，88 - B：860 - 864.

［12］　Hua J，Walker P S，Muirhead-Allwood S K，et al. Custom uncemented revision stems based on a femoral classification ［J］. Hip International，2010，20：18 - 25.

［13］　Muirhead-Allwood S，Sandiford N，Skinner J A，et al. Uncemented custom computer-assisted design and manufacture of hydroxyapatite-coated femoral components-survival at 10 to 17 years ［J］. J Bone and Joint Surgery，2010，92 - B(8)：1079 - 1084.

［14］　Sandiford N A，Muirhead-Allwood S K，Skinner J et al. Metal on metal hip resurfacing versus uncemented custom total hip replacement-early results ［J］. Journal of Orthopaedic Surgery and Research，2010，5：8.

［15］　Muirhead-Allwood S，Sandiford N A，Skinner J A，et al. Uncemented computer-assisted design-computer-assisted manufacture femoral components in revision total hip replacement：a minimum follow-up of ten years ［J］. J Bone Joint Surg. Br. 2010，92(10)：1370 - 1375.

［16］　Santori F S，Ghera S，Moriconi A，et al. Results of the anatomic cementless prosthesis with different types ofhydroxyapatite coating ［J］. Orthopedics，2001，12：1147 - 1150.

［17］　Li H，Wang L，Mao Y，et al. Revision of complex acetabular defects using cages with the aid of rapid prototyping ［J］. The Journal of Arthroplasty，2013，78：1770 - 1775.

［18］　郭征，王臻，李靖，等. 新型复合重建技术重建髋臼周围肿瘤切除后骨缺损［J］. 中华外科杂志，2008，46(12)：895 - 899.

［19］　Guo Z，Li J，Pei G X，et al. Pelvic reconstruction with a combined hemipelvic prostheses after resection of primary malignant tumor [J]. Surgical Oncology, 2009, 95 - 105.

[20] 北京春立正达医疗器械股份有限公司产品样本.

[21] 上海玛瑞斯三维打印技术有限公司产品样本.

[22] 尹庆水,章莹,王成焘,等. 临床数字骨科学[M]. 北京：人民军医出版社,2011.

第3篇结束语
对未来骨科植入物设计的展望

关节、脊柱、创伤三大类骨科植入物经历了漫长的发展历程,才达到今天的水平。但是,它还远远没有满足人类对医疗事业的需求。随着医学和工程技术进入飞跃发展的新时代,它还将产生一系列革命性的变化。

1. 关节假体的技术发展道路还很长

人工关节失效统计分析表明,假体20年的生存率仅仅达到80%左右,失效的患者必须经历二次手术。对于老年患者,翻修手术常常不能进行;对于年轻患者,这将意味着一生要经历多次置换手术,这些都是非常痛苦的事,提高关节假体使用寿命成为首要研究任务。理想的关节假体寿命指标应该是40~50年。影响假体寿命的主要原因是无菌性松动,松动的根本原因是磨损和应力遮挡,特别是前者成为今天技术攻关的重点。从彻底解决磨损和无菌性松动的角度展望,陶瓷配陶瓷的关节假体可能是最有希望的解决方案,但陶瓷的脆性依然是研究的重点。对于亚洲大部分地区患者,大球头髋关节假体需满足蹲、跪日常行为动作,这就要求陶瓷髋臼的薄壁化,这将更容易导致脆裂。

目前,置换手术对患病部位的损伤很大,特别是全关节置换术。如何保留正常一侧关节软骨,施行半关节置换;如何实现手术的微创化,这都需要临床医学和假体工程学共同做出努力。

今天,关节置换术主要在髋关节和膝关节置换中取得很好的临床效果,人体其他部位关节还远远没有达到同样的疗效,主要是人们投入的精力不够,随着研究的深入,相信未来会一一解决。

随着关节假体应用的日趋成熟,针对细分市场的假体设计会不断推出,如针对亚洲市场的人工髋、膝关节,针对不同性别的关节假体等。

2. 脊柱外科和植入物期待着革命性发展的到来

脊柱外科目前尚处于初级阶段,融合手术不能恢复患者脊柱的正常生活功能,尽管临床广泛应用,但毕竟还未达到医学的理想效果,如具有柔性的脊柱内固定系统并不能从融合术的桎梏中解脱,人工椎间盘的临床效果还没有得到医学界的广泛认可。这一领域还远远没有像关节假体那样迎来Charnley时代,期待着革命性技术的出现。

3. 新材料、新工艺的出现将使传统植入物的设计理念发生重大变化

在关节置换领域,超高分子量聚乙烯的垄断地位将受到 PEEK 等新材料的挑战,后者将以其更好的耐磨性和机械强度被植入物设计者所采用。为了提高磨损寿命,人们在陶瓷(硬)对陶瓷(硬)关节假体的道路上艰难前进,迫使一种逆向思维产生,即探讨软材料配软材料关节假体的可行性,如 PEEK 球头配人体天然软骨。

可降解材料在接骨板-螺钉等骨折内固定系统中的应用前景良好,临床使用经验的积累、骨折愈合机理的研究与新材料研究的融合,将改变今天的内固定系统结构设计。不需要通过二次手术取出的骨折内固定系统的广泛应用将是创伤手术领域的革命。

金属 3D 打印技术不仅引起骨科植入物制造技术的重大发展,而且将引发植入物设计的重大变化,多孔钛结构将在植入物中广泛采用,很有可能带来人工关节柄部设计的创新。

个体化植入物实际上是临床的科学需求,受到制造技术的约束,长期以来和大量机械产品一样,植入物主要以标准化、系列化的市场形式出现。随着制造技术的发展,个体化机械产品将逐渐成为市场的主流,这种模式必然进入医生的临床思维中,届时个体化植入物也会成为植入物厂商重要的供货模式。金属 3D 打印技术将是植入物个体化的有力支撑。

4. 未来的植入物不仅将要求活性化,而且将追求生命化

大块人工材料植入人体终究不是一种最佳的医疗手段。依靠人体病损组织自身的再生能力进行治疗的思想促成今天再生医学的诞生。在骨科植入物主导目前临床治疗的背景下,如何减少人工材料在植入物结构中的比例、加入有生命的人体组织,是一个近期有望达到的目标。金属 3D 打印多孔结构是实现这一目标的有力支撑。在多孔结构中创造骨细胞生长的条件,使其成为植入物结构的有机组成部分,共同承担解剖形态与力学的需求,可能是骨科植入物的未来模式。它不仅促成植入物与周边宿主骨的更好长合,还有望实现与相关软组织的长合,特别是与肌腱的长合,这将使植入物技术提升到一个崭新的层面。目前的研究成果足以证明这一技术路线的可行性。

第4篇
骨科植入物制造与检测技术

当一个完美的设计完成后，制造就成为实现设计的关键。植入物制造包括毛坯成形、机械加工、表面处理、后续处理4个组成部分，每一部分都对产品最终质量具有决定性的影响。目前制造面对的材料主要是金属。在关节类植入物中，高分子材料组件是重要组成部分，它的制造工艺具有自身的特点。陶瓷材料目前还只能局限在非常专业的企业中进行。骨科植入物在我国定为三类医疗器械，所有产品都必须按相关标准接受CFDA严格的质量监控与考核。本书第4篇取材我国骨科植入物制造实践，系统阐述植入物制造与检测技术。

第 18 章　金属材料植入物毛坯成形工艺

　　金属材料植入物的毛坯主要采用锻压或铸造两种工艺手段制造。它基于传统的锻压或铸造工艺,又具有自身的特点。本章阐述植入物制造中使用的锻造、冲压和铸造工艺有关知识及相关专业内容。由于制造工艺手段的多样性,专业内容受限于作者自身的工作经验,仅供参考。

18.1　锻造工艺及其在植入物毛坯制造中的应用

　　由于很多骨科植入物处于人体重要受力部位,通常要求采用锻造工艺,保证植入物的机械强度。锻造是植入物毛坯制造中最为重要的手段。

　　利用金属在外力作用下所产生的塑性变形,获得具有一定形状、尺寸和力学性能的原材料、毛坯或零件的生产方法,称为金属压力加工,又称金属塑性加工。金属压力加工包括锻造、冲压、挤压、轧制、拉拔等。后两种主要用于金属原材料的生产。在骨科植入物毛坯制造中主要采用锻造和冲压,合称锻压。本节阐述锻造工艺及其在植入物毛坯制造中的应用。

18.1.1　锻造工艺

1. 锻造的特点

　　锻造是一种利用锻造设备对金属坯料施加压力,使其产生塑性变形,从而获得一定的几何形状、尺寸和机械性能的坯件加工方法。

　　通过锻造能消除金属在冶炼过程中产生的铸态疏松等缺陷,细化显微组织结构,提高材料的组织致密性和完整的金属流线。因此,金属材料经过锻造加工后,机械性能优于铸件,从而减少零件的截面尺寸和重量,提高了材料的利用率。

　　由于锻造加工能直接使金属坯料转化为所需形状和尺寸的零件毛坯,相对于用原材料加工,大大减少了加工量,提高了生产效率。

　　骨科植入物毛坯大量采用锻造工艺,如髋关节假体的柄、髋臼杯、膝关节假体等。在骨科植入物标准中,规定有一些植入物必须采用锻造工艺,如钛合金髋关节假体柄[1]。

2. 锻造的类型[2]

1）自由锻造

自由锻造是利用上、下砧块和一些简单的工具，使金属坯料在锻造设备的冲压力或静压力作用下产生塑性变形，从而获得所需形状、尺寸和性能的锻件制造方法。该方法主要在植入物产品试制或小批量生产中使用。

（1）镦粗。镦粗是通过减小坯料高度、增大横截面积来实现坯料"变粗变矮"的锻造工序，用于锻造圆盘形等锻件，或作为锻造环、套筒等空心锻件冲孔前的预备工序，如图 18.1 所示。镦粗时应考虑高径比小于 2。

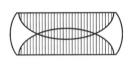

图 18.1　坯料镦粗

（2）拔长。使坯料横截面减小而长度增加的成形工序称为拔长。拔长时，将坯料横放在上、下砧之间，通过沿伸长方向送进坯料和反复转动，逐节加载、逐节击打下压变形，实现坯料的"变细变长"，如图 18.2 所示。

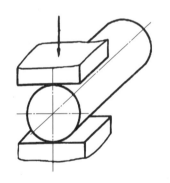
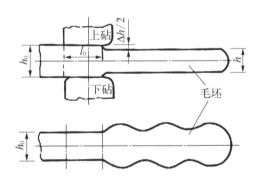

图 18.2　坯料拔长

（3）冲孔。在坯料上锻制出透孔或不透孔的工序叫作冲孔，如图 18.3 所示。

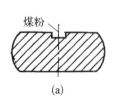
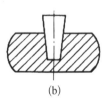
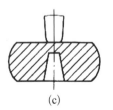
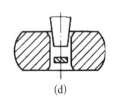

（a）　　　　　（b）　　　　　（c）　　　　　（d）

图 18.3　实心冲子双面冲孔

（4）扩孔。在实际生产中为避免锻件严重走样，常常需要用先冲孔后扩孔的方法。减小空心坯料壁厚而增加其内、外径的锻造工序叫扩孔。常用的扩孔方法有冲子扩孔［见图 18.4(a)］、芯轴扩孔［见图 18.4(b)］等。

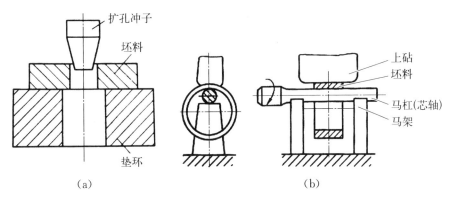

图 18.4　冲子扩孔与芯轴扩孔

（5）芯轴拔长。芯轴拔长是对空心毛坯芯轴进行拔长，减小毛坯外径（壁厚）、增加长度的一种锻造工序。在芯轴的支撑下，锻锤依次沿图中的次序旋转锻打。它适用于长筒类锻件的锻造（见图 18.5）。

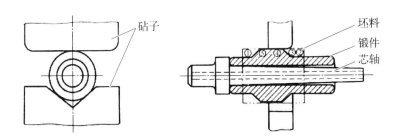

图 18.5　芯轴拔长

（6）弯曲。采用一定的模具将坯料弯成规定外形的锻造工序为弯曲（见图 18.6）。

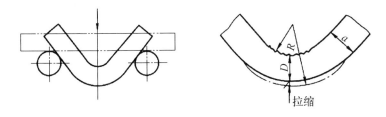

图 18.6　弯曲示意图

（7）错移。将坯料的一部分相对另一部分错移，但是为保持轴心平行的锻造工序为错移，则分两平面错移［见图 18.7(a)］和一平面错移［见图 18.7(b)］。

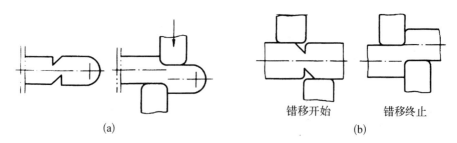

图 18.7　两平面错移和一平面错移

(8) 扭转。将坯料的一部分相对另一部分绕其轴线旋转一定角度的锻造工序称为扭转,可用于锻造曲轴、麻花钻、地脚螺栓等锻件(见图 18.8)。

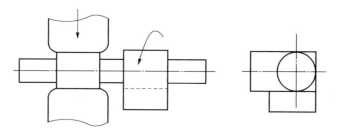

图 18.8　扭转

(9) 切割。切割是从毛坯上切去多余部分或将坯料切断的锻造工序,如将坯料分成几部分割开,或从坯料外部割掉一部分,或从内部割掉一部分(见图 18.9)。

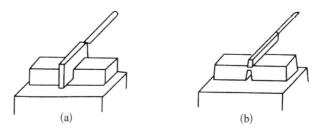

图 18.9　切割

自由锻造还可采用一些辅助及修整工序,如压肩、倒棱、压钳口、滚圆、平整、校正等。

自由锻造工艺过程具体如下:① 根据零件图设计锻件;② 确定毛坯质量和尺寸;③ 决定变形工艺和尺寸;④ 选择设备;⑤ 决定火次、锻造温度范围、加热和冷却范围;⑥ 确定热处理范围;⑦ 对锻件提出技术要求和检验要求。

2) 模锻

为了解决自由锻生产率低、精度差等问题,在自由锻基础上发展出了模锻成形方法,即是把加热的金属坯料放在模腔内锻造,以得到所需要形状和尺寸的锻件的锻造方法。

　　锻模一般由上模和下模两部分组成,上、下模分别固定在锤头和模垫上,均开有模腔,上、下模腔合在一起在内部形成完整的模腔(见图 18.10)。模锻时坯料放在下模上,上模随着锤头向下做合模运动(一次或多次),坯料在冲击力(或静压力)的作用下产生塑性变形并充填模腔,最后获得与模腔形状一致的锻件(见图18.11)。

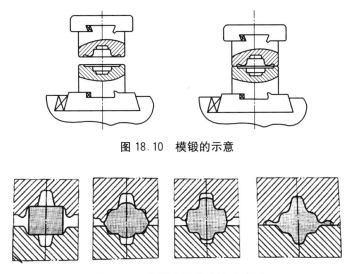

图 18.10　模锻的示意

图 18.11　金属在模腔内流动成形

　　模锻时金属在模腔内变形,因此模锻成形速度快,尺寸较精准,表面质量好,加工余量较小,节省金属材料,切削加工量少,能锻造出自由锻造很难锻出的形状。在批量足够的条件下,能降低零件成本。模锻操作简单,劳动强度低,生产效率高,并可使金属流线分布更为合理,提高零件的使用寿命。髋、膝关节假体组件批量生产中主要采用模锻。

　　模锻可分为开式模锻和闭式模锻。

　　(1) 开式模锻。开式模锻是最广泛使用的模锻方法,该方法适用于各种类型的锻件和所有的锻压设备。其终锻模腔在整个分模面上都设有毛边槽,允许多余金属流入槽中,对锻件体积和质量有调节和补偿作用,并减缓冲击,保证生产工艺的稳定性和复杂平面形状的锻件成形。开式模锻主要缺点是毛边金属损耗量大,可达锻件质量的10%~50%(平均约为30%),而材料费用占了锻件成本的60%~70%。

　　开式模锻的变形过程在一般情况下可以划分为 3 个阶段:自由变形(自由镦

锻)阶段(ΔH_{I})、形成毛边和充满模腔阶段(ΔH_{II})和锻足(打靠)阶段(ΔH_{III}),如图 18.12 所示。

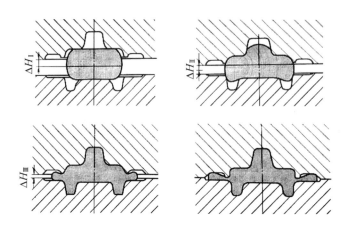

图 18.12　开式模锻的变形过程

(2) 闭式模锻。闭式模锻是把要锻造的金属放入一个封闭的模腔内,在压力作用下使金属在模腔内流动,填充模腔形成所需零件,如图 18.13 所示。

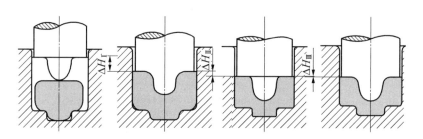

图 18.13　闭式模锻的变形过程

闭式模锻与开式模锻相比,除了没有毛边外,还有如下特点:

(1) 开式模锻时,模壁对变形金属的侧向压力较闭式模锻时小,虽然两者的坯料金属都处于三向受压状态,但剧烈程度不同。从应力状态对金属塑性的影响来看,闭式模锻比开式模锻好,它适用于低塑性金属的锻造。

(2) 开式模锻时,金属流线在毛边附近汇聚。锻件切边后,流线末端外露,会使零件的力学性能降低。采用闭式模锻可使锻件有良好的力学性能。因此,对应力腐蚀敏感的材料(如高强度铝合金)和各向异性对力学性能有较大影响的材料(如非真空熔炼的高强度钢),采用闭式模锻更能保证锻件的质量。

18.1.2　锻造设备

本节主要介绍模锻设备,它是植入物毛坯主要的锻造设备。

1）模锻锤

在模锻锤上模锻适合成批或大批量锻件锻制。它是将上、下模块分别固紧在模锻锤锤头与砧座上（见图 18.14），将加热的金属坯料放入下模的型腔中，借助于上模向下的冲击作用完成锻造。

尽管各种模锻新设备、新工艺不断出现，锤上模锻在模锻生产中仍居重要地位，这是由于锤上模锻具有如下工艺特点：

（1）工艺灵活，适用性广，可以生产各类形状复杂的锻件；可使用单型槽锻模或多型槽锻模；可以单件模锻、多件模锻或一料多件连续模锻。

（2）锤头的行程、打击速度或打击能量均可调节，实现轻重缓急不同的打击，因而可以实现镦粗、拔长、滚挤、弯曲、卡压、成形、预锻和终锻等各类锻造。

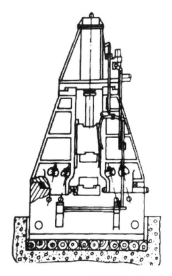

图 18.14　模锻锤结构

（3）锤上锻模是靠锤头多次冲击坯料使之变形，因锤头的速度快，金属流动有惯性，所以充填型槽能力强。

（4）模锻件的纤维组织是按锻件轮廓分布的，机械加工后仍基本保持完整，从而提高锻件的使用寿命。

（5）单位时间内的打击次数多，1～10 t 模锻锤为 40～100 次/分，故生产效率高。

（6）模锻件机械加工余量小，材料利用率高，锻件生产成本较低。

锤上模锻的缺点是：

（1）模锻锤投资较大，生产准备周期长，尤其是锻模制造周期长。不过，随着计算机辅助设计/制造（CAD/CAM）技术、数控加工技术、高速加工技术及设备的飞速进步，锻模生产周期已大大缩短。

（2）锤上模锻震动大，对厂房、设备、工人的劳动条件都有不利的影响。而且锻锤底座质量大，搬运安装不便，近 16 t 以上的模锻锤逐步被其他锻压设备替代。

（3）模锻锤的导向较差，工作时的冲击、行程不固定、无顶出装置等因素使锤上模锻件精度不高。

（4）因为打击速度快，所以变形速率敏感的低塑性材料不宜在锤上模锻。

模锻锤包括蒸汽-空气模锻锤、无砧座锤、高速锤和螺旋锤。

2）曲柄压力机

应用热模锻曲柄压力机进行模锻具有很多优点，所以现在国内外有利用它取代模锻锤的趋势。

曲柄压力机的结构及工作原理如图 18.15 所示,电动机通过飞轮释放能量,曲柄连杆机构带动滑块做往复运动,进行锻压工作。

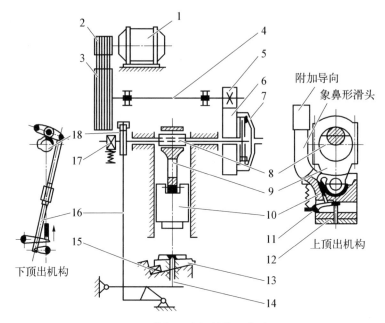

图 18.15　曲柄压力机结构及传动原理

1—电动机;2—小皮带轮;3—大皮带轮;4—转动轴;5—小齿轮;6—大齿轮;
7—圆盘摩擦离合器;8—曲柄偏心轴;9—连杆;10—象鼻形滑块;11—上顶出结构;
12—上顶杆;13—楔形工作台;14—下顶杆;15—斜楔;16—下顶出机构;
17—带式制动器;18—凸轮

这种锻压设备具有下列特点:

(1) 由于变形力由设备本身封闭系统的弹性变形所平衡,滑块的压力基本上属静力性质,所以与同等锻造能力的锻锤相比,曲柄压力机工作时震动小、噪声小。

(2) 象鼻形导向机构增加了滑块的导向长度,提高了设备的工作精度,从而能保证锻件在各个方向的精度。

(3) 楔形工作台可以调节锻压机闭合高度,避免因滑块"卡死"(或称"闷车")而损害曲柄连杆。

(4) 具有自动顶料装置,便于实现机械化和自动化。

曲柄锻压机的结构和工作特点也带来如下模锻工艺特点:

(1) 锻件精度较锤上模锻高。由于结构封闭、刚性大、变形小,因此,上、下模闭合高度稳定、精确。同时由于滑块导向精度高,锻模又可以采用导柱、导套进一步辅助导向,所以锻件水平方向尺寸精准,锻件余量变化范围为 0.1~2 mm,公差为 0.1～0.5 mm,较锤上模锻小 30％～50％。因此,常用来进行热精压、精锻。

(2) 可利用上、下顶出机构从上、下模中自动顶出锻件,故锻件的模锻斜度比锤上模锻小,在个别情况下,甚至可以锻出不带模锻斜度的锻件。

(3) 锻件内部变形深透均匀,流线分布均匀合理,保证了力学性能均匀一致。

(4) 由于滑块运动速度低,金属在水平方向流动比锤上模锻剧烈,金属填充上、下模差异不大,因此毛边大。

(5) 具有静压力的特性,金属在型槽内流动较缓慢。这对变形速度敏感的低塑性合金的成形十分有利。

(6) 在模具方面,由于采用多型槽逐步过渡,模具较锤用模具受力情况缓和,因此寿命较长。又由于实现组合式模具,便于制造、修理和更换,其材料和加工费也随之下降。

曲柄压力机上模锻虽有不少优点,但也有以下缺点。

(1) 与同等能力的锻模锤相比,曲柄压力机的造价比较昂贵,一次性投资大。

(2) 曲柄压力机行程和压力不能随意调节,不适宜进行拔长、滚挤等制坯操作,但可进行挤压和局部镦粗操作。在一定的场合下,可用挤压和局部镦粗来代替拔长、滚挤进行制坯。

(3) 对坯料表面的加热质量要求高,不允许有过多的氧化皮,因为在坯料的型槽中一次锻压成形,氧化皮掉落在型槽中不易去除,会刺伤锻件表面。因此,应考虑采用无氧化或少氧化方法加热毛坯,或模锻前去除表面氧化皮和型腔中的氧化皮残渣。

(4) 当设备操作或模具调整不当时,有可能使滑块在接近下死点时发生"闷车",中断生产,甚至可能使曲柄、连杆或模具损坏。

(5) 对于一些主要靠压入方式成形的锻件,不得不采用多型槽模锻,从而增加了工步和模具。

3) 平锻机

上述模锻设备工作部分皆做垂直往复运动,通常称为立式锻压设备,而将工作部分做水平往复运动的模锻设备称为水平锻造机或卧式锻造机,简称平锻机。

平锻机与上述曲柄压力机主要区别在于:平锻机具有主滑块和夹紧滑块两个滑块,因而有两个相互垂直的分模面。主分模面在冲头的凹模之间,另一个在可分的两半凹模之间。

根据凹模分模方式的不同,平锻机又可分为垂直分模平锻机和水平分模平锻机两类。

如图 18.16 所示为平锻机工作原理示意图。平锻机启动前,棒料放在固定凹模的型槽中,并由前挡料板定位,以确保棒料的变形部分长度 L_0。然后,踏下脚踏板合上离合器,平锻机的曲柄凸轮机构保证按预定的顺序工作:在主滑块前进过程中,活动凹模迅速进入夹紧状态,在 L_p 部分将棒料夹紧;前挡料板退去;凸模(冲头)与热毛坯接触行进,使其产生塑性变形直至充满型槽为止。当机械回程时,各部分运动的顺序为:冲头从凹模中退出,活动凹模回复原位,冲头回复原位,从凹模中取出锻件。

平锻机在工艺上有如下特点:

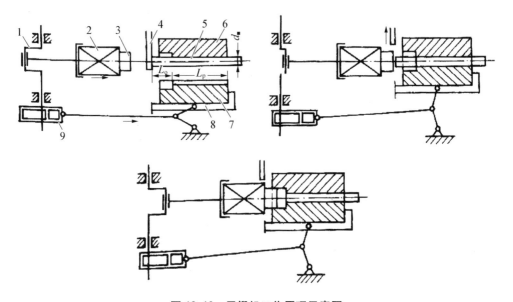

图 18.16　平锻机工作原理示意图

1—曲柄;2—主滑块;3—凸模;4—前挡料板;5—坯料;6—固定凹模;7—活动凹模;8—夹紧滑块;9—侧滑块

(1)锻造过程中坯料水平放置,其长度不受设备工作空间的限制,震动小,不需要庞大的设备基础。可锻出立式锻压设备不能锻造的长杆类锻件,也可用长棒料逐渐连续锻造。

(2)有两个分模面,因而可以锻出一般锻压设备难以锻成的,并在两个方向上有凹槽、凹孔的锻件,如双凸缘轴套等。

(3)平锻机导向性好,行程固定,滑块工作速度与位移保持严格运动学关系,锻件长度方向尺寸稳定性比锤上模锻高。但是,平锻机传动机构受力产生的弹性变形随压力的增大而增大,所以,要合理的预调闭合尺寸,否则影响锻件长度方向的精度。

(4)平锻机使用开放式或闭合式锻模,可用组合式、镶块式锻模,可进行终锻成形和制坯,也可进行弯曲、压扁、切料、穿孔、切边等工步。

平锻机上模锻具有如下缺点:

（1）平锻机是锻模设备机构中最复杂的一种，价格贵，投资大。

（2）靠凹模夹紧棒料进行锻造成形，一般要用高精度热轧钢材或冷拔整径钢材，否则会夹不紧或凹模间产生大的纵向毛刺。

（3）锻前需用特殊装置清除坯料上的氧化皮，否则锻件粗糙度比锤上模锻高。

（4）平锻机工艺适应性差，不适宜模锻非对称锻件。

随着工艺的不断进步和发展，目前平锻机所能产生的锻件品种日益多样化，工艺适应性也更加广泛。

4）螺旋压力机

螺旋压力机按其驱动方式可分为摩擦压力机（见图 18.17）、液压螺旋压力机和电机螺旋压力机，它们的共同特点是飞轮在外驱动下储备足够的能量，再通过螺杆传递给滑块来打击毛坯做功。

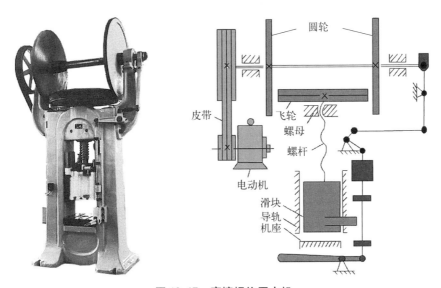

图 18.17　摩擦螺旋压力机

螺旋压力机的工作特点：

（1）具有锻锤和曲柄压力机的双重工作特性。螺旋压力机在工作过程中有一定的冲击作用，滑块行程不固定，这是锤类的工作特点；但它又是通过螺旋副传递能量的，当坯料发生塑性变形时，滑块和工作台之间所受的力由压力机封闭框架所承受，形成一个封闭式力系，这是曲柄压力机的工作特征。由于螺旋压力机同时具有模锻锤和曲柄压力机的特点，应用较为广泛。

（2）每分钟行程次数少，打击速度低。螺旋压力机是通过具有巨大惯性的飞轮的反复启动和制动，把螺杆的旋转运动变为滑块的往复运动。这种特点使得打击速度和每分钟的打击次数受到一定的限制。

（3）螺旋压力机中的摩擦压力机传动效率低，如双盘摩擦压力机的效率仅为10％～15％。因此，这类设备的发展受到一定限制，多半为中小型设备。

螺旋压力机和锻锤一样能在较高储能点上以较快速度释放能量，故金属获得的变形能较大。相对而言，曲柄压力机是在较低速度范围内打击金属坯料，滑块速度在整个行程时间自始至终按其自身的运动规律变化，而且能量释放速度很慢，是靠飞轮在额定范围内减速释放其储能的20％～40％，变形金属获得的能量也就少。因此，与螺旋压力机相比，曲柄压力机要获得相等的能量，其结构必然庞大；而且滑块达到下死点后，完全靠曲拐带动，以它自身较低的速度做回转运动。因此，上、下模闭合时间长，模具温升也就高。

20世纪60年代后期，在摩擦压力机的基础上，出现了液压螺旋锤。顾名思义，它具有螺旋运动和锤头直线往复运动的功能，并以液压来代替摩擦传动，从而保留了摩擦压力机的优点，克服了摩擦压力机传动效率低，打击次数少，不能承受偏心载荷的缺点。所以，近20年来，许多国家大力发展液压旋转压力机和电动螺旋压力机，已生产出最大压力为4 000～12 000 kN级的大型液压螺旋锤和电动螺旋锤。但是，液压螺旋锤需要更加昂贵的辅助装置，如高压泵蓄势器等。

5）液压锻压机

液压锻压机是一种利用液体压力来传递能量的锻压设备，它包含以油作工作介质的油压机和以水作介质的水压机。

锻压机有自由锻液压机、模锻液压机和切边液压机之分。锻造生产常用的模锻液压机又有通用模锻液压机和专用模锻液压机两类。

液压机的主要结构如图18.18所示。它由上横梁、下横梁、四根立柱和螺母组成一个封闭框架；工作缸固定在上横梁上，工作缸内装有工作柱塞，并与活动横梁连接；活动横梁下面安装有上砧；下横梁的工作台安装有下砧；由动力装置传来的高压液体进入工作缸后，推动活塞、活动横梁和上砧向下移动，使毛坯产生塑性变形；由横梁、立柱、下横梁构成的封闭框架承受全部的作用力。上横梁两侧有回程缸，当工作缸排出液体，回程缸进入高压液体时，回程柱塞向上移动，通过小横梁和拉杆带动活动横梁上升。

液压机的传动形式有直接传动和蓄势器传动两种。直接传动的液压机通常采用液压油为工作介质，向下行程时通过卸压阀在回程缸或回程管道中维持着一定剩余压力，因此，要在压力作用下强迫活动横梁向下。当完成压力机的锻造行程时，即当活动横梁到达预定位置或当压力达到一定值时，工作缸中的压力油溢流并换向以提升活动横梁。蓄势器传动的水压机通常用油水乳化液作为工作介质，并用氮气、水蒸气或空气给蓄势器加载，以保持介质压力。除借助介质蓄势器中的油水乳化液产生压力外，其工作过程基本上与直接传动的压力机相似。

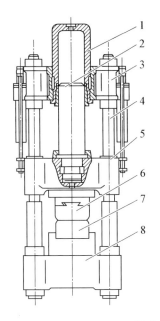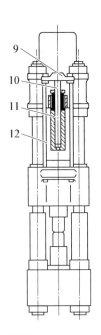

图 18.18　下推式液压机的典型结构

1—工作缸;2—工作柱塞;3—上横梁;4—立柱;5—活动横梁;6—上砧;7—下砧;
8—下横梁;9—小横梁;10—回程柱塞;11—回程缸;12—拉杆

液压机与其他锻压设备相比具有以下特点:

(1)液压机工作速度低,载荷可视为静载荷,主要用于模锻对变形速率敏感的有色合金锻件。在静压条件下金属变形均匀,再结晶充分,锻件组织均匀。还可在模具上安装加热、保温装置,使模具在较高温度下工作,适合用于铝合金、钛合金、高温合金的等温模锻、超塑性模锻。

(2)和曲柄压力机上模锻一样,金属坯料在一次压下行程中连续变形直至充满型槽,故变形深透而且均匀。有些液压机安装有侧缸,可在几个方向上同时对毛坯进行锻造,完成多向模锻工序,使锻件流线更能合理分布,各处的力学性能更均匀,锻件的尺寸精度更高。

(3)液压机上模锻一般在一次行程中成形,故可减少加热火次;但为了减少偏心加载,液压机多执行单工步模锻。

(4)液压机一般都设有顶出器和装出料机械化装置,可以模锻出小模锻斜度或无模锻斜度的精锻件。

(5)无论是直接传动的液压机还是蓄势器传动的水压机,在结构上易于得到较大的总压力、较大的工作空间及较长的工作行程。

液压机的最大缺点是生产效率低,占地面积较大。液压机上模锻时,周围须配置其他设备制坯,液压机本身不宜用来制坯。

18.1.3 特种锻造工艺

随着锻造技术的发展,一些新的工艺方法和设备不断涌现,它们已经并进一步将在骨科植入物制造中采用,使植入物的毛坯成形技术迈入新的技术层面[3]。

1. 摆动碾压

摆动碾压是 20 世纪 60 年代才得到推广应用的一种新压力机加工方法,它具有很多优点,因此受到世界各地重视,特别是近 20 年来,得到了迅速发展和广泛应用。

锻压时变形力的大小是由平均单位压力和接触面积之乘积来确定的,如果将锻造工具与毛坯之间的接触面积控制为工件锻压面积的 $1/n$,则变形力可以大体

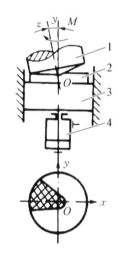

减少到原来的 $1/n$,于是,便可用较小的力逐渐成形较大的工件。摆动碾压就是在这样的思想基础上产生的,它和过去人们日常生活中用碾子碾稻米的道理相似。

摆动碾压是利用一个带圆锥形的上模(也称摆头)对毛坯局部加压,并绕中心连续滚动的加工方法,如图 18.19 所示。带锥形的上模,其中心线 Oz 与机器主轴中心线 OM 相交 γ 角(称摆角),约为 1°~3°。当主轴旋转时,Oz 轴绕 OM 轴旋转,与此同时,滑块在油缸作用下上升,并对毛坯施压。上模在毛坯上连续不断地滚动,每旋转一周,坯料将产生一个压下量 h,最后达到整体成形的目的。图中下部为接触面积。

如果圆锥上模母线是一直线,则碾压出的工件上表面是一平面;若圆锥上模母线是一曲线,则工件上表面为一形状复杂的旋转曲面,从而锻件的表面可以获得各种形状,如图 18.20 所示。下模与普通锻造方法的下模形状基本相同,为使上模形状尽量简单,一般将锻件形状复杂的一面放在下模内成形。

图 18.19 摆动碾压工作原理

1—摆头(上模);2—毛坯;
3—滑块;4—进给油缸

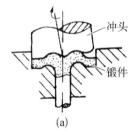
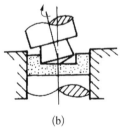
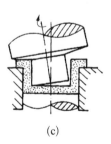
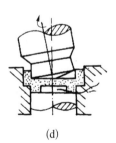

(a)   (b)   (c)   (d)

图 18.20 摆动碾压各种饼状工件

(a) 局部成形镦粗;(b) 反挤;(c) 反挤和成形;(d) 正反联挤

摆动碾压有以下优点：

(1) 省力。因摆动碾压是以连续局部变形代替常规锻造工艺的一次整体成形，因此可以大大降低变形力。实践证明，加工相同锻件，其碾压力仅是常规锻造方法变形力的 $1/5 \sim 1/20$，特别对于较薄的工件更为明显。如我国自行设计的 4 000 kN 摆碾机，其锻造能力可相当于 $60\ 000 \sim 80\ 000$ kN 的常规锻造设备。

(2) 产品质量高，节省原材料，可实现少或无切削加工。由于摆动碾压过程的变形是由多次小变形积累而成的，所以变形较均匀，因而碾压锻件时允许的极限变形比其他工艺方法大 $10\% \sim 15\%$。如果模具制造尺寸精度比较高，而且进行过抛光，则碾压件垂直尺寸精度达到 0.025 mm，表面粗糙度 R_a 可达 $0.4 \sim 0.8$ μm。

(3) 摆动碾压适合加工薄而形状复杂的饼盘类锻件。锻造饼盘类锻件时，由于平均单位压力与 H/D 有关，H/D 越小，变形力越大，当 H/D 特别小时，可能使单位压力等于或高于模具材料所能承受的机械性能极限，以至于无法加工。

(4) 劳动环境好，劳动强度低。摆动碾压时机器无噪声，震动小，易于实现机械化、自动化。

(5) 设备投资少，制造周期短，见效快，占地面积小，基建费用低。设备和工艺准备都得到最大简化，一般液压机经过适当的改造就可用作摆动碾压。

摆动碾压的主要缺点：

(1) 摆动碾压设备比一般压力机多一套摆动传动系统，所以结构比较复杂。另外，机器受周期性偏心载荷，故要求设备有较大的刚度。

(2) 摆动碾压对制坯要求严格。因为每次变形量很小，所以要求毛坯初始 H_0/D_0 较小。否则由于局部变形，工件易成喇叭形，因此，对细长的原材料，摆碾前需先制坯。

(3) 模具寿命较低。这是由于摆碾时，坯料在模具中的停留时间较长，模具温度升高，热疲劳严重。

摆动碾压依碾压温度不同分热碾、温碾、冷碾三种。冷碾的特点是碾压出的锻件精度高、质量好、表面粗糙度低、力学性能好，每套模具寿命可达 $20\ 000 \sim 30\ 000$ 件；但冷碾变形力大，每次变形程度不宜过大。热碾压时变形力小，容易成形，但锻件精度低，模具寿命短，碾压出的成品尚需机械加工。尺寸较大的锻件往往需要热碾压成形。温碾是介于热碾与冷碾之间的加工方法，温碾时变形力较小、表面氧化少、锻件质量高，是一种很有发展前途的方法，目前国内外应用较广泛。

2. 液态模锻

液态模锻是锻铸结合的一种工艺方法。该工艺方法采用铸造工艺将金属熔化、精炼，并用定量浇勺将金属液浇入模具型腔，使金属液在模具型腔中流动充型，随后利用锻造工艺的加压方式，在较大的静压力下结晶凝固，从而获得力学性能接近锻造而优于铸造的"锻件"。

液体模锻属于少或无切削的金属加工方法。这种工艺方法可以缩短工件的制造周期,减少中间过程材料损耗,改善工件的内部组织,消除内部缺陷,提高工件的使用性能。

液态模锻按液体金属入模和加压方式不同可分为三类:

(1) 平冲头上加压法。它是将熔化金属液浇入凹模,平冲头下行与凹模形成封闭型腔,使液态金属在平冲头的直接压力下凝固成形,如图 18.21 所示。

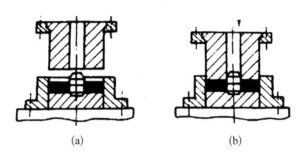

(a)　　　　　　　　　　(b)

图 18.21　平冲头上加压法

(a) 加压前;(b) 压制成形

(2) 平冲头下加压法。这种方法也叫作间接加压法。它是把液态金属浇入下平冲头与下模成形的储料室内,在上模与下模闭合后,下平冲头将储料室中的金属液挤入封闭的型腔,并使液态金属在压力的作用下凝固成形。这种方法可以锻制形状较复杂的制件,也可以实现小零件一模多件的锻制。

(3) 异形冲头加压法。这类方法按冲头的结构不同,分为凸式冲头、凹式冲头和复合式冲头三种。当液态金属浇入凹模时,异形冲头与凹模形成封闭型腔,同时对液态金属加压,使液态金属向冲头的凹腔内流动,液态金属充满型腔后就在压力作用下凝固成形。

3. 等温锻造

等温锻造与常规锻造的不同,在于它解决了毛坯与模具之间的温度差影响,把热毛坯放在被加热到锻造温度的恒温模具中,在一定的压力下以较低的应变速度成形,从而解决了在常规锻造时由于变形金属表面激冷造成的各种缺陷,如流动阻力和变形抗力的增加;金属内部变形不均匀引起的组织性能的差异等。这种技术使得变形抗力降低到常规模锻时的 $1/10 \sim 1/5$,使复杂程度较高的锻件精锻成形成为可能。等温锻造是目前国际上实现净形或近净形成形技术的重要方法之一。

等温锻造这一术语,通常指的是毛坯成形的工艺条件,它不包含毛坯在变形过程中产生热效应引起的升温所造成的温差。由于热效应与金属成形时的应变速率有关,所以等温成形一般选用运动速度低的设备,如液压机等,如图 18.22 所示。

等温锻造可分为三类:

(1) 等温精密锻造。等温精密锻造即金属在等温条件下得到小斜度、小余量或无余量锻件的模锻成形方法。这种方法可以产生一些形状复杂、尺寸精度高、受力条件复杂、外形接近零件形状的结构锻件。

(2) 等温超塑性模锻。等温超塑性模锻是将难变形金属不仅放在等温条件下,而且令其处在极低的变形速率($<10^{-2}$ mm/s)下,在具有 10 μm 以下等轴均匀细晶的条件下,利用此时金属显现出的异常高的塑性和很小的变形抗力,将金属在一火次内锻造成复杂形状的高精度锻件。

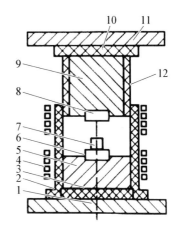

图 18.22　等温模锻用的模具装置

1,11—垫板;2,12—隔热罩;
3,10—隔热垫板;4—感应加热器;
5,9—模座;6—下模;7—毛坯;8—上模

(3) 粉末坯等温锻造。这类工艺方法是以粉末冶金预制坯为等温锻用原始坯料,经包套保护预制坯在等温超塑下,使粉末颗粒产生扩散和变形,从而获得锻件。这种方法可以改善粉末冶金传统方法制成件的密度低、使用性能不理想等问题。

等温锻造与常规锻造相比,具有以下特点:

(1) 等温锻造一般在运动速度较低的液压机上进行。应根据锻件的外形、复杂程度、变形特点和生产率要求,以及不同工艺类型,选择合理的运动速度。一般等温锻造要求液压机活动横梁的工作速度为 0.2~2.0 mm/s 或更低,在这样的条件下,坯料获得的应变速度低于 1×10^{-2}/s,具有超塑性趋势。应变速率的降低,不仅使流动应力降低,而且还改善了模具的受力状况。

(2) 可提高设备的使用能力。由于变形金属在极低的应变速率下成形,即使没有超塑性的金属,也可以在蠕变条件下成形,这时坯料所需的变形力是相当低的。因此,在吨位极小的设备上可以锻造较大的工件。例如用 5 000 kN 液压机等温锻造,可替代常规锻造时的 20 000 kN 水压机。

(3) 等温锻造时,坯料一次变形程度很大,如再配合适当的热处理或形变热处理,锻件就能获得非常细小而均匀的金相组织,不仅避免了锻件缺陷的产生,还可以保证锻件的力学性能,减少锻件的各向异性。

(4) 等温锻造方法能使形状复杂的、壁薄筋高的锻件和薄腹板类锻件一次模锻成形,不仅改变了模锻设计方法,还实现了组合件整体锻造成形。通过简化零件外形结构和结构合理化设计,等温锻造能达到净形、降低材料消耗、缩短制造周期和总制造费用的目的。

等温锻件具有以下优点:

(1)余量小、精度高、复杂程度高,锻后加工余量小或局部加工,甚至不加工。

(2)锻件纤维连续、力学性能好、各向异性不明显。等温锻造温度均匀,毛坯一次变形量大而金属流动均匀,变形过程中始终处于动态再结晶条件下,锻件可获得等轴细晶组织,使锻件的屈服强度、低周疲劳性能及抗应力腐蚀能力显著提高。

(3)锻件无残余应力。毛坯在高温下以极慢的应变速率进行塑性变形,金属充分软化,内部组织均匀,不存在常规锻造时变形不均匀所产生的内外应力差,消除了残余变形,热处理后尺寸稳定。

(4)材料利用率高。采用了小余量或无余量锻件精化设计,使常规锻造时的锻件材料利用率从 10%～30% 提高到等温锻造时的 60%～90%。

(5)提高了金属材料的塑性。在等温慢速变形条件下,变形金属中的位错能得到及时恢复,并能发生动态再结晶,使得难变形金属具有良好的塑性。

4. 辊锻

辊锻成形原理如图 18.23 所示,毛坯在装有扇形模块的一对旋转的轧辊中通过,借助模槽,锻出锻件或锻坯。

辊锻工艺兼有锻和轧的特点:

(1)产品精度高,表面粗糙度小。

(2)锻件质量好,具有好的金属流线。

(3)锻辊连续转动,生产效率高。

(4)模具寿命长。锻辊是静压过程,金属和模具相对活动较少,因此,辊锻模寿命可比锻模寿命长 5～10 倍。

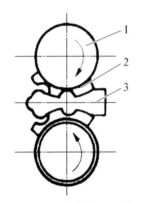

图 18.23 辊锻成形示意

1—轧辊;2—扇形模块;3—锻件

(5)所需设备吨位小。辊锻是区域性变形,变形力小。

(6)工艺过程简单,无冲击、震动等,劳动条件好,易于实现自动化。

5. 热挤压

热挤压时毛坯的加热温度在金属的再结晶温度以上,且是三向受压,所以很多材料都可以热挤。常用的热挤压成形如图 18.24 所示。挤压时坯料放入挤压桶内,在挤压杆的作用下,当压力超过材料的抗力时,便通过模孔变形,从而获得所需工件的形状。与冷、温挤相比,热挤时变形力小,变形量大,可挤出很复杂的断面。但模具要求高,热工件表面粗糙度也大。

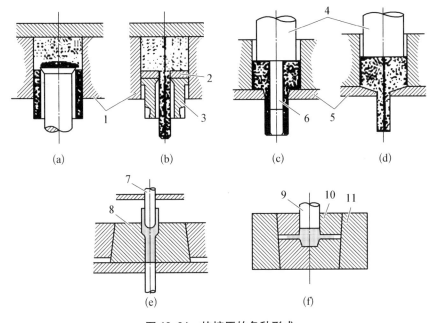

图 18.24　热挤压的各种形式

(a) 深孔反挤压；(b) 实心反挤压；(c) 空心正挤压；(d) 实心正挤压；
(e) 复合挤压；(f) 可分凹模径向挤压
1—挤压筒；2—凹模；3—挤压杆；4—挤压杆（凸模）；5—凹模；
6—芯棒；7—凸模；8—凹模；9—凸模；10—可分凹模；11—凹模套

18.1.4　锻后工序

1. 模锻件的切边和冲孔

在开式模锻中，锻出的锻件均带有毛边，某些带孔锻件还有冲孔连皮，通常采用冲切法去除毛边和冲孔连皮。切边和冲孔通常在切边压力机、冲床上进行，有时也可采用摩擦压力机。根据模锻件切边、冲孔时的温度可分为冷切、冷冲和热切、热冲两种。冷切和冷冲是在模锻之后，集中在常温下进行，其优点是劳动条件好、生产效率高、冲切时锻件变形小、模具调整和修配比较方便。其缺点是所需设备吨位较大，锻件易产生裂纹。热切和热冲是与模锻工序在同一火次内进行，即模锻之后立即进行，切边、冲孔设备与模锻设备布置在同一机组内。热切、热冲所需的力约为冷切、冷冲时的 1/5，同时锻件在热状态下具有较好的塑性，可避免锻件裂纹。

2. 锻件校正

锻件在模锻切边、冲孔、热处理、清理等过程中，因各种原因会导致锻件变形，当锻件变形超出允许范围时，就需要将锻件进行校正，以达到所规定的要求。

锻件的校正可分为热校正、冷校正两种，热校正可和模锻在同一火次进行，也可重新加热进行,冷校正是在锻件热处理之后常温下进行。

3. 锻后热处理

模锻后的锻件由于坯料加热温度、加热时间、模锻温度的波动、金属变形、冷却不均等原因,往往造成锻件组织不均匀、残余应力等存在,因此需要后续的热处理,以达到消除残余应力、改善组织和力学性能,使锻件达到技术要求的指标。

4. 锻件清理

锻件表面在锻造切边后会有润滑剂、氧化皮、毛刺等存在,所以需要通过一些方法加以清理,以达到下列要求:① 整洁表面;② 显露锻件表面缺陷;③ 给后续精压提供表面质量良好的毛坯。

通常清理方法有以下几种:

(1) 滚筒清理。该方法是将工件(或混加一定配比的磨料和添加剂)装在旋转的滚筒中,靠相互撞击和摩擦作用,以达到清理表面的作用。

(2) 喷丸、喷砂清理。该方法是以压缩空气为动力,在相应的设备上将丸、砂喷射到工件表面,以达到清理的目的。

(3) 酸性清理。该方法是将锻件放于酸洗溶液中,通过酸的腐蚀作用使锻件表面得以清理。

18.1.5 骨科植入物的锻造

1. 植入物产品锻造时应考虑的因素

锻造时应考虑以下因素[4]:

(1) 根据各种锻造设备的特点和锻件的要求,选择合适的锻造设备。

(2) 确定锻件图。确定锻件图时要考虑锻件的加工余量、尺寸公差、锻件的污染层等。

(3) 毛坯的确定。锻件毛坯的确定是根据锻件图截面积转化而来的,另外还需考虑材料的利用率等因素,综合考虑确定毛坯尺寸。

(4) 模具设计。各种锻件设备具有自己相应的模具结构。设计中应考虑:模具的受力状态(包括设备产生的压力,锻件在型腔内产生的应力);锻件在型腔中易于取出;模具所使用的材料。

(5) 毛坯的加工。毛坯可直接加工成形,也可以由自由锻辅助,使金属形成合理的分布。

(6) 毛坯的弯曲。一些毛坯为了符合锻件的形状有时需要采用弯曲工艺。

(7) 毛坯加热规范制订。在锻造生产中,金属坯料锻前加热的目的是提高金属的塑性,降低变形抗力,即增加金属的可锻性,使金属易于流动成形,并使锻件获得良好的组织和力学性能。对于每种材料具有相应的锻造加热规范。

（8）毛坯表面防护。由于金属在加热过程中可能产生一些不利的因素（如表面氧化、氢脆）等，所以毛坯表面要进行很好的防护。

（9）模具的预热。模具预热主要是为了减少毛坯接触模具时被快速冷却，模具预热温度是越高越好，但预热温度不能影响模具的力学性能。

（10）模具表面的润滑。目的是使金属在模具型腔内容易成形，成形后的锻件易于从型腔内取出。

（11）锻件设备吨位的确定要考虑以下因素：锻件的投影面积；毛边桥的投影面积；锻件的复杂程度等。

（12）锻件切边形式选取。此时应考虑材料冷态、热态变形抗力大小；材料易开裂程度；切边设备选择。

2. 典型骨科植入物锻件的锻造工艺

这里选取股骨柄、胫骨托为典型锻件，图 18.25 为锻件成品实例。

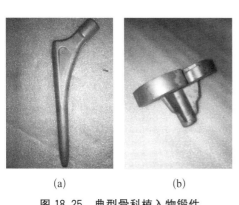

图 18.25　典型骨科植入物锻件

(a) 股骨柄；(b) 胫骨托

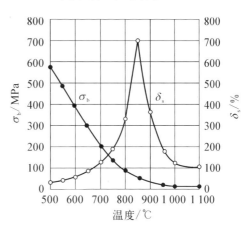

图 18.26　TC4 钛合金高温拉伸性能

1）锻造方式确定

股骨柄、胫骨托材料为医用 TC4 钛合金，其高温拉伸性能如图 18.26 所示，图中给出拉伸强度 σ_b 和伸长率 δ_s。

确定锻造温度范围为 850℃～900℃，始锻温度与终锻温度之差为 50℃，锻造温度区间较窄。根据钛合金材料特性，结合前面所述的各种锻造方法，最适合锻造钛合金的方法为等温锻造。

2）设备选择

（1）选择目前国内最先进的等温锻压机。

（2）选择吨位。锻件投影模积 A(mm)；毛边投影模积 B(mm)；材料屈服强度 σ_b；设备吨位 $t=1.5\times(A+B)\times\sigma_b$。吨位选择适当大些，通过压力调节选择合适的吨位。

（3）变形速度要求可控，因为等温锻造时变形速度较低。

3）模具材料的确定

由于在等温锻造时，模具的加热温度要与工件一致，所以必须在锻造温度（900℃）时模具 σ_S＞工件 σ_b，能适合这种状态的材料只有高温合金，在此选用 K3 铸造高温合金，考虑到铸造时型腔尺寸的变化，最好采用机械加工方法加工成形。

4）模具加热系统

等温锻造模具的加热方法很多，可采用感应加热方法。对于尺寸较大的模具，需制订相应的模具加热规范。

5）模具设计

（1）人工关节柄。人工关节柄从锻件形状来分析比较适合开式模锻，锻模结构如图 18.27 所示。

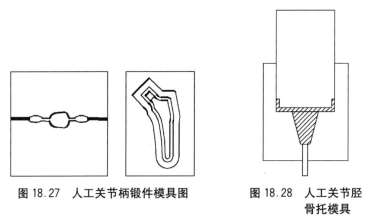

图 18.27　人工关节柄锻件模具图　　图 18.28　人工关节胫骨托模具

（2）人工关节胫骨托。人工关节胫骨托从锻件形状来分析，比较适合采用闭式模锻，锻模结构如图 18.28 所示。

6）毛坯的确定

（1）关节柄毛坯的确定。根据关节柄的截面图（见图 18.29），把 $A_1 \sim A_6$（柄截

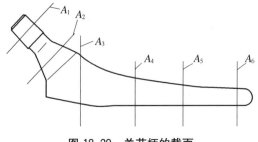

图 18.29　关节柄的截面

面积)转化成相应的圆截面积($D_1 \sim D_6$),然后用光滑曲线连接,即得图 18.30 所示的锻件毛坯图。同时考虑到毛边等因素,对转化的截面积乘以 1.1~1.3 的系数作为最终修整的截面积。用弯曲模把车制好的毛坯采用热弯的形式弯曲成预制毛坯。

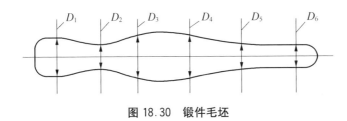

图 18.30　锻件毛坯

(2)胫骨托毛坯的确定。由于胫骨托采用闭式模锻成形,所以毛坯可选择与胫骨托上端部分形状相似的片状料作为毛坯,如图 18.31 所示。片状料外形尺寸比胫骨托外形尺寸小 2 mm 左右。厚度由胫骨托的重量确定。毛坯重量=胫骨托重量×1.1 即可。

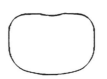

图 18.31　胫骨托毛坯料图

7) 毛坯表面防护

毛坯表面防护采用如下方法:

(1)坯料表面进行喷砂清理。

(2)毛坯表面喷涂一层玻璃润滑剂。玻璃润滑剂除保护毛坯外,还起到在锻造过程中的润滑作用。

8) 毛坯加热

把喷涂好玻璃润滑剂的坯料,放在预制好的不锈钢盒中,放入箱式电炉中,按一定的加热规范,把坯料加热至 895℃±10℃。

9) 模具加热

模具本身体积较大,为避免模具在加热过程中受热应力导致开裂,需要进行分段加热,模具的加热温度为 895℃±10℃。

10) 设备变形速度选择

(1)关节柄的锻造速度。关节柄的锻造速度即压机上横梁下行速度,可选择为 1 mm/s 左右。

(2)膝关节胫骨托锻造速度。膝关节胫骨托锻造速度可选择为 0.2 mm/s。

11) 切边

因钛合金冷切时,变形抗力大,而且有可能开裂,所以选用热切的方法切边。

热切时可与锻造同一火次完成。

12）锻后处理

（1）由于采用等温锻造，锻件内部一般不存在残余应力，而且组织在锻造过程中温度较高，材料再结晶比较充分，所以一般不需要采用后续热处理。

（2）采用喷砂清理表面。

18.2　冲压工艺及其在植入物毛坯制造中的应用

18.2.1　冲压工艺

1. 冲压的特点

冲压是金属压力加工成形技术之一，它利用模具和冲压机械设备对板材进行压力加工，获得一定形状、尺寸和性能的制件，在骨科植入物制造中广泛应用，如接骨板、各种形状的薄壁髋臼杯、修复颅骨破损的钛网的制造等，同时也是模锻件后处理的重要手段。

2. 冲压的工艺类型[5]

1）冲裁

冲裁是利用模具使板材产生分离的冲压基础工序，它既可以直接冲压出所需的零件，又可以为弯曲、拉伸、成形等冲压工序制备毛坯。材料经过冲压后，被分离成两部分，从板料上冲下所需形状的零件（或毛坯）称为落料，在工件上冲出所需形状的孔（冲切去的为废料）称为冲孔。冲裁工序的种类很多，包括落料、冲孔、切口、切边、割边、修边等。如图 18.32 所示的垫圈，即由落料和冲孔两道工序完成。

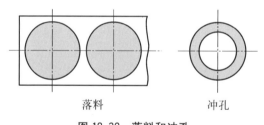

落料　　　　　　冲孔

图 18.32　落料和冲孔

2）弯曲

弯曲是将板坯、型材或管材等弯曲成具有一定曲率、一定角度和形状的工序。在冲压生产中，弯曲是一种应用十分广泛的工艺，也是冲压基本工序之一。弯曲成形在机械压力机、摩擦压力机或液压机上进行，也有在压弯机、弯管机、拉弯机等专业设备上进行。各种弯曲方法虽然使用设备不同，其变形过程及特点都有共同的规律。在压力机上弯曲的特点是工具做直线运动，称为压弯；一些专用设备上的弯曲成形，工具做旋转运动，称为弯曲或滚压。各种弯曲加工方法如图 18.33 所示。

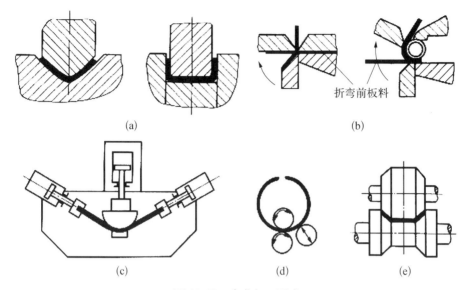

图 18.33　弯曲加工形式

(a) 模具压弯；(b) 折弯；(c) 拉弯；(d) 辊弯；(e) 辊压成形

3）拉深

拉深是利用具有一定圆角半径的模具将冲裁后得到的平板坯料加工变形成为开口空心零件的冲压工艺方法，用此加工方法可以制成圆筒形、阶梯形、锥形、球形、盒形和其他不规则形状的薄壁空心零件。拉深用模具与冲裁不同，其凸模与凹模都没有锋利的刃口，而其工作部分都具有较大的圆角半径，并且凹、凸模之间的间隙一般大于板材厚度。如果拉深工序与其他工艺配合，还可以加工制造形状极为复杂的零件。图 18.34 所示为拉深工艺做成的各种形状的零件。

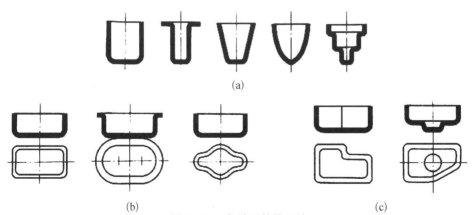

图 18.34　各种形状拉深件

(a) 轴对称旋转体；(b) 对称盒形件；(c) 不对称复杂件

4）胀形

胀形是利用平板坯料（或毛料）局部成形（或称起伏成形），如压制凹坑、加强筋、起伏形的花纹图案及标记等。另外，管类坯料的胀形（如波纹管）、平板毛坯的拉张成形等，均属胀形成形方式，也就是使板料厚度变薄、表面增加、获得所要求的几何形状或尺寸零件的一种冲压加工方法。胀形时坯料的塑性变形局限于一个固定的变形区范围之内，通常材料不从外部进入变形区内。变形区内材料处于两向拉应力状态，变形区内板材的凸起凹进成形主要是由表面积的局部增大实现，所以胀形时坯料厚度变薄是必然现象。胀形的极限变形程度，主要取决于材料的塑性。材料的塑性越好，允许的极限变形程度越大。胀形时坯料受两向拉应力的作用，因此，变形区的坯料变形不会产生失稳起皱现象，冲压成形的制件表面光滑、质量好。用胀形工艺可成形相对厚度很小的零件。

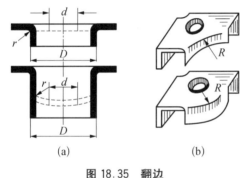

图 18.35　翻边

（a）内孔翻边；（b）外缘翻边

5）翻边

翻边是将工件的孔或边缘在模具的作用下翻成竖立的直边或带有一定角度的直边。用翻边方法可以加工形状较为复杂，而且具有良好刚度和合理空间形状的立体零件，在生产中还常用来制造空心无底的零件。根据工件边缘的性质和变形状态的不同，可将翻边分为内孔翻边、外缘翻边（普通翻边）和变薄翻边。外缘翻边又可分为内凹的外缘翻边和外凸的外缘翻边两种情况，如图 18.35 所示。

6）缩口

缩口是一种将拉深好的无凸缘空心工件或管件坯料通过缩口模将其口部直径缩小的一种成型工序。图 18.36 所示的制件便是以管材为原料，经过冲压工艺使其上部缩口。图 18.36 中间的工件不仅端部缩口，而且在中部同时胀形。

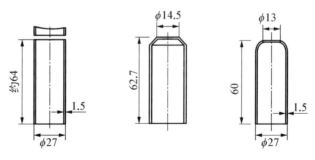

图 18.36　缩口工艺

7）校平与整形

校平是修整性的成形工序，它包括两种情况：将毛坯或冲裁件的不平度和曲度压平，即校平；将弯曲、拉伸或其他成形件校整成最终的正确形状，即所谓的整形。该工序特点：变形量小，在局部地方成形以达到修整的目的；要求经整形或校平后，工件的误差较小，因而对模具也要求精准；要求压力机滑块达到下止点时，对工件要施加校正力。因此，所用设备要有一定的刚性，这类工具使用的机械压力机必须带有保护装置，防止损坏设备。

8）旋压成形

旋压是一种特殊的成形工艺，用来制造各种不同形状的空心旋转体零件，是一种少、无切削的先进制造工艺。

旋压的基本原理如图 18.37 所示。将平板和半成品坯料套在芯棒上用顶块压紧，芯棒（模）、坯料和顶块均随主轴旋转。因坯料夹紧在芯模上，旋压机带动芯模和坯料一起旋转。同时利用滚轮的压力进给运动，迫使坯料反复赶辗，由点到线，由线到面，最后使坯料紧贴芯模成形，从而获得轴对称壳体零件。旋压能制造出如图 18.38 所示的各种形状的零件。

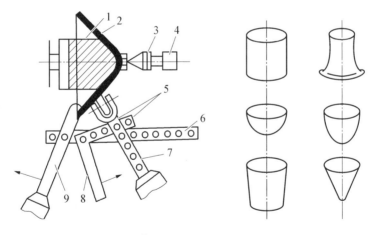

图 18.37　旋压成形　　　图 18.38　各种形状的
旋压件

1—芯模；2—坯料；3—活动尾顶尖；4—尾架主轴；
5—定位钉；6—机床定位板；7—旋压轮杠杆；
8—复试杠杆；9—垫棒

9）软膜成形

软膜成形是用橡胶、液体或气体的压力代替刚性凸模或凹模，对板材进行冲压加工的方法。它可以完成弯曲、拉深、翻边和冲裁等工序。由于该方法使模具简单和通用化，故在小批量生产中得到广泛应用。图 18.39 是用液体（润滑油）进行软膜拉深的案例。

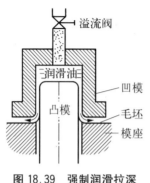

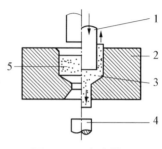

图 18.39　强制润滑拉深　　　　图 18.40　复合挤压

1—凸模；2—凹模；3—挤压件；
4—顶料杆；5—坯料

10) 冷挤压

冷挤压加工方法是在室温条件下，将冷态金属坯料放入装在压力机上的模具型腔内，在凸模强大的压力和一定速度下，迫使模腔中的坯料挤入凸模和凹模的间隙或凹模出口，从而形成工件的一种工艺方法，如图 18.40 所示。冷挤压件尺寸、形状精准，机械性能高。

18.2.2　冲压工艺在骨科植入物制造中的应用

在临床中，常常需要用钛或钛合金板材冲压各种类型的骨科植入物。图 18.41 是用于带骨缺损髋臼部位的各种人工髋臼杯。图 18.42 是用于颅骨缺损的钛网骨修复体，它通常是个体化产品，需要使用 CAD/CAM 技术设计制作一次性高分子材料模具，进行成形加工，或用特殊的柔性模具加工。

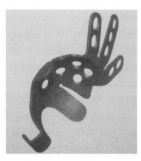

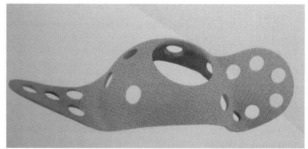

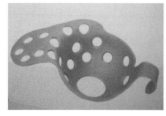

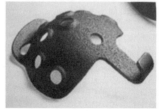

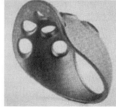

图 18.41　人工髋臼杯的冲压成形

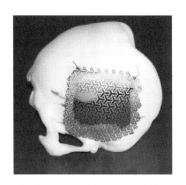

图 18.42　钛网骨修复体的冲压成形

18.3　铸造工艺及其在植入物毛坯制造中的应用

18.3.1　铸造工艺

1. 铸造工艺的特点

铸造是将金属熔炼成符合一定要求的液体,并浇注、压射或吸入铸型型腔中,经冷却凝固、清整处理后得到有预定形状、尺寸和性能的铸件的工艺过程。

铸造毛坯因近乎成形,从而达到免机械加工或少量加工的目的,降低了制造成本,并在一定程度上减少了制造时间。铸造不受零件形状和大小的限制,可以制造外形较复杂的铸件,而且,由于设计的灵活性、冶金的多面性,各方向性能的均一性(各向同性)及经济性,因此铸件广泛地应用于各个生产部门中,包括植入物制造业。

铸造工艺方法在国内外发展很快,总的趋势是向着少切削、无切削、高效率、机械化、自动化的方向发展,不断提高铸件外形尺寸精确度和表面光洁度,改善铸件内部质量,减轻笨重体力劳动,节省人力资源,提高生产效率。

2. 铸造工艺的分类

铸造工艺通常有以下几类:

(1) 按铸型材料划分,有砂型、金属型、熔模、陶瓷型、壳型、石膏型等。

(2) 按铸型在浇注时受力情况划分,有压力铸造、低压铸造、挤压铸造、增压铸造、真空吸铸等。

(3) 按铸型使用期限划分,有一次型(铸型只能浇注一次),如砂型、熔模精铸、石膏型、壳型等;半永久型(铸型可以浇注多次甚至十余次),如泥型、陶瓷型、水玻璃快干型、石膏型等;永久型(铸型可以使用 100 次以上甚至上万次),如金属型、压铸型等。

（4）按照铸型静态或动态分为静态铸造和离心铸造。

（5）组合铸造工艺。这是将两种铸造工艺相结合的铸造方法，以达到取长补短的目的，如金属型-壳型、金属型-流态自硬砂型、液态自硬砂型-陶瓷型、半液体模压（铸锻组合工艺）等。

铸造工艺的详细分类如图 18.43 所示。

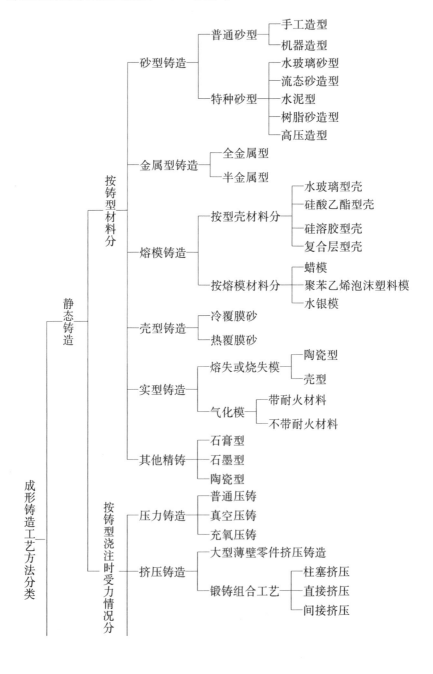

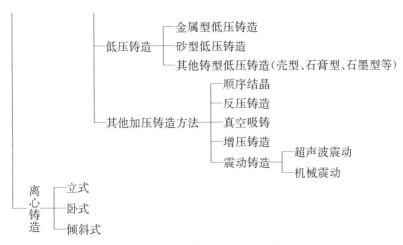

图 18.43　成形铸造方法的详细分类

3. 常用铸造方法特性比较

常用铸造方法的特点及其应用范围如表 18.1 所示。

表 18.1　常用铸造方法的特点及其应用范围

铸造方法	生产规模	适用合金分类	工艺装备种类	适用铸件大小	优　点	缺　点	应用举例
砂型铸造	单件成批大量	不限制	木模塑料模金属模板和芯盒	不限制	铸造合金种类、铸件大小和重量不受限制,生产机动性大,生产准备时间短,受产品型号变更的影响小,常用于生产大型复杂的铸件	铸件尺寸精度低、表面粗糙度差,形成气孔和砂眼倾向较大,内部质量差,毛坯材料利用率低,劳动强度大,生产条件差	飞机座舱罩骨架、框架、隔框、压缩机匣、进气机匣、轴承机匣等大型骨架、壁板、壳体类的铝镁铸件
金属型铸造	成批大量	铝、镁合金为主	金属型和芯盒	中、小型铸件为主	铸件内部组织致密,机械性能高,单位生产面积的产量高,易于实现机械化和自动化	零件外形尺寸、生产批量和形状复杂程度有一定限制。单件或少量生产时,一般不选用	泵体、泵盖、壳体盖子、支架轮毂、轮缘、减速箱体、汽缸头、汽化器、导流盘、接管咀等中、小型零件
壳型铸造	成批大量	以黑色金属为主	金属模板和芯盒	一般小于20 kg	铸件尺寸精度和表面光洁度高,易于实现生产过程的机械化和自动化,节省生产面积	造型材料(树脂砂)费用较高,模具制造成本高,零件外形尺寸和复杂程度受限制	目前用于形成泵体、壳体、轮毂等金属型或砂型铸造零件的内腔(壳型芯)

（续表）

铸造方法	生产规模	适用合金分类	工艺装备种类	适用铸件大小	优　点	缺　点	应用举例
压力铸造	成批大量	一般用于有色金属	压铸模	一般为中、小铸件	铸件尺寸精度和表面光洁度较高。能压铸尺寸形状复杂的薄壁铸件和带有细致花纹标记及螺纹的铸件。材料利用率高达95%，生产率很高	铸件形状、大小、产量有一定限制，如铸件过大或单件、小批生产不宜采用；压铸零件厚处内部质量较差，在高温下工作和需要热处理提高强度的零件不宜采用	广泛应用于生产航空仪器、仪表、电器和附件等薄壁的有色合金零件
熔模铸造	小批成批大量	以碳钢、合金钢、不锈钢、耐热合金、高温合金等为主	石膏或低熔点合金压型，铝合金或钢压型	一般小于25 kg	铸件尺寸精度和表面光洁度高，可大大减少机械加工余量，或只留磨削、抛光余量，使毛坯金属利用率达90%～95%	因受模料和型壳强度的限制，故零件的重量和轮廓尺寸不能过大。生产周期长，工序较多，铸件的合格率不高	难于机械加工的高温、高强度合金零件，如涡轮导向工作叶片，形状复杂的小型合金钢铸件和某些磁钢零件
低压铸造	小批成批大量	以有色金属为主	砂型金属型	中、小铸件，最重可达数百千克	铸件内部组织比较致密，成品率高，浇注系统结构简单，一般不需要冒口，合金利用率高达95%；易实现机械化和自动化	不适宜生产过大的或壁厚相差悬殊的零件	适用于生产大型薄壁筒形的铝镁零件和中、小型、形状复杂的薄壁铝镁零件，如汽缸盖、活塞、框架和机匣等零件
挤压铸造	成批大量	以铝合金为主	金属型及金属芯盒	大型薄壁铸件	可铸造大型薄壁整体壁板类零件，节省机加工成本	专用设备成本高、生产准备周期长、废品率高	适用于大型薄壁整体壁板、水平安定面、座舱底板等构件，代替铆接
离心铸造	成批大量	多用于铜合金及铸铁	砂型石墨型金属型	大、中、小	铸件内部组织致密，机械性能高，可以不用浇冒口，减少液态合金的消耗，又可制造双金属衬套和旋转体内圆	不适于易产生偏析的合金，铸件内表面质量差，机械加工余量较大	用于生产涨圈、衬套的整铸毛坯以及刹车钢圈、涡轮外环等圆筒形或环形的铜合金铸件和铁铸件

4. 选择铸造方法的依据

铸造方法通常是由产品设计部门与铸造工艺部门共同研究确定。

正确地选择铸造方法,应从以下三方面考虑:

(1) 零件的使用性能要求。即零件承受的载荷情况及其所处的工作环境(例如压力、温度、气态或液态介质的性质等)对铸件的尺寸精度和表面光洁度的要求。

(2) 零件的铸造工艺性能。即零件所采用的合金材料的铸造工艺性能(如合金的熔点、体收缩、线收缩、流动性以及形成气孔、缩孔、缩松、裂纹和偏析等缺陷的倾向)和零件结构的铸造工艺性(如零件重量、轮廓尺寸、最小壁厚、最小铸孔、铸造圆角、铸造斜度等)。

(3) 经济的合理性。即各种铸造方法生产费用的比较和成批零件的生产总费用综合性比较(见表 18.2)。在合理选择铸造方法时,后者的比较是起决定作用的。

表 18.2　各种铸造方法经济性比较

比　较　项　目	砂型铸造	熔模铸造	陶瓷型铸造	壳型铸造	金属型铸造	压力铸造	低压铸造
小量生产的适应能力	A	B	A	E	C	E	C
大量生产的适应能力	C	B	E	B	B	A	B
模型和铸型制造成本	A	D	B	D	C	E	C
铸件重量的减少	E	B	B	B	B	A	B
出品率[铸件净重/(铸件净重＋浇冒口)]	D	D	B	B	B	D	A
机械加工成本	C	B	C	B	B	A	B
设备成本	D	D	A	C	B	D	C

注:A—最好;B—良好;C—良;D——一般;E—不好。

正确选择铸造方法的原则是:根据具体的生产批量和各厂生产、技术、设备等的实际条件,结合各种铸造方法的基本工艺特点,在首先保证零件技术要求的前提下,选择工艺简便、质量稳定和成本低廉的铸造方法。

综上所述,植入物尤其是人工关节,多选用熔模铸造。

18.3.2　熔模铸造

熔模铸造又称熔模精密铸造,也称失蜡铸造,是用可熔性一次模和一次型(芯)使铸件成形的铸造方法。它的产品精密、复杂、接近于零件最后形状,可不加工或很少加工就直接使用,是一种近净成形的先进工艺。现在熔模铸造除用于航空、军工外,还几乎应用于所有工业门类,如电子、石油、化工、能源、交通运输、轻工、纺织、制药、医疗器械等。

1. 熔模铸造的工艺流程

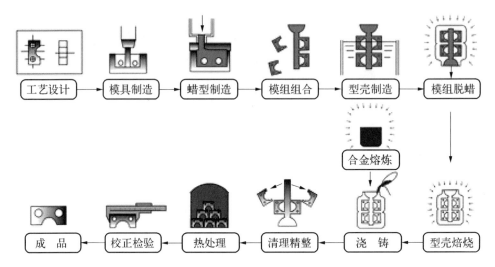

图 18.44 熔模铸造工艺流程

现代熔模铸造工艺流程如图 18.44 所示,包括:

(1)蜡型制造:用压型压制与铸件形状相近的熔模。

(2)模组组合:按工艺设计将熔模和浇注系统组合成模组。

(3)壳型制造:将模组浸上涂料,撒砂,并进行干燥硬化,重复数次,直到形成所需厚度的型壳为止。

(4)模组脱蜡:脱除型壳中模料。

(5)型壳焙烧:将型壳放入焙烧炉焙烧,去除型壳水分和残余物质。

(6)合金熔炼:熔化和精炼金属合金。

(7)浇注:将熔炼好的金属液浇入型壳内。

(8)清理精整:清除铸件型壳后,将铸件从浇注系统上切下,进行打磨光整等处理后,得到合格铸件。

2. 熔模铸造的特点

同其他铸造方法相比,熔模铸造有以下特点:

(1)加工余量少。由于熔模铸造采用的蜡模尺寸精确,同时避免了起模、下芯合型等工序带来的尺寸误差,故而所生产出的铸件尺寸精度高、表面粗糙度小。熔模铸件的尺寸精度可达到 CT 4～6 级,表面粗糙度 R_a 可达到 $1.6～3.2\ \mu m$,可以大大减少铸件的切削加工余量,甚至可实现无余量铸造,因而可以降低生产成本。

(2)适用于生产形状复杂、精密的铸件。熔模铸造生产的铸件,壁厚最小可达

0.5 mm,孔径最小可达 1 mm 以下,轮廓尺寸从几毫米到超过 1 m,重量从 1 g 到接近 1 t。熔模铸造能铸出形状复杂、难以用其他方法加工的铸件,如叶轮、空心叶片等,零件结构设计具有很大的自由度。熔模铸造还可以将原来必须由许多零件组合和焊接才能完成的部件进行整铸,并减轻零件重量。

(3) 合金材料不受限制。各种合金材料,如碳素结构钢、不锈钢、合金钢、铸铁、铝合金和铜合金以及铸造高温合金、镁合金、钛合金和贵金属等材料都可用于熔模铸造生产,对于难以锻造、焊接和切削加工的合金材料,更是特别适宜用熔模铸造方法生产。

(4) 生产灵活性高、适应性强。熔模铸造的工装、模具可采用多种材料和工艺方法制造,使它既适用于大批量生产,也适用于小批量生产,甚至单件生产。大批量生产采用金属压型,小批量生产可采用易熔合金压型,样品研制可直接采用 3D 打印技术制作的快速原型代替蜡模。

熔模铸造也有一定的局限性,如工艺流程烦琐、生产周期长、影响质量的因素多;铸件尺寸不能太大;铸件冷却速度较慢造成组织粗大,微观偏析;铸件的凝固过程易形成裂纹,缩松,气孔等缺陷。

18.3.3 钴铬钼合金熔模铸造工艺和技术

目前,钴铬钼合金人工关节毛坯的生产大多采用熔模铸造工艺[6,7]。

铸件产品的性能受以下因素影响:化学成分、组织结构、缺陷(包括宏观和微观缺陷)、表面情况、使用环境条件和受载类型等因素。一切提高钴铬钼铸件毛坯性能的工艺和技术都是为了获得良好的组织结构,减少缺陷(表面缺陷和内部缺陷)对性能的影响。

1. 熔模铸造过程控制

(1) 通过对型壳、熔炼、浇注、冷却的控制和改善,特别是较高温度下的冷却速度控制,改善铸件的组织结构,提高铸件的机械性能。

(2) 过滤净化技术。浇注时使用过滤网(器),去除混杂于合金液中的各种非金属夹杂物,得到高纯净度的铸件。

(3) 定向凝固和单晶铸造。定向凝固是通过严格控制铸件的凝固过程,以获得平行于主应力方向的柱状晶组织。在此基础上,还可以进一步采取措施,只允许一个柱状晶生长,使铸件只有一个晶粒。单晶铸件消除了所有横向和纵向晶界,因此性能能够进一步提高。

(4) 细晶铸造。细晶铸造技术是控制铸件凝固时的成核或晶粒长大的条件,使铸件获得较细晶粒,从而提高铸件的抗疲劳性能,并减小力学性能的分散性,使铸件的可靠性得以改善。关于细晶铸造常用方法的原理及应用如表 18.3 所示。

表 18.3　细晶铸造常用方法原理及应用

细晶铸造方法		细化晶粒原理	应　用
化学法	孕育法	向熔体中加入有效的固体形核剂,以形成大量非均质晶核而使晶粒细化	操作简便,无须专门设备,但由于形核剂易形成氧化夹杂,故适用于要求不太高的铸件
热控制法		根据合金的成分严格控制其过热温度、浇注温度和型壳温度,使浇入型壳的合金液迅速凝固而达到细化晶粒的目的	由于浇注和铸型等温度条件受限制,故不宜铸造大型薄壁件,但操作方便,容易实施,目前仍为应用较广泛的一种方法,辅以热等静压处理,可用于制造较重要的厚壁件,如盘形件
动力学法	Grainex 法(机械搅动法——GX 法)	在铸件凝固过程中令铸型反复旋转或振动,以搅动正在生长的枝晶,使其不断被破碎而形成更多的结晶核心,从而细化晶粒	20 世纪 80 年代以后新研究开发的一种细晶铸造方法,铸件薄壁部位细化效果不甚明显,主要适用于较重要的厚截面铸件,尤其是盘类铸件。由于凝固受干扰,晶粒之间易产生显微孔穴,故铸后必须进行热等静压处理
	Microcast 法(MX 法)	热控制法、机械搅动法与快速凝固相结合以获得更细小的铸造晶粒组织	20 世纪 90 年代以后新发展的细晶铸造方法,故又称第二代动力学法,适用于铸造整铸涡轮等重要受力件和要求高的大型薄壁件,如航空发动机机匣、壳体等。铸件的某些力学性能达到或接近锻件水平
	超声振动法	搅动正在生长的枝晶使其不断被破碎,形成更多的结晶核心,从而细化晶粒	

2. 熔模铸件的热处理

热处理是通过对铸件加热、保温和冷却,改变其组织结构,从而达到铸件需要的性能。钴铬钼合金基体组织为奥氏体,强化相为碳化物,如图 18.45 和图 18.46 所示,有时出现几何密排相(GCP 相)和拓扑密排相(TCP 相)。铸造合金的热处理主要是固溶处理(1 150℃～1 220℃),使组织均匀化,强化基体,改善碳化物的结构分布、数量和大小。辅助的热处理有时效处理和去应力退火。

3. 热等静压(HIP)技术

热等静压技术是利用金属在高温和高压下产生塑性变形和金属蠕变的原理,使铸件内部的疏松、气孔、裂纹等缺陷愈合,提高铸件的致密性,从而提高性能。

3846C 168370 夹杂物×100

图 18.45　钴铬钼合金金相组织图(夹杂物)

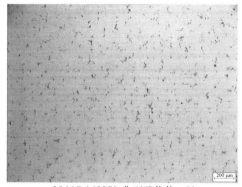

3846C 168370 典型碳化物 ×50

图 18.46　钴铬钼合金金相组织图(微观结构)

常用的钴铬钼合金热等静压参数如表 18.4 所示。

表 18.4　钴铬钼合金热等静压参数

持续温度/℃	$1\,200\pm10$
渗入时间/min	240^{+15}_{0}
气体压力/MPa	103 ± 5(氩气)
氩气保护下冷却速率/(℃/min)	$8\sim10$(一般到室温)

力学性能测试试棒应和铸件同炉做热等静压。

18.3.4　人工关节毛坯的熔模铸造

钴铬钼合金是关节柄标准允许采用铸造工艺的材料。各个生产厂对人工关节毛坯的熔模铸造工艺过程相似,但因设备、环境的不同,在具体参数控制上各有差异。下面以某企业钴铬钼人工关节股骨柄铸件的生产工艺为例,详细说明铸造成形的工艺过程。

1. 模组制作

1) 模料制备

a) 模料的组分与配方(见表 18.5)

表 18.5　模料的组分与配方

组分 配比(质量)	石蜡	硬质酸	EVA	回收蜡
1♯	40	60	2	—
2♯	20	30	1	50

注:2♯配比的模料只能用于浇注系统、浇冒口的制备,不得用于钴铬钼股骨柄蜡模的生产。

b）制备工艺

（1）称取。按模料的组分与配方规定分别称取规定数量的石蜡、EVA 和硬脂酸。将石蜡分为 3 份，第一份和第二份分别为规定重量的 1/6；第三份为规定重量的 2/3。

（2）配制（蜡＋EVA）。把上述第一份石蜡加热，加入 EVA 进行搅拌，使之熔化并混合均匀后加入第二份石蜡，熔化并搅拌均匀待用，或冷却成蜡块待用。

（3）配制（蜡＋硬质酸）。将硬质酸加热熔化后，放入第三份石蜡并搅拌，熔化并混合均匀后加入第二步准备的石蜡＋EVA，不断搅拌使其混合均匀。溶化过程最高温度不得高于 130℃。

将蜡液过滤，搅制成糊状或冷却制成模料块待用。

2）压制蜡模

a）工艺要求

由于蜡的特性，压制蜡模的工艺过程对温度控制要求较高：① 室内环境温度要求：21±1.5℃；② 压型温度：20℃；③ 模料温度：49～52℃；④ 手工或气动压注压力：0.25～0.4 MPa；⑤ 压蜡机压注压力：0.25～0.4 MPa；⑥ 保压时间：20～30 s；⑦ 钴铬钼股骨柄蜡模需使用表 18.5 模料的组分与配方中的 1♯ 全新蜡料，不得使用 2♯ 回收蜡料。

b）操作程序

（1）检查模具。操作时，应先检查模具，确保分型面、型腔及各附件完整，并涂刷低黏度的乳化硅油。

（2）注蜡。装配好模具后注蜡、冷却、取模。

（3）修整。压制蜡模后，应对蜡模表面进行检查，刮掉蜡模表面的凸起、披缝、飞边，对气泡或者凹坑可用修补蜡进行修补。

3）压制浇注系统（直浇道、横浇道内浇口、冒口）

a）工艺要求

（1）室内环境温度与压制蜡模相同。

（2）工艺参数根据设备及选择的浇道特点、大小确定。

（3）可选用 1♯ 或 2♯ 模料。

b）操作程序

与压制蜡模操作步骤相同。

4）模组组焊

a）工艺要求

（1）室内环境温度与压制蜡模相同。

（2）组焊后蜡模最高处距浇口杯上缘最小距离不小于 120 mm。

（3）组焊后蜡模间距大于 9 mm。

（4）内浇口长度为 10～15 mm。

b）操作程序

（1）清洗。组焊前应对蜡模和浇铸系统进行清洗并晾干。

（2）焊接。将蜡模直接焊到浇注系统上，焊接应牢固、无缝隙，不能有尖角或直角。

（3）组焊方式。根据设备、产品特性，钴铬钼股骨柄组焊方案有不同的选择，通用的组焊方案如图 18.47 所示。

（4）清洗。焊接后，用洗涤灵、中性皂或其他清洗液对组焊好的模组进行清洗并放置晾干。

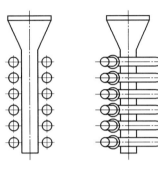

图 18.47　钴铬钼股骨柄组焊方案

5）型壳制造

a）涂料制备

型壳制造所用涂料由硅溶胶、锆英粉、煤矸石粉进行混合制成，根据所涂层数的不同，采用的涂料配比也有一定的差别。钴铬钼股骨柄涂料配比如表 18.6 所示。

表 18.6　钴铬钼股骨柄涂料配比

涂料配比及要求	涂料种类	面层	二层（过渡层）	背层	半层（沾浆）
涂料配比	硅溶胶/kg	10	面层用过的涂料	10	10
	锆英粉/kg（325 目）	38～42			
	煤矸石粉/kg（200 目）			14～16	11～13
	润湿剂/ml	30～40			
要求	流杯黏度/s	28～32	27～29	12～15	10～12

b）制壳工艺

制壳工艺可能因设备、环境、工艺等的差别而不同，各铸造厂制壳工艺也都有各自的特点。从产品特点来说，可采用表 18.7 中的制壳参数。

表 18.7　制壳工艺参数

参数	层数	面层	二层	背层	半层
撒砂		100/120 目锆砂	30/60 目煤矸石	16/30 目煤矸石	
温度/℃		20～25℃			

（续表）

参数 ＼ 层数	面 层	二 层	背 层	半 层
湿度/%	60～70	40～60		
风速/m·s⁻¹		6～8		
干燥时间/h	4～6	>8	>12	>14

c) 温湿度控制

制壳间的温湿度对型壳质量影响很大，温湿度控制不好，容易发生涂层的溶胀、开裂，甚至从蜡模组上剥离。对于像股骨柄铸件这样对表面质量和内部质量要求都很高的产品，型壳制备时更应严格按工艺控制制壳车间的温度和湿度。

d) 操作程序

（1）挂浆。将模组缓慢浸入浆料桶内，并随浆桶旋转方向转动，当模组所有部分都挂满浆料后，取出模组，使多余涂料滴除，转动模组，在模组上形成完整均匀的涂层（涂层厚度大约为 0.2 mm）。对有细窄凹槽的部分应用毛刷涂刷。

（2）撒砂和干燥。将敷有均匀涂层的模组伸入淋砂机中翻转，使其全部表面均匀敷上一层砂后，挂到自动干燥线干燥。

（3）干燥完成后，把模组取下，清除浮砂。

（4）重复上述步骤，直至全部完成面层、二层、背层和半层的制作。

（5）注意事项：制作不同层时，应按照工艺要求使用不同的浆料和撒砂。

6）脱蜡

a) 工艺要求

型壳脱蜡一般采用蒸汽脱蜡釜，其工艺参数如下：① 脱蜡蒸汽的压力：0.4～0.6 MPa；② 达到 0.4～0.6 Mpa 压力的时间：<14 s；③ 脱蜡时间：6～20 min；④ 脱蜡后型壳放置时间：>12 h。

b) 操作程序

将型壳装入脱蜡釜，关好并锁紧釜门后，打开阀门，在 14 s 内增压至 0.4～0.6 MPa，在 6～20 min 内完成脱蜡。

脱蜡后，关闭高压蒸汽阀，打开排气阀，泄放蒸汽压力直至压力表指针降到"0"。打开排蜡阀，将蜡液排放干净后，打开脱蜡釜门，取出型壳。

7）型壳焙烧

a) 工艺参数

① 预焙烧温度为 1 050℃±10℃，保温时间为 1.5～2 h；② 二次焙烧温度为 900±10℃，保温时间为 2～4 h。

b）操作程序

将型壳浇口杯朝下装入炉内。升温至 1 050℃，保温 1.5～2.0 h 后，切断焙烧炉电源。

2. 母合金的准备

钴铬钼人工关节股骨柄对性能的要求较高，而产品的性能与母合金的化学成分、洁净度等因素息息相关，因此在准备母合金时，应注意如下事项：

（1）检查母合金表面是否干净、氧化皮是否全部去除等。

（2）严格控制母合金的存储、领用、投放过程，避免混料情况发生。

（3）钴铬钼人工关节股骨柄的化学成分应符合 YY 0117.3 或 ASTM F75-07 标准的要求。YY0117.3 中钴铬钼人工关节股骨柄的化学成分要求如表 18.8 所示。ASTM F75-07 中钴铬钼人工关节股骨柄的化学成分要求如表 18.9 所示。

表 18.8 YY0117.3 中钴铬钼关节柄合金化学成分要求

元 素	成分（质量）/％
碳	≤0.35
铬	26.5～30.0
钼	4.5～7.0
镍	≤1.0
铁	≤1.0
锰	≤1.0
硅	≤1.0
钴	余量

表 18.9 ASTM F75-07 中钴铬钼股骨柄合金化学成分要求

元 素	成分（质量）/％	
	最小	最大
铬	27.00	30.00
钼	5.00	7.00
镍	—	0.50
铁	—	0.75
碳	—	0.35
硅	—	1.00
锰	—	1.00

(续表)

元　素	成分(质量)/%	
	最小	最大
钨	—	0.20
磷	—	0.020
硫	—	0.010
氮	—	0.25
铝	—	0.10
钛	—	0.10
硼	—	0.010
钴	余量	余量

（4）实际生产中，为提升钴铬钼股骨柄的性能、金相，以及加强生产控制的要求，企业还会制定自己的企业标准，对钴铬钼人工关节股骨柄的化学成分和微量元素及有害杂质做出更为严格的要求，表18.10和表18.11为示例。

表 18.10　某企业标准中对钴铬钼股骨柄合金的化学成分的要求

元　素	成分(质量)/%
碳	≤0.35
铬	27.0～30.0
钼	5.0～7.0
镍	≤0.5
铁	≤0.75
锰	≤1.0
硅	≤1.0
钴	余量

表 18.11　某企业标准中关于微量元素及有害杂质的要求

元　素	成分(质量)/%
硼	≤0.01
钨	≤0.20
氮	≤0.25

（续表）

元　素	成分(质量)/%
磷	≤0.02
硫	≤0.01

3. 熔炼和浇注

1）设备和工具

熔炼设备：真空感应熔炼炉。

辅助材料及装置：泡沫陶瓷过滤网、镁质浇口杯、铝质保温冒口、震动系统。

2）重熔钴铬钼合金锭技术要求

钴铬钼合金的熔炼技术参数如表 18.12 所示。

表 18.12　钴铬钼股骨柄的熔炼参数

合　金	浇注温度范围/℃
钴铬钼合金	1 450～1 550

3）操作程序

钴铬钼人工关节股骨柄熔炼与浇注操作程序如表 18.13 所示。

表 18.13　钴铬钼人工关节股骨柄熔炼与浇注操作程序

程序	名称	工　艺　要　点	注意事项
1	装料	将准备好的钴铬钼合金锭放入坩埚	母合金锭表面必须干净无氧化皮
2	装型壳	将型壳放在浇注平台上，炉口与浇口杯应对齐	
3	抽真空	装完钴铬钼合金和型壳后，立即合炉抽真空，当真空度达到 5～10 Pa 时送电	
4	熔化	先以小功率送电，然后逐渐加大功率，分阶段升温，最后大功率送电化清	
5	浇注	当温度达到工艺要求时，应立即启动振动系统，停电进行浇注。浇注后，型壳在炉内停放 3～5 min 后，破真空取出型壳	浇注后，先关闭扩散泵或增压泵，再关闭罗茨泵

4. 铸件的后续处理

1）铸件清理

铸件清理的顺序和工艺要求为：

（1）震动脱壳：去掉型壳层获得无黏砂等杂物的铸件组，砂轮最高工作线速度为 $50\sim80$ m/s。

（2）切割浇口：把铸件从铸组上切割下来，铸件切割后余留残根 $\leqslant 2$ mm，切割时注意不能损伤铸件。

（3）打磨：在专用砂带机上去除铸件内浇口和毛刺，打磨时注意不能损伤铸件。

（4）喷砂：通过处理，获得表面清洁的铸件，刚玉砂粒度为 $30\sim60$ 目。

2）铸件热处理

a）工艺要求

（1）钴铬钼股骨柄的热处理工艺：① 固溶温度：$1\,200℃\pm10℃$；② 保温时间：240^{+15}_{0} min；③ 真空度：小于 3.0×10^0 Pa ；④ 冷却方式：油淬或气淬。

（2）铸件热处理保温时间应根据铸件大小和壁厚等情况适当调整。

b）操作程序

（1）检查设备，确保控制仪表、送料装置正常，冷却水系统畅通。

（2）设定好温度控制曲线。

（3）把铸件送入热处理炉中，关上炉门，启动真空泵，送电升温至规定温度并保温。保温完成后，按工艺要求使铸件冷却。

5. 铸件的检验

1）表面质量

（1）股骨柄铸件经喷砂处理，表面呈灰白色，不允许有飞边、毛刺。

（2）股骨柄铸件不允许有冷隔、缩孔、裂纹、麻坑和穿透性缺陷。

2）力学性能检验

（1）供应状态的钴铬钼股骨柄的力学性能要求如表 18.14 所示。

表 18.14　供应状态的钴铬钼股骨柄的力学性能要求

项目　　　　　数值	ASTM F75-07	YY0117.3	企业标准
实验温度/℃	室　　温		
抗拉强度/MPa	$\geqslant655$	$\geqslant665$	$\geqslant670$
屈服强度/（%/MPa）	$\geqslant450$	$\geqslant450$	$\geqslant470$
延伸率/%	$\geqslant8$	$\geqslant8$	$\geqslant10$
断面收缩率/%	$\geqslant8$	—	—
硬度值（HRC）	$25\sim35$	$25\sim35$（参考值）	$25\sim35$

（2）钴铬钼股骨柄的零件取样。取样位置如图18.48所示。

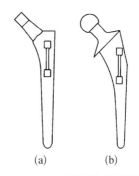

图18.48　髋关节假体股骨柄铸件力学性能试样取样

（a）无领髋关节柄；
（b）有领髋关节柄

国家检测中心从2002年开始，明确规定股骨柄铸件必须采用零件取样方式检验，并对市场上销售的人工关节采取零件取样的方式进行了抽检，切实达到了市场监管的目的。与附铸试棒相比，零件取样的试棒才能真实反映铸件本身的力学性能，附铸试棒只能模拟铸件的铸造过程和环境，但是由于产品形状、大小等原因并不能真实地反映铸件本身的力学性能。

按上述工艺生产的钴铬钼人工髋关节，屈服强度、抗拉强度和延伸率远远高于行业标准要求。

3）内部质量

（1）X光检验。按照YY 0117.3的要求，钴铬钼人工关节股骨柄应100%进行X光探伤，供需双方应在合同中明确操作标准及验收标准。

按照ASTM F75的要求，钴铬钼人工关节柄进行X光的抽检方案和验收标准由供需双方共同协商。

YY 0117.3中对钴铬钼人工关节股骨柄内部缺陷允许的最大级别如表18.15所示。

表18.15　内部缺陷允许的最大级别

铸件厚度/mm	<6.5	6.5~13.0	>13.0
选用的标准底板/in*	1/8	3/8	3/4
气　　孔	5	5	5
缩　　孔	不允许	不允许	3
海绵状疏松	4	4	5
树枝状疏松	4	4	4
低密度夹杂	5	6	6

* 1 in(英寸)=2.54 cm。

（2）荧光检验。YY 0117.3中没有荧光检验的要求，但在附录中要求铸件补焊后应进行荧光检查。

ASTM F75要求荧光检验的抽检方案和接受标准由供需双方共同协商。

参考文献

［1］ 熊震国,杨超林,郝树本,等. TC4 钛合金人工关节的精密锻造［J］. 新技术新工艺,2002,1：32-33.

［2］ 张应龙. 锻造加工技术［M］. 北京：化工工业出版社,2008.

［3］ 中国锻压协会. 特种锻造［M］. 北京：国防工业出版社,2011.

［4］ 中国锻压协会. 特种合金及其锻造［M］. 北京：国防工业出版社,2009.

［5］ 李体彬. 冲压成形工艺［M］. 北京：化工工业出版社,2008.

［6］ 谢文偕,刘彩英. 外科植入物 Co-Cr-Mo 铸件力学性能的改善［J］. 中国医疗器械信息特刊,2004,31-32.

［7］ 耿鑫明,吕志刚,姜不居. 特种铸造生产工艺及装备入门与精通［M］. 北京：机械工业出版社,2011.

第 19 章　金属植入物的机械加工工艺

骨科金属植入物使用的材料主要为医用不锈钢、钛与钛合金、钴铬钼合金三大类。本章重点阐述这三大类金属植入物材料的加工工艺,包括所用刀具、切削液和相关的工艺参数,后者出自作者自身的工作体验,仅作参考。

19.1　刀具

图 19.1 为典型的骨科植入物切削加工用刀具,分为整体式和组合式两大类。

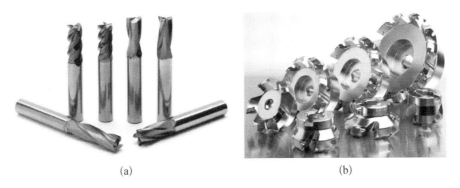

(a)　　　　　　　　　　　　　　　　(b)

图 19.1　骨科植入物切削加工用的刀具

(a) 整体式;(b) 组合式

19.1.1　刀具材料的基本要求

用于骨科植入物金属材料切削的刀具材料,应满足如下要求[1,2]:

(1) 高硬度。刀具是从工件上去除材料,所以刀具材料的硬度必须高于工件材料的硬度;刀具材料最低硬度应在 60 HRC 以上;对于碳素工具钢材料,在室温条件下硬度应在 62 HRC 以上;高速钢硬度为 63~70 HRC;硬质合金刀具硬度为 89~93 HRC。

(2) 高强度与强韧性。刀具材料在切削时受到很大的切削力与冲击力;如车削 45 钢,在背吃刀量 $A_p=4$ mm,进给量 $f=0.5$ mm/r 的条件下,刀片所承受的切削力达到 4 000 N,可见,刀具材料必须具有较高的强度和较强的韧性。一般刀具材料的韧性用冲击韧度 a_K 表示,反映刀具材料抗脆性和抗崩刃能力。

(3) 较强的耐磨性和耐热性。刀具耐磨性是刀具抵抗磨损的能力。一般刀具硬度越高,耐磨性越好。刀具金相组织中硬质点(如碳化物、氮化物等)越多,颗粒越小,分布越均匀,则刀具耐磨性越好。刀具材料耐热性是衡量刀具切削性能的主要标志,通常用高温下保持高硬度的性能来衡量,也称热硬性。刀具材料高温硬度越高,则耐热性越好,高温抗塑性变形能力、抗磨损能力越强。

(4) 优良导热性。刀具导热性好,表示切削产生的热量容易传导出去,降低了刀具切削部分温度,减少了刀具磨损。刀具材料导热性好,其抗耐热冲击和抗热裂纹性能也强。

(5) 良好的工艺性和经济性。刀具不但要有良好的切削性能,本身还应该易于制造,这要求刀具材料有较好的工艺性,如锻造、热处理、焊接、磨削、高温塑性变形等功能;经济性也是刀具材料的重要指标之一,选择刀具时,要考虑经济效果,以降低生产成本。

19.1.2 高速钢刀具

1. 概念

高速钢是一种含有钨、钼、铬、钒等合金元素较多的工具钢,是伴随切削速度提高发展的一种刀具材料(见图 19.2)[3]。

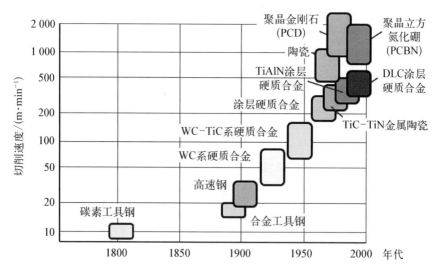

图 19.2 刀具材料的发展与切削加工高速化的关系

2. 性质

高速钢具有良好的热稳定性、较高的强度和韧性,并具有一定的硬度(63～70 HRC)和耐磨性。

3. 分类

1) 普通高速钢刀具(见图 19.3)

普通刀具材料与硬质刀具材料的性能对比如表 19.1 所示。

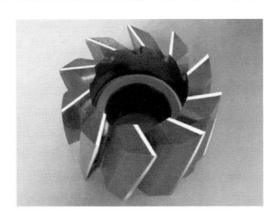

图 19.3　普通高速钢刀具

表 19.1　普通刀具材料与超硬刀具材料性能与用途对比[3]

材料性能	刀具材料种类						
	合金工具钢	高速钢 W18Cr4V	硬质合金 YG6	陶瓷 Si_3N_4	天然金刚石	聚晶金刚石 PCD	聚晶立方氮化硼 PCBN
硬　度	HRC65	HRC66	HRA90	HRA93	HV10000	HV7500	HV4000
抗弯强度/GPa	2.4	3.2	1.45	0.8	0.3	2.8	1.5
导热系数/W/(m·k)	40~50	20~30	70~100	30~40	146.5	100~120	40~100
热稳定性/℃	350	620	1 000	1 400	800	600~800	>1 000
化学惰性			低	惰性大	惰性小	惰性小	惰性大
耐磨性	低	低	较高	高	最高	最高	很高
加工质量			一般精度 $R_a \leqslant 0.8$ IT7-8	$R_a \leqslant 0.8$ IT7-8	高精度 $R_a = 0.1~0.05$ IT5-6		$R_a = 0.4~0.2$ IT5-6 可替代磨削
加工对象	低速加工一般钢材、铸铁	一般钢材、铸铁粗、精加工	一般钢材、铸铁粗、精加工	高硬度钢材精加工	硬质合金、铜、铝有色金属及其合金、陶瓷等高硬度材料		淬火钢、冷硬铸铁、高温合金等难加工材料

（1）钨系高速钢刀具（简称 W18）。

优点：磨削性能和综合性能好，通用性强。

缺点：碳化物分布常不均匀，强度与韧性不够强，热塑性差，不宜制造大截面刀具。

（2）钨钼钢刀具是将一部分钨用钼代替所制成的工具钢刀具。

优点：减小了碳化物数量及分布的不均匀性。

缺点：高温切削性能和 W18 相比稍差。

2）高性能高速钢刀具（见图 19.4）

优点：具有较强的耐热性，刀具耐用度是普通高速钢的 1.5～3 倍。

缺点：强度与韧性较普通高速钢低，高钒高速钢磨削加工性差。

适合加工的零件：奥氏体不锈钢、高温合金、钛合金、超高强度钢等难加工材料。

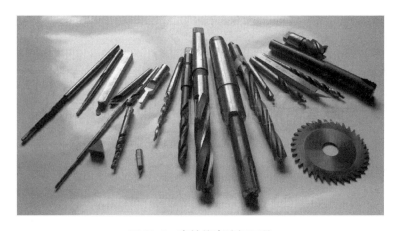

图 19.4　高性能高速钢刀具

3）粉末冶金高速钢刀具

优点：

（1）无碳化物偏析，提高钢的强度、韧性和硬度，硬度值达 69～70 HRC。

（2）保证材料各向同性，减小热处理内应力和变形。

（3）磨削加工性好，磨削效率比熔炼高速钢提高 2～3 倍。

（4）耐磨性好。

缺点：粉末冶金高速钢的成本比熔炼钢高。

粉末冶金高速钢刀具适于制造切削难加工材料的刀具、大尺寸刀具（如滚刀和插齿刀），精密刀具和磨加工量大的复杂刀具。

表 19.2 列出了粉末冶金高速钢与普通高速钢的性能比较。

表 19.2　粉末冶金高速钢与普通高速钢的性能对比

项目 \ 特性 \ 钢种	普通高速钢	粉末冶金高速钢
碳化物颗粒度	碳化物颗粒粗大，最大直径尺寸可达 40 μm，分布不匀有堆集	碳化物颗粒细小，一般为 1～3 μm，最大直径尺寸小于 6 μm，且分布十分均匀
共晶碳化物不均匀度	较　差	消除了共晶碳化物的不均匀性
成分偏析	严　重	无偏析
合金元素含量、碳元素含量	合金元素含量受到限制，合金元素增加，碳化物团块粗大、偏析严重，W、Mo、Cr、V、Co 等主要合金元素重量百分比一般为 10%～25%，碳化钒含量不超过 4%，含碳量最高 1.6%	可提高合金元素含量，不会引起碳化物颗粒粗化和成分偏析，W、Mo、Cr、V、Co 等主要合金元素含量可高达 40% 左右，碳化钒含量可高达 14%，含碳量最高 2.45%
可加工性	合金元素和碳化物含量增加，可加工性差，磨削困难，锻轧加工困难	合金元素和碳化物含量增加，提高钢的硬度和耐磨性，不影响钢的加工性，其车削和磨削性好，无须锻轧加工
力学性能	各向性能不同，且比粉末冶金高速钢硬度低、韧性差、耐磨性差，存在一定的脆性，适用制造一般切削刀具	各向同性，具有高强度、高硬度、高耐磨性、高韧性，适用于高冲击性、大切削量和断续切削加工

19.1.3　硬质合金刀具

1. 组成

硬质合金刀具是由难熔金属碳化物和金属黏结剂经粉末冶金方法制成（见图 19.5）[4]。

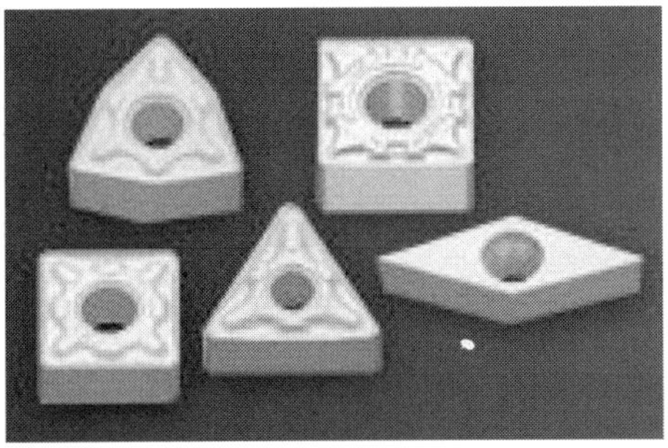

2. 性能特点

优点：硬质合金中高熔点、高硬度碳化物含量高，热熔性好，热硬性好，切削速度高。

缺点：脆性大，抗弯强度和抗冲击韧性不强。抗弯强度只有高速钢的 1/3～1/2，冲击韧性只有高速钢的 1/4～1/3。

图 19.5　硬质合金刀具

性能：主要由组成硬质合金碳化物的种类、数量、粉末颗粒的粗细和黏结剂的含量决定。

3. 普通硬质合金的种类、牌号及适用范围

按其化学成分的不同可分为：

（1）钨钴类（WC+Co）（合金代号为 YG，对应于国标 K 类）。合金钴含量越高，韧性越好，适于粗加工；钴含量低，适于精加工。

（2）钨钛钴类（WC+TiC+Co）（合金代号为 YT，对应于国标 P 类）。此类合金有较高的硬度和耐热性，主要用于加工切削呈层状的钢件等塑性材料。合金中 TiC 含量高，则耐磨性和耐热性提高，但强度降低。粗加工一般选择 TiC 含量少的牌号，精加工选择 TiC 含量多的牌号。

（3）钨钛钽（铌）钴类（WC+TiC+TaC(Nb)+Co）（合金代号为 YW，对应于国标 M 类）。适用于加工冷硬铸铁、有色金属及合金半精加工，也能用于高锰钢、淬火钢、合金钢及耐热合金钢的半精加工和精加工。

（4）碳化钛基类（WC+TiC+Ni+Mo）（合金代号为 YN，对应于国标 P01 类）。用于精加工和半精加工，对于大长零件且加工精度较高的零件尤其适合，但不适于有冲击载荷的粗加工和低速切削。

4. 超细晶粒硬质合金（见图 19.6）

超细晶粒硬质合金多用于 YG 类合金，它的硬度和耐磨性得到较大提高，抗弯强度和冲击韧度也得到提高，已接近高速钢；适合做小尺寸铣刀、钻头等，并可用于加工高硬度难加工材料。

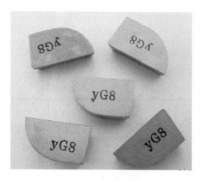
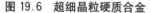

图 19.6　超细晶粒硬质合金

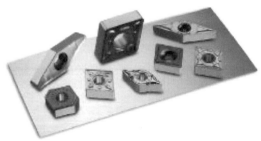

图 19.7　涂层硬质合金刀具

5. 涂层刀具（见图 19.7）

当前在所有切削刀具刀片中，涂层硬质合金占 $80\% \sim 90\%$。它作为刀具材料的成功之处在于其耐磨性和韧性的独特组合，以及各种复杂形状的成形能力。

涂层硬质合金将硬质合金和涂层结合在一起。它们共同形成一种适用于其应用的特定牌号。涂层硬质合金牌号为众多刀具和应用的首选。

1）CVD 涂层（见图 19.8）

CVD 涂层是在 700～1 050℃ 高温的环境下通过化学反应获得的。CVD 涂层具有高耐磨性，并对硬质合金具有极强的黏附性。

最先推出的 CVD 涂层硬质合金为单层碳化钛涂层（TiC），之后发明了氧化铝涂层（Al_2O_3）和氮化钛（TiN）涂层。现代的碳氮化钛涂层（MT - Ti(C,N) 或 MT - TiCN，也称为 MT - CVD）提高了其与硬质合金的黏附性，更好地保护硬质合金，从而提高了牌号的性能。

现代 CVD 涂层将 MT - Ti(C,N)、Al_2O_3 和 TiN 结合在一起。通过显微结构优化和后处理，涂层在附着力、韧性和耐磨性方面获得不断改进。

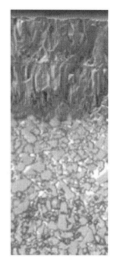

图 19.8　CVD 涂层

（1）MT - Ti(C,N)。其硬度提供了耐磨料磨损性能，从而可降低后刀面磨损。

（2）CVD - Al_2O_3。具有化学惰性，热传导率低，使其可耐月牙洼磨损。它也充当热障，可提高抗塑性变形的能力。

（3）CVD - TiN。提高耐磨性，并用于磨损检测。后处理提高间断切削的切削刃韧性，并降低黏结趋势。

CVD 涂层牌号是许多重点考虑耐磨性应用的首选。此类应用包括：用于钢材的普通车削和镗削，较厚的 CVD 涂层可提供耐月牙形磨损性能；用于不锈钢的普通车削；用作铣削刀具牌号时，加工 ISO P、ISO M、ISO K 材料。对于钻削，CVD 牌号通常用于周边刀片。

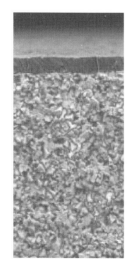

图 19.9　PVD 涂层

2）PVD 涂层（见图 19.9）

涂层在较低温度（400～600℃）下形成。在该过程中，气相的金属与气体（如氮）发生反应，从而在切削刀具表面形成硬质氮化涂层。

PVD 涂层由于高硬度而增加了牌号的耐磨性。它们的压应力也增加了切削刃韧性和抗梳状裂纹的能力。

主要的 PVD 涂层种类如下：

（1）PVD - TiN：氮化钛是最早使用的 PVD 涂层。它性能全面，呈金黄色。

（2）PVD-Ti(C,N)：碳氮化钛比氮化钛硬，它增加了后刀面耐磨性。

（3）PVD-(Ti,Al)N：铝氮化钛具有高硬度和耐氧化性，从而提高材料的总体耐磨性。

（4）PVD氧化涂层：利用其化学惰性，增强材料的耐月牙洼磨损性能。

现代的PVD涂层通常是由不同涂层组成多层涂层和（或）复合涂层。复合涂层由相当多数量的极薄涂层构成，每层厚度通常为纳米级，从而使涂层硬度更大。

对于要求耐磨且锋利的切削刃以及加工黏软材料，推荐使用PVD涂层牌号。这种应用很普遍，包括所有整体硬质合金立铣刀和钻头，以及切槽、螺纹加工和铣削的大多数牌号。PVD涂层牌号广泛用于精加工，并在钻削中用作重要刀片牌号。

19.1.4　金属陶瓷刀具

1. 定义和性质

金属陶瓷是以钛基硬质微粒为主体的硬质合金（见图19.10）[4]。金属陶瓷的

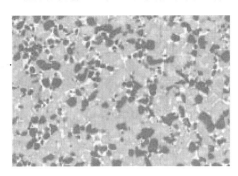

图 19.10　金属陶瓷

英文名称cermet是由ceramic（陶瓷）和metal（金属）两个单词部分合并而成的。最初金属陶瓷是由TiC和镍合成的。现代金属陶瓷不含镍，通常以碳氮化钛Ti(C,N)微粒为主要成分，少量第二硬质相(Ti,Nb,W)(C,N)和富钨钴黏合剂。

Ti(C,N)增加了牌号的耐磨性，第二硬质相提高了抗塑性变形的能力，钴的含量控制韧性。与烧结硬质合金相比，金属陶瓷提高了耐磨性，降低了与工件的黏结趋势。另一方面，其压缩强度也较低，耐热冲击性较差。金属陶瓷也可以使用PVD涂层，以提高耐磨性。

2. 应用

金属陶瓷牌号用于有黏结趋势的工件，以应对积屑瘤问题。其自锐性使其在长时间切削后依然保持较高的切削力。在精加工工序中，这有助于获得长寿命和小公差，并加工出光亮的工件表面。

典型应用有不锈钢、球墨铸铁、低碳钢和铁素体钢的精加工。金属陶瓷还可用于改善加工铁系材料时遇到的多种问题。

应用提示：

（1）使用低进给和小切深。

（2）在后刀面磨损达到0.3 mm时，必须更换切削刃。

（3）加工时不用冷却液，以避免热裂和断裂。

（4）GC1525韧性涂层金属陶瓷牌号，用于间断切削、车削。

（5）CT5015耐磨金属陶瓷牌号，用于连续切削、车削。

（6）CT530铣削牌号，可获得光亮的表面质量。

（7）CT525切断和切槽牌号，用于精加工。

19.1.5　陶瓷刀具

1. 定义和性质

在高切削速度下，所有陶瓷切削刀具都具有出色的耐磨性（见图19.11）[4]。它具有适用众多应用场合的系列牌号：

（1）氧化陶瓷为氧化铝基（Al_2O_3），加入氧化锆（ZrO_2）以抑制裂纹。这使材料的化学性质非常稳定，但缺乏耐热冲击性。

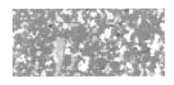

图19.11　陶瓷刀具

（2）混合陶瓷是将立方碳化物或碳氮化物（TiC，Ti(C,N)）加入氧化铝基陶瓷中，提高了韧性和热传导性。

（3）晶须增强陶瓷使用碳化硅晶须（SiCw），极大提高了韧性并使冷却液的使用成为可能。晶须增强陶瓷是加工镍基合金的理想选择。

（4）氮化硅陶瓷（Si_3N_4）代表另一类陶瓷材料。它们细长的晶粒使其成为具有高韧性的自增强型材料。氮化硅陶瓷牌号成功地用于灰铸铁加工，但由于缺乏化学稳定性，使其在其他工件材料上的应用受到限制。

（5）赛阿龙陶瓷（SiAlON）牌号将氮化硅网状组织的强度与增强的化学稳定性结合在一起。赛阿龙陶瓷牌号是加工耐热优质合金（HRSA）的理想选择（见图19.12）。

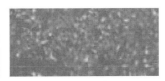

图19.12　赛阿龙陶瓷(SiAlON)

2. 应用

陶瓷牌号适用应用范围和材料种类广泛。它不仅常用于高速车速工序，而且用于切槽和铣削工序。陶瓷通常的局限性包括耐热冲击性和断裂韧性。在使用时,掌握每种陶瓷牌号的特定性能可帮助获得高生产效率。

何时和使用何种陶瓷牌号的知识,对于获得成功非常重要:

(1) CC620 氧化陶瓷,用于稳定和干切工况下灰铸铁的高速精加工。

(2) CC6050 混合陶瓷,用于硬材料的轻负荷连续精加工。

(3) CC650 混合陶瓷,用于灰铸铁和硬材料的高速精加工,以及低韧性要求的耐热优质合金的半精加工工序。

(4) CC670 晶须增强陶瓷,具有出色的韧性,用于镍基合金的车削、切槽和铣削。在恶劣工况下也可以用于硬零件车削。

(5) CC6190 硅陶瓷,用于铸铁、珠光体球墨铸铁和硬铸铁从粗车到精车以及高速干式铣削。

(6) GC1690 带涂层的氮化硅陶瓷,用于铸铁的轻型粗加工到精车。

(7) CC6060 赛阿龙陶瓷牌号,用于稳定工况下车削预加工的耐热优质合金以获得最佳性能。由于耐沟槽磨损性优良,所以可预测磨损。

(8) CC6065 增强型赛阿龙陶瓷,用于对刀片有一定韧性要求的耐热优质合金的车削工序。

3. 立方氮化硼陶瓷刀具(见图 19.13)

1) 定义和性质

立方氮化硼 CBN 材料具有出色的热硬性,可以在非常高的切削速度下使用,它还表现出良好的韧性和耐热冲击性。

现代 CBN 牌号多为陶瓷与 CBN 的复合材料,CBN 含量大约为 40%~65%。陶瓷黏合剂增加了 CBN 的耐磨性,但是也降低了抗化学磨损性能。另外一种为高含量 CBN 牌号,CBN 占 85%~100%。这些牌号使用金属黏合剂,以提高它们的韧性。

将 CBN 焊接到硬质合金载体上,形成刀片。Safe - Lok™技术大大增强了负前角刀片上 CBN 切削刀尖与载体的结合强度(见图 19.14)。

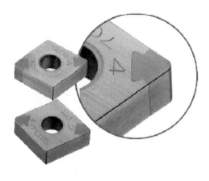

图 19.13 立方氮化硼陶瓷刀具

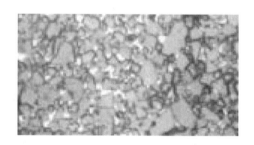

图 19.14 CBN 焊接到硬质合金

2）应用

CBN 牌号大量用于淬硬钢（硬度超过 HRC 45）的精车。对于硬度高于 HRC 55 的材料，CBN 是唯一可替代传统磨削方法的切削刀具。较软的钢（低于 HRC 45），铁素体的含量较高，这对 CBN 的耐磨性有负面影响。CBN 也可以用于灰铸铁车削和铣削工序的高速粗加工。CB7015 使用陶瓷黏合剂的 PVD 涂层 CBN 牌号，用于淬硬钢的连续车削和轻型间断切削。CB7025 使用陶瓷黏合剂的 CBN 牌号，用于淬硬钢的间断切削并满足切削时的高韧性要求。CB7050 使用金属黏合剂的高含量 CBN 牌号，用于淬硬钢的重载间断切削和灰口铸铁的精加工。

4. 聚晶金刚石

1）定义和性质

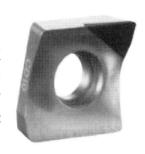

PCD 是由金刚石粒子和金属黏合剂烧结而成的复合物（见图 19.15）。金刚石是已知所有材料中最硬的，因此也是耐磨料磨损性最强的。作为切削刀具，它具有良好的耐磨料磨损性，但缺乏高温下的化学稳定性，很容易溶解于铁中。

2）应用

图 19.15 聚晶金刚石

PCD 刀具仅限于加工非铁材料，如高硅铝、金属基复合材料（MMC）和碳纤维增强塑料（CFRP）。使用大量冷却液的 PCD 也可用于钛材料的超级精加工。

CD10 PCD 牌号用于有色和非金属材料车削和铣削的精加工和半精加工工序。

表 19.3～表 19.6 所示为相关的刀具牌号[5]。

表 19.3 车削刀具牌号

牌号	ISO 应用范围						切削材料	硬质合金类型	涂层工艺流程和成分		涂层厚度	颜色
	P	M	K	N	S	H						
GC1005		M15		N10	S15		HC	▲	PVD	(Ti, Al)N+TiN	——	●
GC1025	P25	M15			S15		HC	▲	PVD	(Ti, Al)N+TiN	——	●
GC1105		M15			S15		HC	▲	PVD	(Ti, Al)N	——	●
GC1115		M15		N15	S20		HC	♣	PVD	氧化物	——	●
GC1125	P25	M25		N25	S25		HC	♣	PVD	氧化物	——	●
GC1515	P25	M20	K25				HC	♣	CVD	MT-Ti(C,N)+Al$_2$O$_3$+TiN	——	◗
GC2015	P25	M15					HC	▨	CVD	MT-Ti(C,N)+Al$_2$O$_3$+TiN	——	●
GC2025	P35	M25					HC	▲	CVD	MT-Ti(C,N)+Al$_2$O$_3$+TiN	——	●
GC2035		M35					HC	▲	PVD	(Ti, Al)N+TiN	——	●
GC235	P45	M40					HC	▲	CVD	Ti(C,N)+TiN	——	●

（续表）

牌号	ISO 应用范围						切削材料	硬质合金类型	涂层工艺流程和成分		涂层厚度	颜色
	P	M	K	N	S	H						
GC3005	P10		K10				HC	▲	CVD	$MT-Ti(C,N)+Al_2O_3+TiN$	——	
GC3205			K05				HC	▲	CVD	$MT-Ti(C,N)+Al_2O_3+TiN$	▨	
GC3210			K05				HC	▲	CVD	$MT-Ti(C,N)+Al_2O_3+TiN$	——	
GC3215			K05				HC	▲	CVD	$MT-Ti(C,N)+Al_2O_3+TiN$	——	
GC4205	P05		K10				HC	▤	CVD	$MT-Ti(C,N)+Al_2O_3+TiN$	——	
GC4215	P15		K15				HC	▤	CVD	$MT-Ti(C,N)+Al_2O_3+TiN$	——	
GC4225	P25	M15					HC	▤	CVD	$MT-Ti(C,N)+Al_2O_3+TiN$	——	
GC4235	P35	M25					HC	▤	CVD	$MT-Ti(C,N)+Al_2O_3+TiN$	▨	
S05F							HC	▲	CVD	$MT-Ti(C,N)+Al_2O_3+TiN$	——	
H10							HW	▲				
H10A							HW	▲				
H10F							HW	▲				

表 19.4　切断、切槽和螺纹加工刀具牌号- 1

牌号	ISO 应用范围						切削材料	硬质合金类型	涂层工艺流程和成分		涂层厚度	颜色
	P	M	K	N	S	H						
切断和切槽（CoroCut：）												
GC1005		M10		N10	S15		HC	▲	PVD	$(Ti,Al)N+TiN$	——	
GC1025	P25	M25	K30	N25	S25		HC	▲	PVD	$(Ti,Al)N+TiN$	——	
GC1105		M15			S15		HC	▲	PVD	$(Ti,Al)N$	——	
GC1125	P30	M25	K30	N25	S25		HC	♣	PVD	$(Ti,Al)N$	——	
GC1145	P45	M40			S40		HC	▲	PVD	氧化物	——	
GC2135	P35	M30			S30		HC	▲	CVD	$MT-Ti(C,N)+Al_2O_3+TiN$	——	
GC2145	P45	M40			S40		HC	▲	PVD	$(Ti,Al)N$	——	
GC235	P45	M35			S30		HC	▲	CVD	$Ti(C,N)+TiN$	——	
GC3020	P15		K15				HC	▲	CVD	$MT-Ti(C,N)+Al_2O_3$	——	
GC3115	P16		K15				HC	▲	CVD	$MT-Ti(C,N)+Al_2O_3$	——	
GC4125	P30		K30		S25		HC	▲	PVD	$(Ti,Al)N$	——	
GC4225	P20		K25				HC	▤	CVD	$MT-Ti(C,N)+Al_2O_3+TiN$	▨	
S05F					S10		HC	▲	CVD	$MT-Ti(C,N)+Al_2O_3+TiN$	——	
CT525	P10						HT					
H13A		M10	K20	N20	S15		HW	▲				

（续表）

牌号	ISO 应用范围						切削材料	硬质合金类型	涂层工艺流程和成分		涂层厚度	颜色
	P	M	K	N	S	H						
H10		M15		N10	S30		HW	▲				●
CB7015							BN		CVD	TiN	—	●
CB20							BN					●
CC670					S10		CM					●
CD10				N01			DP					●
CD1810				N10			HC	▲	CVD	金刚石	—	●

表 19.5 切断、切槽和螺纹加工刀具牌号- 2

牌号	ISO 应用范围						切削材料	硬质合金类型	涂层工艺流程和成分		涂层厚度	颜色
	P	M	K	N	S	H						
可转位刀片												
GC1010	P10		K10			H10	HC	♣	PVD	(Ti, Al)N	—	●
GC1020			K20				HC	▲	PVD	(Ti, Al)N	—	●
GC1025	P10	M15		N15	S15	H15	HC	▲	PVD	(Ti, Al)N+TiN	—	●
GC1030	P30	M15		N15	S15	H10	HC	▲	PVD	(Ti, Al)N+TiN	—	●
GC2030	P25	M25			S25		HC	▲	PVD	(Ti, Al)N+TiN	—	●
GC2040	P40	M30			S30		HC	▲	CVD	MT－Ti(C,N)+Al$_2$O$_3$+TiN	—	●
GC3040	P20		K30			H25	HC	▲	CVD	MT－Ti(C,N)+Al$_2$O$_3$	▬	●
GC3220			K20				HC	▲	CVD	MT－Ti(C,N)+Al$_2$O$_3$+TiN	▬	●
GC4220	P15		K25			H25	HC	▲	CVD	MT－Ti(C,N)+Al$_2$O$_3$+TiN	▬	●
GC4230	P25	M15	K30				HC	▲	CVD	MT－Ti(C,N)+Al$_2$O$_3$+TiN	—	●
GC4240	P40	M40	K35				HC	▲	CVD	MT－Ti(C,N)+Al$_2$O$_3$+TiN	—	●
K15W			K15				HC	▲	CVD	MT－Ti(C,N)+Al$_2$O$_3$+TiN	—	●
K20D			K20				HC	▲	CVD	MT－Ti(C,N)+Al$_2$O$_3$	▬	●
K20W			K25				HC	▲	CVD	MT－Ti(C,N)+Al$_2$O$_3$+TiN	—	●
H13A			K25	N15	S20		HW	▲				●
H10				N10			HW	▲				●
H10F				N20	S30		HW	▲				●
CT530	P20	M20		N15		H15	HT					●
CB50			K05		S10	H05	BN					●
CC6190			K10				CN					●
CD10				N05			DP					●

表 19.6　钻削刀具牌号

牌号	ISO 应用范围						切削材料	硬质合金类型	涂层工艺流程和成分	涂层厚度	颜色
	P	M	K	N	S	H					
整体硬质合金钻头/镶刃钻头											
GC1020	P20		K20	N20	S20	H20	HC	▲	PVD	Ti(C, N)+TiN	——	●
GC1210	P10		K10				HC	▲	PVD	AlCrN	——	●
GC1220	P20	M15	K20	N20	S30	H20	HC	▲	PVD	(Ti, Al)N	——	●
K20		M15	K20	N15		K15	HC	▲	PVD	TiN	——	●
N20D		M25		N20			HC	▲	PVD	(Ti, Al)N	——	●
P20	P20	M30					HC	▲	PVD	TiN	——	●
H10F	P25		K25	N20	S25		HW	▲			——	●
可转位刀片											
GC1020	P40	M35	K20	N20	S35	H20	HC	▲	PVD	TiN	——	●
GC1044	P40	M35	K25	N20	S35	H20	HC	▲	PVD	(Ti, Al)N	——	●
GC1120	P40	M35	K20	N20	S35	H20	HC	▲	PVD	Ti(C, N)	——	●
GC235	P40	M35					HC	▲	CVD	Ti(C, N)+TiN	——	●
GC1144		M35			S35		HC	▲	PVD	氧化物	——	●
GC2044		M35			S35		HC	▲	PVD	氧化物	——	●
GC3040	P20	M20	K20			H15	HC	▲	CVD	MT‑Ti(C, N)+Al$_2$O$_3$	——	●
GC4014	P15		K15				HC	■	CVD	MT‑Ti(C, N)+Al$_2$O$_3$	——	●
GC4024	P25	M20	K20			H15	HC	▲	CVD	MT‑Ti(C, N)+Al$_2$O$_3$	——	●
GC4034	P30	M30	K20				HC	▲	CVD	MT‑Ti(C, N)+Al$_2$O$_3$+TiN	——	●
GC4044	P40	M35	K20	N20	S35	H20	HC	▲	PVD	(Ti, Al)N	——	●
H13A		M20	K20	N20	S20		HW	▲				●

19.2　切削液

19.2.1　植入物机械加工中对切削液的共性要求

切削液是在金属材料切削过程中使用的介质,它的主要作用是:

(1) 润滑。降低刀具与被切削工件之间的摩擦。

(2) 冷却。带走切削过程中产生的热量,降低刀具和工件的温度。

(3) 清洗。带走切削区域产生的切屑或其他杂质。

植入物所采用的材料比较特殊,且在环保健康及安全方面有更高要求,对于加工过程中使用的切削液,期望能有助于达到以下效果:

(1) 减少细胞毒性的风险。

(2) 较易清洗去除。

（3）延长刀具寿命。

（4）最佳的表面质量。

（5）使用周期内性能保持稳定。

（6）不刺激皮肤。

（7）低挥发。

（8）高闪点，低油雾。

（9）可生物降解。

常见的切削液可分为两类，一类是水基产品，是由基础油、添加剂和水调配而成的稳定浓缩液，然后在用户现场和水混合后使用；另一类是纯油性产品，由基础油和添加剂调配而成，不需要兑水，直接使用。这两类产品各有优缺点，可按照不同的加工工艺和用户要求来选择。与水基产品相比，纯油性产品具有以下优缺点，如表 19.7 所示。

表 19.7　纯油性切削液与水基切削液相比的优缺点

优　点	缺　点
用于低速重负荷切削过程时，具有更好的刀具寿命和表面光洁度	高切削速度和很大切削深度时冷却能力不足
日常维护简单，使用周期远高于水基产品	烟雾较大，易使工作区域及车间被油污染
当被黏度相近的设备润滑油（如液压油、导轨油等）泄漏污染后产生的问题较少	具有可燃性，因而限制了某些应用领域
渗透到机床内部时，发生问题的可能性较小	工件带油量较大，大大加重了后道清洗过程的负担
一般不会发生锈蚀问题	对切屑的冲洗能力较低，对磨削砂轮和机床的清洁性较差
加工陶瓷材料时没有限制条件	尽管易于排放处理及维护成本较低，但是油品成本较高（100%纯油）
易于加工镁及镁合金	

一般按照切削方式来选择切削液类型，常见的选择原则如表 19.8 所示。

表 19.8　切削液选择

切削方式	首选切削液	
	水　基	纯油性
车削	X	O
钻孔	X	O
深钻孔	(X)	X
铣削	X	O

（续表）

切削方式	首选切削液	
	水 基	纯油性
拉削	（X）	X
易切削件	（X）	X
滚齿、剃齿和磨齿	O	X
内外圆磨削，平面磨削	X	O
成形磨削	O	X
无心磨削	X	（X）
高速磨削	（X）	X
珩磨	（X）	X
研磨，抛光	（X）	X

注：X—首选；（X）—可选；O—不推荐。

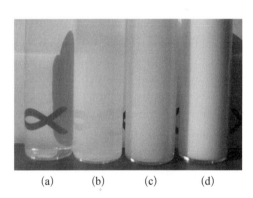

(a)　　　(b)　　　(c)　　　(d)

图 19.16　水基切削液

水基切削液进一步可分为 3 种类型，乳化型、半合成型（微乳液）与合成型，它们的主要区别在于含油量的多少和分散在水中的油滴尺寸大小，配水以后的切削液如图 19.16 所示。按照某些切削液生产商的标准划分，左侧为全合成切削液，外观透明，含油量为 0，油滴尺寸<0.1 μm[见图 19.16（a）]；中间两个为半合成切削液，外观半透明，含油量<40%，油滴尺寸<0.3 μm[见图 19.16（b）（c）]；最右侧为乳化型切削液，含油量在 50%～90%之间，油滴尺寸为 3～20 μm[见图 19.16（d）][6]。

常见的三类切削液之间的区别和性能比较如表 19.9 所示。

表 19.9　水基切削液性能

	含油量	润滑性能	冷却性能	稳定性
乳化型	高	高	低	低
半合成型	中	中高	中	中
全合成型	无	低	高	高

其中,半合成型水基切削液因具有比较适中的润滑性和冷却性能,使用范围最广。合成型切削液更多用于磨削,而乳化型切削液则用于对润滑性能有较高要求的加工。

医疗行业植入物的加工对切削液有以下特殊的要求:

首先,要考虑切削液的化学成分对于植入物是否有细胞毒性方面的影响。如果切削液在植入物表面的残留物没有在最终清洗工序中彻底去除,那么就会存在出现并发症的风险,例如植入物松动、与它融合的细胞受损。为了避免类似风险,一些专业的切削液供应商开发了完整的无细胞毒性切削液产品系列[6],适合用于常见植入物的各种加工过程,以满足医学工程应用的要求。例如基于天然原料的可生物降解切削油 PLANTOCUT 10 SR 具有很好的切削性能,而纯油性产品 EOCUT 7520 LE - S 能满足表面质量要求极高的应用要求,这些产品均通过了细胞毒性测试。

其次,常用的材料例如钛合金、钴合金、不锈钢或陶瓷等成本高昂,加工精度、表面光洁度要求极高,高压切削会大量产生热,加工条件非常苛刻,因此对切削液长期稳定性提出了很高的要求。同时,植入物产品的使用特殊性要求加工件中切削液的残留较少,在满足加工性能的前提下,使用浓度希望尽量降低,且切削液成分易于从工件表面清洗去除。

最后,作为医疗行业企业,总是希望采用的切削液能具有较好的环保特性,对生产人员健康无害且不造成车间生产安全问题。不含亚硝酸盐、不含氯、不含重金属等都是基本的要求,而在能够保证加工性能的前提下,纯油性产品尽量提高闪点是避免着火风险的必然要求。

19.2.2　不同植入物材料对切削液的要求

植入物将在人体内使用 15 年甚至更长的时间,并不断地承受循环应力,因此对材料质量及表面结构提出了很高的要求。经常采用的高强度金属有不锈钢、钴合金,尤其是钛合金,有时也使用特殊的陶瓷材料,这些材料非常难以切削加工。

钛合金是使用最广泛的材料,强度高、硬度大、切削时刀具承受的应力较大、易磨损。其导热性差,加工过程中热量易于累积造成高温;韧性较高,易产生材料与刀具黏结,加剧磨损。选择合适的切削液对于提高钛合金加工效率与效果非常重要。航空业已经广泛使用钛合金,其零部件切削过程对植入物的加工提供了很有价值的借鉴。用于钛合金加工的切削液必须具有非常好的润滑极压性能,这是为了有效地降低刀具与材料间的摩擦。在这一前提下还应该具有很好的润湿及冲洗性能,以取得很好的冷却效果。航空业的经验表明,采用高压切削技术能够明显提高加工效率,增强冷却效果,延长刀具寿命,不过高压应用对于水基冷却液的稳定性及泡沫特性提出了极高的要求。类似于 ECOCOOL TN 2525HP 及 ECOCOOL 7630 的切削液在钛合金、钴合金及不锈钢的加工过程中取得了较好的使用效果，即使在高压下也能长时间稳定使用。对于纯油性的切削液，需要注意的是钛粉的可燃性带来的风险。一般倾向于选择高润滑性、低黏度的产品以保证润滑和冷却的平衡，同时要求高闪点、低油雾以避免着火风险。在高压使用时，建议选用基于合成酯的纯油性产品，因为与矿物油产品相比，它具有出色的空气释放性且具有更好的润滑性能。

镁及镁合金的加工具有特殊性。镁易与水发生化学反应生成氢氧化镁和氢气，镁离子会大幅提高切削液的硬度并形成镁皂，破坏切削液的平衡，使其快速失效，并可能堵塞管路和过滤系统，而氢气则会存在安全问题。人体对镁材料植入物的吸收会受其几何形状及机械加工工艺的影响。这类植入物可以是多孔或者块状结构。当加工多孔镁植入物时，由于与切削液的接触面积更大，从而会使反应更易于发生并产生更多的氢氧化镁和氢气。汽车行业及电子行业镁合金零部件的加工过程同样可以为植入物加工如何选择和使用切削液提供有益的借鉴。目前市场上用于镁加工的水基切削液质量差别较大，一些专业公司的产品特别设计了针对这种加工的切削液，其配方能有效抑制镁的影响从而使工件能获得较长的使用寿命，并降低安全风险。对于使用纯油性切削液加工镁及镁合金来说，并没有特别严格的限制，镁相对而言是比较容易加工的材料，基于矿物油或者合成酯的产品都能很好地满足加工要求。

陶瓷材料都使用无断屑槽型的刀具进行加工，一般采用纯油性切削液。例如氧化铝陶瓷常被用于人工髋关节球头、膝关节中的球关节及手术器械，在磨削过程中，切削液具有非常重要的作用，这是因为陶瓷的脆性会使微小的缺陷都可能导致开裂或破损。爱荷华州立大学的研究表明，某些切削液可以在陶瓷表面形成 $Al(OH)_3$（氢氧化铝）和 Me_2SiO_5（环硅氧烷）[7]，它们可以被轻易地去除并且显著降低次表层的结构损伤。陶瓷的加工一般要求很好的润湿性、冲洗性，常选择低黏度、无细胞毒性、低挥发、高闪点的纯油性切削液。

19.2.3　特殊切削过程的润滑要求

微量润滑（minimum quantity lubrication，MQL）是指在切削加工过程中，用非常少量的切削液在刀头雾化来润滑刀具。过程中切削液是完全损耗掉的。一般小机床每小时只要使用 30 ml 切削液，而大的机床也不过 150 ml 左右的使用量。有人称之为近似干加工或者油雾润滑，但显然它与完全不使用切削液的干加工是有区别的。它也与常见的油雾润滑不同，它的使用量与油雾的润滑位置都是非常精确的，既能起到足够的润滑效果，又不至于浪费。

这样的使用方式显然具有极大的优越性,首先大幅减少了切削液的用量,降低了成本,同时无须维护,几乎没有污染,工件表面残留极少,没有废液处理。即使在难加工材料方面,微量润滑也越来越被接受。它的局限性在于目前还属于相对较新的技术,应用范围还有待扩大。

微量润滑尤其适用于植入物材料的钻孔加工或镍钛记忆合金等拥有很强黏附力材料的微量铣削加工。显然微量润滑切削液需要有非常好的润滑性能,以使其在微量的使用量下仍然能有效地保护刀具;雾化使用使其应满足无毒,且对人体无害,可生物降解,气味要小的要求。

高压切削技术是近年来发展较快的新技术,它能明显提高生产效率。部分知名的机床制造商、刀具及切削液制造商对此技术进行了比较深入的研究。它在航空制造领域取得了令人瞩目的成果。航空零部件大量采用钛合金材料,可以作为植入物加工的参考。所谓高压切削技术,简单来说就是让冷却液以高压(通常超过 80×10^5 Pa,甚至更高)到达刀具切削刃与切屑之间精确设定的区域。与传统切削技术相比,它能明显改善对刀具及工件的冷却效果,明显改善断屑效果,使刀具寿命显著提高,并可以增加切削速度以提高生产效率。

用于高压切削技术的切削液必须解决两个问题,首先压力的持续剧烈变化会快速破坏切削液乳化体系的稳定,从而使切削液上下分层,失去作用。图 19.17 是普通切削液和高压切削液的使用效果对比。

其次是高压应用带来的泡沫问

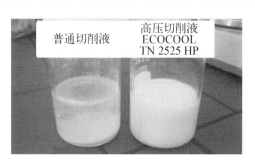

图 19.17　普通切削液和高压切削液

题。高压切削液中被压缩的空气会在压力变化后释放出来,高压液流的冲击也会产生更多的泡沫,另外因为高压系统常会使用较精密的过滤系统,切削液如果依赖消泡剂来提高泡沫性能,则可能会随着使用过程中消泡剂被过滤或者沉降损失后而使消泡性能变差。因此合适的切削液其自身就应该具有很好的起泡及消泡特性。机床使用的切削液槽容量也应保证切削液有足够的停留时间以使气泡及杂质分离,同时使切削液降温。一般来说,液槽容量应保证达到液泵的 10 min 流量以上。

19.2.4　切削液对植入物清洗的影响

作为植入物加工的最后一步,清洗的作用至关重要。即使 10^{-6} 级的不良物质的残留也可能会导致术后出现并发症的风险。清洗效果受到清洗设备、工艺参数、清洗剂、工件形状等多种因素的影响。切削液的残留同样是不能忽视的因素,要减少不利影响,切削液应不含有害物质、残留少且易被清洗去除。

切削液所含有害物质可能是由产品本身带来,也可能是使用过程中被污染。就用于加工植入物的切削液产品而言,目前尚没有统一的化学物质限定标准,有些供应商可以提供不含氯、不含亚硝酸盐、不含重金属、不含硼乃至不含杀菌剂的产品。机床设备使用的润滑油如液压油、导轨油、主轴油,以及上道工序或者坯料带来的油脂或化学物也有可能会进入到切削液中,随着时间累积,这些外来污染物所含的化学成分也可能造成残留问题。因此,应尽量采取措施避免这些可能的污染,同时可考虑适当缩短切削液的更换周期。另外,有一些切削液供应商针对这一问题研制了多用途切削油,既可以用于切削,也可以用于液压系统以避免交叉污染。因为加工植入物的特殊性,应向供应商强调,切削液配方的变更一般不允许,如必须变更,则应提前告知,以便根据需要验证其对生产过程及清洗效果的影响。

因为多数植入物材料加工难度较大,有些切削液为追求加工效果,并在成本的压力下,采用的配方会造成残留物较多且难以清洗去除。使用时,人们通常倾向采用很高的配液浓度,这些都增加了清洗过程的负荷。另外,使用过程中由于切削液质量问题或者维护不当,使切削液稳定性被破坏,分离出油及皂,或者外来杂油污染没有被清除,都会使残留量增加,这些残留物相对较难清洗,并可能使清洗剂过早达到饱和而降低清洗效果。

目前采用的清洗剂有水基类及溶剂类。溶剂类应考虑选用纯度高的产品,一般没有气味且基本不含有害物质,同时要注意兼顾挥发速度与安全性的平衡。从环保及安全的角度考虑,更多的是采用水基的碱性清洗剂,它对油污、无机盐、金属氧化物及蛋白质残留均有较好的清洗效果。

19.2.5 切削液的日常维护

为使切削液在它的整个生命周期内稳定地发挥令人满意的作用,选择一个合适的切削液是基础,更加重要的是对切削液进行良好的日常维护并及时解决出现的问题,对于水基切削液尤其如此。植入物加工对于稳定的表面质量及更低残留的要求要比普通工业零部件高得多,这同样要依赖于切削液的稳定。

从初次装液开始,直到使用周期结束,整个过程都需要考虑如何使切削液始终处于良好的状态。

对于切削液的储存,可参考以下几点:

(1)纯油性产品:可以储存2~3年,一般质量不会下降;储存的温度应在5~40℃之间;当储存在室外时,应水平放置或者盖上防水布。

(2)水基产品:建议在生产日期后的6个月内使用;储存温度不要低于5℃,

也不要高于 40℃；在配水使用时，水的温度最好在 15～20℃左右；避免采用镀锌的管子或者容器。

对于储存时间较长的水基切削液，一些简单的试验可以帮助了解是否有问题。取一些样品，观察是否有混浊，现场配水后测试其 pH 值是否与供应商提供的数据有明显降低，将配成水的切削液放置 1～2 天后观察是否有浮油或沉淀。对于纯油性产品，主要观察是否变混浊、桶底部是否有沉淀物。如果有以上问题发生，需要征询供应商的处理意见。

机床换切削液时，如何彻底地清理机床常被忽视，为了方便，人们常常简单地排放掉液槽中的旧液后，加入新液就算完成了换液过程。这很可能会带来问题。首先是管路、油槽及排屑装置中的废屑及油泥没有清洗干净，使得新液刚刚开始使用就被污染，其次系统中可能存在的细菌或真菌没有被有效去除，这使新液的稳定性及使用寿命可能显著降低。更换水基切削液可以参考以下程序：

（1）在机床换液之前，加入专用的系统清洗剂：

a. 循环 8～24 h。

b. 排尽液槽中的旧液。

c. 机械方式清理干净液槽和排屑器。

d. 用新鲜切削液冲洗液槽。

e. 用泵排干液槽。

f. 装入新的切削液。

配置新的切削液时，必须注意应将浓缩液慢慢加入到水中，而不能反过来，同时伴以充分的搅拌，使切削液形成稳定均匀的体系。

（2）在机床使用过程中，应保持对切削液的监控，问题发现得越早就越容易解决。常见的问题及解决办法如下：

a. 微生物生长，也就是所说的长菌。细菌过多带来的问题有产生难闻的气味、设备及工件生锈、切削液稳定性降低、刀具寿命及工件表面质量下降。细菌可能来源于外来的杂油如机床的泄漏或工件坯料表面残留，外来的切削液如上道工序带来，食物或其他的垃圾，地板清洗剂或者人体垃圾。而切削液浓度过低，静止不循环，系统未清洗干净会加剧细菌的快速生长。解决长菌问题应考虑尽可能地减少各类潜在的污染，及时补充新液，加入杀菌剂是快速解决长菌问题的办法，但应该尽可能减少用量和频次。真菌会产生霉味，并堵塞切削液管路及过滤器，还能与周边的细菌互相促进生长。真菌来源于空气中的孢子、灰尘或者交叉污染。解决真菌问题应考虑尽可能地减少污染，手工清除任何可见的菌团，也可采用杀菌剂灭杀真菌。真菌比较顽固，如果问题比较严重，应考虑彻底清理系统并换液。

b. 刀具寿命降低。很多因素会造成这个问题,从切削液的角度,如果发现使用过程中刀具寿命降低,应考虑切削液的浓度是否在规定范围内,过高或者过低都可能出现这个问题;其碱储备是否有明显变化;切削液的有效成分如添加剂是不是过度消耗,如长时间使用没有补充新液;切削液所含的杂油及杂质是否过多;供液压力流量及喷嘴角度是否正常;冷却液的温度是不是过高导致冷却装置未起到作用。

c. 工件表面的切削液残留过多。发现这个问题应检查切削液的浓度是否过高;pH 值是否在正常范围内;切削液的硬度是否正常;切削液所含的杂油及杂质是否含量过高;是否有真菌存在。对于残留物可以用红外光谱、X 光检查其成分,并观察是否有真菌及皂液形成来帮助分析。

d. 泡沫过多。发现切削液泡沫问题严重时,可检查浓度是否过高;液位是否太低需要补加新液;水质是否偏软;泵的压力及流量是否有了改变;有没有外来污染如清洗剂及其他杂油。

e. 生锈。从切削液的角度,导致生锈问题的原因有过低的浓度、水质较差如含有过多的氯离子、长菌严重,或者受到其他污染。根据不同的原因可以采取相应的措施。

f. 切削液颜色改变。使用过程中,切削液的颜色可能发生变化,这可能是正常的,例如加工铜材料时颜色会变绿或蓝,也可能是切削液的状态出现了问题。如果颜色变化较大,应考虑是否切削液中杂油过多;菌含量过高常表现出灰色乃至褐色,可用杀菌剂处理;含切削粉末太多可增强过滤或者延长沉降时间;工件或设备上的涂料油漆对切削液的污染。

切削液还可能出现其他一些问题,例如导致使用者皮肤过敏、烟雾过大、切削液过热、过滤材料消耗过快等。这些都是常见问题,可以咨询供应商以得到及时妥善的解决。

对于日常维护可基于表 19.10 指标的监控结果。

表 19.10　切削液的日常维护

监 控 项 目	检 测 方 法	建 议 频 率
外观和气味	目测和感觉	每　天
pH 值	电子 pH 计 DIN 51 369; pH 试纸	至少每周
浓　度	手持折光仪; 酸分解 DIN 51 368	至少每周;重要系统每天
亚硝酸盐含量	亚硝酸盐试纸	每　周

（续表）

监 控 项 目	检 测 方 法	建 议 频 率
细菌及真菌含量	菌片	根据需要；重要系统每周
氯含量	滴定	根据需要
硬　度	Ca，Mg 离子试纸；ICP	根据需要
锈　蚀	铁屑法 DIN 51 360 - 2	根据需要
杂油及不乳化油	沉淀测试 DIN 51 367	根据需要
固体杂质	膜过滤法 DIN 51 592	根据需要
电解质含量	电导率测试	根据需要

对于使用纯油性产品的机床，维护比较简单，一般可以每半年或一年检测其黏度、酸值、水分、闪点及杂质含量等判断其状态。

如果现场操作人员能够养成习惯，每天观察一下切削液的状态，测试一下 pH 值及浓度，尽管所用时间很少，但对于预防问题的发生将起到非常积极的作用。另外，发现问题后应积极寻求供应商的帮助，他们的专业意见可以使问题得到妥善解决。

19.3　金属植入物的机械加工工艺

19.3.1　钛合金的切削加工

1. 钛合金的切削加工性及普遍原则

钛合金按金属组织分为 a 相、b 相、a＋b 相，分别以 TA、TB、TC 表示其牌号和类型。植入物所用材料为 TA、TC 两种。一般铸、锻件采用 TA 系列，棒料用 TC 系列。

1）特点及切削加工性

钛合金相对一般合金钢具有以下优点：

（1）比强变高：钛合金密度只有 4.5 g/cm^3，比铁小得多，而其强度与普通碳钢相近。

（2）机械性能好：钛合金熔点为 $1\,660℃$，比铁高，具有较高的热强度，可在 $550℃$ 以下工作，同时在低温下通常显示出较好的韧性。

（3）抗蚀性好：在 $550℃$ 以下钛合金表面易形成致密的氧化膜，故不容易被进一步氧化，对大气、海水、蒸汽以及一些酸、碱、盐介质均有较高的抗蚀能力。

另一方面，钛合金的切削加工性比较差。主要原因为：

（1）导热性差，致使切削温度很高，降低了刀具耐用度。$600℃$ 以上温度时，表面形成氧化硬层,对刀具有强烈的磨损作用。

(2) 塑性低、硬度高,使剪切角增大,切屑与前刀面接触长度很小,前刀面上应力很大,刀刃易发生破损。

(3) 弹性模量低,弹性变形大,接近后刀面处工件表面回弹量大,所以已加工表面与后刀面的接触面积大,磨损严重。

钛合金切削过程中的这些特点使其加工变得十分困难,导致加工效率低,刀具消耗大。

2) 切削加工的普遍原则

根据钛合金的性质和切削过程中的特点,加工时应考虑以下几个方面:

(1) 尽可能使用硬质合金刀具,如钨钴类硬质合金与钛合金化学亲和力小、导热性好、强度也较高。低速下断续切削时可选用耐冲击的超细晶粒硬质合金,成形和复杂刀具可用高温性能好的高速钢。

(2) 采用较小的前角和较大的后角以增大切屑与前刀面的接触长度,减小工件与后刀面的摩擦,刀尖采用圆弧过渡刃以提高强度,避免尖角烧损和崩刃。

(3) 要保持刀刃锋利,以保证排屑流畅,避免黏屑崩刃。

(4) 切削速度宜低,以免切削温度过高;进给量适中,过大易烧刀,过小则因刀刃在加工硬化层中工作而磨损过快;切削深度可较大,使刀尖在硬化层以下工作,有利于提高刀具耐用度。

(5) 加工时须加冷却液充分冷却。

(6) 切削钛合金时吃刀抗力较大,故工艺系统需保证有足够的刚度。由于钛合金易变形,所以切削夹紧力不能大,特别是在某些精加工工序时,必要时可使用一定的辅助支承。

以上是钛合金加工时需考虑的普遍原则,事实上,用不同的加工方法以及在不同的条件下存在着不同的矛盾突出点和解决问题的侧重点。

2. 钛合金切削加工的工艺措施

1) 车削

钛合金车削易获得较好的表面粗糙度,加工硬化不严重,但切削温度高,刀具磨损快。针对这些特点,主要在刀具、切削参数方面采取以下措施:

(1) 刀具材料:根据工厂现有条件选用 YG6,YG8,YG10HT。

(2) 刀具几何参数:合适的刀具前后角、刀尖磨圆。

(3) 较低的切削速度。

(4) 适中的进给量。

(5) 较深的切削深度。

选用的具体参数如表 19.11 所示。

表 19.11　车削钛合金参数表

工序	车刀前角/(°)	车刀后角/(°)	刀尖圆弧半径/mm	切削速度/(m/min)	切削深度/mm	进给量/(mm/r)
粗车	5	6～10	1～2	40	3	0.2～0.3
精车	5	6～10	0.5	60	0.2～0.5	0.1

车削时还需注意以下 3 点：

(1) 充分冷却。

(2) 车外圆时刀尖不能高于工件中心，否则容易扎刀。

(3) 精车及车削薄壁件时，刀具主偏角要大，一般为 75°～90°。

2) 铣削

钛合金铣削比车削困难，因为铣削是断续切削，并且切屑易与刀刃发生黏结，当黏屑的刀齿再次切入工件时，黏屑被碰掉并带走一小块刀具材料，形成崩刃，极大地降低了刀具的耐用度。因此对钛合金铣削采取 3 点措施：

(1) 铣削方式：一般采用顺铣。

(2) 刀具材料：建议采用高速钢 M42。

(3) 从工件装夹及设备方面提高工艺系统刚性。

这里需要特别指出的是，一般合金钢的加工均不采用顺铣，因机床丝杠、螺母间隙的影响，在顺铣时，铣刀作用在工件上，在进给方向上的分力与进给方向相同，易使工件台产生间歇性窜动，造成打刀。对顺铣而言，刀齿一开始切入就碰到硬皮而导致刀具破损。但由于逆铣切屑是由薄到厚，在最初切入时刀具易与工件发生干摩擦，加重刀具的黏屑和崩刃，就钛合金而言，后一矛盾显得更为突出，因此采用顺铣。

此外，为使钛合金顺利铣削，还应注意以下几点：

(1) 相对于通用标准铣刀，前角应减小，后角应加大。

(2) 铣削速度宜低。

(3) 尽量采用尖齿铣刀，避免使用铲齿铣刀。

(4) 刀尖应圆滑转接。

(5) 大量使用切削液。

为提高生产效率，可适当增加铣削深度与宽度，铣削深度一般粗加工为 1.5～3.0 mm，精加工为 0.2～0.5 mm。

3) 磨削

磨削钛合金零件常见的问题是黏屑造成砂轮堵塞以及零件表面烧伤。其原因是钛合金的导热性差，使磨削区产生高温，从而使钛合金与磨料发生黏结、扩散以及强烈的化学反应。黏屑和砂轮堵塞导致磨削比显著下降,扩散和化学反应的结果使工件被磨表面烧伤,导致零件疲劳强度降低,这在磨削钛合金铸件时更为明显。为解决这一问题,采取的措施是:

(1) 选用合适的砂轮材料:绿碳化硅 TL。

(2) 稍低的砂轮硬度:ZR1。

(3) 较粗的砂轮粒度:60。

(4) 稍低的砂轮速度:10～20 m/s。

(5) 稍小的进给量。

(6) 用乳化液充分冷却。

4) 钻削

钛合金钻削比较困难,常在加工过程中出现烧刀和断钻现象。这主要是由于钻头刃磨不良、排屑不及时、冷却不佳以及工艺系统刚性差等几方面原因造成的。因此,在钛合金钻削加工中需注意以下几点:

(1) 刀具材料:高速钢 M42、B201 或硬质合金。

(2) 合理的钻头刃磨:加大顶角、减少外缘前角、增大外缘后角,倒锥加至标准钻头的 2～3 倍。

(3) 勤退刀并及时清除切屑,注意切屑的形状和颜色。如钻削过程中切屑出现羽状或颜色变化时,表明钻头已钝,应及时换刀刃磨。

(4) 加足切削液:一般用豆油,必要时可加法国 OLTIP 钻孔攻丝专用油。

(5) 提高工艺系统刚性:钻模应固定在工作台上,钻模引导宜贴近加工表面,尽量使用短钻头。

还有一个值得注意的问题是:当采取手动进给时,钻头不得在孔中不进不退,否则钻刃摩擦加工表面,造成加工硬化,使钻头变钝。

5) 铰削

钛合金铰削时刀具磨损不严重,使用硬质合金和高速钢铰刀均可。工厂常用的有 W18Cr4V、M42、YW1、YG8、YG10HT 等。使用硬质合金铰刀时,要采取类似钻削的工艺系统刚度,防止铰刀崩刃。钛合金铰孔时出现的主要问题是铰孔不光,可采取以下解决措施:

(1) 用油石修窄铰刀刃带宽度,以免刃带与孔壁黏结,但要保证足够的强度,一般刃宽在 0.1～0.15 mm 为好。

(2) 切削刃与校准部分转接处应为光滑圆弧,磨损后要及时修磨,并要求各齿圆弧大小一致。必要时可加大校准部分倒锥。

(3) 两次铰削。粗铰余量为 0.1 mm,精铰余量一般小于 0.05 mm。

(4) 主轴转速为 60 r/min。

（5）铰完退刀时，手铰不能反转退出，机铰应不停车退出铰刀。

6）攻丝

钛合金攻丝，特别是 M6 mm 以下的小孔攻丝相当困难。主要因为切屑细小，易与刀刃及工件黏结，造成加工表面粗糙度值大、扭矩大。攻丝时丝锥选用不当及操作不当极易造成加工硬化，加工效率极低并时有丝锥折断现象。其解决办法如下：

（1）优先选用一丝到位的跳牙丝锥，齿数应较标准丝锥少，一般为 2～3 齿。切削锥角宜大，锥度部分一般为 3～4 扣螺纹长度。为便于排屑，还可在切削锥部分磨出负倾角。尽量选用短丝锥以增加丝锥刚性。丝锥的倒锥部分应较标准的适当加大，以减少丝锥与工件的摩擦。

（2）加工螺纹底孔时，先粗钻再用扩孔钻扩孔，以减小底孔的加工硬化。对于螺距为 0.7～1.5 mm 的螺纹，底孔尺寸可加工到国标规定的标准螺纹底孔的上差，并允许再加大 0.1 mm。

如果不受螺孔位置及工件形状限制，尽量采用机攻，避免手工攻丝进给不匀、中途停顿而造成的加工硬化。

19.3.2　钴铬钼合金的切削加工

1. 用于切削的钴铬钼合金

钴铬钼合金是一种耐磨损性、耐腐蚀性、抗疲劳性极佳且具备很高强度、较长使用寿命的合金材料。其中添加钼的作用是细化晶粒，可以很好地提高合金的硬度与强度，钼的含量约为 5%～6%。

钴铬钼合金基本上分为两类：第一类是 CoCrMo 合金，通常是用于铸造产品；第二类是 CoNiCrMo 合金，通常用于（热）锻造精密加工产品。

铸造 CoCrMo 合金用于牙科已有数十年，目前用来制造人工关节。可锻造的 CoNiCrMo 合金常用来制造能够承受大负荷的关节，如膝关节和髋关节。

2. 钴铬钼合金(CoCrMo)材料的切削加工工艺特点

钴铬钼合金不被视为高温合金，用这些材料制成的零件无须面对很高的工作温度，更不需要像高温合金那样具有高工作温度下保持强度和机械性能等特性，但是由于其材料成分的特殊性，这类材料在金属切削加工中不亚于高温合金材料的加工难度，所以常称为难加工材料。

其中主要成分钴(Co)元素形成的钴基合金，大大提升了材料的高耐磨损性、耐腐蚀性、耐高温氧化性。铬(Cr)元素的加入能够通过固溶强化、碳化物强化等方式提高材料的耐磨性和抗硫腐蚀性(见图 19.18)，改善导热性、易焊接性等。钼(Mo)元素的加入，可通过钼与合金压制烧结时渗入的少量碳、氧、氮及其他元素形成化合物,聚积于晶界上,起到晶界强化等作用,其目的也是为了提升合金材料的强度、耐腐蚀性和稳定性。

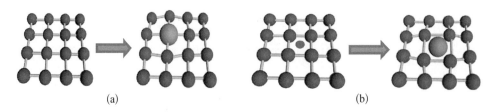

(a)   (b)

图 19.18 钴合金的强化

(a) 固溶强化示意;(b) 沉淀硬化示意

这一材料在性能上尤其是在切削加工性能上存在以下特点:

(1) 材料强度很高。

(2) 具有非常好的耐磨性。

(3) 存在明显的加工硬化现象。

(4) 热传导性能一般。

(5) 材料韧性好。

(6) 耐酸腐蚀性强。

(7) 生物稳定性好。

(8) 组织相容性好。

图 19.19 显示了钴铬钼合金切削加工硬化层的形成过程,包括刀刃切削作用下材料的剪切变形[图 19.19(a)],产生高温,以及随后的冷作硬化,图 19.19(b)是硬化层的断面。图 19.20 是钴铬钼合金机械性能及切削性能与其他材料的对比。

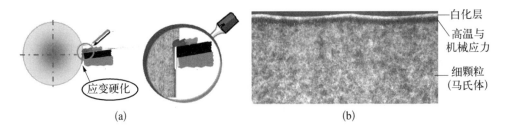

应变硬化   白化层
                                                      高温与
                                                      机械应力

                                                      细颗粒
                                                      (马氏体)

(a)   (b)

图 19.19 钴铬钼合金的切削加工硬化层

3. 钴铬钼合金(CoCrMo)切削加工中对刀具的要求

在切削加工特点方面表现为:

(1) 要求刀具材质也具备足够的强度。

(2) 要求刀具材质具备非常好的红硬性或高温耐磨性。

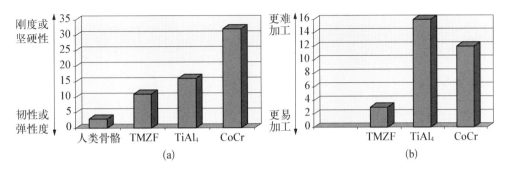

图 19.20　钴铬钼合金机械性能及切削性能与其他材料的对比

(a) 弹性模量值分析对比；(b) 可加工性能分析对比

（3）为了避免产生加工硬化现象，除了采用正确的切削策略，刀具刃口应该尽可能锋利，且具备足够的强度、刚性和耐用度。

（4）切削过程必须有充分有效的冷却措施。

（5）有利于实现或保证出色的表面粗糙度。

（6）出色的加工稳定性和耐用度，刀具寿命要足够好，以保证大尺寸加工表面的加工过程中不换刀。

图 19.21 是刀具设计要素。作者所在企业在钴铬钼合金刀具设计制造方面采取了如下措施：

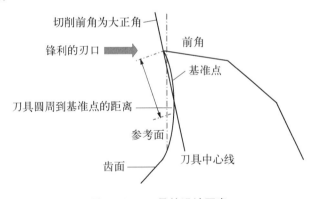

图 19.21　刀具的设计要素

前角—齿面或过基准点与齿面相切的面与参考面或线的夹角

（1）刀具材料（尤其是在绝大部分时间中使用的整体硬质合金刀具）。其原材料采用超细硬质合金粉末甚至是纳米粉末，并有相关制造技术的支持（见图 19.22）。

（2）增强的刀芯设计。图 19.23（a）中，作者所在企业将原来的传统刀芯设计改进为方刀芯设计，大大提高了刀具强度。图 19.23（b）是该企业推出的一种强化的等强度双刀芯设计，以最大限度地提高刀具的刚性。

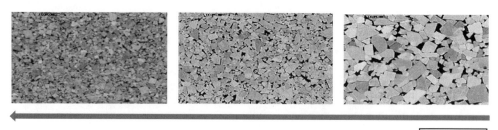

—— 5 μm

图 19.22 超细硬质合金粉末

整体硬质合金刀具基体的粉末颗粒最小已经可以达到 0.1~0.2 μm

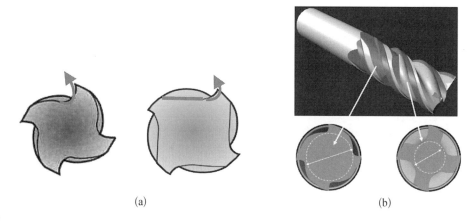

(a)   (b)

图 19.23 增强的刀芯设计

（3）推出锋利的刃口设计及制造技术，以及对切削刃口的细致圆钝制造及检测、控制技术。

（4）对前、后刀面角度进行了设计优化。

（5）采用梯度硬质合金制造技术以提高刀具刃口强度。

（6）最新的、针对性的刀具涂层技术。

（7）涂层后的表面抛光技术（见图 19.24）。

（8）刀具高超的制造或修磨精度，满足镜面加工的基本要求。

（9）能够满足先进加工策略的新刀具的研发，如螺旋插补铣、快进给铣刀、插铣刀、HPM 高效能铣刀、高压内喷冷刀具等。

实际上，骨科植入物加工制造的技术特征是将航空航天高温合金及难加工材料加工技术与现代精密模具产品复杂的加工制造技术合二为一。所以除了以上所列的在刀具设计制造方面的要求之外，在加工策略和方法上目前也有一些推荐，如图 19.25 所示。

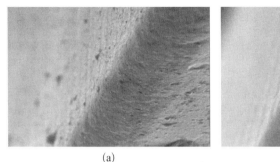
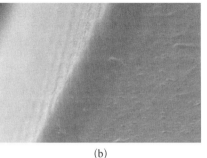

(a)　　　　　　　　　　　　　(b)

图 19.24　涂层后的表面抛光

(a) 未做涂层后抛光处理的情况；(b) 做了涂层后抛光处理的情况

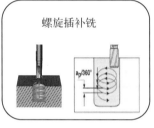
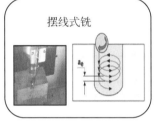
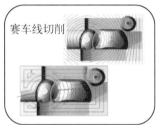
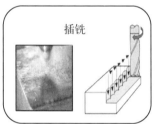
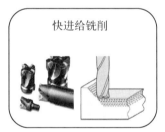
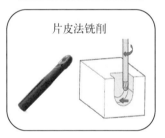

图 19.25　钴铬钼合金加工策略

具体建议的加工策略有：

(1) 铣切削加工一定要采用顺铣方法。

(2) 车削加工尽量采用大一些的刀尖圆角甚至是圆刀片，刃口槽型较锋利。

(3) 切削主偏角最好为 45°，对存在加工硬化倾向的材料，可明显减缓加工中出现的沟槽磨损。

(4) 通过采用快进给铣削策略可解决或改善类似因为刀具长径比大、刚性不足带来的切削效率问题等。

(5) 采用插铣刀解决一些特定加工中刀具振动、刚性不足引起的加工效率低等问题。

(6) 利用特有的"平均断屑厚度理论及如何优化铣削每齿进给量"技术优化铣削加工效率。

（7）利用第（6）条的原理延伸得到的高速加工策略、片皮切削法、摆线加工策略、赛车线走刀法等（见图 19.26）优化加工效率。

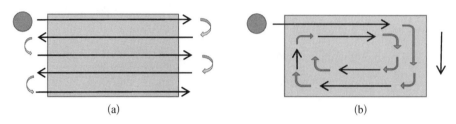

（a）　　　　　　　　　　　　　　　　（b）

图 19.26　赛车线走刀法

（a）传统方法；（b）赛车线法

（8）当采用球头刀做曲面加工时尽量采用 20°摆角切削策略（见图 19.27）。

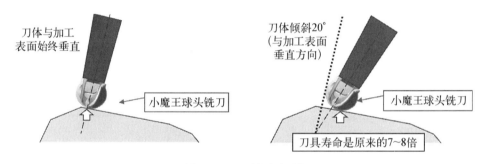

图 19.27　20°摆角切削

（9）尽量采用不间断的封闭连续走刀加工替代比较容易编程的开放的断续走刀，以防刀刃过于频繁的断续切削引起的振动、刃口崩刃等。

（10）采用高压内喷冷刀具策略，从而大大改善排屑、减少刀具磨损、提高加工表面质量等。

（11）采用正确的冷却液技术。

在选用刀片式铣刀时，应考虑如下的具体要求：

（1）刀片硬质合金基材为较大的颗粒尺寸。

（2）相对较厚的涂层。

（3）由刀体支撑。

（4）中等公差（在切削中）。

（5）平均断屑厚度适度。

（6）相对较高的每齿进给能力。

（7）刀片可转位。

（8）每种材料组都有明确的切削刃几何形状设计及槽型。

在选用整体硬质合金铣刀时，应考虑如下的具体要求：

（1）硬质合金基材为非常细的颗粒尺寸。

（2）较薄的涂层。

（3）自身支撑（韧性）。

（4）较高的公差（在切削中）。

（5）刀具切削啮合弧长对切削参数起主导作用。

（6）较小的每齿进给能力。

（7）可以重新修磨。

（8）对所有材料组，切削刃的几何形状差不都是相同的。

4. 实际加工案例

人工髋关节假体所用材料为钛合金或钴铬钼合金。

髋关节有两种结构，一种是髋关节假体与球头为可分式，两者通过锥面配合连接；另一种是髋关节假体与球头作为一体。无论采用哪种结构，在加工中都要解决3个问题：首先是如何装卡来加工颈部及头部；其次是如何在分别加工假体干和假体颈的时候保证两者之间的相对位置；最后是假体干与骨髓腔匹配段的横截面轮廓为自由曲线，需要用多轴联动的数控机床加工。

此外，要尽量采用简单夹具及普通机床加工假体的非自由型面，以降低加工成本。

应注意加工钛合金和钴铬钼合金所使用的刀具并不完全相同，应根据实际加工的材料特点设计制造有针对性的刀具。这些刀具在几何角度、硬质合金材质直至涂层技术及后处理等方面应专门研发。

案例一：

案例名称：髋关节髋臼杯的加工（见图 19.28）。

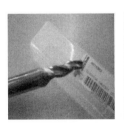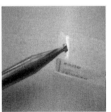

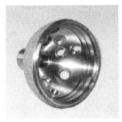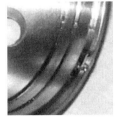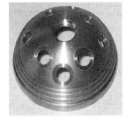

图 19.28　髋臼的切削加工

工件材料：钴铬钼合金(或用钛合金 Ti6Al4V)。

采用机床：Mazak 车床/DMG 和 Makino 加工中心等。

机床刀柄：HSK63。

加工方式：车削、铣削(槽铣、方肩铣、侧铣、仿形铣、螺纹铣等)。

刀具类型：粗加工用 JHP750、JHP992。

半精加工、精加工用 JH910。

加工工艺改进：

(1) 小平均断屑厚度原理,高速侧铣策略。

(2) 斜 20°多刃球头铣刀高效率精加工。

(3) 采用专门设计的 BN 钻铣复合刀加工几个螺栓孔。

(4) 复合反向平面或锥面锪铣刀应用。

结论：加工效率提升 25%,刀具成本下降约 50%。

案例二：

案例名称：膝关节髁面的加工(见图 19.29)。

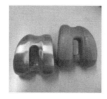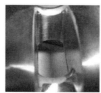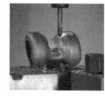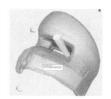

图 19.29 膝关节髁面的加工

工件材料：钴铬钼合金。

采用机床：Makino A55E 加工中心等。

机床刀柄：HSK63。

加工方式：铣削加工及磨削加工(磨削加工为主)。

刀具类型：侧壁(walls)加工用 JH141。

桥面(bridge)加工用 JH554。

结合弧面(blend radius)加工用 JH532。

加工工艺特点：

(1) 材料去除的余量很小,因为零件表面曲率大,加工粗糙度要求极高,所以一般刀具步距也很小,A_e(切削的径向切深)约在 0.5 mm。

（2）在有些部位 A_p（切削的轴向切深）或许会特别大。

（3）由于是铸造毛坯，所以不像锻件那样有硬皮，表面相对比较规整。

（4）由于零件形状非常特别，所以装夹位置有限，一般装夹都不是很牢固。

（5）需要 5 轴加工中心。

（6）刀具长度较长，悬伸比较大。

5. 适合装夹高精度铣刀，实现高速高精度加工的刀柄

由于骨科植入物加工精度要求极高、零件表面粗糙度要求极高、加工效率要求越来越高、越来越多地使用先进的加工策略尤其是铣削策略，所以选择的刀柄也必须满足一定的要求。需要特别考量的主要方面有：

（1）刀柄的后端与机床主轴的连接形式。

（2）刀柄前端装夹刀具的连接形式。

（3）连接形式的国际化、标准化、通用性。

（4）使用和维护上的方便性、可靠性。

（5）精度和精度保证。

（6）足够刚性和刚性的持久保证。

（7）良好的经济性。

按照目前的产品研制、发展水平，可以在热胀式刀柄、液压夹持刀柄、高精度弹簧夹头刀柄及 powRgrip 冷压夹持刀柄（REGO - FIX）这几种刀柄中选用。

对常见不同前端夹持方式的一些刀柄，针对夹持精度和夹持刚性对刀具使用寿命的影响，作者所在企业进行了大量的对比试验，结果表明：刀具每增加约 10 μm 的径向跳动量，刀具的使用寿命就会出现 20%～50%的下降（见图 19.30）。

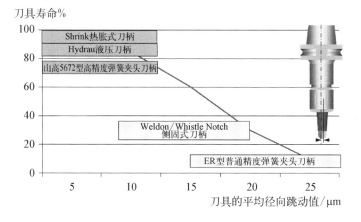

图 19.30 刀具径向跳动与寿命

图 19.31 和表 19.12 为用于高速加工的刀柄性能比较。

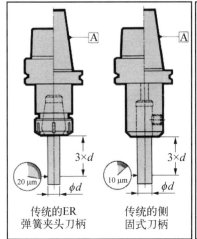
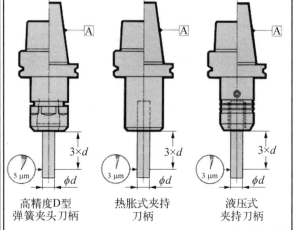

传统的刀柄夹持方式 标准的径向跳动误差值	适用于高速铣的高精度刀柄夹持方式 很小的径向跳动误差值及良好的动平衡
传统的ER 弹簧夹头刀柄　传统的侧 固式刀柄	高精度D型 弹簧夹头刀柄　热胀式夹持 刀柄　液压式 夹持刀柄

图 19.31　刀柄形式与径向跳动

表 19.12　适用于高速加工的刀柄性能比较

主要技术特性	热胀式夹持刀柄	高精度 D 型弹簧 夹头刀柄	液压式夹持刀柄
径向跳动精度	＋＋＋(3 μm)	＋＋(5 μm)	＋＋＋(3 μm)
动平衡性	＋＋＋(已实施精动 平衡)	＋＋＋(已实施精动 平衡)	＋＋＋(已实施精动 平衡)
扭矩输出	＋＋＋	＋＋	＋＋＋
最高转速限制	不高于 45 000*	不高于 100 000*	不高于 40 000
刚性	＋＋＋	＋＋	＋(无径向套圈)
使用方便性	＋＋＋	＋	＋
对辅助装置的需求	需要另购置热胀装 刀仪	只需配置相关扳手	只需配置相关普通扳 手及夹持力测试样棒
应用灵活性	＋(刀杆直径特定)	＋＋＋(可通过不同 弹簧夹头装夹不同直 径的刀具)	＋＋(可通过不同变 径套装夹不同直径的 刀具)
可适用的刀柄直径 规格	可装夹的刀具刀杆直 径为 3、4、5 mm(h5) 或 6、8、10、12、14、16、18、 20、25、32 mm(h6) 建议 最好都为 h5 精度的	可装夹 1～20 mm 每 间隔 0.5 mm 档的 h8 精度刀杆	可装夹的刀具刀杆直 径为 3、4、5 mm(h5) 或 6、8、10、12、14、 16、18、20、25、32 mm (h6)

（续表）

主要技术特性	热胀式夹持刀柄	高精度 D 型弹簧夹头刀柄	液压式夹持刀柄
产品类型	5803,5801,5800 型	5872 及 LIBRAFLEX 5872 型	5834 型

＋＝好，＋＋＝很好，＋＋＋＝优秀

6. 液压刀柄的正确使用方法及日常维护

1）有关刀具的动平衡要求

（1）对于工作转速到达 25 000 r/min 以上的工作使用状况，必须对刀具进行整体组合动平衡。

（2）对于工作转速在 10 000～25 000 r/min 范围内的情况，必须对刀柄实施个别的动平衡。

（3）如果工作转速在 10 000 r/min 以下范围的，一般可不进行刀具的专门动平衡。

必须注意：转速在 10 000 r/min 以上的所谓动平衡工作必须包括实际使用时刀柄上可能会安装的一些附件，如拉钉、冷却喷嘴等。

2）刀柄的适合工作温度范围

液压刀柄的最适当工作环境温度的范围是 65～100℉（约为 18～38℃）。

3）使用刀柄的注意事项

（1）必须确保被安装使用的刀具的柄径有非常高的尺寸精度，以确保装夹的正确可靠，一般来讲刀具的尺寸误差不大于刀具柄径的千分之一（0.001D 刀杆直径），即 h6 级或更高要求。

（2）必须在安装前认真清理刀柄的内孔和确保工件装入端口无锐口，若有，应对其进行倒钝或修光，以确保顺利装入；装刀时应尽力保持垂直慢送，切忌蛮行。

（3）注意检查刀具刀杆部是否有刻痕或异常凸起，若有，应仔细地用油石或金相砂纸打磨修平。

（4）用清洁的干布将刀柄内孔和刀具刀杆部分擦拭干净，以确保刀具最良好的夹持状况和夹紧力。

（5）每次安装必须完全确保刀具装入到足够的有效深度，以确保刀柄内孔夹持内胆壁区域已被完全覆盖，所以一定要注意刀柄内装刀深度限位调节螺钉的正确设置和安装是否充分到位。

（6）注意在夹持刀具时正确恰当地扭紧锁紧螺钉，一般来讲只需施以人力将螺钉紧到底即可，千万不要采用增扭扳手或橇棒等。

（7）刀柄若暂时不用应涂上防锈油并在刀库中妥善存放。

（8）确保刀柄在要求的工作环境温度下工作。

4）使用刀柄必须避免的事项

（1）千万不要在刀具刀杆的安装部位刻制标记，以免刀具无法装入刀柄，因为这种标记的刻制可能导致刀杆尺寸变大而无法装入。

（2）不要在刀具的刀杆安装部位切制刀具重磨时的任何限位标志或越程槽，以避免刀具无法装入或槽口毛刺划伤刀柄内孔表面，同时这样也可防止刀具本身的过早断裂。

（3）绝对不要在刀具难以装入时候强行安装。

（4）千万不可将有侧平锁紧面的刀具或其他非完全圆柱刀杆的刀具在液压刀柄上使用安装。

（5）不要将锁紧螺钉完全卸下。

（6）绝对不可以通过修磨或研磨刀柄内孔来满足刀具的安装要求，而应对不满足液压刀柄安装要求的刀具进行修正修磨。

（7）在刀具安装前不可抹油防锈或润滑，而应该用干净的布将刀具刀杆和刀柄内孔完全擦干。

（8）千万不要去拧松或完全取下"放气孔"螺钉，这个螺钉通常是用黄色的漆封或塑封封住的，而且一旦动后客户无法自行恢复，刀柄的油压将降低或失准，后果不堪设想。

（9）不要将已装置好的刀柄刀具长时期保存置放，而应将用好的刀柄刀具恢复到非装配正常状态妥善保管。

（10）不要将刀具系统在允许的工作温度范围以外使用，以避免刀具可能发生的失效。

（11）千万不要将刀柄自行实施液压油的补充或更换，应请供应商给予良好的、专业化的服务。

19.3.3 医用不锈钢的切削加工

所谓不锈钢就是对铬 Cr 含量高于 12% 的铁基类合金钢的统称，大致的成分为铁 Fe、铬 Cr、碳 C、镍 Ni、钛 Ti 等元素。

1. 用于切削的医用不锈钢

通常可按材料性能用途的不同分为工业用不锈钢、家用或食品用不锈钢、医用不锈钢等，典型的材料种类有 400 系列（如 430 不锈钢）、300 系列（如 304（18-8）不锈钢）、200 系列及 18-10 等。其中 18-10 不锈钢就是我们所说的医用不锈钢，18-10 和 18-8 中的 10 和 8 表示材料中镍 Ni 的含量，前者 Ni 含量高，抗腐蚀性更好，所以更适合医用。

18-10 不锈钢为铁＋18％铬＋10％镍,具有非常出色的抗化学氧化性能、抗酸腐蚀性能,生物稳定性和组织融合性良好,材料的强度和耐用度也都适合一般医用的要求,所以是传统的医疗用材料。

对这三种不锈钢材料有一种最简单的分辨方式,即用磁铁去吸附它,能够吸得住的是 430,吸不住的是应该是 304 或 18-10。

不锈钢按照其晶相结构组织、含量成分的不同分为:铁素体(Ferritic)、马氏体(Martensitic)、奥氏体(Austenitic)、双相不锈钢(Duplex)。

2. 不锈钢材料零件的切削加工工艺特点

不锈钢中诸多合金元素的含量不同、微观结构和性质的不同决定了材料的耐热性、耐腐蚀性、抗氧化性能、可加工性能等的不同。

(1) 铁素体不锈钢(400 系列,如 405,430,442)(低碳钢＋铬)。含 11％～30％ 铬,碳为 0.12％,BCC 体心立方体晶体结构,加工硬化倾向低。

(2) 马氏体不锈钢(400 系列,如 403,416,422)(铁素体不锈钢＋丙)。含 12％～17％ 铬,0.1％～1％碳,较高硬度。

(3) 沉淀硬化不锈钢(pH 值钢,如 15-5PH,17-4PH 沉淀硬化,PH13-8Mo)(马氏体不锈钢＋铜,铝,铌)。含 10％～30％ 铬、铌和钼,由铜、铝、钛和铌等组成引起沉淀硬化现象;含 16％～25％铬,7％～20％铌,FCC 面心立方体晶体结构,加工硬化倾向高。

(4) 双相不锈钢(200 系列)(奥氏体不锈钢-镍＋锰,氮)。

不锈钢材料具有明显的应变硬化(表面硬化或加工硬化),如图 19.32(a)所示。

由于不锈钢材料具有非常好的延展性和韧性,所以切削加工中特别容易出现积屑瘤,如图 19.32(b)所示。

3. 不锈钢切削加工策略

1) 可选切削区域 1(低效率区域)

(1) 使用冷却液,保持温度低。

(2) 尽量采用小的切屑体量、截面积(刃口锋利)。

(3) 实现较长的刀具寿命是可能的。

(4) 实际的生产效率低,加工成本高。

(5) 加工可靠性值得怀疑。

2) 可选切削区域 2(高效率区域)

常用于粗加工可选择:

(1) 使用正前角刀片。

(2) 针对粗加工、较大切屑截面积(进给＞0.15 mm/转,切深＞1 mm)。

(3) 尽量不要使用冷却液,除非有严重的排屑问题。

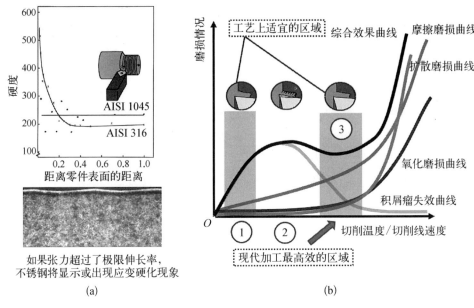

图 19.32　不锈钢材料的应变硬化

（a）应变硬化；（b）切屑加工中出现的积屑瘤

3）可选切削区域 3（高效率区域）

常用于精加工可选择：

（1）切削速度比粗加工的约高 25%。

（2）进给率 $F=0.05\sim0.15$ mm/转，切深 $A_p>0.5$ mm。

（3）如果 $f<0.05$ mm/转，$A_p<0.5$ mm，建议采用更耐磨刀片等级。

（4）利用充足的冷却液，以确保切削热量的即时排除和温度较低。

（5）在采用很小的径向啮合量的侧铣时，应采用平均断屑厚度的理论来优化切削参数，尽量不要使用冷却液。

19.4　骨科植入物回转件加工工艺

回转加工涉及的植入物主要是骨钉、人造关节、微创手术器械，以及牙科器械和种植体。涉及的材料有不锈钢、钛合金、钴-铬合金、陶瓷、高分子材料等。

骨科植入物的发展对于制造加工不断提出要求：

（1）由于新的微创植入工艺和工具的需要，促使植入体变得越来越小及更复杂。

（2）由于植入物尺寸和手术程序需要，植入物整体精度不断提高。

（3）为了达到更小的摩擦磨损，植入物的表面质量要求不断提高。

（4）新材料、新的毛坯制造工艺的应用（如钴铬合金锻造压铸成形技术），产生新的机械加工要求。

19.4.1　加工要点与现代加工设备

1. 加工要点

骨科植入物产品的加工要求有其独特特点：

（1）高效批量精密加工。

（2）一次加工完成，无须二次加工工序，减少损伤。

（3）去除毛刺，避免植入物在人体内引起病变。

（4）实现各种复杂加工要求：车，铣，钻，加工螺纹、深孔、多边形孔、梅花孔等几何形状。

2. 现代加工设备

1）纵切自动车床（见图 19.33）

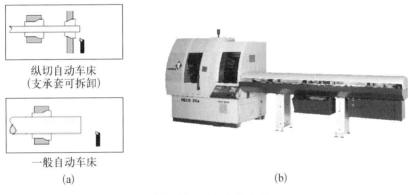

纵切自动车床
（支承套可拆卸）

一般自动车床

(a)　　　　　　　　　　　　(b)

图 19.33　纵切自动车床

纵切自动车床是瑞士 TORNOS 在 130 年前开发出的产品，也被称为"走心机""主轴移动式车床"，或简称"瑞士型车床"。该车床配有前后主轴，所以可以一次性完成零件的全部加工。最初用于钟表机芯中轴类零件的加工，后来广泛应用到各行业，如汽车、电子接插件等大批量生产。在 1990 年以后，瑞士 TORNOS 成功地开发出在纵切自动车床上的各类加工工艺，如旋风铣削螺纹、深孔钻削、梅花槽高频铣削等工艺和装置。其特点是适用于细长类零件的加工，一般长径比大于 4 的零件。在这类零件的加工中必须要在切削刀具的相邻带有支承，以避免常规没有支承的"走刀式车床"的问题，如图 19.33(a)所示。毛坯采用棒料，直径一般在 1～32 mm 的范围。目前开发的纵切自动车床大多可以有支承导套的互换，"走刀式"车床的空间越来越小。各种回转类骨科植入物，无论形状简单与复杂均可在其上生产。

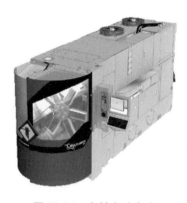

图 19.34　多轴自动车床

2）多轴自动车床（见图 19.34）

多轴自动车床是一种多工位的自动车床，将工艺分解在不同工位，辅助时间短，节拍快，适合于大批量生产的领域，如汽车、电子和卫浴产品。瑞士 TORNOS 将这类设备引入骨科植入物的加工。因为这类设备没有支承导套，所以适用于长径比小的零件（如锁紧螺母），或一定长度的骨钉（配有随动导套）。这类设备同样可以适用纵切自动车床所配的旋风铣、深孔钻、高频电主轴技术和装置，一般有6～8个前主轴，而只有1～2个后主轴，所以适合特定的零件加工。

3）配套辅助周边装置

在以上的两类设备中，必须配有周边设备：

（1）送料机：输送毛坯棒料。

（2）卸料装置：输出加工好的零件。

（3）排屑器：排出切屑。

（4）高压切削液：用于提高表面质量、排屑和去毛刺，也用于高压深孔枪钻。

（5）油雾分离器：以便于保持加工区的温度。

（6）自动灭火装置：骨科植入物的材料大都是易燃材料，在加工的高温切屑接触下有燃烧的可能性，为了保护设备应该配置自动灭火装置。

（7）合适的切削油：保证表面质量和刀具寿命。

19.4.2　现代加工工艺

在以上的设备中，骨科植入物回转件的现代加工工艺包含如下几种：

（1）微型加工技术及高频电主轴（铣削梅花槽，内旋风铣等）。

（2）内插孔工艺（六角、梅花等内孔）。

（3）螺纹旋风铣。

（4）深孔枪钻。

（5）复杂铣削装置。

1）微型加工技术（见图 19.35）

微型加工技术是用于医疗植入物的一类技术，需要有一个恰当的认知去面对刀具管理、检测以及二次加工。当采用微型加工技术加工医疗植入物时，必须保障如下几个方面：

（1）加工精度：即使拥有最佳的刀具，如果其位置不正确，也无法加工出好的

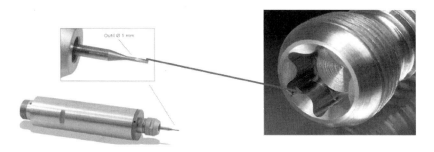

图 19.35　微型加工的零件特征

零件,故确定刀具的位置和更新刀具文件是一项非常重要的工作。

（2）跳动:对于常规的零件允许的跳动值在微型加工中会是灾难性的。前后主轴夹头以及导套必须是 XP 型号(Extra Precision,超精密)。

（3）高频电主轴是保证钻铣微小几何特征的基本工具,要保证表面质量、加工精度和合理的刀具寿命。举例说明:在不锈钢上钻削 0.2 mm 的小孔,你必须要有 11 500 r/min 的转速,但是如果刀具是氮化钛(是一种硬质的陶瓷,常用于医疗植入物无害表层)涂层,则需要有 19 000 r/min 的转速。一些电主轴产品(如 IBAG、NSK、MEYRAT 等)可以提供超过 15 万 r/min 的转速。这些电主轴可以以各种方式安装在机床上,满足不同的需求。

2）内插孔工艺

有些植入物关键的加工工艺是内插孔工艺。找到正确的内插孔刀具是非常重要的。必须做到:

（1）为了做插孔的准备,首先需要钻出一个导向孔。

（2）根据零件的几何形状特征,需要一把小的立铣刀在角落去除残余材料。

（3）在孔上有一个 90° 的倒角也是需要的。它可以防止切屑进入,也起到插孔对正中心的作用。

（4）去毛刺走刀通常也会需要,这取决于切屑的大小。

3）摇动式插削

摇动或者回转插削的刀具和最终加工形状近似,磨削留有一定余量。一般刀具轴线会和主轴轴线倾斜 1°。插刀转动时压在工件上。因为有 1° 的倾斜,刀刃针对主轴“摇动”。TORNOS 给出如下指导性原则:

（1）如果刀具倾斜 1°,刀具的面也必须有一个至少 1° 的余量。

（2）理想情况下,刀具以相同的切削进给量进给。

（3）一般来说,摇动式插削没有固定式的精度高。要根据具体应用要求来定。

4）旋风铣削螺纹(见图 19.36)

旋风铣削螺纹技术是 TORNOS 公司先行开发出来的技术。一般用于切削较

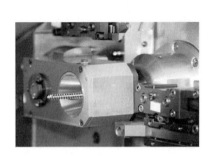
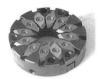

标准形式刀片
刀片数量(5,6,9,12)

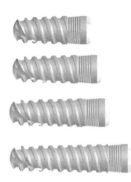

圆形刀片,刀片可多次重复修磨

图 19.36 旋风铣削螺纹

难加工材料的螺纹加工,克服了其他方法的局限性。旋风铣技术用于骨科植入物是因为其中的一些独特要求:① 大的工件长径比;② 螺纹深;③ 螺旋升程大(螺旋角大);④ 直径差别大。

内旋风铣削螺纹技术可以提供一个干净、无毛刺的螺纹,可以加工孔底的螺纹,最小的旋风铣螺纹可达 $M1.4$(见图 19.37)。

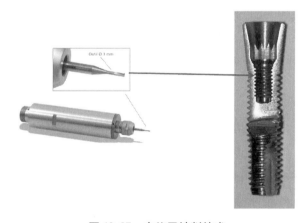

图 19.37 内旋风铣削技术

其他螺纹加工方法具有一定的局限性:

(1) 攻牙:不可应用在钛合金一类材料上。

(2) 铣螺纹:可用于短螺纹不适合于长螺纹。需要预先车削,还需特殊刀片、特殊支承等。

(3) 车削螺纹:可用于短螺纹不适合于长螺纹。需要特殊支承等。

(4) 滚压螺纹:需要预先精密车削,不可用于较硬的材料。

(5) 磨削:不可用于车床。

旋风铣削螺纹的基本要点：

（1）成形旋风铣刀片需要磨削修正。如果用户没有相应工具或者不愿采用此方法，可以采用可转位的镶片刀片。

（2）采用对正量块将刀片设置在刀头正确的角度。

（3）旋风铣装置要在机床上按照螺旋角设置。

（4）刀具以非常高的转速回转。

（5）工件回转方向根据左向还是右向螺纹确定。

5）深孔钻削（见图 19.38）

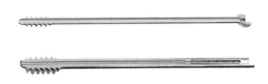

图 19.38　深孔钻削的零件

髓内钉或中空钉留有空间可以让骨髓生长，并且便于在骨折固定中插入导向杆。很多用户会直接采购中空材料（管料）。另外一个选项则是采用实心棒料和深孔钻（枪钻）技术。深孔钻具有如下特点：① 钻削质量高；② 排屑好；② 跳动小；④ 长径比大。

6）斜角度铣削

在回转加工的零件中，也会有一些不规则的轮廓形状。为了扩展加工范围，瑞士 TORNOS 开发了斜角度铣削装置（见图 19.39）。

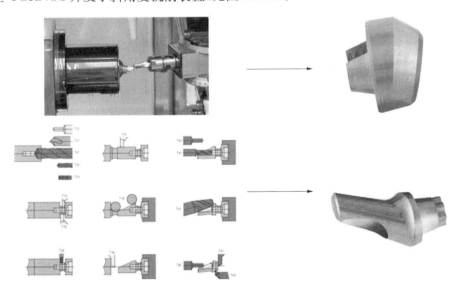

图 19.39　复杂的铣削装置

参考文献

［1］ 陈日曜.金属切削原理［M］.(第二版)北京：机械工业出版社,2012.

［2］ 机械工程手册编辑委员会.金属切削刀具［M］.北京：机械工业出版社,1981.

［3］ 姚辉,吴琼,金岩,等.常用高速切削刀具材料的性能分析与应用［J］.材料开发与应用,2012,4：99－101.

［4］ 肖诗纲.现代刀具材料［M］.重庆：重庆大学出版社,1991.

［5］ http://www. sandvik. coromant. com/zh-cn/knowledge/materials/cutting_tool_materials/sandvik_coromant_grades/pages/default. aspx

［6］ Cono Balbo, Metalworking Fluids Basic Training Course(福斯公司研究院培训教材), FUCHS Academy, November 2012, 67－68.

［7］ Cutting fluid for medical application(福斯公司出版的行业手册), FUCHS EUROPE SCHMIERSTOFFE GMBH, 2013, 7.

第 20 章　金属植入物的后续处理工艺

金属植入物切削加工后,其后处理工艺对产品质量具有同样的重要作用,包括表面的阳极氧化处理、多孔表面的制造、激光打标、清洗、包装和储存。

20.1　金属植入物材料的表面处理工艺

20.1.1　钛及钛合金表面阳极氧化工艺

钛及钛合金具有很多优异特性,如高强度、低密度和良好的高温耐蚀性,在航空、航天、汽车、核电等国防工业的应用越来越广泛。但钛及其合金还存在一些缺陷,如耐磨性不够好、导电性和可焊性不良、耐高温性较差等,采用表面处理可改善其某些特性。钛及钛合金具有极高的化学活性,在空气中极易形成一层天然氧化膜,该膜层非常薄且透明,其耐蚀性、焊接性、耐磨损性等往往达不到要求。若在其表面进行阳极化处理,可改善钛及钛合金的表面特性,如耐蚀性、耐磨性及装饰性等,并可大大提高其与镀覆层的结合力。

1. 钛及钛合金阳极氧化特点

在相应的电解液中和特定的工艺条件下,施加外加电流,在钛及钛合金表面上形成一层氧化膜的过程称为阳极氧化,又称电化学氧化。阳极氧化处理得到的膜层的综合性能较化学氧化膜好,应用也较广泛。电化学氧化膜层的特性随电化学氧化溶液及工艺条件的不同,所获得的氧化膜颜色、厚度、性能也有所差异。阳极氧化处理可大大提高钛合金工件的耐蚀性,并能改善其高温成形的加工润滑性以及耐久性。钛及钛合金的阳极氧化处理使用的电源通常是 0～150 V 的直流电源,也可采用交流电源或脉冲电源,通常采用直流氧化的方法得到的氧化膜层厚度较薄一些。阳极化使用的电解液一般接近中性,如碳酸氢钠、磷酸盐等,通常随电压的变化而得到不同的颜色和色彩,若在硫酸溶液中阳极氧化处理,会在钛表面上形成一种由深蓝到紫色的氧化膜,并可在汽车、航天和武器上应用。在钛表面形成黑色的转化膜可用于光学消光。

2. 钛及钛合金阳极氧化膜的主要用途

对钛及其合金进行阳极氧化处理,可很好地拓展其在以下几方面的应用: ① 提高工件的耐磨、耐蚀、耐气候腐蚀;② 绝缘性好,可作为电容器介质膜;③ 提高膜层与基体的结合力,可作为电镀或涂层的底层;④ 在阳极氧化液中加入着色剂,能得到不同的色彩,可作为装饰层;⑤ 生物相容性的医用钛合金;⑥ 还可作为其他功能性膜层,如在多孔膜中沉积磁性合金作为记忆元件、太阳能吸收板、超高硬质膜、干润滑膜、触媒膜、功能性纳米膜等。

3. 钛及钛合金阳极氧化工艺类型

根据电解液的性质和成分可分为: ① 以铬酸和铬酸盐为主的电解液;② 以磷酸盐为主的电解液;③ 以草酸盐为主的电解液;④ 以硫酸及硫酸盐为主的电解液;⑤ 以氟化物为主的电解液;⑥ 以碱性硅硼酸盐为主的电解液等。根据阳极氧化所使用的电源的类型又可分为直流电源、交流电源、脉冲电源以及叠加电源等。

4. 钛及钛合金阳极氧化机理的探讨

阳极氧化膜是由于金属与电解液界面双电层充电形成的。在低阳极电势下,通过氧化膜的阳极电流和电场强度的关系表示为

$$I^+ = A \exp(BE) \tag{20.1}$$

式中,I 表明离子电流;E 表示电场强度;A 和 B 是常数。

在建立稳定电势之后,电流逐步下降,其原因是膜层中 Ti^{3+} 减少或者是膜层的完整性提高,这两种情况都能导致膜层电阻的明显提高,致使电流逐步下降。

5. 阳极电极反应及特性曲线

有些研究者认为钛的阳极氧化,第一步是金属表面形成了氧的吸附膜,氧化膜的生长是由于钛阳离子 Ti^{2+} 穿过膜向氧化膜电解液界面上的迁移,也有研究者认为是由于阴离子(O^{2-})向膜基体界面的迁移,最可能的是(Ti^{2+})和(O^{2-})的迁移对氧化膜共同起作用的结果。

钛及钛合金经过脱脂和侵蚀后,表面的氧化膜基本被除去,但实际上经测试可知,在钛表面仍会存在极薄的一层氧化膜,外层为 Ti_2O_3、内层为 TiO。在阳极氧化过程中 $TiO \rightarrow Ti_2O_3 \rightarrow TiO_2$。

钛阳极氧化过程的特性曲线如图 20.1(E-t 曲线)和图 20.2(i-t 曲线)所示。

由图 20.1 可知,钛在阳极氧化过程中,当施加的电流密度为 0.12 A/dm² 时,随着氧化时间的增加,开始时电压迅速升高,至 500 s 时电压达到稳定,这说明生成的氧化膜较致密且稳定,没有出现膜层的溶解现象。

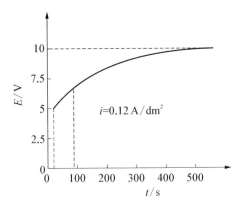

图 20.1　恒电流氧化中钛阳极氧化电压
　　　与时间的变化(E-t)曲线

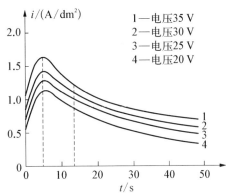

图 20.2　恒电流氧化中钛阳极氧化电流
　　　与时间的变化(i-t)曲线

由图 20.2 可看出,自通电开始 2~3 s 之内,电流急剧上升,并很快达到峰值电流 i_P,这一段槽压较低,主要反应可能是表面氧化钛薄膜的溶解,其曲线特征也基本与(E-t)曲线相符。由于 TiO 与 Ti_2O_3 的比电阻比较小,且此时形成的氧化膜很薄,因此槽压几乎没有发生变化。当电流达到峰值以后,又急速下降,这一时段主要是高价钛的形成反应。由于致密而电阻很大的二氧化钛膜(TiO_2 的比电阻是 TiO 的 2.49×10^{110} 倍)的迅速形成,致使电流急速下降,槽压相对地急剧上升。经过十几秒之后,电流就缓慢地变小,氧化膜逐渐增厚,槽压随之上升。当槽压大到一定值的时候,将发生二氧化钛的沉积和氧的析出反应。

由图 20.2 可见,达到动态平衡时的电流很小,而且电流值随槽压不同而不同。由此可以推测,氧化膜主要在电解初期形成,而膜的厚度取决于槽压,槽压越高,所得到的氧化膜越厚。

6. 钛及钛合金阳极氧化膜着色机理

钛及钛合金的阳极氧化可以在其表面生成几百纳米至几千纳米厚度的氧化膜。氧化膜的主要成分是氧化钛,由于这种成分构成的薄膜状物质是透明的,所以能强烈地反射和折射光线,如图 20.3 所示。

钛阳极氧化着色的外观颜色层次取决于膜层厚度和光的干涉。氧化膜表面的反射光线 I_1 与通过透明氧化膜和金属界面上反射的光线 I_2 之间的干涉形成各种颜色。这种干涉色是随附加电压(即氧化膜的厚度)变化而变化

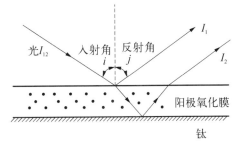

图 20.3　氧化膜的光干涉原理图

的。随着电压上升,膜厚也呈上升趋势,并随膜厚的增加呈现黄色、绿色、金色和粉红色等不同颜色。

7. 钛及钛合金阳极氧化膜的组成及结构

金属钛存在有 α 相(密排六方)和 β 相(体心六方)两种形式。合金中的铝、锡、氧、碳能使 α 相稳定,而 V、Cr、Mn、Fe、Mo、Si、Zr 和 Nb 能使 β 相稳定,通常氧化钛有 3 种晶形,即金红石型、锐钛矿型和板钛矿型,还有一些低价氧化物,主要是 TiO 和 TiO_2。

多数研究人员认为钛的阳极氧化膜中含有 TiO_2,但事实上,阳极氧化膜的化学式是非化学计算量的。一些报道认为氧化膜中的氧不足,也有报道氧过量,有的报道认为阳极氧化膜是水合的,还有的认为是 TiO、Ti_2O_3 和 TiO_2 的混合物。

Diamanti 等对纯钛片在硫酸溶液中的阳极氧化研究指出,电流密度的增大或硫酸浓度的减小均将有利于锐钛矿型二氧化钛的形成。电解池的电动势制约着所形成的氧化物的结构,槽压越高,膜层中的金红石型的氧化钛的比例越大。当槽压低于某一阈值时,形成的氧化物为非晶态。

在阳极氧化时也可能有阴离子进入氧化膜,例如含磷的氧化膜。有研究者认为磷在膜中没有占据二氧化物的晶格,而是形成了非晶态结构。通常认为钛合金在阳极氧化过程中表面产生了混合氧化物膜,如含 10% Ti 的 Ti - Al 合金的阳极氧化膜中含有 TiO_2 和 Al_2O_3,而含 9% Ti 的 Ti - Cr 合金的氧化膜中含有 TiO_2 和 Cr_2O_3。在以上两种合金中由于铝、铬的存在,使在硫酸溶液中通过氧化膜的腐蚀电流增大,即铝和铬倾向于产生不完整的氧化膜,而含钒的钛合金在硫酸溶液中可减小腐蚀电流,这是由于钒能减少膜层中的 O^- 的空穴。将 Ti - Nb 和 Ti - Ni 合金在 0.1 mol/L 的 NaOH 溶液中进行阳极氧化,铌和镍以 Nb^{5+} 和 Ni^{2-} 的形式进入 TiO_2 晶格。钛合金氧化膜中的阳离子比与合金中的不一定相同。大量研究表明,由于电解液和钛合金成分以及工艺条件的不同,所得到的氧化膜特性、组成及晶体结构也往往不相同。

8. 钛及钛合金常用的阳极氧化工艺及特性

通常使用的几种主要的阳极氧化工艺如表 20.1 所示。

表 20.1 几种主要的阳极氧化工艺

序号	配方	工艺参数				氧化性能					备注
		温度/℃	时间/min	电压/V	电流/mA	膜厚/μm	膜电阻/Ω	孔隙率/%	耐蚀/min	耐磨/s	
1	H_2SO_4 100 ml/L H_2PO_4 800 ml/L CrO_3 10 g/L	室温	30	140	5	3	25	3	5.5	0.8	90 V 起火花,析气少,形成干涉膜

（续表）

序号	配方	工艺参数				氧化性能					备注
		温度/℃	时间/min	电压/V	电流/mA	膜厚/μm	膜电阻/Ω	孔隙率/%	耐蚀/min	耐磨/s	
2	Na$_3$PO$_4$ 100 g/L H$_3$PO$_4$ 50 ml/L NH$_4$OH 10 g/L	60	20	120	5	3	5×10^6	43.8	13	0.4	100 V 起火花,析气中等,膜脆结合力差
3	NaOH 90 g/L EDTA 50 g/L Na$_2$Cr$_2$O$_7$ 20 g/L	室温	20	50	700	1	9	2	4	0.4	大量析气,形成干涉膜
4	NaNO$_2$ 20 g/L Na$_3$PO$_4$ 40 g/L NH$_4$HF$_2$ 5 g/L	室温	10	35	5	3	40	2	2	0.6	大量析气,形成干涉膜
5	H$_3$PO$_4$ 50 ml/L (COOH)$_2$ 50 g/L 乳酸 100 ml/L C$_2$H$_5$OH 600 ml/L 酒石酸 50 g/L	室温	30	150	0	1	13	2.7	10	0.4	大量析气,形成干涉膜
6	1.5 容量 H$_2$SO$_4$ (66°) 1 容量 HCl(22°) 1 容量 HNO$_3$(40°) 1 容量 HClO$_4$(56°) 10 容量 H$_2$O	45	30	45	500	20	75×10^6	35	2	9	析气量中等,形成白色膜,膜厚但非常软
7	H$_3$PO$_4$ 250 ml/L H$_2$SO$_4$ 100 ml/L HCl 50 ml/L Na$_3$PO$_4$ 60 g/L K 100 g/L	45	20	100	80	17	75×10^6	6.5	6.5	2.3	析气量中等,形成灰白色膜,结合力较好

几种阳极氧化工艺及氧化膜特性如表 20.2 所示。

表 20.2 阳极氧化工艺及氧化膜特性

电解液组成及工艺条件	硫酸盐磷酸盐	铬酸 5% 氢氟酸	草酸 * 55～60 g/L	磷酸盐氟化物	硫酸盐磷酸	中性磷酸盐	碱性硅硼酸盐	铬酐 ** 硼酸
pH 值			0.5～1.0			7.0～8.0	10～11.5	
工作温度/℃	18～24	20～25	18～25	10～27	20～22	18～54	18～38	18～25
电流密度/(A/dm²)		1～3 A/ft² ***	1～1.5	2 A/ft²	0.3			
电压/V	18～24	10～15	100～120	10～15	30～70	<75	<95	5～50
电压升高/(V/min)	6～8				8	8	8	4
工作时间/min	20	25		25	>20	20	20	15
阴极材料	钛板	钛板		钛板	钛板	钛板	碳板	钛板
阴阳极面积比	≤2∶1	2∶1	1∶10	2∶1		0>2∶1	2∶1	2∶1

注:* 阳极氧化起始电流密度为 1.0～1.5 A/dm²,保持此电流密度逐步将电压升至 100～120 V;**铬酐 125 g/L,硼酸 4 g/L,在 15 min 内将电压从 5 V 升至 50 V,氧化膜开始是浅棕色,然后呈蓝紫色;***1 ft² = 9.290×10⁻² m²。

$$1 \text{ ft}^2 = 9.290 \times 10^{-2} \text{ m}^2$$

阳极氧化膜的性质取决于电解液的组成以及温度、pH 值电流密度、槽压、电解时间等因素,氧化膜的厚度主要取决于槽压。阳极氧化工艺的要求和发展通常的原则是:① 工艺操作简单、实用;② 工艺可靠,耐久性好;③ 成本较低,对环境友好。

20.1.2 不锈钢表面处理

1. 表面本色白化处理

不锈钢在加工过程中,经过卷板、扎边、焊接或者经过人工表面火烤加温处理,产生黑色氧化皮。这种坚硬的灰黑色氧化皮主要是 $NiCr_2O_4$ 和 NiF 两种 EO_4 成分,以前一般采用氢氟酸和硝酸等强腐蚀方法去除。但这种方法成本大、污染环境、对人体有害、腐蚀性较大,逐渐被淘汰。

1)目前对氧化皮处理方法

主要有两种:

第一种:喷砂(丸)法。主要是采用喷微玻璃珠的方法,除去表面的黑色氧化皮。

第二种:化学法。使用一种无污染的酸洗钝化膏和常温无毒害的带有无机添加剂的清洗液进行浸洗,从而达到不锈钢本色的白化处理目的。处理好后基本上看上去是亚光的色泽。这种方法对大型、复杂产品较适用。

2）不锈钢氧化皮清除工艺流程

工艺一：除油—水洗—除锈—水洗—除氧化皮—水洗—钝化—水洗—中和—水洗—干燥—封闭保护。

工艺二：除油除锈活化—水洗—除氧化皮—水洗—中和—水洗—干燥。

2. 表面镜面光亮处理

根据不锈钢产品的复杂程度和用户要求情况不同可分别采用机械抛光、化学抛光、电化学抛光等方法来达到镜面光泽。

不锈钢电化学抛光工艺流程：

工艺一：除油—水洗—除锈—热水洗—冷水洗—电解抛光—热水洗—冷水洗—钝化—冷水洗—热水洗—热纯水洗。

工艺二：除油除锈活化—水洗—电解抛光—水洗—钝化—水洗—中和—水洗—干燥。

3. 表面着色处理

不锈钢着色不仅赋予不锈钢制品各种颜色，增加产品的花色品种，而且能提高产品耐磨性和耐腐蚀性。

不锈钢着色方法有如下几种：

（1）化学氧化着色法。是在特定溶液中，通过化学氧化形成膜的颜色，有重铬酸盐法、混合钠盐法、硫化法、酸性氧化法和碱性氧化法。一般"茵科法"（INCO）使用较多，不过要想保证一批产品色泽一致的话，必须用参比电极来控制。

（2）电化学着色法。是在特定溶液中，通过电化学氧化形成膜的颜色。

（3）离子沉积氧化物着色法。是将不锈钢工件放在真空镀膜机中进行真空蒸发镀。例如镀钛金的手表壳、手表带一般为金黄色。这种方法适用于大批量产品加工。因为投资大、成本高，小批量产品不合算。

（4）高温氧化着色法。是在特定的熔盐中，浸入工件保持在一定的工艺参数中，使工件形成一定厚度的氧化膜，而呈现出各种不同色泽。

（5）气相裂解着色法。较为复杂，在工业中应用较少。

4. 不锈钢全面钝化工艺流程

工艺一：除油—水洗—除锈—水洗—钝化—水洗—中和—水洗—干燥—封闭保护。

工艺二：除油除锈活化—水洗—钝化—水洗—中和—水洗—干燥—封闭保护。

5. 不锈钢防锈保护工艺流程

工艺一：除油—水洗—除锈—水洗—干燥—护膜保护。

工艺二：除油—水洗—除锈—水洗—干燥—不锈钢光洁油短期保护。

工艺三：除油—水洗—除锈—水洗—干燥—防锈油防锈。

20.2 骨科植入物的多孔表面制作

骨科植入物的多孔表面允许新骨长入,使得骨-植入物界面形成良好的骨整合,实现植入物与宿主骨之间的生物固定,能够有效提高植入物的服役寿命。目前常用的植入物多孔表面制造方法主要有 4 大类:第一类是粉末冶金法(powder metallurgy,PM),即将金属粉末在植入物表面烧结形成多孔表面;第二类是纤维冶金法,此方法通常是先将一定直径的钛及其合金纤维混合均匀形成纤维毡,然后在还原性气氛中烧结制得植入物的多孔表面;第三类是利用等离子喷涂技术,将金属或羟基磷灰石粉末加热到熔化或高塑性状态之后,利用气流的推力作用将喷涂材料喷射沉积到植入物表面,形成多孔表面;第四类是利用金属 3D 打印技术制造具有可控微孔结构的多孔表面,该技术是先利用 CAD 软件设计出理想的孔隙结构模型,然后利用 3D 打印技术制造出与设计结构一致的多孔表面,或者将植入物本体与多孔表面进行一体化设计制造,直接制造出具有多孔表面的骨科植入物。

20.2.1 烧结型多孔表面

真空烧结法是最常用的表面钛及其合金多孔层的制备方法,是利用钛及其合金球形粉末浆料涂布在基体表面,经真空烧结而成表面多孔结构[1]。利用钛粉在植入物表面烧结形成多孔表面的示意图如图 20.4 所示。球形粉末尺寸一般为 $50 \sim 1\,000\ \mu m$,烧结生成后的表面孔隙尺寸约为 $200 \sim 300\ \mu m$,孔隙率为 $30\% \sim 50\%$,烧结多孔层与基体表面形成了冶金结合。真空烧结工艺的烧结温度在 $1\,200\,℃$ 以上,超过了钛合金 β 相转变温度(一般为 $998 \sim 1\,020\,℃$),因此,钛合金基体的显微组织结构转变为层状的 α+β 结构,抗疲劳性大为降低。而且,由于粉末与基

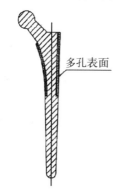
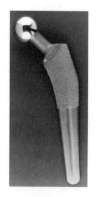
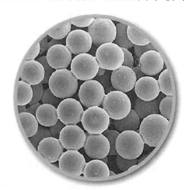

多孔表面

图 20.4 钛粉真空烧结法制备植入物多孔表面

体连接处颈部的曲率半径小,会形成缺口形状,必然引起应力集中,容易导致微裂纹的形成与扩展,更进一步降低了植入物的疲劳力学性能[2]。目前,国外生物固定型骨科植入物多数采用钛合金基体,表面多孔层一般为纯钛球形粉末制成。

20.2.2　喷涂型多孔表面

等离子喷涂是热喷涂技术的重要分支之一。它始于 20 世纪初,经过一个世纪的研究和改进,已经成为一种成熟的技术。它是指运用等离子弧作为热源将喷涂材料加热到熔化或高塑性状态之后,利用气流的推力作用将喷涂材料喷射沉积到工件表面上而形成多孔涂层的方法。

等离子喷涂法制备的钛合金骨科植入物表面多孔结构(见图 20.5)是用 0.1 mm 以下的钛或钛合金粉末,经等离子焰熔融后喷射在金属基体表面而形成表面多孔层[3]。由于钛极易氧化,需采用真空等离子喷涂技术,孔隙率和孔隙大小由使用的粉末粒度和等离子喷涂条件决定,等离子喷涂涂层与基体表面锁合,但不形成冶金结合。等离子喷涂涂层的表面很不规则并有可能存在闭合孔隙,真空等离子喷涂是一种比较成熟的工艺,但是需要昂贵的真空等离子喷涂设备,对工作环境的要求比较高,会造成产品成本上升等问题。

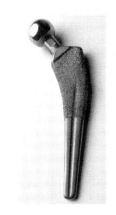

图 20.5　钛粉喷涂制备的多孔表面股骨柄

20.2.3　HA 型多孔表面

羟基磷灰石(hydroxyapatite,HA)是脊椎动物骨和齿的主要无机成分,具有优异的生物相容性,可以与骨组织形成化学键合。大量的研究和临床应用表明,涂覆有 HA 涂层的材料在植入生物体后短时间内就可与骨组织界面形成牢固的化学结合,有利于移植材料的初始定位和传导新骨生长,同时有效抑制基体材料有毒离子的释放。

在等离子喷涂过程中,原始粉末被等离子流高温快速加热,以熔融或半熔融状态高速撞击基体,熔融的粉体颗粒进入基体表面的间隙,急剧冷却后,依靠钉扎作用形成多孔涂层。等离子喷涂技术制备的多孔 HA 涂层股骨柄如图 20.6 所示。涂层性能主要由粉末性能和喷涂条件决定,如原始粉末粒径、喷涂功率、喷涂距离等工艺参数。在等离子喷涂过程中,等离子焰流的温度很高,使熔化后的 HA 粉末颗粒高速碰撞到基体后快速凝固。尽管利用等离子喷涂方法制备的 HA 涂层骨科植入物在临床上有着广泛的使用,但该项技术仍存在如下两方面的问题[4]:① 由于等离子喷涂主要依靠涂层与基体的机械嵌合,基体与 HA 热膨胀系数相差较大,直接导致涂层材料存在应力过高、结合强度低、易开裂及溶解脱落等问题,难以满足临床应用的要求;② 等离子喷涂 HA 涂层过程中,直接影响涂层性能的工艺参数较多,且 HA 在高温急冷条件下分解相较复杂,给最佳工艺参数的确定带来很大困难。

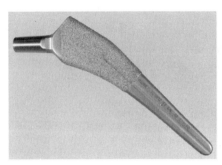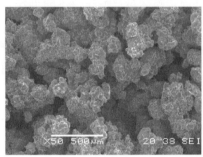

图 20.6　等离子喷涂技术制备的多孔 HA 涂层股骨柄

20.2.4　金属 3D 打印多孔表面

金属 3D 打印技术以金属为原材料,经过逐点、逐层熔化(或烧结)沉积形成三维金属实体模型,该技术不仅可用于直接快速制造具有一定机械强度、能承受较大力学载荷的金属零件,也可用于零件上具有复杂形状、一定深度制造缺陷、误加工或服役损伤的修复和再制造,以及大量投产前的设计修改,显著地缩短了产品研发周期、降低生产成本,同时能提高材料的利用率、降低能耗。

金属 3D 打印技术为加工制造复杂结构的零部件提供了理想的解决方案。特别是在骨科植入物(如人工关节、椎间融合器、接骨板等)多孔表面的优化设计与可控性制造方面。作者的科研团队利用 CAD 软件[5-10],如 Unigraphix NX,设计了多种孔隙单元结构,并进行了有限元分析优化,将优化后的孔隙单元结构组建成三维孔隙模型,通过金属 3D 打印技术制造了相应的多孔钛合金支架结构,如图 20.7 所示。利用金属 3D 打印技术设计制作的多孔表面髋臼杯如图 20.8 所示。

采用光学显微系统检测多孔钛合金的表面形态,检测结果显示,孔隙表面粗糙度为 $5\sim10\ \mu m$,侧面粗糙度为 $15\sim21\ \mu m$,如图 20.9 所示,这种相对粗糙的表面十分利于骨组织与植入物的锚固,从而形成可靠连接。支架的孔隙结构特征,如孔隙率、孔径、空间结构等可以预先进行优化设计,孔隙率可控制在 $40\%\sim90\%$ 范围内,孔径为 $300\sim1\,500\ \mu m$,孔隙之间全部相互连通。多孔支架的弹性模量为 $1\sim10\ GPa$,与人体骨组织弹性模量相近,最大抗压强度为 $50\sim300\ MPa$。

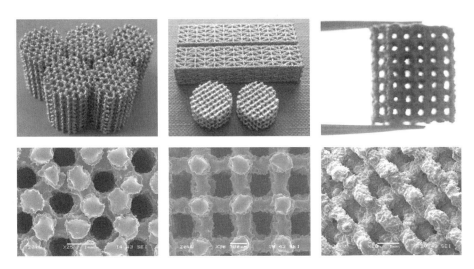

图 20.7 多孔钛合金支架孔隙结构

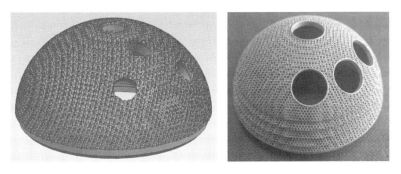

图 20.8 多孔钛髋臼杯

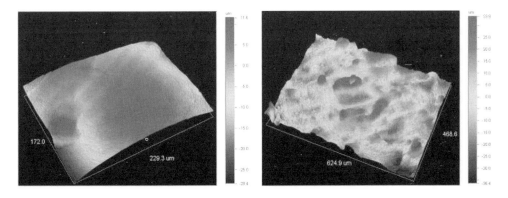

图 20.9 多孔钛合金支架表面微观形态

上述研究结果显示,金属 3D 打印技术应用于骨科植入物多孔表面的设计制造具有巨大的优势: ① 能够实现人工骨的外形与病损部位骨骼解剖学形态的精确匹配;

② 人工骨内部孔隙特征可以根据临床需要进行优化设计,以满足细胞、组织的长入和再血管化;③ 人工骨的机械强度和弹性模量可以任意调节,使之与所要替代部位的骨组织机械强度和弹性模型相匹配,从而最大限度地降低应力屏蔽带来的不利影响。

20.3　金属植入物成品的后续处理

金属植入物成品的后续处理包括:打标、清洗、包装、灭菌、储存等工艺过程。除储存外,这些过程都属于医疗器械制造中的特殊过程,直接影响着产品的安全可靠性,如果处理不当,将存在安全隐患,使用这些植入物产品进行手术时,感染的概率必将急剧增加[11]。另一方面,这些过程绝大多数是相互联系、相互影响、相辅相成的。从众多文献不难得出[11-14],植入物的彻底清洗是灭菌或消毒取得成功的前提,而植入物的包装又直接影响着植入物清洗效果的保持。灭菌工艺的选择与设计,尤其对于灭菌包装在储存、运输等过程中无菌状态的保持有重要影响。因此在植入物成品后续处理工艺设计时,应整体考虑这些工艺过程的安全有效性,科学合理地安排工艺流程;对于特殊过程,生产前必须从人员、设备、原料、工艺方法、生产环境等 5 个方面进行完整的过程确认,从而获得安全可靠的工艺,然后以此制订严格的质量管理与过程控制规范并加以实施,这样才能确保持续稳定地生产出合格的产品。本节将分别从技术要求、工艺技术、质量管理与过程控制这三方面分别阐述植入物成品的激光打标、清洗、包装和灭菌。

20.3.1　成品的激光打标

为了满足医疗器械产品的可追塑性要求,医疗器械表面一般都被要求标记。而激光打标因其具有生产效率高、标记牢固和永久,且不会影响产品的预期性能等特点,被医疗器械制造商广泛采用。激光打标是利用激光特有的加工原理,将激光发生器产生的高能量激光光束照射在工件表面,通过光能转换为热能,促使工件表层部分因瞬间发生物理或化学反应而引起颜色变化,从而达到标记成需要的图文标记[15]。

1. 技术要求

骨科植入物行业标准[16]中规定,金属植入物表面上的标记,字迹要完整、清晰、整齐,并且能永久保留在产品表面。必须提出的是,激光打标后不能影响产品的预期性能,尤其对于有涂层的产品,不能破坏表面涂层。

2. 工艺技术

目前,工业用激光标刻系统的激光器主要有 YAG 激光器和 CO_2 激光器两种,其中,YAG 激光器产生的激光波长为 $1.06~\mu m$,并且聚焦的光斑很小,最适合在金属等材料表面进行标记[17]。

YAG-75 型激光打标机属于 YAG 激光打标机,它以氪灯作为泵浦源,Nd:YAG 晶体作为产生激光的工作介质,泵浦发出特定波长的光激励工作介质发生能级跃迁,从而释放出波长为 1 064 nm 的激光,将释放的激光能量放大后,通过光导系统送到激光打标头上,经振镜扫描和 f-theta 镜聚焦后,就可以在二维工作台的带动下沿预设的标记轨迹运动,在工件材料上根据用户的要求进行图像、文字、数字、线条的标刻。

该激光打标时主要由电脑软件控制以下几个工艺参数:

(1) Q 频:即 Q 聚能释放的频率。

(2) Q 释放:每一个激光点出光时持续的时间。

(3) 激光开延时:用于设置激光笔开光前的位置移动时间补偿(μs)。其作用为:一个笔画结束后,到另一个笔画的开始,开始点易形成重复点,为了避免该重复点,需要让振镜往前再走一段距离,然后打开激光。

(4) 激光关延时:用于设置激光笔关光前的位置移动时间补偿(μs)。其作用为:笔画最后一个指令给出后,由于振镜的滞后性,要经过一段时间后才能到达指定的位置,此时激光需延时一段时间再打开。

(5) 跳转延时:用于设置空程运动(即不打开激光时振镜的运动)后,光笔开光前的时间补偿(μs)。其作用为:空笔画最后一个指令给出后,由于振镜的滞后性,要经过一段时间后才能到达指定的位置,此时激光需延时一段时间打开。

由于检测金属植入物的力学性能和耐腐蚀性能属于破坏性实验,因此在生产过程中不可能每件成品都进行检测。而植入物经激光打标后,其预期性能是否受到影响,很难知晓,因此判定该过程为特殊过程,批量生产前必须经过程确认。只有经确认后的打标参数才能确保植入物的激光打标是安全可靠的,方能作为生产过程中的质量控制点。作为参考,表 20.3 给出某企业骨科植入物激光打标验证后安全有效的工艺参数。

表 20.3　国内某企业部分产品激光打标工艺参数

激光打标产品名称	激光打标机器型号	Q 频/kHz	Q 释放/μs	激光开延时/μs	激光关延时/μs	跳转延时/μs
金属接骨板(纯钛)	YAG-75	35～45	5～15	(-200)～(-100)	500～1 500	1 500～2 500
金属接骨板(不锈钢)	YAG-75	3～7	25～35	1.5～2.5	750～850	4 000～5 000

（续表）

激光打标产品名称	激光打标机器型号	Q频/kHz	Q释放/μs	激光开延时/μs	激光关延时/μs	跳转延时/μs
金属接骨螺钉（钛合金）	YAG-75	35～45	5～15	(−200)～(−100)	500～1 500	1 500～2 500
金属接骨螺钉（不锈钢）	YAG-75	3～7	25～35	1.5～2.5	750～850	4 000～5 000
髓内钉（钛合金）	YAG-75	35～45	5～15	(−200)～(−100)	500～1 500	1 500～2 500
髓内钉（不锈钢）	YAG-75	3～7	25～35	1.5～2.5	750～850	4 000～5 000
脊柱U型钉（钛合金）	YAG-75	35～45	5～15	(−200)～(−100)	500～1 500	1 500～2 500

在实际生产中，操作人员严格按照上述工艺参数进行激光打标，标记的内容应包含材料代号（如纯钛-A，钛合金-T，不锈钢-S），厂名代号或商标，制造年份，以及生产批号等完整内容。如果植入物表面不能完整容纳全部内容时，则可只打材料标记作为最低标记。若植入物无法容纳最低标记内容时，则可在包装上体现标记内容。

3. 质量管理与过程控制

上面已经提到，植入物表面的激光打标是医疗器械制造过程中的特殊过程，必须严格按照特殊过程的管理规定进行：操作人员应具有中等教育以上学历，并经过专业技术培训，了解激光打标机的工作功能，熟练掌握计算机编程和打标技能后方可上岗；操作人员应严格按照过程确认后的工艺参数进行作业，并且做好记录；过程检验员按照打标技术要求严格检验并做好记录；设备员定期检查与维护设备，确保打标机每天能正常运行；考虑到打标机对环境的特殊要求，需时刻监控打标室的环境，即室内温度为 0～30℃，相对湿度不大于 80%。

20.3.2　成品的清洗

为了防止污染物干涸于孔、槽、缝隙内而增加后续清洗的难度，医疗器械制造企业一般都会在每道加工工序后进行超声波清洗。这种半成品清洗的目的是去除残留于产品表面的润滑油、切削液、抛光膏等加工残留。一般都在普通车间，采用超声波清洗机＋清洗剂（去油污）的方式进行。而这里介绍的成品清洗主要指植入物包装前的清洗，也即末道清洗。

1. 技术要求

如前所述,植入物的彻底清洗是消毒或灭菌成功的关键。如不彻底将污染物从器械上清除干净,任何残留的有机物都会在微生物的表面形成一层保护层,将妨碍灭菌因子与微生物的接触或延迟其作用,可能导致化学和物理的消毒、灭菌方法失败[18-21]。对于较干净的金属植入物成品的清洗,主要是为了去除表面可能残留的清洗剂和普通车间空气中悬浮的颗粒,使植入物表面的初始污染菌控制在合理的范围内。因此,评价成品清洗的质量有以下 3 个技术指标:成品的外观用放大镜观察,要求表面洁净、无固体微粒等附着物;成品用纯化水冲淋,将冲淋水收集,测其总有机碳含量 TOC≤0.5 mg/L;成品表面的初始污染菌应≤100 cfu/件。

2. 工艺技术

超声波清洗机因其具有可连续化清洗、效率高、操作方便、安全卫生等特点,广泛用于医疗器械的清洗。超声波清洗的原理是由超声波发生器发出高频振荡信号,通过换能器转换成高频机械振荡而传播到介质中。超声波在清洗液中疏密相间向前辐射,使液体流动而产生数以万计的微小气泡。存在于液体中的微小气泡(空化核)在声场的作用下振动,当声压达到一定值时,气泡迅速增长,然后突然闭合,产生空化效应。闭合时产生巨大的冲击波,使其周围产生上千个大气压力(可达 490～4 900 Pa),其具有很大的能量,使水分子以超过 10 N/s^2 的加速度撞击被清洗的物体,破坏不溶性污物而使它们分散于清洗液中。当固体粒子被油污裹着而黏附在清洗件表面时,油被乳化,固体粒子随即脱离,从而达到使清洗件表面净化的目的[22]。金属植入物成品的清洗采用温度和时间都可控的超声波自动清洗机。为达到上述技术要求,清洗液全部采用经检验合格的纯化水,生产环境为十万级洁净区。由于 TOC 的检测需要委托外单位,初始污染菌每批检测比较耗人力物力,正常批量生产时无法通过后续的监视和检测等加以验证,因此该过程也属于特殊过程,生产前需要进行过程确认。该过程的控制要点为超声波的清洗温度和时间,以及纯化水漂洗的时间。作为案例,表 20.4 为某企业骨科植入物末道清洗工艺流程及参数。

表 20.4　骨科植入物末道清洗工艺流程及参数

名　称	工　艺　参　数	备　注
1# 装载	产品整齐摆放于筐内	避免重叠
2# 超声波清洗	清洗液均为纯化水;清洗时间 10 min;清洗温度 40～60℃	每班前更新,班后清空
3# 纯化水漂洗	清洗时间 3～4 min	每班前更新,班后清空

(续表)

名　称	工　艺　参　数	备　注
4♯纯化水漂洗	漂洗时间 3～4 min	每班前更新,班后清空
5♯烘干待检	烘箱温度 80～100℃,烘干时间 1～2 h	烘干时间视产品而定,烘干即可

3. 质量管理与过程控制

金属植入物末道清洗过程属于特殊过程,应按照特殊过程管理规定:操作人员应经专业培训,熟练掌握清洗的技能,严格按照验证后的工艺参数生产,并做好记录;超声波清洗机需日常保养维护,以确保每天能正常运行;水质检验员实时监控纯化水的电导率,定期检测水的理化性能和微生物性能,确保清洗使用水达到纯化水的标准。特别强调的是,该过程需在十万级洁净区进行,应实时监控生产环境的洁净度,以确保为十万级洁净室,这是末道清洗质量管理和过程控制的关键。表 20.5 为国内某企业《洁净室管理规定》列入的洁净室环境要求、测试项目和频次。

表 20.5　洁净室环境要求、测试项目和频次

测试项目	技　术　要　求			测试频次	测试方法
	100 级	10 000 级	100 000 级		
温度/℃	18～28			1 次/班	
湿度/%	45～65			1 次/班	
压差/Pa	不同级别洁净室及洁净室与非洁净室之间≥5			1 次/月	JGJ71
	洁净室与室外大气≥10				
尘埃数/(个/m³)	$\geq 0.5 \times 10^{-6}$: $\leq 3\ 500$	$\geq 0.5 \times 10^{-6}$: $\leq 350\ 000$	$\geq 0.5 \times 10^{-6}$: $\leq 3\ 500\ 000$	1 次/季	GB/T16292
	$\geq 5 \times 10^{-6}$: 0	$\geq 5 \times 10^{-6}$: $\leq 2\ 000$	$\geq 5 \times 10^{-6}$: $\leq 20\ 000$		
风速/(m/s)	≥0.3			1 次/月	JGJ71—1990
换气次数/(次/h)	—	≥20	≥15		
沉降菌数/(个/皿)	≤1	≤3	≤10	1 次/周	GB/T16294
物体表面菌数/(cfu/cm²)	≤10			1 次/周	GB 15980
生产人员手菌数(cfu/每只手)	≤300			1 次/周	GB 15980

20.3.3　成品的包装

为了防止经彻底清洗的植入物被污染，以及保持灭菌产品的无菌状态，对植入物产品进行合理的包装是不可或缺的工艺步骤。目前，金属植入物有灭菌包装和非灭菌包装两种供货状态。这里简要阐述技术要求高的灭菌包装。

1. 技术要求

医疗器械产品灭菌包装的技术要求非常高，除了要满足常规的保护和隔绝外界环境的基本包装性能外，还必须具备屏蔽微生物的功能。具体体现为初包装应满足以下6条：

（1）外观：目力观察，包装袋应热合均匀，热封适度，无皱褶/重叠/裂缝、纤维脱落（开封）等缺陷。

（2）热封强度：依据 YY/T0681.2—2010[23]中剥离强度测试，热封强度值应不小于1.5 N/15 mm。

（3）完整性：参考 YY/T0681.4—2010[24]，甲苯胺蓝染色液完全浸润，包装袋取出干燥后不得有渗漏和剥离现象。

（4）阻菌性：参照 YY/T0681.10—2011[25]，采用琼脂攻击试验法，金黄色葡萄球菌不能穿透包装材料。

（5）与灭菌过程相适应性：参照 YY/T0698.5—2009[26]，灭菌前后，包装袋的完整性和包装材料都要符合要求。

（6）与储存的适合性：参照 YY/T0681.1—2009[27]进行加速老化试验，包装袋的完整性和包装材料都要符合要求。

2. 工艺技术

包装是一个材料和材料、材料和设备相互作用而组成的完整系统。包装技术有两个关键点：包装材料的选择和包装工艺设计。植入物产品的包装一般采用"初包装＋外包装"的包装形式，其中初包装的热合封口属于特殊过程，包装材料为一面是医用透析纸，另一面是塑料薄膜，初包装应在十万级洁净区完成。作为案例，这里简述国内某企业包装工艺步骤：操作人员按照产品的大小将初包装裁剪至合适尺寸（每边比产品长约2.5 cm），采用热合封口机对初包装进行热合封口，初包装袋经检验合格后，通过双门传递窗传递到外包装区。以灭菌状态供货的产品初包装袋经灭菌并检验合格后再进行外包装。外包装人员按照包装工艺要求将产品使用说明书、合格证放入外包装袋内，标签贴于外包装袋外表面。使用说明书和标签上的内容应符合相应的法规标准，满足产品的可追溯性要求和指导使用。另外，为避免产品滑出外包装袋，应及时对外包装进行热合封口。热合封口工艺参数必须经过验证获得，操作时应严格按照验证后的工艺参数执行，以保证封口的质量。

3. 质量管理与过程控制

灭菌产品的初包装热合封口属于特殊过程,除了严格控制封口温度与封口速度等工艺参数外,还应注意初包装应在十万级洁净区进行。因此应按照表 19.3 实时监控初包装的生产环境,以确保为十万级洁净室,并严格按照《洁净室管理规定》执行。此外,对包装材料的监控也是十分重要的,必须选择具有相关资质的包装材料供应商,以确保包装材料的安全性。

20.3.4 成品的灭菌

灭菌是指用物理或化学的方法杀灭全部微生物,包括致病和非致病微生物以及芽孢,使之达到无菌保证水平(10^{-6})。灭菌常用的方法有化学试剂灭菌(EO 灭菌)、射线灭菌(钴(Co)- 60γ 射线)、干热灭菌、湿热灭菌和过滤除菌等。可根据待灭菌产品的材质、包装袋的材质与包装工艺选择适宜的灭菌方法,设计合理的灭菌工艺,以期达到灭菌效果。对于非灭菌包装的金属植入物由医院进行灭菌或消毒,一般采用高温高压蒸汽,而对于灭菌包装的产品,一般由企业采用 γ 射线辐射灭菌。这里将简要地阐述某企业专利产品(纯钛肋骨板)的灭菌工艺——钴- 60γ 射线辐射灭菌。

1. 技术要求

金属植入物经辐射灭菌后,产品表面和内部均能达到无菌保证水平 SAL(10^{-6})(即微生物存活的概率为百万分之一),而且产品的预期性能不受影响。

2. 工艺技术

辐射灭菌指将灭菌产品置于适宜放射源辐射的 γ 射线或适宜的电子加速器发生的电子束中进行电离辐射而达到杀灭微生物的方法。最常用的为 60 - Coγ 射线辐射灭菌。射线辐射灭菌所控制的参数主要是辐射剂量(指灭菌物品的吸收剂量)。该剂量的制订应考虑灭菌物品的适应性及可能污染的微生物最大数量及最强抗辐射力,所使用的剂量事先应验证其有效性及安全性。常用的辐射灭菌吸收剂量为 25 kGy。对最终灭菌产品应尽可能采用低辐射剂量灭菌。灭菌前,应对被灭菌物品微生物污染的数量和抗辐射强度进行测定,以评价灭菌过程赋予该灭菌物品的无菌保证水平。灭菌时,应采用适当的化学或物理方法对灭菌物品吸收的辐射剂量进行监控,以充分证实灭菌物品吸收的剂量是在规定的限度内。若采用与灭菌物品一起被辐射的放射性剂量计,剂量计要置于规定的部位。在初安装时剂量计应用标准源进行校正,并定期进行再校正。Co - 60γ 射线辐射灭菌法验证时,除进行生物指示剂验证试验外,还应确认空载和装载时灭菌腔内的辐射剂量的分布图、灭菌物品的吸收剂量及最大和最小吸收剂量的分布、灭菌物品的均一性、灭菌腔内物品的装载方式等。常用的生物指示剂为短小芽孢杆菌孢子。

3. 质量管理与过程控制

灭菌过程和末道清洗一样属于特殊过程,需从人、机、料、法、环这五个方面进行过程确认。

20.3.5 成品的储存

YY 0341—2009 中规定,金属植入物产品应储存在相对湿度不大于 80%、无腐蚀气体、通风良好的室内。因此仓管员必须监测成品库的温湿度并登记,当发现环境不满足时,应及时上报加以处理至满足要求。此外,产品的出入库信息应及时录入 K3 系统(生产管理和财务服务软件),以便及时更新产品的库存情况。值得一提的是,对于灭菌包装产品应实时注意灭菌有效期,如有过期的产品应及时上报加以处理。

参考文献

[1] Thieme M, Wieters K P, Bergner F, et al. Titanium powder sintering for preparation of a porous functionally graded material destined for orthopaedic implants [J]. J Mater Sci: Mater Med 2001, 12: 225 - 231.

[2] 梁芳慧,李彤,陈波,等. 钛合金髋关节假体纯钛/钛合金表面多孔层研究[J]. 材料工程, 2010,6: 68 - 72.

[3] Yang Y Z, Tian J M, Tian J T, et al. Preparation of graded porous titanium coatings on titanium implant materials by plasma spraying [J]. J Biomed Mater. Res. , 2000, 52: 333 - 337.

[4] 丁传贤,薛卫昌,刘宣勇,等. 等离子喷涂人工骨涂层材料[J]. 中国有色金属学报,2004, 14: 306 - 309.

[5] Li X, Wang C T, Zhang W G, et al. Fabrication and characterization of porous Ti6Al4V parts for biomedical applications using electron beam melting process [J]. Materials letters, 2009, 63: 403 - 405.

[6] Li X, Wang C T, Zhang W G, et al. Properties of porous Ti - 6Al - 4V implant with low stiffness for biomedical application [J]. Proc Inst Mech Eng H. , 2009, 223: 173 - 178.

[7] Li X, Wang C T, Zhang W G, et al. Fabrication and compressive properties of Ti6Al4V implant with honeycomb-like structure for biomedical applications [J]. Rapid Prototyping Journal, 2010, 16: 44 - 49.

[8] Li X, Luo Y, Wang C T. Preparation and characterization of porous Ti6Al4V/alginate hybrid implant by combination of electron beam melting and freeze-drying [J]. Materials Letters, 2012, 81: 23 - 26.

［9］ Li X, Wang L, Yu X, et al. Tantalum coating on porous Ti6Al4V scaffold using chemical vapor deposition and preliminary biological evaluation ［J］. Materials Science and Engineering C, 2013，33：2987－2994.

［10］ Li X, Ma X, Feng Y, et al. Osseointegration of chitosan coated porous titanium alloy implant by reactive oxygen species-mediated activation of the PI3K/AKT pathway under diabetic conditions ［J］. Biomaterials，2015，36：44－54.

［11］ 王晓梅,王改芹. 外来器械及植入物清洗灭菌流程对骨科手术的影响[J]. 吉林医学,2011,2,32(6)：1093－1094.

［12］ 冷星红,王晓东,何本珍. 改进清洗方法对手术器械清洗质量的影响[J]. 中华医院感染学杂志,2012,22(23)：5318－5319.

［13］ 苏涛,王洪梅,崔永志,等. 全自动清洗机去污时限的实验研究[J]. 中华医院感染学杂志,2010,20(22)：3523－3524.

［14］ 袁园. 医疗器械清洗效果监测及清洗质量的改进[J]. 中华医院感染学杂志,2011,21(24)：5237－5238.

［15］ 常毅,谭宁. 基于单片机的激光打标系统控制器设计[J]. 微计算机信息,2007,(13)：43－45.

［16］ 国家食品药品监督管理局. YY 0341－2009 骨结合用外科金属植入物通用技术条件[S]. 北京：中国标准出版社,2009.

［17］ 陈立强,计鸿祥. 激光扫描振镜的停振检测和停振保护[J]. 海市激光学会,2005,65－71.

［18］ 王梅素,施杏梅. 医用物品清洁灭菌中存在的问题与对策[J]. 中华医院感染学杂志,2004,14(6)：653－654.

［19］ 张瑞明,程新莉,钱志云. 多酶清洗剂去热原效果的研究[J]. 中华医院感染学杂志,2004,14(16)：1131－1132.

［20］ 李思,贺吉群. 有机物对低温等离子体灭菌效能影响的研究[J]. 中国医学工程,2006,14(3)：264－266.

［21］ 邢书霞,张流波. 医疗器械清洗效果评价方法进展[J]. 中国护理管理学,2007,7(2)：78－80.

［22］ 孟祥龙,黄细彬. 超声清洗技术原理及其应用[J]. 科技信息,2008(22)：39－40.

［23］ 国家食品药品监督管理局. YY 0681.2—2010 无菌医疗器械包装试验方法第 2 部分：软性屏障材料的密封强度[S]. 北京：中国标准出版社,2010.

［24］ 国家食品药品监督管理局. YY 0681.4—2010 无菌医疗器械包装试验方法第 4 部分：染色液穿透法测定透气包装的密封泄漏[S]. 北京：中国标准出版社,2010.

［25］ 国家食品药品监督管理局. YY 0681.10—2011 无菌医疗器械包装试验方法第 10 部分：透气包装材料阻微生物穿透等级试验[S]. 北京：中国标准出版社,2011.

［26］ 国家食品药品监督管理局. YY 0698.5—2009 最终灭菌医疗器械包装材料第 5 部分：透气材料与塑料膜组成的可密封组合袋和卷材要求和试验方法[S]. 北京：中国标准出版社,2009.

［27］ 国家食品药品监督管理局. YY 0681.1—2009 无菌医疗器械包装试验方法第 1 部分：加速老化试验指南[S]. 北京：中国标准出版社,2009.

第 21 章 高分子材料植入物制造工艺

本书第 2 部分从材料学角度阐述了高分子植入物材料的组成与性能。本章具体阐述高分子材料制造工艺,包括原材料的生产工艺和高分子材料植入物的机械加工工艺,它对植入物设计中正确选用原材料非常重要。高分子材料制品的后续处理与保护具有重要的地位,对它的忽略可能会导致前功尽弃。目前,高分子材料在骨科植入物配套手术工具中的使用越来越广泛,同样值得设计者关注。

21.1 超高分子量聚乙烯粉料

21.1.1 粉料生成技术

1. 粉料生成

生产超高分子量聚乙烯的主要成分为乙烯气体、氢气和四氯化钛(一种催化剂),由于这些成分易挥发而且是很危险的化学品,所以整个聚合过程要在特殊的条件下进行,也就是在溶剂中进行质量和热能的转换。

2. 粉料技术的发展

催化剂对生产白色的超高分子量聚乙烯粉料起到了至关重要的作用。

最初生产的超高分子量聚乙烯中添加硬脂酸钙,目的是为了消除粉料中残留的催化剂成分,因为这些催化剂会腐蚀后续生产设备,同时硬脂酸钙也被用于润滑剂和脱模剂。20 世纪 80 年代,硬脂酸钙对聚乙烯在人工关节临床方面的影响成为一个具有争议的话题,经过大量研究,于 90 年代人们发现硬脂酸钙可能存在于聚乙烯熔合缺陷的边缘,而这些熔合缺陷会反过来影响聚乙烯的疲劳和断裂。到了 90 年代末,由于聚合与生产工艺的提高,已经无须使用添加剂了,关节生产厂家也就转向采用无硬脂酸钙的聚乙烯粉料。

20.1.2 粉料的种类与牌号

1. 粉料种类

粉料的标准为 ISO 5834 - 1[1] 和 ASTM F648[2],依据此标准,植入级粉料可分为 3 种类型,即 1 型、2 型和 3 型。其中 3 型粉料由于其物理性能远远低于 1 型和 2 型粉料,已经于 2002 年 1 月不再生产,但在现行的标准中仍列明了对 3 型粉料的性能要求。1 型对应的粉料牌号为 GUR 1020,2 型对应的粉料牌号为 GUR 1050。由于上述两个标准的检测方法不同,所以检测结果从数值上看也会相去甚远,国内天津医疗器械监督检验中心通常依据 ISO 标准进行检测。

2. 粉料牌号

最初用于临床的超高分子量聚乙烯粉料有两个品牌,一个是 Ticona 公司的 GUR,一个是 Hercules 公司的 1900,后来 1900 粉料技术及设备被转让给一家巴西公司,这家公司后来不再生产植入级粉料,所以目前市面上只有 GUR 这个牌号。

这两个牌号的粉料的主要区别在于其颗粒尺寸、尺寸分布及形态学方面的不同。GUR 颗粒大小平均值为 140 μm,1900 颗粒大小平均值为 300 μm。从电子显微图中可以看到,GUR 和 1900 的粉料都含有无数个球状颗粒,图片显示在颗粒形成的初期有细微的不同,这是由于这两家的结晶和聚合的条件不同而导致的。

对粉料进行形态学研究最显著的发现是:GUR 粉料的特点是具有非常好的亚微米级的小纤维网,这可以很好地互相连接那些细微的球状颗粒。另外也有证据显示 1900 与 GUR 的相对分子质量分布有所不同,比如,根据加工条件,1900 粉料会显示球粒状的结晶形态,这主要与较低的相对分子质量有关。这种球粒在 GUR 中就没有看到,GUR 显示的是一种层状的结晶形态。由于 GUR 和 1900 相对分子质量分布不同,实验结果观察到在相同的平均相对分子质量之下冲击强度也不同。

21.2 超高分子量聚乙烯型材

21.2.1 型材的生产工艺

型材的生产有 3 种不同的工艺,即模压成形、挤出成形和热等静压成形[3,4]。

1. 模压成形

最早的模压成形设备是由 Ticona 公司设计的,后来转让给了 Poly Hi Solidur 公司 MediTECH 业务部,即现在的 Quadrant 公司的 MediTECH 业务部,这台设备现在依然在 MediTECH 德国生产基地使用。此设备共有 3 层模压槽,可生产 2 块 1 m× 2 m 的板材,即一块板材在上层与中层模压槽之间生成,一块板材在中层与下层模压槽之间生成。这些压槽内部会注入热油,并从底部通过流体压力驱动,加热系统和载荷系统均由计算机控制。当成型压力与温度达到一定数值时,保持一段时间,然后将参数提升一个档次,再保持一段时间,以使内部的聚乙烯粉料充分熔解,然后再逐渐冷却,直至室温。整个过程需时约 24 h,且在洁净室内完成。当然,现在新的模压设备也可生产 4 m×1 m 的大板,但这种设备一次只能生产一块板材,以适应某些厂家对长度方面的需求,从而达到节省材料的目的。模压成形过程如图 21.1 所示。

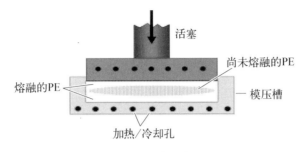

图 21.1　模压成形

对模压成形的板材,材料生产厂家要进一步加工,先把厚板切成薄板,再把薄板切成长方棒,然后把方棒车成圆棒,以方便关节厂家使用。目前欧美市场上绝大多数关节生产厂家使用的均为模压成形的棒材。

2. 挤出成形

挤出成形技术于 19 世纪 70 年代起源于美国,在过去的三十多年中被广泛用于生产工业级超高分子量聚乙烯棒材。目前在欧美市场上仅有少数几家企业使用挤出成形的植入级聚乙烯棒材,印度市场使用挤出棒材较多,MediTECH 部门的挤出棒料在其美国生产基地生产。挤出成形过程如图 21.2 所示。

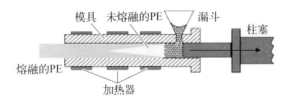

图 21.2　挤出成形

挤出成形也应在净化间里完成,为的是减少空气中夹杂的各种灰尘。聚乙烯粉料首先被注入加料斗,通过加料斗进入加热的容器中,在挤出机的水平方向有一个往复式柱塞,在柱塞的压力下熔融的聚乙烯被挤出出口,出口处有冷却装置可使聚乙烯圆棒慢慢冷却下来。

3. 模压成形与挤出成形对比

ASTM 标准中有明确说明:“模压料制成的关节部件的质量要比用挤出料制成的关节部件的质量好,模压料制成的关节部件的磨损率要远远低于挤出料制成的关节部件的磨损率。”

生产工艺条件的不同会影响材料的密度,对材料的结晶度和杨氏模量会有相对较多的影响,影响最多的是拉伸屈服强度。在不同的生产工艺中,熔化浸泡时间、熔化后的冷却速度，以及生产过程中所采用的压力，这些因素都将最大限度地影响材料的结晶度、抗拉强度和刚性。

由于模压成形提供良好的程序与形态控制，在人工关节中人们更倾向于使用模压成形的材料。在模压的过程中，粉料被放入模压槽中，加温到高于熔点的温度，然后再冷却到室温。在熔融状态下加压是为了减少空隙、挤出夹带的空气，以及降低孔隙率。在再结晶过程中使用压力是为了提高它的结晶度。整个生产周期都要加压，以便挤出里面的气体和空隙，形成很好的固结部件。在冷却的过程中，这个固结的部件保持在再结晶的温度下以提高它的结晶度。

控制固结、形态和最终产品性能的关键因素是工艺条件。最终产品的性能取决于模塑周期，包括加热速率和冷却速率，和所使用的压力和温度。

值得注意的是，由模压成形制作出来的圆棒不仅费时（模压成板材就需 24 h，再车成圆棒还需工时），而且费料，而挤出成形的圆棒既省时（随时挤出）又省料，所以模压成形的圆棒要比挤出成形的圆棒贵。当然通过上面 ASTM 中的描述也可看出，模压成形的材料也比挤出成形的材料耐磨。这也是为什么国际上大部分关节生产厂家选择使用模压成形圆棒的原因所在。

4. 热等静压

用热等静压法生产聚乙烯型材目前只有美国 Biomet 公司在使用，也是一项把聚乙烯粉料转化成型材的专利技术。这种方法是指把聚乙烯柱状粉料先进行冷等静压，以挤出里面的空气，然后把压成的棒材装入一个充满氩气的袋子中并放入热等静压炉中进行烧结，充入氩气主要是为了防止材料的降解。

21.2.2 型材物理性能要求

依据 ISO5834 - 2：2011[5]标准，3 种类型型材的物理性能应满足表 21.1 的要求。

表 21.1 型材的物理性能

性　　能	单位	1 型	2 型	3 型
密度	kg/m³	927/944	927/944	927/944
灰分	Mg/kg	≤150	≤150	≤300
拉伸屈服应力	MPa	≥21	≥19	≥19
拉伸断裂强度	MPa	≥35	≥27	≥27
断裂伸长率	%	≥300	≥300	≥300
双切口冲击强度（剪支梁）	kJ/m²	≥180	≥90	≥30
双切口冲击强度（悬臂梁）	kJ/m²	≥126	≥73	≥25

21.2.3　产品生产及检验

1. 生产环境

聚乙烯型材的原来都是在普通车间生产的,直到 1994 年,为了提高产品的纯净度,开始在洁净间进行生产,这也大大降低了聚乙烯材料中杂质的含量。目前洁净间等级为十万级。生产环境如图 21.3 所示。

2. 退火处理

模压成形的板材或挤出成形的棒材中都会有大量残留的自由基,为了消

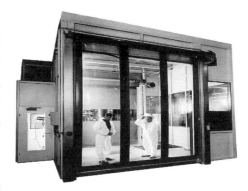

图 21.3　聚乙烯型材生产的洁净车间

除这些自由基,要对聚乙烯材料进行退火处理,以防止材料的氧化。目前只有 MediTECH 业务部的退火处理是在氮气环境下进行的,其他生产厂家均在空气中进行,惰性气体环境下退火处理的优势在于材料不容易氧化。

3. 产品检验

聚乙烯型材生产厂家在生产过程中,要对每个环节进行制程检验并记录相关数据,以备查询。记录的数据包括模压过程中所用压力、温度、控制时间、退火温度、退火时间等,以及哪根棒材来源于哪块板材,这些信息最终都将录入系统,以形成质保书。产品在出厂前也要对其每批材料做检验,检测项目应包含 ISO 5834 - 2 中的物理性能。当然生产厂家也不定期地对 ISO 5834 - 3/4/5[6-8] 中项目进行检测,并记录检验结果形成报告,对检测合格的产品进行放行,并在每个产品上贴上标签。标签上有每个产品的序列号,以实现产品的可追溯性。

21.2.4　型材的种类与牌号

依据 ISO5834 - 2 和 ASTM F648 的标准,型材共分 3 种,即 1 型、2 型和 3 型。以 MediTECH 型材为例,其牌号 Chirulen 1020 和 Chirulen 1050 分别对应的粉料牌号为 GUR1020 和 GUR105,即 Chirulen 1020 为 1 型,Chirulen 1050 为 2 型产品。

21.3　超高分子量聚乙烯植入物的成形工艺

21.3.1　超高分子量聚乙烯植入物的直接压铸成形

直接压铸成形是指依据关节生产厂家提供的关节部件形状开成模具,把聚乙

烯粉料直接放入模具中，在一定的温度和压力下直接压铸成所需成品或半成品。直接压铸成形的最大优势在于产品的表面光洁度非常好，因为它不像机加工出来的产品表面有机加工痕迹。此外，对物理化学性能有不同需求的产品可以通过压制周期进行控制，即可以进行定制。其劣势在于很难控制每个部位均匀受压，而且产品的硬度不够、不耐磨。在超高分子量聚乙烯被用于人工关节的前25年，直接压铸成形被广泛用于膝关节的胫骨垫，因为当时的加工设备不是数控的，很难精确加工出如此复杂的曲面。随着数控设备的使用以及精度的提高，关节生产企业逐渐转向了对模压成形的聚乙烯板材或棒材进行机加工来生产聚乙烯制品，所以目前国内外很少有企业在使用直接压铸成形工艺，尤其是对存在磨损问题的关节面。

21.3.2　超高分子量聚乙烯植入物的切削加工工艺

1. 冷却液的选择

由于超高分子量聚乙烯的热导性差，仅是金属材料的百分之一至千分之一，所以加工此材料时要考虑切削温度。当切削速度很高时，切削点的温度将使聚乙烯材料软化，从而导致机加工表面粗糙模糊。为了降低切削表面的温度，需使用适合的冷却介质，如压缩空气或循环水。相对来说，使用压缩空气效果更好，因为压缩空气很容易使温度扩散。若使用循环水作为冷却液，它的温度会随着机加工的时间增加而增高，不利于控制成品的公差，使机加工冷却后产品的尺寸变化难以控制。

2. 刀具与工艺

数控车床加工时，首先根据加工内容确定刀具类型，根据工件轮廓外形和走刀方向确定刀片外形，主要考虑主偏角、副偏角（刀尖角）和刀尖半径值。数控铣床加工时，首先根据加工内容和工件轮廓外形确定刀具类型，再根据加工部分大小选择刀具大小，比如：加工较大平面选择面铣刀，加工凸台、凹槽、平面轮廓选择立铣刀，加工曲面较平坦的部位常采用环形铣刀，曲面加工选择球头铣刀等。

刀具的选择非常关键，一副好的刀具甚至比一台好的加工中心起到的效果还要显著。刀具的刀尖过尖对成品的表面光洁度不利，即并非刀尖越尖则成品的表面粗糙度越低。加工聚乙烯材料的切削速度最好在 $250 \sim 1\,000$ m/min，在车床上对聚乙烯材料进行车削时，车削速度可达 600 m/min。因为转速与刀尖的直径和所用切削液都有关系，具体工艺方案最好咨询专业厂商。同样的材料、不同的刀具加工出的聚乙烯产品效果则完全不同，有时甚至会在加工过程中黏附上很多杂质。

如图 21.4 所示为来自 4 个不同生产厂家加工的聚乙烯产品显微图片。

这里以某企业在 UHMWPE 人工膝关节胫骨平台加工中成功的工艺技术为典型案例。如图 21.5 所示为加工对象。

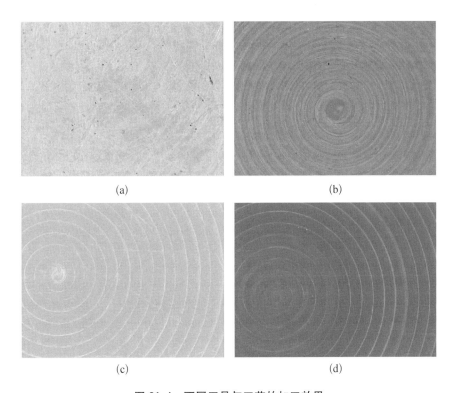

图 21.4 不同刀具与工艺的加工效果

(a) 加工效果差,且黏附很多杂质;(b) 加工效果差,且切削痕迹不均匀;
(c) 加工效果好,但表面有划痕;(d) 加工效果很好

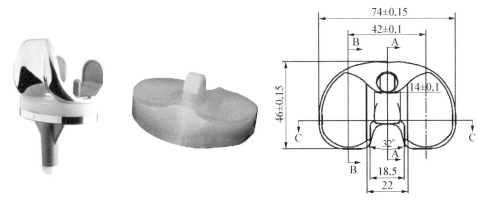

图 21.5 切削加工的人工膝关节胫骨平台

该企业针对该产品进行了相关的工艺测试。

测试客户地点:北京;

机床:DMG;

加工部位：胫骨平台髁表面；

冷却方式：压缩空气；

所用刀具：CT-JPM-02902098(SECO)；

刀具直径：20 mm；

切削宽度：$A_e=0.2$ mm；

刀具齿数：$Z=2$；

线速度 V_c：314 m/min($S=5\,000$ r/min)；

进给速度：0.25 mm/Z。

图 21.6(a)为刀具，图 21.6(b)(c)为工装与切削现场。

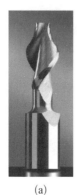 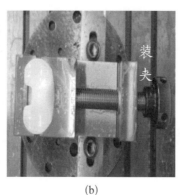 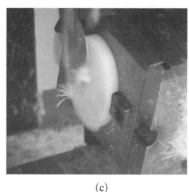

(a) (b) (c)

图 21.6 刀具、工装与切削

加工过程如表 21.2 所示，工艺规程如图 21.7 所示。

表 21.2 UHMWPE 胫骨平台工艺流程

TOOLNO		所有加工工序描述	所用刀具型号			
1		下表面平面加工	标准的刀片式锐刀	1	VPGX220616ER-E10(H25) R220.97-0050-V22.3A	铣面
2		周边粗铣	93100-F	2		粗铣周边
2		周边精铣	93100-F	2		精铣周边
3		粗加工锁扣区	920ML012-Mega-T	3		粗铣锁扣
4		精加工锁扣区	93015-F	4		精铣锁扣
4		粗加工型腔	93015-F	4		粗铣凹坑
4		精加工型腔	93015-F	4		精铣凹坑
5		扣凸台底部加工	非标刀"1"	5		铣沟槽
6		扣凸台底部加工	非标刀"2"	6		铣沟槽
7		圆孔槽铣削	99040-F	7		铣中间孔
8		圆孔槽精铣削	29040	8		雕刻
1		上表面平面粗加工	标准的刀片式铣刀	1	VPGX220616ER-E10(H25) R220.97-0063-V22.3A	铣面
9		凸白部位粗加工	非标刀"3"	9		铣立柱
9		凸白部位精加工	非标刀"3"	9		铣边弧面
10		骨阜部位加工	非标刀"4"	10		精铣凹型面
11		边缘部位加工	非标刀"5"	11		铣45度倒角

* 所有铣削均采用"顺铣"，没有采用冷却液

工件材料：UHMWPE	刀具：J93-F
加工描述：正面形面铣削	V_c：150~200 m/min
	f_z：0.005~0.015×Dc
	切削用时：5 s
	平均刀具寿命：5 000件以上

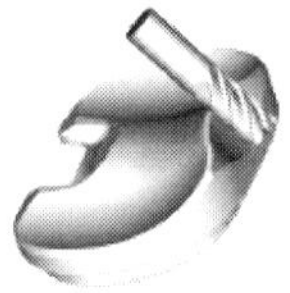

工件材料：UHMWPE	刀具：非标刀 JH450 (不涂层刀具)
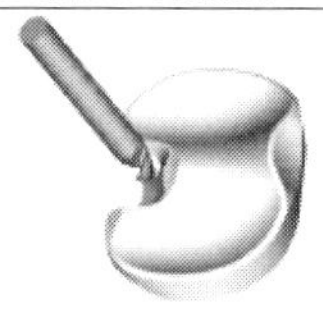 加工描述：型腔加工	V_c：150~200 m/min　a_p：0.2~0.3
	f_z：0.005~0.015×Dc　a_e：0.2~0.3
	切削用时：5 s
	平均刀具寿命：5 000件以上

工件材料：UHMWPE	刀具：J93-F
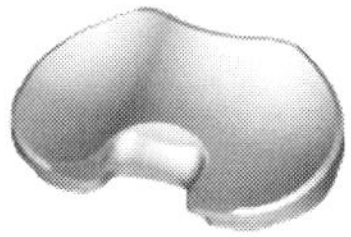 加工描述：	V_c：150~200 m/min
	f_z：0.005~0.015×Dc
	切削用时：5 s
	平均刀具寿命：5 000件以上

工件材料：UHMWPE	刀具：精加工刀
加工描述：半成品平台	V_c：200 m/min
	f_z：0.001×Dc
	切削用时：0.1 min
	平均刀具寿命：1 000~2 000件

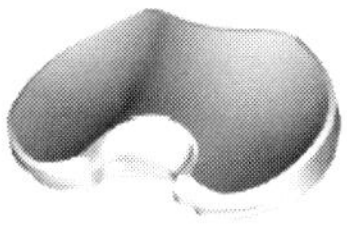

工件材料：UHMWPE	刀具：精加工刀
加工描述：精加工	V_c：200 m/min
	f_z：0.001×Dc
	切削用时：0.1 min
	平均刀具寿命：2 000件以上

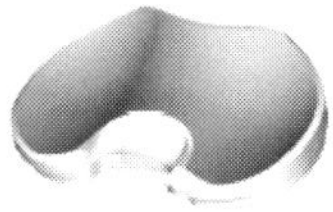

工件材料：UHMWPE	刀具：专用倒角铣刀
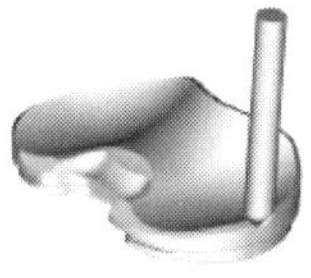 加工描述：边缘倒角	V_c：150~200 m/min
	f_z：0.005~0.015×Dc mm/rev
	切削用时：10 sec
	平均刀具寿命：5 000件以上

图 21.7　工艺规程

切削测试结果表明，加工一个工件的成形面，仅需 12 s，并且粗糙度 R_a 可以达到 0.2，寿命可达 1 000 件以上。而原来客户采用传统的球头刀加工［见图 21.6(c)］，完成每件加工需要 30 min，说明该工艺方案效率大大提升。

21.4　改性类超高分子量聚乙烯材料的应用

21.4.1　高交联超高分子量聚乙烯的应用

1. 高交联技术在人工关节行业中的应用历史与现状

1）应用历史

早在 20 世纪 70 年代末，日本的 Dr. Oonishi 和他的同事就开始研究如何在人工关节上使用高交联 UHMW-PE，但当时研究的重点不是交联后聚乙烯结构与性能之间关系，而且临床数据也非常有限。到 90 年代早期，人们开始对超高分子量聚乙烯材料的结构、力学性能，以及交联后磨损的降低进行研究。与此同时，随着关节模拟试验技术的发展，实际磨损率的测定得以实现，高交联技术对有效降低磨损的作用才得以定量研究和认定，使高交联技术的发展有了科学的依据。

1991 年，John Dumbleton 专注于研究如何降低骨溶解的发生率，并更多地关注聚乙烯的氧化问题。他认为对磨损的测量需要更多的临床条件,并且决定对聚乙烯材料的结构和力学性能之间的关系进行研究,然后对材料进行改进。

1992年,D. C. Sun提出稳定工艺会提高聚乙烯材料的植入时间,他的研究工作证明了γ线辐射后的聚乙烯材料会产生自由基,并且会产生交联,他认为这些自由基不是人们所想要的,因为自由基会与氧产生反应,可能会降低材料的性能。与此同时,Sulzer公司介绍了他们的聚乙烯材料在氮气环境下进行γ线辐射,以防止当材料在货架上时与包装内的氧气形成氧化,这一举措为该技术在人工关节行业应用向前迈出了一步。

在此期间,Howmedica公司的王爱国(Aiguo Wang)与MTS公司(Minnesota Testing Systems)合作开发髋关节模拟机。1992年,Howmedica公司拥有了第一台模拟机,王爱国用随后的几年时间发展了模拟技术。直到1998年秋天,第一例高交联聚乙烯人工全髋关节才用于临床,是Stryker Osteonics Corp.公司的产品,1999年,Stryker和Howmedica合并后开始批量生产,这项技术才真正在人工关节领域得以推广。

2) 高交联技术的现状

最初高交联主要应用于髋关节假体。2002年,在全膝置换中开始大量使用高交联的胫骨平台/垫。到了2007年,膝关节中高交联聚乙烯部件的使用量已经接近髋关节中乙烯杯/内衬的用量。

目前国内大部分企业已经开始对高交联产品进行了注册,预计未来国内会有大量企业使用高交联产品。目前美国市场中高交联聚乙烯的使用量至少应在80%以上,Zimmer在美国使用的聚乙烯部件,99%均为高交联聚乙烯,其在美国市场是主打产品。

2. 高交联技术的工艺原理与方法

1) 高交联技术原理

当对聚乙烯进行电离辐射时,通过自由基的重组可形成交联。电离辐射会切断聚乙烯中的碳—氢化学键和碳—碳化学键,形成自由基,而其中一部分被切断的化学键会进行重组形成交联。碳—碳键的打断意味着分子链被切断,从而会降低聚合物的相对分子质量。由于人工关节行业所用的聚乙烯材料本身是一种线性均聚物,也就是说它的分子链是由很多个相同的单体经化学共价键连接在一起的,而电离辐射切断碳—氢键和碳—碳键后形成自由基,一个自由基的反应会让线性的分子链转化成有分枝的或是Y形的分子链,而两个自由基的重组就会形成交联或是H形连接,这种H形结构的比例会随着辐射温度的提高而升高。并不是所有的自由基都易于移动而能找到另一个自由基进行重组,大部分在结晶过程中形成的自由基被认为在长期的货架时间内会形成氧化,而氧化会导致聚乙烯部件变脆。

伽马辐射会产生自由基,自由基与氧反应形成不稳定的过氧化氢,而过氧化氢的衰变会通过分子链的切断和再结晶导致高分子材料的脆变。

有效防止高交联聚乙烯材料氧化的方法就是进行热处理,目前常用的热处理方式有两种:低于熔点的退火处理和再熔。

2)高交联的形成方法

高交联可通过两种方法得以实现:化学交联和辐射交联。化学交联的原理是在超高分子量聚乙烯中加入适当的交联剂,在熔融过程中使其发生交联,例如加入过氧化氢或硅烷。化学交联又可分为过氧化物交联和偶联剂交联。辐射交联是采用电子射线或伽马射线直接对超高分子量聚乙烯进行照射,而使分子发生交联。

3. 高交联的种类

目前高交联聚乙烯采用的伽马辐射剂量通常在 $50\sim110$ kGy,由于高交联的生成主要是通过控制辐照剂量和退火温度,所以不同厂家采用的方式不同,也就形成了各自不同的高交联聚乙烯材料(见图 21.8)。

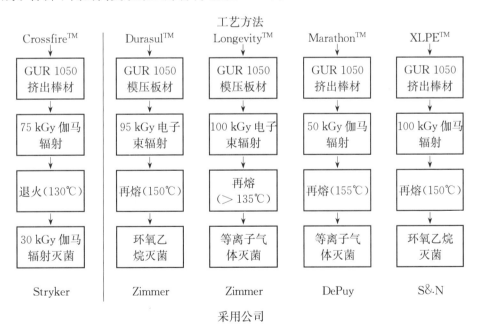

图 21.8 目前市场上用不同方式生产的高交联聚乙烯材料

图中 Stryker 公司的高交联是他们的第一代产品,后来他们又推出 X3 系列的高交联产品,即通过 3 次连续的辐射和退火处理,每次辐照剂量均为 30 kGy,退火处理温度均为 130℃,形成最终的高交联聚乙烯材料,经磨损试验证明,与常规聚乙烯相比,这样形成的高交联 X3 使髋关节磨损降低了 97%,使膝关节磨损降低了

$78\% \sim 98\%$。

总之,不管每家采用的辐射剂量和退火温度数值为多少,最终结果都是大大降低了聚乙烯材料的磨损率,延长了假体在患者体内的植入时间,这一点已无可争议。

4. 高交联标准与注册

1) 高交联标准

由于高交联生产方法不一,不同关节厂家都有各自的专有生产方法和工艺,结果造成当前骨科植入物用高交联材料某些机械性能的数值存在很大差别。所以目前没有一个高交联聚乙烯的 ISO 标准。此时,制定有关这些材料的标准试验方法则具有更高的使用和实用价值,所以目前针对高交联材料有 ASTM F2565 标准指南[9],即此标准指南表征了高交联材料的试验和方法,如表 21.3 所示。

表 21.3　高交联材料试验

试 验 参 数	试验方法	试验条件
抗拉强度,23℃/MPa,最终收率	ASTM D638	Ⅳ型,5.08 cm/min
延长率/%	ASTM D638	Ⅳ型,5.08 cm/min
Izod 冲击强度/(kJ/m²)	ASTM F648	
极限荷载/MPa	ASTM F2183	
疲劳裂纹扩展	ASTM E647	
压缩模量/MPa	ASTM D1621	
热属性:结晶百分比;最大熔点	ASTM D3418	
剩余自由基/(spins/g)	ESR:电子自旋共振	
溶胀度	ASTM F2765 或 F2214	
氧化指数,SOI and OI max	ASTM F2102	
反式亚乙烯基含量(t-Vinylene, TVI)	ASTM F2381	

特别需要指出的是,这仅是一个标准指南,有待进一步完善,其中有些参数虽然列出了试验方法,但国际上这些大品牌厂商并不对其进行检测,比如疲劳裂纹扩展。我国的相关行业标准为 YY/T 0811—2010。

2) 高交联国内注册

由于国内把高交联聚乙烯材料作为一种全新的材料,所以要求每个关节厂家对此材料做生物学评价和临床,尽管此材料并没有加入任何其他成分,只是对其物理性能进行了改良,但是也需提供 ASTM F2565 的检测报告。

21.4.2　掺混维生素 E 聚乙烯的应用

1. 原理

维生素 E 是一组生育酚的统称,其中 α-生育酚具有良好的抗氧化性能,它天然存在于人体之内,并可视为由超高分子量聚乙烯制造的人工关节的安定剂。α-生育酚犹如一个自由基清除剂,可去除自由基以防止材料氧化。防止材料的氧化一直以来都是人工关节行业中聚乙烯材料研究的一个方向,鉴于维生素 E 这种天然的抗氧化性能,人们把它掺混到聚乙烯粉料当中。

2. 现状

Ticona 现提供含有维生素 E 的聚乙烯混合物,此粉料符合 ASTM F2965[10]的要求,生产过程与纯净超高分子量聚乙烯树脂一致,且所有机械性能没有任何改变。此外混合物的纯净度也没有任何降低,并且维生素 E 分布均匀。

国外已经有一些关节企业使用了含维生素 E 的聚乙烯材料,比如 Zimmer、Biomet 等。含维生素 E 的聚乙烯材料用于临床的最初报道始于 2004 年,在此之前,Zimmer 公司与 MediTECH(Quadrant)部门合作研发了很多年,经无数次的磨损试验,最终找到一个维生素 E 含量最佳的配方以确保最佳的抗氧化性能。国内企业从 2012 年开始购买这种材料用于产品中,并开展注册和临床。当然就目前状况来说,使用含维生素 E 材料的企业远不如使用高交联材料的企业多。

3. 浓度与交联度

维生素 E 的浓度可由生产商与买方商议而定,目前市面上采用含维生素 E 材料的厂家通常采用的质量浓度为 $1\,000 \times 10^{-6}$。

质量浓度超过 $1\,000 \times 10^{-6}$ 的聚乙烯材料,在享受维生素 E 的抗氧化益处之时,或许也在承担着生产厂家在后续处理过程中对交联的影响。Oral 等在其研究报告中指出,质量浓度超过 $1\,000 \times 10^{-6}$ 的聚乙烯,在经 100 kGy 辐射后,其交联度平均可下降 17%。另一方面,维生素 E 的质量浓度在 $125 \times 10^{-6} \sim 500 \times 10^{-6}$ 时,对聚乙烯的稳定性又起到良好的效果,尽管这种稳定性取决于辐射剂量和所添加的是哪种抗氧化剂。因此,交联度的高低取决于辐射剂量和维生素 E 的浓度两个因素。

4. 相关标准

含维生素 E 的聚乙烯应符合 ISO 5834、ASTM F648 以及 ASTM F2695 的标准,ASTM F2695 是针对掺混维生素 E 的聚乙烯粉料和型材的,不适用于在聚乙烯型材表面或聚乙烯成品表面喷涂维生素 E 的情形。

21.4.3　添加抗氧化剂聚乙烯的应用(AO 产品)

目前,在聚乙烯中添加抗氧化剂的技术受到关注,并出现各种产品。

（1）原理：抗氧化剂是能减缓或防止氧化作用的物质。氧化是一种使电子自物质转移至氧化剂的化学反应，过程中可生成自由基，进而启动链反应、摧毁细胞。抗氧化剂则能去除自由基，终止连锁反应，氧化其本身，抑制其他氧化反应。

（2）AO 产品：就是在聚乙烯粉料中加入一定比例的抗氧化剂，以消除聚乙烯材料在聚合过程中残留的自由基，从而抑制聚乙烯材料的氧化，以达到延长假体寿命的目的。实际上维生素 E 也是一种抗氧剂，除了维生素 E 以外，有些企业在聚乙烯粉料中添加其他的抗氧剂，如抗氧剂 1010，其分子结构式为 $C_{73}H_{108}O_{12}$，这也就是人工关节行业中常说的 AO 产品。

（3）实验结果：磨损试验机进行的磨损试验结果表明，含抗氧剂的聚乙烯比常规聚乙烯的磨损率大大降低，而且保持了良好的力学性能。

维生素 E 与 AO 的比较如表 21.4 所示。

表 21.4　维生素 E 与 AO 的比较

维生素 E	AO
室温和体温下为液态	室温和体温下为固态
熔点为 5℃	熔点为 105℃
易萃取和滤出	很难萃取和滤出

21.5　超高分子量聚乙烯产品检测

21.5.1　试样准备与试样标准

1. 试样准备

聚乙烯材料的检测结果受诸多因素影响，包括试样的精确性、适宜的温度、检测方法以及检测设备的精准性，其中任何一点若达不到 ISO 的要求，都将导致检测结果大相径庭。

试样的准备工作尤为重要，因为一旦试样的尺寸有微小偏差或是表面有瑕疵，都将直接影响检测结果。尤其是拉伸和冲击试样，更要求其精准性。对拉伸试样来说，要分清是直接模压出来的试样，还是机加工出来的试样，因为对这两种方式生产出来的试样其尺寸要求不同；对冲击试样来说，尺寸比较容易掌握，但其切口是关键，要用专门的切口机来完成，切口方向要与材料的模压方向一致，如果是挤出棒材或是不容易区别模压方向的，要从不同方向分别做切口，以便对检测数值进行对比。此外切口的深度、角度和切割速度都有相应的 ISO 要求，甚至 ISO 要求切割 40 个试样后,要更换刀片,所以千万不可随意切割切口,应交给具有专用切口机、具有相当多的经验且技术娴熟的专业人士来完成。不同的人因手法不同,会导致检测结果不一致。

2. 试样标准(ISO 与 ASTM)

对聚乙烯材料的检测可按 ISO(见图 21.9)或 ASTM 两种方法进行检测,由于检测方法不同,所以需准备的试样也不同。比如测定常规聚乙烯材料的抗冲击强度使用的是简支梁(charpy)方法(见图 21.10),但测定高交联使用的是悬臂梁(izod)方法(见图 21.11),这两个试样的尺寸就完全不同。

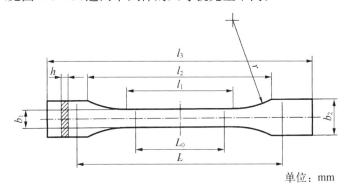

单位:mm

试样类型	1A	1B
l_3总长度	≥150*	
l_1窄平行部分的长度	80±2	60,0±0,5
r 半径	20~25	≥60**
l_2宽平行部分的距离	104~113***	106~120***
b_2端部宽度	20,0±0,2	
b_1窄部宽度	10,0±0,2	
h 优选厚度	4,0±0,2	
L_0标距	50,0±0,5	
L 夹具间的初始距离	115±1	l_{20}^{+5}

注:1A 型试样为优先使用于直接模塑的多用途试样,B 型试样为机加工试样。

* 对有些材料柄端需要延长(如 l_3=200 mm),以防止在试验夹具内断裂成滑动。

** $r=[(l_2-l_1)2+(b_2-b_1)2]/4(b_2-b_1)$。

*** 由 l_1、r、b_1 和 b_2 获得的结果应在规定的允差范围内。

图 21.9 ISO 拉伸试样(模压和机加工的尺寸要求不同)

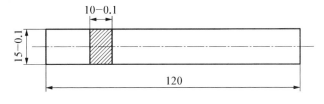

图 21.10 Charpy 冲击试样及尺寸(单位:mm)

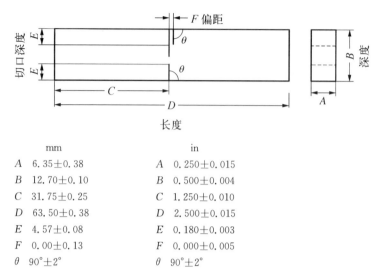

mm	in
A　6.35±0.38	A　0.250±0.015
B　12.70±0.10	B　0.500±0.004
C　31.75±0.25	C　1.250±0.010
D　63.50±0.38	D　2.500±0.015
E　4.57±0.08	E　0.180±0.003
F　0.00±0.13	F　0.000±0.005
θ　90°±2°	θ　90°±2°

图 21.11　Izod 冲击试样

21.5.2　检测标准和可追溯性

主要标准如下：

(1) 聚乙烯材料的拉伸和冲击试样标准为：ASTM D638 和 ISO 11542-2[11]。

(2) 常规聚乙烯粉料应符合 ISO 5834-1 和 ASTM F648。

(3) 常规聚乙烯模塑料应符合的标准为 ISO 5834-2、ISO 5834-3(加速老化方法)、ISO 5834-4(氧化指数测定方法)、ISO 5834-5(形态学评价方法)和 ASTM F648。

(4) 高交联聚乙烯检测标准为 ASTM F2565。

(5) 含维生素 E 的聚乙烯应符合的标准为 ASTM F2695。

下面对 ISO 5834-3/4/5 这三个标准中需要注意的事项做进一步说明，天津医疗器械质量监督检验中心已于 2012 年 7 月 1 日开始实施这三项标准。

ISO 5834-3 即加速老化方法，通过使用高温和高氧压可用于加速 UHMWPE 部件的氧化。在实时条件下，如闲置老化和植入、高能辐射灭菌后 UHMWPE 的氧化变化，可能会花费数月或数年才能产生可导致损害机械性能的变化。ISO 5834-3 此部分概述的方法，允许氧化稳定性评估在一个相对短的时段里(如数周)进行。

ISO 5834-3 中的这些方法也可用于在如 ASTM F1714(髋磨损)、ASTM F1715(膝磨损)、ISO 14242(髋磨损)和/或 ISO 14243(膝磨损)所概述的髋或膝关节模拟磨损试验评估之前的 UHMWPE 部件加速老化。这四个标准在关节设计章节中已述及。

虽然 ISO 5834-3 此部分描述的加速老化方法允许实验人员评估 UHMWPE 的氧化稳定性,但是此方法不能精确模拟植入物在实时货架老化和植入期间的衰退机理。尽管如此,此加速老化方法已成功用于对 UHMWPE 材料长期氧化稳定性的分级。

此处提及的加速老化方法,已经被在空气中包装并以伽马射线灭菌的 UHMWPE 部件货架老化后显示出的氧化水平所证实。当 UHMWPE 在非空气环境下包装时,此方法未显示出货架老化的代表性。例如,此方法不能代表 UHMWPE 在非空气环境下包装时的货架老化,此方法也不能与在低氧环境中(如氮气)包装的部件的货架寿命直接相关。含氧环境中的辐射后老化,导致 UHMWPE 物理、化学和机械性能衰退。即使在通常的环境条件下,经辐射的 UHMWPE 的氧化仍以缓慢的速度进展,衰退率以年计。结果,加速老化方法已发展为一种用于加速 UHMWPE 的氧化过程,成为在比较短的时段内评估氧化稳定性的方法。

ISO 5834-4:这部分中描述的方法可以用来测定在真实条件下,植入后以及发生加速氧化时超高分子量聚乙烯部件的氧化指数。对其试样的制备要注意:切片一般是在关节表面中心取材,不是在聚乙烯原料上取材,切片的取向一般垂直于关节面和研究表面,使用切片机或其他适当的设备制备厚度在 0.15~0.25 mm 之间的试样切片。

每个试样都应按骨接合植入物或外置体或实验室测试用样品来明确划分。试样的一般几何形状应仔细描述,并注明试样膜相对于其几何形状的取向情况。任何对原始试样的特殊前处理例如退火、灭菌、交联、稳定剂的加入、加速老化和储存条件都需要在报告中体现。试样膜的厚度和全宽需要和其他特殊前处理例如退火、灭菌、交联、稳定剂的加入、加速老化和储存条件一并在报告中体现。

ISO 5834-5:此试验方法涉及 UHMWPE 模塑料形态质量的测定。聚合良好的超高分子量聚乙烯具有少量或没有不完全融化的 UHMWPE 薄片组织。此实验通过测量不完全融化的 UHMWPE 组织的数量来评价 UHMWPE 模塑料的相对聚合质量(形态学)。通过此方法,可以很容易区别国产材料与进口材料,而且较为经济,因为此试验只需提供一些切片试样即可,即薄片。

作为该实验的薄片,其厚度约为$(100\pm50)\mu m$。对于该材料的每一典型试样(批)应评价 5 个试样的最小值。试样应从最易于发生聚合困难的位置选取;否则,就从试样的大致中心处或买卖双方达成一致的位置选取。若从同一件上选取多个薄膜试样,则应从不近于 0.5 mm 的区域中选取。每一试样面积至少为 2 cm^2。

薄膜在厚度上应相对一致,并基本没有由于使用钝的切割工具所引起的起皮、撕裂等。薄膜应平置于两片清洁的玻璃载玻片之间,以便于显微观察。

对于由聚乙烯材料制成的髋关节部件的尺寸,应符合 ISO 21535：2007[12]。对于由聚乙烯材料制成的膝关节部件的尺寸,应符合 ISO 21536：2007[13]。聚乙烯部件的球度和表面粗糙度应符合 ISO 7206-2：1996[14]。其部件为：

1）髋臼部件

对于外径为 42 mm 或更大的髋臼部件,UHMWPE 部件应具有下述最小厚度：

（1）5 mm 适用于具有金属或其他材料支持背衬的部件。

（2）6 mm 适用于无支持背衬的部件。

2）双极头

（1）对于外径不小于 44 mm 的双极头,UHMWPE 内衬的最小厚度应为 5 mm。

（2）在特殊人群骨骼尺寸需要植入物的髋臼部件直径小于 42 mm,或双极部件直径小于 44 mm 的条件下,UHMWPE 厚度可以小于上面规定的数值。

3）胫骨部件和半月板部件中 UHMWPE 的厚度

对于由 UHMWPE 制造的胫骨部件和半月板部件,UHMWPE 部件或 UHMWPE 子部件在其负载承受的部位应至少具有如下厚度：

（1）6 mm 适用于具有金属或其他材料胫骨托的部件。

（2）8 mm 适用于无胫骨托的部件。

4）尺寸允差

（1）球形股骨头直径应与标称直径相等,允许的尺寸公差为-0.2~0 mm。

（2）髋臼窝直径应与标称直径相等,允许的尺寸公差为（20±2）℃温度条件下 +0.1~+0.3 mm（即髋臼窝直径可大于标称直径,但必须保持在给定允差范围内）。

依据相关要求,植入物要求可追溯,目前作为植入级的聚乙烯材料已完全做到全程可追溯,关节企业需要在每个产品上都标注自己的批号,通过这个批号可追溯到所用的是哪一根聚乙烯棒材或板材。而作为型材供应商也要对每根棒材或每块板材做批号记录,以便追溯到其是哪批粉料生产的。当然粉料供应商对其粉料也有批号管理,所以在整个骨科行业中聚乙烯产品可实现全程可追溯。型材供应商在其产品标签上注有序列号,这个序列号是唯一的,也是作为批号管理的依据。

21.6 超高分子量聚乙烯产品的后续处理

21.6.1 成品部件的清洗

对聚乙烯成品部件进行清洗时,最好选用清水进行清洗,不要选择具有油基的清洗剂。清水的水温不宜太高,作为参考,关节厂家通常采用的水温为50~70℃。

21.6.2 成品的灭菌

1. 灭菌方式

目前聚乙烯部件的灭菌方式有 3 种:伽马辐射、环氧乙烷和气体等离子体。广泛使用的为伽马辐射和环氧乙烷,使用气体等离子体的企业相对较少。

1)伽马辐射

1962 年的第一例超高分子量聚乙烯内衬并没有进行伽马辐射灭菌,直至1968 年人们才开始在空气环境中进行伽马辐射灭菌,随后的将近 20 年的时间内人们做了大量实验,来探讨如何更好地减少聚乙烯中自由基的形成,避免材料氧化。直到 1986 年,人们开始在惰性气体(氮气或氩气)环境中进行伽马辐射,这样就防止了材料氧化,避免了材料脆性。对常规聚乙烯材料进行伽马辐射时,辐照剂量为 25~40 kGy。

2)环氧乙烷

环氧乙烷这种剧毒气体可以使细菌、孢子和病毒失效,以达到灭菌效果,于 20世纪 70 年代被作为一种商业化的灭菌方法。由于超高分子量聚乙烯不含有与之产生反应的成分或约束它功能的成分,所以环氧乙烷很适合聚乙烯材料的灭菌,而且实验研究结果显示环氧乙烷对聚乙烯材料的物理、化学和力学性能没有太多影响。但由于环氧乙烷的巨毒性以及它灭菌后的残留问题,国内和国际对用环氧乙烷都有相应的标准。

环氧乙烷的灭菌过程通常有 3 步:65%相对湿度下预处理 18 h;在 0.04 MPa下暴露于 100%环氧乙烷气体中 5 h;18 h 的强制风冷,全程在 46℃下需时共 41 h。

3)气体等离子体

低温气体等离子体是个相对较新的灭菌方法,于 20 世纪 90 年代才被作为聚乙烯材料的商业化灭菌方法。气体等离子体是依赖于离子气体对生物有机体的钝化对产品表面进行灭菌的一种方法,通常在低于 50℃完成灭菌。气体等离子体目前是一种很有吸引力的灭菌方法,因为它不会产生有毒的残留物以及对环境有害的毒副产品。目前对气体等离子体进行评估有两种方法,一种是 Plazlyte 法,即使用含有低温的过乙酸气体等离子体;一种是 Sterrad 法,即使用低温的过氧化氢气体等离子体。Plazlyte 法的灭菌周期需时约 3~4 h,Sterrad 法的灭菌周期更短,为75 min。由于气体等离子体灭菌后无须进行长时间的风冷,因此它与环氧乙烷灭菌相比节省了大量的时间和成本。也正因此,气体等离子体灭菌法越来越被人们接受,比如 20 世纪 90 年代 DePuy 就采用了 Plazlyte 法。

2. 三种不同灭菌方式对磨损的影响

这三种不同的灭菌方式对磨损的影响程度也不同。

McKellop 等人在其报告中指出,在 200 万～500 万次的人体模拟机试验中(每百万次相当于平均一个患者体内一年的使用次数),用伽马辐射的聚乙烯的磨损量,远远少于用环氧乙烷或气体等离子体灭菌的聚乙烯的磨损量。

White 等人在其研究中发现,对聚乙烯产品表面的破坏程度以及分层现象,环氧乙烷要远远小于伽马辐射。另一方面,辐射灭菌降低了产品的韧性和刚性,提高了结晶度。

Sutula 和其同事通过对 150 例取出假体研究发现,其中的 17 例环氧乙烷灭菌的假体没有发现任何边缘裂化和分层现象,相反,在其他的伽马辐射灭菌的假体中,发现 19% 有边缘裂化现象。由于气体等离子体灭菌后的假体植入人体时间较短,目前还没有对取出假体的相关研究数据。

21.6.3 成品标记的激光打印

激光打标机是用激光束在各种不同物质表面打上永久的标记,打标的效应是通过表层物质的蒸发露出深层物质,或者是通过光能导致表层物质的化学物理变化而"刻"出痕迹,或者是通过光能烧掉部分物质,从而刻出精美的图案、商标和文字。激光打标机主要分为 CO_2 激光打标机、半导体激光打标机、光纤激光打标机和 YAG 激光打标机。

在塑料上打标首选是 CO_2 激光打标机,其工作原理是采用 CO_2 气体充入放电管作为产生激光的介质,当在电极上加高电压、放电管中产生辉光放电,就可使气体分子释放出激光,将激光能量放大后就形成对材料加工的激光束。CO_2 激光打标机打出的字体比较清晰,打印效果和打标速度能够满足现代化生产高效、高速、高可靠的要求。

21.6.4 成品的包装

对聚乙烯成品部件的包装自 20 世纪 60 年代开始,人们所使用的是可透气的塑料包装盒,它由两层封口膜、一个泡沫垫和一个吸塑盒组成,在盒子的外层标明产品的基本信息,包括产品批号,这些信息供医生做手术时参考。由于这种包装盒可透气,所以就容易导致盒内的聚乙烯部件氧化,也就是导致聚乙烯部件的最终老化。为避免聚乙烯部件的老化,人们开始使用具有隔离层的、不透气的包装盒,当然这种不透气是指空气不能穿透,但灭菌使用的环氧乙烷气体是可透过的。

目前人工关节行业所用的不透气包装盒有多种,有些国际大企业甚至已经对其包装盒申请了专利,但是这些包装盒基本包含抽真空和充惰性气体。现代的包装盒之所以不透气是因为有隔离层,这种隔离层使用的是多层塑料层压在一起或用金属箔以防止气体的扩散。

21.6.5 成品的储存与货架期(保质期)

1. 储存条件

UHMWPE 耐低温性能优异,在 $-40℃$ 时仍具有较高的冲击强度,甚至可在 $-269℃$ 下使用。目前对储存温度尚无 ISO 标准,但最适宜的储存温度为 $15℃$ 至室温,温度不宜过高,因为高分子材料的化学老化可分为热氧化老化和光氧化老化两种。

热氧化老化是指由于热的作用使高分子聚合物产生自由基,自由基可迅速与分子氧化生成过氧化自由基,过氧化自由基能从其他碳氢物分子或同一分子中夺取氢原子,形成氢过氧化自由基和新的自由基,新的自由基又可通过同样的方式形成氢过氧化自由基和新的自由基,这样就完成了自动氧化反应的一个循环。

光氧化老化是指太阳光中的紫外线引发的材料老化。因为紫外线的能量与高分子中的化学键相当,所以紫外线可以切断许多高分子聚合物的化学键,从而形成自由基,在有氧存在的环境下产生光氧化老化反应。光氧化一旦开始便可形成与热氧化老化同一形式的自由基链式反应,从而引发材料的降解。

所以超高分子量聚乙烯材料储存时一定要避光!即避免太阳光的直射。最好是每根棒材或每块板材都有个黑色塑料套,当然这样成本较高,最经济实惠的方法就是用黑色塑料布把聚乙烯材料盖住。对于聚乙烯成品部件也需要避光保存。

2. 货架期(保质期)

目前对 UHMWPE 材料的保质期限没有相应的 ISO 标准,因为储存条件的不同,所以材料的寿命也不尽相同。即使储存条件很好,依据经验保质期也不应超过5 年。

对于已经伽马辐射灭菌的聚乙烯关节部件来说,货架期或保质期限为 5 年。1998 年,英国的医疗器械部(Medical Device Agency,MDA)警告:货架期超过5 年的聚乙烯部件(指在空气中进行伽马辐射灭菌且在空气中保存的聚乙烯部件)被作为废品不得再植入人体。欧洲标准协会(European Committee for Standardization,CEN)也曾试图规定货架期限为 5 年,但最终没能成功。美国FDA 目前尚无此项规定。

经环氧乙烷灭菌的聚乙烯部件的保质期一般较短,国内很多企业定为两年,当然具体时间应由企业自行规定,并做灭菌验证来确定。

对聚乙烯成品部件来说,每家的保质期应视其具体灭菌方式及包装材料而定。

21.7 骨科手术器械(手术工具)中所用高分子材料

21.7.1 高分子材料性能金字塔

以前,骨科器械几乎都是用金属材料或木材制成,但由于某些高分子材料具有重量轻,机械强度、刚性和硬度高,耐高温、耐伽马辐射和 X 光辐射,易加工等特点,近些年人们纷纷转向适宜的高分子材料。

高分子材料按特性分为橡胶、纤维、塑料、高分子胶黏剂、高分子涂料和高分子基复合材料。塑料是以合成树脂或化学改性的天然高分子为主要成分,再加入填料、增塑剂和其他添加剂制得。其分子间次价力、模量和形变量等介于橡胶和纤维之间。通常按合成树脂的特性分为热固性塑料和热塑性塑料;按用途又分为通用塑料和工程塑料,用于骨科器械中的高分子材料属工程塑料。

高分子材料在成形过程中,聚合物有可能受温度、压强、应力及作用时间等变化的影响,导致高分子降解、交联以及其他化学反应,使聚合物的聚集态结构和化学结构发生变化。因此加工过程不仅决定高分子材料制品的外观形状和质量,而且对材料超分子结构和织态结构甚至链结构有重要影响,这就要求高分子材料生产厂家具有精确的生产工艺,以控制产品的质量。

高分子材料按高分子的排列情况可分为结晶高聚物和非晶高聚物。

从图 21.12 中的高分子材料性能金字塔即可看到哪些材料是结晶高聚物,哪些材料属非晶高聚物。我们从中可以看到,越往上材料的性能越好,也越耐高温。

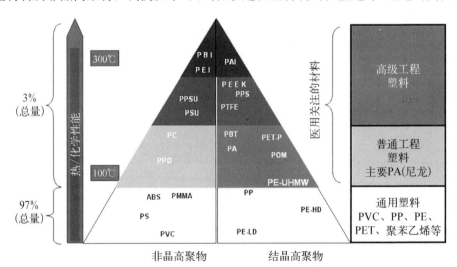

图 21.12 高分子材料性能金字塔

从高分子材料性能金字塔可以看出,大部分材料属于通用塑料,占总量的97%,而工程塑料仅占3%左右。当然,这些工程塑料的生产成本较高,生产工艺更难,所以它的售价也要比通用塑料高,有的甚至高出很多倍。而作为骨科手术器械中所用的高分子材料都源自这3%之内的工程塑料,而且由于是医用级塑料,要求它比工业级塑料具有更高的纯净度,并且要做生物学评价,所以医用级塑料售价要比工业级塑料高。

21.7.2　骨科手术器械(工具)所用材料

依据 ISO10993-1 的规定,预期用于人体的任何材料或器械的选择和评价应是按 ISO14971 开展的风险管理过程中生物学评价程序的组成部分,也就是说对器械所用材料要进行生物学评价,以确保其安全可靠。在选择制造手术器械所用材料时,应首先考虑材料特性对其用途的适宜性,包括化学、毒理学、物理学、电学、形态学和机械性能等。生物学评价的必要性主要由接触性质、程度、时间和频次和对材料所识别出的危害来确定。

骨科手术工具按接触时间应为短期接触(即 A 类)类器械,即 24 h 内一次、多次或重复使用或接触的器械。依据 ISO10993-1[15],要对其所使用的材料做以下生物学评价:细胞毒性、致敏、刺激或皮内反应试验,以评价其是否适宜做医疗器械。换言之,作为骨科手术工具所用的高分子材料必须要做生物学评价,无生物学评价报告的材料不能用于做手术工具。

表 21.5　手术工具高分子材料的生物学评价

测试 / 材料	细胞毒性 ISO10993-5 和 USP<87>生物反应测试,体外洗脱测试	致敏性 ISO10993-10,体内 Magnussen & Kligman 最大化方法	皮内反应 ISO10993-10 和 USP<88>生物反应测试,体内皮内反应	全身毒性(急性)ISO10993-11 和 USP<88>生物反应测试,体内系统注射测试	植入测试 USP<88>s 生物反应试,体内植入测试(7天)	血液相容性测试 ISO10993-4,非直接溶血(体外)	USP塑料的物理化学测试 USP<661>容器,超纯水提取,70℃/24 h	重金属含量 ICP-MS测试仪器:镉,铬,银,铅	USP级别五(由测试3,4,5得来结论)
KETRON® PEEK-CLASSIX™ LSG PEEK	✓	✓	✓	✓	✓	✓	✓	✓	✓
KETRON® PEEK-CA30 LSG PEEK	✓	✓	✓	✓	✓	✓	✓	✓	✓
KETRON® PEEK-GF30 LSG PEEK	✓	✓	✓	✓	✓	✓	✓	✓	✓
KETRON® PEEK LSG PEEK	✓	✓	✓	✓	✓	✓	✓	✓	✓
TECHTRON® HPV LSG PPS	✓	✓	✓	✓	✓	✓	✓	✓	✓

(续表)

测试 材料	细胞毒性 ISO10993-5 和USP<87 >生物反应 测试,体外洗 脱测试	致敏性 ISO10993- 10,体内 Magnussen & Kligman最大 化方法	皮内反应 ISO10993- 10和USP< 88>生物反 应测试,体内 皮内反应	全身毒性(急 性)ISO10993 -11和USP <88>生物 反应测试,体 内系统注射 测试	植入测试 USP<88>s 生物反应测 试,体内植入 测试(7天)	血液相容性 测试 ISO10993- 4,非直接溶 血(体外)	USP塑料的 物理化学测 试USP<661 >容器,超纯 水提取,70° C/24 h	重金属含量 ICP-MS测 试仪器:镉, 铬,银,铅	USP级别 五(由测试 3,4,5得来 结论)
RADEL® PPSU LSG PPSU	✓	✓	✓	✓	✓	✓	✓	✓	✓
ULTEM® PEI LSG PEI	✓	✓	✓	✓	✓	✓	✓	✓	✓
PSU LSG PSU	✓	✓	✓	✓	✓	✓	✓	✓	✓
PC LSG PC	✓	✓	✓	✓	✓	✓	✓	✓	✓
ACETRON® LSG POM	✓	NT	NT	NT	NT	NT	✓	✓	NT[5]

从表21.5可以看出,材料供应商对欧美市面上常用的手术器械材料(如PEI、PPS、PPSU、PEEK、PEEK CA30、PEEK GF30等)做了全部的生物学评价,而对逐渐退出舞台的材料(如POMC)仅做了细胞毒的检测。

21.7.3 人工关节中试模材料的选用

1. 试模所用材料

目前各大医院对手术器械采用的灭菌方式通常为蒸汽灭菌或环氧乙烷灭菌,所以我们要清楚哪些材料适用于哪种灭菌方式,不然会导致手术器械的严重变形或褪色,既给手术操作带来风险,也给器械生产厂家带来不必要的损失。

制作人工关节置换手术中的试模,即髋关节中的试头、试衬、试臼,膝关节中的试垫,其可选材料较多。另外,为了使医生在手术过程中容易辨别,各厂家通常会把不同型号的试模做成不同颜色,以便区分。目前常用材料有:共聚甲醛(POMC)、聚苯砜(PPSU)、聚醚酰亚胺(PEI)等,每种材料均有9~11种不同的颜色供选择。

2. 材料性能的对比

作为试模材料主要需考虑的因素为冲击强度、耐高温性能以及适宜的灭菌方式。

通过图21.13可以清楚地看到,POMC材料长时仅耐100℃,短时才耐140℃,所以如果用此材料做试模,进行数次蒸汽灭菌后(医院蒸汽灭菌温度通常为134℃),试模会有变形或褪色情况发生,甚至有小裂纹出现,这很正常,因为其材料性能决定了这一点,这也是目前国内大部分关节企业所经历过的现象。

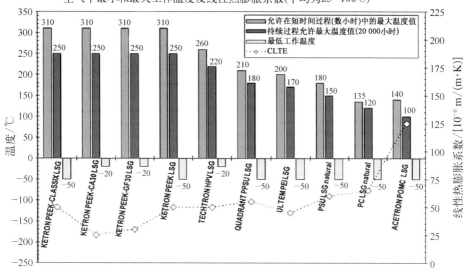

图 21.13 不同材料的耐高温性能对比

如果将试模的材质换为 PPSU 或 PEI,其耐高温性能将得到显著提升。PPSU 长时(连续 20 000 h)可耐 180℃高温,短时可耐 210℃高温;PEI 长时可耐 170℃高温,短时可耐 200℃高温。PEEK 材料耐高温性能更好,长时可耐 250℃高温,但是考虑到性价比,作为试模材料,选用 PPSU 或 PEI 即可。PPSU 材料的载荷挠曲温度为 205℃,具有良好的耐化学性、尺寸稳定性,并且经过 1 000 多次的蒸汽灭菌后其性能不会有任何明显变化,其机械强度、刚性和硬度都较高,而且易于机加工,此外能承受清洁剂、消毒剂以及多种溶剂的清洁,且可以进行伽马辐射消毒。

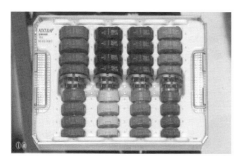

图 21.14 PPSU 材料制成的胫骨垫

目前欧美市场大部分关节企业所用试模材料已经转为 PPSU 或 PEI 材料,少量还在使用 POMC。国内部分企业也已经转向了 PPSU,甚至有些企业已经使用了几年。POMC 基本为圆棒,PPSU 既有圆棒又有板料,PEI 基本为圆棒。

图 21.14 所示为 PPSU 材料制成的胫骨垫。

3. 材料在抗冲击强度方面的差异

表 21.6 显示了反复蒸汽灭菌次数对简支梁缺口材料试件冲击强度的影响,整个测试周期为 34 min,灭菌至少 3 min,并在中性溶液(pH 值为 7~8) 中进行。

表中显示了在不同灭菌周期、循环次数下缺口冲击强度与原始冲击强度的百分比。

表 21.6 循环灭菌次数对材料冲击强度的影响

材料 \ 循环灭菌次数	0	50	100	250	500
KETRON PEEK LSG 中性	100	×	×	105	102
TECHTRON HPV LSG	100	×	×	65	70
RADEL PPSU LSG	100	×	×	102	102
ULTEM PEI LSG	100	×	×	95	94
PSU LSG	100	×	×	62	54
ACETRON LSG 中性(POM-C)	100	×	×	58	×

×：没有进行测试。

从表21.6可以看出,如果假定蒸汽灭菌前材料的抗冲击强度为100%的话,在经过250次蒸汽灭菌后,POM-C的抗冲击强度已经降至58%,而PPSU的抗冲击强度没有什么变化,甚至500次蒸汽灭菌后依然维持原状。

4. 各种材料所适宜的不同的灭菌方式

表21.7为各种材料所适宜的不同的灭菌方式。

表 21.7 各种材料所适宜的灭菌方式

材　　料	与一些常用灭菌方法的兼容性				
	环氧乙烷 (ethylene oxide gas，ETO)	蒸汽灭菌 121℃/134℃	干热法 160℃	气体等 离子体	伽马辐射
KETRON® PEEK- CLASSIX™ LSG	VG	VG/VG	VG	VG	VG
KETRON® PEEK- CA30 LSG KETRON® PEEK- GF30 LSG blue	VG	VG/VG	VG	VG	VG
KETRON® PEEK LSG	VG	VG/VG	VG	VG	VG
TECHTRON® HPV LSG	VG	VG/G	VG	G	VG
RADEL® PPSU LSG	VG	VG/VG	VG	VG	G
ULTEM® PEI LSG	G	VG/G	VG	G	G
PSU LSG	G	VG/G	G	G	G

（续表）

材　料	与一些常用灭菌方法的兼容性				
	环氧乙烷 (ethylene oxide gas，ETO)	蒸汽灭菌 121℃/134℃	干热法 160℃	气体等 离子体	伽马辐射
PC LSG	G	P/NS	NS	G	G
ACETRON® LSG	G	G/P	NS	G	NS

VG—很好；G—好；P—不好；NS—不适合。

从表 21.7 可以看出，POMC（ACETRON®）材料不适宜在 134℃下蒸汽灭菌，而 PPSU、PEEK、含碳纤维的 PEEK 或含玻璃纤维的 PEEK 材料非常适宜目前常用的这些灭菌方式。

21.7.4　创伤器械中瞄准器和外固定支架材料的选用

骨科手术器械除了需要耐高温、耐冲击以外，有时还需要器械重量轻，但又具有很高的刚度、耐 γ 线辐射和 X 光透视性能，以便医生可以很清晰地看到内部创伤情况，这样就要选用一些弹性模量高且透 X 光性能好的材料，比如 PEEK（聚醚醚酮）材料，以及含有碳纤维的增强型聚醚醚酮材料。而金属材料在 X 光照射下会有阴影，不利于医生观察创口情况。而且 PEEK 材料非常适于重复蒸汽灭菌和高压灭菌，能承受清洁剂、消毒剂以及多种溶剂的清洁，因此非常适合做创伤器械中的瞄准器和外固定支架。

在欧美国家，创伤器械中的瞄准器和外固定支架，其所用材质大部分为含碳纤维的聚醚醚酮材料，当然碳纤维含量不同，其材料刚度也相去甚远，通常所用 PEEK 材料的碳纤维含量有 30%（PEEK CA30）或 57%（PEEK CC），PEEK CC 材料是经 PEEK 材料铺垫多层碳纤维浇铸而成，所以表面形成网纹状。国内有些厂家已于近两三年开始使用这些材料，这种材质基本为板料，较适宜生产厂家加工，避免材料浪费。

图 21.15 曲线列明了不同材料的弹性模量随温度而变化的曲线，从中可以看到普通 PEEK 比 PEEK CA30 的弹性模量低了很多，也就是说 PEEK CA30 的刚度要比普通 PEEK 材料高很多，所以此材料非常适合做瞄准器和外固定支架，当然如果手术过程中有需要敲击的部位，那这个部位的器械最好选用 PEEK CC 材料，以免多次敲击后器械变形。

从图 21.15 可以看出，在室温条件下，PEEK CA30 的弹性模量约为 9 000 MPa，而普通 PEEK 仅为 4 000 MPa 左右，所以做瞄准器或外固定支架要选用这种含碳纤维的增强型 PEEK 材料。

图 21.16 是一些厂商用 PEEK CA30 材料制成的瞄准器。图 21.17(a)(b)为 PEEK CC 材料制成的瞄准器（机加工成形），图 21.17(c)为网纹状的 PEEK CC 材料制成的瞄准器。

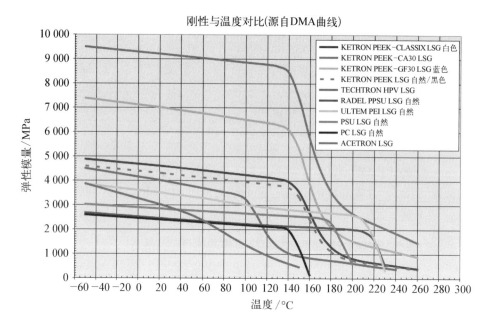

图 21.15　不同材料的弹性模量随温度而变化的曲线

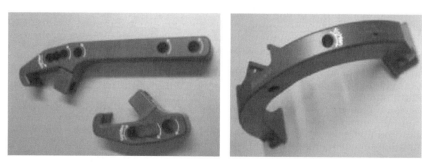

图 21.16　PEEK CA30 材料制成的瞄准器(机加工成形)

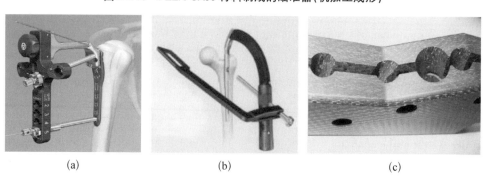

(a)　　　　　　　　(b)　　　　　　　　(c)

图 21.17　PEEK CC 材料制成的瞄准器

21.7.5　器械箱及托盘材料的选用

目前市面上常用的器械箱及托盘高分子材料为聚苯砜(PPSU)或热稳定型聚丙烯(PP‑HS),PP‑HS 材料的热变形温度为 149℃。由于这两种材料具有重量轻、耐高温灭菌、极好的尺寸稳定性以及易机加工等特点,并且适于重复蒸汽灭菌和高压灭菌,能承受清洁剂、消毒剂以及多种溶剂的清洁,因此非常适合做器械箱、托盘及手术工具上的一些部件,而且正在取代原来的金属材料制成的器械箱。国内已经有很多企业使用了这两种材料。

用于器械箱和托盘的 PPSU 有两种,一种是厚度仅为 2~4 mm 的吸塑料,即经吸塑一次成形;一种为较厚的板料,板料经机加工成形(见图 21.18)。而市面上常用的 PP‑HS 都是板料,经机加工成形,颜色有黑色和自然色两种(见图 21.19)。

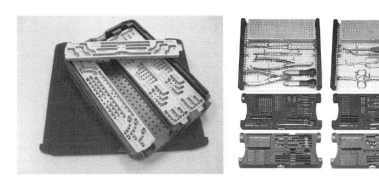

图 21.18　PPSU 材料制成的托盘(机加工成形)

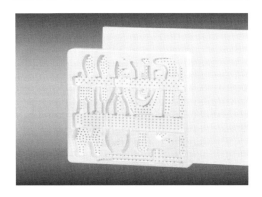

图 21.19　PP‑HS 材料制成的托盘(机加工成形)

21.7.6　器械手柄材料的选用

作为器械手柄所用材料,国内有些企业依然在沿用木质材料和金属材料。由于木质手柄容易出现裂纹和变形,金属材质虽然不存在这两个问题,但质量较大,而且手术过程中容易打滑,所以大部分企业已经转向了高分子材料,以减轻整套器械的质量。国内常用的手柄材料有硅胶、POMC 和 PPSU。欧美国家很多骨科企业所用器械手柄的材质为 PPS、PPSU、PEI、PEEK 等。图 21.20 和图 21.21 是一些应用实例。

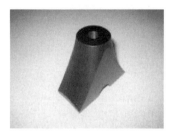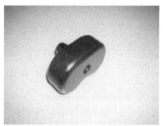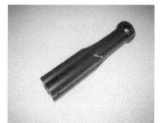

图 21.20 PPSU 器械手柄(机加工成形)

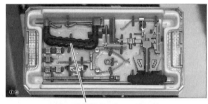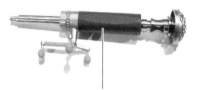

PEEK 材料(机加工成形)　　　　PPS 材料(机加工成形)

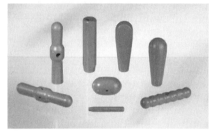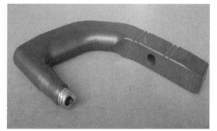

PEEK GF30(含30%玻璃纤维)　　　PEEK CA30(含30%碳纤维)

图 21.21 高分子材料器械手柄

总之,不管是试模,还是器械箱及各类器械手柄,我们都可以看到高分子材料正在以惊人的速度取代木质材料和金属材料,在骨科手术器械中发挥着其不可替代的优越作用。

21.8 医用 PEEK 材料加工

1. 加工特点

PEEK 是韧性和刚性兼备并能取得平衡的树脂材料,可与合金材料媲美,并且耐磨性能非常好。正因为其综合机械强度高和耐磨性能好,所以给机加工带来了较大的挑战,并且在加工时,极易产生毛刺和翻边。

目前广泛使用的山高刀具采用独特的硬质合金棒料以及锋利的刀具槽型设计,兼具刀具耐磨性、刚性和锋利程度,解决耐磨性和翻边毛刺等加工难点。

对于纯 PEEK 材料,可采用 J99‐F/J93‐F 未涂层刀具[见图 21.22(a)]。此刀具采用双刃设计,30°螺旋角,10°前角,特殊的刃口处理技术,可以取得非常优良的加工性能,能解决 PEEK 材料加工时最容易出现的翻边、毛刺等缺陷。

对于添加玻璃纤维或者碳纤维的 PEEK 改性材料,目前大部分刀具供应商采用 TiAlN 涂层的刀具进行加工,对于 PEEK 来说,显然,TiAlN 涂层的刀具耐磨性不够、加工参数低、时间长、刀具寿命不稳定、工艺稳定性差。为了应对这种挑战,可采用金刚石涂层(DURA)的刀具进行加工,刀具寿命可以提高 5~10 倍,加工参数能提高,切削时间能降低,节约成本达 30% 以上[见图 21.22(b)]。

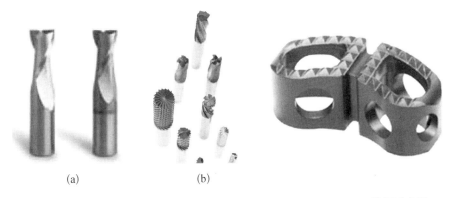

(a)　　　　　　　　(b)

图 21.22　PEEK 加工刀具　　　　图 21.23　PEEK 椎间融合器

2. 加工案例

图 21.24 所示为添加碳纤维改性 PEEK 材料(黑色)制作的椎间融合器,其加工非常困难。若采用 DURA 金刚石涂层刀具,则大大提高了刀具寿命,增强了加工工艺稳定性,如图 21.24 所示。

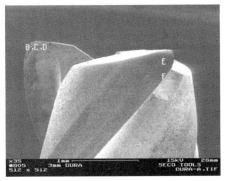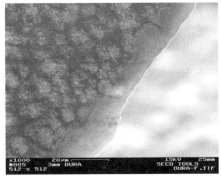

图 21.24　DURA 金刚石涂层刀具:加工 420 min 后,几乎无磨损

参考文献

［1］　ISO 5834 - 1：2005 Implants for surgery — Ultra-high-molecular-weight polyethylene Part 1, Powder Form ［S］. West Conshohocken：ASTM Int'l, 2015.

［2］　ASTM F648, Standard Specification for Ultra-high-molecular-weight polyethylene powder and fabricated form for surgical implants ［S］. West Conshohocken：ASTM Int'l, 2015.

［3］　Kurtz S M. UHMWPE Biomaterials Handbook ［M］. 2nd ed. Elsevier, 2009.

［4］　跨骏集团（Quadrant Group）MediTECH 业务部，Inside training documents 2011.

［5］　ISO 5834 - 2：2006 Implants for surgery — ultra-high-molecular-weight polyethylene Part 2, Moulded Form ［S］.

［6］　ISO 5834 - 3：2005 Implants for surgery — ultra-high-molecular-weight polyethylene Part 3, Accelerated aging methods ［S］.

［7］　ISO 5834 - 4：2005 Implants for surgery — ultra-high-molecular-weight polyethylene Part 4, Oxidation index measurement method ［S］.

［8］　ISO 5834 - 5：2005 Implants for surgery — ultra-high-molecular-weight polyethylene Part 5, Morphology measurement method ［S］.

［9］　ASTM F2565 Standard guide for extensively irradiation-crosslinked ultra-high-molecular-weight polyethylene fabricated forms for surgical implant applications ［S］. West Conshohocken：ASTM Int'l, 2006.

［10］　ASTM F2695 Standard specification for ultra high molecular weight polyethylene powder blended with alpha-tocopherol（Vitamin E）and fabricatet forms for surgical implat applications ［S］. West Conshohocken：ASTM Int'l, 2012.

［11］　ISO 11542 - 2：2010 Plastics — ultra-high-molecular-weight polyethylene（PE - UHMW）moulding and extrusion materials — Part 2：Preparation of test specimens and determination of properties ［S］.

［12］　ISO 21535：2007, Non-active surgical implants — joint replacement implants-Specific requirements for hip-joint replacement implants ［S］.

［13］　ISO 21536：2007, Non-active surgical implants — joint replacement implants — Specific requirements for knee-joint replacement implants ［S］.

［14］　ISO 7206 - 2：1996, Implants for surgery — Partial and total hip joint prostheses Part 2, Articulating surface made of metallic, ceramic and plastics materials ［S］.

［15］　ISO 10993 - 1：2009, Biological evaluation of medical devices — Part 1：Evaluation and testing within a risk management process ［S］.

第 22 章　骨科植入物产品的检测标准和质量控制

骨科植入物检测的依据是 ISO 标准和中华人民共和国医药行业标准（YY 标准）。我国骨科植入物标准由全国外科植入物和矫形器械标准化技术委员会负责制定。这里阐述标准的制定与具体实施方法。

22.1　骨接合植入物

骨接合植入物是指用于为骨、软骨、肌腱或韧带结构提供支持的无源外科植入产品，主要包括接骨板、接骨螺钉、骨针、骨钢丝、金属线缆、髓内固定装置及脊柱植入物等。

22.1.1　国内外标准

1. 材料标准

骨科器械中目前普遍采用的生物医用金属材料、生物医用高分子材料、生物医用陶瓷、可降解生物材料有相应的 ISO（国际）标准、ASTM（美国）标准、EN（欧盟）标准、BSI（英国）标准等，我国也有相应的国标、行标。典型的有 ISO 5832、ASTM F 2063 系列金属材料标准；ISO 5833、ISO 5834、ASTM F 2026、ASTM F 2565 系列高分子材料标准；ISO 6474、ISO 13356、ISO 13779 系列生物陶瓷材料标准；ASTM F1925、ASTM F2579 系列可降解生物材料标准。

生物医用复合材料、生物衍生材料在发达国家仍处于研发阶段，未普遍使用，目前在国际上也正处于风险评估、安全性评价阶段，因此该类材料制定成标准的还比较鲜见。

临床使用证明可接受的国内外材料标准如下：

GB 4234　　　　　　　　外科植入物用不锈钢

GB/T 13810　　　　　　　外科植入物用钛及钛合金加工材

GB 17100　　　　　　　　外科植入物用铸造钴铬钼合金

GB/T 19701.1　　　　　　外科植入物 超高分子量聚乙烯 第 1 部分：粉料

GB/T 19701.2	外科植入物 超高分子量聚乙烯 第2部分：模塑料
GB/T 22750	外科植入物用高纯氧化铝陶瓷材料
GB 23101.1	外科植入物 羟基磷灰石 第1部分：羟基磷灰石陶瓷（ISO 13779-1）
GB 23101.2	外科植入物 羟基磷灰石 第2部分：羟基磷灰石涂层（ISO 13779-2）
GB 23101.3	外科植入物 羟基磷灰石 第3部分：结晶度和相纯度的化学分析和表征（ISO 13779-3）
GB 23101.4	外科植入物 羟基磷灰石 第4部分：涂层黏结强度的测定（ISO 13779-4）
GB 24627	医疗器械和外科植入物用镍-钛形状记忆合金加工材
YY 0459	外科植入物 丙烯酸类树脂骨水泥
YY/T 0605.5	外科植入物 金属材料 第5部分：锻造钴-铬-钨-镍合金
YY/T 0605.6	外科植入物 金属材料 第6部分：锻造钴-镍-铬-钼合金
YY/T 0605.7	外科植入物 金属材料 第7部分：可锻和冷加工的钴-铬-镍-钼-铁合金
YY/T 0605.8	外科植入物 金属材料 第8部分：锻造钴-镍-铬-钼-钨-铁合金
YY 0605.9	外科植入物 金属材料 第9部分：锻造高氮不锈钢
YY 0605.12	外科植入物 金属材料 第12部分：锻造钴-铬-钼合金
YY/T 0660	外科植入物用聚醚醚酮(PEEK)聚合物的标准规范
YY/T 0661	外科植入物用聚(L-乳酸)树脂的标准规范
YY/T 0683	外科植入物用β-磷酸三钙

2. 骨接合类产品安全性能系列标准

产品标准按国际惯例分为3个等级，一级标准是对无源外科植入物的通用要求；二级标准是对各类无源外科植入物的特殊要求；三级标准是对各种无源外科植入物的专用要求。一级标准包含适用于所有无源外科植入物的要求，一些附加的要求包含在二级和三级标准中。作为一级标准的 ISO 14630 已经发布，与之相应的行标为 YY/T 0640。二级标准 ISO 14602 已经发布，与之相应的国标为 GB/T 12417.1。三级标准适用于某类植入物中的具体某种植入物。

虽然以国际标准 ISO 5835、ISO 5836、ISO 6475、ISO 9268、ISO 9269、ISO 9585 为基础的金属接骨板、金属接骨螺钉行业标准已修订完成，并于 2009 年 6 月

1日起实施,但由于国际标准 ISO 6475、ISO 9585 只介绍了某些力学性能实验方法,未给出判定依据,因此还需通过检测各种材质、各种形式的金属接骨板、金属接骨螺钉积累数据,并分析评估,从而得到适用于人体的安全、有效指标。由于金属接骨板已完成了由坚强固定到生物性固定的转折,还需通过深入研究新型金属接骨板的力学性能,使行业标准更加完善。对于成角类接骨板而言,由于其使用部位及适应证都有别于普通金属接骨板,我们可将 ISO 8615、ASTM F382[1] 和 ASTM F384[2] 结合起来进行综合评价。今天,这些标准都已转化为 YY 标准,如表 22.1 所示。

脊柱产品属于更复杂的一类产品,包括脊柱固定器、椎间融合器、人工椎间盘等产品,但目前国际标准只有一个脊柱固定器动态疲劳试验方法(ISO 12189)和一个人工椎间盘磨损试验方法(ISO18192-1)标准,该标准不但可操作性差,且远远不能满足对产品的质量控制和监管的要求。为此我们可结合相应的美国标准 ASTM F1717[3]、ASTM 1798、ASTM 2077、ASTM 2193、ASTM 2267 等,在静态及动态力学性能上对产品有一个全面的控制。其中一些标准也已转化为 YY 标准,如表 22.1 所示。

骨接合类产品中还有一类比较复杂的产品,就是髓内固定器械,包括髓内针和髓内钉两类产品,对应的国际标准为 ISO 5837、ISO 15142。由于髓内钉国际标准 ISO 15142 不涉及结构试验,我们可参照美国标准 ASTM F1264[4] 来评价产品的静态、动态力学性能。表 22.1 列出我国相应的 YY 标准。

骨接合类产品中有一类比较简单的产品,即骨针和钢丝类产品。其中缝合及其他外科用柔性金属丝对应的标准为 ISO 10334,植入用金属线缆对应的标准为 ASTM F2180,金属骨针对应的标准为 ISO 5838。表 22.1 列出相应的 YY 标准。

表 22.1 中列举了骨接合植入物产品现行的行业标准、国际标准、美国标准。

表 22.1 骨接合植入物产品标准一览表

名　　称	行业标准	国际标准	美国标准
金属接骨板	YY 0017	ISO 5836 ISO 9269 ISO 9585	ASTM F382
金属接骨螺钉	YY 0018	ISO 5835 ISO 9268 ISO 6475	ASTM F543
金属角度固定器	YY/T 0856	ISO 8615	ASTM F384
金属髓内针	YY 0019	ISO 5837.1-2	——
金属髓内钉	YY/T 0591 YY/T 0727	ISO 15142.1-3	ASTM F1264

（续表）

名　称	行业标准	国际标准	美国标准
金属骨针	YY 0345	ISO 5838.1－3	ASTM F366
脊柱固定系统	YY 0119 YY/T 0961－2014	ISO 12189	ASTM F1717 ASTM F1798 ASTM F2193
椎间融合器	YY/T 0959－2014 YY/T 0960－2014	——	ASTM F2077 ASTM F2267
金属 U 形钉	YY/T 0956	ISO 8827	ASTM F564
缝合及其他外科用柔性金属丝	YY/T 0816	ISO 10334	——
可植入金属线缆	YY/T 0812	——	ASTM F2180
颅骨板	YY/T 0917 YY/T 0928	——	ASTM F452 ASTM F622
可吸收板、钉	YY/T 0509	——	ASTM F2502
人工椎间盘	——	ISO 12891	ASTM F2346 ASTM F2423 ASTM F2694

22.1.2　国际上通用的生物力学试验

骨折内固定的主要目的是使患肢的功能迅速并尽可能地得到完全恢复,从而使患者尽快康复。坚强内固定模式经过多年的发展,产生了新的变化。出于对生物学和生物力学方面的考虑,通常需要在强度和刚度方面做一定程度的牺牲。对于内固定来讲,并不需要强度最大或刚度最高的内固定物,因此对于骨折固定的力学、生物力学以及生物学特性的理解十分重要。

1. 金属接骨板

接骨板是一种金属装置,其上有两个或多个孔或槽,横截面可以明显区分宽度方向和厚度方向。主要用于连接固定骨折后的两块或多块骨。接骨板采用螺钉或金属丝与骨连接。应用于普通整形外科手术的接骨板可分为以下几类[2]:

（1）三叶形接骨板:此类接骨板一端为含螺孔的三叶形末端。

（2）鱼形接骨板:此类接骨板有一个外展的三角形或梯形角,包含多个螺孔或槽或者两者兼具,这种型号的接骨板经常用于髋关节手术。

（3）重建骨板:此类接骨板没有统一的宽度,但通常在螺孔或槽之间有一个很小的横截面,此截面处容易使接骨板形成不同平面。这种接骨板经常用于骨盆及髋臼的骨折治疗。

（4）直形接骨板：此类接骨板宽度统一，并有一直线长轴。这种接骨板常用于长骨骨干部分的骨折治疗。

（5）管形接骨板：此类接骨板横截面近似管状，且厚度统一或部分为半管型。这种接骨板常用于小型长骨的治疗。

接骨板是固定骨折的首要手段。在临床上，两骨折断端之间主要的受载方式是弯矩，因此接骨板的弯曲特性是一个很重要的特征。接骨板弯曲试验主要是测量接骨板的弯曲刚度、等效弯曲刚度和弯曲强度。利用图 22.1 所示试验装置对接骨板施加单周四点弯曲载荷，通过试验数据获得弯曲刚度、等效弯曲刚度、弯曲强度，并以此来检验接骨板的内部质量和结构特性。接骨板弯曲强度是使接骨板产生永久变形的弯矩，接骨板等效弯曲刚度可确定接骨板自身的刚度而不受测试装置影响。等效弯曲刚度只与接骨板几何形状和材料有关。由于接骨板的等效弯曲刚度直接影响治愈的速度和效果，所以试验结果还可为外科医生提供接骨板机械性能的参考。

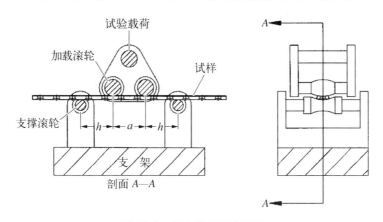

图 22.1　四点弯曲试验装置

为了进一步测试接骨板内在金属结构特性和耐久性，还可进行金属接骨板弯曲疲劳特性试验。此测试方法可用于确定接骨板的疲劳寿命或疲劳强度。在试验中，将接骨板放置在图 22.1 所示四点弯曲装置中，以使连接骨折位置的接骨板区域沿长度方向施加相同的弯曲力矩。接骨板在四点弯曲的条件下受到固定频率、波形为正弦曲线的载荷。疲劳载荷持续到设定的周数或试样破坏为止。根据试验目的对从一系列试件中获得的数据进行汇总整理，其结果可以在半对数 M-N 图中绘出，完整显示其疲劳特性，也可以只简单绘出 10^6 周疲劳强度。本试验用以表征和比较不同接骨板的疲劳性能，还可用于确定接骨板在具体的或是超过最大弯曲力矩的条件下接骨板的疲劳寿命。此外，此测试方法还可用于估算在规定的疲劳周数下接骨板的疲劳强度。

2. 金属角度固定器

金属角度固定器(angled device)是指对干骺端的断裂长骨起固定作用的骨科器械,它有一部分与骨的长轴对齐,另一部分固定到长骨骺端中。角度固定器应用于普通整形外科手术,属于接骨板的一部分。角度固定器可按照下列方法进行分类[3]。

叶板(blade plate):角度固定器的一部分,位置从骨长轴到角度边,固定在边板上。这部分通常非常锋利,像刀片一样穿入干骺端。

动力髋螺钉:角度固定器的一部分,与长骨轴成一定角度,是在钢板的管中可以自由移动的部分。通常通过深螺纹固定在干骺端。

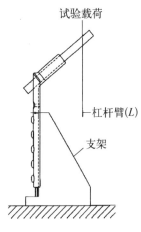

试验载荷

杠杆臂(L)

支架

图 22.2　压弯试验设置

用于矫形时,弯曲性能是角度固定器的主要特性,因为金属板是固定骨碎片的主要方法。另外,角度固定器的弯曲强度可能直接影响到治疗能力和治愈率。用 F382 的测试方法来测定金属直形部分的相关弯曲特性,还需测定角度部分的相关弯曲特性即压弯强度、压弯力和压弯疲劳。利用图 22.2 所示的试验装置可进行角度固定器单次压弯试验。在试验中,角度固定器的角度部分主要受到单循环负载,这一负载同时表现为角度固定器上的压力和悬臂梁的弯曲应力。根据测试使用的相关测试配置参数,可以从测试记录中计算并得到角度固定器的压弯刚度和压弯强度。角度固定器的压弯刚度是固定器受压弯荷载时的刚度指标,这个机械性能是一个相对稳定的指标,据研究这一指标与患者使用角度固定器达到治疗干骺端骨折的愈合速度有关。

为进一步测试角度固定器内在的金属结构特性,还可进行角度固定器疲劳弯曲特性试验。该试验可用于确定接骨板的疲劳寿命或疲劳强度。该测试方法主要是在一个特定的或一个最大弯矩水平范围内,或者根据规定的疲劳循环次数估算疲劳强度。将角度固定器的直形钢板部分刚性锚固,并用悬臂梁方式加载一个平行于钢板长轴的力。角度固定器在一个悬臂梁装置上受到一个稳定频率、波形为正弦曲线的载荷。疲劳载荷持续到试样破坏为止,或明显的表明试件已破坏,或达到设定的循环数。从一系列试件中获得的数据根据试验目的进行汇总整理,其结果可以在半对数 M-N 图中绘出以完整显示疲劳行为,也可以只简单绘出 N 次循环疲劳强度。

3. 金属接骨螺钉

螺钉既可用于固定钢板,也可用来固定骨质,还可作为拉力螺钉而将骨折片抓持在一起。螺钉分为螺钉头部、螺纹、旋动部分。其中头部型式分为球形、锥形两种,螺纹型式分为浅螺纹、深螺纹、对称螺纹和不对称螺纹 4 种,旋动部分型式分为一字槽、十字槽、内六角、四方槽和内三角等,以前三种多见。按拧入骨的方式、功能、大小和用于骨的类型而分为自攻螺钉、非自攻螺钉、拉力螺钉、皮质骨螺钉和松质骨螺钉。

AO 组织认为,螺钉的作用力有两个分量,一个是沿螺纹圆弧的切线方向,另一个沿轴向。前者由拧入螺钉的扭矩产生,后者产生轴向拉力。拧入螺钉过程的扭矩中,只有大约 40% 转换成轴向力,50% 用来克服螺钉顶部钻进的摩擦力,余下的 10% 用来克服螺纹表面的摩擦力。在工作台试验中,接骨板螺钉拧紧时大约是单用螺钉时承受的扭矩的 2 倍。而原材料问题、设计不合理、加工缺陷、手术操作不当等均可造成螺钉抗扭矩能力及耐疲劳能力差。螺钉最大扭矩与材料屈服应力成正比,与螺钉直径成三阶正比。同时截面上最大扭矩出现在最外缘,也就是螺钉的加工表面。螺钉最大断裂扭转角与材料屈服应力和测试段长度成正比,与螺钉直径和材料的切变模量成反比。

ASTM F543 中包含了 3 个结构试验,金属接骨螺钉扭转性能试验、旋入扭矩试验、轴向拔出力试验。

金属接骨螺钉扭转性能试验用于测量在标准条件下接骨螺钉的扭转屈服强度、最大扭矩和断裂角。扭转测试是关系到螺钉旋入与旋出时保证螺钉不被破坏的重要参数。断裂角测试用于测量螺钉承受扭转力矩的柔性。一般来说,接骨螺钉的最大扭矩与产品材料的剪切屈服应力成正比。此项试验考察了产品所用的材料,其结果同时还反映了产品的结构设计和加工工艺水平。为了保证试验能够有效地反映螺纹段的机械性能,试验要求测试样品的装卡在允许情况下应保证五道完整螺纹外露,其试验装置如图 22.3 所示。

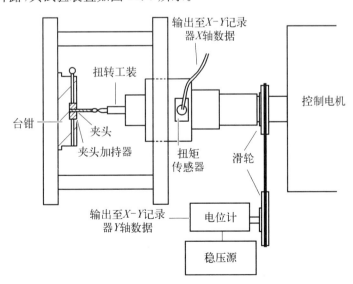

图 22.3 扭矩和扭转角试验装置

金属接骨螺钉旋入扭矩试验用于测量将螺钉旋入标准材料所需的扭矩。此标准材料物理特性近似于生物骨,但测试结果与螺钉在旋入或旋出人骨或动物骨时的实际扭矩之间没有直接关系。试验的装置和程序与螺钉最大扭矩的测试相比更为复杂,主要区别在于螺钉的装载方式、额外轴向力的施加和轴向位移的测量和控制,其试验装置如图 22.4 所示。

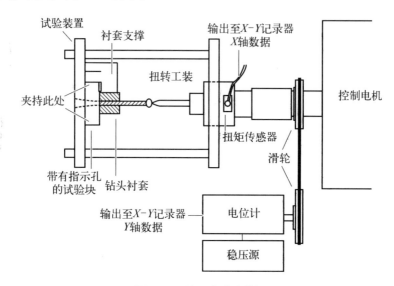

图 22.4 旋入力试验装置

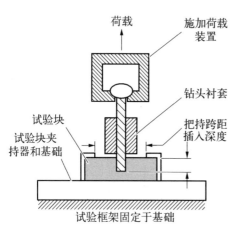

图 22.5 拔出力试验装置

金属接骨螺钉轴向拔出力试验用于测量从规定材料中轴向拔出所需的拔出力。这个特性与螺钉尺寸和螺纹形式紧密相关。通常浅螺纹的拔出力较小。较高的拔出力意味着螺钉在骨质中具有较高的固定能力。轴向拔出力试验装置如图 22.5 所示。

4. 髓内固定器械(IMFDs)

髓内钉用于骨折内固定已超 100 年历史了,它是在骨的远端和近端髓腔内置入生物相容性好、具有一定强度的内置物,达到骨折断端的连接、复位与固定。最初用象牙栓、金属钉和螺丝钉等作为髓内植入物。1907 年,比利时的 Albin Lambotte 对锁骨骨折采用了金属髓内固定术。随着生物学、生物力学的研究,以及材料的进展,髓内钉技术日臻完善。20 世纪 50 年代初期,我国引进了髓内钉技术。80 年代后,交锁髓内钉逐渐取代了其他类型的髓内钉,成为近年来骨折内固定技术中迅速发展的领域,其在长骨干骨折内固定中已逐渐占据主导地位。

按照国际惯例,髓内固定器械结构特性评价包括 4 个试验:静态四点弯曲试验、静态扭转试验、弯曲疲劳试验(仅适用于带锁髓内钉)、锁定螺钉弯曲疲劳试验[4]。

静态四点弯曲试验描述了髓内固定器械的固有结构性能。该试验包括了垂直于主解剖平面的弯曲试验,目的是测量 IMFDs 设计和材料固有的弯曲强度和弯曲刚度。该试验特别适用于测试主体长度 $WL \geqslant 10 \times$ 直径、开口和闭合截面、明确定义工作长度(WL)的 IMFD 设计,并且适用于股骨、胫骨、肱骨、桡骨或尺骨骨干整长度的产品。静态四点弯曲试验装置如图 22.6 所示。

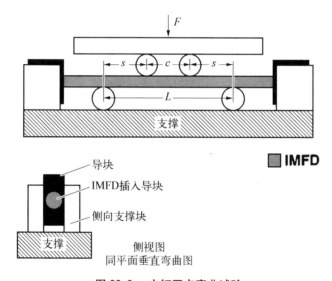

图 22.6 主钉四点弯曲试验

静态扭转试验是对髓内固定器械(IMFD)扭转刚度的测定。进行静态试验的固定器部分为具有直而均匀的横截面,并且远离螺钉孔和其他锁定特征的 IMFD 的中心部分。利用图 22.7 所示试验装置将髓内固定器固定在夹持器内,使规定长度的直而均匀的截面位于标记区域内。对 IMFD 施加纯扭矩并测量产生的扭转角和扭矩。扭矩-旋转曲线的斜率为 IMFD 的扭转刚度。

髓内固定器械弯曲疲劳试验规定了髓内固定器械(IMFD)的循环弯曲测试方法。该试验可用来测定规定最大弯矩下的疲劳寿命或估算规定循环次数的疲劳强度。所用的设备是四点弯曲试验夹具,夹具的滚轴具有直而均匀的横截面。试验时将髓内固定器固定在四点弯曲试验夹具内,如图 22.6 所示,支撑位置远离螺钉孔和其他锁定特征,使规定长度的直而均匀的截面位于标记区域内。在规定频率

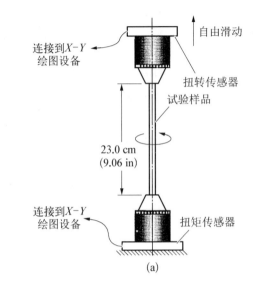

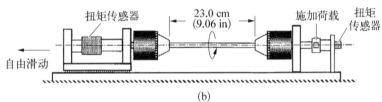

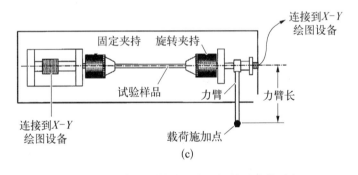

图 22.7　髓内固定器械(IMFD)扭转刚度的测定

(a) 扭转负载结构装置；(b) 轴向负载结构装置侧视图；

(c) 轴向负载结构装置顶视图

下,对 IMFD 施加正弦循环负载。疲劳加载一直持续到样品失效,或达到预先设定的循环次数。

锁定螺钉弯曲疲劳试验规定了髓内固定器(IMFD)锁定螺钉的弯曲疲劳测试方法。该试验可用来测定规定最大弯矩下的疲劳寿命或估算规定循环次数的疲劳强度。这个试验主要是对螺钉的中心部分进行循环三点或四点弯曲试验。该试验特别适用于 F543 中描述的螺钉,该螺钉通过横向穿过 IMFD 的一个皮层到另一个皮层来锁紧骨骼中 IMFDs。该试验可能也适用于其他类型的矫形螺钉。试验时将螺钉固定在三点或四点弯曲夹具内,如图 22.8 所示,使规定长度的直而均匀的截段位于标记区域内。在规定的频率下,对螺钉施加三点或四点弯曲循环负载。疲劳加载会持续到样品失效,或达到预先设定的循环次数。

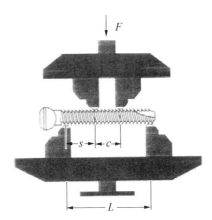

图 22.8　锁钉四点弯曲装置

5. 椎间融合器

椎间融合器械通常是几何形状简单的器械,往往具有多孔或空心结构,其功能是对脊椎前柱提供支撑,以便对可动节段施行融合固定术。"YY/T0959—2014 脊柱植入物 椎间融合器力学性能试验方法"(由 ASTM F2077 转化)是用于腰椎、胸椎和颈椎椎间体融合器组件的机械性能试验标准。颈椎融合器的动、静态力学性能测试需要检测的项目包括:压缩、剪切和扭转。胸腰椎融合器的动、静态力学性能测试需要检测的项目为:压缩和剪切。所用设备通常为万能材料试验机。

椎间融合器组件的疲劳试验是通过两个聚缩醛树脂试块中间的间隙来模拟一个可动节段。聚缩醛树脂可消除骨骼形态可变性对疲劳试验的影响。动态试验包含以下内容:试件承受 500 万次加载而不发生功能或机械失效的最高负载水平。动态试验应报告椎间体融合器组件零部件的全部初始和二次失效、失效模式和变形。同时应完整说明有关疲劳破坏的信息,如破坏或裂纹起始部位、扩展区域和极限破坏区域。必须说明组件的任何磨损或松动。其试验装置如图 22.9~图 22.12 所示。

椎间融合器组件的静态试验是通过两个不锈钢试块中间的间隙来模拟一个可动节段。静态机械试验主要包括静态压缩和静态扭转,其考察的结果包含以下内容:屈服位移(单位为 mm 或度(弧度))、屈服负载或力矩(N 或 N · mm)、刚度(N/mm或 N · mm/度(弧度))、极限位移(mm 或度(弧度)),以及极限负载或力矩(N 或 N · mm)。

静态压缩和剪切试验的加载速率通常都设定为 1 mm/min。静态扭转试验的加载速率通常设定为 30°/min。静态力学性能测试样品数量通常不少于 5 件。动态压缩和剪切试验的加载频率通常都设定为 5 Hz,载荷比为 10。动态扭转试验的加载频率通常都设定为 2 Hz,载荷比为 -1。如需绘制载荷-循环次数失效趋势图,至少需要 6 组测试数据。

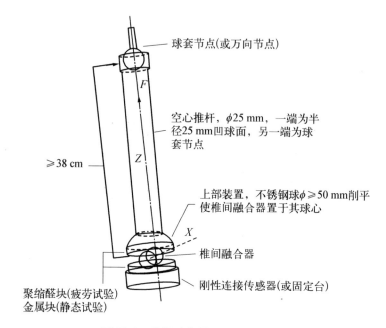

球套节点(或万向节点)

空心推杆，ϕ25 mm，一端为半
径25 mm凹球面，另一端为球
套节点

≥38 cm

上部装置，不锈钢球ϕ≥50 mm削平
使椎间融合器置于其球心

椎间融合器

刚性连接传感器(或固定台)

聚缩醛块(疲劳试验)
金属块(静态试验)

图 22.9　椎间融合器压缩试验装置图

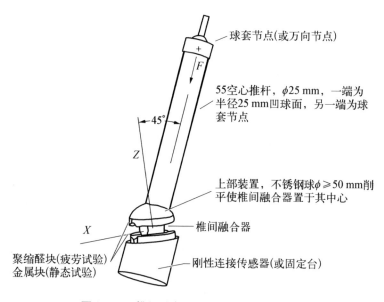

球套节点(或万向节点)

55空心推杆，ϕ25 mm，一端为
半径25 mm凹球面，另一端为球
套节点

45°

上部装置，不锈钢球ϕ≥50 mm削
平使椎间融合器置于其中心

椎间融合器

聚缩醛块(疲劳试验)
金属块(静态试验)

刚性连接传感器(或固定台)

图 22.10　椎间融合器压缩-剪切试验装置图

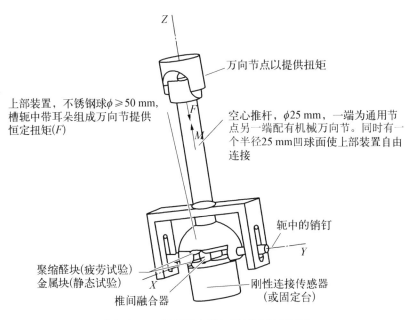

图 22.11　椎间融合器扭转试验装置图 1

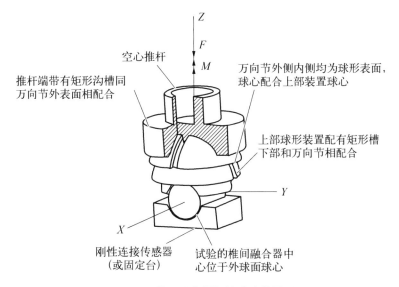

图 22.12　椎间融合器扭转试验装置图 2

　　"YY/T0960—2014 脊柱植入物 椎间融合器静态轴向压缩沉陷试验方法"(由 ASTM F2267 转化)详细说明了椎间融合器静态轴向压缩沉陷试验所采用的材料和方法。椎间融合器的静态轴向压缩沉陷试验是在两个聚氨酯类泡沫制作的脊椎模拟运动段中进行。该试验方法设计用于量化椎间融合器不同设计结构的沉陷特性,这在临床是一种潜在的失效模式。该标准包含如下两个试验:使用刚性金属试块测定受试器械的刚度;使用聚氨酯试块测定器械的沉陷倾向,其试验装置如图 22.13 所示。

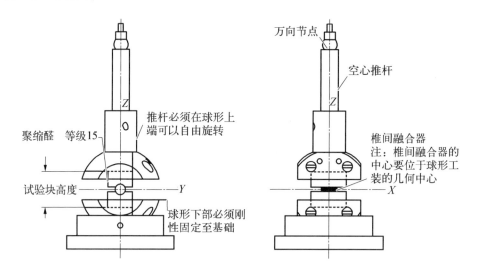

图 22.13　椎间融合器沉陷试验装置图

6. 金属 U 型钉

　　ASTM F564 规定了用于骨肌系统内固定的金属 U 型钉的设计特性和机械性能。该标准包括 4 个测试方法:等幅弯曲疲劳试验测试方法、拔出固定强度测试方法、软组织固定强度测试方法、弹性静态弯曲测试方法。

　　金属 U 型钉的等幅弯曲疲劳试验是在弯曲负载下对金属 U 型钉进行测试,直至样品失效或达到预先设定的循环数。弯曲测试可以在以下两种模式之一的条件下进行操作:单纯的平面内弯曲;或与拉力(或压力)相结合的平面内弯曲。使用两种方法中任意一种方法进行的测试都可以在空气环境下或在水溶液中或生理溶液中进行,试验温度为室温或 37℃,其试验装置如图 22.14 所示。

　　金属 U 型钉的拔出试验用于测试肌肉骨骼系统内固定中的金属 U 型钉的硬组织固定强度。用一个 U 型钉把一条薄、平、柔软的金属或织物带固定于骨(或一个替代物)上。在带的两端应用相等大小的拉力,方向平行于 U 型钉钉腿,直至失去 U 型钉的固定。使用本测试方法进行试验的环境为空气环境或在水溶液或生理溶液中,试验温度为室温或 37℃,其试验装置如图 22.15 所示。

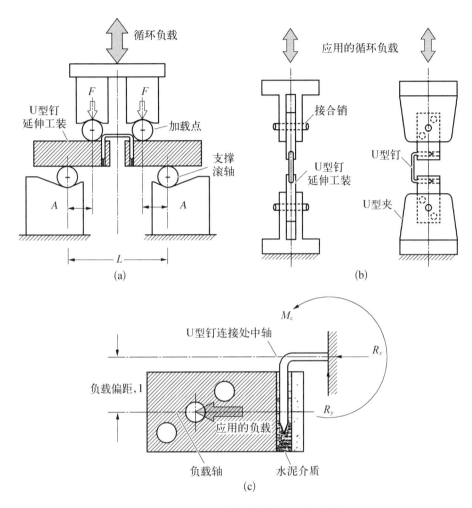

图 22.14　金属 U 型钉的等幅弯曲疲劳试验

(a) 在延伸工装上 U 型钉的四点弯曲；(b) U 型钉上组合的张力(或压力)和弯曲力；
(c) 在组合的弯曲力和张力下延伸物-U 型钉力图

金属 U 型钉的软组织固定强度试验用于评估各种 U 型钉的组织抓紧特性。试验使用一个或多个 U 型钉将软组织或合成替代物固定到骨(或骨替代物)上。向软组织(或替代物)施加拉力,使拉力与 U 型钉钉腿平面平行,直至软组织(或替代物)发生破裂或紧扣在骨(或骨替代物)上的 U 型钉发生破坏。使用本测试方法进行的试验可以在空气环境或在水溶液或生理溶液中进行,试验温度为室温或 37℃,其试验装置如图 22.16 所示。

金属 U 型钉的静态弯曲试验用于测试 U 型钉的弯曲刚度。此试验通过将每个 U 型钉钉腿装入一个梁状支架上,然后在一个四点弯曲加载仪器上弯曲这个系统(见图 22.17)。在施加载荷方向应用的力和位移将会产生一条弯曲曲线,

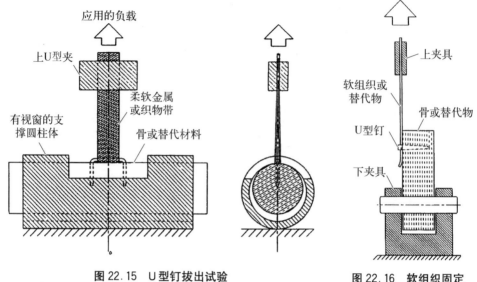

图 22.15　U 型钉拔出试验

图 22.16　软组织固定
强度试验

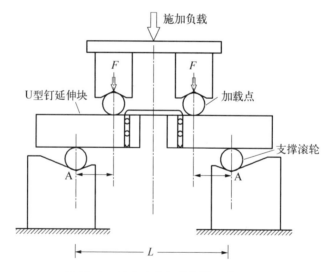

图 22.17　四点弯曲负载仪器上的 U 型钉

可以从这条曲线上判定初始斜率。将弯曲曲线的初始斜率作为一个参数,该参数可以用于区别不同 U 型钉之间刚度的大小。

7. 脊柱固定器

脊柱固定系统一般可分为颈椎系统和胸腰椎系统。颈椎系统包括前路系统、后路系统、椎弓根系统。胸腰椎系统包括前路/前侧路系统、后路系统、椎弓根系统、椎体置换系统。其适应证主要为退行性椎间盘疾病、脊柱滑脱、创伤(即骨折或脱位)、椎管狭窄、畸形或弯曲、肿瘤等。脊柱固定系统一般由棒或钢板、前路螺钉、椎弓根螺钉、骶骨/髂骨螺钉、钩、连接头、连接棒、紧固器等组成,用于牢固连接病变部位上、下的椎体。

ASTM F1717 和 YY/T0857 中描述了用于椎体固定的脊柱部件的静态和动态测试方法[5]。脊柱植入系统的结构试验包含 3 次静态机械性能测试和 1 个动态测试。3 次静态机械测试分别是受压弯曲、拉伸弯曲和扭转。动态测试是一种压缩弯曲疲劳测试。对脊柱植入系统的测试中,通过两个超高分子量聚乙烯测试块来模拟两个脊椎椎体,通过两个聚乙烯测试块对脊柱部件施加载荷进行测试。

不同病症通常需要不同的脊柱植入系统,用于模拟假定部位的脊柱植入系统的生物力学测试就显得尤为重要。适用部位可以是颈椎的前表面和后表面或胸腰、腰椎和骶骨的前表面和后表面。用于测试的力臂取决于适用部位。颈椎结构试验指定了一个力臂,而对胸腰、腰椎、骶骨来说需要指定一个更大的力臂。根据不同的解剖区域和病症,我们可以改变脊柱植入系统的应用方法。脊柱植入系统包含不同种类的螺钉。每种类型的螺钉应用在脊柱上时都有一种指定应用的方法,例如,一种系统可能包括脊柱前路螺钉和杆,而另一种系统可能包括脊柱后路螺钉、杆、钩和横连部件。一个测试机构的力臂与所使用的脊柱植入物应用方法没有关系,因此,采用的不同方法得到的测试数据,可以用来进行比较。

脊柱植入系统通常由多个零件构成,脊柱植入系统的目的是提供给发生骨折的脊柱一定的稳定性。用模拟体液或生理盐水进行的疲劳测试可能引起对连接处的磨损、腐蚀或润滑,因此影响了测试器械的相关性能,以减少环境因素导致的非预期的复杂性。这将减少结果的不一致性。为了说明环境因素的影响,试验者可以考虑在模拟体液、盐水、水或润滑液中进行附加的评价试验。腐蚀疲劳试验可能受到循环速度的影响,若要考察这一因素对试验的影响应该降低最大循环速度。对于这种类型的循环测试,推荐的最大频率是 5 Hz。纵向零件的位置取决于螺钉安放的位置。

虽然通常建议进行结构试验,但如果是在已上市的脊柱固定系统中增加新部件(例如不同互连机制的部件),而该部件可能会削弱系统功能的话,应对这些部件的组合进行试验,并将试验结果与已经上市的类似部件的组合进行比较。关于检测方法,推荐采用 YY/T0961、ASTM F1798《脊柱植入物组件及连接装置的静态及疲劳性能评价方法》。如果新增加的部件不会削弱系统的性能,进行结构测试即可。

22.1.3　国内现行的评估体系

YY 0341《骨接合用非有源外科金属植入物通用技术条件》标准中规定的主要技术性能指标包括材料性能、机械性能、耐腐蚀性能、表面质量、外观、交付状态等。

1. 材料性能

金属材料的性能主要包括化学成分、显微组织、硬度。

化学成分：骨接合金属植入物的化学成分应符合 GB 4234、ISO 5832 系列标准的规定，其他骨接合植入物的化学成分应符合相应材料标准或产品标准的规定。

显微组织：骨接合金属植入物的显微组织应符合 GB 4234、ISO 5832 系列标准的规定。GB 4234、YY0605.9/ISO 5832-9 规定了不锈钢显微组织（δ 铁素体、非金属夹杂物、晶粒度）的要求；YY0605.2、3/ISO 5832-2、3 规定了钛及钛合金显微组织（晶粒度或组织）的要求。

硬度：骨接合金属植入物的硬度应符合相应产品标准的规定，按 GB/T 4340.1 的方法进行测试。

2. 机械性能

在用静态和/或动态负载试验评价植入物时，可采用已有的检验标准或根据植入物特性定制试验模型。此类性能是企业申请欧盟 CE 认证或美国 FDA510K 时的必检项目。

3. 耐腐蚀性能

YY0341《骨接合用非有源外科金属植入物通用技术条件》及骨接合不锈钢类产品标准中都规定，不锈钢类骨接合植入物最终表面的点蚀电位值（E_b）应不低于 800 mV。

点蚀电位的测定方法采用 YY/T 1074《外科植入物不锈钢产品点蚀电位》规定的方法，国际标准化组织 ISO/TC 150/SC2 于 1997 年 10 月 24 日提出的第 404、405 号《新工作项目》的提案中，明确规定了实验室模拟人体生理环境的条件：试验溶液为 0.9% 的氯化钠溶液，试验温度为（37±1）℃，该试验体系在美国材料协会 ASTM F 746 标准《金属外科植入物材料点蚀或缝隙腐蚀的标准试验方法》中已经使用。由于外科植入物产品与人体长期接触，该试验体系模拟人体的真实环境，在该体系中采用电化学阳极极化的标准试验程序对外科植入物不锈钢产品进行点蚀电位的测试，测得的点蚀电位值能很好地反映外科植入物产品的耐腐蚀水平。

4. 表面缺陷

YY 0341《骨接合用非有源外科金属植入物通用技术条件》及骨接合金属植入物产品标准中都规定，骨接合金属植入物表面不得有不连续性缺陷。采用 YY/T 0343—2002《外科金属植入物液体渗透检验》规定的方法检验，检验程序包括渗透、乳化剂的施加、多余渗透材料的去除、干燥、显像剂的应用、检查、辅助观察、解释与评定。

5. 表面粗糙度

YY 0017、YY0018、YY 0019、YY0119、YY0120、YY0345、YY0346 分别规定了金属接骨板、金属接骨螺钉、金属髓内针、金属矫形用钉、金属矫形用棒、金属骨针、金属股骨颈固定钉的表面粗糙度 R_a 的值，可采用样块比较法或电测法进行测试。

22.2　关节置换植入物

关节置换植入物(joint replacement implant)是指用于提供类似人体天然关节功能并与相应的骨连接的植入物,包括辅助性的植入部件和材料,主要包括全关节和部分关节置换植入物、人工韧带和骨水泥等。

22.2.1　国内外标准

1. 关节置换植入物材料标准

20 世纪 70 年代,欧美等发达国家已将人工关节置换广泛应用在临床上,现在欧美发达国家每年仅人工髋、膝关节置换的数量已经超过 50 万人次。我国人工关节置换的开展较晚,比国外晚 20 年左右。然而近十年来的发展非常迅速,疗效已接近国外先进水平。除金属材料外,高分子聚合物和无机材料等也被广泛地用于骨关节的修复。近些年,人们对植入体的表面改性产生了越来越浓厚的兴趣,并试图改进植入体的固定方式。表面改性产品通常是采用特殊的加工工艺如烧结和热喷涂,使另外一种或几种不同材料的粉料、丝材或球状颗粒等附着在产品表面。

下述标准中包含制造关节置换植入物的材料和相关的检测方法。其中的材料经使用验证,可用以制造植入物,但并不意味着它们在任何具体的应用场合都可满足使用。

ISO 5832 - 1	外科植入物-金属材料-第 1 部分:锻造不锈钢
ISO 5832 - 2	外科植入物-金属材料-第 2 部分:纯钛
ISO 5832 - 3	外科植入物-金属材料-第 3 部分:锻造钛 - 6 铝 - 4 钒合金
ISO 5832 - 4	外科植入物-金属材料-第 4 部分:铸造钴-铬-钼合金
ISO 5832 - 5	外科植入物-金属材料-第 5 部分:锻造钴-铬-钨-镍合金
ISO 5832 - 6	外科植入物-金属材料-第 6 部分:锻造钴-镍-铬-钼合金
ISO 5832 - 7	外科植入物-金属材料-第 7 部分:可锻和冷加工的钴-镍-铬-钼-铁合金
ISO 5832 - 8	外科植入物-金属材料-第 8 部分:锻造钴-镍-铬-钼-钨-铁合金
ISO 5832 - 9	外科植入物-金属材料-第 9 部分:锻造高氮不锈钢
ISO 5832 - 11	外科植入物-金属材料-第 11 部分:锻造钛 - 6 铝 - 7 铌合金
ISO 5832 - 12	外科植入物-金属材料-第 12 部分:锻造钴-铬-钼合金
ISO 5833	外科植入物-丙烯酸类树脂骨水泥

ISO 6474	外科植入物-高纯氧化铝基陶瓷材料
ISO 13356	外科植入物-氧化钇稳定的四方氧化锆陶瓷材料 Y－TZP
ISO 13779－1	外科植入物-羟基磷灰石-第 1 部分：羟基磷灰石陶瓷
ISO 13779－2	外科植入物-羟基磷灰石-第 2 部分：羟基磷灰石涂层
ISO 13779－3	外科植入物-羟基磷灰石-第 3 部分：结晶度和相纯度的化学分析和表征
ISO 13779－4	外科植入物-羟基磷灰石-第 4 部分：涂层黏结强度的测定
ISO 13782	外科植入物-金属材料-外科植入物用纯钽
ISO 5834－1	外科植入物-超高分子量聚乙烯-第 1 部分：粉料
ISO 5834－2	外科植入物-超高分子量聚乙烯-第 2 部分：模塑料
ISO 5834－3	外科植入物-超高分子量聚乙烯-第 3 部分：加速老化方法
ISO 5834－4	外科植入物-超高分子量聚乙烯-第 4 部分：氧化指数测试方法
ISO 5834－5	外科植入物-超高分子量聚乙烯-第 5 部分：形态评价方法
YY 0117.1~3	外科植入物-骨关节假体锻、铸件
ASTM F1044	磷酸钙及金属涂层剪切试验方法
ASTM F1147	磷酸钙及金属涂层拉伸试验方法
ASTM F1160	磷酸钙、医用金属或磷酸钙与金属混合物涂层剪切、弯曲疲劳试验方法
ASTM F1377	整形外科植入物涂层用 Co－28Cr－6Mo 粉
ASTM F1580	外科植入物涂层用钛及钛－6％铝－4％钒合金粉
ASTM F1609	植入用磷酸钙涂层
ASTM F1854	医疗植入物用多孔涂层立体学评价(定)的试验 2
ASTM F1926	磷酸钙涂层环境稳定性评估试验方法
ASTM F1978	用 Taber 研磨机检测金属热喷涂涂层的耐磨性试验方法
ASTM F2565	外科植入物用大剂量辐射交联超高分子量聚乙烯制品标准要求

2. 关节置换植入物产品标准

全关节置换已经改善了成千上万人的生活质量。骨性关节炎、类风湿性关节炎、无血性骨坏死、骨肿瘤和创伤等疾病都可用人工关节置换来治疗，这一手术治疗消除了患者的疼痛，恢复了关节的活动能力和功能。人工关节包括人工髋关节、人工膝关节、人工肩关节、人工肘关节、人工踝关节、人工腕关节、人工指关节等。其中，人工髋关节和人工膝关节发展最为成熟，应用最为广泛。

人工髋关节假体依据结构分为全髋和部分髋（又称为半髋），全髋关节假体由髋臼部件和股骨部件组成,部分髋关节假体仅由股骨部件组成。髋臼部件又分为整体式和组合式,其中组合式通常由髋臼外杯和髋臼内衬组成。股骨部件也分为整体式和组合式,其中组合式通常由股骨球头和股骨柄组成。人工髋关节的固定方式分为骨水泥型、非骨水泥型及混合型,非骨水泥型为生物固定,通常表面为羟基磷灰石或金属表面微孔涂层,通过骨细胞与涂层融合以获得稳定的固定。

人工膝关节假体依据结构分为全膝和部分膝,依据替代人体组织的不同分为单髁和双髁,根据运动范围不同又可分为非约束型、部分约束型和完全约束型。国际上现行的分类为单间、双间、三间膝关节假体,分别对应为单髁、双髁及双髁附加髌骨置换。韧带对于膝关节活动的作用非常重要,根据对韧带的损伤,膝关节置换可分为后交叉韧带保留型、前后交叉韧带去除型和前后交叉韧带及平行韧带去除型。

人工肩关节假体是人体活动范围最大的关节,其结构功能复杂,对人们的日常生活有着极其重要的作用。肩关节外科作为骨科的一个分支,正越来越受到人们的重视。肩关节置换适用于肱骨头粉碎性骨折、肱骨头缺血性坏死、肱骨头肿瘤等,是目前临床上治疗复杂性肱骨近端骨折等疾病的一种重要且有效的手段。

表 22.2 中列出了关节置换植入物产品的相关行业、国际标准和美国标准。

表 22.2　关节置换植入物产品标准一览表

名　　称	行 业 标 准	国 际 标 准	美 国 标 准
人工髋关节假体	YY 0118	ISO 21534 ISO 21535	ASTM F2033 ASTM F2068
人工膝关节假体	YY 0502	ISO 21534 ISO 21536	ASTM F2083
人工肩关节假体	YY/T 0963	ISO 21534	ASTM F1378
全腕关节假体	——	ISO 21534	ASTM F1357
弹性铰链全指关节假体		ISO 21534	ASTM F1781
全踝关节假体	——	ISO 21534	ASTM F2665

3. 关节置换植入物静态和疲劳性能以及磨损性能系列国际标准

国际标准 ISO 7206-4、6、8 分别对髋关节假体不同部位的疲劳性能做出了要求;ISO 14879 对膝关节胫骨平台的疲劳性能做出了要求,该系列标准已于 2009 年完成且填补了我国在髋关节假体疲劳性能检测方面的空白,使我国对该类产品的检测与国际接轨。关节置换植入物静态和疲劳性能以及磨损性能系列标准主要包括:

YY/T 0809.1　　　外科植入物-部分和全髋关节假体-第 1 部分：分类与尺寸
　　　　　　　　　　标注(ISO 7206 - 1)

YY/T 0809.2　　　外科植入物-部分和全髋关节假体-第 2 部分：金属、陶瓷
　　　　　　　　　　和塑料材料关节面(ISO 7206 - 2)

YY/T 0809.4　　　外科植入物-部分和全髋关节假体-第 4 部分：带柄股骨部
　　　　　　　　　　件疲劳性能的测定(ISO 7206 - 4)

YY/T 0809.6　　　外科植入物-部分和全髋关节假体-第 6 部分：带柄股骨部
　　　　　　　　　　件头部和颈部区疲劳性能的测定(ISO 7206 - 6)

YY/T 0809.8　　　外科植入物-部分和全髋关节假体-第 8 部分：有扭矩作用
　　　　　　　　　　的带柄股骨部件的疲劳性能的测定(ISO 7206 - 8)

YY/T 0809.10　　外科植入物-部分和全髋关节假体-第 10 部分：股骨部件
　　　　　　　　　　抗静载力的测定(ISO 7206 - 10)

YY/T 0924.1　　　外科植入物-部分和全膝关节假体部件-第 1 部分：分类、
　　　　　　　　　　定义和尺寸标注(ISO 7207 - 1)

YY/T 0924.2　　　外科植入物-部分或全膝关节假体部件-第 2 部分：金属、
　　　　　　　　　　陶瓷和塑料连接面(ISO 7207 - 2)

YY/T 0651.1　　　外科植入物-全髋关节假体磨损-第 1 部分：磨损试验机的
　　　　　　　　　　载荷和位移参数及相应的试验环境条件(ISO 14242 - 1)

YY/T 0651.2　　　外科植入物-全髋关节假体磨损-第 2 部分：测试方法
　　　　　　　　　　(ISO 14242 - 2)

YY/T 1426.1　　　外科植入物-全膝关节假体的磨损-第 1 部分：磨损试验机的
　　　　　　　　　　负载和位移参数以及相应的试验环境条件(ISO 14243 - 1)

YY/T 1426.2　　　外科植入物-全膝关节假体的磨损-第 2 部分：测量方法
　　　　　　　　　　(ISO 14243 - 2)

YY/T 0810.1　　　外科植入物-全膝关节假体-第 1 部分：胫骨托疲劳性能的
　　　　　　　　　　测定(ISO 14879 - 1)

22.2.2　国际上通用的生物力学试验

　　关节替代物因其作用位置的特殊性,其结构特点更为复杂。人体自身关节受
损后,关节替代物的预期目的是替代关节,恢复关节功能。活动关节面是关节替代
物都具有的结构。在恢复关节功能后,关节替代物与原人体关节所受生物力学环
境基本一致,有些方面甚至更为恶劣。对于关节类产品的生物力学检验目的是在
体外模拟产品的受力状态,在特定应力应变条件下检验产品的力学性能。与以往
的材料、组织、机械性能检验不同,生物力学检验是一种针对产品综合性能的检验,

更有利于分析产品结构特点,发现其不合理设计和缺陷。

1. 髋关节替代物

髋关节替代物是发展较早、结构设计较为成熟的关节产品。对髋关节替代物的生物力学试验也相对成熟。通常全髋关节由髋臼杯、髋臼内衬、球头、股骨柄组成。现行的国际标准在生物力学方面主要考察股骨柄部件的疲劳性能、股骨柄与球头的连接性能和 UHMWPE 内衬关节面的磨损性能。其中前两项已被广泛采用,下面做主要介绍。

1) 带柄股骨部件疲劳性能的测定

在髋关节假体中,股骨柄是较重要的部件之一。日常生活中人的一举一动,都会有力作用在髋关节上。股骨柄植入人体后,会受到产生弯曲的压力、股骨头前倾导致的扭矩作用。正常的人体行进过程中,股骨柄承受交替变化的压力、扭矩复合作用。特殊情况下,这种作用最大,甚至会达到人体体重的 8 倍。这种交替变化的复合作用易于导致髋关节股骨柄的疲劳失效。针对这个问题,ISO 制订了一系列试验标准,即 ISO 7206 系列,以衡量和比较股骨柄产品抵抗疲劳的能力。这一系列标准已经基本上转化成行业标准 YY/T 0809 系列。

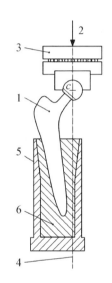

图 22.18　股骨柄疲劳试验原理

首先是 YY/T 0809.4《带柄股骨部件疲劳性能的测定》,这一标准规定了股骨柄产品疲劳测试的基本试验程序和方法[5]。试验要求将股骨柄固定于具有适当弹性模量的嵌入介质中,固定时需按照一定的导向角倾斜。根据产品适用情况不同,其受力状态略有差异,非前倾型直柄、前倾颈直柄、非平面弯曲解剖柄、翻修股骨柄,其埋入深度、导向角不同。图 22.18 是疲劳试验的基本试验结构。

在 YY/T 0809.4 的基础上,YY/T 0809.8 规定了有扭矩作用的带柄股骨部件的疲劳测试详细内容[6]。根据这两个标准规定的内容,可以准确地实现股骨柄柄部疲劳性能的测定。

2) 带柄股骨部件头部和颈部疲劳性能的测定

人工髋关节假体中股骨柄组件的受力情况最为复杂,在股骨柄上头颈部的机械性能最低。相比其他部位,头颈部比较容易发生疲劳失效。以往统计的股骨柄断裂事故大部分发生这个部位。YY/T 0809.6 是专门针对头颈部设计的疲劳测试方法[7](见图 22.19)。这个方法的基本原理和加载方式与 YY/T 0809.4 规定的方式一致,区别在于此测试规避了股骨柄其他部位对测试的影响,而只保留所关注的头颈部。为了更好地模拟人体环境,此标准中加入了测试环境控制模块。

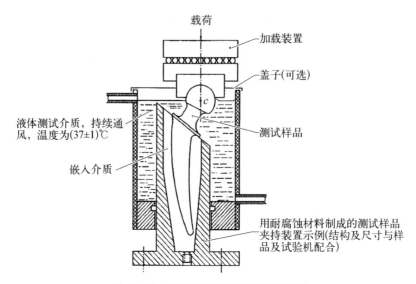

图 22.19　股骨柄头颈部疲劳试验装置

3）股骨头抗静载力测定

关节替代植入物一般都是复杂的组合型结构。人工髋关节中股骨头是重要的组成部分。其下端连接了受力情况复杂的股骨柄，上端是实现关节功能的活动连接面，与人工髋臼相互配合。股骨头与股骨柄一般采用圆锥结构相配合。这种配合的稳定性和牢固程度决定了整个关节系统的性能。目前流行的圆锥结构包括 2°锥和多数企业选用的 5°40′锥。ISO 7206-10 规定了两种试验，以检验锥连接配合的效果[8]。

第一个试验是静态压缩试验（见图 22.20）。其意义在于考察锥形结构承受负载的能力和压缩过程中产生小尺度滑移的可能性。这个试验要求的负载强度非常高，最大可能会达到 200 kN。在如此高强度的载荷条件下，载荷方向偏离的现象是不允许的，最大偏离距离不得超过 0.1 mm，偏离角度不得超过 1°。

第二个试验是静态拉伸试验（见图 22.21）。其意义在于考察锥形结构中球头和股骨柄部件配合的紧密程度。这种配合模式实质是两个部件之间挤压所产生的锥面摩擦力。影响试验结果的因素主要包括锥面尺寸精度、表面粗糙度和部件之间的压力。样品预处理非常关键，处理不当会极大地影响试验结果的准确性和有效性。

2. 膝关节替代物

膝关节的生理结构特点决定了膝关节替代物的特点。目前市场上的膝关节假体产品种类繁多，形式各有特点，基本上可以分为单髁膝关节假体、双髁膝关节假体和带髌骨的膝关节假体。根据其活动约束不同又可分为非约束、半约束和全约束型。常见膝关节假体由胫骨平台、胫骨衬垫、股骨髁组成，可配有髌骨或其他组件。胫骨衬垫和股骨髁间、股骨髁和髌骨组件间为活动关节面。某些特殊设计的产品中，在胫骨平台和胫骨衬垫间也存在活动关节面。

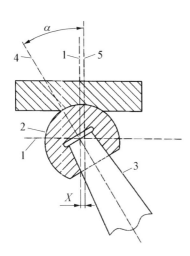
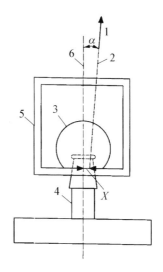

图 22.20　股骨球头静态压缩试验　　图 22.21　股骨球头静态拉伸试验

膝关节受力情况较为复杂,其中以压力为主。人体生理关节有侧韧带、交叉韧带等产生拉力,限制股骨髁和胫骨的前后移动和转动。人体活动负载通过股骨髁不均匀地分布到半月板的左右两侧。胫骨平台和衬垫植入人体后,承受实时变化的压力,平台中还存在弯曲作用力。目前国际上主要关注的是胫骨平台抵抗压力的疲劳性能和关节面之间的磨损。其中胫骨平台疲劳性能测试较为成熟并已广泛采用。

胫骨平台的疲劳性能主要测试对象是双髁膝关节假体中的胫骨平台(见图22.22)。对于单髁膝关节假体,目前还没有标准化的试验方法。YY/T 0810.1 规定了此疲劳测试的具体方法[10]。首先胫骨平台进行稳定固定,固定部分仅限于前后中线的一侧。固定效果应该使得受固定的一侧平面在试验过程中不会产生任何活动或偏移。平台另一侧伸出,成为一个悬臂梁结构,以备考察。交变的试验力垂直作用在悬臂梁结构上的固定位置。作用过程应尽量避免摩擦力对胫骨平台的影响。合格的测试样品应当能够承受规定载荷下 1 000 万次循环的疲劳载荷。

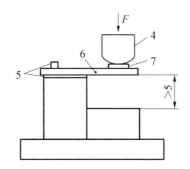

图 22.22　胫骨平台疲劳试验原理

22.2.3　国内现行的评估体系

YY 0118《髋关节假体》规定了髋关节假体的材料、外观、表面缺陷、表面粗糙度、重要部位尺寸和公差、股骨部件柄部及头颈部的疲劳性能、球头的拔出性能、磨损性能、最小和最大角度等指标。材料包括金属材料、超高分子量聚乙烯材料、陶瓷材料、涂层材料等。

YY 0502《膝关节假体》规定了膝关节假体的材料、外观、表面缺陷、表面粗糙度、重要部位尺寸和公差、骨水泥和非骨水泥固定的膝关节部件胫骨托的疲劳性能、磨损性能等指标。材料包括金属材料、超高分子量聚乙烯材料、陶瓷材料、涂层材料等。

GB 23101.1《外科植入物用羟基磷灰石 第1部分：羟基磷灰石陶瓷》规定羟基磷灰石陶瓷是通过烧结，使粉体中的晶粒相互融解成为凝集的块体的羟基磷灰石。GB 23101.2《外科植入物用羟基磷灰石 第2部分：羟基磷灰石涂层》规定了应用于金属和非金属外科植入物的羟基磷灰石陶瓷涂层的要求。

22.3 骨科植入物产品的取出与分析

取出植入的医疗装置和邻近组织的研究对临床并发症（纠纷）具有诊断的价值，可以加深对植入物临床性能的了解并增强植入物与身体相互作用性能的认识，提供植入物性能和安全性方面的信息，并且因此增进具有生物相容性的植入材料和装置的发展，改善其功能，提高其寿命。

国家标准 GB/T 25440 包括以下4个部分：

(1) GB/T 25440.1 取出与处理。

(2) GB/T 25440.2 取出的金属外科植入物的分析。

(3) GB/T 25440.3 取出的聚合物外科植入物的分析。

(4) GB/T 25440.4 取出的陶瓷外科植入物的分析。

GB/T 25440.1 主要包括以下几个方面的内容：植入物取出相关步骤的概述；取出植入物的处理；周围组织、液体及接触面的检查；感染控制。

GB/T 25440.2、3、4 提供了对取出的金属、聚合物、陶瓷外科植入物取出分析的指导，描述了取出植入物进行特性研究时需考虑的不同等级。该标准中将取出植入物的分析随着其特性的等级和破坏的增加分为从Ⅰ到Ⅲ 3 个阶段，主要包括宏观检查、微观检查和材料性能。宏观检查为非破坏性试验，包括外观和标识的识别；目视检查植入物的表面，以确定是否出现任何形式的缺陷、表面变化或破坏；在低倍光学立体显微镜下进行整体检查等。微观检查为大部分非破坏性试验，主要包括采用与所检查材料相适应的标准光学显微镜或扫描电子显微镜检测技术进行研究；如果植入物发生断裂，通过适当的技术对断裂表面进行分析可确定断裂方式。材料研究为大部分破坏性试验，主要包括材料成分、显微组织、机械性能、热性能的测试。

GB/T 25440 的这四个部分给出了对外科植入物以及常规的整形外科或其他原因与患者身体缔合的生物样品取出、处理和分析的指导。指导的目的是为了限制可能妨碍调查结果的缔合生物材料的医源性危害以及在适宜的时间和环境下为科学研究积累数据。

参考文献

［1］　ASTM F382－99(2008)　金属接骨板标准规范及测试方法［S］. West Conshohocken：ASTM Int'l，2009.

［2］　ASTM F384－2012　金属角度固定器标准规范及测试方法［S］.

［3］　ASTM F1717－2011　椎体切除模型中脊柱植入物结构的标准测试方法［S］.

［4］　ASTM 1264－2003(2007)　髓内钉标准规范及测试方法［S］.

［5］　YY/T 0809.4－2010　外科植入物-部分和全髋关节假体-第 4 部分：带柄股骨部件疲劳性能的测定(ISO 7206－4)［S］.北京：中国标准出版社,2010.

［6］　YY/T 0809.6－2010　外科植入物-部分和全髋关节假体-第 6 部分：带柄股骨部件头部和颈部区疲劳性能的测定(ISO 7206－6)［S］.北京：中国标准出版社,2010.

［7］　YY/T 0809.8－2010　外科植入物-部分和全髋关节假体-第 8 部分：有扭矩作用的带柄股骨部件的疲劳性能的测定(ISO 7206－8)［S］.北京：中国标准出版社,2010.

［8］　ISO 7206－10　外科植入物-部分和全髋关节假体-第 10 部分：股骨部件抗静载力的测定［S］.

［9］　YY/T 0810.1－2010　外科植入物-全膝关节假体-第 1 部分：胫骨托疲劳性能的测定(ISO 14879－1)［S］.北京：中国标准出版社,2010.

第4篇结束语
骨科植入物制造技术展望

在未来的时间内,传统骨科植入物制造技术将面临重大的挑战,这是因为:

(1) 植入物材料发生重大的变化。传统的超高分子量聚乙烯将可能被PEEK等新材料替代,它的难加工性能将推动加工技术的发展。陶瓷材料将进一步进入关节假体的摩擦副中,使陶瓷加工技术进一步成为人工关节制造商必须具备的能力。

(2) 3D打印技术的出现,将引发制造技术的重大革命。传统的植入物多孔表面制造技术将淡出。随之而来的将是金属3D打印制作的多孔表面,它以孔隙尺寸与形态的可设计性这一巨大优势有力地进入工程师的视野,在植入物中被广泛采用。它还将进一步推动植入物结构设计的重大变革,从而导致制造技术的重大变化。

(3) 个体化植入物将以无法阻挡的趋势不断深入地进入到未来的临床治疗中。在这一发展背景下,数字制造技术将从各个角度进入植入物制造领域。一种能对个体化临床需求做出快速反应的植入物制造技术体系将逐渐形成并发展。它和发达的网络技术相结合,将改变现有植入物制造业的生产模式,同样将改变植入物制造业的服务模式。

(4) 随着组织工程与生物打印技术的深入研究,骨科植入物的生命活体化将有力地向临床应用迈进。届时植入物已不再由人工材料制造,至少不完全由人工材料制造。生物技术将进入骨科植入物制造领域,形成机械与生物两种技术交叉的创新型植入物制造技术。

这一切都不会是很久以后的事。

索　引